KUNST
HISTORISCHES
MUSEUM
WIEN

Führer durch die Sammlungen

Herausgegeben vom Kunsthistorischen Museum

Ägyptisch-Orientalische Sammlung	Elfriede Haslauer Helmut Satzinger
Antikensammlung	Alfred Bernhard-Walcher Kurt Gschwantler Wolfgang Oberleitner
Sammlung für Plastik und Kunstgewerbe	Alfred Auer Rotraud Bauer Bernard Descheemaeker Rudolf Distelberger Stefan Krenn Manfred Leithe-Jasper Helmut Trnek
Gemäldegalerie	Martina Haja Gabriele Helke Wolfgang Prohaska Karl Schütz Christoph Zuschlag
Münzkabinett	Günther Dembski Helmut Jungwirth Karl Schulz
Sammlung alter Musikinstrumente	Gerhard Stradner
Waffensammlung	Christian Beaufort-Spontin Johannes Ramharter

KUNST HISTORISCHES MUSEUM WIEN

Führer durch die Sammlungen

Verlag Christian Brandstätter · Wien

Kunsthistorisches Museum
Burgring 5
A-1010 Wien
Telephon (0 222) 521 77–44

Öffnungszeiten

Hauptgebäude
Eingang Maria-Theresien-Platz

Di.–So. 10–18 Uhr

Neue Burg
Eingang Heldenplatz

Mo., Mi.–So. 10–18 Uhr

Buchstand
Hauptgebäude, Eingangshalle

MuseumShop
Hauptgebäude, 1. Stock, Kuppelhalle

Buffet
Hauptgebäude, 1. Stock, Kuppelhalle

Telephon
Hauptgebäude, Eingangshalle

Informationsstand des Vereins der Museumsfreunde in Wien
Hauptgebäude, Eingangshalle
Telephon 521 77/489

Der Führer enthält 747 Abbildungen, davon 446 in Farbe.
Die Abbildungsvorlagen wurden vom Kunsthistorischen Museum zur Verfügung gestellt. Sie stammen u. a. von den Photographen Marianne Haller, Inge Kitlitschka, Erich Lessing, Albrecht Meyer, Udo Otto, Thomas Römer, Else Schwenk, Gerhard Trumler, Herbert Tscherni und Johann Willsberger.

Herausgeber: Kunsthistorisches Museum Wien

Schutzumschlag: Hofbauer & Partner, Wien (unter Verwendung eines Photos von Inge Fink, Atelier Prader, Wien XIII.)
Graphische Gestaltung: Christian Brandstätter
Lektorat: Anna Lorenz, Helga Sieche, Thomas Zembacher
Gesamtredaktion: Martina Haja

Gesamtherstellung: Druckerei Gutenberg, Wiener Neustadt

ISBN 3-85447-308-7

Christian Brandstätter
Verlagsgesellschaft m. b. H.
A-1080 Wien, Wickenburggasse 26
Telephon (0 222) 408 38 14-15

INHALT

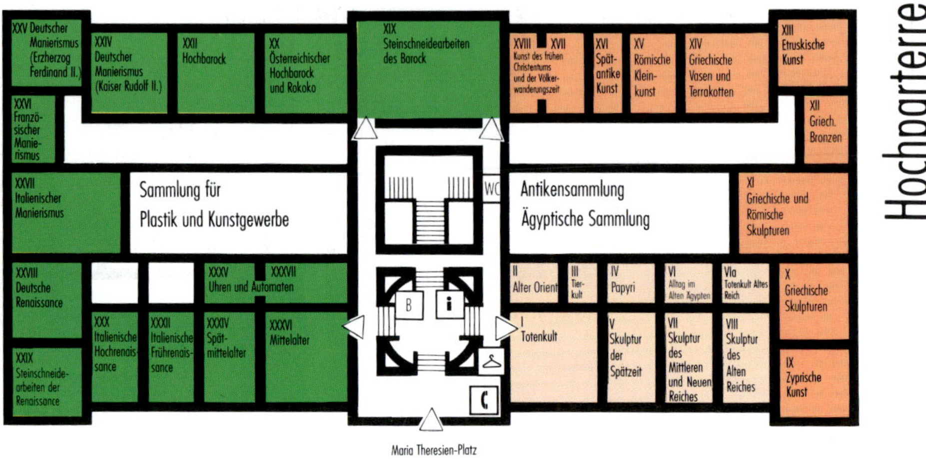

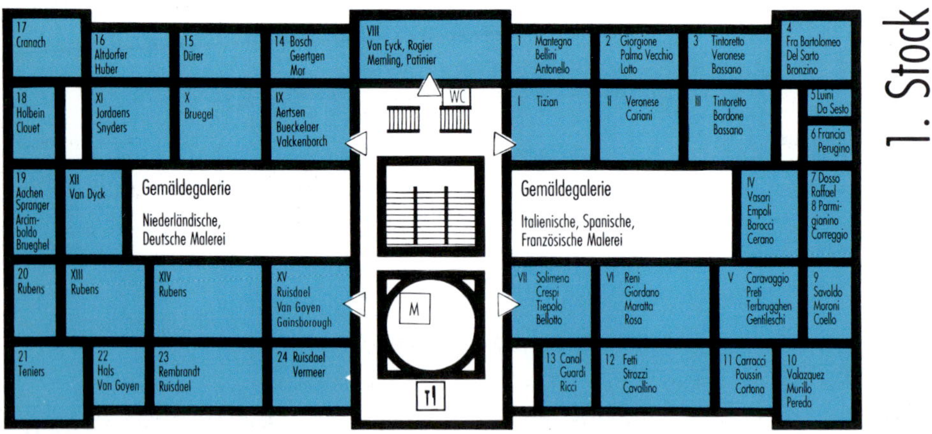

i Information | Garderobe | Buffet | Telefon | WC Toilette | B Buchstand | M MuseumShop

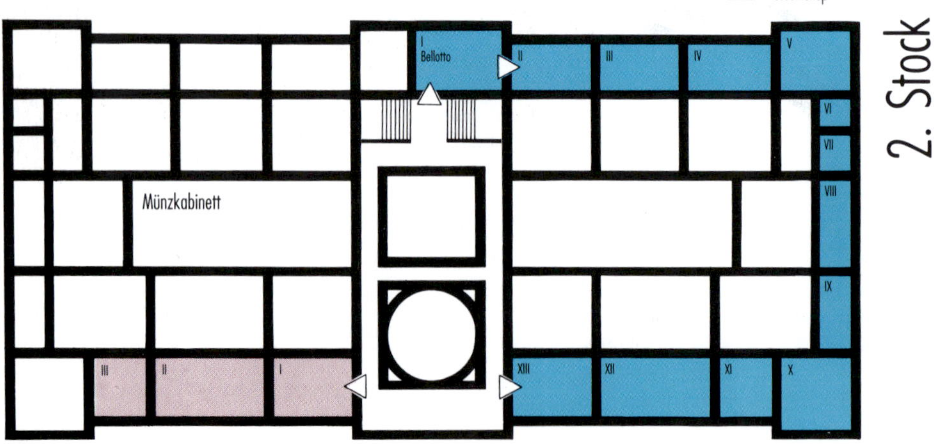

Hochparterre

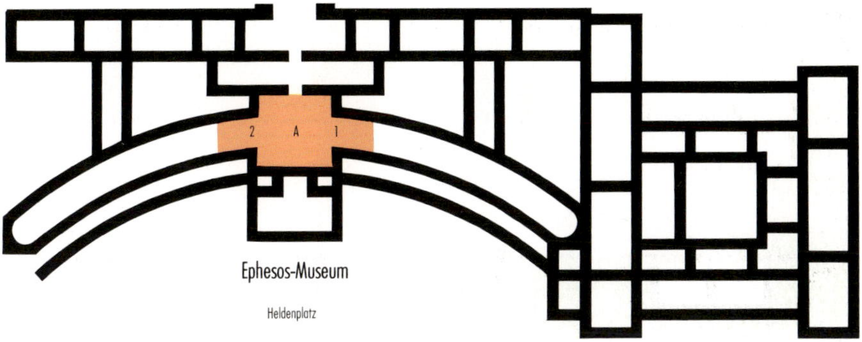

Halbstock / 1. Stock

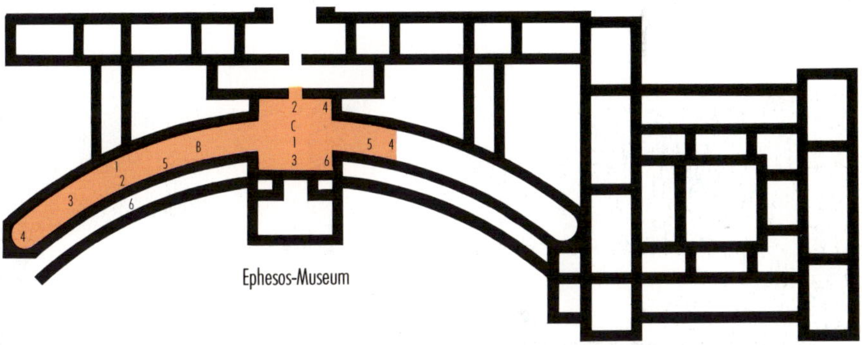

Obergeschoß

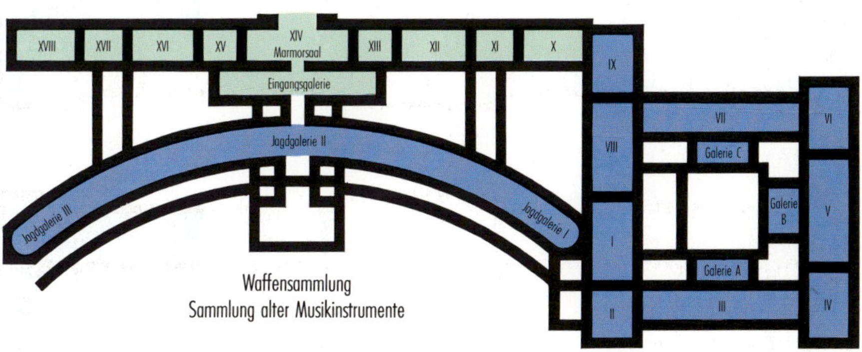

Ägyptisch-Orientalische Sammlung

Sammlung für Plastik und Kunstgewerbe

Münzkabinett

Sammlung alter Musikinstrumente

Antikensammlung

Gemäldegalerie

Ephesos-Museum

Waffensammlung

Führer durch das Kunsthistorische Museum
Nr. 36

VORWORT

Nach längerer Pause erscheint wieder ein Übersichtsführer über alle Sammlungen des Kunsthistorischen Museums. Sicherlich ist er primär vom Praktischen her als Hilfe für den Besucher des Museums gedacht, der in begrenzter Zeit die weltberühmten Kunstwerke dieses Museums bewundern will. Die Auswahl aus allen Sammlungen soll ihm die Orientierung in der gewaltigen Fülle der Objekte erleichtern, soll ihm helfen, wirklich das Wichtigste zu sehen; die kurzgefaßten Texte sind als erklärende Hilfe vor dem Kunstwerk gedacht; die Abbildungen schließlich als Erinnerung an das Gesehene. Der steigende Tourismus, der leider auch dem Reisenden immer weniger Zeit gibt, sich intensiv mit den Kunst- und Kulturwerken eines Landes und einer Stadt zu beschäftigen, rechtfertigt unseres Erachtens diese Form des Auswahl-Bandes.
Das Buch hat aber auch einen anderen, wesentlicheren Aspekt: Gegenüber den Spezialkatalogen einzelner Sammlungen des Kunsthistorischen Museums macht es die Einheit dieser in vielen Jahrhunderten seit dem Mittelalter, aus verschiedenen Interessen entstandenen, dynastischen Sammlungen sichtbar, die 1891 in dem prunkvollen Gebäude Karl Hasenauers auch räumlich vereint wurden – in seiner Art auch ein Gesamtkunstwerk und ein Denkmal einer geistigen Situation. Deshalb ist dem Katalog auch eine kurze Beschreibung des Bauwerkes und seiner Thematik vorangestellt, genauso wie das schon im ersten Gesamtkatalog des Museums 1891 der Architekt Karl Hasenauer selbst getan hat.
So steht der neue Führer in einer Tradition. Tradition hat aber nur dann einen Sinn, wenn sie in das lebendige Geschehen eingebettet wird. Das aber ist auch das Ziel der Renovierungen, die fast auf den Tag gleichzeitig mit dem Erscheinen dieses Buches einsetzen und mehrere Jahre dauern werden; sie würden aber eine Halbheit bleiben, stünden sie nicht in einem Zusammenhang mit Planungen zur Struktur-Verbesserung des Museums und zu einer Anpassung an die Interessen und Probleme unserer Zeit. Der neue Gesamtführer ist ein kleiner sichtbarer Beitrag auf diesem Wege.

Univ.-Prof. Dr. Hermann Fillitz
Erster Direktor
des Kunsthistorischen Museums

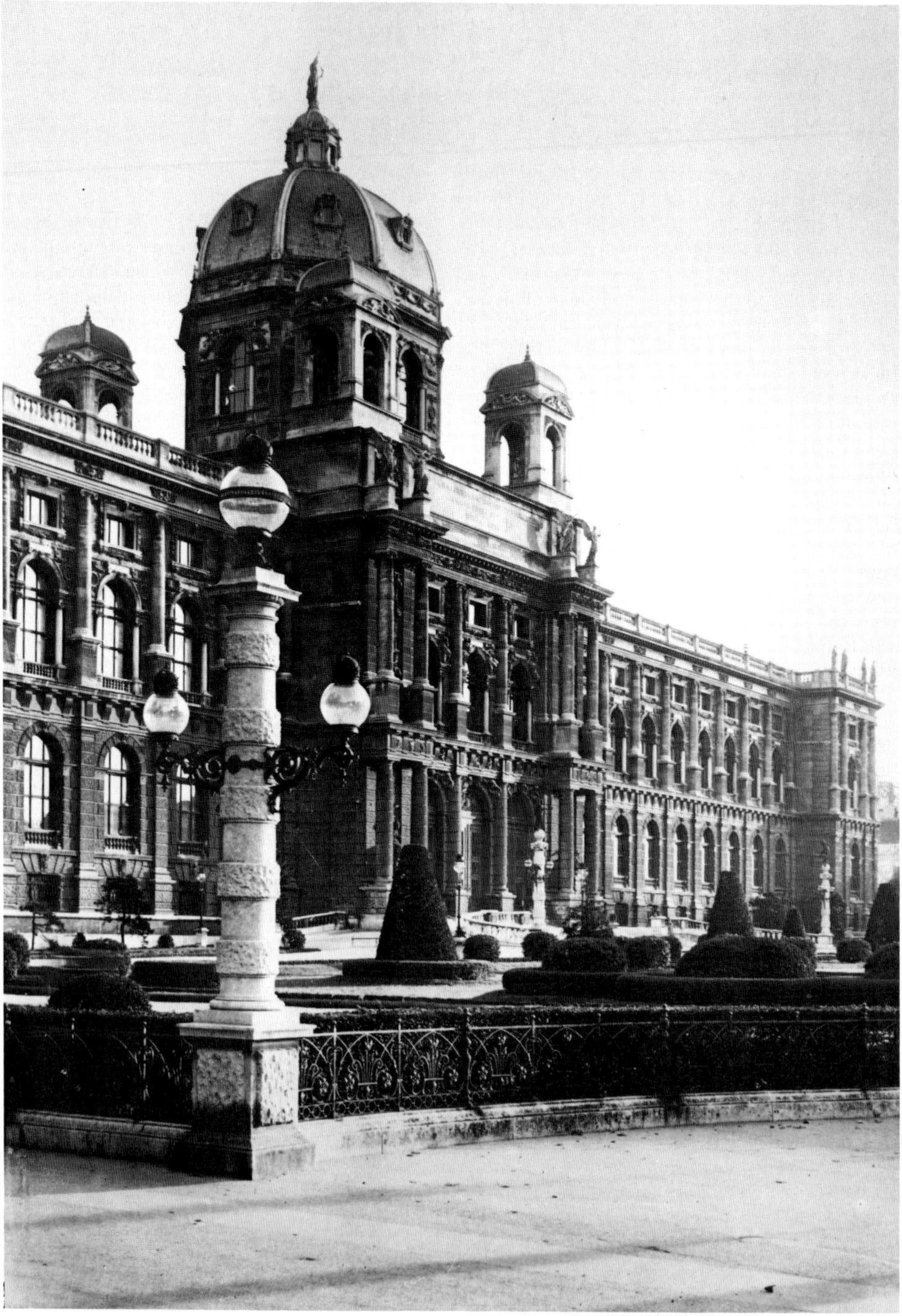

Das Kunsthistorische Museum, erbaut 1871–1891 nach Plänen von Karl Hasenauer und Gottfried von Semper

DAS KUNSTHISTORISCHE MUSEUM ALS BAUWERK

Viele der größten und berühmtesten Sammlungen Europas sind bis heute in den ehemaligen königlichen oder kaiserlichen Schlössern der Hauptstädte untergebracht, im Palais du Louvre, in der Eremitage des Zaren, im Palazzo Pitti der Medici oder im Belvedere – und sie bewahren bis zum heutigen Tage trotz vieler Veränderungen den Eindruck repräsentativer fürstlicher Privatsammlungen. Erst im 19. Jahrhundert begann man für die rasch wachsenden Sammlungen mit dem Bau eigentlicher Museumsgebäude, wie in London, Amsterdam, München oder Berlin. Solche Pläne gab es seit dem Beginn des 19. Jahrhunderts auch in Wien, wo der Großteil der kaiserlichen Sammlungen im Schloß Belvedere, dem ehemaligen Sommerpalais des Prinzen Eugen, ausgestellt war; der Rest war in verschiedenen Trakten der Hofburg untergebracht. Nach 1860 wurde im Zuge der Planung der Wiener Ringstraße für die Museumsgebäude der kaiserlichen Sammlungen der Platz vor dem Burgtore vorgesehen. Mit dem neuen Flügel der Burg, der heute ebenfalls Sammlungen beherbergt, und dem Hofstallgebäude sollten die Museen einen weiten Platz einschließen, der als Kaiserforum gedacht war. Die Planung für die beiden großen Museen, von denen das eine die kunsthistorischen Sammlungen, das andere die naturhistorischen Sammlungen des Hofes aufnehmen sollte, wurde nach langen Erwägungen der Entwürfe anderer Architekten, die sich 1866 an einem Wettbewerb beteiligt hatten, unter ihnen Ferstel und Hansen, dem Wiener Architekten Karl Hasenauer (1833–1894) übertragen. Seine Entwürfe hat der große deutsche Architekt Gottfried von Semper (1803–1879) mit souveräner Überlegenheit überarbeitet und damit den Bauwerken jenen Eindruck der Feierlichkeit verliehen, dem sich der Beschauer auch heute nicht zu entziehen vermag.

Im Herbst des Jahres 1871 wurde mit dem Bau beider Gebäude begonnen, um 1880 waren sie äußerlich bereits vollendet. Die reiche Innenausstattung des Kunsthistorischen Museums, an der bis 1891 gearbeitet wurde, ist Hasenauers eigenes Werk. Der „Ringstraßenstil" ist nur noch in den beiden Theaterbauten des Kaisers, der Hofoper und dem Burgtheater, in solcher Reife ausgeprägt; zum Unterschied zu diesen im Zweiten Weltkrieg gänzlich ausgebrannten Bauten ist die Innendekoration des Kunsthistorischen Museums, trotz schwerer Bombenschäden in allen Teilen des Gebäudes, weitgehend erhalten geblieben. Hasenauer mußte nicht sparen, konnte kostbarstes Material verwenden und die bedeutendsten Künstler der Zeit heranziehen. Auch die Bestimmung der Räume forderte nach den Ideen der Zeit reichste Dekorationen, sollten doch die unermeßlich kostbaren Kunstwerke einen adäquaten prächtigen Rahmen erhalten. Darüber hinaus wurden sehr genaue Untersuchungen und gründliche Überlegungen angestellt, um optimale Lichtverhältnisse nicht nur in den Oberlichtsälen der Gemäldegalerie zu erreichen, sondern auch in den großen Sälen des Hochparterres, die gegen die Fassade hin angeordnet sind. Sie werden durch eine fortlaufende Reihe von Säulen unterteilt, die nicht nur die Mittelmauer des ersten Stockes zu tragen haben, sondern auch ein bedeutendes dekoratives Element darstellen, da Monolithe aus poliertem Granit gewählt wurden, die teilweise mit vergoldeter Bronze montiert wurden: In den beiden Sälen der Ägyptischen Sammlung wurden sogar drei altägyptische Säulen aus rotem Granit eingesetzt, was konsequenterweise eine Ausstattung aller Räume dieser Sammlung mit ägyptischer Wandmalerei, Türleibungen und Vitrinen zur Folge hatte.

In den Deckengemälden der Säle des Hochparterres ist vielfach auch sonst auf die Epochen und Meister der Kunstwerke Bezug genommen, die in ihnen Platz finden sollten. Der große Saal der Antikensammlung ist der Architektur der römischen Kaiserzeit nachempfunden und mit einem imitierten Relieffries mit Göttermythen von August Eisenmenger geschmückt. Sein Pendant in der anderen Gebäudehälfte war als Hauptsaal der Waffensammlung gedacht, die jetzt in der Neuen Burg untergebracht ist; die Decke wurde mit 32 Wappen der habsburgischen Länder der Epoche Kaiser Karls V. von Friedrich Schönbrunner nach Entwürfen von Karl Krahl geschmückt.

Der Mittelsaal des Hochparterres, hinter dem Stiegenhaus gelegen, ist durch ein großes Deckengemälde „Die Mäcene der bildenden Künste im Hause Habsburg" von Julius Berger beson-

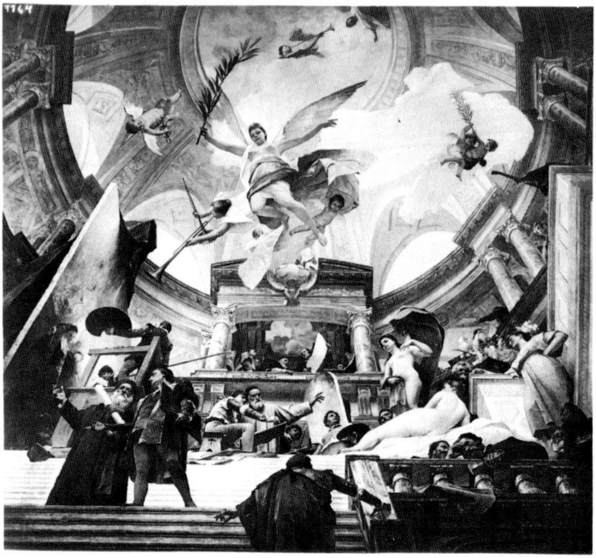

M. Munkácsy, Apotheose der Renaissance

ders hervorgehoben. Auf diesem Ölgemälde auf Leinwand erkennt man die bedeutendsten Kunstförderer des Hauses Habsburg, vielfach den Bildnissen der großen Meister nachempfunden, etwa Maximilian I. nach Dürer (in der Mitte). Die Türen zwischen den Sälen der Gemäldegalerie im ersten Stockwerk wurden mit 49 Portraitbüsten großer Maler von Viktor Tilgner geschmückt, die leider nur mehr im Mittelsaal VIII erhalten sind.
Auf dem Podest des besonders prächtig ausgestatteten Stiegenhauses erblickt der Besucher Antonio Canovas Theseusgruppe, für die um 1820 der Theseustempel im Volksgarten errichtet worden war, die aber dann als effektvolles Schaustück für diesen Platz auserkoren wurde.
Das große Deckengemälde die „Apotheose der Renaissance" stammt von dem damals in Paris lebenden ungarischen Maler Michael (Mihàly) von Munkácsy (1844–1900).
Wir sehen ganz vorne links den alten Leonardo

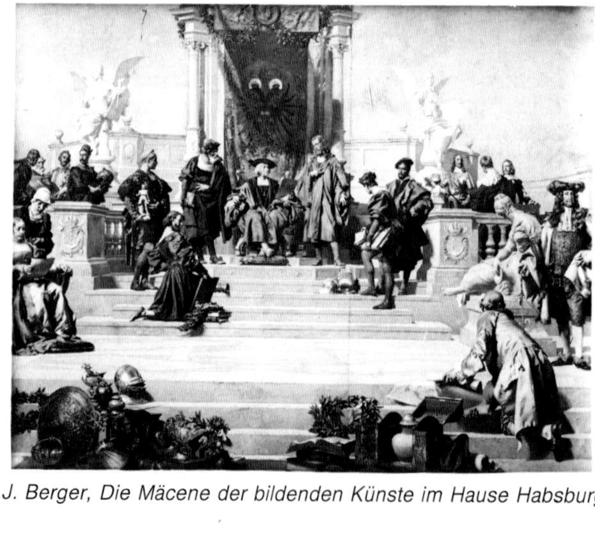

J. Berger, Die Mäcene der bildenden Künste im Hause Habsburg

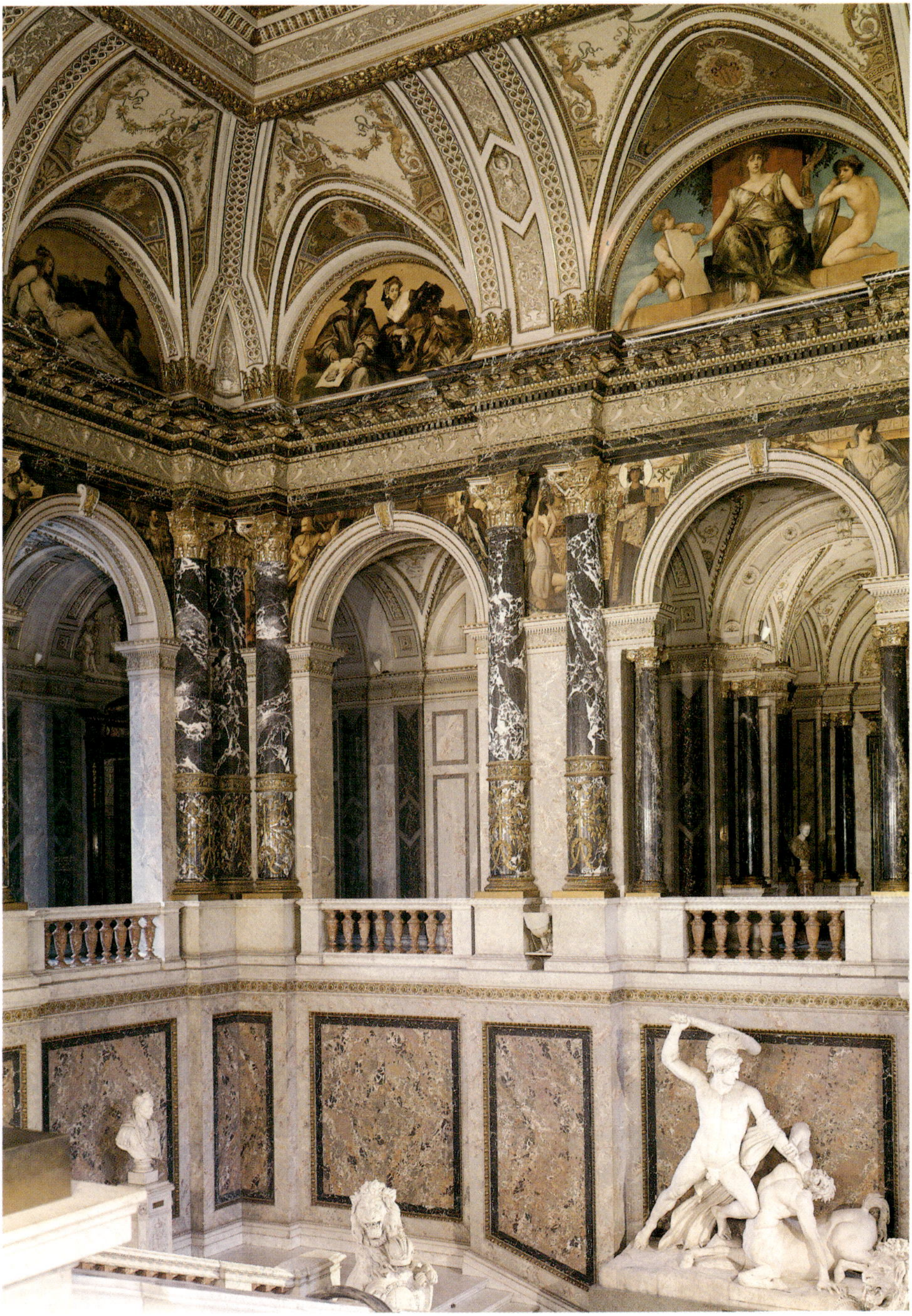

Das Stiegenhaus mit der Theseusgruppe von Antonio Canova

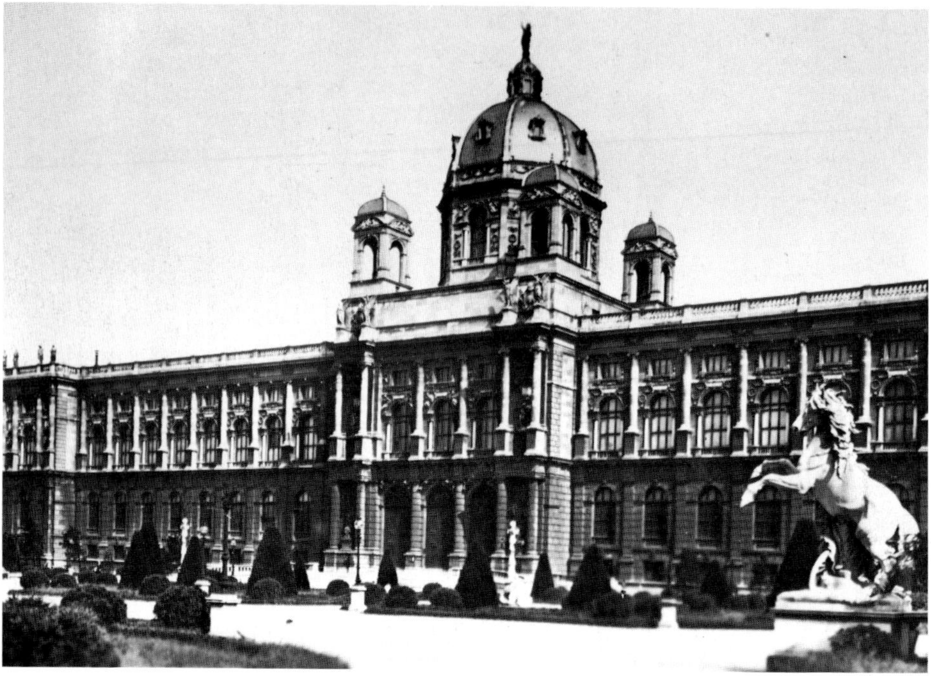

Das Kunsthistorische Museum,
erbaut 1871–1891
nach Plänen von Karl Hasenauer und Gottfried von Semper

mit dem jungen Raffael im Gespräch die Treppe herabsteigen, darüber auf einem Gerüst vor der Leinwand Veronese, rechts hinter der Balustrade Michelangelo. In der Mitte, oberhalb der Treppe, Tizian mit einer Schülerschar vor zwei weiblichen Akten. In der Loge im Zentrum erkennen wir Papst Julius II., ein vorgewiesenes Blatt studierend. Über allem schweben die Gestalten der Gloria und der Fama.

Die zwölf Lünetten des Stiegenhauses schmückte Hans Makart mit Darstellungen der großen Künstler Dürer, Holbein, Leonardo, Raffael, Michelangelo, Tizian, Rubens, Rembrandt, van Dyck und Velázquez sowie mit einer Allegorie „Gesetz und Wahrheit" gegenüber dem Treppenaufgang und der Personifizierung der religiösen und der profanen Malerei ihr gegenüber. Die Zwickelbilder zwischen den Kapitellen der riesigen, mit vergoldeter Bronze montierten Säulen aus Grand-antique (Marmor von Aubert am Fuße der Pyrenäen) malten die Brüder Ernst und Gustav Klimt und Franz Matsch mit Bildern aus dem Entwicklungsgang der Kunst.

Als Frühwerk des später so berühmt gewordenen Gustav Klimt interessieren heute besonders dessen „Ägypten", die „Griechische Antike", die „Altitalienische Kunst", das „Florentinische Cinquecento" und das „Römische und venezianische Quatrocento".

Schließlich wurde der riesige Kuppelraum zu einer Ruhmeshalle der Sammler des Hauses Habsburg ausgestaltet. Die Kaiser Maximilian I., Karl V., Rudolf II., die Erzherzöge Ferdinand (II.), Albrecht (VII.) und Leopold Wilhelm, die Kaiser Karl VI. und Franz Joseph I. wurden von Johann Benk in Bildnismedaillons in der Kuppel dargestellt, während Rudolph Weyr die bedeutendsten der für diese Habsburger wirkenden Künstler in großen Reliefs vereinte.

Eine besondere Vorliebe und Verständnis für seine Verwendung hatte das Fin de siècle für kostbares Material, verschiedenfarbige Granite und Marmorarten, die aus ganz Österreich, von Böhmen bis Istrien, aus Frankreich, Italien, Belgien und Schweden herbeigeholt wurden, aber auch für qualitätvollsten stucco lustro, dessen differenzierte Farbigkeit heute größte Bewunderung hervorruft.

Größte Aufmerksamkeit wurde auf den Skulpturen-Schmuck der Fassaden gelegt, der nach

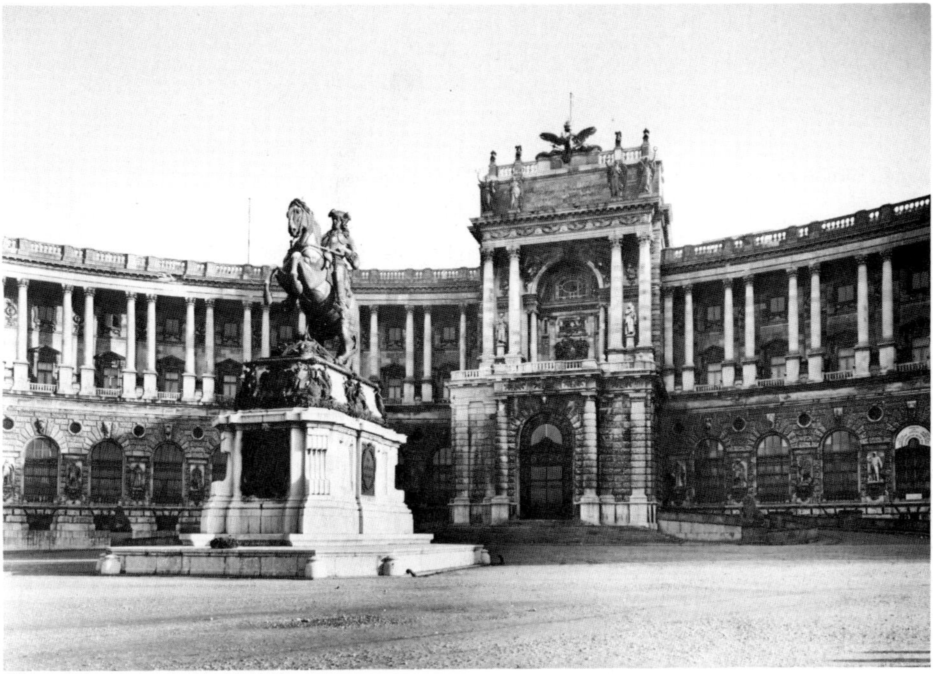

Die Neue Burg, erbaut 1881–1906 nach Plänen von Gottfried von Semper, Karl Hasenauer u. a. Der Flügel der Hofburg beherbergt heute das Ephesos-Museum, die Waffensammlung und die Sammlung alter Musikinstrumente.

einem von Semper entworfenen Programm sowohl die verschiedenen Kunstzweige versinnbildlichen als auch die großen Künstler und Denker aller Epochen darstellen sollte. Die Kuppellaterne wird von einer Statue der Pallas Athene als Beschützerin der Künste und Wissenschaften von Johann Benk bekrönt. Über den Eingangsportalen kündet die Inschrift: „Den Denkmälern der Kunst und des Alterthums Kaiser Franz Joseph I. MDCCCLXXXI“ von der vorwiegend wissenschaftlichen Intention, die den Hofmuseen zur Zeit ihrer Gründung gegeben wurde.

Fast gleichzeitig mit dem Bau der Museen wurde 1881 auch die Errichtung des großen halbrunden Flügels der Hofburg nach Plänen Sempers begonnen. Die Bauleitung führten Hasenauer, später E. Ritter v. Förster, Friedrich Ohmann und Ludwig Baumann. Die Fertigstellung dieses Baues zog sich bis zum Ersten Weltkrieg hin, er ist bis heute nicht ganz vollendet. Der ihm gegenüberliegende geplante zweite Trakt, der das „Kaiserforum“ nach Nordwesten geschlossen hätte, wurde niemals begonnen. Seit 1908 beherbergte das als Neue Burg bekannte Gebäude auch schon Sammlungen, zuerst die Weltreisesammlung des Thronfolgers Franz Ferdinand, die nach dessen Ermordung im Jahre 1914 als „Estensische Sammlung“ den kaiserlichen Sammlungen angeschlossen wurde. Nach und nach wurden immer mehr Sammlungen des Kunsthistorischen Museums in die Neue Burg übertragen. Im Hauptgeschoß befinden sich seit 1935 die Waffensammlung und nach einer ersten Ausstellung noch im Rahmen der Estensischen seit 1947 die Sammlung alter Musikinstrumente, während im prunkvollen Stiegenhaus 1978 das Ephesosmuseum eingerichtet wurde.

G. K.

Siglen der Autoren

Alfred Auer	A. A.
Rotraud Bauer	R. B.
Christian Beaufort-Spontin	C. B.
Alfred Bernhard-Walcher	A. B.-W.
Günther Dembski	G. D.
Rudolf Distelberger	R. D.
Kurt Gschwantler	K. G.
Martina Haja	M. H.
Elfriede Haslauer	E. H.
Gabriele Helke	G. H.
Helmut Jungwirth	H. J.
Stefan Krenn	S. K.
Georg Kugler	G. K.
Manfred Leithe-Jasper	M. L.-J.
Wolfgang Oberleitner	W. O.
Wolfgang Prohaska	W. P.
Johannes Ramharter	J. R.
Helmut Satzinger	H. S.
Karl Schütz	K. S.
Karl Schulz	K. Sch.
Gerhard Stradner	G. S.
Helmut Trnek	H. T.
Christoph Zuschlag	C. Z.

Abkürzungsverzeichnis

B	Breite
CL	Corpuslänge
erw.	erwähnt
GB	Gesamtbreite
geb.	geboren
gen.	genannt
gest.	gestorben
Gew.	Gewicht
GH	Gesamthöhe
GL	Gesamtlänge
H	Höhe
Inv. Nr.	Inventarnummer
Jh.	Jahrhundert
Jt.	Jahrtausend
KHM	Kunsthistorisches Museum Wien
L	Länge
RL	Rohrlänge
sog.	sogenannte(r)
T	Tiefe
∅	Durchmesser

ÄGYPTISCH-ORIENTALISCHE SAMMLUNG

Die wenigen ägyptischen Altertümer, die es im 18. Jahrhundert in habsburgischem Besitz gab, waren im Münz- und Antikenkabinett erfaßt. Eine gewisse Emanzipation ergab sich erst am Anfang des 19. Jahrhunderts, als ägyptische Altertümer durch die spektakuläre napoleonische Expedition (1798–1799) eine Wertschätzung erfuhren wie nie zuvor. Die Sammlung vermehrte sich kontinuierlich durch namhafte Schenkungen. Die größte Erweiterung erfuhr sie 1821 durch einen großzügigen Ankauf in Ägypten, der ihren Bestand auf mehrere tausend Objekte erhöhte. Durch diesen Zuwachs ergab sich auch die Notwendigkeit einer räumlichen Veränderung. Bis dahin war die Sammlung gemeinsam mit der klassischen Antikensammlung im Augustinergang hinter der Hofbibliothek untergebracht; 1824 wurde sie dem Publikum in einem Palais in der Johannesgasse zugänglich gemacht. Dieses räumliche Eigenleben dauerte freilich nicht lange: 1837 mußte sie ins Untere Belvedere übersiedeln, wo sich bereits auch die klassischen Antiken befanden. Hingegen war den ägyptischen Altertümern wieder ein eigener Raumkomplex zugedacht, als unter Kaiser Franz Joseph I. ein neues Museum an der Ringstraße konzipiert wurde, das die dynastischen Kunstsammlungen zusammenfassen sollte. In diesem „Kunsthistorischen Museum" sind die ägyptischen Säle nun tatsächlich durch den Stil ihrer Gestaltung sehr deutlich abgesetzt und betonen definitiv die Eigenständigkeit der Sammlung.

Ein sehr substantieller Zuwachs ergab sich um 1880 (also noch lange vor der Eröffnung des Museums, 1891) durch die Einbeziehung der Sammlung Miramar des Erzherzogs Ferdinand Max, der als Kaiser Maximilian von Mexiko 1867 erschossen worden war. Im 20. Jahrhundert kam die größte Zahl der Neuerwerbungen durch die österreichischen Ausgrabungen in Ägypten zustande; hier sind insbesondere die Grabungen von Hermann Junker zwischen 1912 und 1929 im Bereich der Pyramiden von Giza zu erwähnen, denen fast der gesamte Reichtum an Denkmälern des 3. Jahrtausends v. Chr. (Altes Reich) zu verdanken ist. Auch kam und kommt durch Ausgrabungen viel Material zustande, das von kulturhistorischer Bedeutung ist.

Der Schwerpunkt der orientalischen Sammlung sind die Denkmäler der antiken Kultur Südarabiens. Der große Grundstock davon ist dem Forschungsreisenden Eduard Glaser (gest. 1908) zu verdanken. *H. S.*

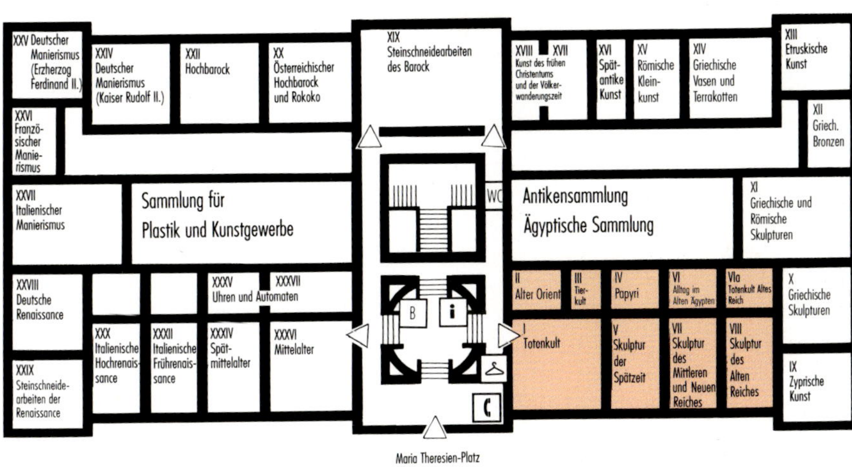

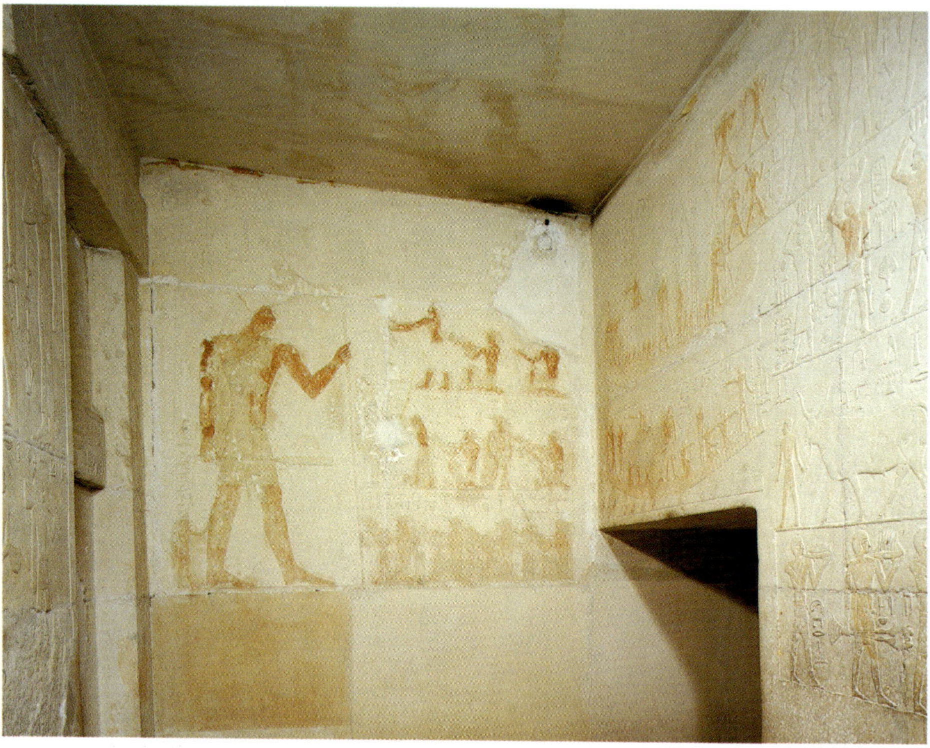

KULTKAMMER DES KA-NI-NISUT
Pyramidenbezirk von Giza
5. Dynastie, um 2400 v. Chr.
Kalkstein; B 360 cm, T 143 cm (Innenmaße)
Inv. Nr. 8006

Die typische Grabform des Alten Reiches ist die *Mastaba*. Der gemauerte blockförmige Bau ist ein monumentales Steinmal, unter dem in großer Tiefe die Sargkammer liegt. Dem ägyptischen Totenglauben entsprach das Bedürfnis, den Bestatteten regelmäßig zu versorgen, wofür eigene Totenpriester angestellt wurden. Der Kult bestand aus Gebet, Reichung von Speise und Trank, Räucherung und Wassersprengung. Schon früh wurden dafür besondere Räume im Inneren der *Mastaba*blöcke ausgespart, die gleichsam den Salon im Haus des Toten bildeten und wo sich auch die Hinterbliebenen zu Opfer und Gedenken einfinden konnten. Die eigentliche Entwicklung dieser Grabkapellen beginnt am Ende der 4. Dynastie, nach der Zeit der Erbauung der beiden größten Pyramiden. Stil und Programm der oft prachtvollen Reliefbilder sind zunächst streng, um gegen Ende des Alten Reiches lockerer zu werden.

Die Kultkammer des Ka-ni-nisut gehört der Zeit des Anfangs dieser Entwicklung an. Die Darstellungen sind von schlichter Schönheit und Harmonie. Die bemerkenswertesten Szenen des Bildprogrammes sind: auf der Westwand der Grabherr mit seiner Familie und dem Gesinde; auf der nördlichen Querwand Ka-ni-nisut (großformatig) beim Besuch seines Verwaltungsbüros; über dem Eingang seine beiden Schiffe, die ihm auch nach dem Tod zur Verfügung stehen sollen. H. S.

SCHEINTÜR DES IHA
Pyramidenbezirk von Giza
6. Dynastie, etwa 23. Jh. v. Chr.
Kalkstein; H 205 cm, B 72 cm, T 17 cm
Inv. Nr. 7445

Die *Scheintür* ist die imaginäre Verbindung zwischen der Kultkammer mit der Opferstelle und dem Bereich des toten Grabherrn, der abgeschlossenen Statuenkammer *(Serdâb)*. Im Zentrum hat sie die Andeutung des Durchganges in Form einer schmalen senkrechten Vertiefung; an ihrem oberen Ende ist die aufgerollte Matte zu sehen. Eine Konstruktion von Längs- und Querbalken umgibt den imaginären Durchgang, wobei oberhalb noch eine Tafel mit der kanonischen Darstellung des Toten vor dem Opfertisch einbezogen ist. Die *Scheintür des Iha* ist aus einem Stück gearbeitet. Die prachtvollen Schriftzeichen sind in erhabenem Relief skulpiert und bemalt.
H. S.

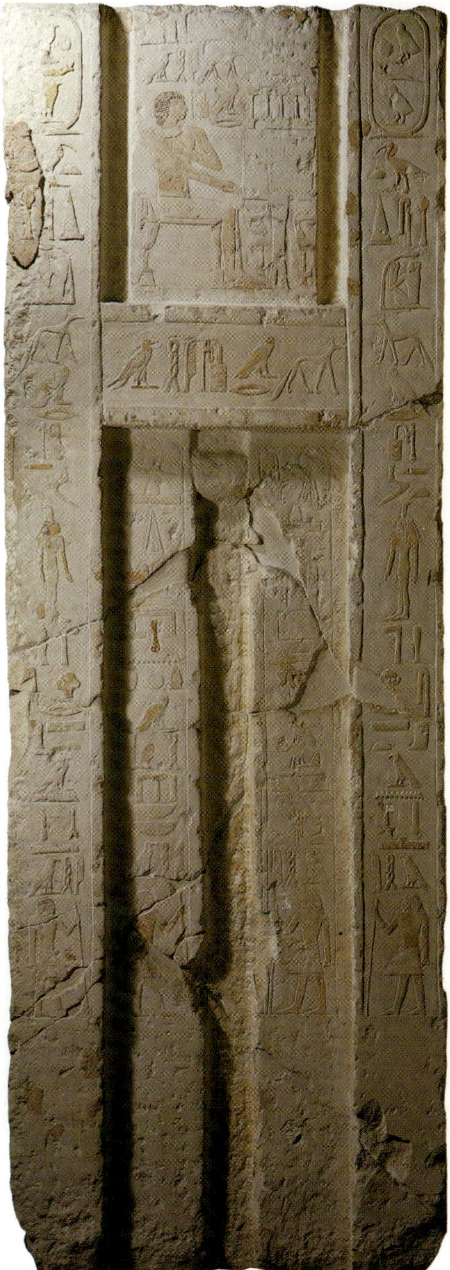

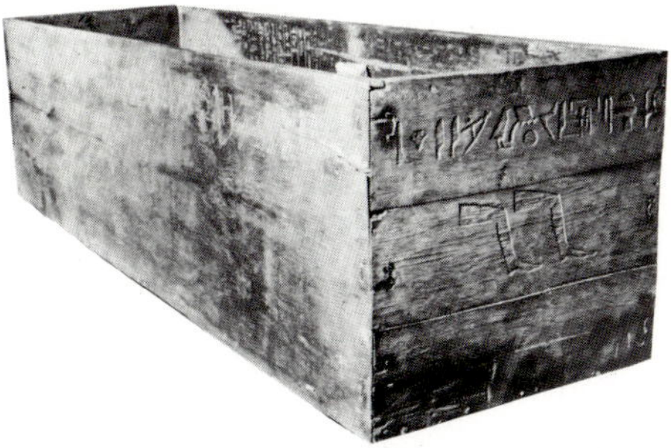

INNERER SARG FÜR MERI-IB
Pyramidenbezirk von Giza
Späte 6. Dynastie, um 2200 v. Chr.
Holz; L 214 cm, B 59,5 cm, H 53,5 cm
Inv. Nr. 7803

Im Alten Reich hatten die Särge Hausform oder waren einfache Kisten mit flachem Deckel. Dazu gehörte ein gleichartiger Außensarg. Kopf- und Fußende sind durch Kopf und Beine bezeichnet, seitlich beim Kopfende die beiden *Wedjataugen*, auf der Innenseite lange Opferlisten. E. H.

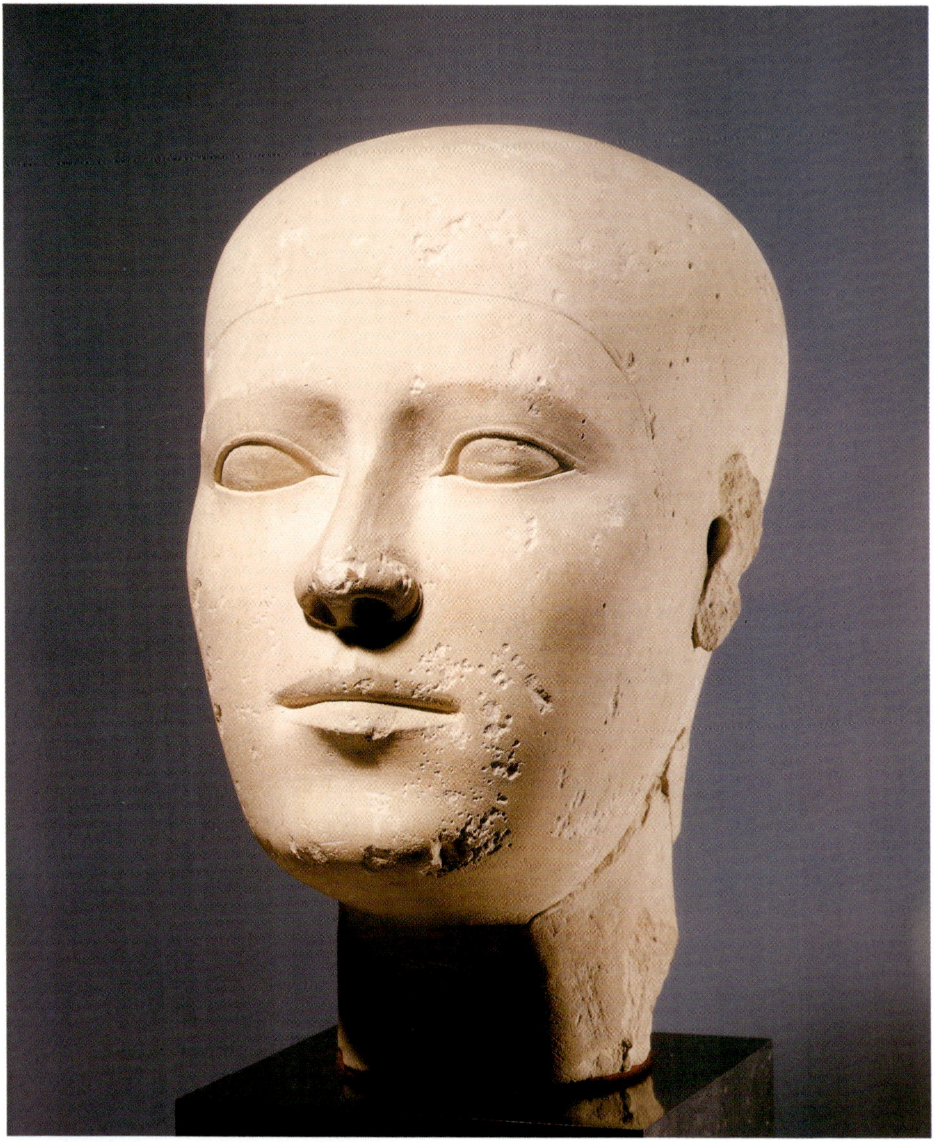

ERSATZKOPF
Pyramidenbezirk von Giza
4. Dynastie, etwa 26. Jh. v. Chr.
Kalkstein; H 27 cm, B 17,5 cm, T 23,1 cm
Inv. Nr. 7787

Der *Portrait-* oder *Ersatzkopf* ist eines der Hauptwerke der Wiener Sammlung. Er wurde in einem frühen Grab der Giza-Nekropole gefunden, und zwar nicht in der oberirdischen Anlage, sondern vor der unterirdischen Grabkammer. Es sind heute etwa dreißig solcher Köpfe bekannt, unter denen das Wiener Exemplar sicherlich das schönste ist: das stilvolle, doch sehr lebendige Portrait eines Menschen mit klaren, regelmäßigen Zügen. Für die Wissenschaft ist diese Objektgattung noch voller Fragen und Probleme. Nach der traditionellen Auffassung waren sie für die Seele „Ersatzköpfe" des Toten, zu einer Zeit, da die Mumifizierungstechnik noch unvollkommen entwickelt war.

H. S.

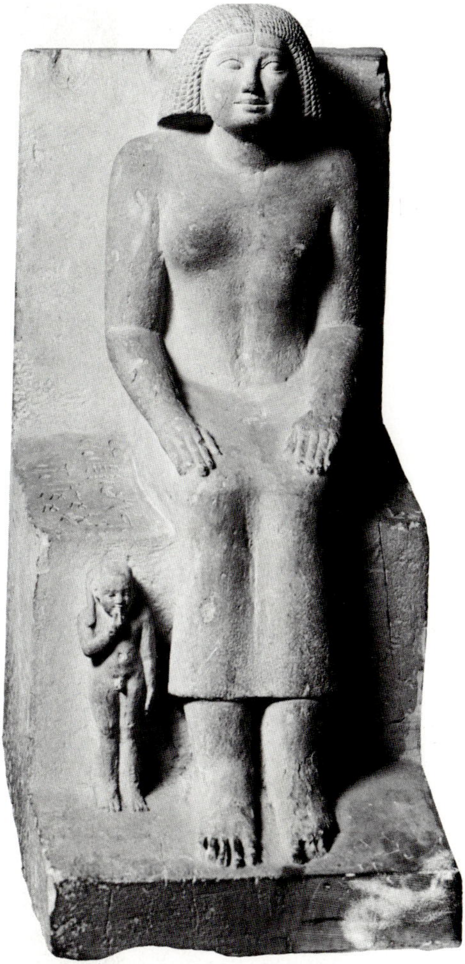

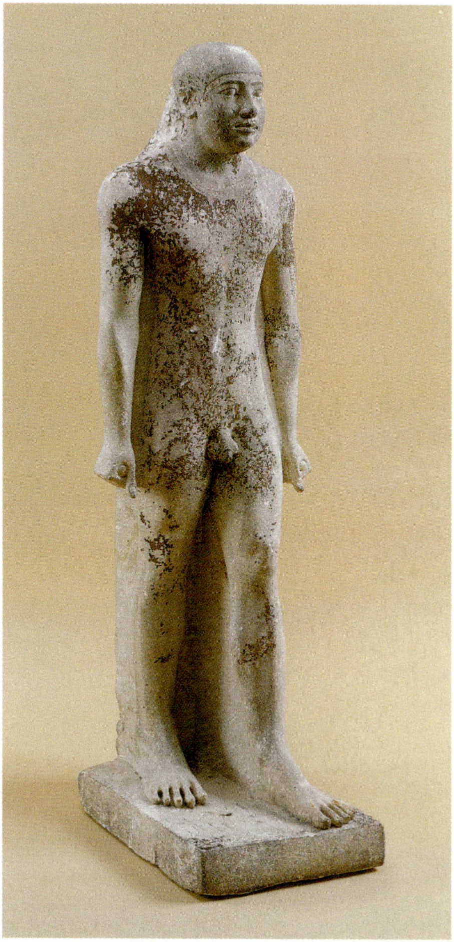

FRAU CHENT UND IHR JÜNGSTES KIND
Pyramidenbezirk von Giza
5. Dynastie, um 2300 v. Chr.
Kalkstein; H 54 cm, B 25 cm, T 38 cm
Inv. Nr. 7507

Die Totenstatuetten aus den *Mastaba*-Gräbern des Alten Reiches waren in unzugänglichen Räumen (den sogenannten *Serdâbs*) aufgestellt. Sie sollten als eine Art zweites Ich des Dargestellten den Totenkult empfangen, der in der angrenzenden Kultkammer vollzogen wurde.
Chent, mit vollem Namen Chentit-ka, war die Gattin eines hohen Würdenträgers. In seiner *Mastaba* hatte sie ein eigenes *Serdâb.* Die Skulptur ist ein hervorragendes Beispiel der kanonischen Rundplastik des Alten Reiches. H. S.

SNEFRU-NOFER
Pyramidenbezirk von Giza
5. Dynastie, um 2400 v. Chr.
Kalkstein; H 79 cm, B 23 cm, T 30 cm
Inv. Nr. 7506

Statue des Chefs der Sänger und Aufsehers der Unterhaltungen am Königshof aus dessen eigenem Grab. Sie ist eine der seltenen Darstellungen eines unbekleidet stehenden jugendlichen Menschen. Mit diesem Konzept dürfte ein Aspekt des ägyptischen Totenglaubens ausgedrückt sein, wie „Lebenskraft" oder „Verjüngung". Die Statue verwirklicht das Ideal ägyptischer Kunst, im besonderen der Rundplastik, in hoher Vollendung: Statik, Symmetrie, Blockhaftigkeit, Geradansichtigkeit, Idealisierung. H. S.

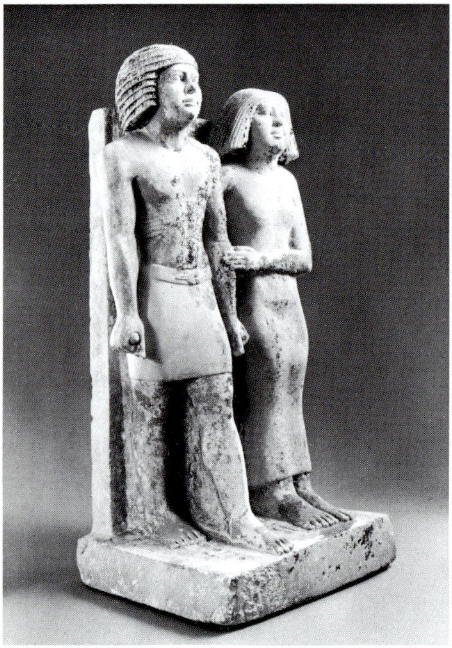

KAI-PU-PTAH UND IPEP
Pyramidenbezirk von Giza
5. Dynastie, um 2300 v. Chr.
Kalkstein; H 50 cm, B 27 cm, T 22 cm
Inv. Nr. 7444

Grabstatuettengruppe eines Mannes und einer Frau. Der Gestus der Frau – sie legt ihren rechten Arm um den Rücken des Mannes, ihre Linke ruht auf seinem linken Arm – ist der kanonische Ausdruck für liebevolle Zusammengehörigkeit. Der Mann trägt die runde Löckchenperücke und einen kurzen, glatten Schurz; die Frau eine schulterlange Strähnenperücke und das übliche lange, enge Kleid. H. S.

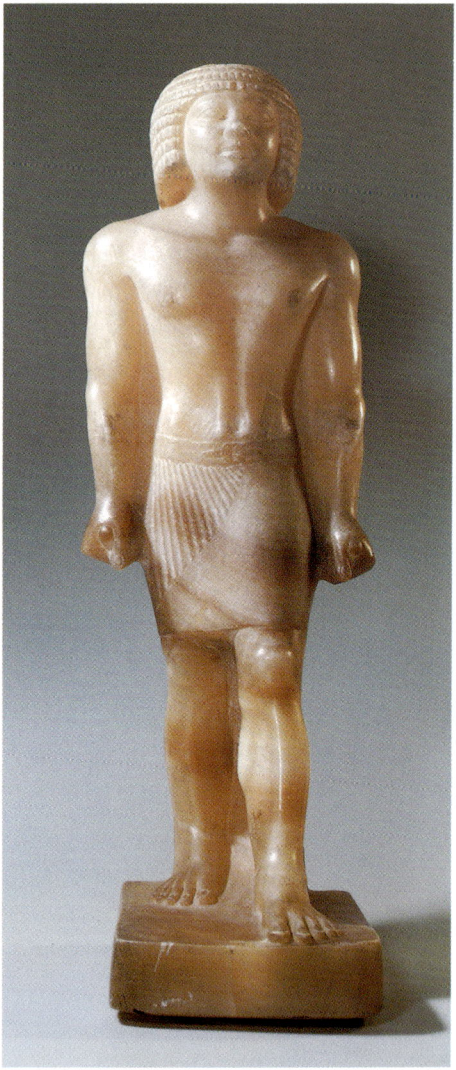

BA'EF-BA
Pyramidenbezirk von Giza
5. Dynastie, um 2300 v. Chr.
Kalzit („Alabaster"); H 50 cm, B 16 cm, T 22 cm
Inv. Nr. 7785

Grabstatue eines hohen Würdenträgers, der im „Galaschurz" mit plissiertem Stoffteil dargestellt ist. Sein Blick ist deutlich aufwärts gerichtet. Charakteristisch für die Menschendarstellung des Alten Reiches ist die athletische Gestaltung, wie sie insbesondere in den massiven, breiten Schultern, in den muskulösen Gliedmaßen und der aufrechten Haltung zum Ausdruck kommt. H. S.

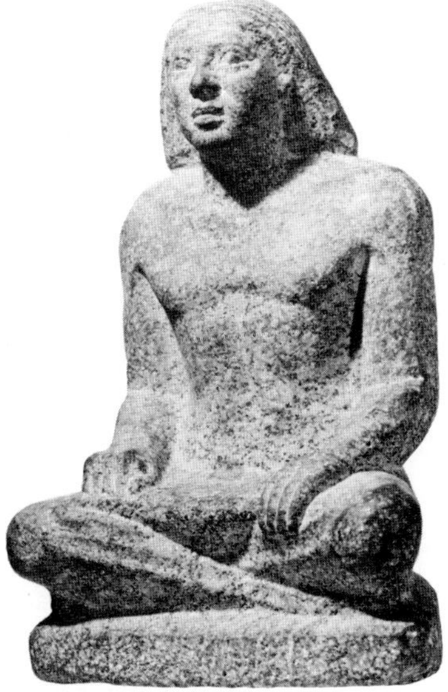

SITZENDER
Pyramidenbezirk von Giza
6. Dynastie, um 2250 v. Chr.
Granit; H 38,5 cm, B 27 cm, T 18 cm
Inv. Nr. 7442

Die Grabstatue stellt einen Mann dar, der nach orientalischer Art mit gekreuzten Beinen auf einer Matte sitzt. Er trägt eine schulterlange Strähnenperücke und einen kurzen Schurz. Seine Haltung ist betont aufrecht, der Blick ist geradeaus gerichtet. Schon im Alten Reich wurde der harte, spröde Granit häufig als Werkstoff für Skulpturen und Architekturteile benützt. Mit ihren einfachen Mitteln beherrschten die Bildhauer und Steinmetze der Zeit seine Bearbeitung in großartiger Weise.
H. S.

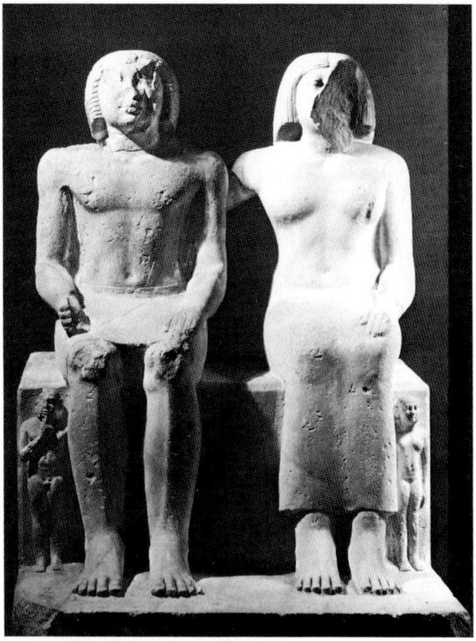

ITJEF MIT FRAU UND KINDERN
Pyramidenbezirk von Giza
6. Dynastie, um 2200 v. Chr.
Kalkstein; H 93 cm, B 62 cm, T 60 cm
Inv. Nr. 8410

Familiengruppe aus einem *Serdâb:* Die Eltern sitzen auf einer schlichten Bank ohne Lehne; ein Knabe und ein Mädchen sind rechts und links außen neben dem Paar wiedergegeben, und zwar in so kleinem Format, daß sie die Sitzbank nicht überragen. Der Mann trägt eine Löckchenperücke und einen glatten Schurz, die Frau eine ziemlich lange Strähnenperücke und das übliche lange, enge Kleid. Die Kinder sind nackt.
H. S.

GRABRELIEF DES NI-UI-NETJER
Pyramidenbezirk von Giza
6. Dynastie, etwa um 2200 v. Chr.
Kalkstein; H 78 cm, B 190 cm
Inv. Nr. 8028

Die Kultkammer des Ni-ui-netjer zeigt in ihren Reliefs eine spätere Entwicklungsstufe als die des Ka-ni-nisut. Links sind der Grabherr und seine Angehörigen beim Opfermahl dargestellt. Rechts zeigt das obere Register die Schlachtung von zwei Rindern; im unteren Register eine Tanzszene, mit der die Speisenden unterhalten werden. Sieben junge Frauen führen den Tanz aus, zum Teil mit Sistren rasselnd. Unter ihnen tummelt sich ein Zwerg als Spaßmacher. Links drei sitzende Frauen, die ihren Gesang mit Händeklatschen akzentuieren.
H. S.

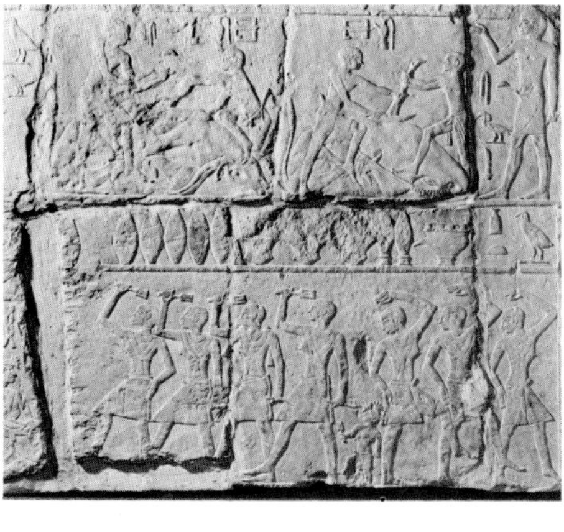

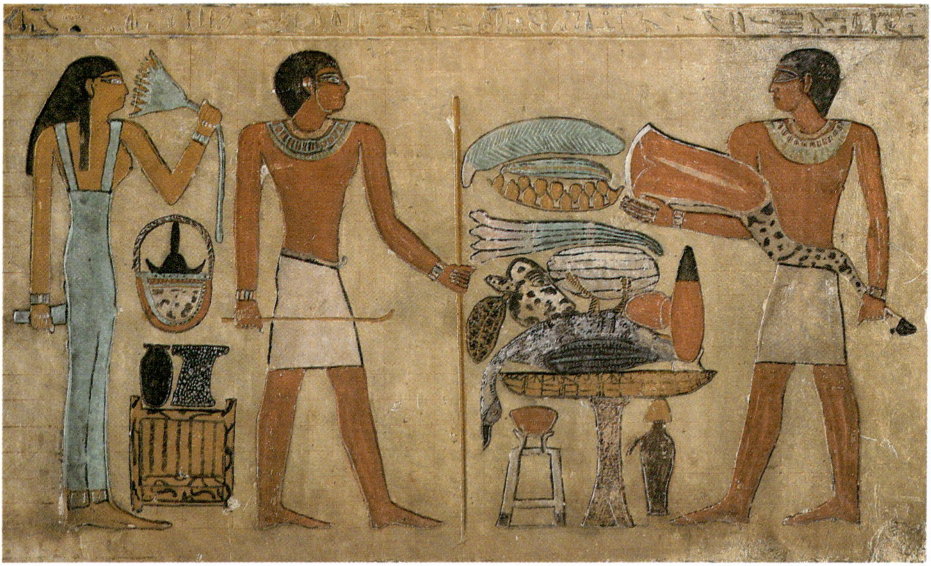

RELIEFPLATTE DES CHETI
Anfang 12. Dynastie, etwa um 1980 v. Chr.
Kalkstein; H 44,0 cm, B 77,2 cm, T 11,2 cm
Inv. Nr. 202

Dem Alten Reich folgte eine Zeit politischen und wirtschaftlichen Niedergangs. Als die Könige der späten 11. Dynastie das Reich wieder einigten, setzte ein mühevoller Konsolidierungsprozeß ein. Diese Entwicklung spiegelt sich auch in der bildenden Kunst: In der I. Zwischenzeit wird der klassische Stil aufgegeben, um im frühen Mittleren Reich allmählich wieder erarbeitet zu werden. Das Relief des Cheti zeigt stilistisch noch Züge der vergangenen Wirrenzeit, ist jedoch schon nach dem neuen Proportionsraster gearbeitet (dessen Vorzeichnung noch zu sehen ist). Die naiv wirkende Gestaltung ergibt zusammen mit der akribischen Detaildarstellung und der sehr gut erhaltenen Farbfassung einen besonderen Reiz. Das Thema der Darstellung: Mann und Frau erhalten vom Sohn Grabausstattung und ein reiches Totenopfer.

H. S.

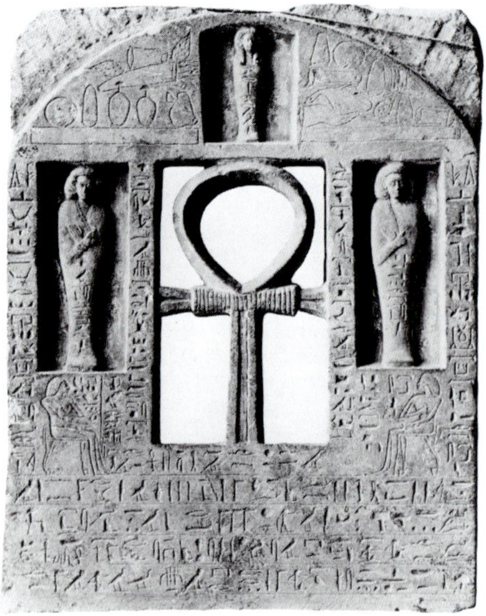

STELE FÜR SENBEF
Abydos
Mittleres Reich, etwa um 1800 v. Chr.
Kalkstein; H 45,5 cm, B 35 cm, T 7 cm
Inv. Nr. 109

In Abydos, dem Kult- und Wallfahrtsort des Osiris, bestand die Sitte, Scheingräber *(Kenotaphe)* zu errichten. Aus dem Mittleren Reich ist eine große Anzahl von Stelen aus solchen Scheingräbern erhalten. Eine singuläre Form liegt hier vor: Das Zeichen für „Leben" *(Anch)* ist in einem Fenster in der Mitte der Platte in durchbrochener Arbeit gestaltet. In Nischen sind drei Personen mumiengestaltig im Halbrund dargestellt. H. S.

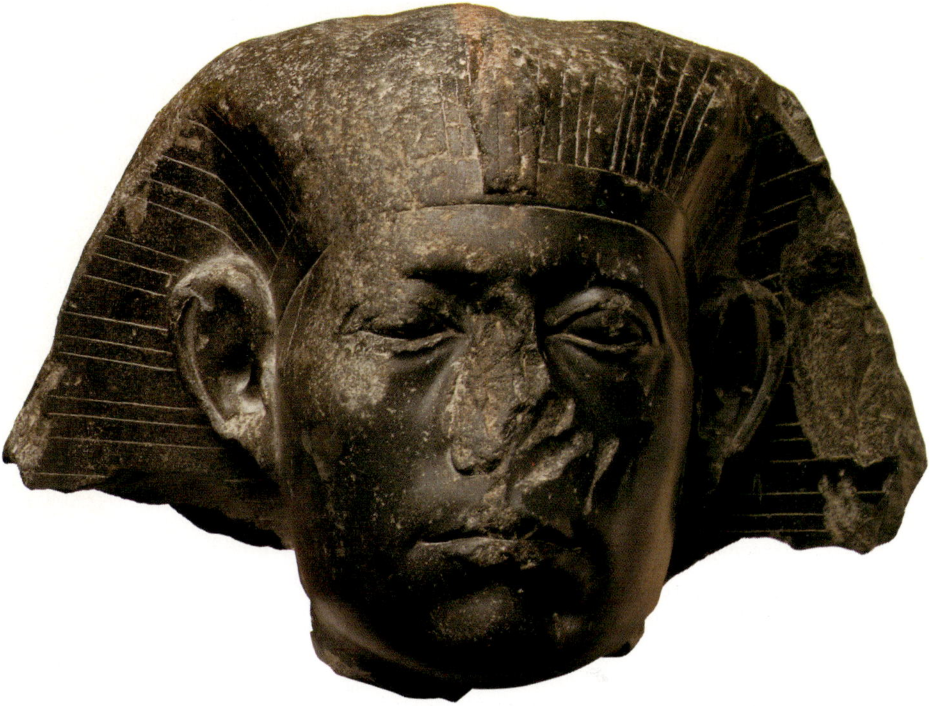

KOPF VON EINEM SPHINX SESOSTRIS' III.
12. Dynastie, um 1850 v. Chr.
Grünschiefer; H 21,9 cm, B 33,2 cm, T 32,1 cm
Inv. Nr. 5813

Die 12. Dynastie (etwa 1990–1785 v. Chr.) ist die Kernperiode des Mittleren Reiches. Ihr Begründer, Amenemhet I., hat als Wesir des letzten Mentu-hotep (11. Dynastie) den Thron usurpiert. Sein Hauptproblem ist die Integrierung der beiden Landeshälften Ober- und Unterägypten, die in der vorangegangenen I. Zwischenzeit eine getrennte Entwicklung genommen haben, und die Kanalisierung der disparaten geistigen Strömungen. Die Stärkung der Königsmacht, die Verwirklichung eines politischen Absolutismus, ist auch das Anliegen seiner Nachfolger. Unter Sesostris III. und seinem Sohn, Amenemhet III., findet dieses Streben Ausdruck im Stil der Königsplastik, die realistische, ernste, harte Züge entwikkelt. Der eindrucksvolle Königskopf ist aus stilistischen Gründen Sesostris III. zuzuweisen, und er ist eines der großartigsten Portraits dieses Herrschers. Die in der Seitenansicht erkennbare Form des Kopftuchs und Details der Bruchfläche zeigen, daß der Kopf nicht von einer menschengestaltigen Statue stammt, sondern vom Löwenkörper eines Sphinx. H. S.

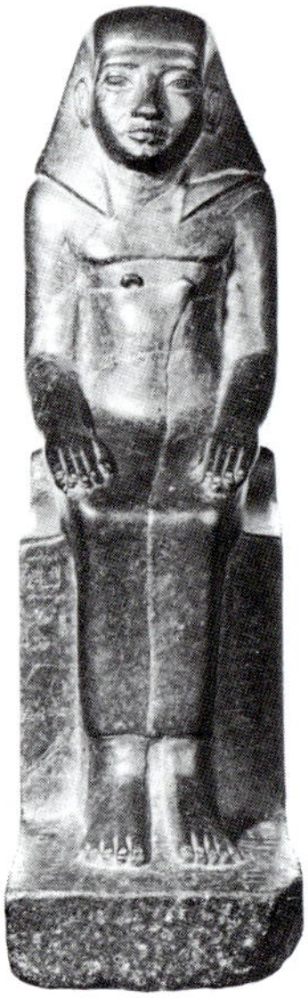

SENI-ONCH
Koptos (Oberägypten)?
12. Dynastie, etwa 1900 v. Chr.
Granodiorit; H 53 cm, B 15,5 cm, T 33 cm
Inv. Nr. 61

Typische Statue einer nichtköniglichen Person des Mittleren Reiches, wie sie vor allem in Tempeln, seltener in Gräbern aufgestellt waren. Der Güterverwalter Seni-onch sitzt auf einem Stuhl mit niedriger Rückenlehne. Die vorderen Teile der Langhaarperücke fallen in spitzer Form über die Schultern. Er ist mit dem unter der Brust geknoteten knöchellangen Schurz bekleidet, der für den Habitus hochgestellter Beamter charakteristisch ist. Die nüchternen Gesichtszüge wirken sehr portraithaft. H. S.

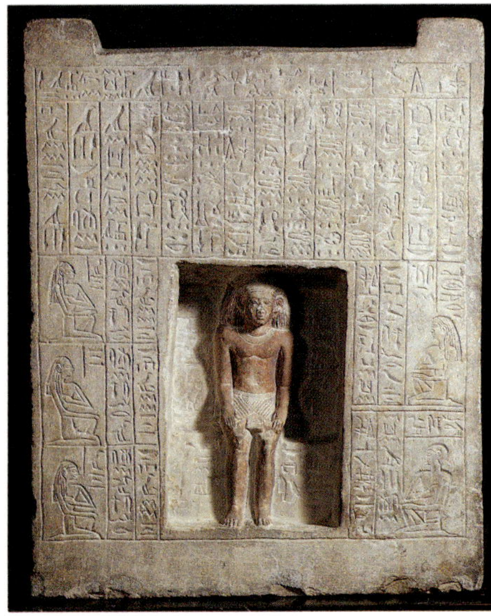

SCHREIN DES HORI
Abydos
13. Dynastie, 18. Jh. v. Chr.
Kalkstein; H 49 cm, B 39 cm, T 25,5 cm
Inv. Nr. 186

Der quaderförmige Block deutet in der Gestaltung seiner Oberseite ein Tonnengewölbe mit hochgezogenen Abschlußmauern an, eine uralte sakrale Bauform. An der Vorderseite ist eine Nische eingelassen, worin eine männliche Gestalt auf einer Bank sitzend skulpiert ist. Alle vier Seiten des Denkmals sind mit Inschriften versehen. Wie aus diesen zu erschließen, war der Schrein in Abydos als Scheingrab aufgestellt, um Hori und seine zahlreichen Verwandten am Kult und den Mysterien des Osiris teilnehmen zu lassen. H. S.

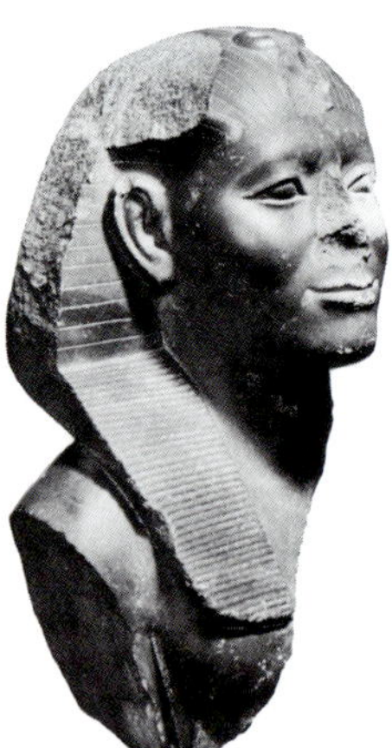

KÖNIG SECHEM-KA-RE AMENEMHET V.
Elephantine
13. Dynastie, um 1750 v. Chr.
Metasandstein; H 35 cm, B 17,5 cm, T 20 cm
Inv. Nr. 37

Die Büste von einer Königsstatue aus grüngrauem Stein ist erst vor kurzem endgültig bestimmt worden, als ihre Zusammengehörigkeit mit dem in sechs Teile zerschlagenen Körper erkannt wurde. Dieser – er ist 1932 im Tempelbereich von Elephantine gefunden worden – trägt Inschriften, die die Namen eines der ersten Könige der 13. Dynastie (1785 bis ca. 1650) nennen. Die Königsplastik bewahrt in ihrem Aufbau noch die Formensprache der 12. Dynastie, ist jedoch schon voll dem glatten, unverbindlich wirkenden Stil der Folgezeit verhaftet. H. S.

SEBEK-EM-SAUF
Armant (Oberägypten)
13. Dynastie, um 1700 v. Chr.
Granodiorit; H 150 cm, B 43 cm, T 61,5 cm
Inv. Nr. 5051, 5801

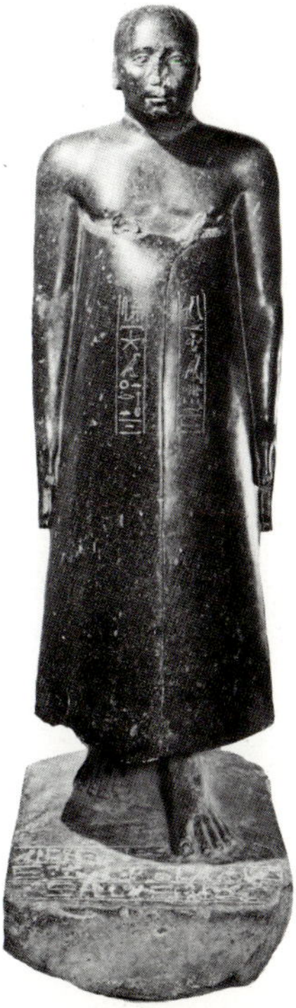

Eine der prächtigsten nichtköniglichen Statuen aus einer Zeit, die bereits stark von dem Niedergang gezeichnet ist, der der Hyksosherrschaft vorausging. Der in auffallender Beleibtheit Dargestellte war eine wichtige Persönlichkeit. Schon sein Vater, ein hochrangiger Beamter, ist durch mehrere Denkmäler bezeugt, desgleichen seine Schwester; diese war die Gemahlin eines Königs. Sebek-em-sauf ist kahlköpfig dargestellt. Seine Kleidung besteht aus dem unter der Brust geknoteten knöchellangen Schurz. H. S.

NILPFERD ▽
11./12. Dynastie, um 2000 v. Chr.
Fayence, blaue Glasur, bemalt; L 20,5 cm, B 7,65 cm, H 11 cm
Inv. Nr. 4211

Diese kleinen Nilpferdfiguren waren im Mittleren Reich Grabbeigaben. Die Nilpferdjagd war für Privatpersonen ein vom König verliehenes Privileg. Auf dem Körper ist seine Umwelt aufgemalt: Papyrus, Lotos, ein Vogel. Diese Darstellungsweise drückt aus, daß das Nilpferd durch das Pflanzendickicht der Sümpfe geht. E. H.

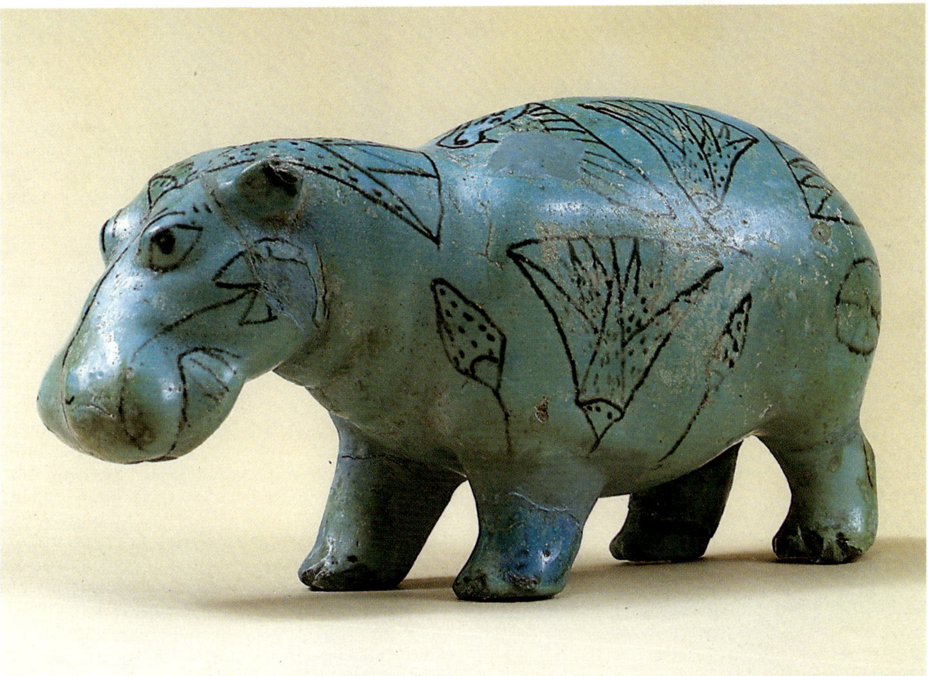

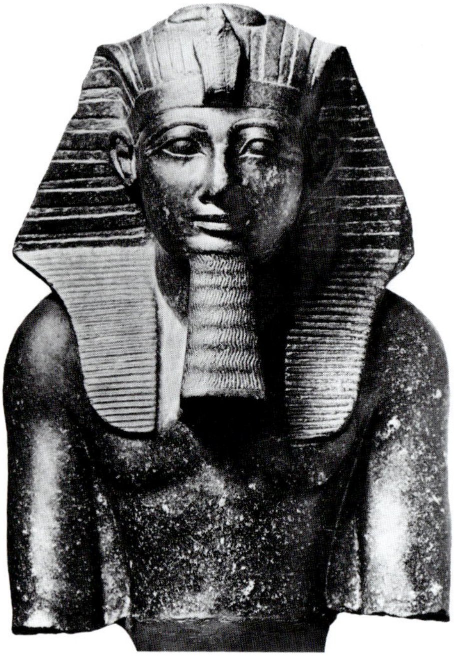

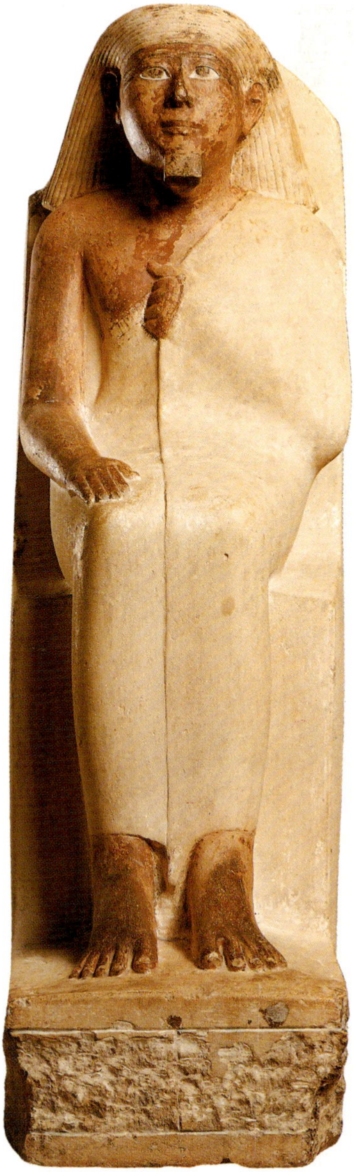

KÖNIG TUTHMOSIS III.
Theben?
18. Dynastie, ca. 1460 v. Chr.
Granodiorit; H 46,5 cm, B 30,6 cm, T 20,3 cm
Inv. Nr. 70

Königsdarstellung mit Kopftuch, Uräusschlange und breitem Ritualbart; nackter Oberkörper. Erhalten ist das Oberteil einer stehenden oder knienden Figur; falls sie stehend war, hatte sie ohne Sockel eine Höhe von knapp 1,2 m.
Die feinen Züge mit dem scharfen Profil und der Adlernase lassen in dem Dargestellten König Tuthmosis III. erkennen, den großen Eroberer, unter dem der ägyptische Machtbereich die größte Ausdehnung aller Zeiten nahm: von Syrien im Norden bis über den 4. Nilkatarakt im Sudan.
H. S.

TJENENA
Theben?
18. Dynastie, etwa Ende des 15. Jh. v. Chr.
Kalkstein, bemalt; H 56 cm, B 15,8 cm, T 35,7 cm
Inv. Nr. 63

Sitzstatue eines hohen Beamten, die vielleicht aus einem in Theben-West bekannten Grab stammt. Die sorgfältig bemalte Plastik zeigt einen Mann mit langer Strähnenperücke, kurzem Kinnbart und einem langen Mantel, der die eine Schulter bedeckt. Die Rückenlehne seines Sitzes ist wie eine abgerundete Stele gestaltet. Die Inschrift der Rückseite ist teilweise ausgehackt, die Inschrift auf den Sockelkanten völlig. Ebenso finden sich Zerstörungen an den Inschriften und Darstellungen des thebanischen Grabes, aus dem die Statue vermutlich stammt. Dies sind Anzeichen dafür, daß der Obergütervorsteher noch zu Lebzeiten in Ungnade gefallen war. H. S.

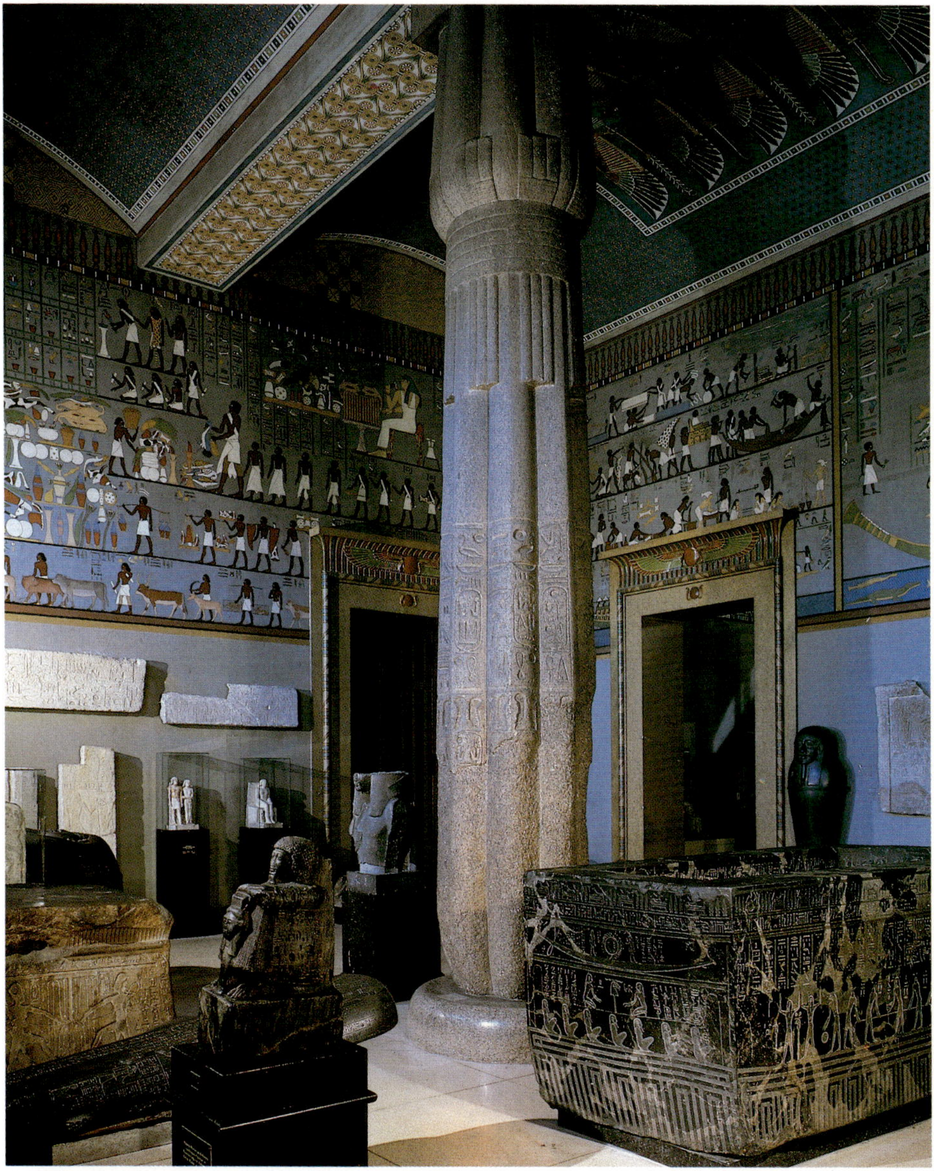

PAPYRUSBÜNDELSÄULEN
18. Dynastie, um 1410 v. Chr.
Rosengranit; H 596 cm, 630 cm, ∅ 112 cm, 110 cm
o. Inv. Nr.

Die ägyptische Steinarchitektur liebte es, in ihren Formen ihre urzeitlichen Vorbilder aus vergänglichem Material abzubilden. Stützen aus gebündelten Papyruspflanzenschäften für leichte Hüttenbauten standen Pate für den Säulentyp, der in der mittleren 18. Dynastie sehr gern verwendet wurde. Die Säulen mit vereinzelten Kartuschen Tuthmosis' IV. wurden etwa 200 Jahre später von Merenptah (1224–1214) und Sethos II. (1210–1204) usurpiert, die meisten der vorhandenen Kartuschen nennen diese beiden Könige. Die jüngste Wiederverwendung fand beim Bau des Kunsthistorischen Museums statt.

H. S.

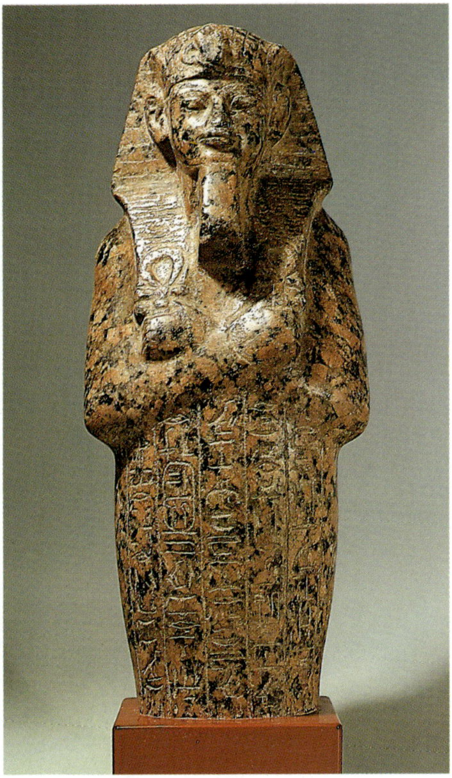

KÖNIG AMENOPHIS III. (USCHEBTI-STATUETTE)
Theben
Neues Reich, um 1360 v. Chr.
Roter Granit; H 38 cm, B 15,9 cm, T 12,5 cm
Inv. Nr. 8188

Unter den Nachfolgern Tuthmosis' III. war Amenophis III. der bedeutsamste. Er regierte sein Imperium nahezu vierzig Jahre (1403–1365). In seiner absolutistischen, nach außen hin friedlichen Herrschaft setzte er viele bedeutsame Akzente. Dazu zählen eine gewaltige Bautätigkeit und die Errichtung zahlreicher, oft kolossaler Königsplastiken. In einen Teil der Königsdarstellungen fließt ein eigenartiger Realismus ein, wie in dieser *Uschebti*-Statuette: Sowohl die etwas fleischigen Gesichtszüge als auch der üppige Körper weichen vom traditionellen Stil des Idealen und Athletischen ab. H. S.

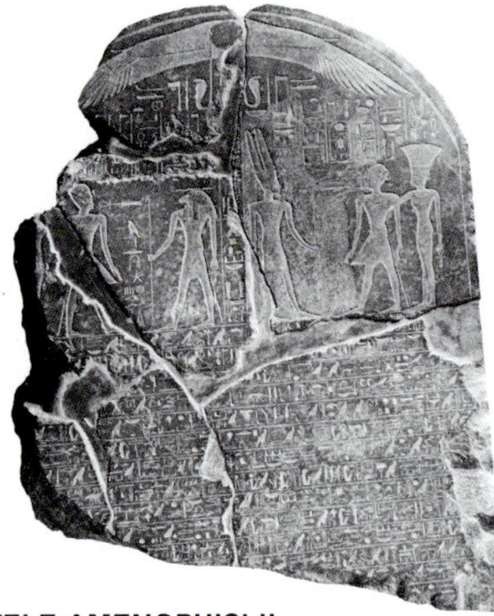

STELE AMENOPHIS' II.
Elephantine?
18. Dynastie, ca. 1435 v. Chr.
Metasandstein; H 166 cm, B 128 cm, T 38 cm
Inv. Nr. 5909

Das mächtige Denkmal (der fehlende untere Teil befindet sich in Kairo) wurde von Amenophis II. nach seiner Rückkehr von seinem ersten syrischen Feldzug errichtet. Eine Stele mit gleichem Text stellte er in Amada (Nubien) auf. In der bildlichen Darstellung wird der König rechts von der Kataraktgöttin Anukis vor den Reichsgott Amon geführt, links verehrt er Chnum, den Herrn von Elephantine. Der lange Text rühmt zunächst die kriegerischen Tugenden des Pharao, im weiteren seine Stiftungen und baulichen Restaurierungen an Tempeln. Es folgt ein historischer Bericht (dieser Textteil auf dem Kairener Fragment). H. S.

GEDENKSKARABÄUS VON KÖNIG AMENOPHIS III. ▷
18. Dynastie, 1393 v. Chr.
Gneis; L 8,5 cm, B 5,8 cm, H 3,6 cm
Inv. Nr. 6730

Amenophis III. verteilte anläßlich denkwürdiger Ereignisse große Skarabäen, auf denen die betreffenden Taten aufgeschrieben waren, wie z. B. die Heirat mit ausländischen Prinzessinnen, Jagderfolge. Hier wird angegeben, daß er vom 1. bis zum 10. Regierungsjahr 102 wilde Löwen selbst erlegt hat. E. H.

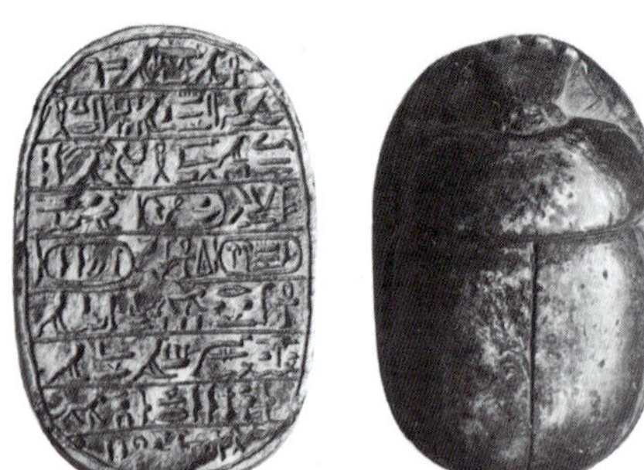

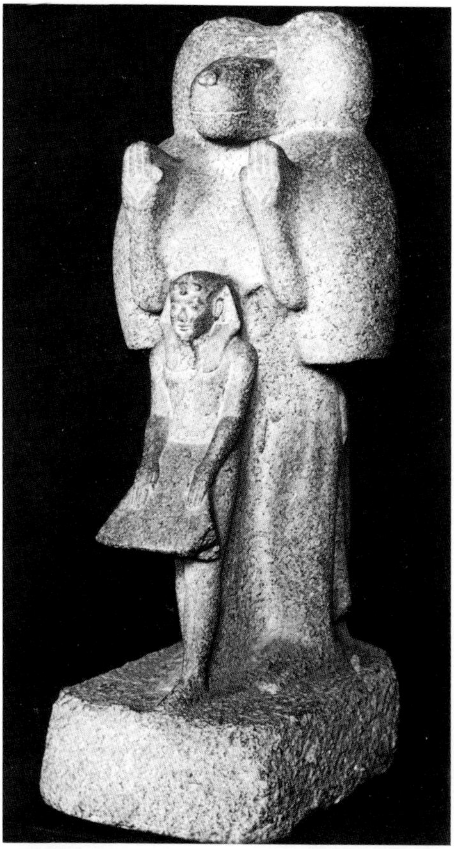

ANBETENDER PAVIAN MIT KÖNIGSFIGUR
Memphis?
Neues Reich, etwa um 1400 v. Chr.
Rosengranit; H 130 cm, B 42 cm, T 61,5 cm
Inv. Nr. 5782

Die lärmenden „Freudenfeste", die die Mantelpaviane bei Auf- und Untergang der Sonne in ihrem felsigen Habitat veranstalten, galten als Bild der Begrüßung und Verabschiedung des Tagesgestirns, an den kritischen Punkten seines zyklischen Laufes. Die Paviane mit den erhobenen Händen – im ägyptischen Anbetungsgestus – wurden zum Symbol. In den *Unterweltbüchern* verkörpern sie die „östlichen Seelen", die Götter, die die Sonne bei ihrem Auftauchen am Horizont bejubeln. Unter sie gesellt sich der König in seiner Rolle als Sonnenpriester. H. S.

GÖTTIN SACHMET ▽
Mut-Tempel, Karnak (Theben)
18. Dynastie, Anfang 14. Jh. v. Chr.
Granodiorit; H 197 cm, B 45,9 cm, T 107,7 cm
Inv. Nr. 77

Die mit Löwinnenkopf dargestellte Göttin, deren Name „die Mächtige" bedeutet, hat vorwiegend einen wilden und gefährlichen Charakter, den sie allerdings zumeist zum Schutz des Königs einsetzt. Im Mut-Tempel von Karnak hat ihr Amenophis III. ein gewaltiges Denkmal in Form von etwa 600 kolossalen Statuen errichtet. Wir dürfen darin wohl ein Zeugnis für die dogmatische Verschmelzung der beiden Göttinnen Mut und Sachmet sehen, die den Triaden der beiden Hauptstädte Theben bzw. Memphis angehören. Die Wiener Sammlung besitzt insgesamt fünf solcher Sitzstatuen, von denen vier ausgestellt sind. Zwei davon kamen bereits 1818 hierher. H. S.

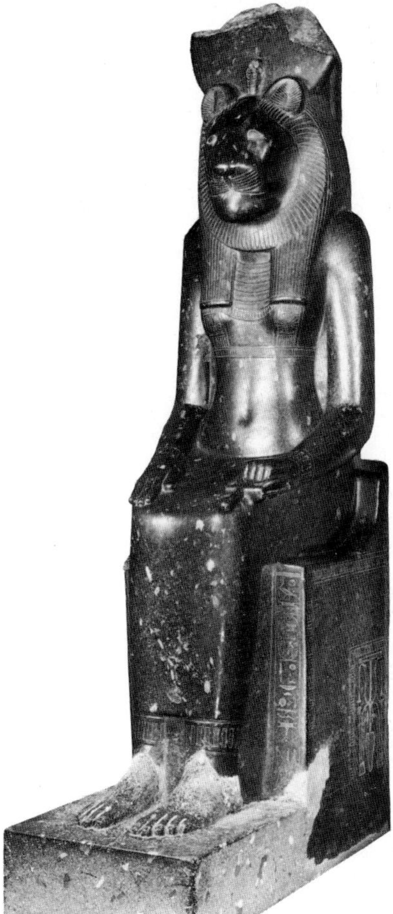

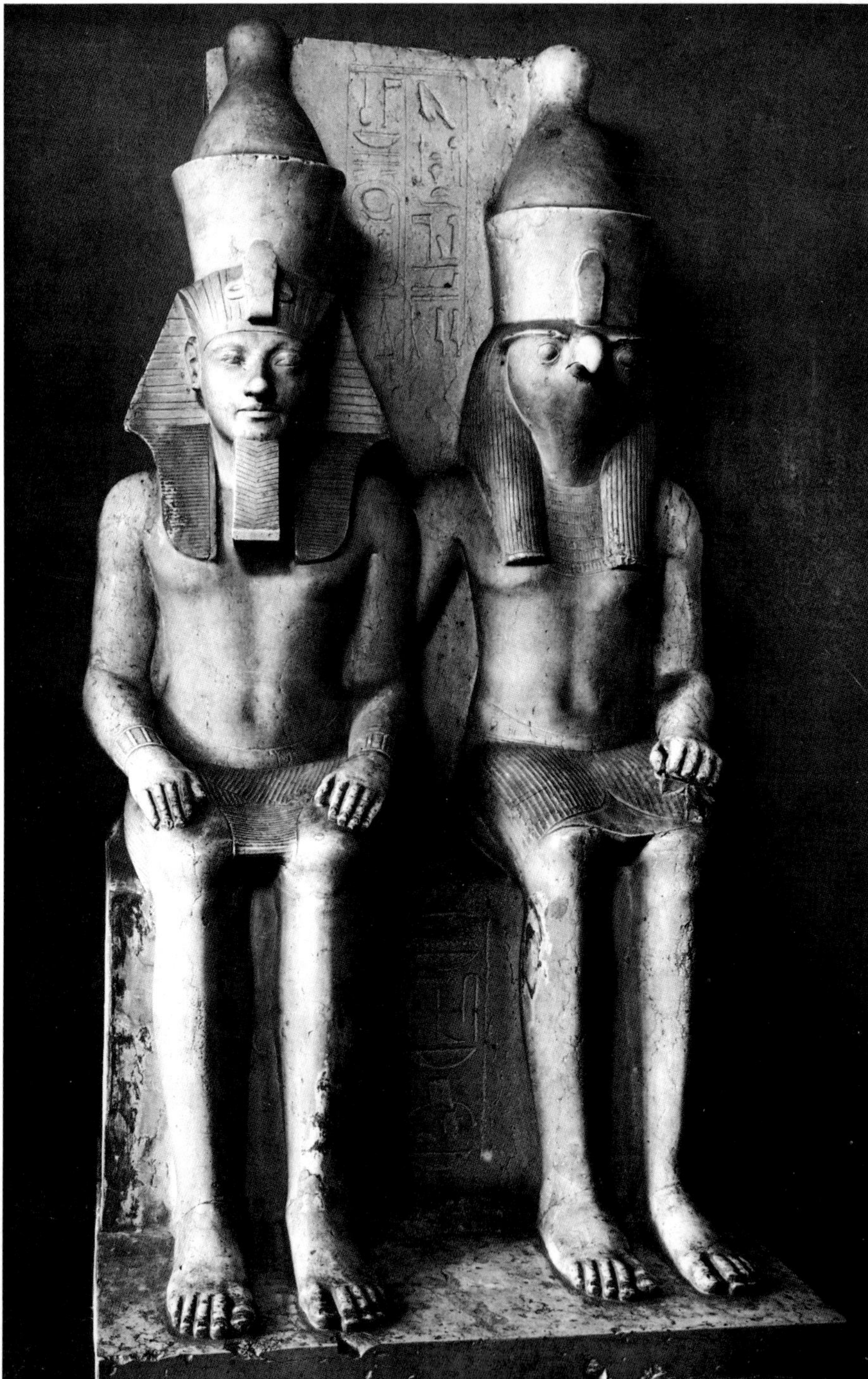

◁ **HORUS UND KÖNIG HAREMHAB**
18. Dynastie, Ende 14. Jh. v. Chr.
Kalkstein; H 152 cm, B 73,1 cm, T 77 cm
Inv. Nr. 8301

Haremhab ist nicht von königlicher Abstammung. Er begann eine militärische Karriere unter König Amenophis IV. Echnaton, dem Sohn Amenophis' III. Er erlebte Aufstieg und Niedergang der großen weltanschaulichen Reform von Amarna, er überlebte die beiden jugendlichen Nachfolger Echnatons, Smenchkare und Tutanchamon, sowie den greisen Eje. In diesen Jahren schwindender Königsmacht wurde er zum Oberbefehlshaber und Regenten und schließlich selbst zum König. Seine große Aufgabe war es, die erschütterte innere Ordnung im Land wie auch das verlorene militärische Ansehen Ägyptens in Vorderasien wiederherzustellen.
Horus trägt die Doppelkrone von Ober- und Unterägypten. Seine Perücke verbindet den Falkenkopf mit dem Menschenleib. Haremhab trägt die Doppelkrone über dem Königskopftuch. Beide sind nur mit einem plissierten kurzen Ritualschurz bekleidet.
Haremhab hat ein Grab im thebanischen Tal der Könige. Aber ehe er König wurde, erbaute er sich ein prachtvolles Grab in der Nekropole von Memphis. Die Wiener Sammlung besitzt eine Reliefplatte davon. H. S.

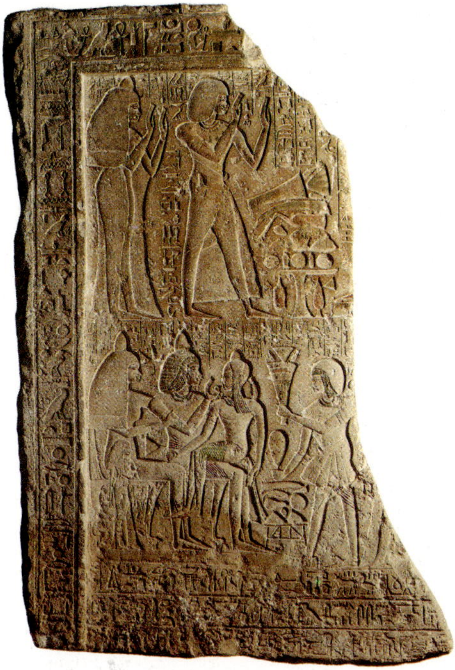

GRABRELIEF DES MERI-RE
Memphis
18. Dynastie, Anfang 14. Jh. v. Chr.
Kalkstein; H 128 cm, B 85 cm
Inv. Nr. 5814

Die glänzende Periode Amenophis' III. spiegelt sich im Stil der bildenden Kunst, insbesondere im Bereich der nördlichen Hauptstadt Memphis. Die Reliefdarstellungen sind von einer gewissen Üppigkeit, sowohl was die Formen betrifft als auch in Hinblick auf die Ausstattung der Personen mit Perücken, Kleidern und Schmuck. Die beiden Reliefs (Inv. Nr. 5814 und 5815) aus dem Grab des Prinzenerziehers Meri-re, das verschollen war und vor kurzem wieder entdeckt wurde, sind sehr schöne Beispiele dafür. H. S.

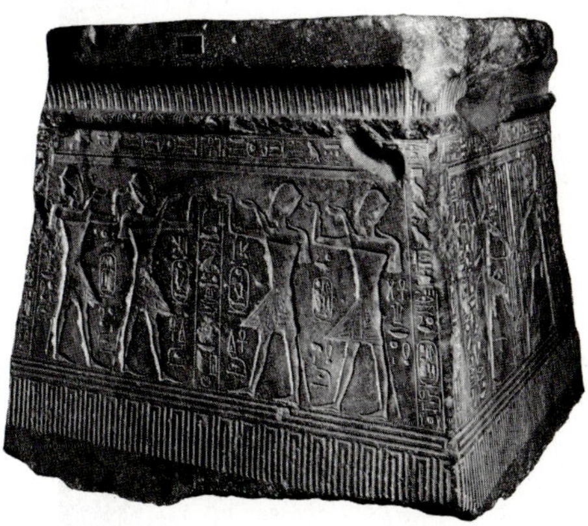

SOCKEL FÜR TRAGBARE KULTBARKE
Auaris (Tell el-Dab'a, Unterägypten)
19. Dynastie, Anfang 13. Jh. v. Chr.
Silifizierter Sandstein; H 97 cm, B 106 cm, T 110 cm
Inv. Nr. 5106

Das Herz des ägyptischen Tempels ist das im Inneren verborgene Allerheiligste, ein Schrein, in dem sich das Kultbild (Götterstatuette) befindet. Bei Festen wurde dieses in Prozessionen herausgetragen, und zwar in einem tragbaren Barkenmodell. Denn das Schiff ist das wichtigste Fortbewegungsmittel des alten Ägypten. Der Platz der Kultbarke ist im allgemeinen auf einem massiven Steinsockel, der in der Nähe des Allerheiligsten aufgestellt ist. Der Sockel aus Auaris war für die Barke des Gottes Seth bestimmt, in seinem Tempel, der aus literarischen Zeugnissen bekannt ist. Er wurde von Sethos I. gestiftet. H. S.

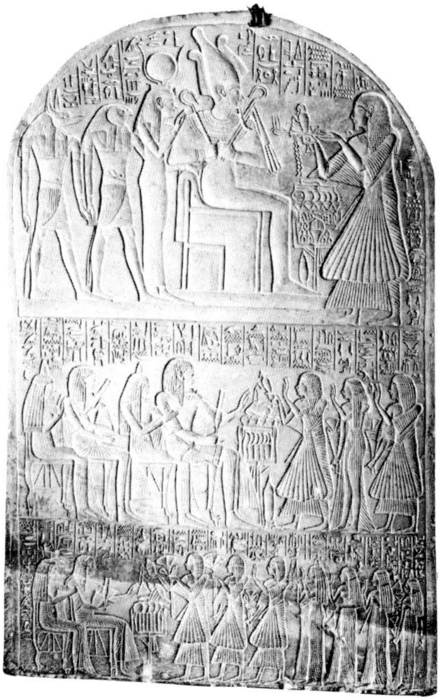

STELE DES HUI
Memphis
Neues Reich, um 1300 v. Chr.
Kalkstein; H 106,5 cm, B 72 cm, T 11 cm
Inv. Nr. 126

Grabstele für den Schatzmeister Hui. In der oberen Szene opfert dieser dem Totengott Osiris, der von Isis, Horus und Upuaut begleitet ist. Darunter opfert er mit seiner Gemahlin und seinem Bruder zusammen den verstorbenen Eltern und Großeltern. Im untersten Register erhält Hui selbst mit seiner Gemahlin das Totenopfer von seinen zahlreichen Geschwistern. H. S.

MERI-PTAH, SI-ESE UND KAFI ▷
Theben-West
19. Dynastie, 13. Jh. v. Chr.
Kalksandstein; H 70 cm, B 55 cm, T 45 cm
Inv. Nr. 48

Drei Personen sitzen auf einer Bank, zwei Männer und eine Frau. Sie tragen Perücken und lange, mantelartige Gewänder. Die Männer haben große Amulette über der Brust. Die Rechte rafft jeweils den Mantel vor dem Leib, während die Linke flach auf der Brust liegt. Es konnte nachgewiesen werden, daß die Gruppe aus der rückwärtigen Nische eines thebanischen Felsengrabes stammt. Die Inschriften und Reliefs in dem Grab sind denselben Personen gewidmet. Meri-ptah und Si-ese sind Brüder, Kafi ist ihre Mutter. H. S.

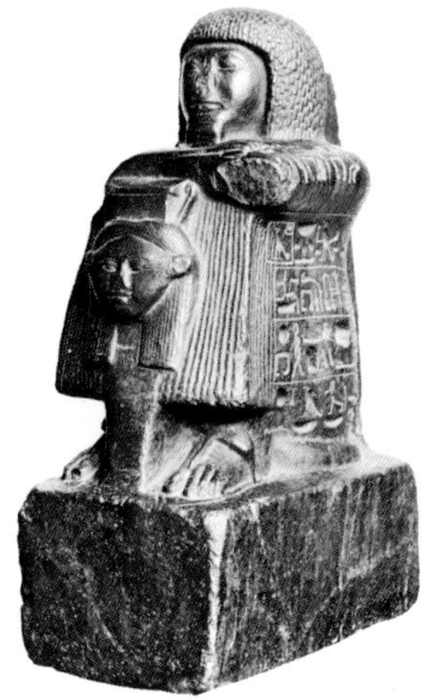

CHAI-HAPI
Heliopolis
19. Dynastie, 13. Jh. v. Chr.?
Gneis; H 49,5 cm, B 19,8 cm, T 31,4 cm
Inv. Nr. 64

Die kleine *Hockerstatue* wurde um 1800 in Wien ausgegraben, zusammen mit römischen Funden. Sie war vielleicht in einem Heiligtum des Serapis- oder Isiskultes aufgestellt. Doch ihre ursprüngliche Bestimmung war eine andere: Nach Stil und Inschriften war sie fast eineinhalb Jahrtausende zuvor in einem Tempel von Heliopolis aufgestellt gewesen.
Chai-hapi hält vor sich das Emblem der Göttin Hathor: ein stilisiertes Sistrum, an dem vorne das Hathor-Gesicht (mit Kuhohren) angebracht ist.
H. S.

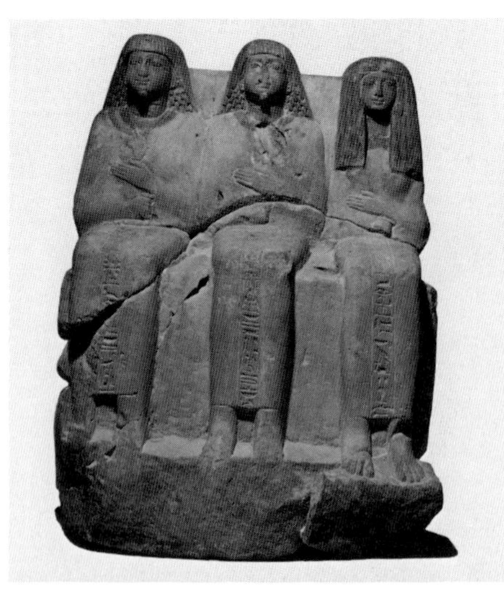

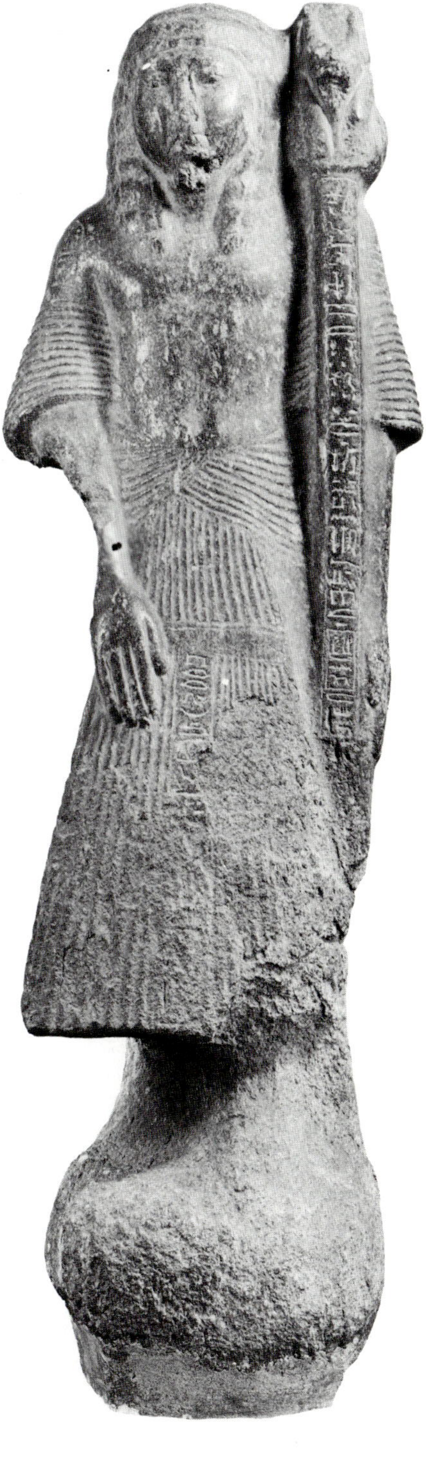

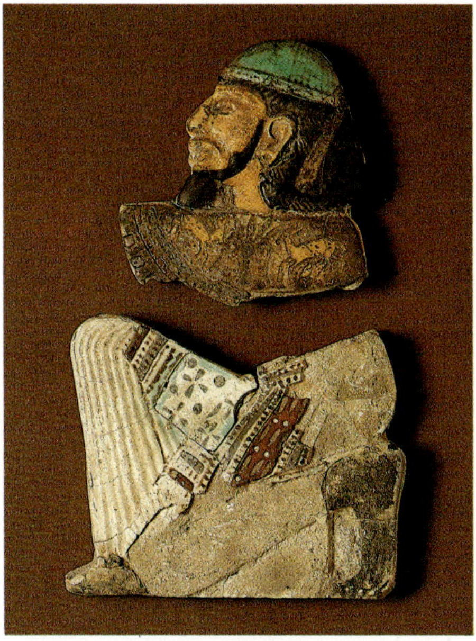

FLIESEN MIT FREMDVÖLKERDARSTELLUNG
Tell el-Jahudijja (Unterägypten)
20. Dynastie, Anfang 12. Jh. v. Chr.
Glasierter Ton; größtes Fragment: H 13,4 cm, B 12,5 cm
Inv. Nr. 3896, 3897

Zum ägyptischen Königsdogma gehört das Motiv der Unterwerfung der Feinde des Landes: Das „Chaos“ soll unter Kontrolle sein. Die Darstellung besiegter und huldigender Feinde gehört zum Bildprogramm königlicher Denkmäler. Im Palast Ramses' III. in Tell el-Jahudijja dienten dafür prachtvolle glasierte Tonreliefs, die in die Wände des Thronsaales eingelassen waren. Es sind Standardtypen (Hethiter, Mesopotamier, Libyer und Schwarzafrikaner), in prächtigen Gewändern kniend dargestellt. H. S.

◁ **SI-ESE, LEITER DES GETREIDESPEICHERWESENS**
Assiut (Oberägypten)
19. Dynastie, um 1220 v. Chr.
Granodiorit; H 105 cm, B 35 cm, T 36 cm
Inv. Nr. 34

Ein Mann in der vornehmen Männertracht der Ramessidenzeit: eine wellige Perücke, ein Hemd mit plissierten Ärmeln und ein voll plissierter langer Schurz. Der Stehende hält links einen hohen Stab, der mit dem Schakalskopf des Gottes Upuaut bekrönt ist. Der Kult der heiligen Stäbe ist speziell im Neuen Reich zu belegen, er dürfte eine enge Beziehung zum Königtum haben. H. S.

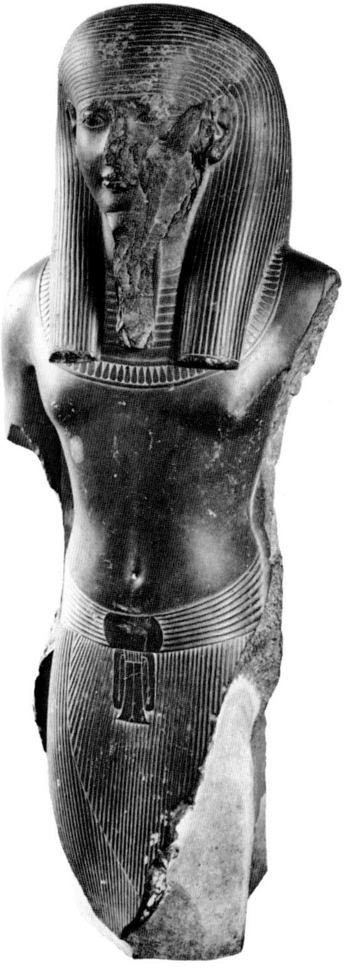

HOHEPRIESTER DES PTAH ▽
Memphis
22. Dynastie, 10.–8. Jh. v. Chr.?
Kalkstein; H 105 cm, B 37,5 cm, T 58 cm
Inv. Nr. 5773

Der Erste Prophet des Ptah, der Hohepriester des Gottes der jahrtausendealten Metropole Memphis, hatte eine sehr wichtige Position im religiösen, politischen und kulturellen Leben. Seine Tracht ist charakterisiert durch den seitlichen eingeringelten Zopf und ein über die Schulter hängendes Tierfell. Die Skulptur zeigt den Priester kniend, vor sich ein Kapellchen mit dem falkenköpfigen Sokar haltend, dem Herrn der Nekropole von Memphis. Die Statue ist stark verwittert, leider sind die Inschriften jeweils dort, wo der Name des Dargestellten stand, verloren.
H. S.

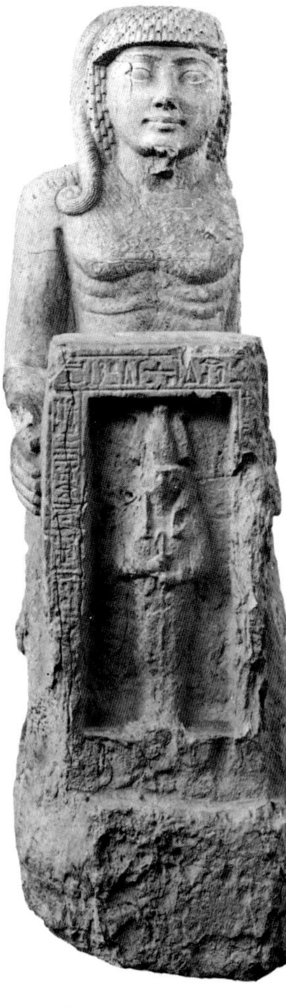

DER GOTT IM-CHENT-WER
Memphis?
Neues Reich oder III. Zwischenzeit?
Metasandstein; H 115 cm, B 50 cm, T 36 cm
Inv. Nr. 5770

Stehender mit Perücke, breitem, geflochtenem Götterbart, breitem Perlenkragen und plissiertem, kurzem Götterschurz; der Oberkörper ist nackt. Auf dem Rückenpfeiler steht in großen Schriftzeichen der Name des dargestellten Gottes (von dem ansonsten sehr wenig bekannt ist) sowie der Anfang des ersten der beiden Kartuschennamen des königlichen Stifters: Weser-maat-re, was leider keine eindeutige Zuweisung erlaubt. Auch stilistisch ist die Skulptur schwer zu beurteilen, überdies ist sie einmal abgeändert worden: Die hohe Stirnpartie ist überarbeitet; selbst die Inschrift könnte sekundär sein.
H. S.

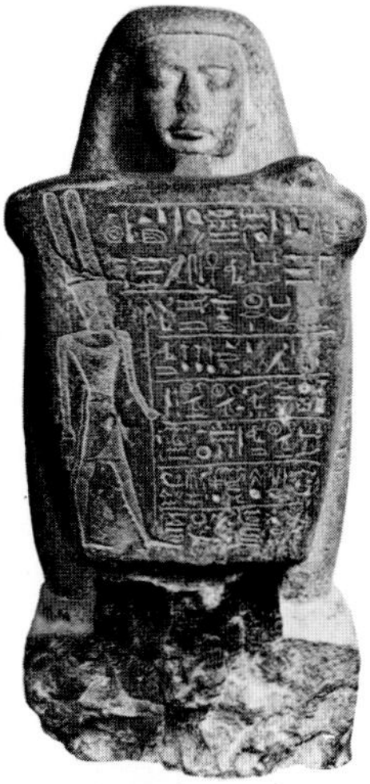

NAMARUT (NIMLOT)
Heliopolis?
22. Dynastie, 2. Hälfte 10. Jh. v. Chr.
Basalt; H 77,5 cm, B 35 cm, T 35,5 cm
Inv. Nr. 5791

Hockerstatue des Sohnes Osorkons I. und Bruders Scheschonks I. aus der 22. Dynastie, einem libyschen Fürstengeschlecht. Namarut trägt ein knöchellanges Gewand. Nach dem Stil der Zeit sind auf drei Seiten der kubischen Plastik nebst den Inschriften Götterdarstellungen im Relief angebracht: auf der Vorderseite Amon (mit der Doppelfederkrone), rechts der Sonnengott Re-Harachte und links Ptah. H. S.

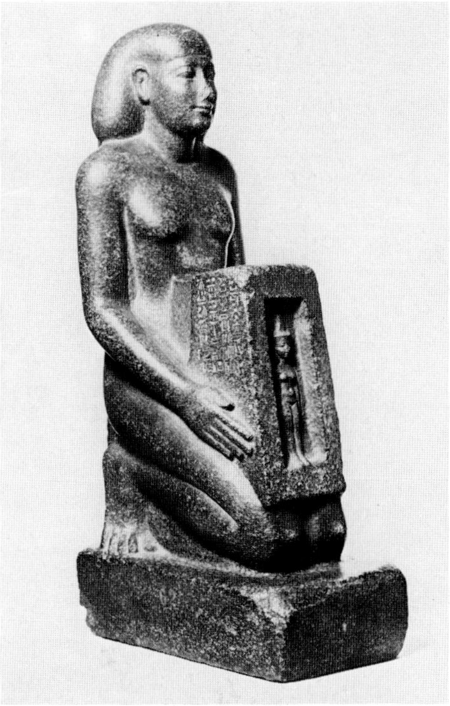

GEMNEF-HOR-BAK
Sais (Unterägypten)?
26. Dynastie, etwa um 600 v. Chr.?
Granodiorit; H 51 cm, B 18 cm, T 25,7 cm
Inv. Nr. 62

Die Statuette ist dasjenige Werk, das sich nachweislich am längsten in der Wiener ägyptischen Sammlung befindet: Sie wurde um 1560 erworben, und zwar in Konstantinopel. Dorthin mag sie schon in der römischen Kaiserzeit verbracht worden sein.
Gemnef-hor-bak trägt die in der Spätzeit häufige haubenartige Perücke; weder Kleidung noch Schmuck sind erkennbar. Er hält kniend ein Kapellchen vor sich, in dem eine Figur der Göttin Neith steht. Die Texte auf den Seiten des Schreines preisen die Göttin, die Inschrift des Rückenpfeilers drückt die ethischen Ideale des Dargestellten aus. H. S.

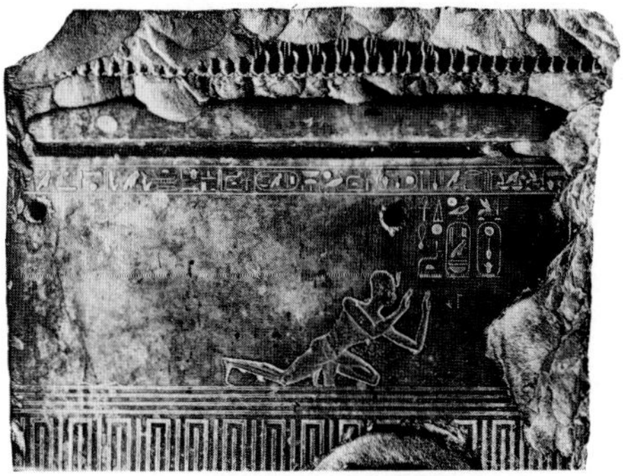

SCHRANKE VON NEUJAHRSPAVILLON
26. Dynastie, 7. Jh. v. Chr.
Grünschiefer; H 120 cm, B 150 cm, T 38 cm
Inv. Nr. 213

Das ägyptische Kulturjahr beginnt zur Zeit des Eintretens der Nilschwelle. Der König als Garant der Fruchtbarkeit und der Weltordnung vollzieht die Riten, die die Gewährung einer ausreichenden Überschwemmung durch die Götter gewährleisten sollen. Der Ort der Handlung war vermutlich ein Pavillon auf dem Dach eines Tempels. Die Kartuschen nennen die Namen Psammetichs II., doch sind sie überarbeitet; nach Parallelstücken könnte Psammetich I. als Erbauer vermutet werden. Auffallend sind die sehr realistischen Königsportraits in den Reliefdarstellungen.

H. S.

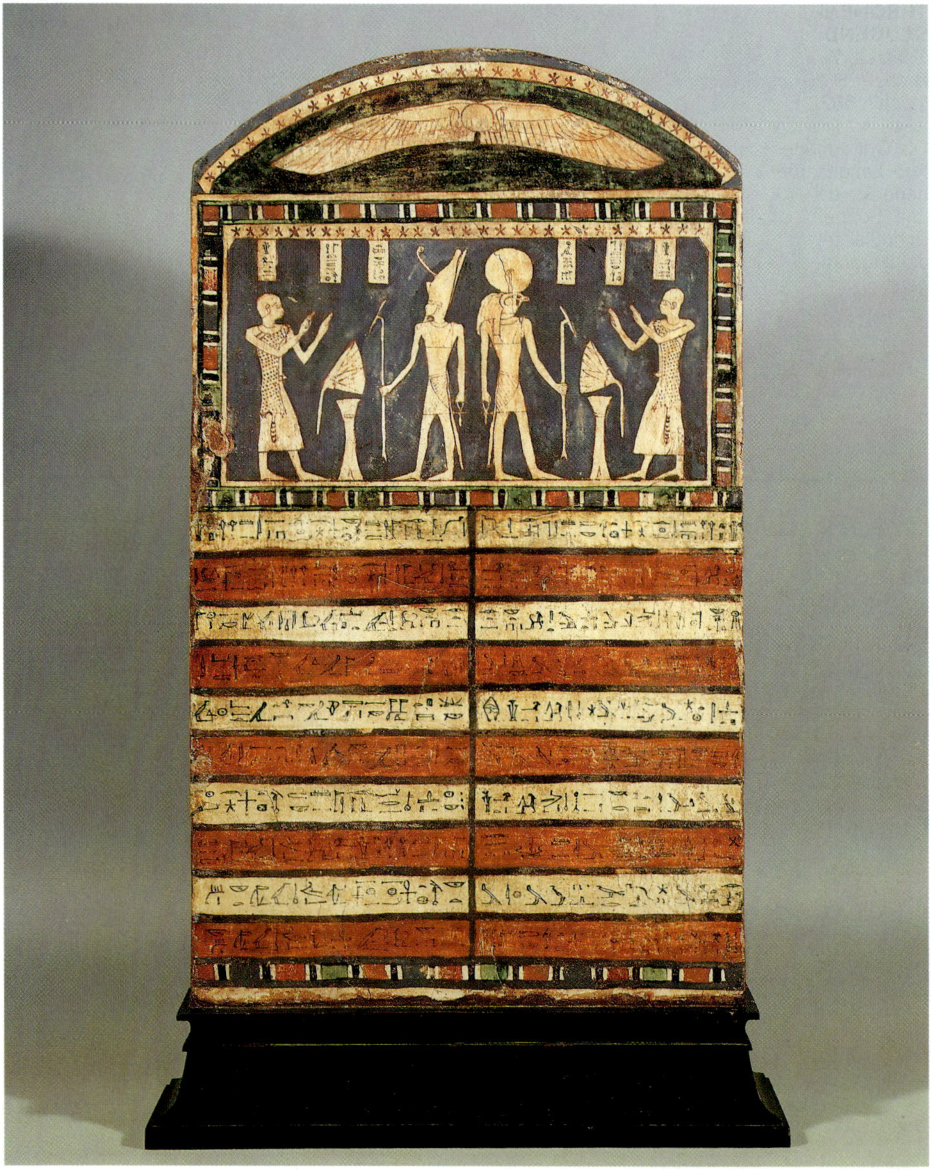

STELE DES HA-HAT
Theben
26. Dynastie, um 640 v. Chr.
Holz mit Stuckauflage, bemalt; H 57,7 cm,
B 34,3 cm, T 5 cm
Inv. Nr. 5073

In der Spätzeit werden die Stelen, die im Innern des Grabbaus aufgestellt waren, sehr häufig aus Holz hergestellt. Neben das osirianische Gedankengut ist die Vorstellung getreten, daß sich der Tote mit dem Sonnengott vereinigen kann, ursprünglich ein königliches Prärogativ. Die Stele des Month-Priesters Ha-hat ist ausschließlich der Verehrung des Sonnengottes gewidmet. Die bildliche Darstellung zeigt rechts die Verehrung des falkenköpfigen Harachte als Morgensonne, links die des Atum als Abendsonne. In dem ebenfalls zweigeteilten Text sind Hymnen an die beiden Götter enthalten. H. S.

THRONENDE ISIS, DEN HORUSKNABEN SÄUGEND
Spätzeit, 7./6. Jh. v. Chr.
Bronze; H 28 cm, B 7 cm, T 11,9 cm
Inv. Nr. 6622

Die Göttermutter Isis sitzt auf einem Löwenthron. Ihre Langhaarperücke wird von der Geierhaube bedeckt, darauf der Uräenkranz mit Kuhgehörn und Sonnenscheibe. Sie reicht dem auf ihrem Schoß sitzenden Horus die Brust. Horus ist durch die Jugendlocke und Nacktheit als Kind bezeichnet. E. H.

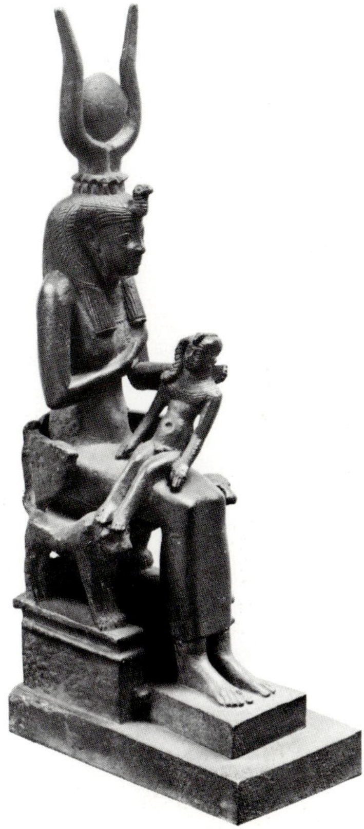

LÖWE, EIN RIND VERZEHREND ▽
30. Dynastie, Mitte 4. Jh. v. Chr.?
Grünschiefer; L 61,5 cm, H 28 cm, B 13 cm
Inv. Nr. 8020

Die Skulptur von einzigartiger Thematik zeigt einen Löwen, der ein Rind gepackt hält und seinen Kopf verschlingt. Das Beutetier ist von etwas kleinerem Format. Es ist kein natürlicher Vorgang dargestellt, sondern ein symbolischer: der astronomische Konflikt von Sonnen- und Mondzyklus? In der Skulptur könnte das Kultbild eines Löwengottes vorliegen, das im Allerheiligsten seines Tempels verborgen war. H. S.

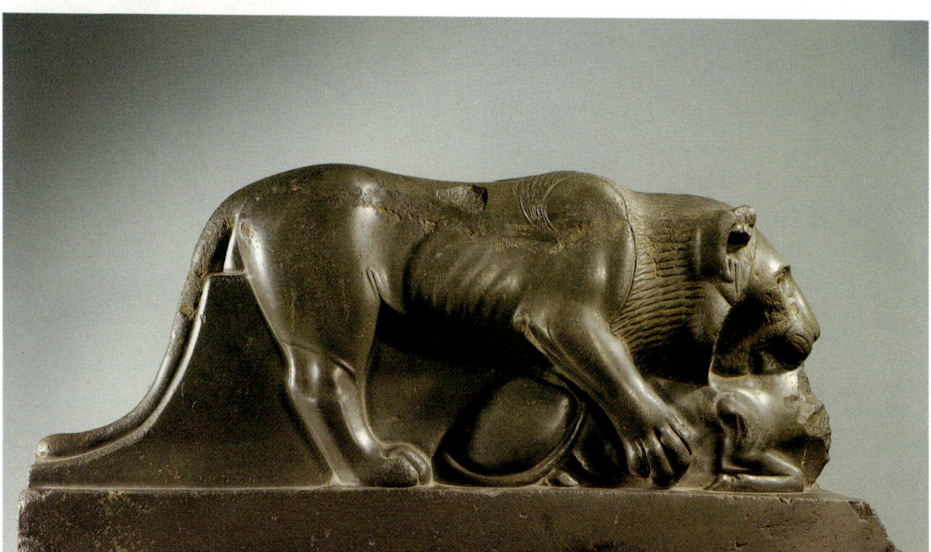

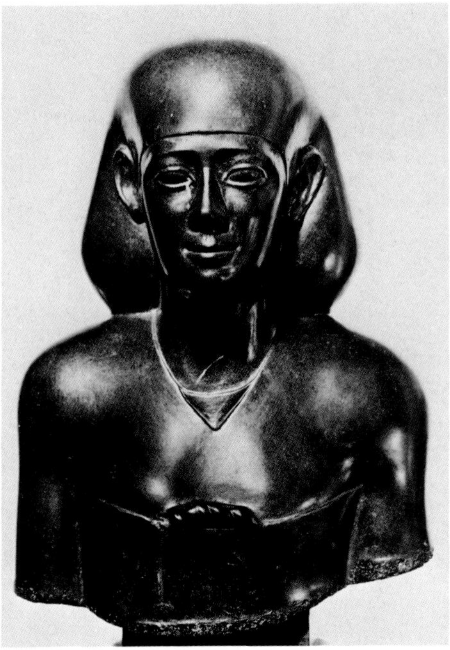

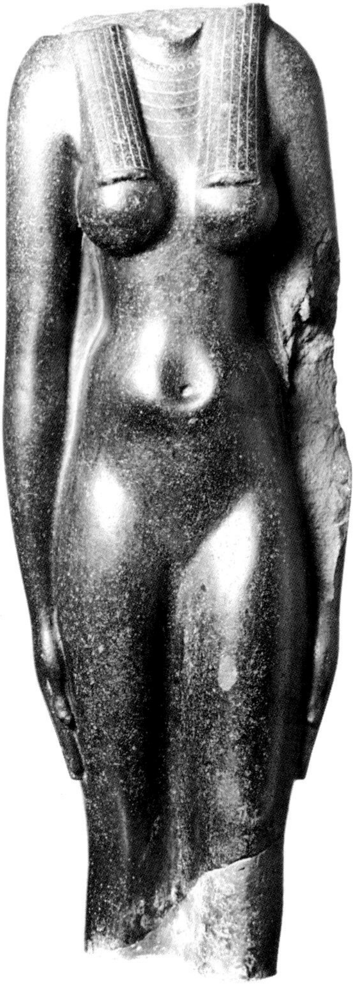

OBERTEIL EINER MÄNNERSTATUE
Vermutlich Ende 4. Jh. v. Chr.
Gabbro; H 25 cm, B 18,5 cm, T 13,2 cm
Inv. Nr. 20

Der mit klaren Zügen und dem für die Spätzeitplastik typischen Lächeln Dargestellte trägt die haubenartige Perücke. Seine Kleidung besteht aus Unterhemd, Oberhemd mit V-Ausschnitt und dem unter der Brust geknoteten Schurz. Die lange Inschrift, die in vier Kolumnen auf dem Rückenpfeiler angebracht ist, ist leider zum größeren Teil verloren, wodurch der Name des Mannes unbekannt bleibt. H. S.

SPHINX DES WAH-IB-RE ▷
Ende 4. Jh. v. Chr.
Kalkstein; L 105,5 cm, B 29 cm, H 60,5 cm
Inv. Nr. 76

Der Sphinx (in Ägypten fast immer männlich) gehört mit Pyramide und Obelisk zu den bekanntesten Symbolformen der pharaonischen Kultur. Die normale Gestaltung ist Löwenleib mit Königskopf, wobei das gestreifte Kopftuch einen harmonischen Übergang zwischen den beiden Teilen ermöglicht. Der Löwe ist ein uraltes Sonnensymbol; im Sphinx sind daher Sonne und König vereinigt. Er hat meist die Funktion, Heiligtümer zu schützen. Im konkreten Fall geht aus der Inschrift hervor, daß der Sphinx zum Schutz des Grabes des Generals Wah-ib-re aufgestellt war.
H. S.

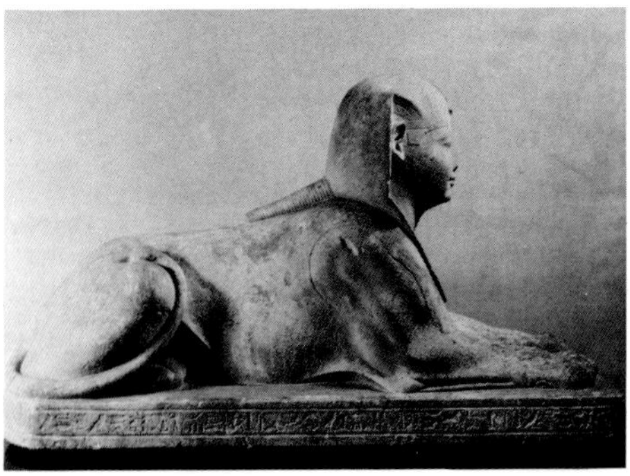

◁ **GÖTTIN**
Vermutlich 3. Jh. v. Chr.
Syenit; H 66 cm, B 24,7 cm, T 15,9 cm
Inv. Nr. 5809

Der Statue fehlen Kopf und Unterschenkel. Sie gehört zu einem mehrfach belegten Typus von meist frühptolemäischen Darstellungen von Göttinnen (oder Königinnen im Habitus von Göttinnen?). In einfachen Formen und Linien sind Perücke und Perlenkragen angegeben. Das enganliegende lange Kleid – es wäre durch den verlorenen unteren Saum klar erkennbar – läßt den Körper nackt erscheinen. Die Beine sind in leicht schreitender Stellung, die Arme hängen herab, die Hände liegen seitlich flach an den Schenkeln. Der Stil der Zeit betont die Plastizität des Frauenleibes, die Gliedmaßen sind in manieristischer Weise überlang gestaltet. H. S.

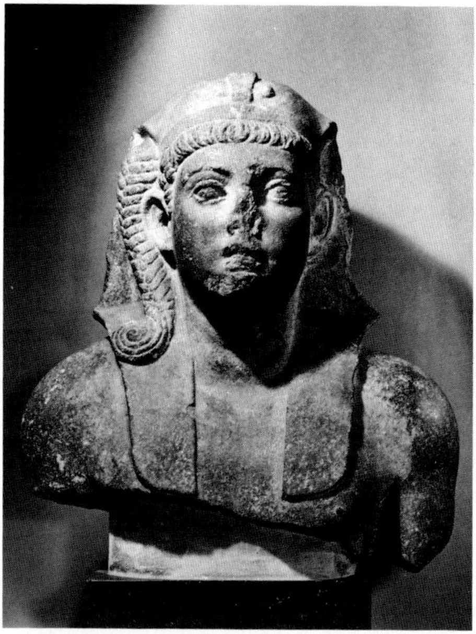

KNABE IM KÖNIGSORNAT
1. Jh. n. Chr.?
Granit; H 96 cm, B 86 cm, T 45 cm
Inv. Nr. 5780

Oberteil einer Kolossalstatue im Stil der römischen Kaiserzeit. Die Nachfolger Cäsars präsentierten sich als Herren Ägyptens in der Skulptur im Ornat der Pharaonen. Die Locken, die unter dem Königskopftuch in die Stirn fallen, sind ein Zugeständnis an den Geschmack der Epoche. Im vorliegenden Fall geben die Gesichtszüge ebenso wie der seitliche Zopf einen klaren Hinweis auf jugendliches Alter. Es ist vermutlich ein kaiserlicher Prinz als „Horus, das Kind" (Harpokrates) dargestellt. H. S.

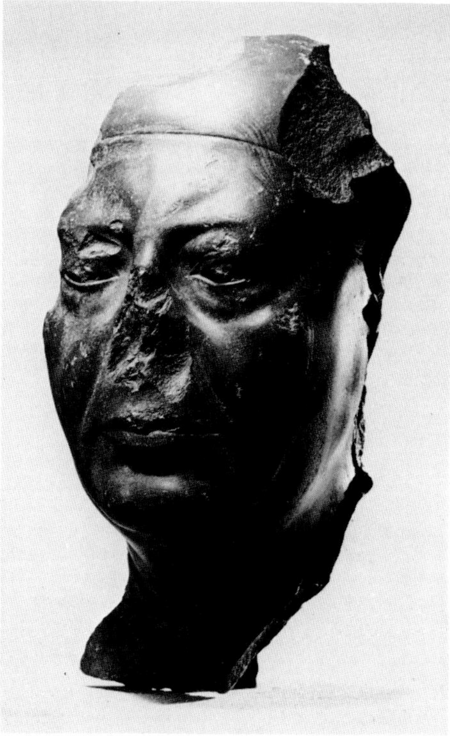

KOPF EINES BEJAHRTEN MANNES (PTOLEMAIOS X.?)
um 100 v. Chr.
Grünschiefer; H 32,5 cm, B 15,5 cm, T 15,5 cm
Inv. Nr. 42

Der von einer Statue stammende Kopf – es ist nur wenig mehr als Gesicht und Hals erhalten – stammt von einer überlebensgroßen Statue. Der Ansatz einer glatten Kopfbedeckung ist zu sehen, die Brust war anscheinend bloß. Faszinierend ist das Altersgesicht in seinem starken Realismus. Basierend auf dem Vergleich mit anderen Portraits wurde argumentiert, daß der Kopf König Ptolemaios X. Alexandros (110–109 und 107–88 v. Chr.) darstellt. Das Werk ist eines der großartigsten Zeugnisse für eine erfolgreiche Synthese ägyptischer und hellenistischer Skulptur. H. S.

SCHREIBTAFEL ▽
19. Dynastie, ca. 13. Jh. v. Chr.
Holz, Stuck; L 18,5 cm, B 14,8 cm
Inv. Nr. 3924

Die Oberfläche des dünnen Holztäfelchens ist mit feinem Stuck geglättet. Es wurde beidseitig für Schreibübungen in hieratischer Schrift und Zeichnungen von Pavianen verwendet. Zahlreicher erhalten sind Schreib-, Zeichen- und Bildhauerübungen auf Stein (sog. *Ostraka* und Bildhauerlehrstücke). E. H.

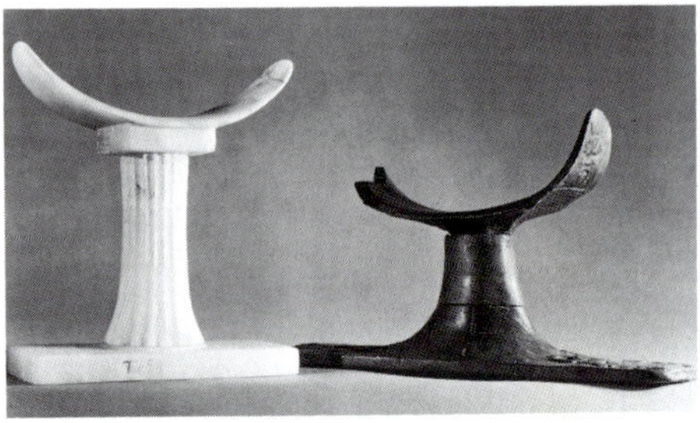

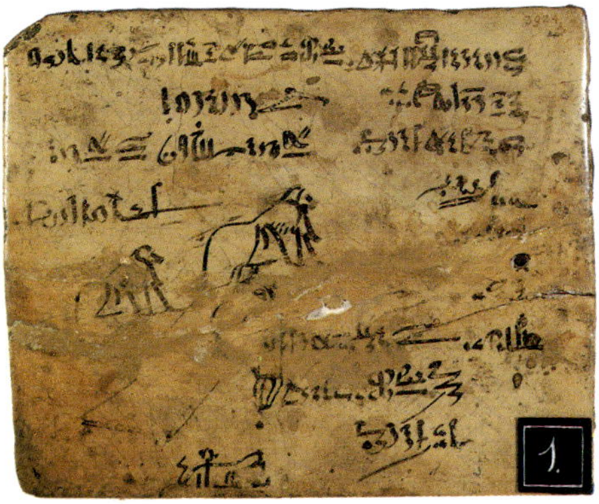

NACKENSTÜTZE
Giza
6. Dynastie, 2290–2150 v. Chr.
Kalzit; H 21 cm, B 20 cm, T 7,5 cm
Inv. Nr. 7798

Nackenstütze mit kannelierter Säule als Fuß.

NACKENSTÜTZE
Neues Reich, ca. 1300–1200 v. Chr.
Holz; H 19 cm, B 31,2 cm, T 8 cm
Inv. Nr. 5068

Nackenstütze mit Darstellungen des glückbringenden Zwergengottes Bes. Nackenstützen dienten der Auflage des Kopfes besonders in Seitenlage und waren mitunter durch Stoffauflage gepolstert. Es ist zu bemerken, daß die Auflagefläche des sichelförmigen Teiles immer nach außen abgeschrägt und gerundet war. Nackenstützen-Amulette, auf den Nacken der Mumie gelegt, sollten speziell den Kopf schützen. E. H.

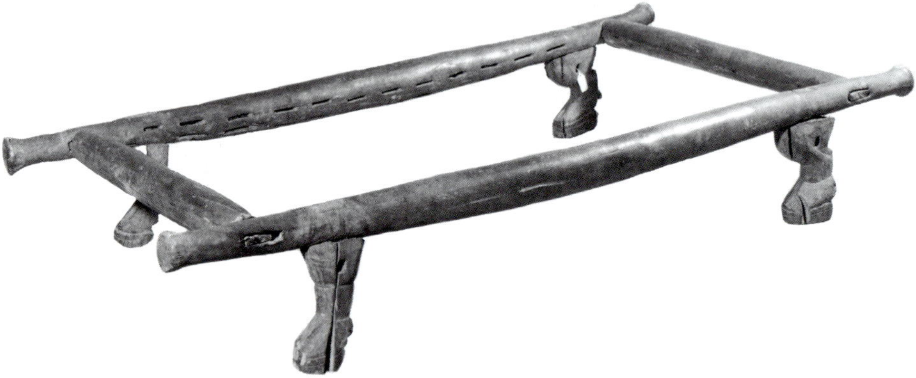

RAHMEN EINES KURZEN BETTES
1. Dynastie, um 2800 v. Chr.
Holz; L 119 cm, B 56 cm, H 18 cm
Inv. Nr. 6128

Das Gestell besteht aus zwei langen Stangen, die in Tragegriffen enden, zwei verbindenden, eingezapften Querstangen und vier Füßen in Form von Rinderbeinen. Der Rahmen hat in regelmäßigen Abständen Schlitze für die ursprüngliche Bespannung aus Lederstreifen, kreuz und quer verflochten. Auch die Füße waren mittels schmaler Lederstreifen für zusätzlichen Halt an den Stangen angebunden – die Spuren des Leders sind noch sichtbar. Die verkürzte Form läßt sich aus dem Verwendungszweck erklären: als Bahre für die Hockerleiche im Grab in der Frühzeit Ägyptens, bevor Sargkästen in Gebrauch kamen. E. H.

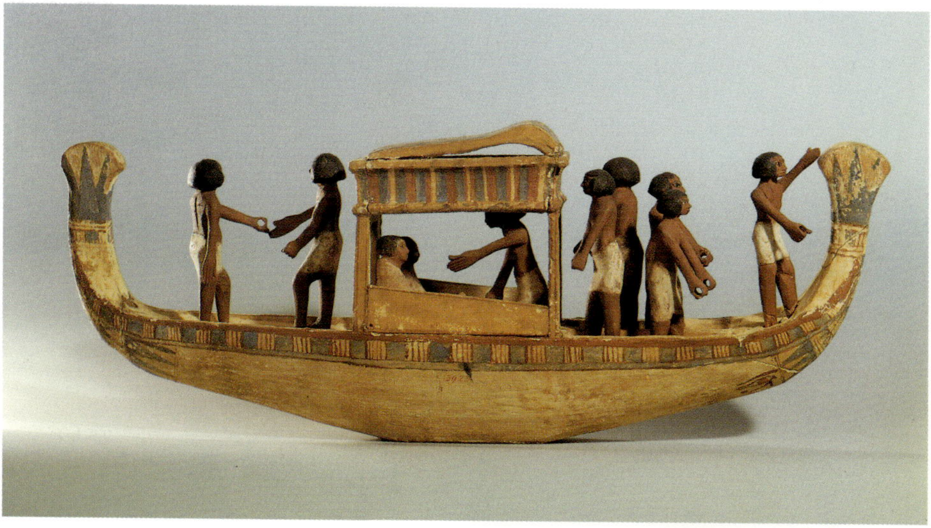

MODELL EINES NILBOOTES
Mittleres Reich, um 1900 v. Chr.
Holz, Stuck, bemalt; L 54,3 cm, B 10,2 cm, H 20,1 cm
Inv. Nr. 3923

Im Mittleren Reich wurde der Haushalt in Modellgröße ins Grab mitgegeben, das Haus, die Wirtschaftsgebäude mit Vieh und Dienerschaft. Auch das Boot für die Vergnügungsfahrten gehört dazu. In der Kajüte sitzt das Ehepaar, betreut von einem Diener. E. H.

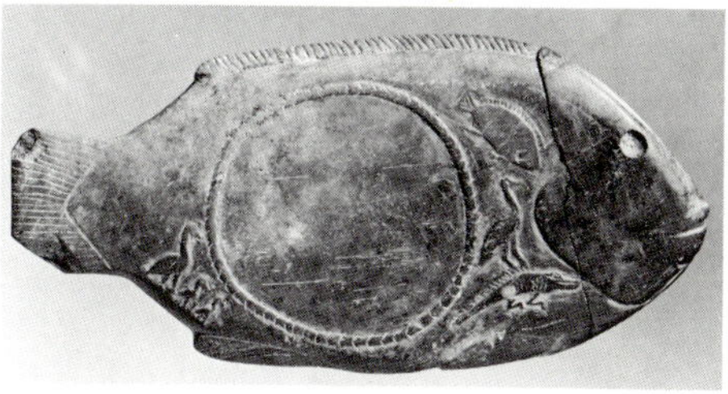

SCHMINKPALETTE IN FISCHFORM
um 3000 v. Chr.
Schiefer; L 18,5 cm, B 8,7 cm, H 1,5 cm
Inv. Nr. 9067

Schieferpaletten wurden zum Anreiben der Farben verwendet. Diese hat die Form eines typischen Nilfisches. Reliefierte Paletten sind selten. Ein Ring bezeichnet die Reibfläche, in und beim Wasser lebende Tiere werden dargestellt: Fisch, Krokodil, Storch, Gans mit Jungen. Die gebohrte Eintiefung des Auges war ursprünglich mit Bein ausgelegt, unterhalb des Maules ein Bohrloch für eine Schnur. E. H.

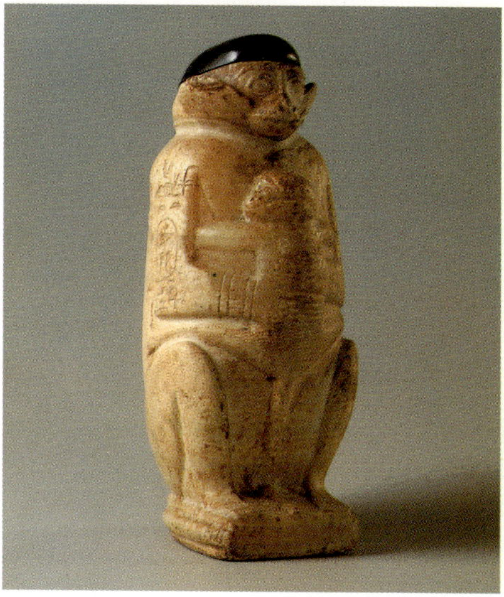

KOḤL-BEHÄLTER
6. Dynastie, 2268–2228 v. Chr.
Kalzit; H 14,4 cm, B 6 cm, T 6,5 cm
Inv. Nr. 3886

Das Gefäß ist als Äffin mit ihrem Jungen geformt, durch das – jetzt fehlende – Halsband aus anderem Material und Armbänder als Haustier gekennzeichnet. Auf dem rechten Oberarm ist im Namensring der Thronname Meri-re von König Pepi I. eingraviert, d. h. also ein Geschenk von ihm an eine Privatperson. Koḥl ist die schwarze Augenschminke, die von Männern und Frauen gleichermaßen verwendet wurde. E. H.

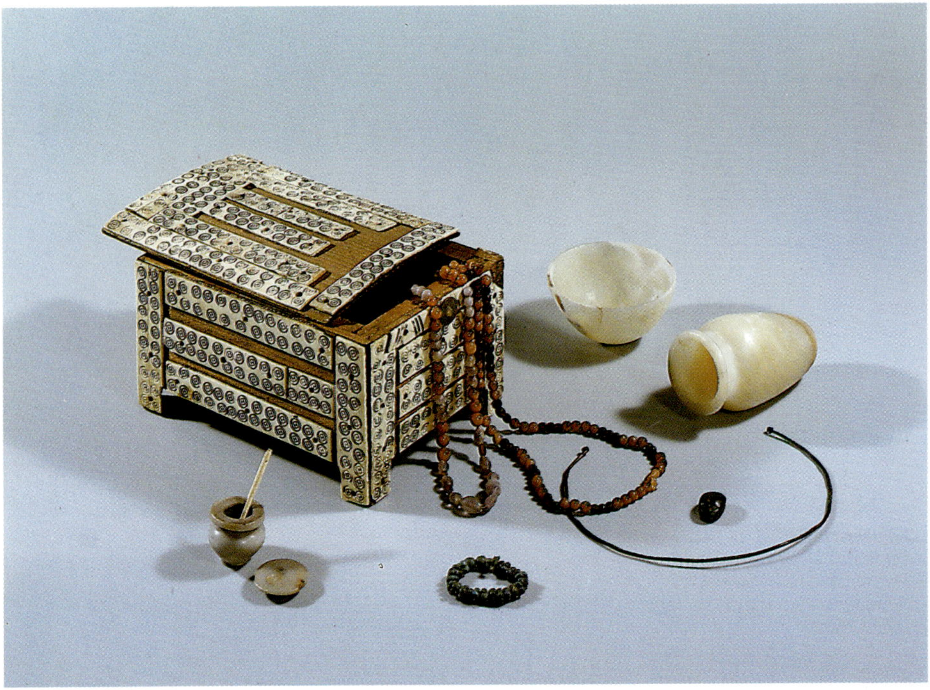

KOSMETIKKÄSTCHEN UND SCHMUCK
El-Kubanijja-Nord
12. Dynastie, 1990–1785 v. Chr.
Holz mit Elfenbein, Kalzit, Edelsteine, Kupfer; L 17 cm, B 12,5 cm, H 10 cm
Inv. Nr. 7108–7116

Grabbeigaben für ein Mädchen. Das Holzkästchen ist mit Elfenbeinbändern in nubischer Art verziert. Darin befand sich ein Kohltöpfchen aus hellblauem Stein samt Deckel und Schminkstift. Mit dem Stirnreif aus Kupfer, Perlenketten aus Karneol, Amethyst und Türkis, einem Skarabäus aus Serpentinit war die Leiche geschmückt. Die beiden kleinen Gefäße aus Kalzit dienen symbolisch für Nahrung. E. H.

SCHMUCKKRAGEN UND ARMBAND ▷
Giza
Ende 5. Dynastie, um 2290 v. Chr.
Fayence, Goldfolie; H ca. 20 cm, B ca. 26 cm
Inv. Nr. 9072, 9073

Schmuckkrägen gehören zur ägyptischen Tracht von Männern und Frauen. Es ist dies eine Nachbildung des aus Blättern und Blüten gefertigten breiten Halsschmucks in dauerhaftem Material. In diesem Fall ist es verschiedenfarbig glasierte Fayence, die mit Goldfolie bedeckt war, um diesen Schmuck, den der Leichnam trug, wertvoller zu machen. E. H.

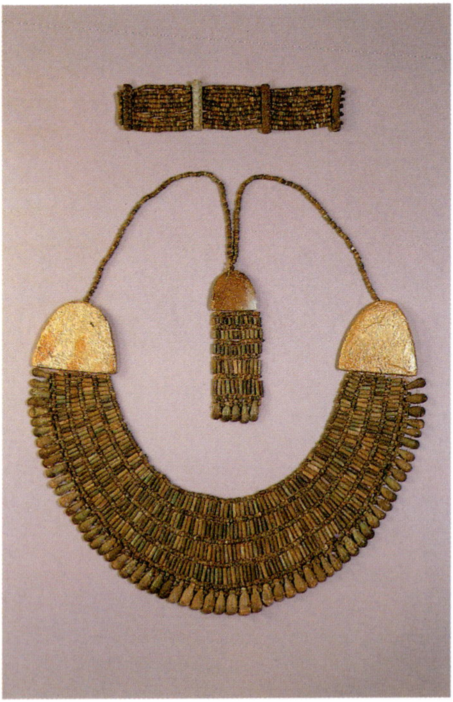

KOPF EINER DAME
19. Dynastie, Anfang 13. Jh. v. Chr.
Kalkstein; H 22,5 cm, B 25,6 cm
Inv. Nr. 73

Kanonische Darstellung eines Damengesichtes im Flachrelief, mit kunstvoller Löckchenperücke, Ohrschmuck und Diadem mit Lotosblüte. Augen und Brauen sind mit Schminkstrichen versehen. Es dürfte sich um eine Modellstudie für eine Bildhauerwerkstätte handeln. H. S.

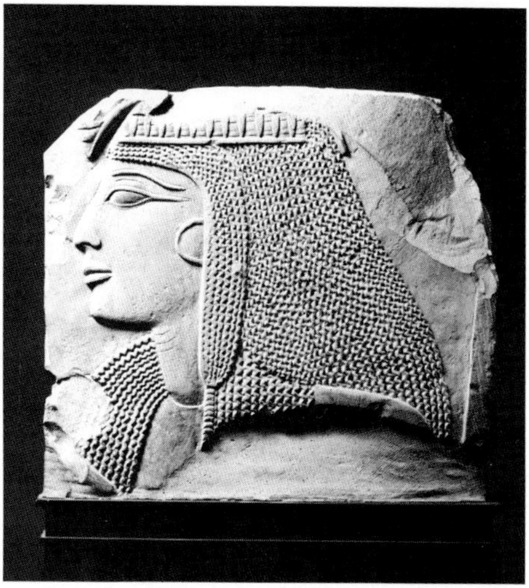

KORNMAHLENDE DIENERIN ▽
Pyramidenbezirk von Giza
6. Dynastie, um 2200 v. Chr.
Kalkstein; L 29,5 cm, B 7,8 cm, H 18 cm
Inv. Nr. 7500

Ausdrucksvolle und lebendige Darstellung einer Frau, die mit einem Mahlstein auf einer ovalen Platte Getreide zu Mehl reibt. Die *Serdâbs* der *Mastaba*-Gräber des Alten Reiches enthielten gelegentlich neben den Statuen des Grabherrn und seiner Familie auch solche Dienerfiguren. Auch sie waren in den magischen Vorstellungen der Zeit als „wirklich" gedacht und konnten die Bestatteten im Leben nach dem Tod mit Speise und Trank versorgen. H. S.

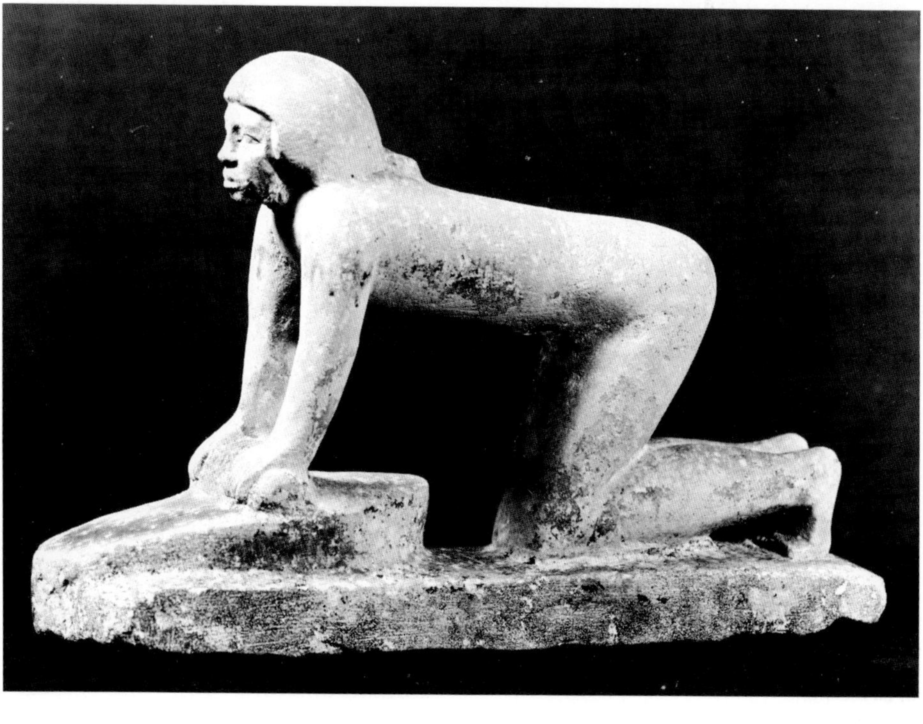

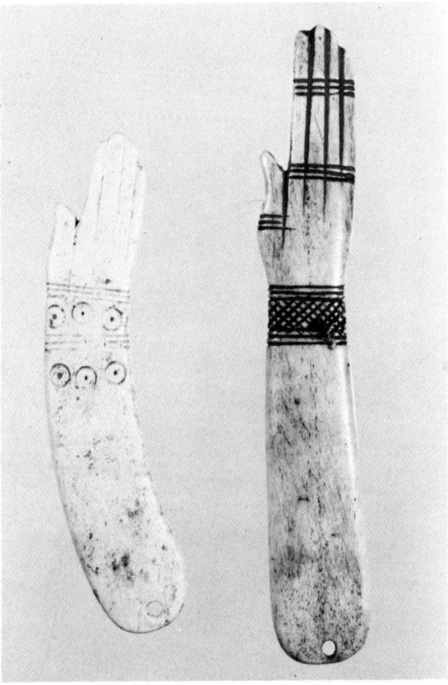

ZWEI KLAPPERN
Mittleres Reich, 2000–1750 v. Chr.
Elfenbein; L 12,4 cm und 15,5 cm, B 2,4 und 2,5 cm
Inv. Nr. 7236, 8263

Handförmige Klappern wurden paarweise als Rhythmusinstrument verwendet, eine weiterentwickelte Art des Händeklatschens. Sie waren meist mit Augensymbolen, Armbändern und Ringen verziert. E. H.

SISTRUM ▽
Ptolemäisch/Römisch, 1. Jh. v. Chr. ?
Bronze; H 23 cm, B 4,7 cm, T 2,85 cm
Inv. Nr. 324

Das Bügelsistrum ist ein Rasselinstrument, durch die kleine Katzenfigur dem Bastet-Kult zuzuweisen. E. H.

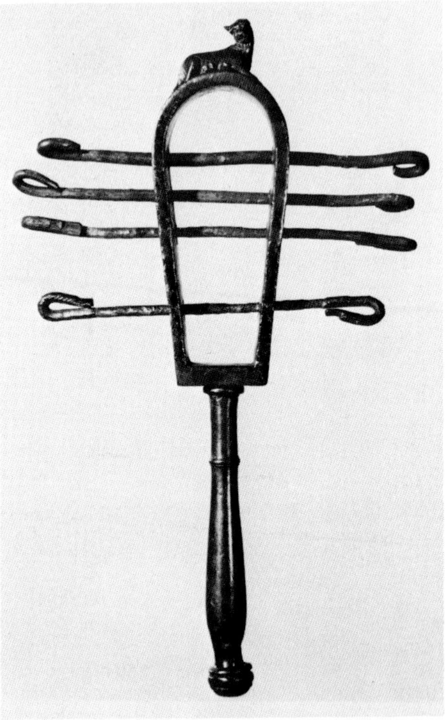

OPFERPLATTE ▷
12. Dynastie, um 1900 v. Chr.
Kalkstein; L 32 cm, B 28,5 cm, H 7,5 cm
Inv. Nr. 98

Solche Opferplatten dienten für die täglichen Speiseopfer im Grab, in diesem Fall lt. Inschrift einer ganzen Familie. Das Relief zeigt Brote, Fleisch, Getränke und zwei Wasserbecken für den ewigen Bedarf. E. H.

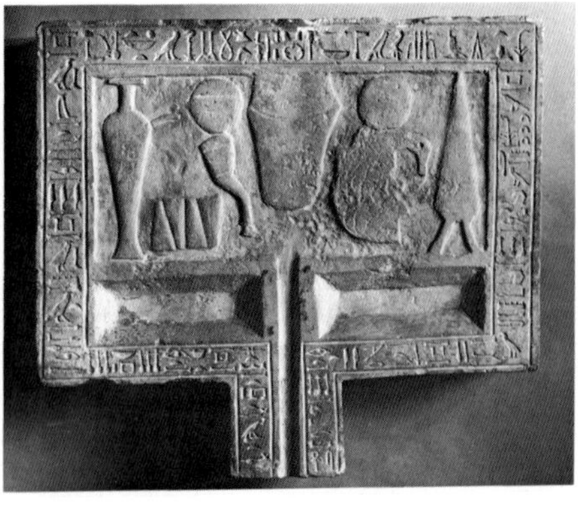

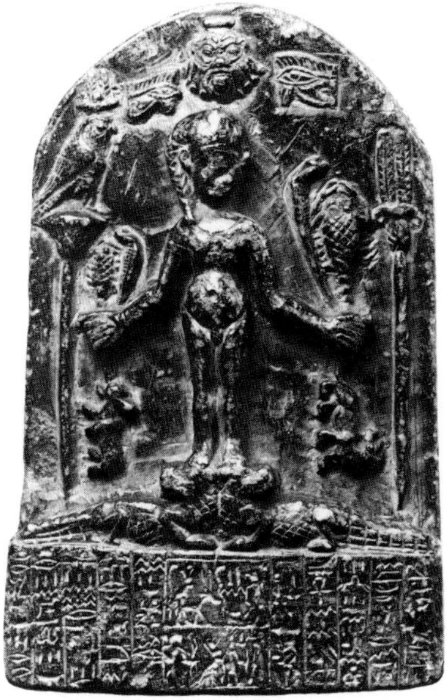

„HORUS AUF DEN KROKODILEN"
Ptolemäische Zeit, 3.–1. Jh. v. Chr.?
Serpentinit; H 13,6 cm, B 8,9 cm, T 2,9 cm
Inv. Nr. 4137

Die *Horus-Stelen* bilden auf der Vorderseite eine Statuette des Horuskindes ab, das auf Krokodilen steht und mit den Händen gefährliche Tiere gepackt hält (Schlangen, Skorpione, Löwen). Auf allen übrigen Flächen sind Zaubertexte angebracht, selbst auf der Unterseite. Die meist aus Serpentinit („Schlangenstein"!) verfertigten Tafeln dienten zum Schutz vor Gefahren durch solche Tiere. Dazu wurde der Stein vermutlich mit Wasser übergossen, das dadurch die magischen Potenzen aufnahm. H. S.

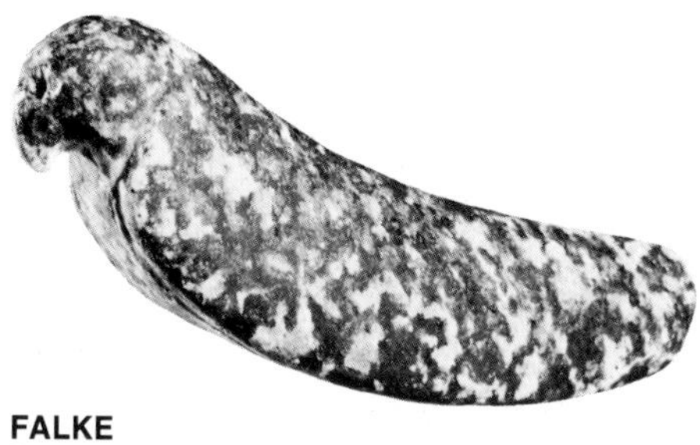

FALKE
Prähistorisch, Ende 4. Jt. v. Chr.
Brekzie; L 13 cm, B 4 cm, H 3,7 cm
Inv. Nr. 1186

Augen und Beine waren aus anderem Material eingesetzt und sind nicht erhalten. E. H.

WIDDERKOPF ▽
19./20. Dynastie, um 1150 v. Chr.
Serpentinit; H 16,1 cm, B 8,3 cm, T 9,3 cm
Inv. Nr. 1029

Der Widder ist das heilige Tier des Amun. Dieser Widderkopf auf dem hohen Sockel war lt. Inschrift eine Votivgabe des Pentaweret an den Gott Amun von Karnak. Auf der Vorderseite ist der vergöttlichte König Amenophis I. (18. Dynastie) dargestellt, der in späterer Zeit besonders als Orakelgott verehrt wurde. E. H.

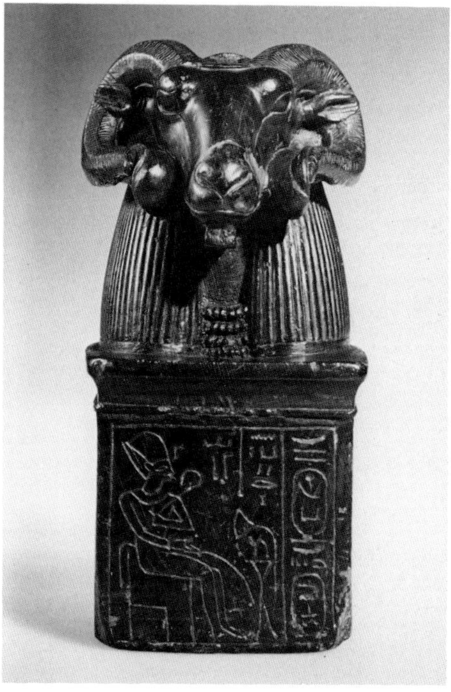

FLEDERMAUS ▽
Prähistorisch, Ende 4. Jt. v. Chr.
Serpentinit; H 5,2 cm, B 13,2 cm, T 3 cm
Inv. Nr. 1180

Neben den Füßen zwei Bohrlöcher zum Aufhängen, um ihre natürliche Ruhestellung mit dem Kopf nach unten zu zeigen. In dieser Darstellung flattert sie gerade mit den Flügeln. E. H.

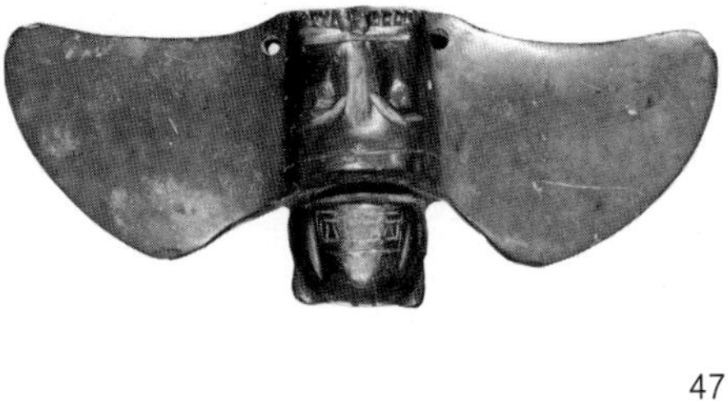

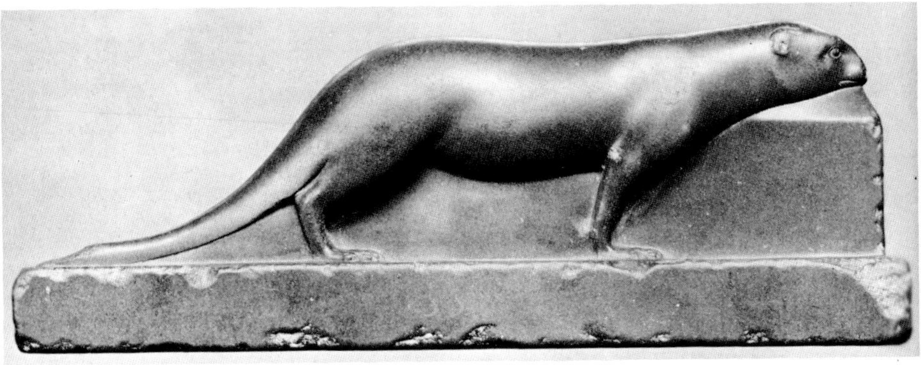

ICHNEUMON
Spätzeit, 6. bis 4. Jh. v. Chr.
Grünschiefer; L 28 cm, B 6,3 cm, H 10,5 cm
Inv. Nr. 1062

Das Ichneumon, eine Schleichkatze, war als Mäuse- und Schlangentöter geschätzt und verehrt. Es ist dem Schöpfergott Atum von Heliopolis zugeordnet, vernichtet die feindliche Apophisschlange. Nach ägyptischer Manier ist das Tier nach unten hin in einen Block eingebunden, der vorne als Obelisk gebildet ist. In einer kurzen Inschrift wird Atum von Heliopolis genannt.

E. H.

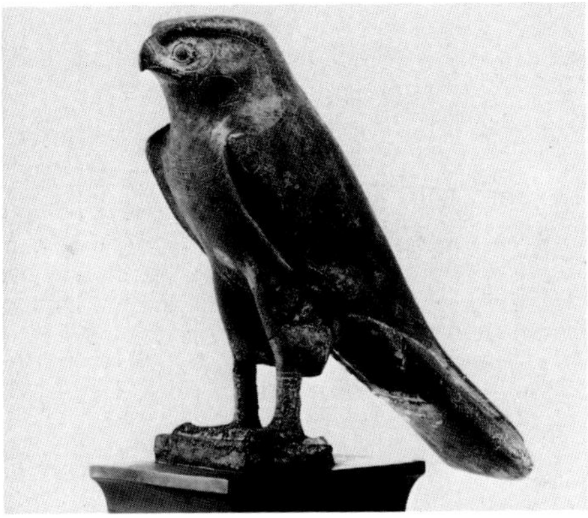

STEHENDER FALKE
Spätzeit, 6. bis 4. Jh. v. Chr.
Bronze; H 21 cm, B 8,7 cm, T 21,5 cm
Inv. Nr. 304

Der Falke ist das Tier des Gottes Horus und daher wurden diese heiligen Vögel mumifiziert und bestattet, z. B. in einer hohlen Falkenfigur. Die Bronze wurde hohl gegossen, Gefieder, Schmuckkragen und Amulett ziseliert. Manchmal waren die feinen Verzierungen auch mit Silber und Gold tauschiert. Eine rechteckige Öffnung in der Unterseite des Schwanzes war mit einer entsprechenden Platte verschlossen. E. H.

WAFFEN DER HYKSOS AUS TELL EL-DAB'A
1675–1575 v. Chr.

SICHELSCHWERT
Bronze; L 22,3 cm, B 3,5 cm
Inv. Nr. A 1278

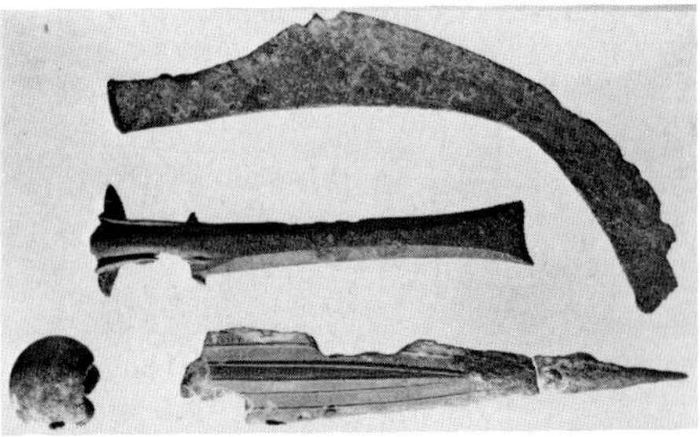

STREITAXT
Bronze; L 16 cm, B 2,4 cm
Inv. Nr. A 1285

GRIFFANGELDOLCH
Bronze; L 19 cm, B 3,7 cm
Inv. Nr. A 1282

Diese drei Waffenarten waren in Ägypten unbekannt, kamen erst mit der Fremdherrschaft der Hyksos ins Land, ebenso wie Pferd und Wagen. Damit wurde eine neue Kampftechnik eingeführt.

E. H.

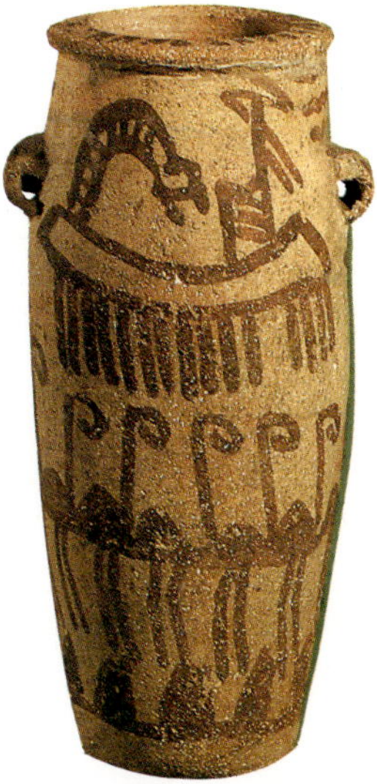

KLEINES BEMALTES TONGEFÄSS
El-Kubanijja-Süd
Prähistorisch, 4000–3000 v. Chr.
Gebrannter Ton, bemalt; H 10,5 cm, ∅ 4,6 cm
Inv. Nr. 7469

Das Gefäß hat zwei Ösenhenkel für eine Schnur zum Aufhängen und Tragen. Auf der Wandung sind Ruderboote mit Kajüte, Flamingos und Berge aufgemalt. Gerade in dieser frühen Zeit gab es in Ägypten schön bemalte Keramik, meist jedoch mit geometrischen Motiven oder gesprenkelten und gebänderten Stein nachahmend. Figürliche Darstellungen sind selten. E. H.

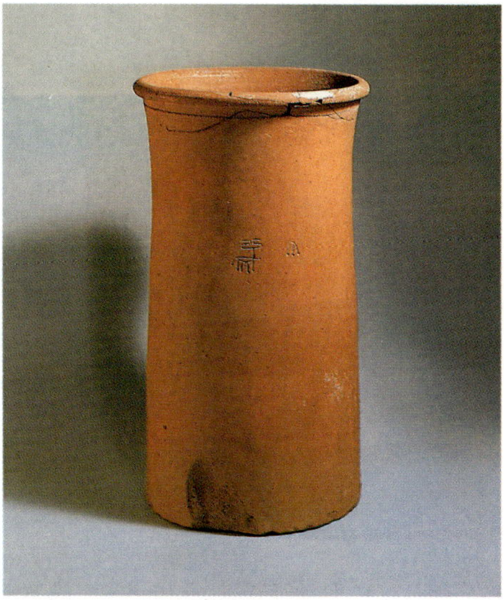

GROSSES TONGEFÄSS MIT TÖPFERZEICHEN
Tura
Vordynastisch, Ende 4. Jt. v. Chr.
Gebrannter Ton; H 50 cm, ∅ 26 cm
Inv. Nr. 6756

Das große zylindrische Vorratsgefäß aus rotem Ton ist auf einer langsam drehenden Unterlage mit den Händen geformt worden. Die Oberfläche ist mit fein geschlämmtem Ton überzogen und sorgfältig geglättet. Unterhalb der Mündung ist eine eingeritzte Schnurverzierung und ca. in halber Höhe der Wandung sind zwei Marken eingeritzt, eine davon stellt einen Stier dar. E. H.

GROSSER TELL EL-JAHUDIJJA-KRUG
Tell el-Dab'a
Ende des Mittleren Reiches, um 1700 v. Chr.
Gebrannter Ton, weiß inkrustiert, mit modernen Ergänzungen; erhaltene H 30,3 cm, ∅ 28,5 cm
Inv. Nr. A 1691

Tell el-Jahudijja-Krüge in dieser Größe sind selten. Als Grabbeigabe hatten sie nur Kleinformat und innerhalb der dicht gelagerten Siedlungsschichten blieben sie nicht erhalten. Außergewöhnlich ist auch das Muster: zwischen geometrischen Zonen ein schmaler Streifen mit Fischen. Tell el-Dab'a ist ein Siedlungshügel im östlichen Teil des Nildeltas, bei dem die Siedlungsschichten aus der sog. Hyksoszeit (ca. 1675–1550 v. Chr.), einer Periode asiatischer Fremdherrschaft, besonders interessant für die Wissenschaft sind. Dieses Volk, dessen Name noch immer unbekannt ist, wurde von den Ägyptern Hyksos, d. h. „Herrscher der Fremdländer" genannt. E. H.

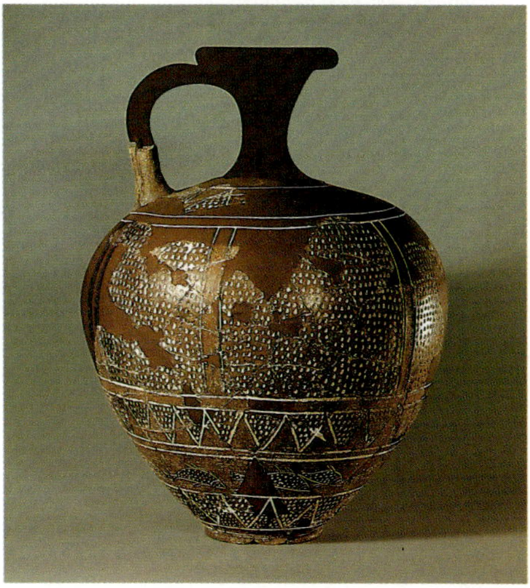

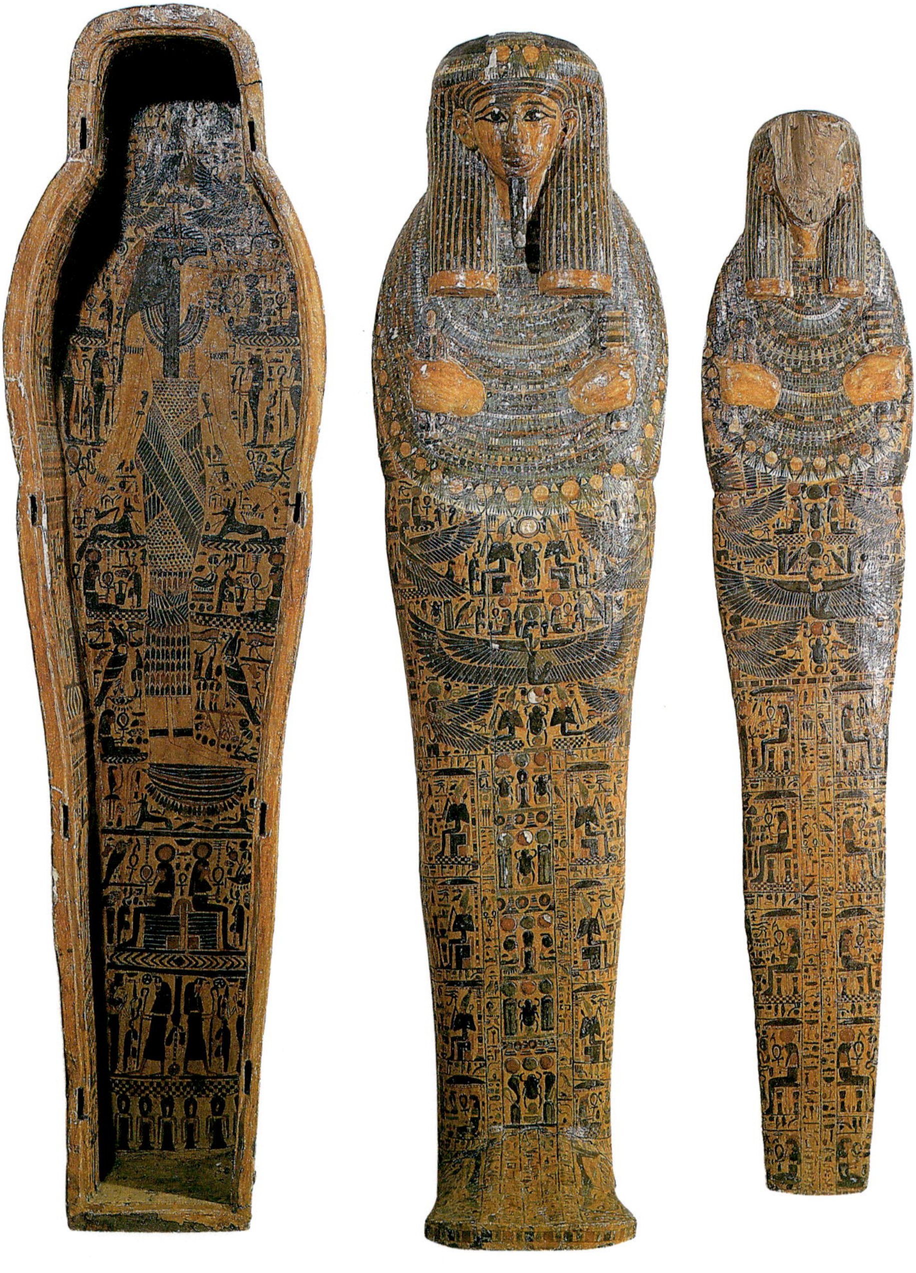

◁ **MUMIENBRETT UND INNERER SARG FÜR NES-PAUTI-TAUI**

Cachette von Deir el-Bahari
21. Dynastie, um 1000 v. Chr.
Holz mit Kartonageüberzug, bemalt, gefirnist; Mumienbrett: L 173 cm, B 36 cm; Sarg: L 183 cm, B 50 cm, H 35,5 cm
Inv. Nr. 6261, 6262

Zu diesem Mumienbrett und dem innersten Sarg gehört ein weiterer äußerer, ebenfalls mumienförmiger Sarg (Inv. Nr. 6263). Dieses Sargensemble wurde für den Amunspriester Nes-pauti-taui in Theben angefertigt. Das Mumienbrett und die Deckel von Innen- und Außensarg haben ein gleichlautendes Dekorationsschema: sehr großer Schmuckkragen aus Blättern und Blüten, die Hände mit *Djed*-Pfeiler und Isisblut sind so wie Gesicht und Perücke separat gearbeitet und aufgesetzt. Auf dem Körper Einteilung in Felder mit Darstellungen von verschiedenen Gottheiten in symmetrischer Anordnung: die aufgehende Sonne als Skarabäus, flankiert vom thronenden Osiris und geflügelten Schutzgöttinnen und Schlangen, thronende Götter in Kapellen. Die Feldereinteilung in der unteren Hälfte betont die senkrechten und waagrechten Wicklungen der Mumienbinden, die hier zugleich als Schriftzeilen benützt werden; die kurzen Zeilen bezeichnen den Verstorbenen als „Gerechtfertigen beim Großen Gott, dem Herrn der Unterwelt", in den langen Inschriften Sprüche von Osiris und Re-Harachte, Opferformeln mit Nennung von Titel und Name des Verstorbenen. Auf der Innenseite des Sargunterteiles steht die Göttin des Westens. Typisch für diese Zeit sind die Mumienform, der große Schmuckkragen, die Hände mit Amuletten, die reiche, kleinfigurige Bemalung, Körper und Sonnenscheiben in Stuckrelief, horror vacui, d. h. Vermeidung von freiem Hintergrund, jede freie Fläche wird durch Schriftzeichen und Symbole ausgefüllt. Die Priester des Amuntempels wurden in der sog. *Cachette* bestattet, einem unterirdischen Gangsystem auf der Westseite von Theben. 1891 wurden die Priesterbestattungen herausgeholt, zahlreiche Särge und sonstige Grabausstattung wurden von der ägyptischen Regierung an europäische Sammlungen verschenkt.
E. H.

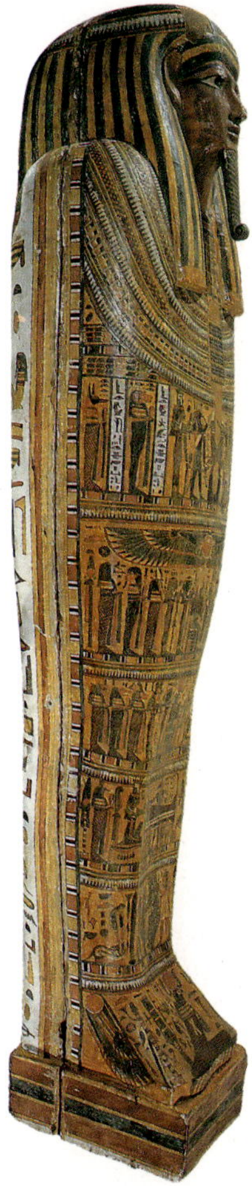

MUMIENFÖRMIGER INNERER SARG DES PEDE-ESE

25. Dynastie, 7. Jh. v. Chr.
Holz mit Kartonage, bemalt; L 183 cm, B 44 cm, H 35 cm
Inv. Nr. 8902

Der zugehörige äußere Sarg und die Mumie sind erhalten. Reiche Dekoration: Anbetung des Abydos-Fetisches, Osiris und Re-Harachte, die Mumie auf der Bahre, Osiris im Baum. Auf dem Außensarg die vier Horussöhne, Thot geleitet den Verstorbenen zu Osiris, Isis und Nephthys. E. H.

MUMIENFÖRMIGER SARKOPHAG DES PA-NEHEM-ISIS
Saqqara
Ptolemäisch, 2. Jh. v. Chr.
Basalt; L 205 cm, B 66,5 cm, H 47,5 cm
Inv. Nr. 4

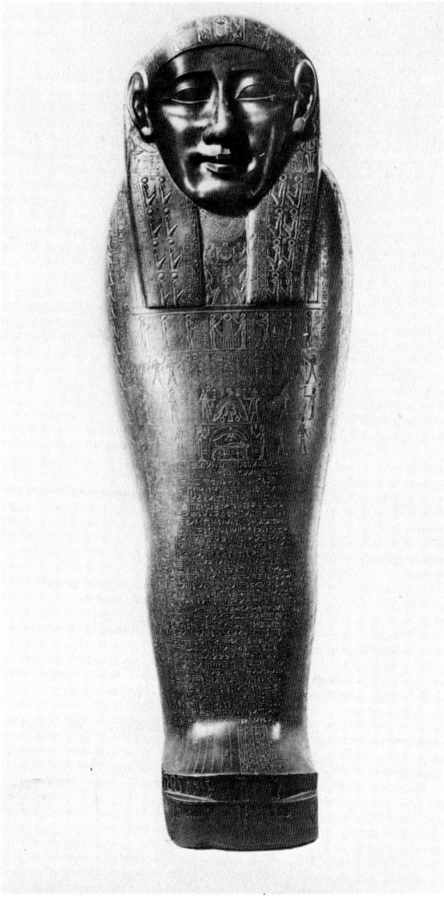

Der harte Stein ist sehr sorgfältig poliert und graviert. Die fein gerauhte Oberfläche der Figuren bildet einen schönen Kontrast zur Glätte der Umgebung. Der Schmuckkragen wird klein und unwesentlich. Vorherrschend sind die Darstellungen von Jenseitsgöttern, die Anbetung der Sonne, der *Ba*-Vogel und die Mumie auf der Bahre. Auf dem Hinterkopf wird der Abydos-Fetisch von Isis und Nephthys umarmt. Die langen Inschriften enthalten Jenseitstexte und eine Idealbiographie.

E. H.

SARKOPHAG DES NES-SCHU-TEFNUT ▽
Frühptolemäisch, um 300 v. Chr.
Metaamphibolit; L 290 cm, B 115 cm, H 108 cm
Inv. Nr. 1

Dieser außergewöhnlich große Sarkophag barg den mumienförmigen Holzsarg (oder auch zwei ineinandergeschachtelte Särge) mit der Mumie. Er ist innen und außen reich verziert mit Darstellungen und Texten aus dem sog. *Höhlenbuch,* das zuerst in den Königsgräbern der 19. Dynastie aufscheint. Es schildert die Reise des Sonnengottes Re durch die Unterwelt, vorbei an den von Dämonen bewachten Höhlen, sowie die Bestrafung der Feinde. Auf der Innenseite wird die Mumie von Isis und Nephthys, Neith und Selket, Nechbet und Uto, Anubis beschützt. Außen auf dem Deckel schwebt der *Ba* des Nes-schu-tefnut, auf der Unterseite ist der Sternenhimmel mit seiner Göttin Nut ausgebreitet.

E. H.

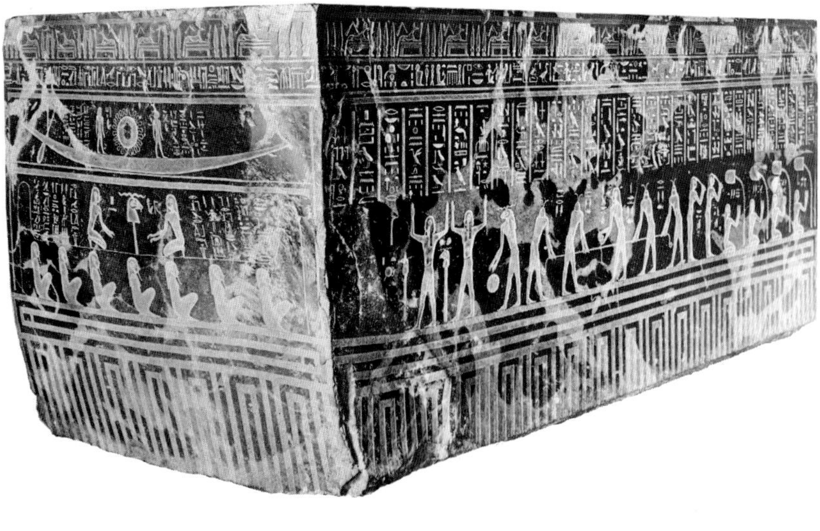

KOPFTEIL VOM STUCKSARG EINER FRAU
Römisch, 1. Viertel 2. Jh. n. Chr.
Stuck, bemalt; L 60,5 cm, B 25 cm, H 30 cm
Inv. Nr. 8513

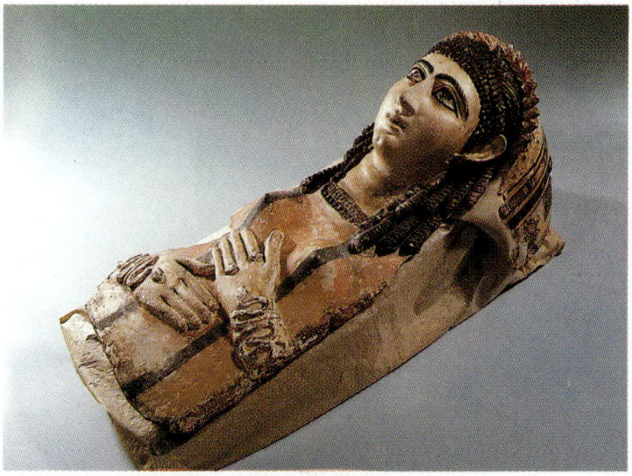

In römischer Zeit wurden die Mumiensärge über einer Form aus gesteifter Leinwand oder Papyrus aus Stuck modelliert. Sie zeigen die Tracht der Zeit. Die Köpfe wurden serienmäßig in Modeln geformt und in ihrer Endausführung durch Bemalung variiert. Diese Dame trägt eine Lockenfrisur mit stilisiertem Blütenkranz und reichlich Schmuck. E. H.

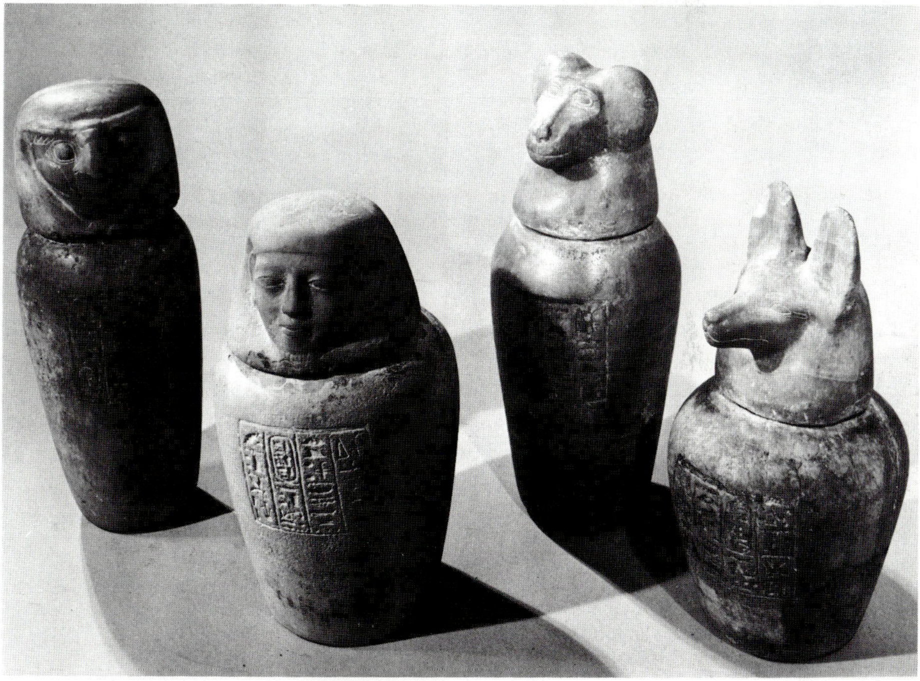

VIER KANOPEN FÜR DIE PRINZESSIN TJES-BAST-PER
Theben
22. Dynastie, um 870 v. Chr.
Kalkstein, gelber Sandstein; H 35,6 cm, ∅ 20,4 cm
Inv. Nr. 3561
Kalzit; H 42,4 cm, ∅ 17 cm
Inv. Nr. 3562
Kalzit; H 37,2 cm, ∅ 19,4 cm
Inv. Nr. 3563
Kalzit; H 41,2 cm, ∅ 15,5 cm
Inv. Nr. 3564

Kanopen sind Gefäße aus Stein oder Ton, selten aus anderem Material, zur Aufbewahrung der Eingeweide, die bei der Mumifizierung des Körpers entfernt werden müssen. Sie werden neben dem Sarg bestattet. Die Deckel sind im Alten Reich flach, bekommen in der Ersten Zwischenzeit die Form von Menschenköpfen, männlich oder weiblich entsprechend dem Geschlecht der verstorbenen Person. Ab der 19. Dynastie werden sie meist zu den Köpfen der vier Horussöhne, welche die Eingeweide bewachen sollen – Imsti mit Menschenkopf, Hepi mit Affenkopf, Duamutef mit Schakalkopf, Kebehsenuf mit Falkenkopf. Tjes-bast-per war die Tochter von König Osorkon II. und seiner (Neben-)Frau Ast-emachbit. Dies geht aus der vierzeiligen Inschrift hervor. Sie war verheiratet mit dem Hohenpriester Takelot. E. H.

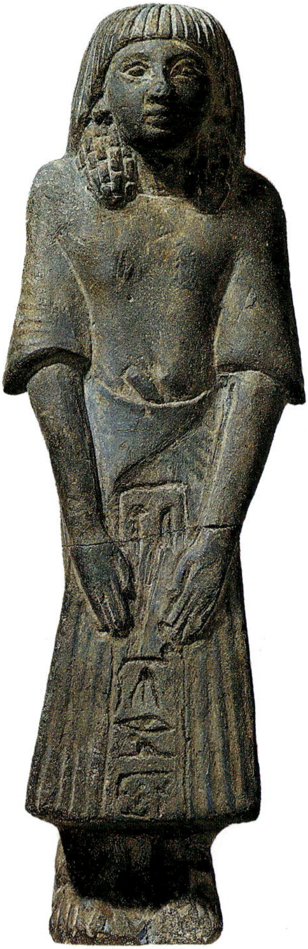

USCHEBTI IM GEWAND DER LEBENDEN FÜR RAJ
Frühe 19. Dynastie, um 1290 v. Chr.
Blaue Paste; H 17,3 cm, B 5,9 cm, T 3,35 cm
Inv. Nr. 17

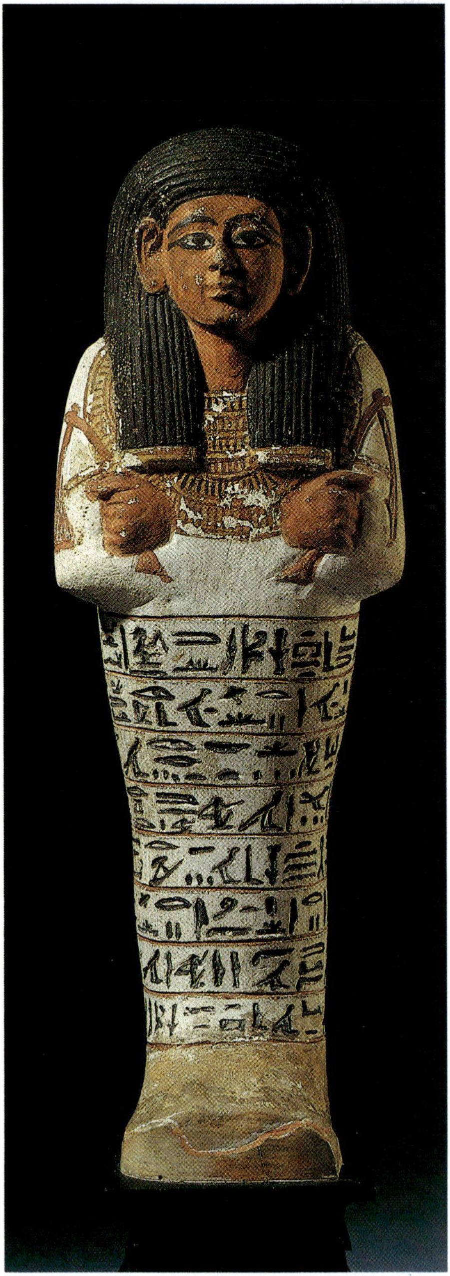

USCHEBTI IN MUMIENGESTALT FÜR SEN-NEDJEM ▷
1885 in Deir el-Medina gefunden
19. Dynastie, um 1300 v. Chr.
Kalkstein, bemalt; H 28,3 cm, B 9,95 cm, T 8,8 cm
Inv. Nr. 6614

Uschebti, d. h. „Antworter", sind Arbeiterfiguren in Mumienform, die den Verstorbenen ins Grab mitgegeben werden, um stellvertretend für sie in den jenseitigen Gefilden die Arbeiten zu verrichten. Daher die große Anzahl: 365 entsprechend den Tagen des Jahres und zusätzlich mindestens 36 Aufseher. Ihre Verwendung und die zu verrichtenden Arbeiten sind ihnen auf den Leib geschrieben. Sie halten die beiden Hauen und tragen Körbe.

E. H.

USCHEBTI FÜR KÖNIG PINODJEM I. ▽
Cachette von Deir el-Bahari
21. Dynastie, 1054–1032 v. Chr.
Fayence, blaue Glasur; H 14,2 cm, B 4,04 cm, T 2,58 cm
Inv. Nr. 3905

Die Uräusschlange an der Stirn unterscheidet ihn von den Arbeiterfiguren der Privatpersonen. Er war Hohepriester des Amun in Theben, der auch die kgl. Titulatur führte. Hier umschließt der Namensring den Thronnamen Mer-amun-pinodjem. E. H.

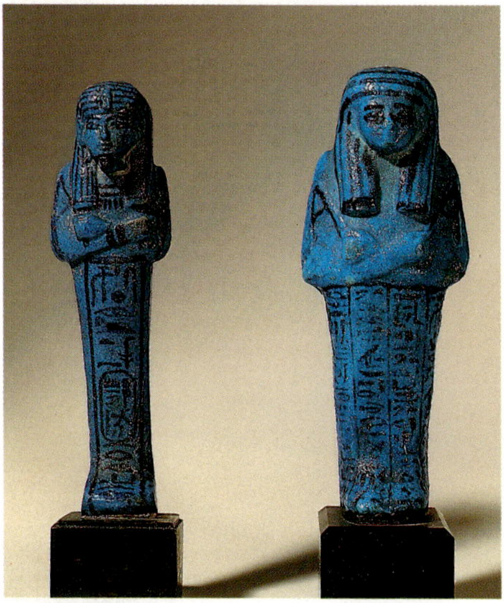

USCHEBTI FÜR NES-TA-NEB-ASCHERU △
Cachette von Deir el-Bahari
21. Dynastie, um 965 v. Chr.
Fayence, blaue Glasur; H 14,5 cm, B 5,8 cm, T 3,5 cm
Inv. Nr. 6062

Sie war eine Tochter von König Pinodjem II. und trug die Titel „Große Harimsvorsteherin, Erste der Edelfrauen des Amun". Auf diesem Uschebti ist in rundumlaufenden Kolumnen der *Uschebti*-Spruch geschrieben. E. H.

USCHEBTI FÜR TJAI-HAR-PTA ▽
30. Dynastie, ca. 360–342 v. Chr.
Fayence, hellgrüne Glasur; H 24,8 cm, B 6,6 cm, T 3,9 cm
Inv. Nr. 8373

Die mumienförmige Figur mit dem scharf geschnittenen Gesicht ist ein besonders qualitätsvolles Stück ihrer Epoche. Die feinkörnige Fayence ist mit einer dünnen, schön glänzenden Glasur überzogen, so daß auch die feinen Details gut zur Geltung kommen. Der Text enthält den *Uschebti*-Spruch und die Titel des Inhabers: „Weiser, Prophet". E. H.

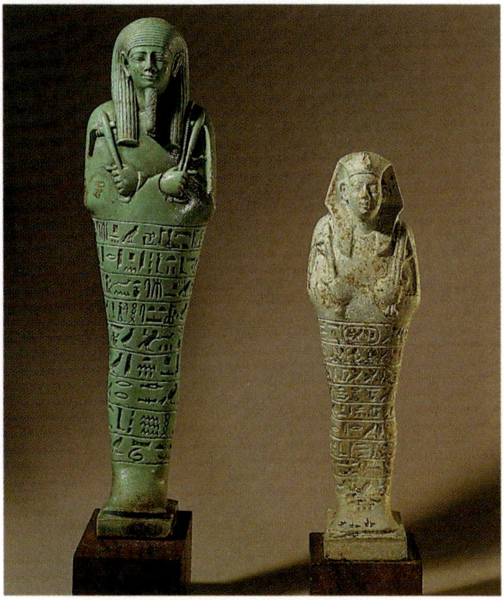

USCHEBTI FÜR KÖNIG PSAMMETICH △
26. Dynastie, um 600 v. Chr.
Fayence, blasse blaugrüne Glasur; H 19,2 cm, B 5,7 cm, T 3,8 cm
Inv. Nr. 8354

Diese Arbeiterfigur hat die Gesichtszüge von Psammetich und ist durch das königliche Kopftuch mit dem Uräus über der Stirn ausgezeichnet. E. H.

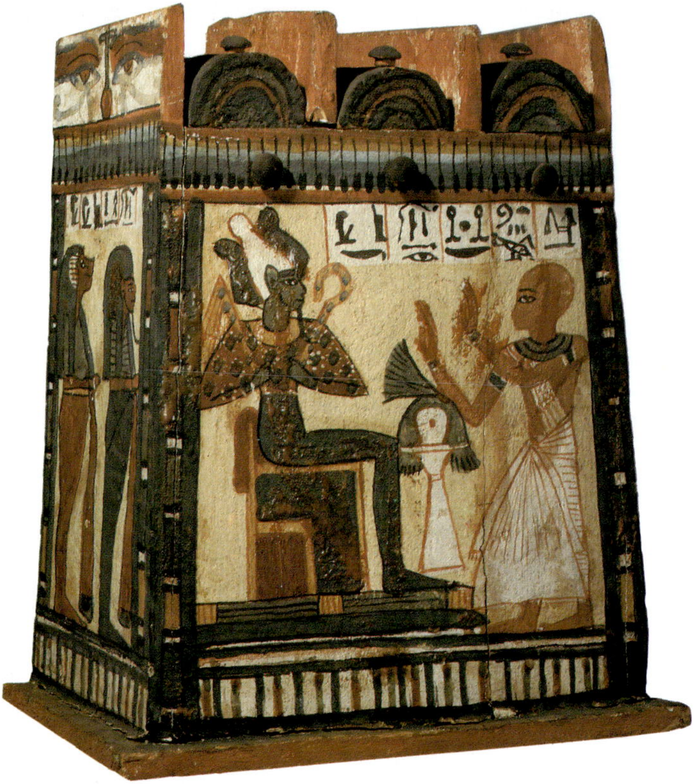

USCHEBTI- ODER EINGEWEIDEKASTEN
21. Dynastie, 11./10. Jh. v. Chr.
Holz und Stuck, bemalt; H 34 cm, B 30 cm, T 17 cm
Inv. Nr. 960

Der Kasten stellt eine Dreiheit von Kapellen oder Speichern mit Tonnengewölben dar. Auf den vier Seiten Darstellungen: der Verstorbene in Anbetung des Osiris, die Baumgöttin reicht dem *Ba* Wasser, die vier Horussöhne. E. H.

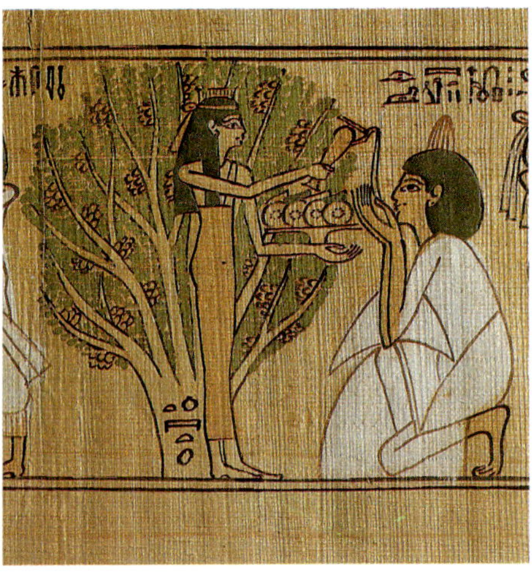

TOTENBUCH DES CHONSU-MES
21. Dynastie, um 1000 v. Chr.
Papyrus, bemalt; L 410 cm, H ca. 15,5 cm
Inv. Nr. 3859

Das sog. *Totenbuch* wird der Mumie mitgegeben; es enthält eine Auswahl von Kapiteln, die für die Existenz im Jenseits wichtig sind. Der Papyrus des Chonsu-mes ist außergewöhnlich durch die ausschließlich bildhafte Schilderung. Nur beim Verstorbenen, der als Oberarchivar des Schatzhauses vom Amun-Tempel bezeichnet wird, und bei einigen Gottheiten werden in kurzen Beischriften die Namen angegeben. Bemerkenswert sind die Feinheit der Zeichnung und die mehrfarbige Ausführung. Es wird das Eingehen in die Unterwelt geschildert, das Erscheinen vor dem Totengericht, die Vervollkommnung der Mumie durch Anubis. Ein wichtiges Kapitel ist das Spenden von Brot und Wasser durch die Himmelsgöttin Nut im Baum. E. H.

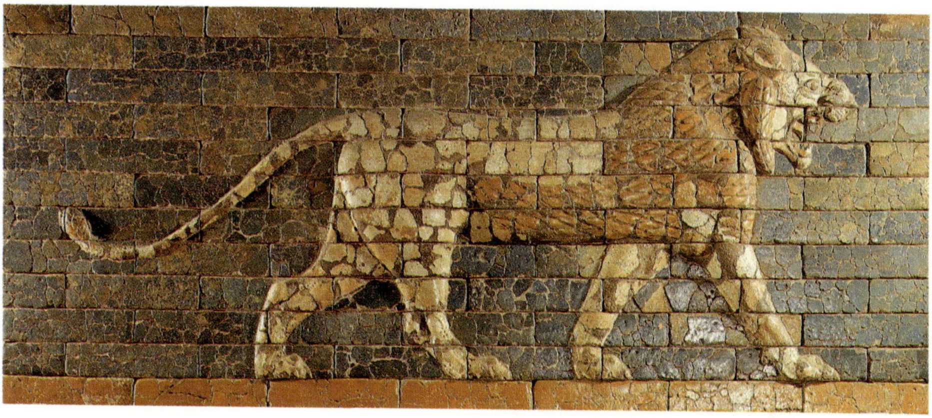

SCHREITENDER LÖWE
Babylon
Anfang 6. Jh. v. Chr.
Glasierte Ziegel; B 230 cm, H 107 cm
Inv. Nr. Sem 951

Am Ende des 7. Jh. v. Chr. nimmt Babylon einen jähen Aufstieg, da das spätbabylonische Reich das neuassyrische Reich ablöst. Nebukadnezar II. (605–562) errichtet das Ischtar-Tor, eines der Stadttore, mit einer reich geschmückten bunten Fassade aus glasierten Reliefziegeln. Während die Hauptmotive des Tores der Drache des Marduk und der Stier des Adad sind, ist die durch das Tor führende lange Prozessionsstraße mit den Löwen der Ischtar geschmückt. Die Anlage ist im Berliner Pergamon-Museum wiedererrichtet, allerdings nicht im vollen Umfang. H. S.

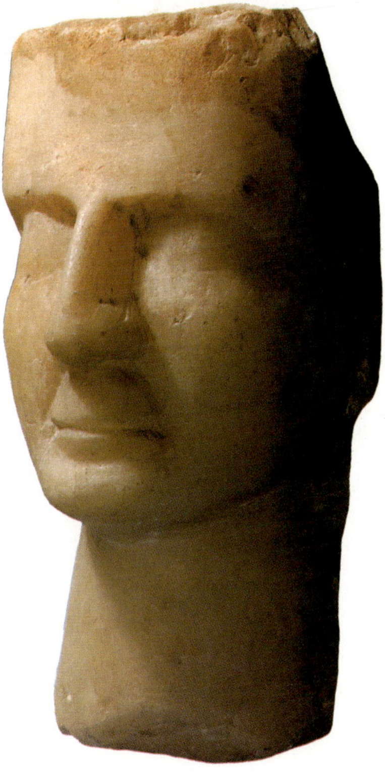

MÄNNLICHER KOPF
Südarabien
Anfang 1. Jt. n. Chr.
Alabaster; H 25 cm, B 14 cm, T 11,5 cm
Inv. Nr. Sem 114

Südarabien (Jemen) ist die Heimat des Weihrauchs. Dem Anbau und dem großräumigen Handel mit diesem sehr begehrten Produkt verdankt das Land seine Bedeutung im ersten Jahrtausend v. Chr.; früheste Kunde von ihm gibt uns das Alte Testament mit der Erzählung von Salomon (10. Jh.) und der Königin von Saba. Es entwickelt sich hier in einem Randgebiet des Alten Orients eine eigenwillige Kultur. Die Köpfe, die an Grabsteinen skulptiert waren, präsentieren ihre Träger teils in stark schematisierter, teils – wie hier – in naturalistischer Form. H. S.

SÜDARABISCHE INSCHRIFT

Südarabien
etwa 4. Jh. n. Chr.
Kalkstein; H 65 cm, B 32 cm
Inv. Nr. Sem 673

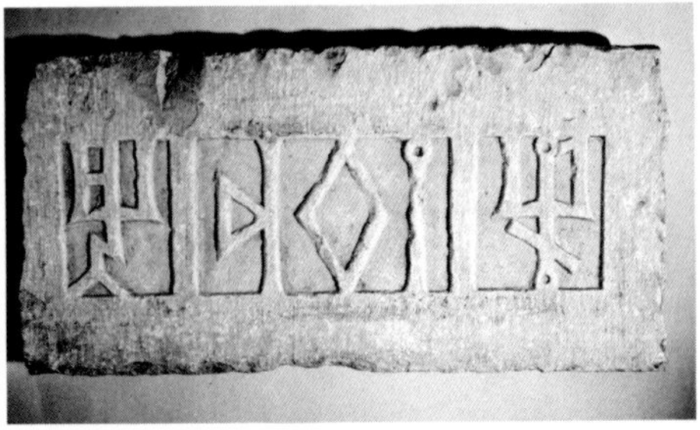

Südarabien hat in der ersten Hälfte des 1. Jt. v. Chr. die semitische Buchstabenschrift übernommen, die etwa um 1000 v. Chr. im syrischen Küstenland entstanden ist. Sie wurde hier zu schönen geometrischen Formen entwickelt, die für Steininschriften besonders geeignet sind. Insbesondere bei Bauinschriften – einzelnen in Fassaden eingelassenen Tafeln – ist eine negative Gravierweise zu finden, bei der die Zwischenräume eingetieft, hingegen die Buchstabenformen stehengelassen werden, ebenso wie die der Worttrennung dienenden senkrechten Striche. Rechts und links außen stehen hier Monogramme, d. h. Kombinationen von je drei Buchstaben.
H. S.

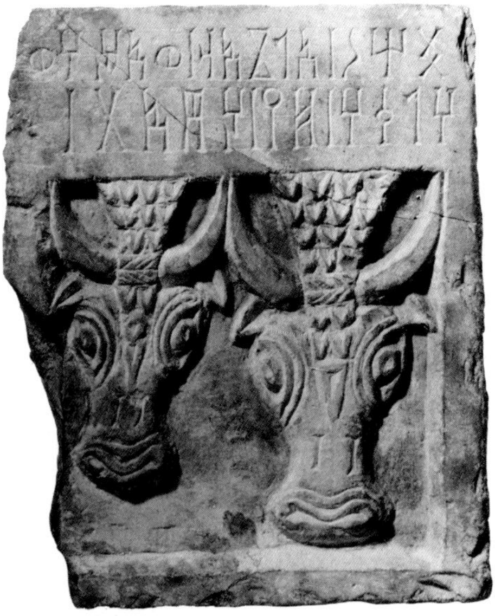

SCHUTZTAFEL

Südarabien
Anfang 1. Jt. n. Chr.
Kalkstein; H 27 cm, B 23 cm
Inv. Nr. Sem 24

Stierköpfe hatten unheilabwehrende Wirkung, wie auch in anderen frühen Kulturen. Tafeln wie diese waren an den Außenseiten von Gebäuden angebracht. Die zweizeilige Inschrift lautet: „Schutzzauber des 'LZ'D und seines Bruders H̲LQH von (der Sippe) H̲B'T" (die südarabische Schrift schreibt keine Vokale).
H. S.

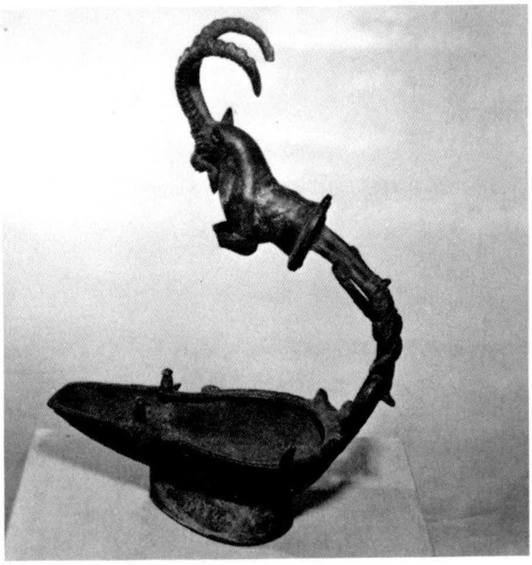

ÖLLAMPE

Schabwa (Südarabien)
1. Jh. n. Chr.?
Bronze; H 34 cm, B 11 cm, T 25,5 cm
Inv. Nr. 694

Der Einfluß der hellenistischen Kultur erstreckte sich um die Zeitenwende auch auf Südarabien. Er bestimmt den Stil des ausführlichen Dekors der Prunklampe (zu der es einige Parallelen gibt). Unverkennbar lokal ist seine Symbolik: der springende Steinbock, der Flachknoten am Griff. Überdies ist auf beiden Seiten des Sockels eine kurze Inschrift in späten, stark ausgeschmückten südarabischen Buchstaben angebracht, auf einer Seite das Wort für „Lampe", auf der anderen vielleicht der Name des Eigentümers.
H. S.

ANTIKENSAMMLUNG

Die Antikensammlung des Kunsthistorischen Museums in Wien gehört zu den bedeutendsten ihrer Art. Zwei Bestände vor allem stellen die Sammlung, deren zeitliche Grenzen von der bronzezeitlichen Keramik Zyperns aus dem 3. Jt. v. Chr. bis zu den slawischen Funden aus der Zeit um 1000 n. Chr. reichen, in die vorderste Reihe der Museen von Weltgeltung: die einzigartigen Prunkkameen sowie die völkerwanderungszeitlichen und mittelalterlichen Schatzfunde.

Für die Geschichte der Sammlung ist wesentlich, daß auch sie aus ehemals habsburgischem Besitz hervorgegangen ist. Mindestens seit dem 16. Jh. hat man am Wiener Hofe Antiken gesammelt, und so wurde manches hervorragende Stück schon früh erworben: die kostbare Gemma Augustea unter Rudolf II. (1576–1612), der Amazonensarkophag im 17. Jh., das Senatus Consultum de Bacchanalibus unter Karl VI. (1711–1740). Der eigentliche Grundstock zum heutigen Bestand wurde von Franz II. (1792–1835) durch die Vereinigung des „K. K. Münz- und Antikenkabinettes" im Augustinergang der Hofburg gelegt. Das im 18. Jh. durch die Funde in den Vesuvstädten und durch die deutsche Klassik neu belebte Interesse am griechisch-römischen Altertum löste einen Sammeleifer aus, dem erstaunliche Ergebnisse beschieden waren: Aus allen Teilen der Monarchie gelangten Bodenfunde, solche zufälliger Art, aber auch schon von Ausgrabungen herrührende oder auf Reisen erworbene in die kaiserliche Sammlung nach Wien. Waren die Entdeckungen der bedeutenden Schatzfunde aus dem Ostteil der Monarchie – wie 1799 in Nagyszentmiklós – glücklichen Zufällen zuzuschreiben, so erfolgte die Zusammenziehung der im Hofbereich zerstreuten Antiken planmäßig: 1779 hatte bereits Maria Theresia die geschnittenen Steine, darunter die wertvollen Prunkkameen, aus der Schatzkammer dem Münzkabinett überwiesen, seit 1798 wurden Skulpturen und Inschriften aus der Hofbibliothek, dem Belvedere und aus Schönbrunn übernommen, um ein „vollständiges Antikenkabinett" zu begründen. Entscheidend waren schließlich auch die Ankäufe aus Privatsammlungen, meist um sehr beträchtliche Beträge, durch die die Grundlage für den Bestand antiker Vasen und Bronzen gelegt wurde: 1802 erwarb der Maler M. Wutky im Auftrag der kaiserlichen Sammlung in Rom und Neapel zahlreiche Antiken im Wert von mehr als 9.000 Gulden, 1804 wurden Skulpturen, Vasen und Bronzen aus der Sammlung M. V. von Rainer gegen eine jährliche Leibrente von 2.500 Gulden angekauft, 1808 30.000 Gulden für zahlreiche Stücke aus

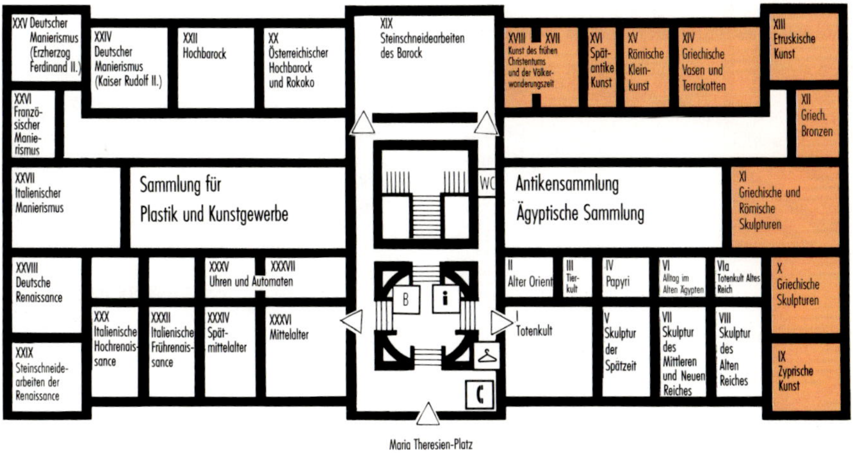

dem Nachlaß von J. de France und 1815 sogar 125.000 Gulden für die Skulpturen und mehr als 600 Vasen umfassende Sammlung des Grafen Lamberg bezahlt. In der Folgezeit standen niemals wieder so bedeutende Geldmittel zur Verfügung, daher konnte die Sammlung auch nie systematisch ausgebaut werden. Immerhin gab es seither – von laufenden Einzelerwerbungen, Widmungen und Vermächtnissen abgesehen – mehrfach erheblichen Zuwachs: durch die archäologischen Unternehmungen Österreichs im ostgriechischen Kulturbereich (1873 und 1875 in Samothrake, 1882–1884 in Gölbaşı-Trysa und 1895–1906 in Ephesos) wurde vor allem der Skulpturen- und Architekturbestand wesentlich erweitert, 1880 wurden die Antiken der Ambraser Sammlung, sowie 1923 die der Sammlung Este-Catajo inventarisch übernommen, 1940 konnte durch die Eingliederung der Antiken aus dem damaligen „Österreichischen Museum für Kunst und Industrie" die Sammlung griechischer Vasen um zahlreiche kostbare Stücke vermehrt werden.

Für die Antikensammlung, seit 1900 die offizielle Bezeichnung der Sammlung nach der Trennung von den Münzsammlungen, brachten die zahlreichen Neuzugänge ständige Raumprobleme: bereits 1891 mußten bei der Übersiedlung der antiken Kunstwerke in das neue Museum die Relieffriese des Heroons von Trysa in einem Depotraum untergebracht, die seit 1896 aus Ephesos einlangenden Fundstücke außer Haus provisorisch aufgestellt bzw. deponiert werden. Erst im 1978 eröffneten Ephesos-Museum der Antikensammlung in der Neuen Hofburg fanden die Funde aus Ephesos und Samothrake eine würdige Aufstellung. So ist die Antikensammlung zur zweitgrößten Sammlung des Museums erwachsen, und nur die noch heute bestehende, drückende Raumnot läßt sie nicht entsprechend zur Geltung kommen.

A. B.-W.

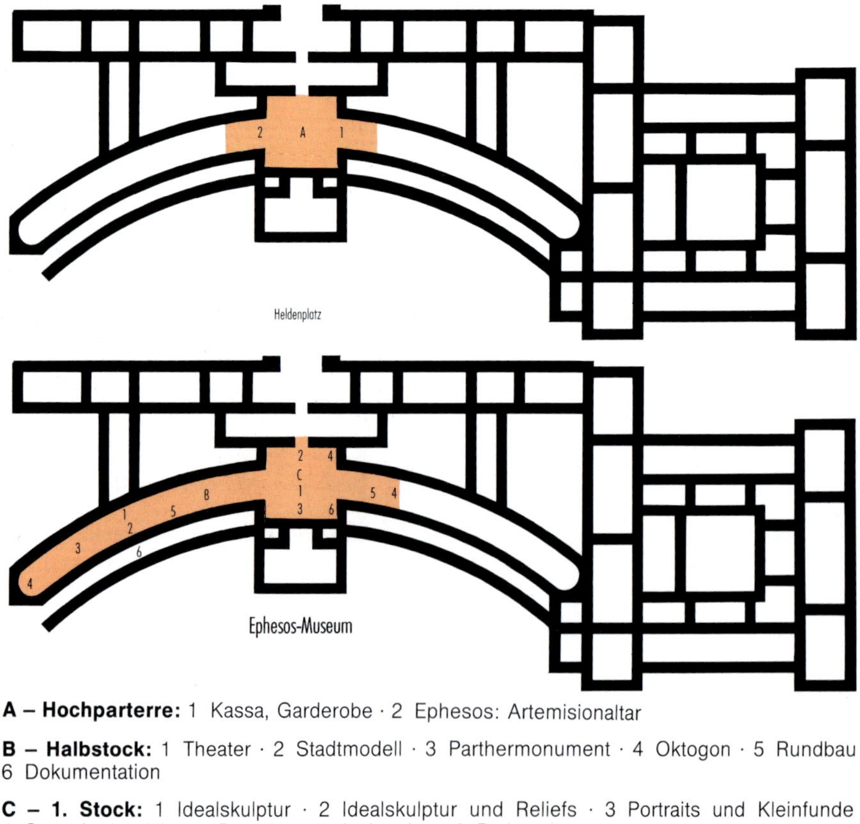

A – Hochparterre: 1 Kassa, Garderobe · 2 Ephesos: Artemisionaltar

B – Halbstock: 1 Theater · 2 Stadtmodell · 3 Parthermonument · 4 Oktogon · 5 Rundbau · 6 Dokumentation

C – 1. Stock: 1 Idealskulptur · 2 Idealskulptur und Reliefs · 3 Portraits und Kleinfunde · 4 Samothrake: Hieron, Propylon · 5 Arsinoeion · 6 Ptolemaion

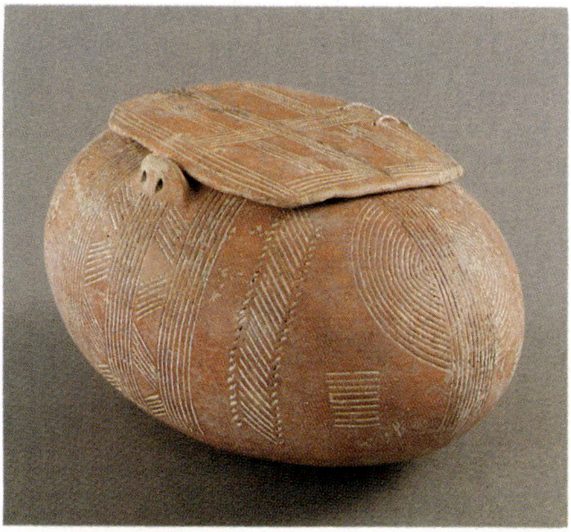

DECKELBÜCHSE
Zyprisch-bronzezeitlich
2000–1800 v. Chr.
Ton; H 9,3 cm, L 18,5 cm
Inv. Nr. IV 1857

Durch ihre Lage zwischen den Hochkulturen der alten Welt wurde die kulturelle Entwicklung der Insel Zypern seit der Frühzeit durch zahlreiche Einflüsse geprägt, die Kunsterzeugnisse bewahrten aber immer eine unverkennbare zyprische Eigenständigkeit. In der Bronzezeit, in der die Insel dank der reichen Kupfervorkommen durch Bergbau und Handel eine Blütezeit erlebte, entstand eine charakteristische rot- oder schwarzpolierte Keramik, oft mit geritztem oder plastisch aufgelegtem Dekor geschmückt, die nach Syrien, Ägypten und Kreta exportiert wurde. Zu dieser Gattung gehört die handgeformte Deckelbüchse (Pyxis), deren Ornamentik sich auf lineare Muster und Kreise beschränkt. A. B.-W.

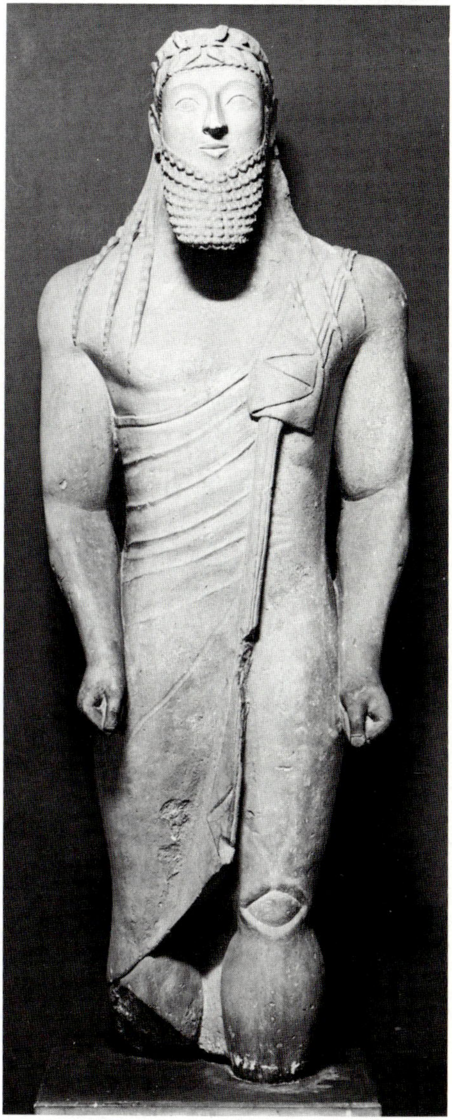

VOTIVSTATUE ▷
Zyprisch-archaisch
um 500 v. Chr.
Kalkstein; H 201 cm
Inv. Nr. I 341

Die überlebensgroße Statue eines Priesters, die 1868 in einem Heiligtum bei Pyla auf Zypern gefunden wurde, zeigt in ihrem Aufbau und im Standmotiv die Merkmale der archaisch-griechischen Großplastik. Das mit dem Blattkranz geschmückte Haupt wird von den mandelförmigen, flachen Augen und dem streng stilisierten Ringellockenbart beherrscht. In ihrer breiten, nur für die Vorderansicht berechneten Anlage verkörpert die Statue den Stil, der im 6. Jh. v. Chr. auf Zypern blühte und sich aus griechischen, ägyptischen und orientalischen Elementen zusammensetzt. Zahlreiche ähnliche Votivbilder, die ursprünglich bemalt waren und oft Rücken an Rücken standen, waren in den Heiligtümern der Insel aufgestellt.
A. B.-W.

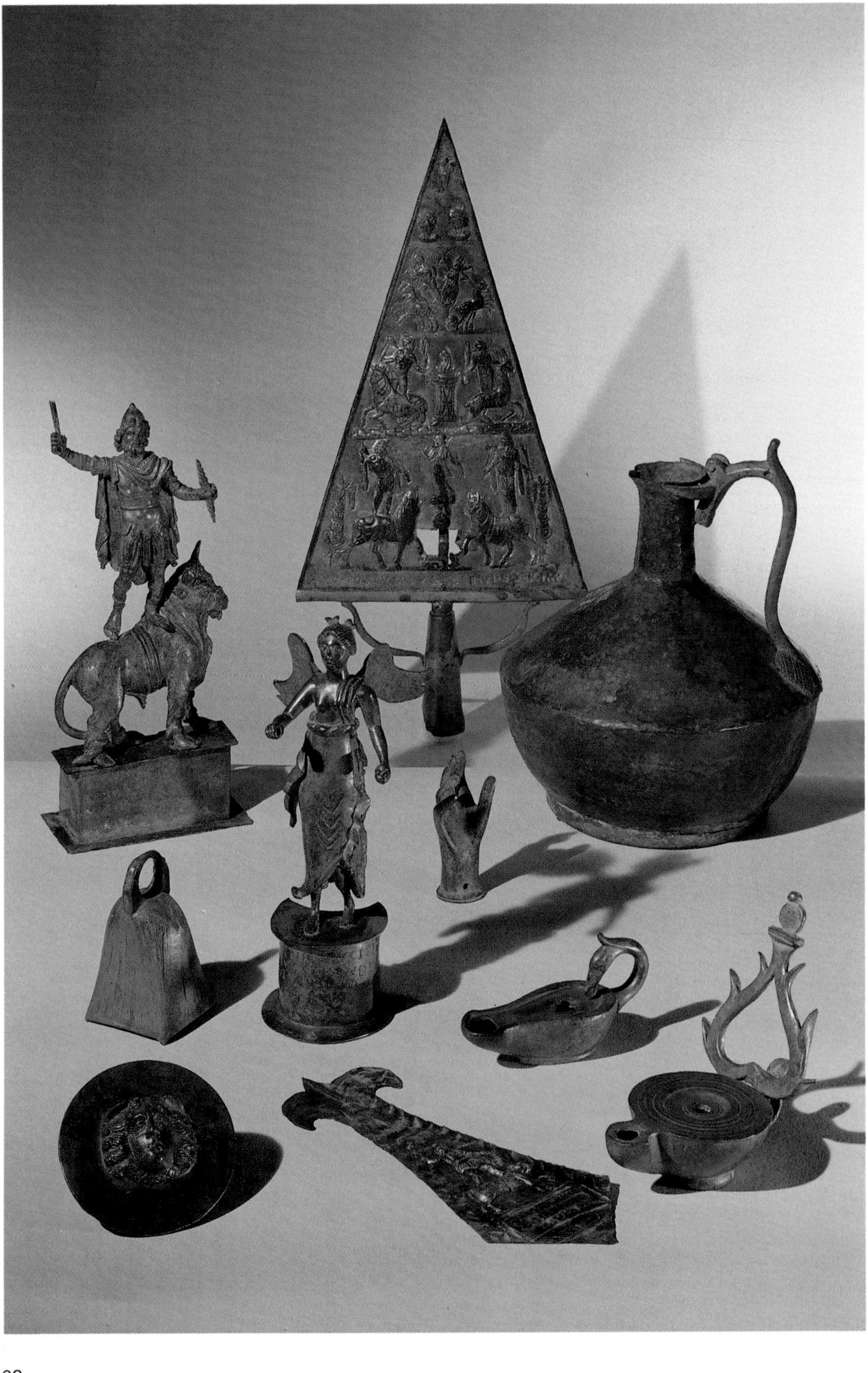

◁ DOLICHENUSFUND VON MAUER AN DER URL

Römisch
1. Hälfte 3. Jh. n. Chr.
Silber, Bronze, Eisen
Jupiter: Bronze; H 32 cm; Inv. Nr. M 1
Viktoria: Bronze; H 25,1 cm; Inv. Nr. M 3
Dreiecktafel: Bronze; H 54,2 cm; Inv. Nr. M 5

Mit mehr als 100 Gegenständen ist dieser römerzeitliche Fund der umfangreichste, der je aus österreichischem Boden geborgen wurde. Der gesamte Komplex wurde 1937 in der Nähe des römischen Kastells von Mauer a. d. Url (bei Amstetten, Niederösterreich) gefunden. Es handelt sich um das bewegliche Inventar eines Heiligtums des Gottes Jupiter Dolichenus, dessen Kult aus der syrischen Stadt Doliche vornehmlich durch Soldaten, deren Schirmherr der Gott war, nach dem Westen verpflanzt wurde. Der Fund, der in der 1. Hälfte des 3. Jh. n. Chr. aus Furcht vor einem der zahlreichen Germaneneinfälle vergraben wurde, vermittelt eine Vorstellung vom Inventar eines provinziellen Heiligtums an der Peripherie des römischen Reiches (Noricum). Die Objekte lassen sich dem religiös-kultischen Bereich (Statuetten, Standarten, silberne Votivplättchen) und dem profanen Bereich (Gefäße, Lampen, Glocken, Geräte und Werkzeuge) zuordnen. – Jupiter Dolichenus steht auf dem Rücken eines Stieres, bekleidet mit phrygischer Mütze, Muskelpanzer und Halbstiefeln, in den Händen Blitzbündel und Doppelbeil (nur der Stiel erhalten). Die Siegesgöttin Viktoria hielt in der rechten Hand einen Kranz, in der linken einen Palmzweig, Symbole des Sieges. Mit ihrem runden Bauerngesicht, den gestreckten Proportionen, dem unnatürlich abgetreppten Mantelsaum sowie den graphisch angegebenen Falten gehört diese Statuette zu den wichtigsten Beispielen einheimischer Kunstauffassung. Die Dreiecktafel mit getriebenen Reliefs (Adler, Sonnengott Sol, Mondgöttin Luna, Jupiter Dolichenus, Juno Regina, Viktoria u. a.) war auf einer Holzstange montiert und konnte bei Prozessionen als Standarte mitgetragen werden. Stifterinschriften finden sich sowohl auf den Sockeln der beiden Statuetten als auch auf der Dreiecktafel. K. G.

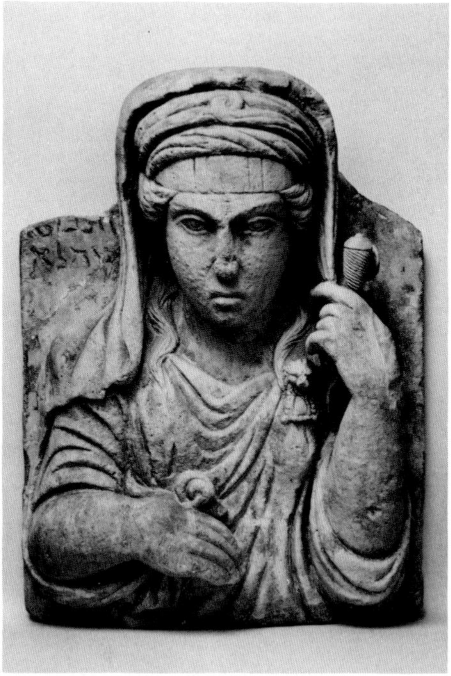

GRABRELIEF EINER FRAU

Palmyrenisch
2. Hälfte 2. Jh. n. Chr.
Kalkstein; H 38 cm
Inv. Nr. I 1503

In der nordsyrischen Wüstenstadt Palmyra entwickelte sich im 2./3. Jh. n. Chr. durch die Verschmelzung hellenistisch-römischer und iranisch-parthischer Stilelemente eine eigenständige Kunstgattung, die in einer reichen Grabplastik ihren Ausdruck fand. Dazu gehört das Relieffragment mit dem Brustbild einer jungen, vornehmen Frau, das als Schlußplatte eines Schiebegrabes diente. Durch Spule und Spindel ist die Verstorbene als tugendhafte Hausfrau charakterisiert.
A. B.-W.

JÜNGLING VOM MAGDALENSBERG ▷
Abguß des 16. Jh. nach röm. Original
Bronze; H 183,5 cm
Inv. Nr. VI 1

1983 begann die Antikensammlung ein Forschungsprojekt, das primär die am Jüngling vom Magdalensberg angewandte Guß- und Formtechnik klären sollte. Das Ergebnis war überraschend: Die Statue ist nicht das antike Original, vielmehr ein Abguß des 16. Jh.
Das Original wurde 1502 von einem Bauern beim Pflügen gefunden. Durch Matthäus Lang von Wellenburg, zunächst Bischof von Gurk, seit 1519 Salzburger Erzbischof, gelangte die Statue nach Salzburg. Die Nachricht von diesem sensationellen Fund verbreitete sich rasch: So hat Albrecht Dürer den Jüngling vielleicht 1505 auf seiner Reise nach Italien besichtigt. Bereits 1534 erscheint in einem Inschriftenwerk als erste Abbildung ein Holzschnitt, 1542 folgt vom Salzburger Maler Hans Bocksberger d. Ä. ein Fresko in der Landshuter Residenz der bayrischen Herzöge. 1551 entsprach das Salzburger Domkapitel einem Wunsch Ferdinands I. und übergab den Jüngling dem König (daś diesbezügliche Potokoll ist erhalten). Um zumindest eine Kopie zu besitzen, ließ man einen Abguß anfertigen. Das Wissen um diesen Vorgang geriet mit der Zeit in Vergessenheit, sodaß der Abguß als das Original gelten konnte, und als solches gelangte es auch im Jahre 1806 in die Wiener Antikensammlung. Das Original ist verschollen, doch scheinen Spuren nach Spanien zu führen.
Der wesentlichste Punkt in der Beweisführung, daß es sich beim Jüngling um einen Renaissance-Abguß und nicht um das antike Original handelt, liegt in der Guß- und Formtechnik: Der Jüngling wurde unter Verwendung von Hilfsnegativen, die vom Original abgenommen wurden, in einer Technik gegossen, die in der Antike unbekannt war, sich aber im 16 Jh. belegen läßt. Mit dieser Technik hängt auch die Dickwandigkeit der Bronze und der Guß in einem Stück zusammen. Naturwissenschaftliche Untersuchungen (Radiographien, Analysen der Legierung und des Gußkerns u. a.) lieferten weitere wichtige Beweispunkte. Die starken Bearbeitungsspuren an der Oberfläche (Hammerschlag-, Feil- und Schaberspuren) stammen z. T., wie man auch früher vermutet hat, von einer späteren Überarbeitung, im wesentlichen jedoch von der am Rohguß vorgenommenen Kaltarbeit. Auf eine vollständige Glättung der Oberfläche wurde verzichtet, die Statue mit einem schwarzen, lackartigen Überzug versehen, von dem sich noch Reste erhalten haben. Wir kennen nicht den genauen Zeitpunkt (nach 1551) und die Werkstätte, in der der Abguß vorgenommen wurde; jedenfalls liegt in der Statue der Antikensammlung einer der frühesten Renaissanceabgüsse einer antiken Großbronze vor.
Das Original gilt als ein Werk der römischen Idealplastik aus dem 1. Jh. v. Chr., die sich an klassischen griechischen Skulpturen (Polyklet) orientierte. Nach der Inschrift auf dem rechten Oberschenkel, die man auch am Original voraussetzen muß, haben zwei Freigelassene, Aulus Poblicius Antiocus und Tiberius Barbius Tiberi(a)nus die Statue auf dem Magdalensberg gestiftet.

K. G.

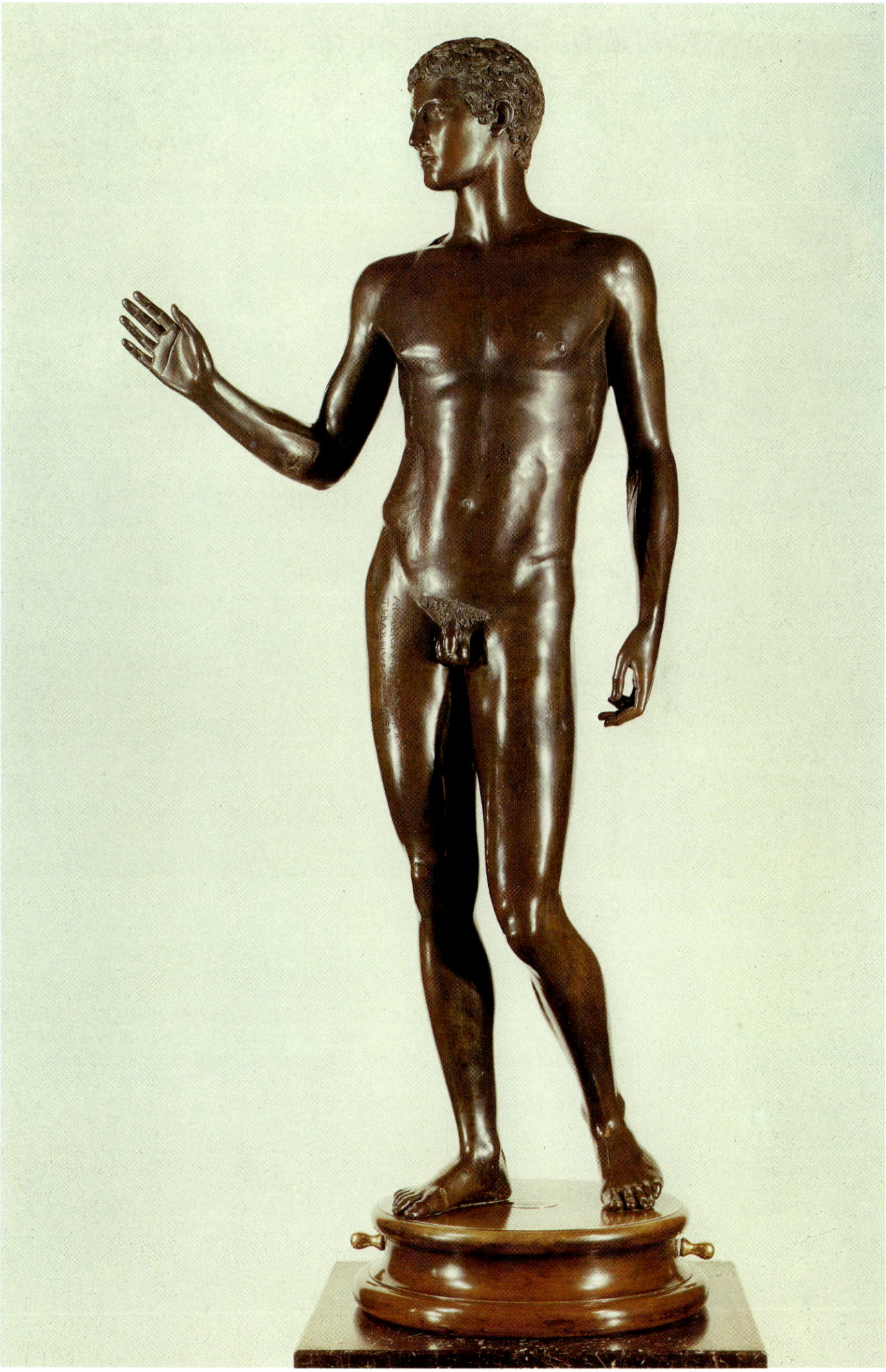

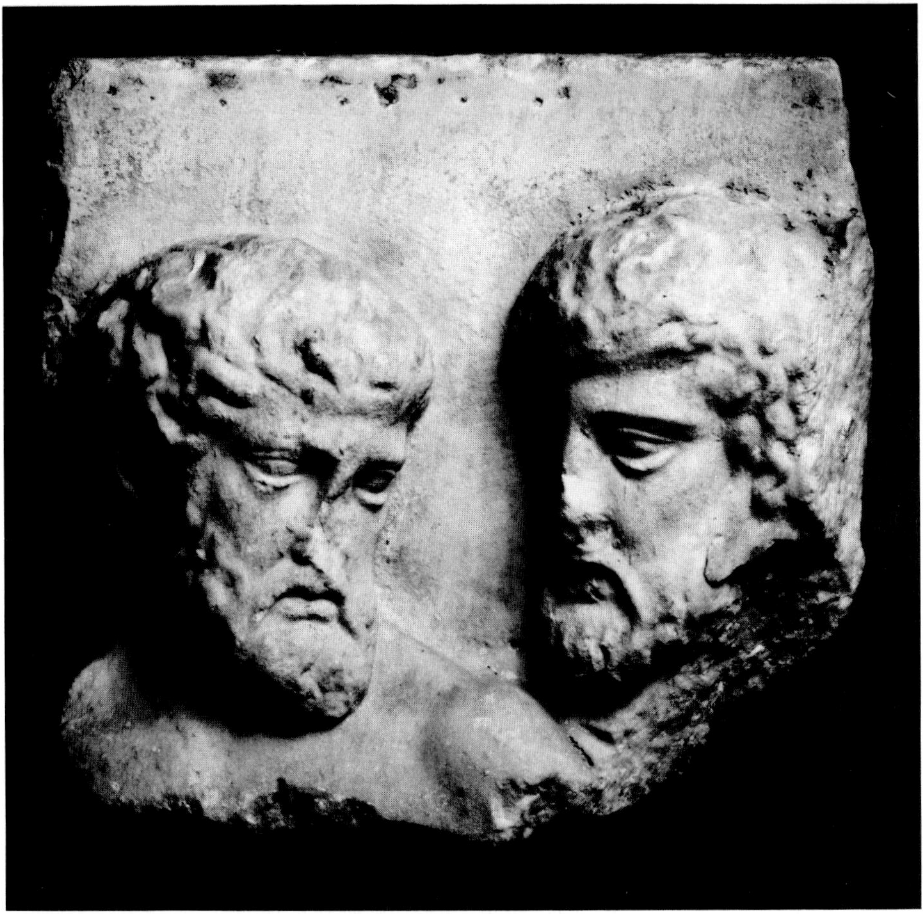

FRAGMENT DES PARTHENONFRIESES
Griechisch
um 440 v. Chr.
Marmor; H 26 cm
Inv. Nr. I 1092

Mittelpunkt der Großen Panathenäen, des Hauptfestes von Athen zu Ehren der Athena, war eine Prozession und die Übergabe eines neugewobenen Peplos (Frauengewand) an die Schutzgöttin der Stadt. Diesem Thema ist der Fries um die Cella des Parthenon, des Tempels auf der Athener Akropolis, gewidmet: die Übergabe des Gewandes im Beisein der Göttin; von beiden Seiten naht der Festzug: Mädchen mit Opfergeräten, junge Männer mit Opfertieren, ältere Männer, Wagen, Jünglinge zu Pferd. Unser Fragment vom Nordfries zeigt zwei der älteren bärtigen Bürger der Stadt im Gespräch. W. O.

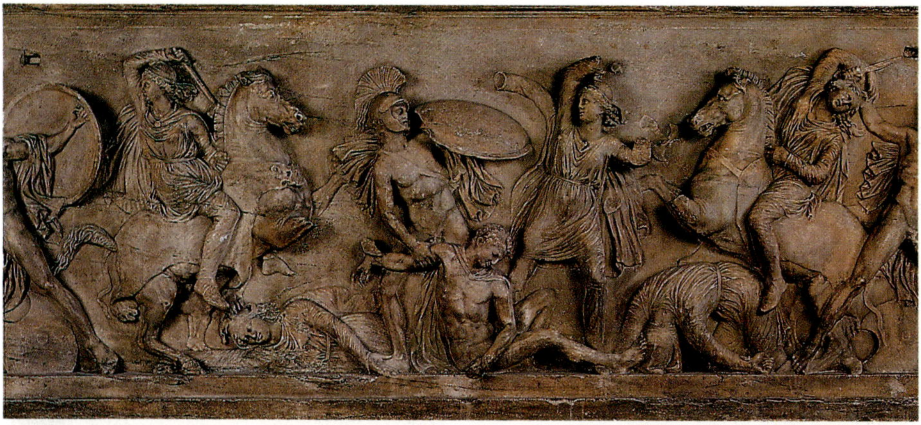

AMAZONENSARKOPHAG
Griechisch
2. Hälfte 4. Jh. v. Chr.
Marmor; L 264 cm
Inv. Nr. I 169

Die Reliefkunst der griechischen Steinsarkophage hat ihren ersten Höhepunkt nicht im Mutterland, sondern bei den Griechen im Osten erfahren. So wurde auch der Amazonensarkophag im 16. Jh. in einer Grabkammer auf Zypern entdeckt und kam über das Augsburger Kaufherrengeschlecht der Fugger nach Wien. – In symmetrischem Aufbau vollzieht sich in dramatischen Einzelszenen der Kampf der griechischen Heroen gegen die mythischen Kriegerinnen. In der Mittelgruppe sucht ein Grieche seinen niedergesunkenen Kameraden zu retten und schützt sich mit dem Schild gegen den Axthieb einer Amazone.
K. G.

PORTRAIT DES ARISTOTELES
Römisch
Kopie nach griechischem Original des 4. Jh. v. Chr.
Marmor; H 30,5 cm
Inv. Nr. I 246

Der griechische Philosoph Aristoteles (384–322 v. Chr.), aus Makedonien stammend, war Schüler Platons, Lehrer Alexander d. Großen und Begründer einer Philosophenschule in Athen. – Gegen Ende des 4. Jh. steigt mit dem Interesse an der individuellen Form die Bedeutung der Portraitkunst: charakteristisch am Bildnis des Aristoteles mit dem kurzgeschnittenen Bart und dem schütteren Haar über der Stirn sind der breite Schädel, die Altersfurchen und die kleinen, scharf blickenden Augen.
W. O.

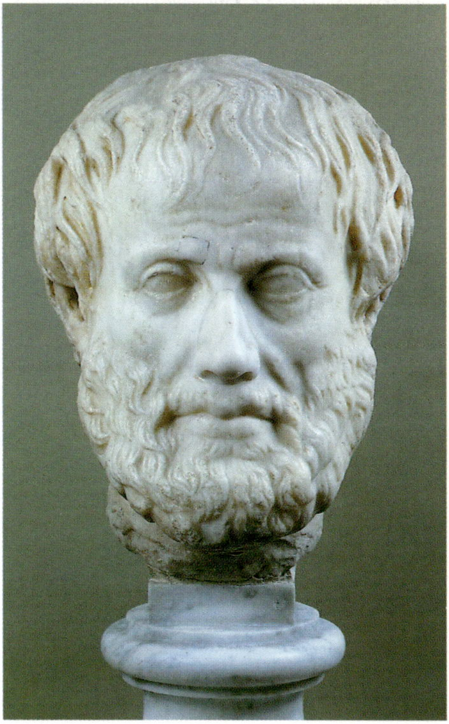

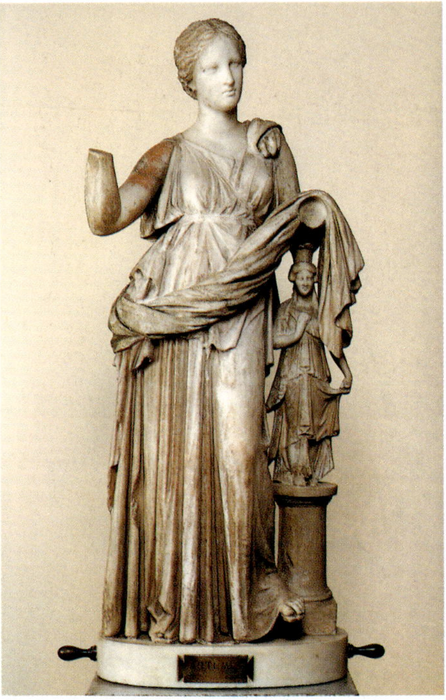

ARTEMIS
Hellenistisch
3. Jh. v. Chr.
Marmor; H 78 cm
Inv. Nr. I 603

Den Stilwandel in der Darstellung bekleideter Frauengestalten macht – in einer reizvollen Gegenüberstellung – die Statuette der Artemis, die 1880 im antiken Kition, dem heutigen Larnaka auf Zypern, gefunden wurde, deutlich: die Göttin, die gerade an ihr archaisches Votivbild herangetreten ist, scheint, in lässiger Haltung auf ihr Idol gestützt, den frommen Besucher zu erwarten. Der malerische Charakter dieses hellenistischen Werkes, in dem die Kunst des Praxiteles nachwirkt, wurde ursprünglich durch Farben verstärkt, deren jetzt verblaßte Spuren zur Zeit der Auffindung noch deutlicher waren. A. B.-W.

EROSKOPF ▷
Griechisch
3. Jh. v. Chr.
Marmor; H 23,5 cm
Inv. Nr. I 1563

Der Kopf des Liebesgottes, der eine Binde im Haar trägt, stammt von einer Statue und ist wohl eine hellenistische Nachempfindung des bogenspannenden Eros des Lysipp, eines der bedeutendsten Bildhauer des 4. Jh. v. Chr. W. O.

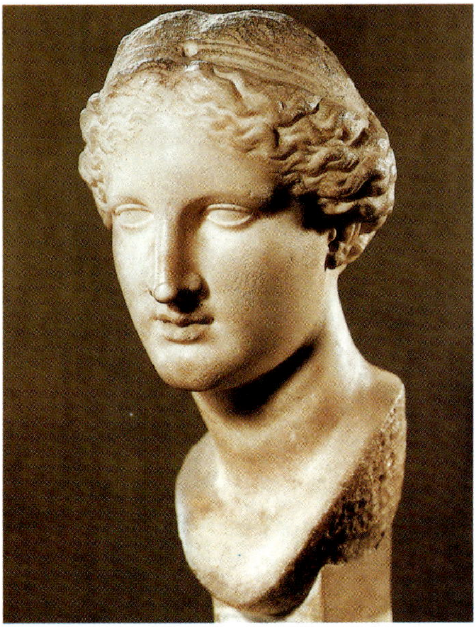

KÖPFCHEN DER ARTEMIS
Griechisch
2. Jh. v. Chr.
Marmor; H 29 cm
Inv. Nr. I 26

Das fortwirkende Erbe der Kunst des großen Bildhauers Praxiteles offenbart sich in diesem Köpfchen der Jagdgöttin, das zum Einsetzen in eine Statue zugerichtet ist. Im gewellten Haar liegt ein Band, in dem sich – offenbar zur Befestigung eines Schmuckstückes – ein Bohrloch befindet. Die Lieblichkeit und weiche Anmut des Gesichtes, der verschleierte Blick und die vollen Lippen sind Ausdruck rokokohafter Sinnlichkeit. W. O.

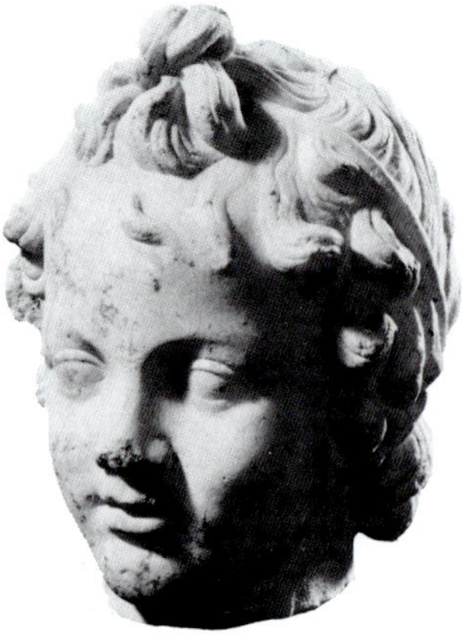

GRABRELIEF ▽
Griechisch (thasisch)
3. Jh. v. Chr.
Marmor; H 140,5 cm
Inv. Nr. I 1553

Während in Attika ein Gesetz aus dem Jahre 317 v. Chr. dem übersteigerten Gräberluxus ein jähes Ende bereitete, lebte in anderen griechischen Landschaften die Grabmalkunst fort. Dafür ist auch das Grabrelief von der nordägäischen Insel Thasos ein gutes Beispiel: die Verstorbene sitzt in Schrägansicht auf einem kunstvoll gedrechselten Lehnstuhl, den Mantel über das Hinterhaupt gezogen und den Blick starr in die Ferne gerichtet. Links von ihr steht eine kleine Dienerin, zu ihrer Herrin aufschauend, in den Händen ein zylindrisches Gefäß (Pyxis) zur Aufbewahrung von Schmuck oder Toiletteartikeln. K. G.

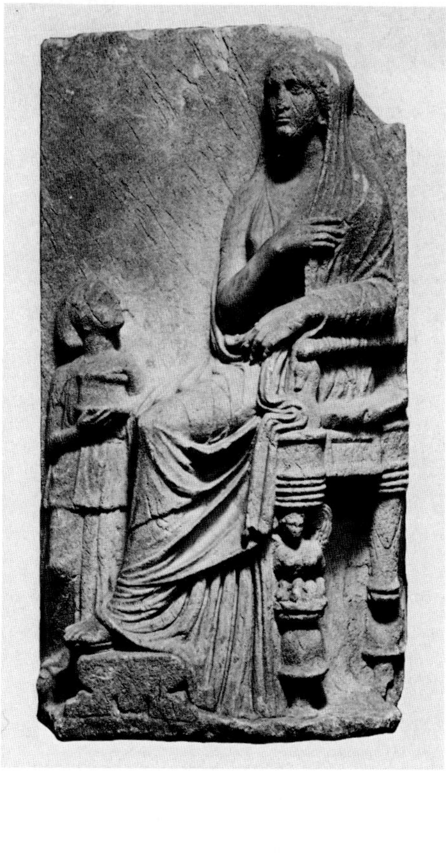

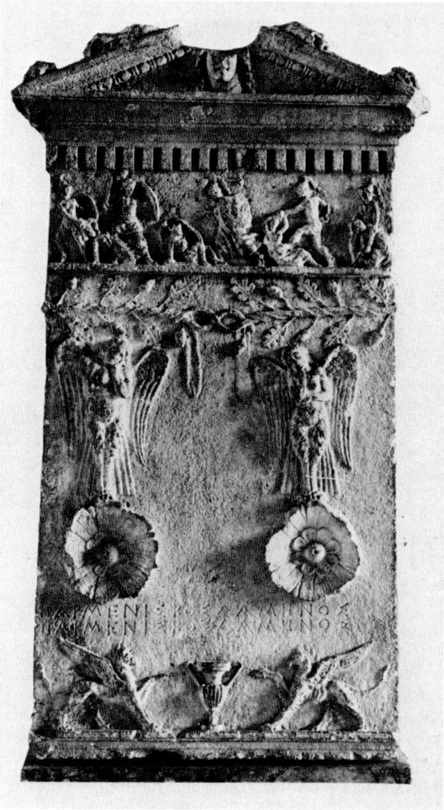

GRABSTELE DES PARMENISKOS
Griechisch
um 200 v. Chr.
Kalkstein; H 108 cm
Inv. Nr. I 1024

Der obere Abschluß der Grabstele ist aus Elementen der ionischen Ordnung zusammengesetzt: ein Giebel mit unheilabwehrendem Gorgonenhaupt, darunter Geison (Kranzgesims), Zahnschnitt und ein Fries mit Amazonenkämpfen. Es folgen Eichenzweige und auf Rosetten stehende Sirenen, Mischwesen aus Vogel- und Mädchenleibern, die die Totenklage ausführen. In der untersten Zone zwei Greife zu beiden Seiten eines Kraters (Mischgefäß), dionysische Jenseitssymbole. K. G.

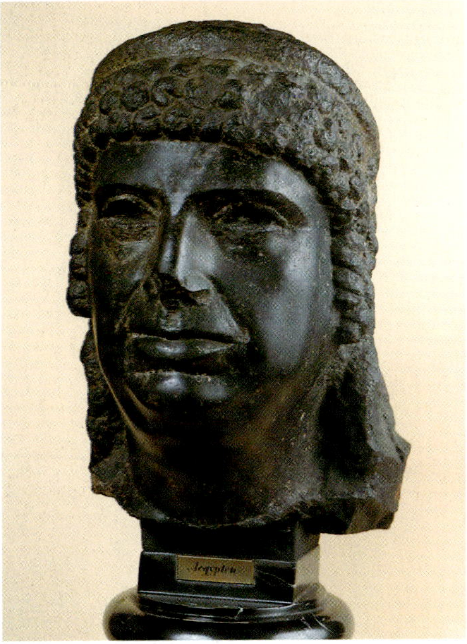

KOPF EINER PRIESTERIN (?)
Ägyptisch-hellenistisch
2. Jh. v. Chr. ?
Basalt; H 31 cm
Inv. Nr. I 406

Portrait einer älteren Frau mit vollem Gesicht und Doppelkinn; über der Stirn Spirallöckchen, über den Ohren und im Nacken Korkenzieherlocken. Zwei tiefe Falten von Nase zu Mund gliedern das ausdrucksvolle Gesicht, dessen Augen einst in anderem Material (Elfenbein?) eingelegt waren. Wegen der Binde im Haar wird man in dem Kopf das Portrait einer Priesterin oder Herrscherin sehen müssen. Die Verwendung des schwarzen Hartsteines ist in der Tradition der altägyptischen Kunst begründet. W. O.

PORTRAIT EINES HERRSCHERS ▽
Ptolemäisch
3. Viertel 2. Jh. v. Chr.
Marmor; H 28 cm
Inv. Nr. I 1764

Der Kopf, der zum Einsetzen in eine Statue bestimmt war, zeigt eine technische Besonderheit, die zahlreiche ptolemäische Bildnisse aufweisen: die fehlenden Partien des Ober- und Hinterkopfes waren ursprünglich nicht aus dem Marmorblock gearbeitet, sondern in bemaltem Stuck ergänzt. Das Diadem im Haar weist die dargestellte Persönlichkeit als Herrscher aus. Möglicherweise handelt es sich um das Portrait des jugendlichen Memphites, eines Sohnes König Ptolemaios' VIII. von Ägypten. W. O.

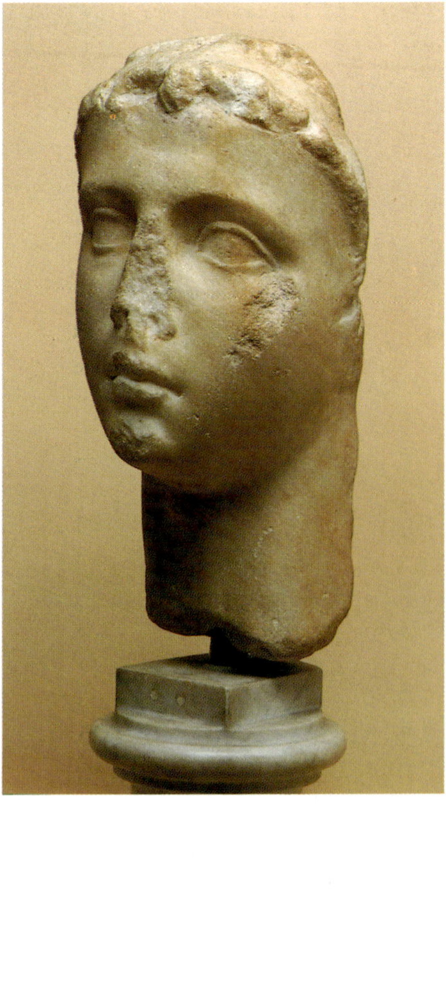

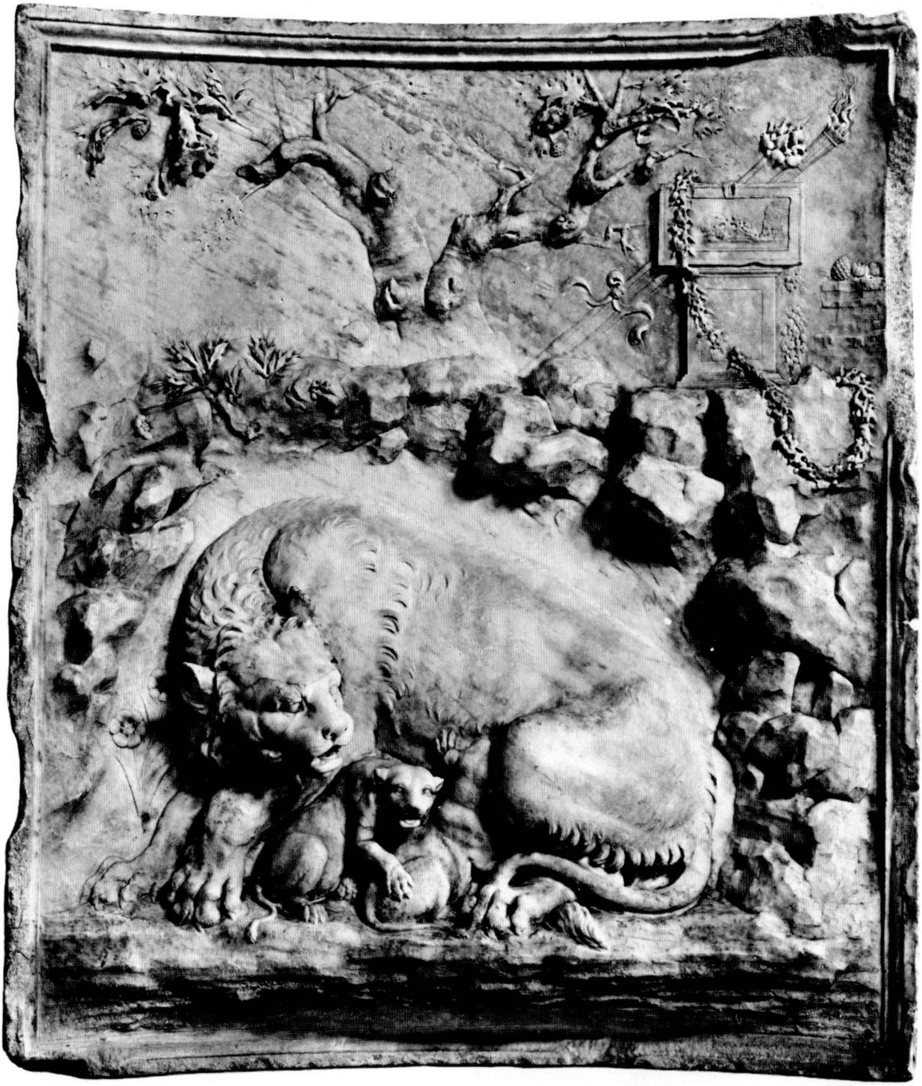

BRUNNENRELIEF GRIMANI
Römisch
Mitte 1. Jh. n. Chr.
Marmor; H 94 cm
Inv. Nr. I 605

In einer Grotte am Fuß einer knorrigen Platane säugt eine wachsam um sich blickende Löwin ihre beiden Jungen. Neben dem Baum befindet sich ein kleines ländliches Heiligtum des Gottes Dionysos: ein aus Steinen aufgeschichteter Altar mit Früchten, ein mit Girlanden geschmücktes Weiherelief sowie als Attribute des Gottes eine Fackel und der mit einem Pinienzapfen bekrönte Thyrsosstab. Das Gegenstück zu diesem idyllischen Relief mit einem säugenden Mutterschaf befindet sich gleichfalls in der Antikensammlung; beide gelangten aus dem Palazzo Grimani in Venedig nach Wien und gehörten zu einer römischen Brunnenanlage im antiken Praeneste südöstlich von Rom, wie ein dort gefundenes drittes Relief mit einer säugenden Wildsau beweist. K. G.

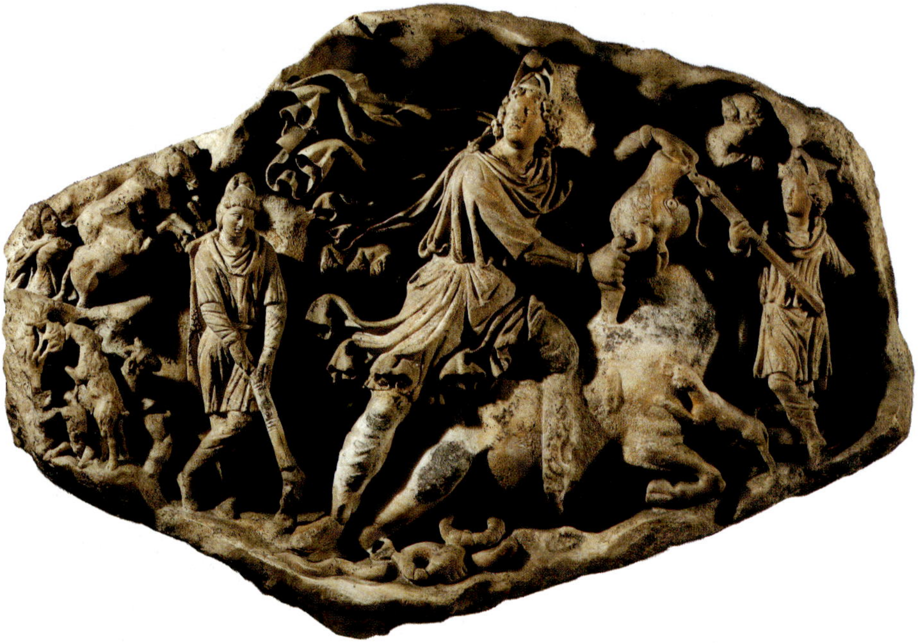

MITHRASRELIEF
Römisch
2. Hälfte 2. Jh. n. Chr.
Marmor; H 61 cm
Inv. Nr. I 624

In der römischen Kaiserzeit war der Kult des ursprünglich persischen Lichtgottes Mithras die am weitesten verbreitete unter den orientalischen Mysterienreligionen. Die zentrale Kultszene in den Heiligtümern bildete die Tötung des Stieres durch Mithras, Symbol der Neuerschaffung der Welt. Mithras hat den Stier in einer Höhle überwältigt, drückt ihn mit dem Knie zu Boden und stößt ihm den Dolch in die Seite. Rechts und links stehen mit erhobener bzw. gesenkter Fackel die Begleiter des Mithras, Cautes und Cautopates, wie der Gott in phrygische Tracht gekleidet. Ein Skorpion, eine Schlange und ein Hund trinken vom Samen und Blut des sterbenden Tieres. In den oberen Ecken links der Sonnengott Sol auf seinem Viergespann, rechts die Mondgöttin Luna mit der Mondsichel. K. G.

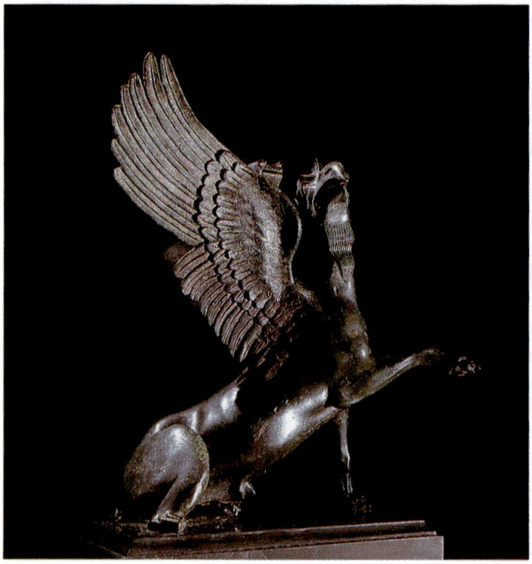

ADLERGREIF
Römisch
Frühe Kaiserzeit
Bronze; H 40 cm
Inv. Nr. VI 324

Das aus dem Orient stammende Mischwesen, bei dem ein geflügelter Löwenkörper mit einem Adlerkopf verbunden ist, findet sich als Motiv bereits in der kretisch-mykenischen Kunst. Die hervorragend ausgeführte Statuette wurde auf dem Magdalensberg in Kärnten gefunden und gehörte zu einer Gruppe mit Apollo, der sein Saiteninstrument auf den profilierten Steg zwischen den aufgerichteten Flügeln des Tieres aufgestützt hatte: sitzend, mit erhobener rechter Vorderpranke, blickt der Greif angespannt zum Gott empor und wartet auf die Fortsetzung des Spieles. K. G.

GRABSTEIN DES T. CALIDIUS SEVERUS
Römisch
Mitte 1. Jh. n. Chr.
Kalkstein; H 205 cm
Inv. Nr. III 365

Die Inschrift besagt, daß Titus Calidius Severus nach 34 Dienstjahren im Alter von 58 Jahren verstorben ist. Zuletzt war er Centurio (Offizier) der 15. Legion, die in Carnuntum stationiert war. Im Sockelfeld sind Teile der militärischen Ausrüstung (Schuppenpanzer, Centurionenstab, Helm, Beinschienen) sowie ein Reitknecht mit dem Pferd des Verstorbenen abgebildet. K. G.

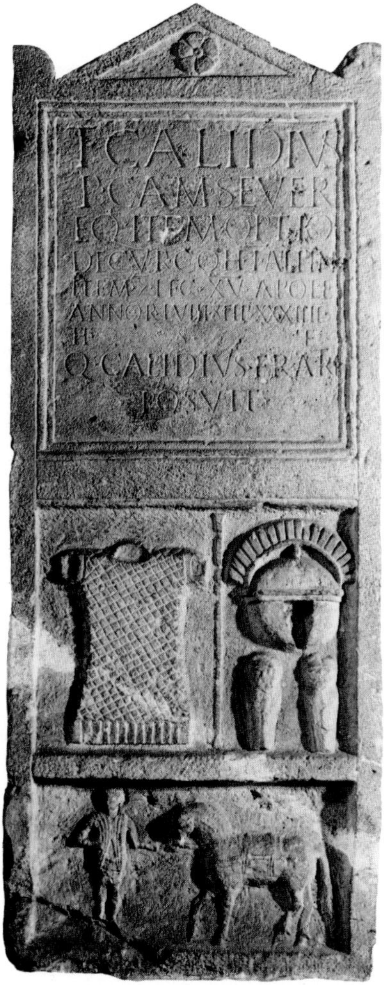

JAGDSARKOPHAG ▽
Römisch
2. Hälfte 3. Jh. n. Chr.
Marmor; L 222 cm
Inv. Nr. I 1133

Zu barocker Wirkung gesteigert erscheint das Relief dieses Jagdsarkophages. Die Handlung ist erfüllt von leidenschaftlichem Pathos, das sich in der gedrängten Fülle der Gestalten, in den erregten Gesichtszügen, der reichen Gestik und den wallenden Gewändern ausdrückt. Im Zentrum der Komposition reitet der Jagdherr, für den der Sarkophag bestimmt war, mit erhobener Lanze gegen einen anspringenden Löwen. Links neben dem Jagdherrn steht die Göttin Virtus als die Verkörperung seines Muts. Die nicht ausgearbeiteten Köpfe des Jagdherrn und der Virtus verraten, daß solche Sarkophage häufig auf Vorrat angefertigt wurden. K. G.

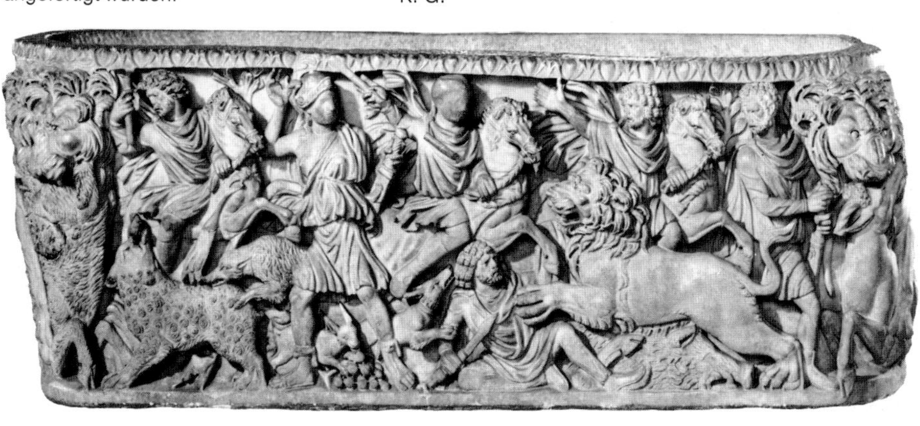

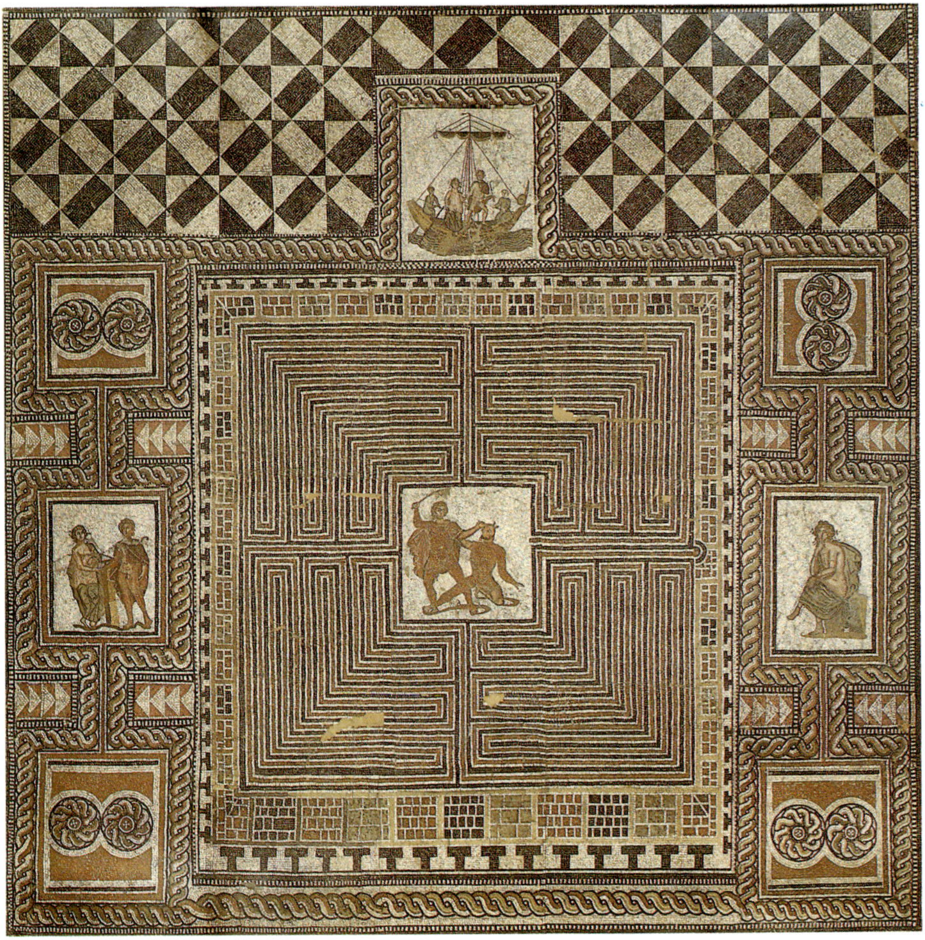

THESEUS UND MINOTAUROS
Römisch
4. Jh. n. Chr.
Marmor- und Kalksteinchen;
Gesamt 410×420 cm, Mittelbild 58×57 cm
Inv. Nr. II 20

Das Theseusmosaik – ein Fußbodenmosaik aus einer römischen Villa auf den Loigerfeldern bei Salzburg, das 1815 entdeckt wurde – zählt zu den schönsten Mosaiken Österreichs und gibt innerhalb eines ornamental gehaltenen Rahmens Szenen aus der Theseussage wieder. Das große Mittelbild stellt die Tötung des stierköpfigen Ungeheuers Minotauros durch den attischen Helden dar, inmitten des Labyrinths von Kreta, das, mit seinen regelmäßigen Windungen wie ein Ornament wirkend, den größten Teil des Mosaiks ausfüllt. Mit Hilfe des roten Fadens, den ihm die Königstochter Ariadne vorher fürsorglich übergeben hat – diese Szene stellt das linke Bild dar – gelangt Theseus wohlbehalten ins Freie. Im oberen Bild besteigt der Held mit Ariadne das mit den schwarzen, unheilbringenden Segeln versehene Schiff, um nach Athen zurückzukehren. Auf Geheiß der Götter muß er die Geliebte auf Naxos verlassen: die trauernde Ariadne zeigt das rechte Bild. A. B.-W.

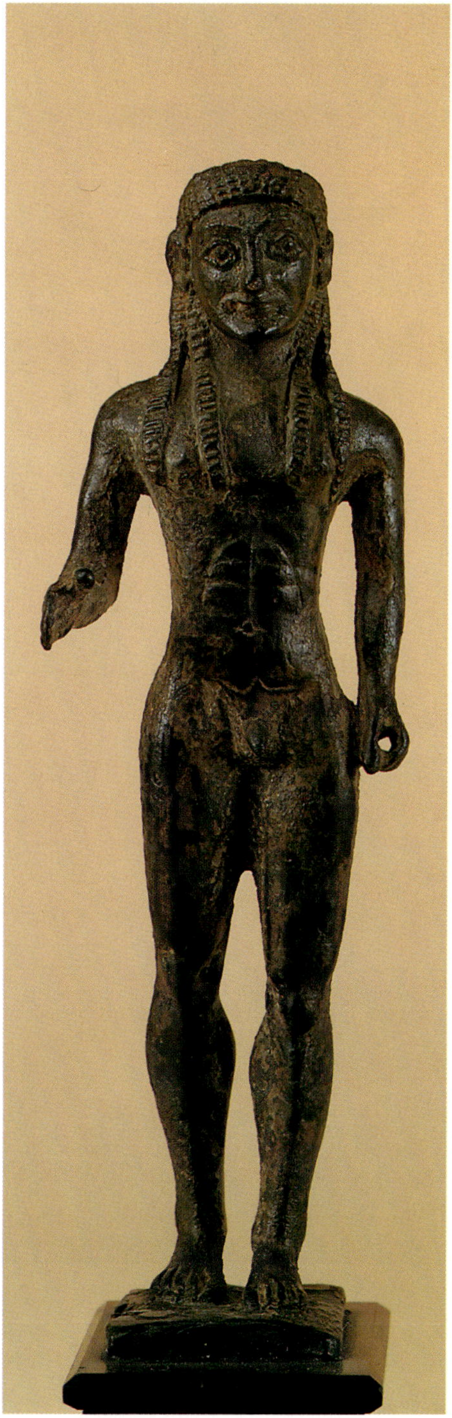

NACKTER JÜNGLING (KUROS)
Griechisch (korinthisch)
um 560 v. Chr.
Bronze; H 12,7 cm
Inv. Nr. VI 2333

Im Standmotiv mit dem vorgesetzten linken Bein, in der graphischen Wiedergabe der Bauchmuskulatur, in der besonderen Haartracht sowie im Gesicht mit den großen Augen und dem sog. archaischen Lächeln liegen in der Statuette Züge vor, die für die Frühzeit der griechischen Plastik charakteristisch sind. Im Typus des nackten, stehenden Jünglings (griech. Kuros) wollte man früher generell Darstellungen des Gottes Apollon sehen, doch wurden Götter und Menschen im gleichen (Kuros-)Schema dargestellt. K. G.

PFERDCHEN ▽
Griechisch-geometrisch (lakonisch)
2. Hälfte 8. Jh. v. Chr.
Bronze; H 7,5 cm
Inv. Nr. VI 3064

Die einzelnen Körperteile des Pferdchens sind aus abstrakten geometrischen Elementen zusammengesetzt: die Gelenke der überlangen Beine sind plastisch betont, Rumpf und Kopf walzenförmig, der Bug springt eckig vor; die Standplatte ist von Dreiecken durchbrochen. Solche Statuetten wurden als Votivgaben in die Heiligtümer geweiht, wobei sich in den verschiedenen griechischen Landschaften im Verlauf des 8. Jh. v. Chr. lokale Stile entwickelten. K. G.

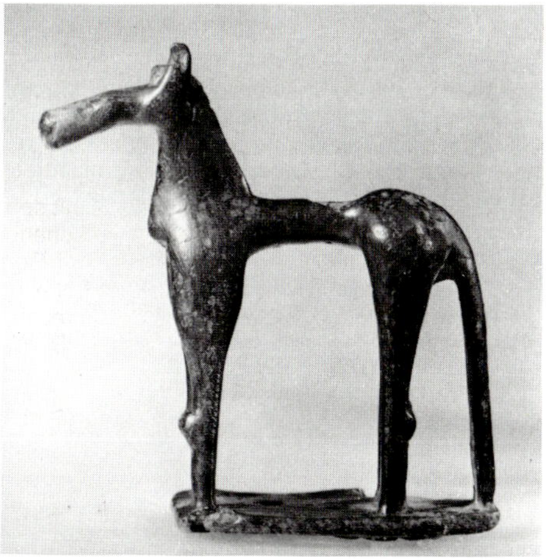

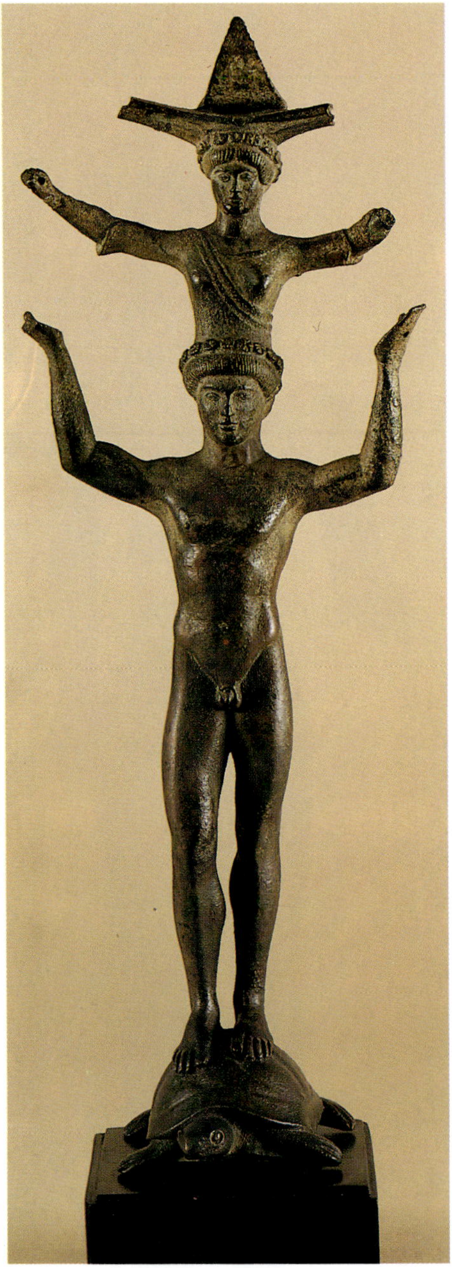

SPIEGELSTÜTZE
Griechisch (unteritalisch)
um 460 v. Chr.
Bronze; H 28,5 cm
Inv. Nr. VI 107

Auf einer Seeschildkröte steht mit erhobenen Armen ein nackter Jüngling, auf seinen Handflächen trug er einst die Vorderteile von Pferden. Aus seinem Kopf wächst eine weibliche Halbfigur, eine Herrin der Tiere, in den Händen hielt sie die Zügel der Pferde, Auf dem Haupt befindet sich noch das Tragglied für den jetzt fehlenden Spiegel. Die Spiegelstütze dürfte aus einer Werkstätte der unteritalischen Stadt Lokroi stammen. K. G.

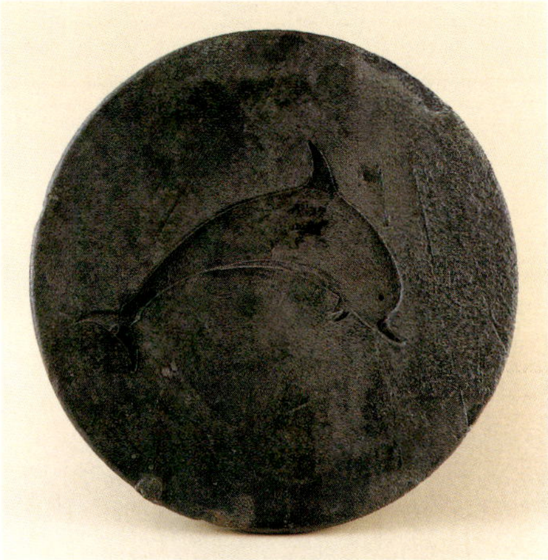

DISKOS
Griechisch (unteritalisch)
um 500 v. Chr.
Bronze; ∅ 28,3 cm
Inv. Nr. VI 2889

Das in die Scheibe eingetiefte Bild des Delphins, der die Flugbahn des Diskos symbolisiert, war offensichtlich in mehrfarbigem Material eingesetzt, wie die Linien, die Schnabel, Bauch und Flossen deutlich vom übrigen Körper absetzen, beweisen. Diese kostbare Ausführung macht es wahrscheinlich, daß dieser Diskos nie als Sportgerät in Verwendung war, sondern als Weihegeschenk gedient hat. – Während der Diskoswurf bei Homer noch als Einzeldisziplin gewertet wird, erscheint er später nur mehr in Kombination mit Lauf, Weitsprung, Speerwurf und Ringkampf im Rahmen des Pentathlon (Fünfkampf). K. G.

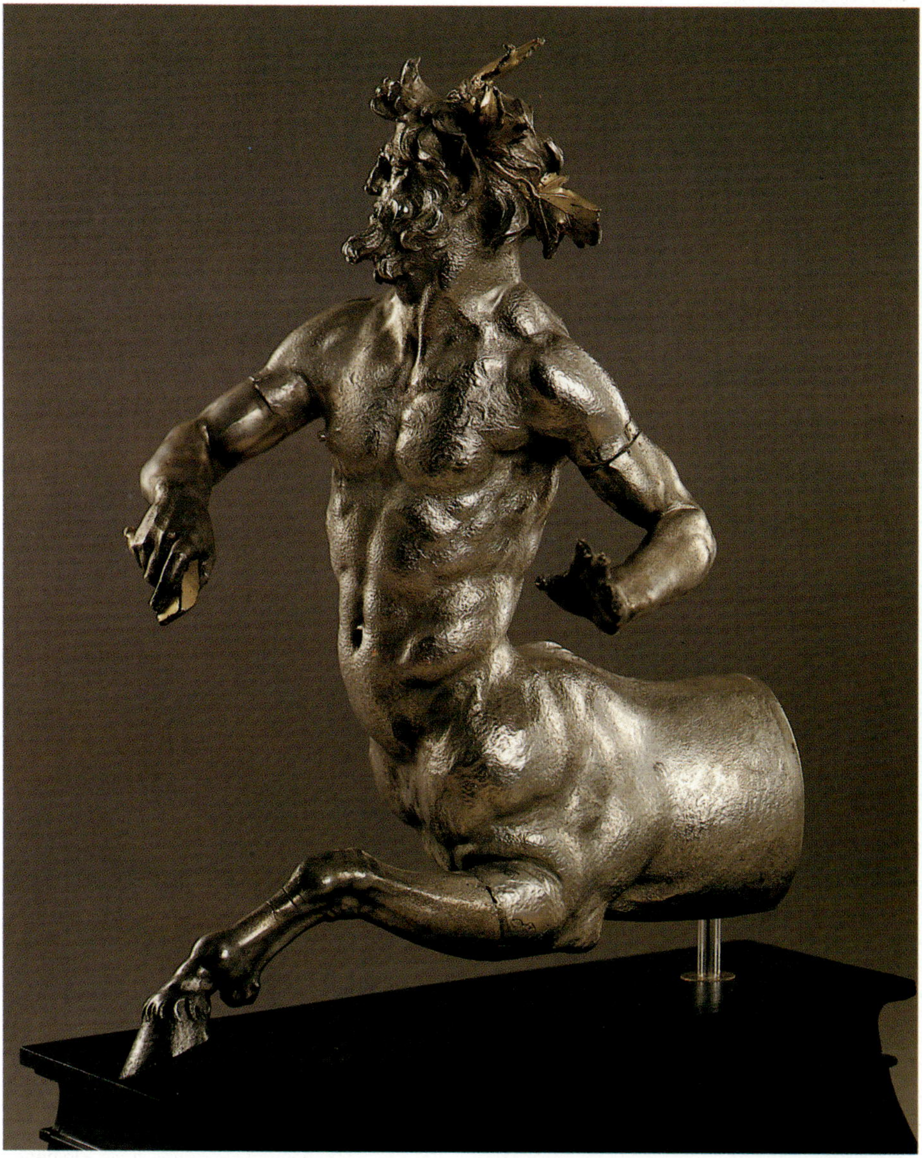

VORDERTEIL EINES KENTAUREN
Griechisch-hellenistisch
um 170 v. Chr.
Silber, z. T. vergoldet; H 22 cm
Inv. Nr. VII A 49

Nicht eines jener unbändigen, pferdeleibigen Mischwesen, deren Kampf mit den Lapithen für die Griechen von symbolhafter Aussagekraft war, ist hier dargestellt, vielmehr ein musizierender Kentaur in der Art des Chiron, des Erziehers des jugendlichen Achill: in der linken Hand ist ein Saiteninstrument zu ergänzen, die rechte hält ein Plektron. Stilistisch steht der Kentaur mit seinem starken Pathos und der reichen Modellierung des Körpers den Reliefs des großen Altarfrieses von Pergamon sehr nahe. Auch in technischer Hinsicht zählt der Kentaur, der wohl Teil eines Rhytons (Trinkhorn) war, zu den Meisterwerken antiker Toreutik: bis auf Arme und Beine, die gegossen sind, ist der gesamte Körper aus einem Stück Silberblech getrieben. K. G.

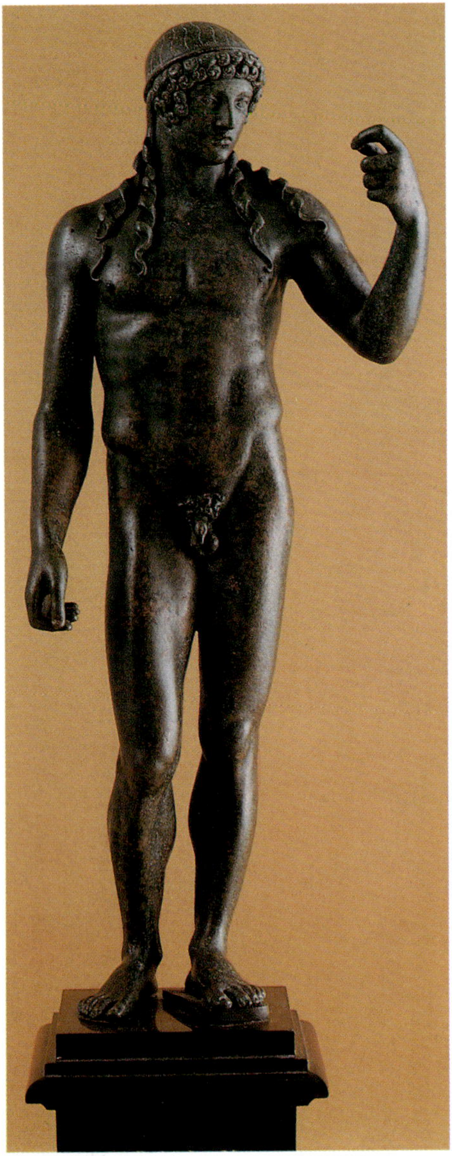

KOPF DES JUPITER ▽
Römisch
1. Jh. n. Chr.
Bronze; H 29 cm
Inv. Nr. VI 9

Der Kopf stammt aus der Sammlung des Erzherzogs Ferdinand von Tirol auf Schloß Ambras. Ursprünglich in eine Statue eingelassen, fehlen dem Kopf heute die Augen, die in farbigem Material eingesetzt waren, sowie die Plattierung der Lippen aus dünnem Kupferblech. Haupt- und Barthaar umgeben das Gesicht in einem sorgfältig gearbeiteten Lockenkranz. Der Kopf ist ein hervorragendes Beispiel für den Klassizismus der frühen Kaiserzeit, der Züge und Tendenzen älterer Stilepochen der griechischen Kunst aufnahm und zu eigenen, römischen Werken umschuf.
K. G.

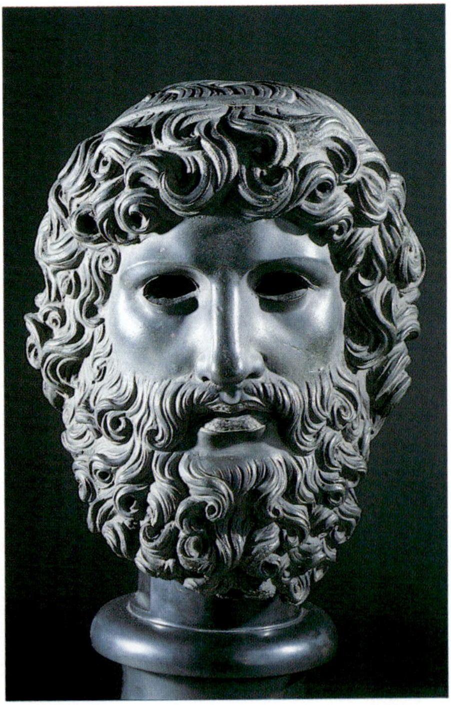

APOLLO
Griechisch-römisch
1. Jh. v. Chr.
Bronze; H 28,5 cm
Inv. Nr. VI 2848

Der griechische Gott Apollon (röm. Apollo) ist Vegetations- und Orakelgott, Unheilabwehrer, Gott der Musen und des Lichtes. – Der nackte Gott hielt in der gesenkten Rechten den Bogen, in der Linken einen Lorbeerstamm, Symbol der reinigenden, sühnenden Kraft. In der Statuette mischen sich ältere mit jüngeren Stilmerkmalen, die Haartracht mit den langen Spirallocken kontrastiert mit dem kräftig durchmodellierten Körper. Abgesehen vom dekorativen Reiz soll mit dem Rückgriff auf ältere Stilstufen wohl auch das ehrwürdige Alter des Kultes dokumentiert werden. Vielleicht war die Statuette, die wegen ihres Fundortes als Apoll von Siebenbürgen bekannt ist, Teil eines römischen Hausheiligtums (Lararium).
K. G.

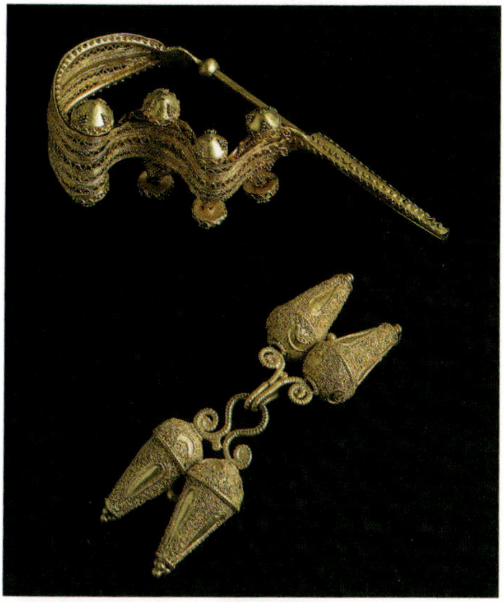

ETRUSKISCHER SCHMUCK

Etruskisch
7.–5. Jh. v. Chr.
Fibel: Gold; L 7,3 cm; Inv. Nr. VII 959
Schließe: Gold; L 6 cm; Inv. Nr. VII 971

Charakteristische Beispiele etruskischer Goldschmiedekunst stellen die Schlangenfibel aus dem 7. Jh. und die eichelförmig gebildeten Verschlußteile, vermutlich einer Kette aus dem 5. Jh., dar. Beide Schmuckstücke sind in den von den Etruskern vollendet beherrschten Granulations- und Filigrantechniken verziert: feinste Goldkügelchen (Granulat) sind dem Goldblechuntergrund aufgelegt und mit dünnem Filigrandraht eingefaßt.
A. B.-W.

SPIEGEL ▽

Etruskisch
4. Jh. v. Chr.
Bronze, Bein; L 29,6 cm
Inv. Nr. VI 3008

Die Spiegelrückseite zeigt in gravierter Umrißlinie einen im Profil nach links gewendeten Frauenkopf mit einer Haube und Ohrschmuck; an den Seiten eine einfache Ranke. Die eigentliche Spiegelseite ist leicht konvex: da Spiegelglas bis zur römischen Kaiserzeit unbekannt war, wurden blankpolierte Metallflächen als Spiegel benutzt. Der Griff aus Bein ist mit geometrischen Mustern verziert.
K. G.

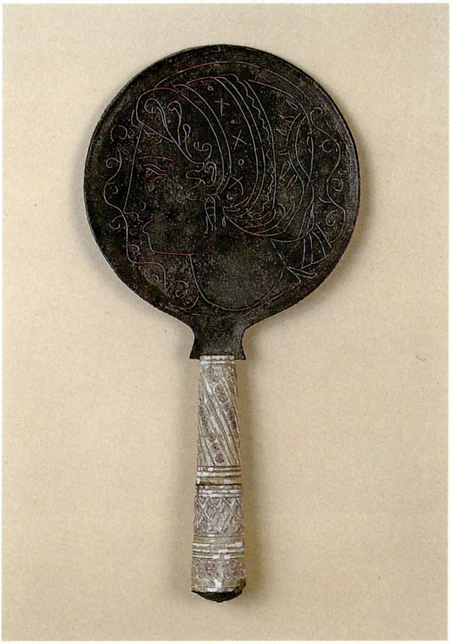

KOHLENBECKEN

Etruskisch
um 500 v. Chr.
Bronze; H 31,9 cm
Inv. Nr. VI 1686a

Das Becken hat die Form eines kleinen Wagens. Die von drei Speichen durchbrochenen Räder sind jedoch nur Attrappen, unbeweglich mit Bändern am Kasten befestigt: an den Schmalseiten Traggriffe, an den Ecken sitzende Löwen, die jedoch nicht rundplastisch, sondern als flache Silhouetten ausgeführt sind.
K. G.

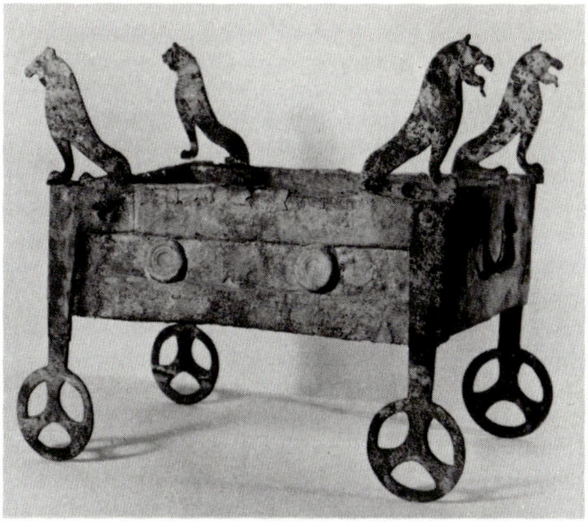

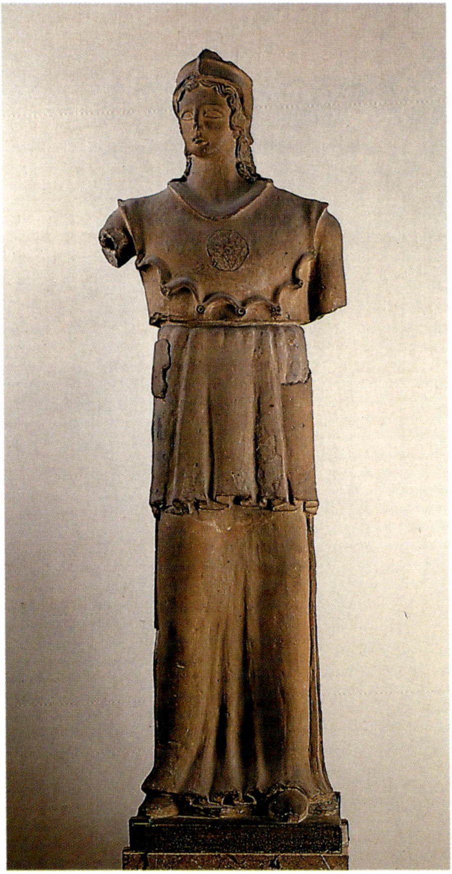

ATHENA ROCCA D'ASPROMONTE
Italisch
2. Hälfte 5. Jh. v. Chr.
Ton; H 151 cm
Inv. Nr. V 115

Die Statue wurde 1777 in Rocca d'Aspromonte (Italien) in den Ruinen eines Heiligtums gefunden. Die römische Göttin Minerva (etruskisch Menerva), ursprünglich die Schutzherrin der Handwerker, als Stadtgöttin von Rom Teil der Götterdreiheit Jupiter, Juno, Minerva, wurde später der griechischen Athena, Göttin des Friedens, der Weisheit, der Kunstfertigkeit und des Krieges, der zum Schutz der Heimat gekämpft wird, gleichgesetzt. – Die Statue zeigt deutlich italisch-etruskische Stilmerkmale, vor allem in den Proportionen: dem kleinen Kopf und dem kurzen Oberkörper. Die Göttin trägt einen Helm, den Peplos (griechisches Frauengewand) und über der Brust als Schutz die Ägis mit dem (jetzt fehlenden) unheilabwehrenden Medusenhaupt. Die weggebrochenen Arme hielten Schild und Lanze. W. O.

BUCCHERO-AMPHORA ▷
Etruskisch
Mitte 6. Jh. v. Chr.
Ton; H 36 cm
Inv. Nr. IV 3927

Zu den Gefäßen aus Bucchero, der typisch etruskischen Keramik des 7.–5. Jh. v. Chr., gehört die Amphora aus grau-schwarzem Ton, deren Bandhenkel mit eingedrückten Tierfriesen (Panther) verziert sind. In der Vielfalt von Formen und

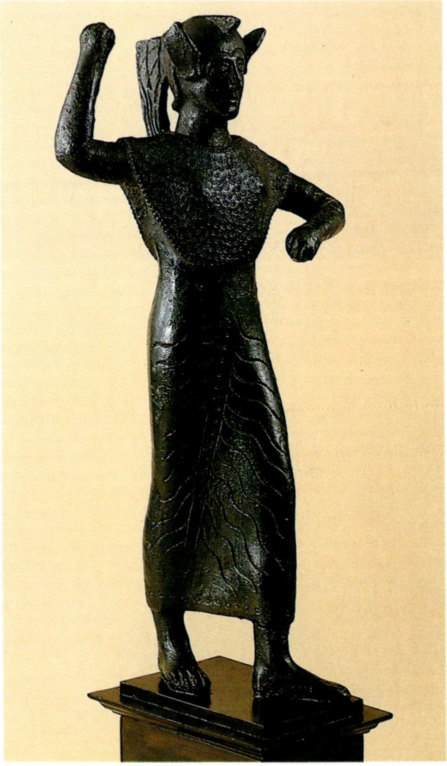

MENERVA
Etruskisch
1. Hälfte 5. Jh. v. Chr.
Bronze; H 24,1 cm
Inv. Nr. VI 7

Die etruskische Göttin ist im Typus der griechischen Athena Promachos (Vorkämpferin) dargestellt, in ihrer Eigenschaft als Beschützerin im Krieg: in Ausfallstellung hält die erhobene rechte Hand die Lanze, der linke Arm den Schild. Menerva trägt einen attischen Helm mit hochgestellten Wangenklappen und langem, tief in den Rücken herabreichenden Helmbusch, einen ungegürteten Chiton und den für sie typischen Brustpanzer, die geschuppte Ägis. K. G.

Dekor dieser Vasen, die den Etruskern als Grabbeigaben dienten und denen Metallvorbilder zugrunde lagen, spiegelt sich der phantasiereiche Charakter dieses in vielen Beziehungen noch immer rätselhaften Volkes wider. Dünnwandigkeit und Eleganz sind die Merkmale der älteren Gefäße; der Schmuck wurde eingeritzt oder mit Zahnrädchen eingedrückt, später auch mit Siegel abgerollt. Im 6. Jh. wurden die Formen plumper, die Wände dicker, aus Negativen gewonnene Reliefs bildeten den aufgesetzten Dekor. A. B.-W.

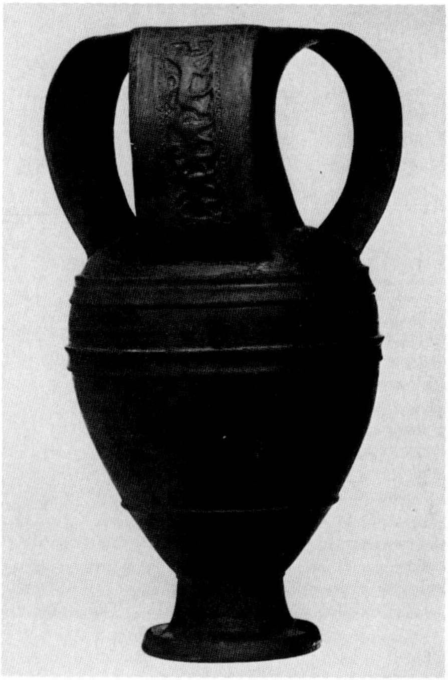

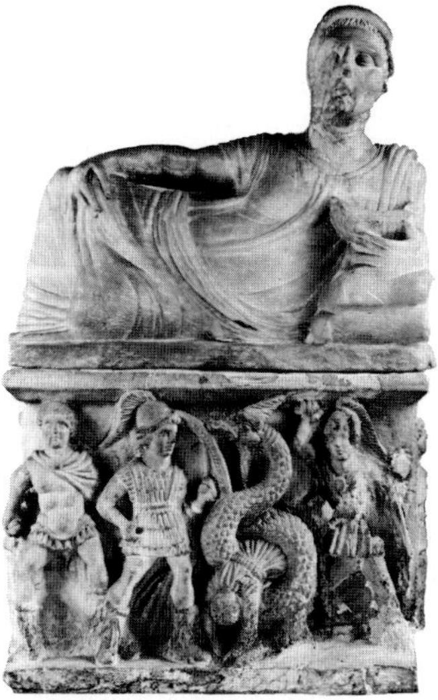

ASCHENURNE
Etruskisch
2. Jh. v. Chr.
Alabaster; H (mit Deckel) 99 cm
Inv. Nr. I 1045 a, b

Die Vorstellungen der Etrusker von Tod und Jenseits spiegeln sich in den Reliefdarstellungen der Aschenurnen – aus Stein oder Ton – wider, die seit hellenistischer Zeit in den Grabanlagen aufgestellt wurden: furchterregende Todesdämonen, hier ein Drache, holen den Verstorbenen und reißen ihn aus den Armen seiner Gefährten. Bedrohlich erscheinen auf den Schmalseiten dieser Aschenkiste, die im 2. Jh. v. Chr. in Volterra entstanden ist, Unterweltsgötter. Auf dem Deckel ruht der Verstorbene, die Schale in seiner Linken zum Totenmahl erhoben. A. B.-W.

HARIGASTHELM ▷
Späteste Hallstattkultur
1. Hälfte 5. Jh. v. Chr.
Bronze; H 20,6 cm
Inv. Nr. VI 1660

Der Helm gehört zu einem Depotfund, der 1811 bei Negau (heute Ženjak, Jugoslawien) gemacht wurde und ursprünglich 26 Helme umfaßte. Der Fundort wurde für den hutförmigen Helmtypus (Negauer Helme) namengebend: Von den Etruskern im 6. Jh. v. Chr. entwickelt, fand er dann auch im alpinen Raum Verbreitung. Der sog. Harigasthelm ist nach der Weihinschrift benannt, die in nordetruskischem Alphabet in die Krempe des Helms eingeritzt wurde und einen Mann mit dem Namen Harigast nennt. Die Inschrift dürfte aus dem 1. Jh. v. Chr. stammen; nach einer – heute umstrittenen – Deutung liegt in ihr das älteste erhaltene germanische Sprachdenkmal vor. K. G.

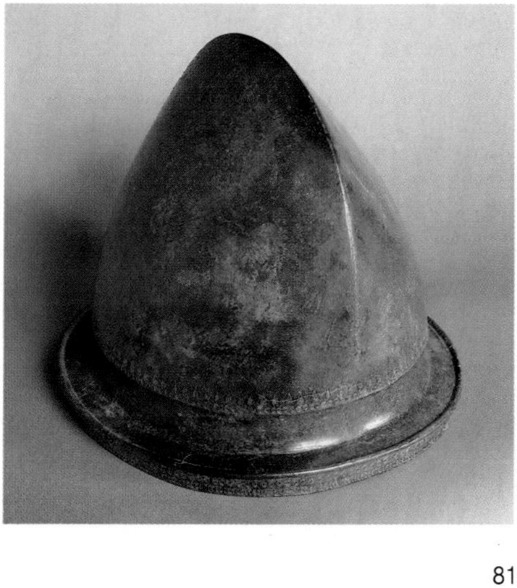

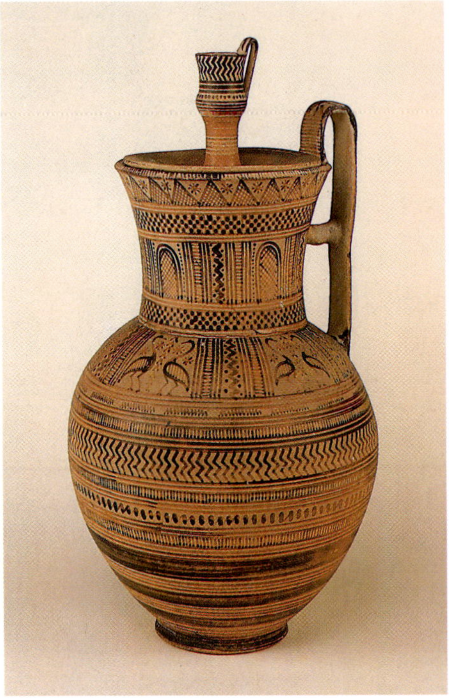

GEOMETRISCHE KANNE

Attisch
2. Hälfte 8. Jh. v. Chr.
Ton; H 51 cm
Inv. Nr. IV 2

Nach der Verzierung der Vasen bezeichnet man das 9. und 8. Jh. v. Chr. auch als „geometrische" Zeit. In den Töpferwerkstätten Athens, die diesen Stil entwickelten und prägten, wurden Gefäße von oft beträchtlicher Größe für die Ausstattung der Gräber hergestellt. Geometrische Muster, wie Mäander, Dreiecke und Kreise, sind die charakteristischen Motive; die seltenen figürlichen Darstellungen (Totenfeiern, Tiere), die erst im 8. Jh. auftreten, zeigen ebenfalls geometrische Züge. Die reichverzierte Kanne mit dem Deckel, dessen Knauf die Form eines Miniaturbechers hat, entstand in der spätgeometrischen Zeit, für die diese flüchtige, impressionistische Malweise typisch ist.
A. B.-W.

BUSIRISHYDRIA ▷

Ostgriechisch
um 525 v. Chr.
Ton; H 45,5 cm
Inv. Nr. IV 3576

Das dreihenkelige Wassergefäß gehört der Gruppe der Caeretaner Hydrien an (benannt nach dem Hauptfundort Caere), die in einer nach Etrurien ausgewanderten jonisch-griechischen Werkstätte hergestellt wurden. Der untere Figurenfries zeigt Jagdszenen, im oberen ist in farbenfroher Fülle und frischer Naivität der griechische Nationalheros Herakles dargestellt, der den zu einem Altar geflüchteten ägyptischen König Busiris und sein Gefolge erschlägt, weil dieser jeden Fremden, welcher durch sein Land reiste, ergreifen und töten ließ.
W. O.

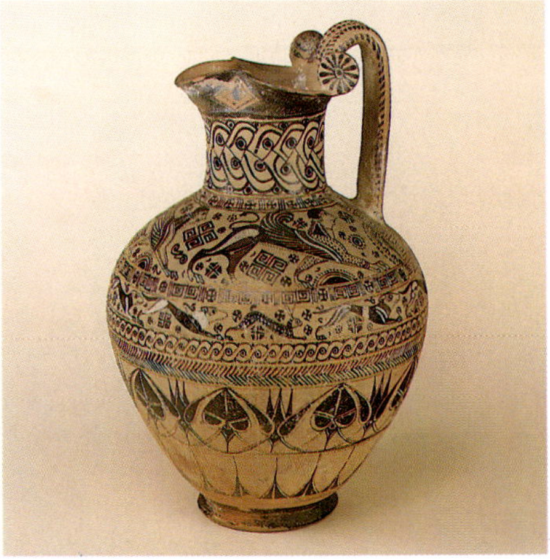

RHODISCHE KANNE

Ostgriechisch
um 600 v. Chr.
Ton; H 38 cm
Inv. Nr. IV 1622

Von starken orientalisierenden Einflüssen geprägt ist die Vasenmalerei des 7. Jh. v. Chr. Neue Motive aus der Tier- und Pflanzenwelt verdrängten die geometrische Ornamentik. Die führende Rolle Athens wurde von Korinth übernommen, weitere Zentren entstanden in Ostgriechenland. Die rhodische Kanne, benannt nach dem Hauptfundgebiet dieser Gattung, gibt von der Ausbildung dieses Stils im griechischen Osten eine gute Vorstellung: umlaufende Tierfriese (Sphinx und Greife, Hunde und Hasen) und Ornamentstreifen mit Flechtbändern und Lotosblüten überziehen die weiße Fläche des Gefäßkörpers. Der aus geschlossenen Silhouetten und Umrißzeichnung gemischte Malstil, die Überlängung der figürlichen Motive und die reiche Füllornamentik geben der Keramik einen besonderen Reiz.
A. B.-W.

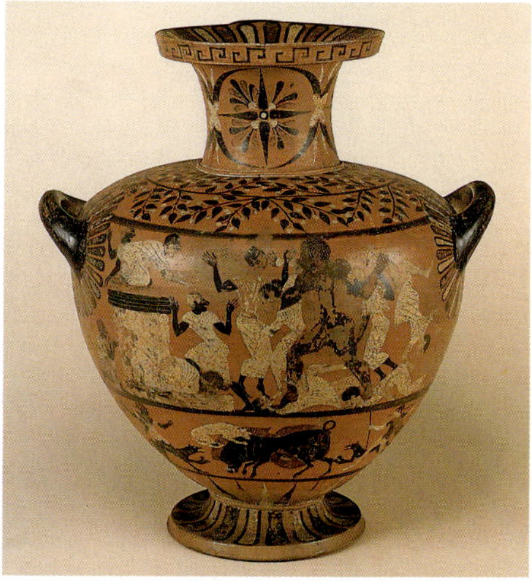

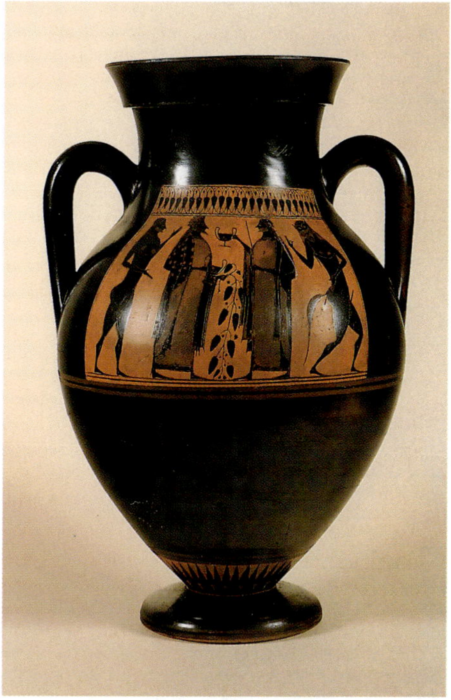

AUFBAHRUNG UND TOTENKLAGE ▽
Attisch, schwarzfigurig
um 510 v. Chr.
Ton; H 23,6 cm
Inv. Nr. IV 4398

Die attischen Vasen der archaischen Zeit sind bis 530 v. Chr. ausschließlich in schwarzfiguriger Technik bemalt. Figuren und Ornamente sind mit einem schwarzen „Glanzton" auf den roten Tongrund aufgetragen, die Innenzeichnung ist geritzt. In dieser schwarzfigurigen Malweise ist ein Pinax (Tafelbild) bemalt. Der Leichnam eines jungen Mannes liegt aufgebahrt auf einer reichverzierten Kline. Um ihn stehen Frauen und Männer, die im Gestus der Totenklage die Arme erhoben haben. – Pinakes waren als Weihegeschenke an den Wänden von Grabgebäuden mit Nägeln befestigt.
A. B.-W.

BAUCHAMPHORA
Attisch, schwarzfigurig; Affektierter Maler
um 540 v. Chr.
Ton; H 45 cm
Inv. Nr. IV 4399

Götter und Heroen gehören zu den bevorzugten Bildthemen attischer Vasenmaler des 6. Jh. Auf dem Bildfeld der schwarzfigurigen Amphora, dem Vorratsgefäß für Wein oder Öl, ist die Ankunft des Weingottes Dionysos in Athen wiedergegeben:
(Fortsetzung auf nächster Seite)

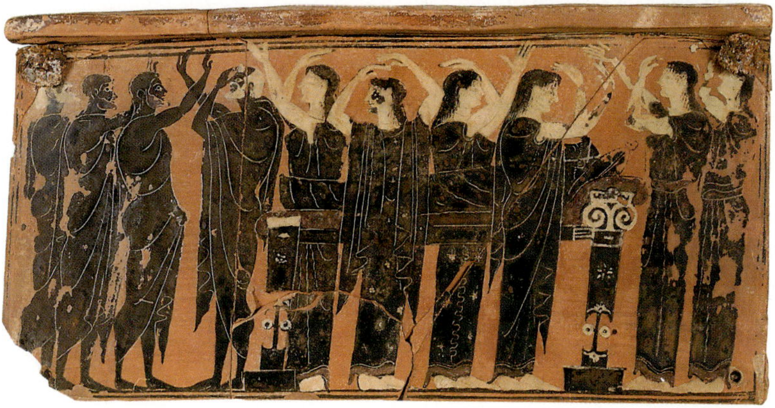

inmitten einer Gruppe von Männern erscheint würdevoll der Gott, bärtig, efeubekränzt, den Kantharos – sein rituelles Trinkgefäß – in der Rechten, eine Weinrebe in der Linken haltend; ihm gegenüber hat der Athener Ikarios, den er die Kunst des Weinbaues lehrte, die Hand zum Gruß erhoben. – Der manieristische Malstil, durch den die lebendige Darstellung der Figurenwelt dem ornamentalen Gesamteindruck geopfert wurde, gab dem attischen Keramiker seinen Namen: „Affektierter Maler". A. B.-W.

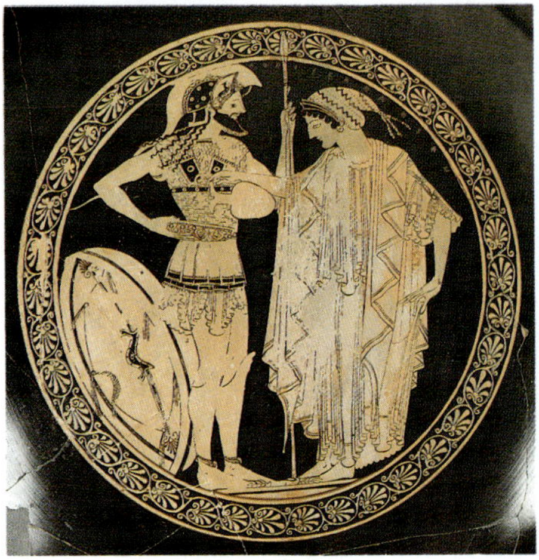

DURIS-SCHALE ▷
Attisch, rotfigurig; Maler Duris
um 500 v. Chr.
Ton; Ø 33 cm, Innenbild 21,1 cm
Inv. Nr. IV 3694

Um 530 v. Chr. wurde in Athen der rotfigurige Malstil – ein Umkehrverfahren des schwarzfigurigen – entdeckt. Während der schwarze „Glanzton" das ganze Gefäß bedeckte, blieben Figuren und Ornamente tongrundig ausgespart. Die Zeichnung konnte nun freier gestaltet werden, da die Details (Haare, Bart, Gewandfalten) nicht mehr mit einem spitzen Instrument ausgekratzt, sondern mit einem feinen Pinsel eingetragen wurden. In dieser neuen Technik bemalte Duris, einer der bedeutendsten attischen Vasenmaler des frühen 5. Jh., die große Trinkschale, deren Bilder in die Welt des Kriegers führen. Eine Abschiedsszene zeigt das Innenbild: einem bärtigen gerüsteten Krieger, der in der Rechten eine Schale hält, reicht eine Frau aus einer Kanne die Abschiedsspende. A. B.-W.

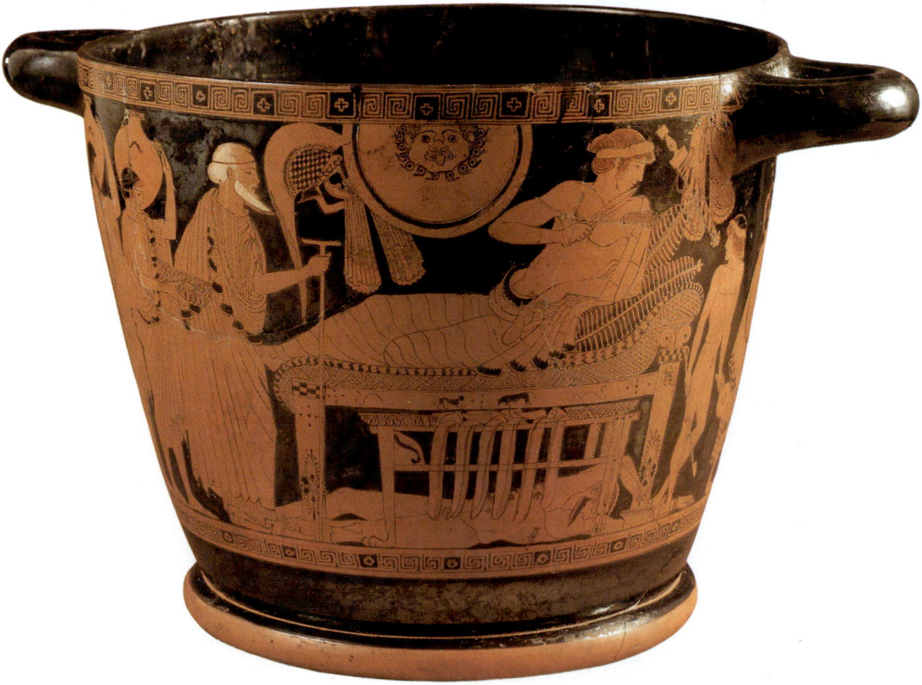

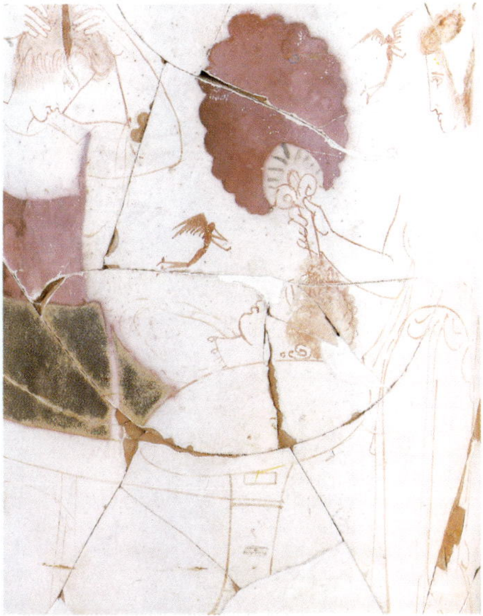

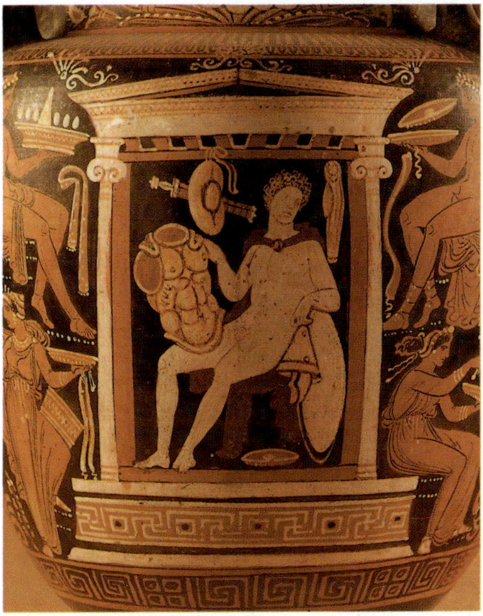

LEKYTHOS
Attisch, weißgrundig
um 425 v. Chr.
Ton; H 45,8 cm (ohne ergänzten Fuß)
Inv. Nr. IV 3748

Als Grabbeigaben oder als Behälter für das Totenopfer dienten weißgrundige Lekythen ausschließlich dem Totenkult. Auch die Technik wird vorwiegend für diese attische Vasengattung verwendet: als Malgrund dient ein weißer Überzug aus einem eisenarmen Tonschlicker, von dem sich die in Umrißzeichnung und unter Verwendung von Mattfarben aufgetragenen Figuren und Ornamente deutlich abheben. – Die Verstorbene liegt unter einer grauen Decke auf dem Totenbett. Drei in dunkle Kleider gehüllte Frauen mit kurzen Haaren umstehen klagend die Tote, die rechte hält einen Fächer. Zwischen ihnen fliegen drei Eidola (Schattenwesen, Seelen). Die düsteren Farben und die kurzgeschnittenen Haare sind Symbole der Trauer. K. G.

KRIEGER IM GRABBAU
Apulisch, rotfigurig
um 330 v. Chr.
Ton; H 64,5 cm
Inv. Nr. IV 94

In der 2. Hälfte des 5. Jh. v. Chr. entstanden bei den Westgriechen in Unteritalien Werkstätten für rotfigurige Vasen, die sich zunächst nur wenig von den attischen unterschieden, im 4. Jh. aber eigene Wege gingen. In Apulien, Kampanien und Lukanien entwickelten sich eigene Stilrichtungen, die durch lokale Züge – mattere Farben, plumpe Formen, Verarmung der Bildthemen – geprägt wurden. Für Apulien charakteristisch sind die großen, mit Figuren und Ornamenten überladenen Kratere (Mischgefäße), deren Darstellungen aus dem Gräberkult sich auf die sepulkrale Verwendung der Gefäße beziehen: ein Grabbau mit dem Sitzbild des Verstorbenen, eines Kriegers, beherrscht die Bildmitte, beiderseits erscheinen Mädchen und Jünglinge mit Grabesspenden zum Totenkult. A. B.-W.

◁ **BRYGOS-SKYPHOS**
Attisch, rotfigurig; Brygos-Maler
um 490 v. Chr.
Ton; H 25 cm
Inv. Nr. IV 3710

Auf dem großen Trinknapf, der in der Werkstätte des Töpfers Brygos angefertigt wurde, ist eine Szene aus Homers Ilias nachempfunden: Achill, der vielgerühmte Heros der Griechen im Trojanischen Krieg, liegt auf einer Kline, vor der ein Speisetischchen steht. Von links nähert sich Priamos, der greise König von Troja, mit seinem Gefolge, um die Leiche seines gefallenen Sohnes Hektor zu erbitten, die unter dem Ruhebett liegt; rechts – Schöpfer und Weinsieb in den Händen haltend – der Mundschenk Achills. Der Raum, in dem die Handlung abläuft, ist durch die an der Wand hängenden Waffen angedeutet. Auf der Hinterseite eine Fürstenversammlung. – Obwohl am Beginn der klassischen Epoche entstanden, enthalten die Bilder zahlreiche Züge des spätarchaischen Stils: Figurenfülle, Erzählfreudigkeit und Liebe zum Detail. W. O.

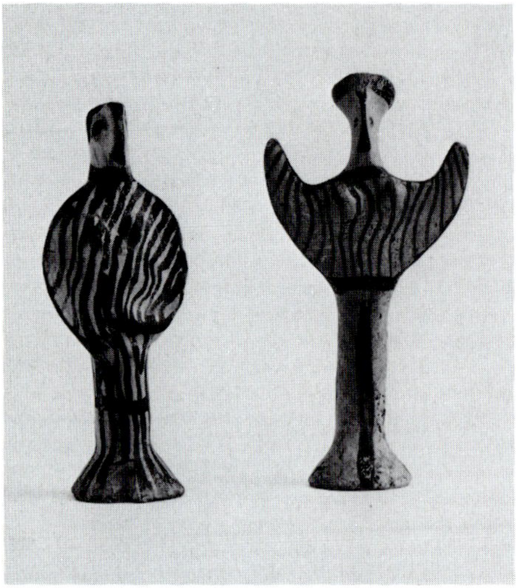

MYKENISCHE IDOLE
Spätmykenisch
14.–13. Jh. v. Chr.
Ton; H 10,7 cm bzw. 11,4 cm
Inv. Nr. V 3253, 3254

Aus der Spätzeit der mykenischen Kultur, die ihre größte Blüte während des 14. und 13. Jh. v. Chr. erlebte, stammen die kleinen Tonidole einer weiblichen Gottheit, die in großer Zahl in Gräbern und Heiligtümern zutage kamen. Typisch für diese anspruchslos geformten und bemalten Figürchen sind ein fußlanges, gegürtetes und am Oberkörper faltenreiches Gewand, eine Art Krone und bestimmte Armhaltungen. Nach der Ähnlichkeit mit den griechischen Buchstabe Φ und Ψ hat man diese Idoltypen Phi- bzw. Psi-Idole bezeichnet. A. B.-W.

SALBGEFÄSSE ▷
Korinthisch
1. Hälfte 6. Jh. v. Chr.
Ton; H 10,7 cm bzw. 9,4 cm
Inv. Nr. V 1267, 1273

Die Sitte, Gefäße in Gestalt von Menschen, Tieren oder Fabelwesen zu formen, ist alt; bereits die Ägypter kannten plastische Vasen, ebenso die Bewohner von Zypern und Mykene. Erst im 7. Jh. v. Chr. begannen griechische Keramikwerkstätten – in Korinth und Rhodos – mit einer Herstellung in größerem Umfang; dabei waren dem Einfallsreichtum der Töpfer in der Gestaltung der Gefäße vor allem in archaischer Zeit kaum Grenzen gesetzt. In Korinth entstanden diese zwei reizvollen Gefäße in Form eines knienden Jünglings und eines hockenden, bärtigen Mannes, die zur Aufbewahrung von wertvollem Salböl dienten.
A. B.-W.

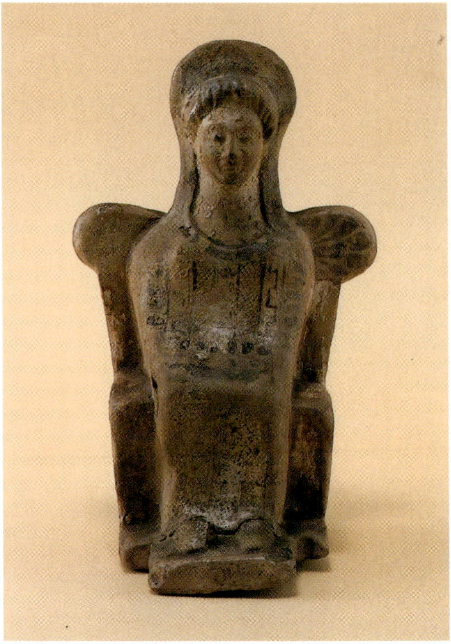

THRONENDE GÖTTIN
Attisch
Anfang 5. Jh. v. Chr.
Ton; H 18,5 cm
Inv. Nr. V 401

Mit einem Diadem als Kopfschmuck sitzt die Göttin in würdevoller Haltung auf einem Thronsessel mit hoher Rückenlehne und Fußschemel. Die Terrakotta ist aus einer einteiligen Matrize geformt; von der einstmals lebhaften Bemalung sind noch deutliche Spuren vorhanden. Vielleicht war das Vorbild dieser blockhaften, auf strenge Frontalität ausgerichteten Statuette die archaische Kultstatue der Athena in ihrem alten Tempel auf der Akropolis in Athen. K. G.

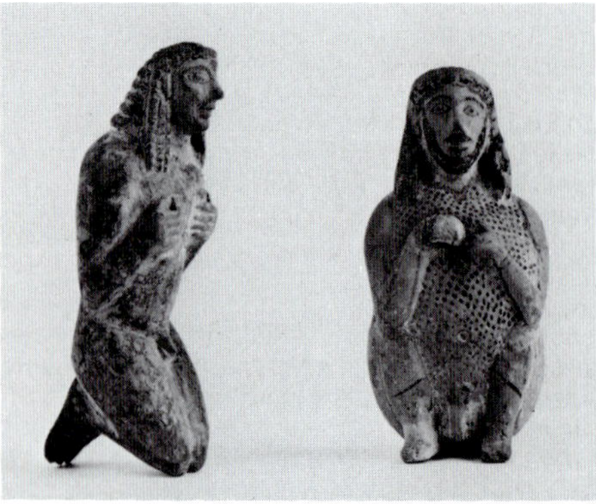

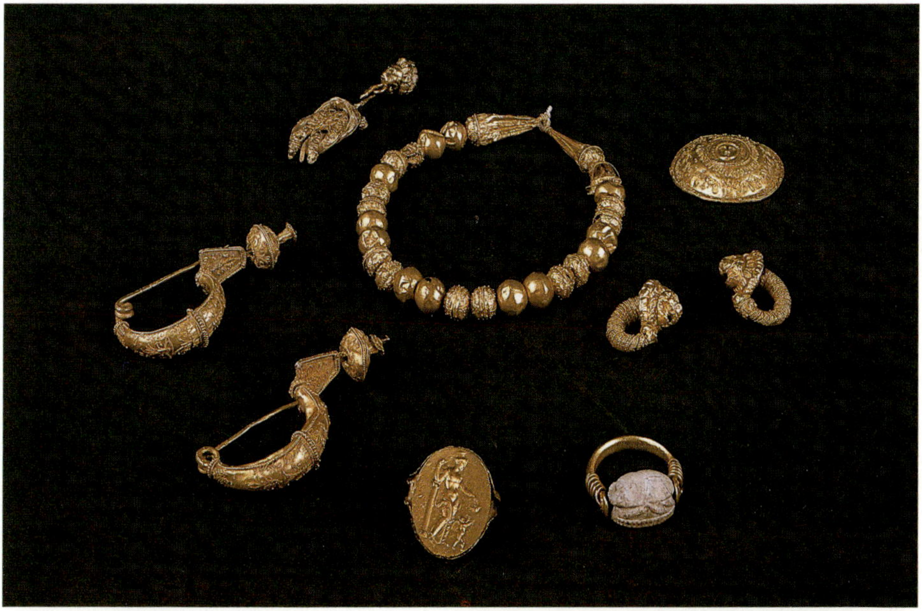

GOLDSCHMUCK
Griechisch-hellenistisch
4.–3. Jh. v. Chr.
Gold, Skarabäus; L (Kette) 25 cm
Inv. Nr. VII B 217, 247, 269/70, 315/16, 323, 325, 353

Die reiche Ausstattung eines Frauengrabes aus frühhellenistischer Zeit dokumentieren die neun Schmuckstücke, die am Beginn des 19. Jh. in Unteritalien gefunden wurden. Zu dem Fundkomplex, der 1819 – vermutlich unvollständig – nach Wien gelangte, gehören: ein Paar Ohrringe mit Löwenköpfen; eine Halskette mit glatten und granulierten Perlen; ein Paar Fibeln; eine schildförmige Zierscheibe mit einem Medusenhaupt; der Verschlußteil einer Kette in Form des Heraklesknotens; ein massiver Goldring mit der eingravierten Darstellung von Aphrodite und Eros auf der Ringplatte sowie ein etruskischer Skarabäus in einem Goldbügel. A. B.-W.

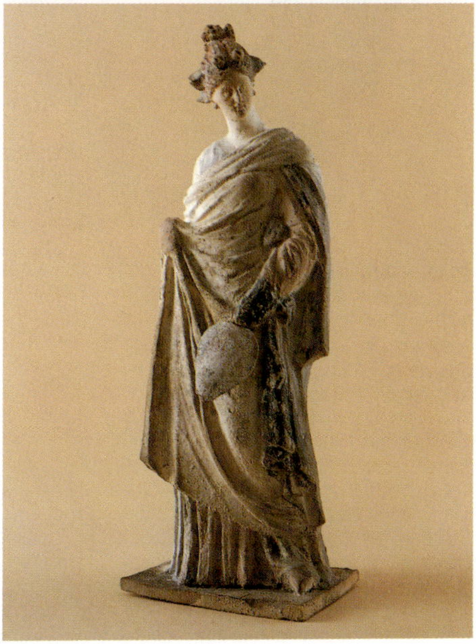

STEHENDE FRAU MIT FÄCHER ▷
Hellenistisch (böotisch)
um 300 v. Chr.
Ton, Bemalung; H 23,4 cm
Inv. Nr. V 2824

In der 2. Hälfte des 4. Jh. v. Chr. begannen böotische Terrakottawerkstätten – von der spätklassischen Kunst Athens inspiriert – in großer Anzahl Tonstatuetten in verfeinerter und eleganter Art, vornehmlich Frauengestalten mit reichen Gewändern in lebhaften Drapierungen, herzustellen, denen eine reiche farbige Bemalung das charakteristische Aussehen verlieh. Das bedeutendste Zentrum befand sich in dem böotischen Ort Tanagra, der für diese hellenistische Gattung namengebend wurde. – Diese Statuetten hatten nicht mehr nur ihren Sinn als Votiv- oder Grabbeigaben, sie wurden auch im privaten Bereich als Schmuckgegenstände aufgestellt. A. B.-W.

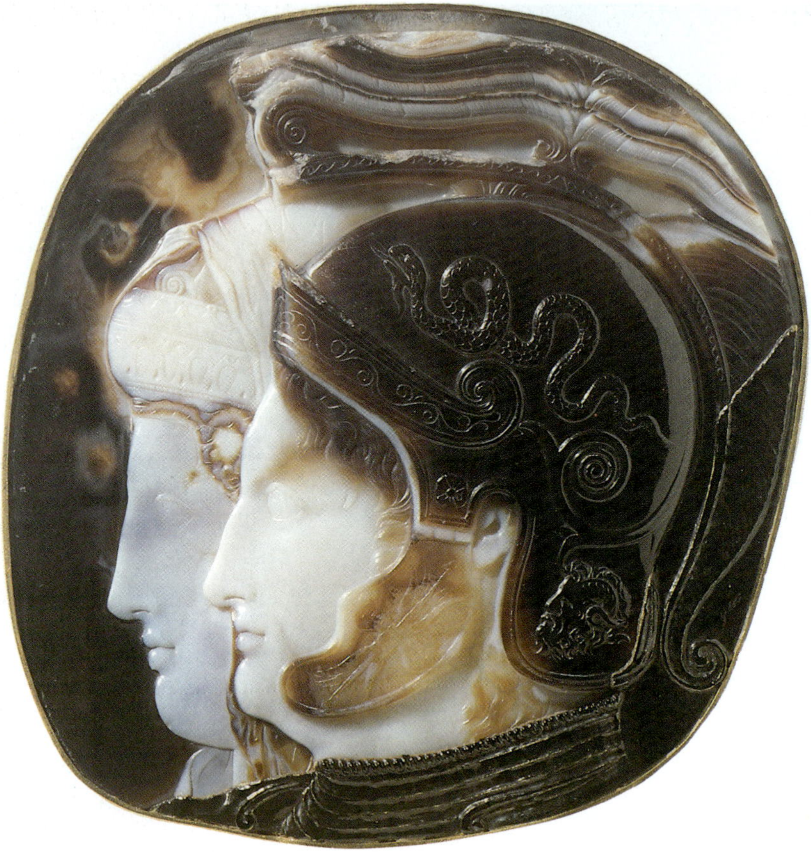

PTOLEMÄERKAMEO
Griechisch
278 v. Chr. ?
Neunschichtiger Onyx; H 11,5 cm
Fassung: Goldreif; 16. Jh. (?)
Inv. Nr. IX A 81

Die großen Prunkkameen der Antike sind Kleinkunst von hoher und höchster künstlerischer Qualität, die sowohl durch ihre Thematik – sie sind politische, kulturgeschichtliche und religiöse Zeugnisse ihrer Zeit – als auch durch ihre virtuose Technik und das kostbare Material faszinieren. Sie dienten der politischen Repräsentation, der Verherrlichung des Herrschers und seiner Familie und waren Glanzlichter der imperialen Schatzkammern. Während Gemmen vertieft geschnitten sind (man verwendete sie häufig als Siegel), sind Kameen Miniaturreliefs, also erhaben derart aus dem Stein geschliffen, daß meist die Figuren der hellen Schicht angehören und die dunkle den Reliefgrund bildet. Beim Ptolemäerkameo sind aus den neun abwechselnd dunkelbraunen und bläulich-weißen Schichten des Steines die Portraits eines ägyptischen Königspaares geschnitten: Ptolemaios II. Philadelphos im Vordergrund trägt einen attischen Helm, dessen Wangenklappe ein Blitzbündel, das Attribut des Zeus, zeigt. Die Schlange auf der Helmkuppe ist der gräzisierte Abkömmling der Uräusschlange am Kriegshelm der ägyptischen Pharaonen. Auf dem Nakkenschutz des Helmes der Kopf des ägyptischen Gottes Ammon. Die Schwestergemahlin Arsinoe II. im Hintergrund trägt eine haubenartige Krone, darüber einen Schleier. Zwischen der Vermählung des Paares im Jahr 278 und dem Tod der Arsinoe 270/69 ist der Kameo entstanden. Möglicherweise war er als offizielles Hochzeitsgeschenk in Auftrag gegeben worden. – Durch die Beschreibung des Theologen und Naturforschers Albertus Magnus ist der Kameo um die Mitte des 13. Jh. am Dreikönigsschrein in Köln nachweisbar: Die Köpfe des Herrscherpaares und des Ammon deutete man als Abbild der drei Magier aus dem Morgenland. 1574 wurde der kostbare Stein geraubt. 1586 tauchte er in Rom auf und verschwand nochmals. In Wien ist er für die Jahre 1668/69 zum ersten Mal bezeugt. W. O.

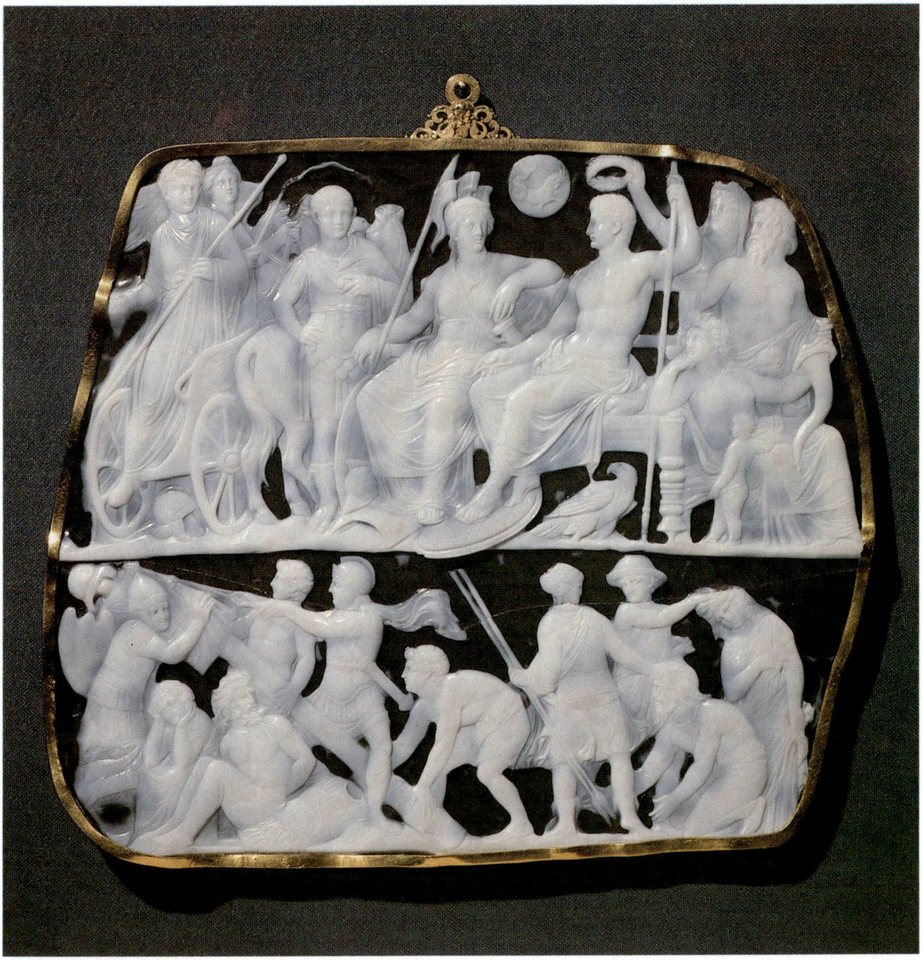

GEMMA AUGUSTEA
Römisch
nach 10 n. Chr.
Zweischichtiger Onyx; H 19 cm
Fassung: Goldreif, Hinterseite in ornamentierter Durchbrucharbeit; deutsch, 17. Jh.
Inv. Nr. IX A 79

Im oberen Streifen der Darstellung thront Augustus in der Tracht und Pose Jupiters, in den Händen Szepter und Augurenstab haltend. Zur Rechten des Kaisers sitzt Roma, die Schutzherrin der Stadt. Zwischen den Köpfen der beiden Figuren der Steinbock, das Zeugungsgestirn des Augustus, zur Linken des Thrones allegorische Figuren: Oikumene, die bewohnte Erde, Okeanos, der Weltenstrom, und Italia mit Füllhorn und zwei Knaben. Neben Roma steht der Großneffe des Augustus, Germanicus, von einem von Viktoria gelenkten Wagen steigt Tiberius, der Kronprinz und Stiefsohn des Kaisers. Im unteren Streifen wird ein Tropaion (Siegesmal) errichtet, ringsum römische Soldaten und besiegte Barbaren. Die Darstellung bezieht sich auf die Niederwerfung des Dalmateraufstandes: Am 16. Jänner des Jahres 10 n. Chr. zieht der Oberbefehlshaber der römischen Truppen, Tiberius, in Rom ein; als Sieger tritt er vor den Kaiser. – Der Kameo wird erstmals 1246 in einem Inventar des Klosters Saint Sernin in Toulouse erwähnt. Zu Beginn des 17. Jh. gelangte er durch Kauf Rudolfs II. in habsburgischen Besitz. – Heute wird der Wiener Bestand an geschnittenen Steinen unter die 3 bedeutendsten Sammlungen der Welt gereiht; er ist zweifellos der größte und importanteste hinsichtlich der Prunkkameen. W. O.

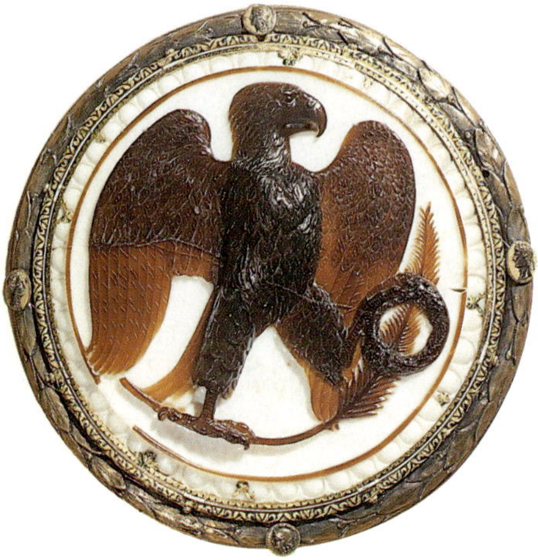

ADLERKAMEO
Römisch
27 v. Chr.
Zweischichtiger Onyx; ∅ 22 cm
Fassung: Silber vergoldet; Mailand, 3. Viertel 16. Jh.
Inv. Nr. IX A 26

Der Adler, Sinnbild der Macht des Imperium Romanum, steht mit ausgebreiteten Schwingen auf einem Palmzweig. Mit dem linken erhobenen Fang faßt er einen Eichenkranz, die corona civica (Bürgerkrone), eine hohe Auszeichnung, die Kaiser Augustus am 16. Jänner 27 v. Chr. zum Dank für die Rettung der Römer aus dem Chaos des Bürgerkrieges erhielt. – Die Staatskameen waren im Besitz der kaiserlichen Schatzkammer in Rom, von wo sie wahrscheinlich im 5. Jh. n. Chr. durch Kunstraub nach Byzanz gelangten und 1204 infolge der Plünderung der Stadt durch die Kreuzritter in das Abendland zurückkamen. Der Adlerkameo war unmittelbar danach vermutlich am Ambo König Heinrichs II. im Aachener Dom angebracht. In Wien ist er erstmals 1750 nachweisbar. W. O.

LÖWENKAMEO ▽
Römisch
Claudisch
Dreischichtiger Onyx; H 20 cm (gesamt)
Fassung von Johann Boÿ, 1651
Inv. Nr. IX A 29

Im Eingang einer Höhle liegt ein Löwe, oben auf dem Höhlenrand sitzt ein Rabe. Da beide Tiere ihren Platz in der Mysterienreligion des persischen Lichtgottes Mithras haben, ist das Kameofragment möglicherweise damit in Verbindung zu bringen. Als der Stein um 1500 Teil eines Ostensoriums mit einer Reliquie des hl. Markus im Domschatz von St. Stephan war, wurde der Löwe als Symbol des Evangelisten interpretiert. 1651 widmete die Stadt Wien den Kameo Kaiser Ferdinand III.; aus dem gleichen Jahr stammt die prunkvolle Fassung: die Rahmung aus Gold, Email und Rubinen; zuoberst der Doppeladler mit Reichsszepter, Reichsschwert und Reichsapfel; die Hälse tragen die Krone Rudolfs II., die habsburgische Hauskrone. W. O.

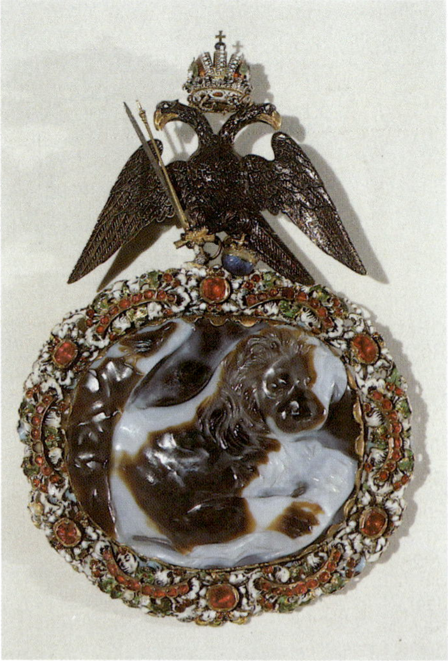

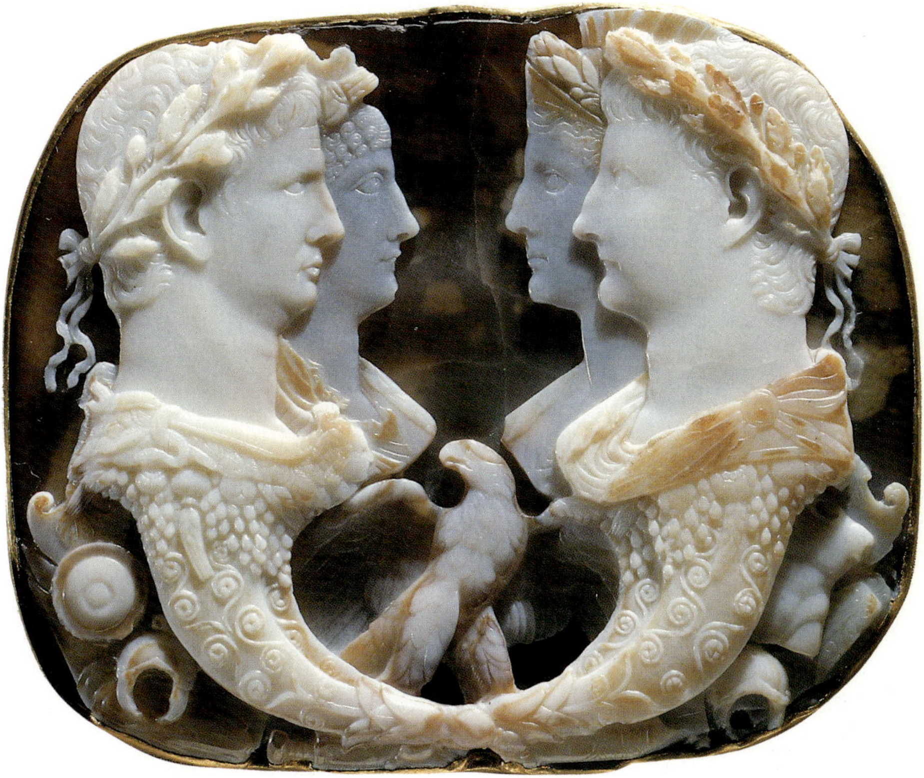

GEMMA CLAUDIA
Römisch
49 n. Chr. ?
Fünfschichtiger Onyx; H 12 cm
Fassung: Goldreif
Inv. Nr. IX A 63

Aus zwei Füllhörnern sprießen symmetrisch vier Portraits: links Kaiser Claudius und seine Gemahlin Agrippina die Jüngere. Dem Herrscherpaar gegenüber Germanicus und seine Frau Agrippina die Ältere, die Schwiegereltern des Claudius. Im Jahr 49 n. Chr. fand die vierte Vermählung des Kaisers statt. Man setzte große Erwartungen in die jüngere Agrippina, die auf dem Kameo als Kybele, Göttin der Fruchtbarkeit, dargestellt ist, und man glaubte nach der Ermordung der Messalina an eine totale Wendung der Dinge. Möglicherweise ist der Stein demnach ein offizielles Hochzeitsgeschenk an das kaiserliche Paar, denn zu diesem Zeitpunkt ahnte niemand, daß das herrschsüchtige, intrigante Wesen dieser Frau, ihre Erhebung zur Augusta und die Adoption ihres Sohnes Nero für Kaiser und Staat verhängnisvolle Folgen haben sollte. – Der unbekannte Meister hat die Darstellung virtuos aus den fünf abwechselnd dunklen und hellen Schichten des Steines geschnitten, wobei ein stellenweise beispielloser Dünnschliff (minimale Grunddicke 2 mm) eine erhöhte Transparenz des Materials bewirkt. W. O.

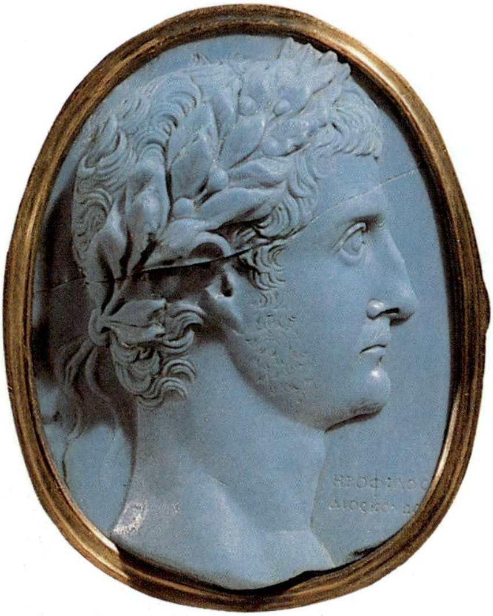

HEROPHILOSKAMEO
Römisch
14 bis 37 n. Chr.
Glas; H 5,9 cm; Fassung: Goldreif
Inv. Nr. IX A 30

Das Portrait eines lorbeerbekränzten Mannes stellt wahrscheinlich Kaiser Tiberius dar. Das Werk ist signiert: Herophilos Dioskourid(ou) (Herophilos, Sohn des Dioskurides). Der Künstler hat mit der Farbe des Glases einen Türkis imitiert. Die Glaspaste wurde 1798 von Kaiser Franz II. dem Münz- und Antikenkabinett überwiesen. W. O.

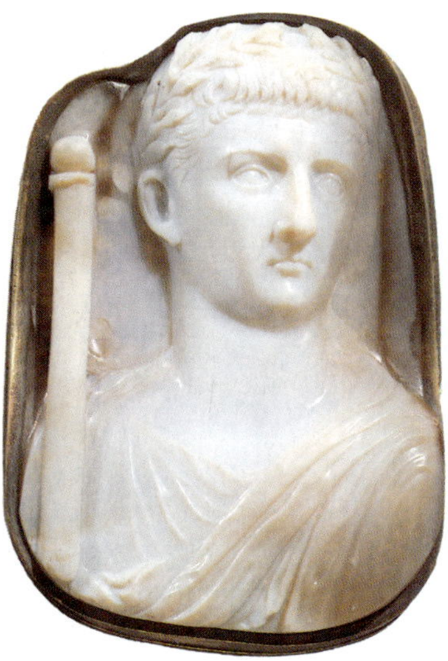

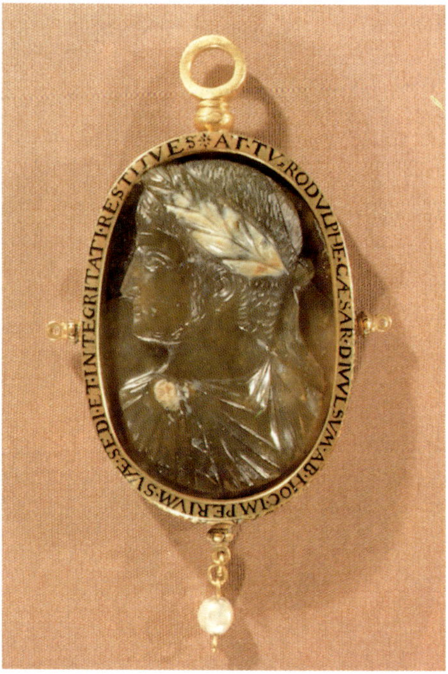

DECIUSKAMEO
Römisch
249–251 n. Chr.?
Zweischichtiges Plasma; H 7,7 cm
Fassung: Gold emailliert; um 1600
Inv. Nr. IX A 16

Der Kopf eines Mannes, der – wohl als kaiserliche Insignie – den Lorbeerkranz trägt. Vermutlich ist Decius porträtiert, unter dessen Herrschaft es zu blutigen Christenverfolgungen kam. Die Inschriften der Fassung nennen auf der Vorderseite Rudolf II., auf der Hinterseite Konstantin d. Gr. Als der Stein gefaßt wurde, deutete man das Portrait im christlichen Sinn: auf Konstantin, den Christenfreund. Man verglich Rudolfs Rolle mit der des spätantiken Dominus: als Vorkämpfer und Verteidiger des Christentums. W. O.

◁ **CLAUDIUSKAMEO**
Römisch
41–54 n. Chr.
Chalzedon; H 14,5 cm
Fassung: Silber, vergoldet; um 1600
Inv. Nr. IX A 23

Portrait des Kaisers in Vorderansicht, lorbeerbekränzt, mit dem Szepter, in Tunika und Toga. Ein intelligentes Gesicht, das jedoch verkniffen und energiearm wirkt; das Gesicht eines Herrschers, dessen Wesen von Haltlosigkeit, Skurrilität und Mangel an Autorität gekennzeichnet ist. W. O.

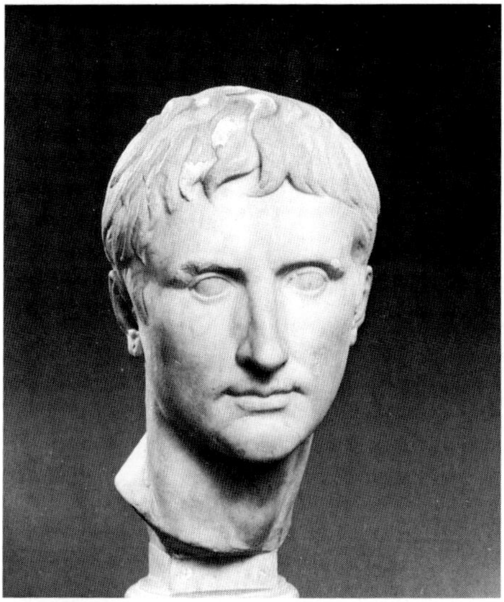

PORTRAIT DES AUGUSTUS
Römisch
Spätaugusteisch
Marmor; H 36 cm
Inv. Nr. I 60

Der Kopf ist ein Produkt höfischer Kunst: Die Eleganz, die glatte, vom Detail absehende Oberfläche und das Idealisieren sind klassizistische Merkmale; dennoch liegt ein römisches Individualbildnis vor, da alle wesentlichen, für Kaiser Augustus (27 v. bis 14 n. Chr.) typischen Züge vorhanden sind. W. O.

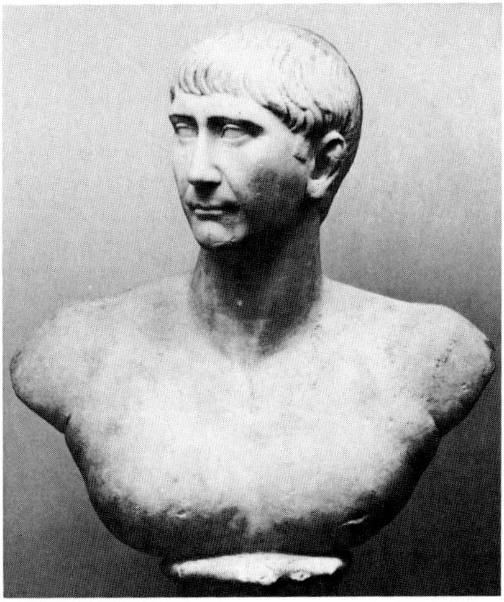

PORTRAIT DES TRAJAN
Römisch
nach 108 n. Chr.
Marmor; H 68 cm
Inv. Nr. I 104

Kaiser Trajan (98–117 n. Chr.) war ein hervorragender Feldherr – unter seiner Regierung erhielt das römische Imperium seine größte Ausdehnung; er war aber auch ein gerechter und kluger Verwalter, dem der Senat den Beinamen optimus princeps (bester Kaiser) verlieh. So ist auch sein Bildnis von nüchternem Ernst und schlichter Würde geprägt. W. O.

PORTRAIT DES COMMODUS
Römisch
180–192 n. Chr. (Büste: modern)
Marmor; H 86 cm
Inv. Nr. I 15

Der entartete Sohn des großen Mark Aurel führte ein absolutistisches Regiment, das von Größenwahn, Gewalttätigkeit und Günstlingswirtschaft gekennzeichnet war. Ein Wüstling auf dem Kaiserthron, der sich als Inkarnation des Herkules göttlich verehren ließ. Die Folge war die Opposition des Senates und schließlich die Ermordung des Kaisers. – Das Portrait trägt dem Charakter des Dargestellten Rechnung: ein gedunsenes Gesicht mit hängenden Backen und sinnlichen Lippen, das Abbild eines krankhaften, dekadenten Genießers, dessen Hang zur Grausamkeit im Blick der glotzend vortretenden Augen deutlich wird. Vom Klassizismus des Augustusportraits (links oben) ist nicht mehr viel zu spüren; dominierend ist der dem römischen Wesen entsprechende Realismus. W. O.

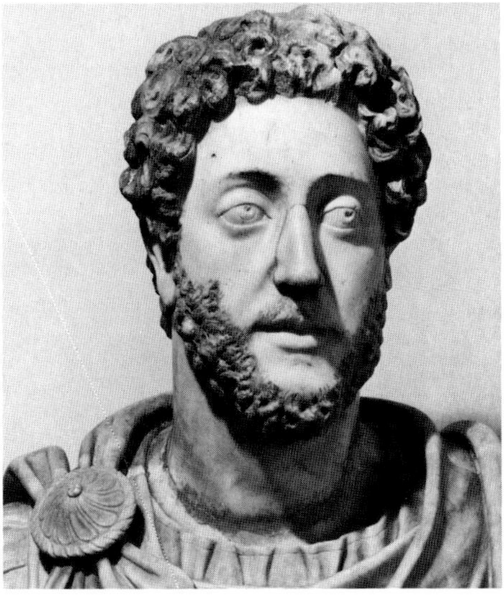

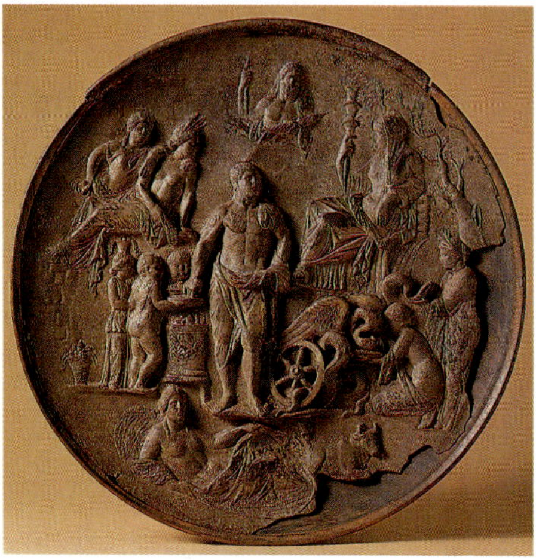

PATERA AUS AQUILEIA
Römisch
1. Hälfte 1. Jh. n. Chr.
Silber, vergoldet; ∅ 30 cm
Inv. Nr. VII A 47

Im Zentrum der Schale vollzieht Triptolemos ein Opfer, das ihm Kinder darreichen; er hat den Blick zu der rechts oben sitzenden Göttin Ceres erhoben. Unter ihr der Schlangenwagen, auf dem der Heros nach dem griechischen Mythos auf Geheiß der Göttin den Menschen das Getreide gebracht hat. Die Szene wird von allegorischen Figuren gerahmt: rechts vom Wagen und links oben die vier Jahreszeiten (Horen), vom Himmel blickt Caelus herab, und unten lagert Tellus, die personifizierte Erde. In den zentralen Gestalten glaubte man Angehörige des Kaiserhauses (Claudius?) zu erkennen. K. G.

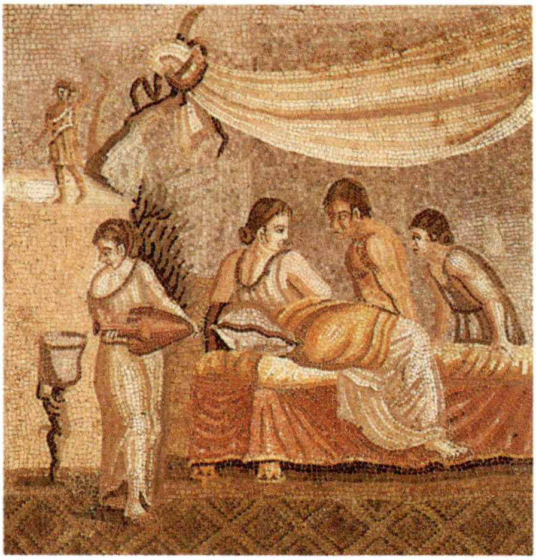

MOSAIK AUS CENTOCELLE
Römisch
1. Jh. n. Chr.
Marmorsteine; H 40 cm, B 40 cm
Inv. Nr. II 9

Auf ein hellenistisches Vorbild geht die Liebesszene auf dem kleinen Mosaikbild zurück, das 1865 in Centocelle (bei Rom) gefunden wurde. Den Mittelpunkt bildet das auf einer Kline gelagerte Paar: eine junge Frau, die sich in halbliegender Stellung auf die Kissen stützt und zu einem Mann aufblickt, der sich, auf dem Ruhebett sitzend, ihr zuneigt. Die Statue des Gottes Dionysos und ein Baum, an dem ein Schutzdach befestigt ist, deuten an, daß die Szene im Freien spielt. Eine in den Motiven übereinstimmende Darstellung ist auf einem Klapptafelbild der Villa Farnesina in Rom erhalten. A. B.-W.

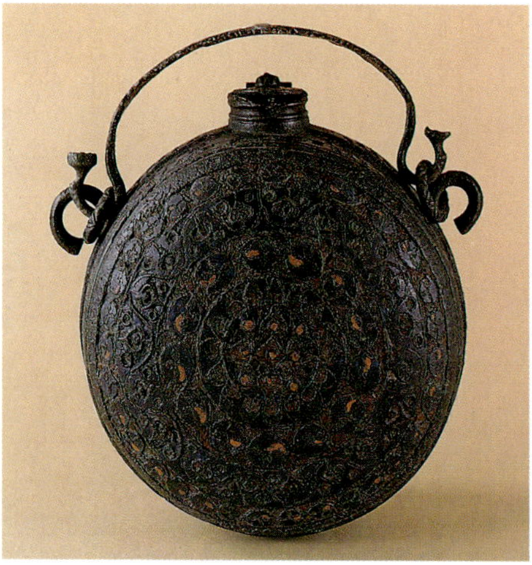

FLASCHE VON PINGUENTE
Gallo-römisch
2. Hälfte 2. Jh. n. Chr.
Bronze mit Emaileinlagen; H 17,5 cm
Inv. Nr. VI 1197

Die Oberfläche des gesamten Gefäßes, dessen Form an eine Feldflasche erinnert, ist in der Technik des sog. Grubenemails blau, rot und orange verziert. Die Ornamente, die der vorrömischen Latènekunst entstammen, bestehen teils aus sphärischen Motiven, teils aus linearen Schachbrett- und Dreieckmustern. Das aus Pinguente (heute Pazin, Jugoslawien) stammende Gefäß gehörte aufgrund der mitgefundenen Gegenstände (Pferdetrensen u. a.) vielleicht zum Inventar eines Reitergrabes. Zentren der römischen Emailkunst waren neben Gallien auch das Rheinland. K. G.

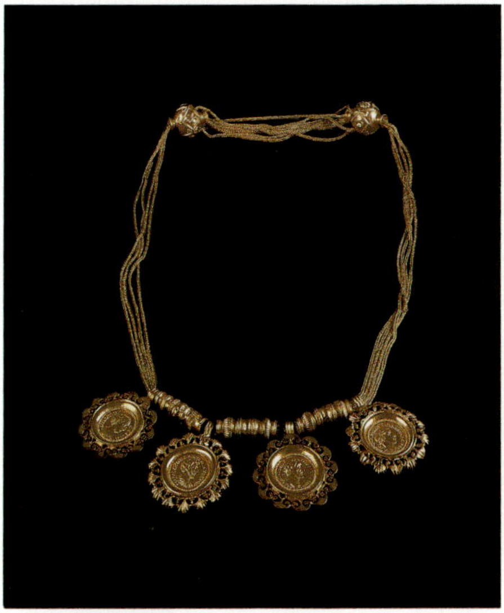

HALSSCHMUCK
Römisch
3. Jh. n. Chr.
Gold; L 42,5 cm, Gew 172,7 g
Inv. Nr. VII 813

Die Mode, Münzen als Schmuckstücke zu verarbeiten, findet erst in der römischen Kaiserzeit Verbreitung; zu Beginn des 3. Jh. n. Chr. treten in breite Fassungen gesetzte Goldmünzen auf, die als Anhänger an Halsketten getragen wurden. Nach den Funden und den Darstellungen auf Mumienbildnissen zu schließen, war diese Schmuckform vor allem in Ägypten beliebt. Der Halsschmuck, der angeblich in Assuan gefunden wurde, gehört zu den wenigen erhaltenen Beispielen dieser Gattung. Als Hängezierat der in der Länge verstellbaren Kette dienen 4 Goldmünzen (Faustina d. Ä., Mark Aurel, Antoninus Pius, Gordian III.), die mit ornamentalverzierten Fassungen versehen sind. A. B.-W.

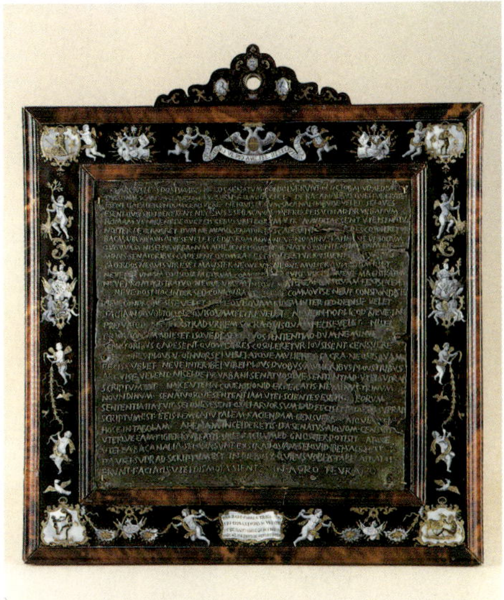

SENATUS CONSULTUM DE BACCHANALIBUS
Römisch
186 v. Chr.
Bronze; L 27,3 cm, B 28,5 cm
Inv. Nr. III 168

Die Inschrift aus dem Jahr 186 v. Chr. ist der älteste erhaltene Senatsbeschluß und ein wichtiges Dokument der lateinischen Sprache. Er reglementiert den Mysterienkult der Bacchanalien, Feiern zu Ehren des Gottes Dionysos/Bacchus, in deren Gefolge es anfangs des 2. Jh. v. Chr. zu ekstatischen Ausschreitungen gekommen war. Der Text der Originalurkunde wurde vervielfältigt, Abschriften auch den Landgemeinden kundgemacht. Die vorliegende Abschrift war für den Ager Teuranus bestimmt, das Gebiet des heutigen Tiriolo in Kalabrien. Der spätbarocke Rahmen mit Perlmutter- und Goldintarsien datiert aus dem Jahre 1727. K. G.

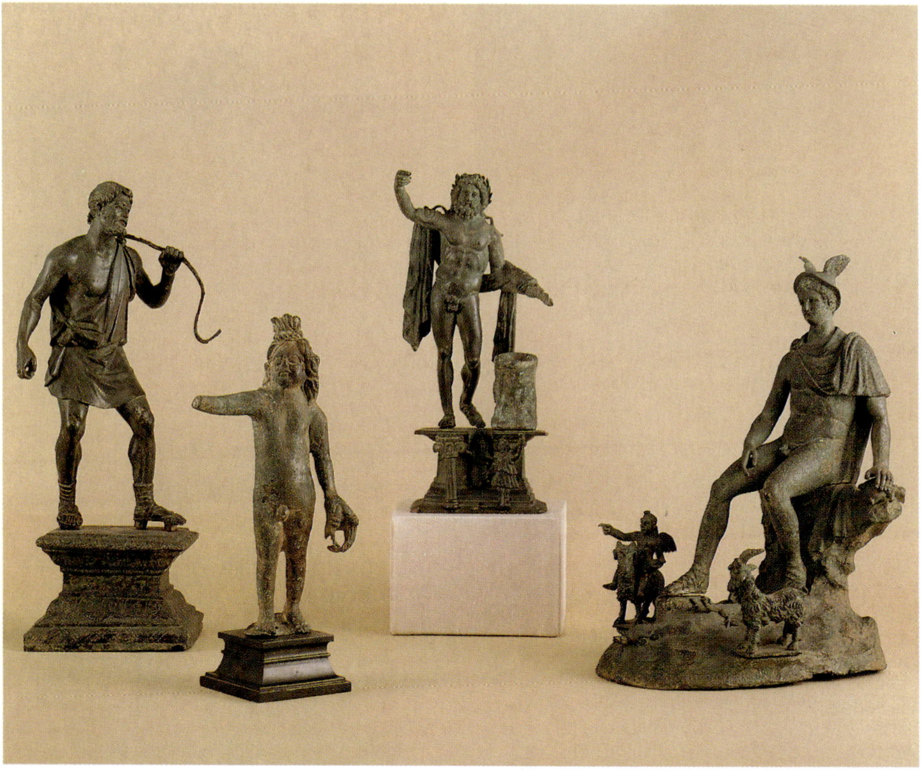

LARARIUM VON MONTORIO
Römisch
2.–3. Jh. n. Chr.
Bronze
Jupiter: H 17,8 cm; Inv. Nr. VI 409
Merkur: H 25,5 cm; Inv. Nr. VI 423
Amor: H 19 cm; Inv. Nr. VI 121
Lastträger: H 30 cm; Inv. Nr. VI 337

Das 11 Objekte umfassende Inventar eines römischen Hausheiligtums (Lararium) wurde 1830 bei Montorio in der Nähe von Verona gefunden. Neben besonders verehrten Gottheiten (hier Jupiter, Merkur, Amor) enthielten die Lararien auch Statuetten der Schutzgötter von Haus und Familie (Penaten, Laren, Genien). – Jupiter hält in der Rechten ein Szepter, die Linke umfaßt das Blitzbündel, neben ihm ein hohler Baumstrunk (ein Blitzmal ?); auf der Vorderseite des Postamentes zwei Larenknäbchen. Merkur sitzt auf einem Felsen, die rechte Hand hält den Heroldstab, die linke stützt sich auf den Geldbeutel, das Attribut des Handelsgottes. Das felsige Terrain bevölkern mehrere Tiere: Schildkröte, Eidechse, Ziegenbock und Widder, auf dem ein kleiner Amor reitet. Der Liebesgott ist auch in einer derb gearbeiteten Einzelstatuette vertreten, die offensichtlich erst später in das Lararium eingefügt wurde. Als Gegenstücke sind zwei Lastträger (nur einer ist abgebildet) gearbeitet: es sind bärtige Bauern oder Sklaven, bekleidet mit hohen Stöckelsandalen und kurzem Arbeitskittel; die Männer schultern mit der linken Hand eine Tragstange, in die Behälter eingehängt waren. K. G.

SILBERBECHER ▷
Römisch
3. Jh. n. Chr.
Silber; H 7,2 cm
Inv. Nr. VII A 12

Die Außenwand des bikonischen Bechers, der bereits im 16. Jahrhundert in Arras (Frankreich) gefunden wurde, ist mit dionysischen Reliefs geschmückt: auf der oberen, leicht konkaven Bildzone sind Masken, Tiere (Panther, Ziegenbock, Hirsch und Hirschkuh) und dionysische Attribute (Thyrsosstäbe, Tympana, Füllhorn, Pinienzapfen, Syrinx) aneinandergereiht. Auf der unteren, konvexen Zone Meeres-Mischwesen, aus den Vorderteilen von Greif, Stier, Pferd und Panther sowie gewundenen Fischschwänzen zusammengesetzt. K. G.

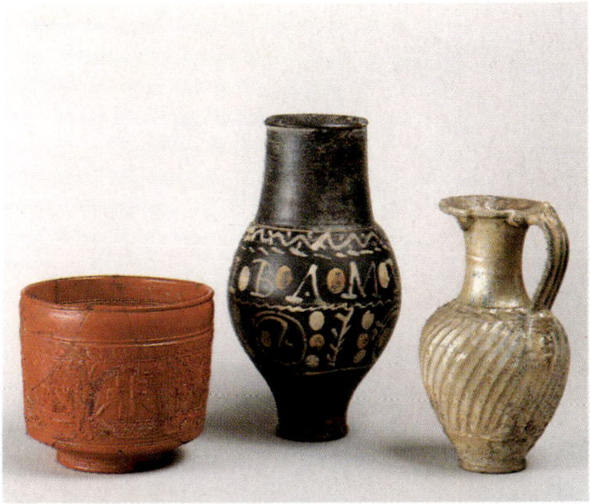

RÖMISCHE KERAMIK
Römisch
1.–2. Jh. n. Chr.
Schüssel: H 12,8 cm; Inv. Nr. IV 1399
Becher: H 25,5 cm; Inv. Nr. IV 439
Kanne: H 20 cm; Inv. Nr. IV 2940

Reliefschmuck – mit Stempeln oder aus Formen aufgetragen – und Einfarbigkeit prägten zahlreiche Gattungen der römischen Keramik: feines Tafelgeschirr waren Terrasigillata-Gefäße aus hartgebranntem Ton, mit rotem glänzendem Überzug, meist ornamental oder figürlich verziert, die seit dem 1. Jh. v. Chr. in Italien, später in Gallien und im Rheinland als Massenware erzeugt wurden; aus einer südgallischen Werkstätte stammt die Schüssel mit den Gladiatorendarstellungen. – Glanz, Farbe und Reliefdekor von Metallvorbildern imitieren die seltenen Gefäße mit Bleiglasurüberzug, wie die Kanne aus dem 1. Jh. n. Chr. – Zur bemalten Keramik gehören Spruchbecher, seit dem 3. Jh. n. Chr. typische Erzeugnisse Trierer Werkstätten. Die weiß aufgemalten Trinksprüche („Trinken wir, wie es sich gehört") vermitteln eine Vorstellung vom Treiben in römischen Tavernen. A. B.-W.

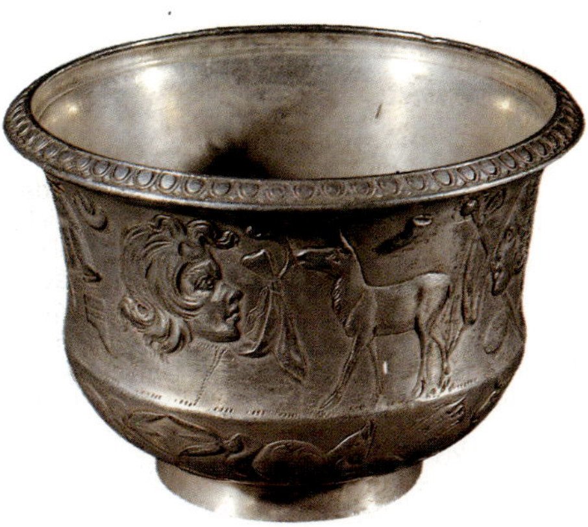

RÖMISCHE GLÄSER ▽
Römisch
1.–4. Jh. n. Chr.
Kännchen: H 13 cm; Inv. Nr. XI 981
Doppelhenkelkanne: H 24 cm; Inv. Nr. XI 1530
Schale: H 6,5 cm; Inv. Nr. XI A 185

Glas war seit dem 4. Jt. v. Chr. in Ägypten bekannt, die Erfindung der Glasmacherpfeife im 1. Jh. v. Chr. in Syrien bewirkte aber einen völligen Umsturz in der Glaserzeugung. Durch das Blasen war es möglich, Glasgefäße als Massenware herzustellen, durch mineralische Zusätze erzeugte man gewünschte Farbeffekte oder Farblosigkeit. In Alexandria und Syrien, dann in Italien und im Rheinland entstanden Werkstätten, die die verschiedenen Anwendungen der neuen Technik zur Meisterschaft führten. – Zu den kostbaren Gläsern der frühen Kaiserzeit gehört die in der Form hergestellte Rippenschale, deren Musterung an gebänderten Achat erinnert. Beispiele freigeblasener Gläser sind die Doppelhenkelkanne aus blauem Glas mit weißem Federdekor (1. Jh. n. Chr.) und ein Kännchen mit brauner Fadenauflage aus Syrien (4. Jh. n. Chr.) A. B.-W.

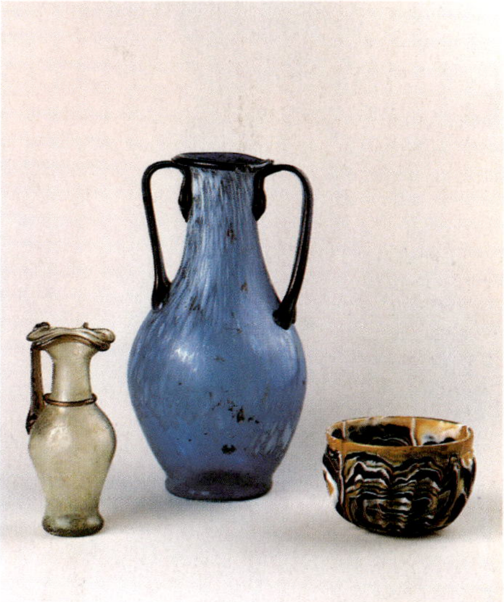

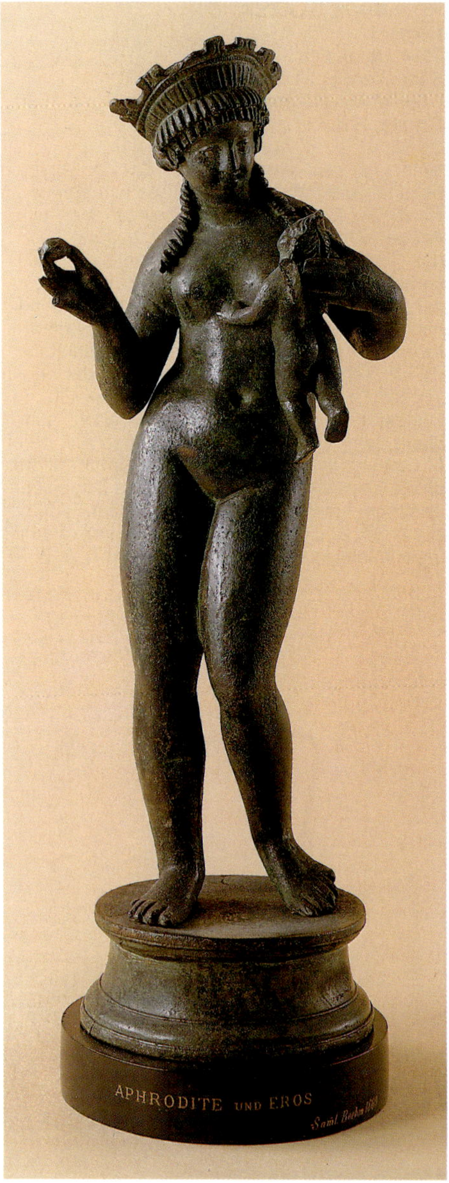

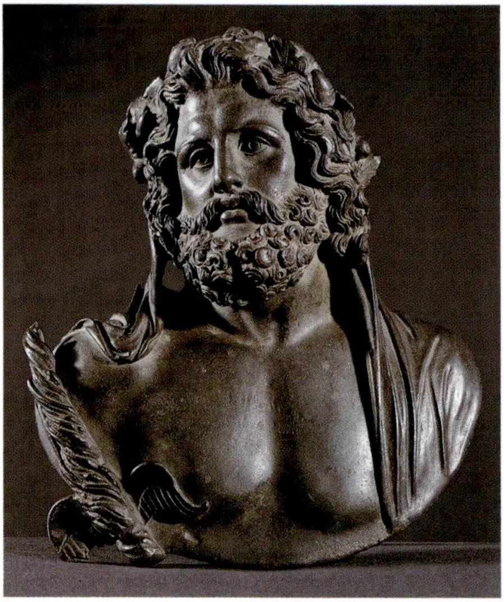

BÜSTE DES JUPITER
Römisch
Nach griechischem Vorbild der 2. Hälfte 4. Jh. v. Chr.
Bronze; H 17,5 cm
Inv. Nr. VI 288

Im Haar trägt Jupiter (griech. Zeus) einen Eichenkranz. Über den Hinterkopf ist ein Tuch gelegt, das an der linken Körperseite herabfällt und auf der rechten Schulter aufliegt: die Verhüllung des Hauptes ist von sakraler Symbolik. Das Haar strebt über der gefurchten Stirn nach Art der Bildnisse Alexanders des Großen empor und rahmt mit bewegten, weich modellierten Locken das großflächige Gesicht. An der rechten Seite lehnt ein geflügelter Blitz, die Waffe Jupiters.
K. G.

VENUS UND AMOR
Römisch
Mittlere Kaiserzeit
Bronze; H (ohne Basis) 24 cm
Inv. Nr. VI 333

Der kleine Amor ist auf seine Mutter zugeflogen und sucht sich mit den Händchen an ihrem nackten Körper festzuhalten. Venus drückt ihn mit der linken Hand an sich, in der rechten hält sie lockend eine runde Frucht. Die idyllische Szene der im Spiel mit ihrem Söhnchen versunkenen Liebesgöttin ist eine hellenistische Erfindung, die sich auch in literarischer Fassung findet. Die fülligen Körperformen der Venus, die afrikanische Löckchenfrisur und die Form des Diadems mit palmettenartigen Aufsätzen verweisen auf orientalische (ägyptische) Provenienz. K. G.

PORTRAITBÜSTE DES EUTROPIOS ▽
Frühbyzantinisch
2. Hälfte 5. Jh. n. Chr.
Marmor; H 32 cm
Inv. Nr. I 880

Bei den österreichischen Ausgrabungen in Ephesos wurde nahe der Büste eine vermutlich zugehörige Konsole mit Inschrift gefunden; sie nennt einen Bürger namens Eutropios, der sich um den Straßenbau der Stadt große Verdienste erworben hat. – Nicht nur das griechische Schönheitsideal des menschlichen Gesichtes gehört der Vergangenheit an, auch vom römischen Realismus ist hier kaum etwas übriggeblieben. Das Individuelle tritt hinter der neuen Geistigkeit des Christentums zurück. Ein gesteigerter Ausdruck äußert sich in der asketischen Hagerkeit des Kopfes und vor allem in den großen Augen, deren Blick über den Betrachter hinwegführt. W. O.

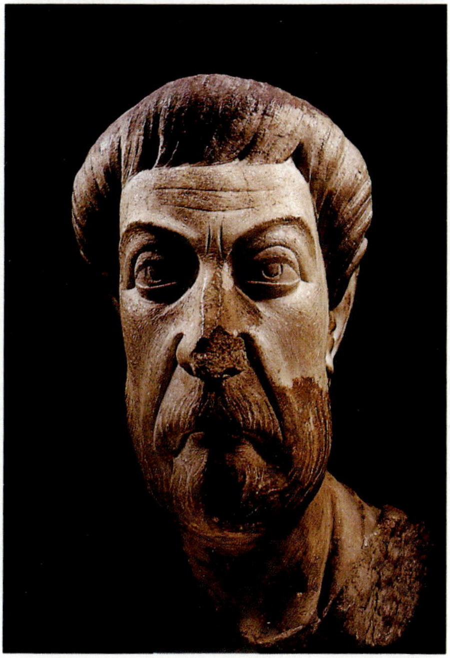

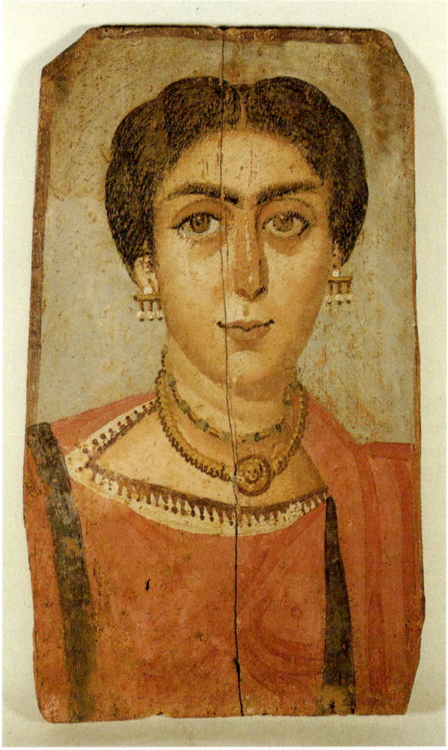

MUMIENPORTRAIT
Ägyptisch-römisch
Anfang 4. Jh. n. Chr.
Wachsmalerei auf Holz; H 36,9 cm
Inv. Nr. X 301

Mit der Eroberung Ägyptens durch Kaiser Augustus kam die Sitte auf, dem Gesicht der Mumie ein gemaltes Bildnis vorzubinden, ein Brauch, der eng mit der altägyptischen Tendenz zusammenhängt, die Gesichtszüge des Verstorbenen für das Jenseits zu bewahren. – Die Dame in einem rosa Gewand trägt zwei goldene Halsketten und perlengeschmückte Ohrgehänge. Das Gesicht ist in strenger Vorderansicht gegeben, der Blick der großen Augen auf den Beschauer gerichtet. W. O.

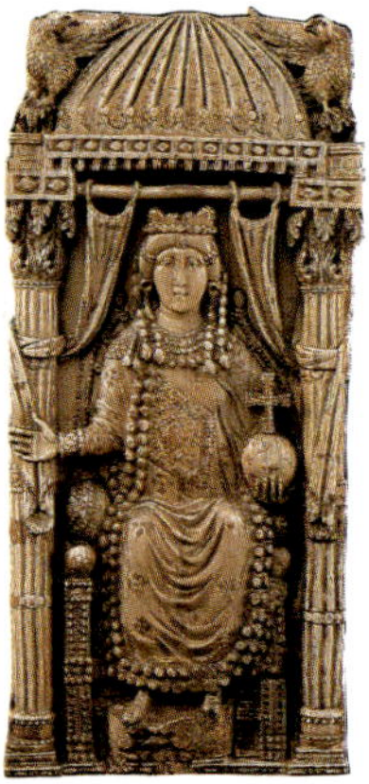

DIPTYCHON
Frühbyzantinisch, Konstantinopel
um 500 n. Chr.
Elfenbein; H 26,5 cm
Inv. Nr. X 39

Das Mittelstück eines fünfteiligen Kaiserdiptychons vermittelt ein eindrucksvolles Bild des frühbyzantinischen Hofzeremoniells: im Thronsaal nimmt die Kaiserin die Huldigung des Hofes entgegen. Unter einer von Säulen getragenen Kuppel thront die Herrscherin in reichgeschmücktem Ornat mit Diadem, kostbaren Ohrgehängen und Juwelenkragen; in ihrer linken Hand liegt die Weltkugel mit dem Kreuz. In der Kaiserin ist wohl die 515 n. Chr. verstorbene Ariadne zu erkennen, Gemahlin zunächst des Kaisers Zenon und nach dessen Tod des Anastasios. – Hieratische Feierlichkeit, Erstarrung, Frontalität, Zurücktreten plastischer Valeurs und Verlust individueller Merkmale im Gesicht zugunsten eines gesteigerten Ausdrucks kennzeichnen den Stil dieser Zeit. W. O.

NETZBECHER ▷
Römisch-spätantik
4. Jh. n. Chr.
Glas; H 9,5 cm
Inv. Nr. XI A 186

Zu den Meisterwerken spätantiker Glasschleifkunst gehört das Fragment eines Netzbechers, das 1785 in Daruvar (Kroatien) gefunden wurde: der kelchförmige Glasbecher wird korbartig von einem durchbrochenen Gitterwerk umgeben, das aus dem Glaskörper herausgeschliffen wurde. Die Inschrift ist zu FAVENTIBUS („den Günstigen") zu ergänzen. Die ungemein schwierige Herstellungsweise machte diese Becher, die auch als Diatretgläser bezeichnet werden und von denen nur wenige Exemplare erhalten sind, bereits in der Antike zu vielgepriesenen Kostbarkeiten. Unter Kaiser Konstantin wurden die Glasschleifer den Künstlern gleichgestellt und von den Abgaben befreit. A. B.-W.

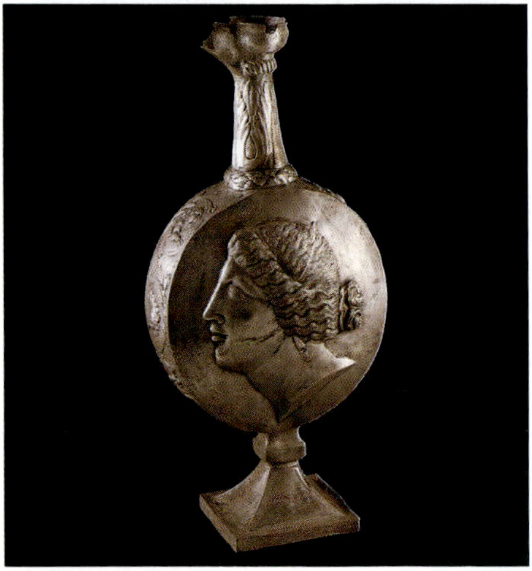

SILBERFLASCHE
Spätantik (frühbyzantinisch ?)
4.–5. Jh. n. Chr.
Silber; H 33,7 cm
Inv. Nr. VII A 45 a

Hals, Körper und Fuß des aus dem antiken Siscia (Sisak; Jugoslawien) stammenden Gefäßes bilden keine organische Einheit, sie scheinen vielmehr aus verschiedenen Einzelteilen zusammengesetzt: auf dem rechteckigen geschweiften Fuß sitzt ein weitausladender trommelförmiger Gefäßkörper, aus dem der lange konische Hals mit dem schnabelförmigen Ausguß emporwächst. Der Reliefschmuck besteht aus je einem Frauenkopf im Profil auf Vorder- und Rückseite, aus Tierprotomen (Löwe, Stier, Hund, Ziege, Tiger, Hirsch) und Rankengewinde auf den Schmalseiten sowie aus Akanthusblättern auf dem Gefäßhals. K. G.

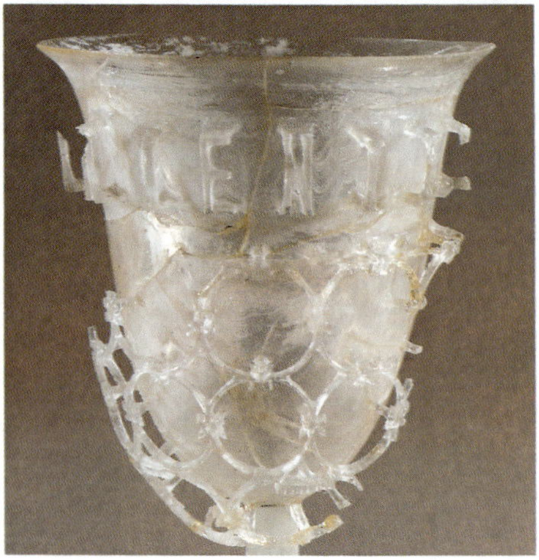

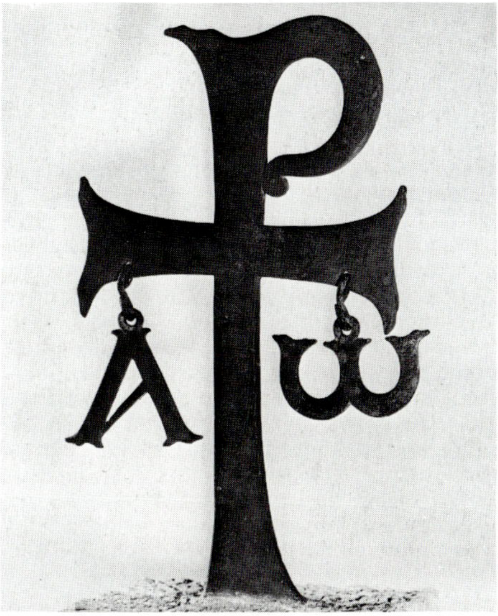

MONOGRAMMKREUZ
Frühchristlich, 5. Jh. n. Chr.
Bronze; H 54,7 cm
Inv. Nr. VI 612

Das trotz seiner Einfachheit wirkungsvolle Monogrammkreuz, das in Monastero bei Aquileia gefunden wurde, stellt ein bedeutendes Beispiel frühchristlicher Kultsymbolik dar und war als selbständiges Kultdenkmal aufgestellt. Es ist ein Kreuz der sog. lateinischen Form, das durch die Hinzufügung des griechischen P (= R) am Kopfende zum Christogramm umgestaltet wurde. Die an den Armen des Querbalkens hängenden Buchstaben Alpha und Omega, der erste und der letzte des griechischen Alphabets, symbolisieren Christus nach der Offenbarung Johannis (1,8; 21,6; 22,13): „Ich bin das A und O, der Anfang und das Ende." A. B.-W.

STOFF: DIONYSOS ▷
Koptisch-spätantik
4. Jh. n. Chr.
Wollwirkerei auf Leinen; H 27,5 cm, B 30 cm
Inv. Nr. XIII 1b

Zu den ältesten Handwerkstechniken der Menschheit gehören Weberei und Wirkerei. Während in den meisten Gebieten der antiken Welt die alten Stoffe zerfallen sind, blieb in Ägypten dank dem für die Konservierung dieses Materials günstigen Wüstenklima eine große Zahl spätantik-frühchristlicher Textilien, die als koptische Stoffe bekannt sind, erhalten. Innerhalb einer Rankenbordüre mit Blüten und Vögeln ist auf violettem Grund das Brustbild des Gottes Dionysos wiedergegeben. Zusammen mit dem Gegen-

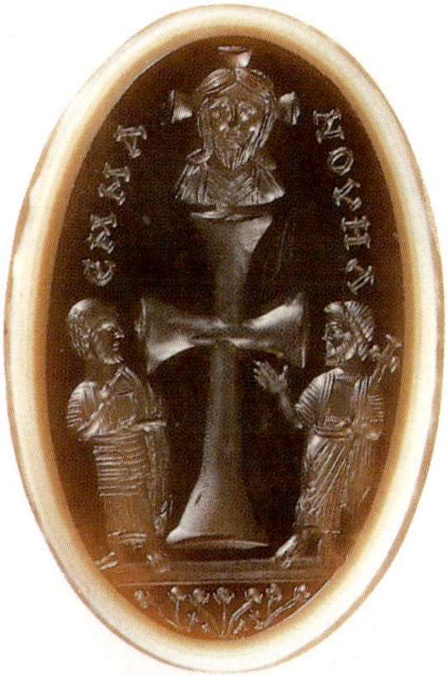

GEMMA LANCKOROŃSKI
Frühbyzantinisch, Konstantinopel
Anfang 7. Jh. n. Chr.
Dreischichtiger Onyx; H 9,8 cm
Inv. Nr. IX 2607

Im Gegensatz zu den Kameen – ihre Reliefs sind erhaben aus dem Stein gearbeitet – sind die Darstellungen der Gemmen vertieft geschnitten. – Über dem Kreuz, dem dominierenden Zeichen einer siegreichen Religion, das Brustbild des bärtigen Christus, zu beiden Seiten Petrus mit einem Tragkreuz und Paulus mit einem Buch; unten die Blumen der Paradieswiese, oben die Inschrift EMMA-NOUEL – Gott mit uns! Wahrscheinlich war diese größte und bedeutendste Gemme der Spätzeit die Prunkinsignie eines Kirchenfürsten, vielleicht des Patriarchen selbst, der sie – ehemals prächtig gefaßt – auf der Brust trug. W. O.

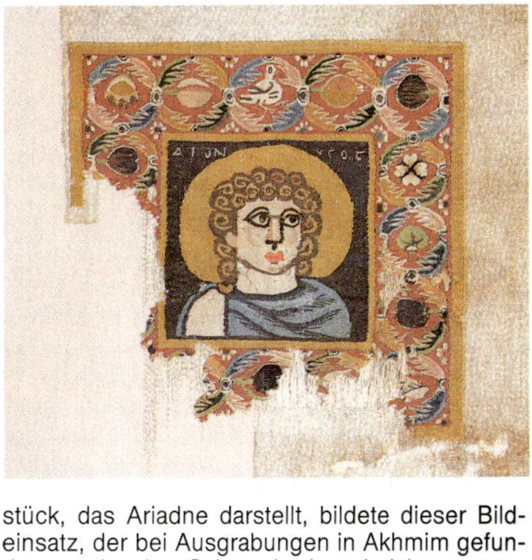

stück, das Ariadne darstellt, bildete dieser Bildeinsatz, der bei Ausgrabungen in Akhmim gefunden wurde, den Schmuck eines Leichengewandes. A. B.-W.

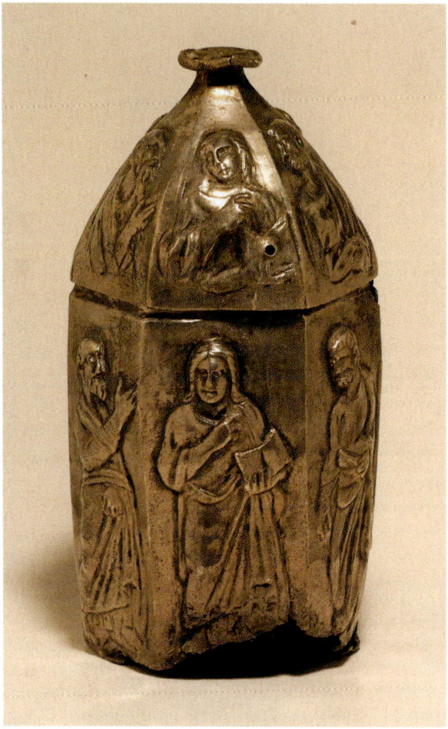

RELIQUIENBEHÄLTER

Frühchristlich
um 400 n. Chr.
Silber; H 12,3 cm
Inv. Nr. VII 760

Die silberne Büchse gehört zu einem Reliquienfund, der 1860 in einem Altargrab der alten Basilika San Tommaso von Pola (heute Pula, Jugoslawien) entdeckt wurde und dessen Inhalt heute zum größten Teil verschollen ist; erhalten blieben nur dieser Behälter und ein kleines Goldkästchen – beide Funde kamen 1888 nach Wien. Die Felder des sechsseitigen Kastenteils und des kuppelartig gewölbten Deckels sind mit stark aus der Fläche herausgetriebenen Vollfiguren bzw. Brustbildern verziert, die Christus, umgeben von fünf Aposteln, darstellen. Die Büchse, eine Arbeit einer norditalischen Werkstätte um 400 n. Chr., fand erst später – vermutlich im 6. Jh. – als Reliquienbehälter Verwendung. A. B.-W.

PRUNKFIBEL ▽

Germanisch
2. Hälfte 4. Jh. n. Chr.
Gold mit Steineinlagen; L 19,5 cm
Inv. Nr. VII B 307

Diese Prunkfibel, von schwerer und gediegener Pracht, erinnert mit ihren drei Hängekettchen an die großen Scheibenfibeln, wie wir sie von Darstellungen römischer Kaiser aus dem 4. Jahrhundert kennen. Auf dem goldenen Fibelkörper sind die Fassungen der plangeschliffenen Almandine (indischer Granat) zu einem Netz von Zellen zusammengerückt (Cloisonné-Technik). Daraus ergibt sich ein prächtiges geometrisches Ornament, in dessen Zentrum ein großer Onyx (hellbraun auf schwarzer Schicht) prangt. Den sogenannten polychromen Stil, dessen Wirkung auf dem Kontrast der bunten Steine mit dem funkelnden Gold beruht, haben die Germanen in den Gebieten am Schwarzen Meer kennengelernt, wohin er durch Skythen und Sarmaten aus dem Orient gelangt war. K. G.

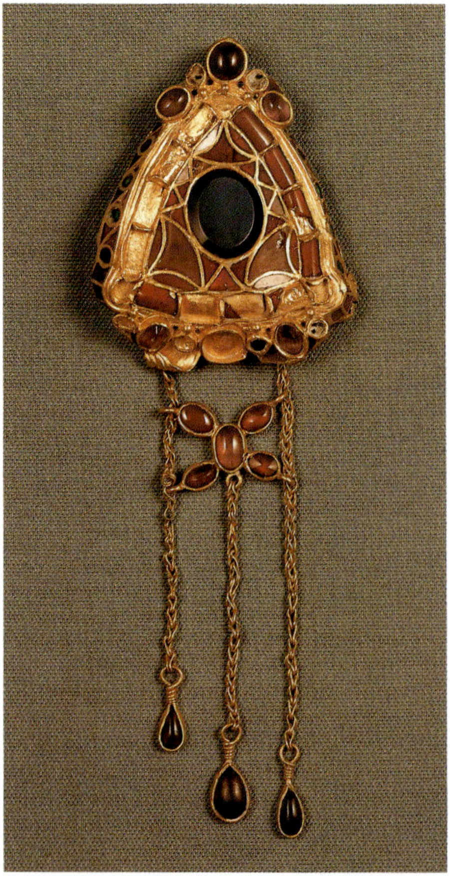

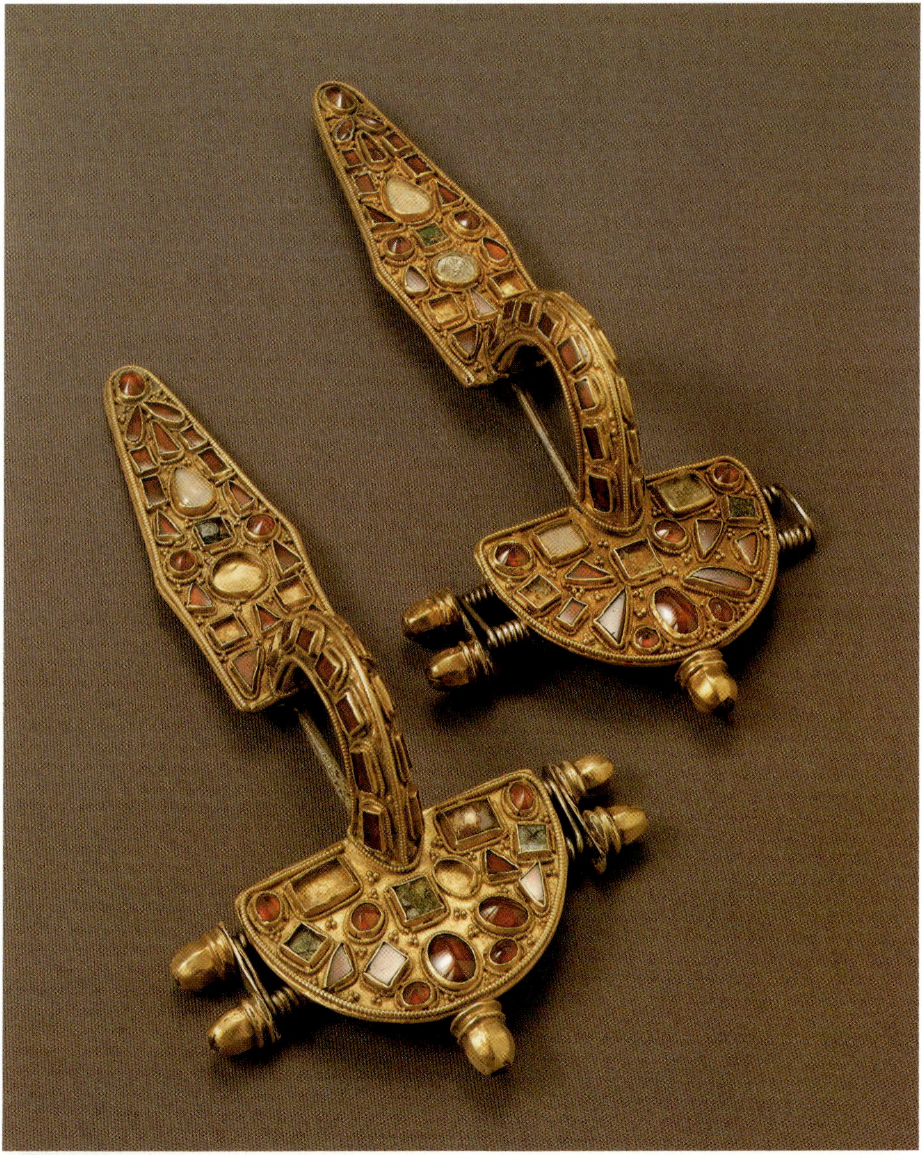

FIBELPAAR
Germanisch
Anfang 5. Jh. n. Chr.
Goldblech auf Silber mit Steineinlagen;
L 15,9 bzw. 16,0 cm
Inv. Nr. U 1.2

Zu den Grabbeigaben der Fürstin von Untersiebenbrunn (Marchfeld, Niederösterreich), die als das kostbarste Beispiel germanischer Kunst aus Österreichs Boden zur Zeit der Völkerwanderung angesehen werden, zählen auch diese beiden Prunkfibeln. Die Oberfläche der aus Silber gegossenen Fibelkörper ist mit Goldblech überzogen und zur Gänze mit bunten Halbedelsteinen, vornehmlich Almandinen, aber auch Glaspasten und grünem Email besetzt. Sämtliche Einlagen sind eigens gefaßt, die Steine teils mugelig (en cabochon), teils plan geschliffen; Verzierungen in Filigran und Granulation bilden weitere Schmuckelemente.

K. G.

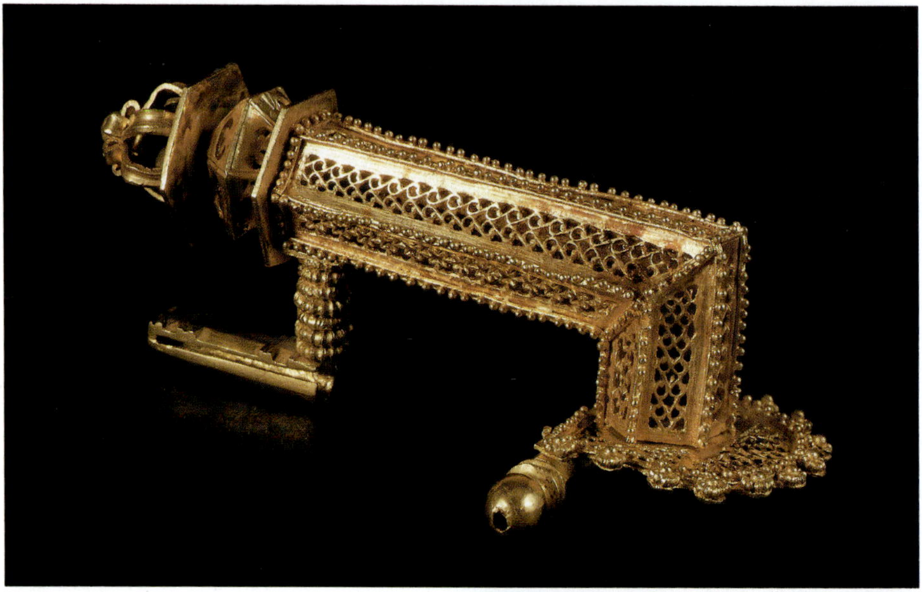

PRUNKFIBEL
Römisch
Ende 3. Jh. n. Chr.
Gold; L 9,8 cm, Gew 71,8 g
Inv. Nr. VII B 349

Die in feinster ornamentaler Durchbrucharbeit (sog. opus interrasile) hergestellte Fibel, die auf der Oberseite des Bügels die Inschrift *UTERE FELIX* („Benütze sie mit Glück!") trägt, ist ein Meisterwerk römischer Goldschmiedekunst. Sie gehört zu einem germanischen Schatzfund, der 1790 in Osztropataka (heute Ostrovany, Slowakei) entdeckt wurde und dessen Bestand Tischgeräte und Schmuckobjekte – vorwiegend aus Gold und Silber – verschiedener kultureller Herkunft (germanisch, römisch) und zeitlicher Entstehung umfaßt. A. B.-W.

KETTE MIT 52 ANHÄNGERN ▷
Germanisch
um 400 n. Chr.
Gold, Rauchtopas; L 177,5 cm, Gew 712,8 g
Inv. Nr. VII B 1

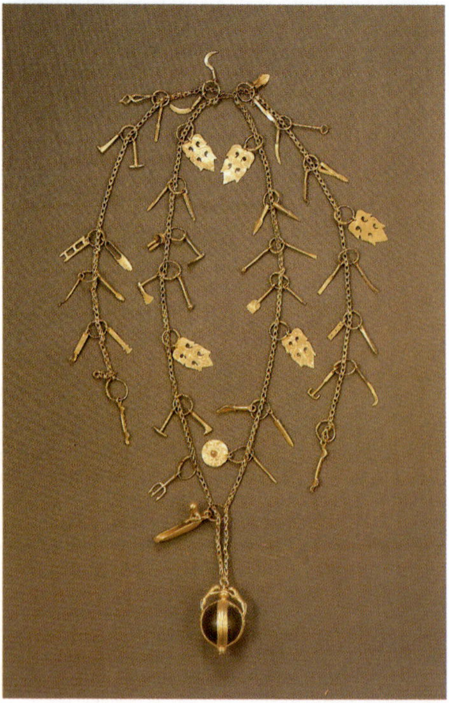

Das Prunkstück des 1797 in Szilágysomlyó (heute Şimleul Silvaniei, Rumänien) gefundenen germanischen Goldschatzes bildet die in ihrem Symbolgehalt einzigartige Ehrenkette. Der zentrale Brustschmuck, eine gefaßte Rauchtopaskugel, auf der zwei Panther beiderseits eines Mischgefäßes stehen, und darüber als freiplastisch gearbeiteter Anhänger ein Mann in einem Boot, verdeutlicht vor allem in der unheilabwehrenden Kraft des Steines den magisch-religiösen Charakter. Die meist paarweise angeordneten Anhänger, Miniaturwerkzeuge, -waffen und Weinblätter versinnbildlichen die Macht des Fürsten über alle Berufszweige seines Stammes: die Landwirtschaft, das Gewerbe und das Soldatentum. A. B.-W.

GOLDSCHATZ VON NAGYSZENTMIKLÓS
Altbulgarisch ?
2. Hälfte 9. Jh. n. Chr.
Gold; Gesamtgewicht 9926 g
Medaillonkrug: H 22 cm, Gew 608 g;
Inv. Nr. VII B 33

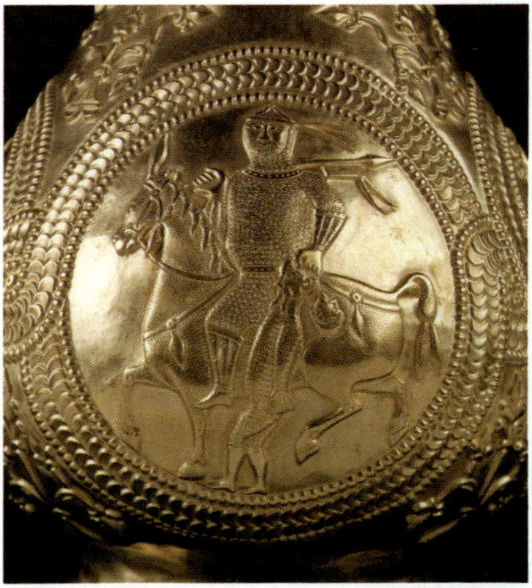

Der einzigartige Goldschatz, der 1799 in Nagyszentmiklós (heute Sînicolaul Mare, Rumänien) gefunden wurde, umfaßt 23 Goldgefäße mit einem Gesamtgewicht von nahezu 10 Kilogramm. Der Fund vereinigt die verschiedensten kulturellen, stilistischen und religiösen Einflüsse: zentralasiatische, persisch-sasanidische Merkmale finden sich neben hellenistisch-römischen und byzantinischen; heidnische Züge treten neben das Kreuz. Mehrere Gefäße tragen griechische, türkische und runenartige Inschriften, die bis jetzt noch nicht völlig gedeutet sind. Aus der Verschiedenartigkeit der Einzelteile resultiert daher die noch immer bestehende Unsicherheit in der ethnischen und kunstgeschichtlichen Bestimmung des Fundes. Wahrscheinlich ist er im 9. Jh. als Produkt der altbulgarischen Kunst entstanden. Die Bekehrung der Bulgaren zum Christentum im Jahre 864 könnte das Nebeneinander christlicher und heidnischer Elemente erklären. Vermutlich wurde der Schatz – in seiner letzten Verwendung als Kirchenschatz – beim Einfall der Ungarn im Jahre 896 vergraben.
Eine Auswahl von 14 Gefäßen (Krüge, Schalen, Pokale, Trinkhorn) zeigt das Bild unten.

Auf dem Medaillonkrug rahmt ein Flechtband vier Kreisflächen, in die figürliche Darstellungen getrieben und ziseliert sind: ein Adler, der eine Frau entführt; ein Reiter auf einem Fabelwesen, der mit dem Bogen auf einen Panther schießt; ein Adlergreif, der eine Hirschkuh reißt; als wichtigste Szene der „Siegreiche Fürst", der einen Gefangenen an den Haaren faßt; am Sattel hängt ein abgeschlagener Menschenkopf (Bild oben).

A. B.-W.

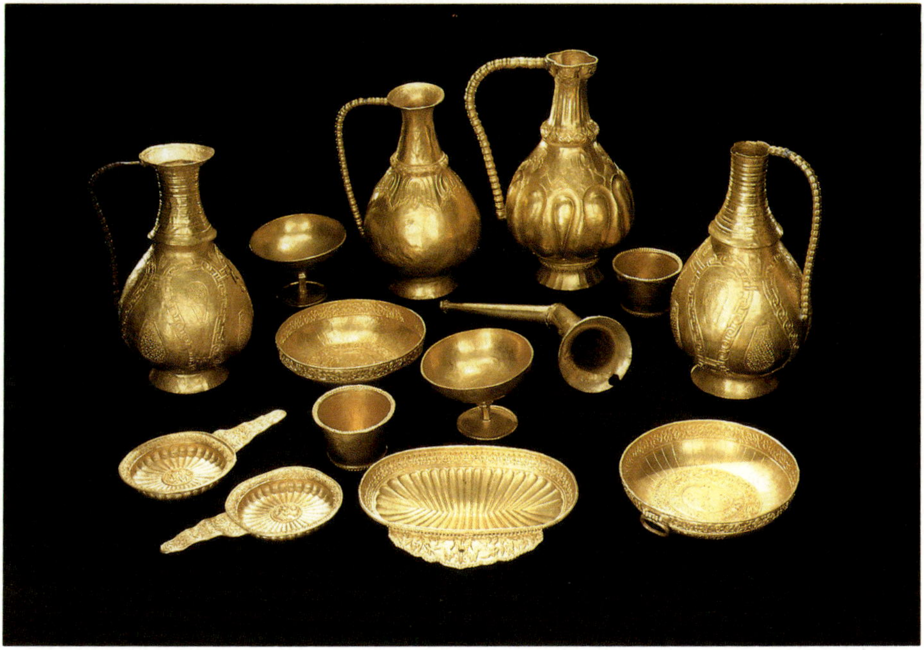

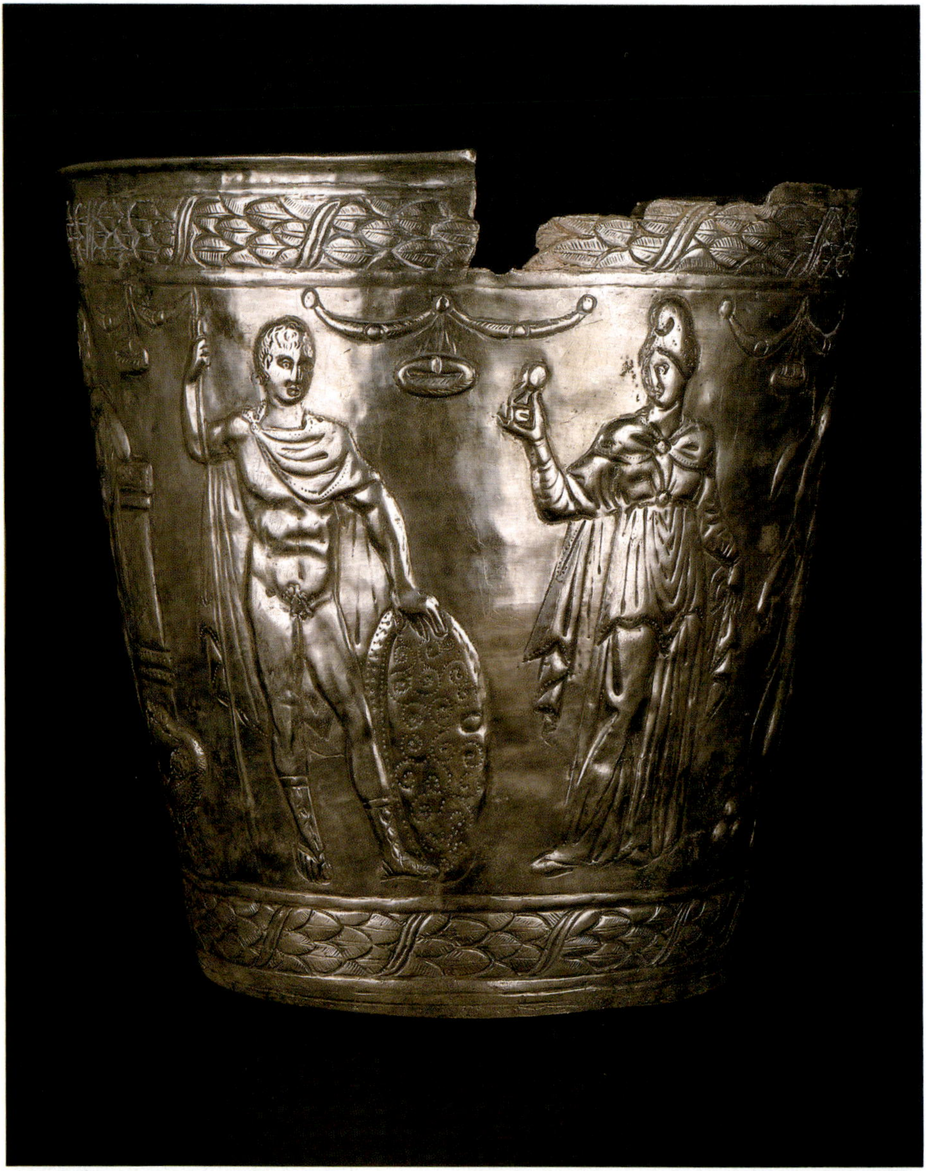

SILBEREIMER: MARS UND VENUS
Byzantinisch
1. Hälfte 7. Jh. n. Chr.
Silber; H 25,8 cm, Gew 2044 g
Inv. Nr. VII A 95

Der Silberschatz von Kuczurmare, der 1814 im Gebiet der ehemaligen Bukowina gefunden wurde, stellt einen Verwahrfund von besonderer Bedeutung dar und besteht aus neun Silbergefäßen: einem Eimer, einem kleinen Kessel und sieben Schalen. Der aus Konstantinopel stammende Eimer, der durch byzantinische Stempel auf der Bodenunterseite in die Zeit des Kaisers Heraklios (610–641 n. Chr.) datiert wird, ist ein bemerkenswertes Beispiel für das Fortleben heidnisch-antiker Bildtradition. Zwischen Lorbeerkränzen sind sechs Götter paarweise angeordnet: Mars und Venus, Herkules und Minerva, Apollo und Diana. A. B.-W.

HEROON VON TRYSA
Griechisch-lykisch
Anfang 4. Jh. v. Chr.
Kalkstein; Mauerviereck: 22×26 m
Inv. Nr. I 445–592

Auf der Halbinsel Lykien, einem wildzerklüfteten, karstigen Bergland, das von wenigen breiten Flußtälern mit üppiger Vegetation gegliedert ist, entdeckte der Posener Gymnasiallehrer Julius August Schönborn 1841 nahe dem Dorf Gölbaşı das Heroon von Trysa. Nach Schönborns Tod geriet das Denkmal in Vergessenheit und erst 1881 gelang Otto Benndorf, Ordinarius für klassische Archäologie in Wien, die Wiederauffindung. Nach ersten wissenschaftlichen Untersuchungen und photographischen Aufnahmen, nach Genehmigung der Erwerbung durch die türkischen Behörden kamen die Friese, das monumentale Tor zum Grabbezirk und ein 5 Meter hoher Sarkophag in Form eines lykischen Hauses nach Wien.
Die Lykier, indogermanischer Herkunft, ursprünglich mutterrechtlich orientiert, besiedelten die Halbinsel im Südwesten der Türkei seit dem 2. Jt. v. Chr. Lange Zeit bewahrten sie ihre Unabhängigkeit, bis das Land im 6. Jh. Teil einer persischen Satrapie wurde. Aus einer aristokratischen Gesellschaftsordnung, in der einzelne Dynasten überregionale Herrschaftsgebiete zu schaffen suchten, erwuchs eine kulturelle Hochblüte: eine charakteristische Architektur, zahllose Grabdenkmäler, Inschriften und Reliefs sind Zeugen dieser Epoche. Später im Machtbereich Athens, von Alexander d. Gr. erobert, eingegliedert in das Imperium Romanum, spielte Lykien zuletzt in frühchristlicher Zeit eine nicht unwesentliche Rolle.
Das Grabmal von Trysa, das größte und an Vielfalt der Darstellungen reichste Denkmal Lykiens, entstand in einer Zeit, in der lykische Herrscher griechische Künstler ins Land holten. So sind in den Reliefs rein hellenische Wesensmerkmale mit einheimisch-lykischen und orientalischen Elementen verbunden. Bemerkenswert ist die Einbeziehung der Perspektive in die Gestaltung.
Ein Heroon war im Altertum ursprünglich die umfriedete Grabstätte eines Heros, eines übermenschlichen Helden grauer Vorzeit; später wurde großen Wohltätern, Feldherrn und Königen Heroisierung und damit kultische Verehrung zuteil. Das Heroon von Trysa ist ein heiliger Bezirk, umschlossen von einem Mauergeviert, das innen an allen Seiten, außen nur an der Eingangsseite mit Reliefs in 2 Reihen übereinander versehen ist. Die Gesamtlänge der Friese beträgt 211 Meter, fast 600 Figuren sind aus dem Stein gemeißelt. In einem Sarkophag im Innern des Areals war der lykische Herrscher bestattet, dessen Name unbekannt ist, da keine Inschrift erhalten ist und keine Schriftquelle über ihn und die kleine Bergfeste berichtet, in der er residierte. Aus seinem Leben erzählen die Reliefs: real durch die Darstellung historischer Ereignisse, heroischer Taten, symbolhaft durch Bilder aus dem Mythos. Ein feindliches Heer landet an der Küste; eine Stadt wird bestürmt; Jagdszenen; Totenmahl; Kampf der Sieben gegen Theben; Raub der Töchter des Leukippos; Perseus- und Theseustaten; Kentauren- und Amazonenkämpfe.
Nachdem die Friese in Wien eingelangt waren, mußten sie aus Platzmangel deponiert werden; aus der originalen Reihung gerissen, sind sie in ihrem thematischen Zusammenhang schwer verständlich und dem Museumspublikum kaum zugänglich. Ob der Plan, das Denkmal in naher oder fernerer Zukunft originalgetreu aufzustellen, verwirklicht werden kann, ist fraglich. W. O.

MODELL DES HEROONS
Paul Kohl, 1889
Gips, bemalt; Maßstab 1:30
Inv. Nr. XIV 265

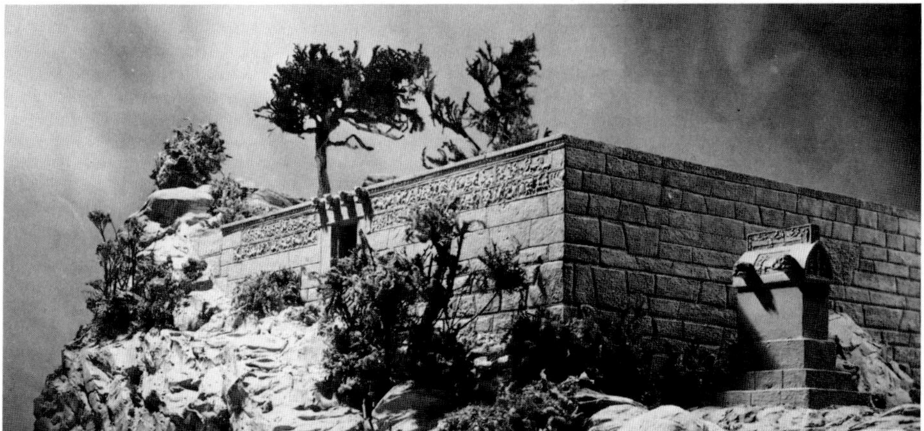

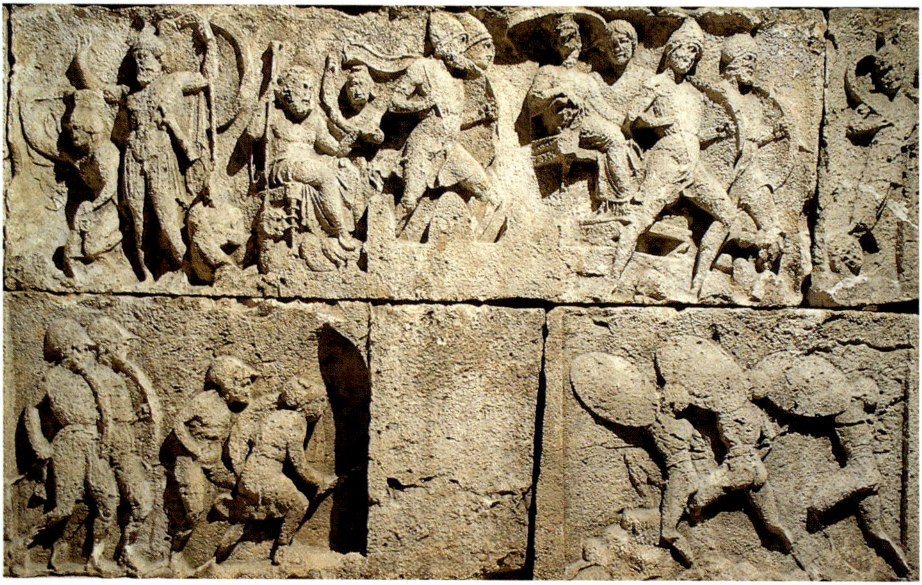

STADTBELAGERUNG (WESTFRIES)
H 124 cm

Feindliche Truppen bestürmen Stadtmauer und Tor. Hinter den Zinnen eilen Soldaten zur Verteidigung heran. Links ersticht ein Krieger einen Widder – Opfer an die Götter –, daneben betet ein Feldherr mit erhobenem rechtem Arm um den Sieg. Im Zentrum thront das Herrscherpaar. Wenn die Belagerung Trojas durch die Griechen dargestellt ist (der Thronende wäre in diesem Fall Priamos), so sicherlich stellvertretend für ein historisches Ereignis aus der lykischen Geschichte.

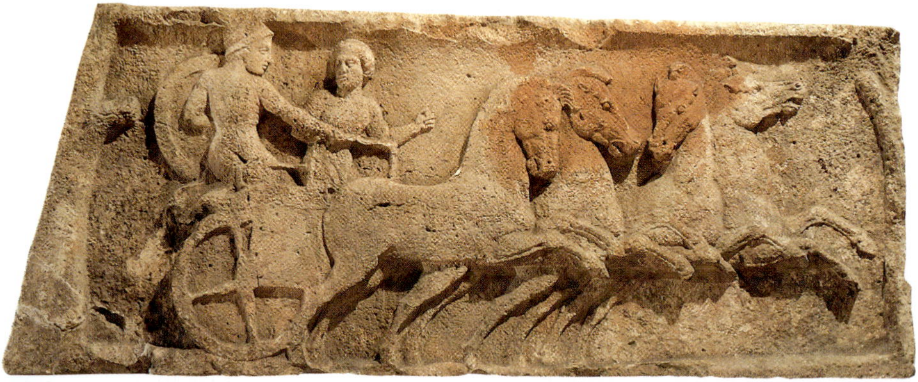

HERRSCHER IM VIERGESPANN
(SÜDFRIES INNEN)
H 66 cm

Der Grabinhaber, gerüstet mit Helm, Panzer und Schild (daneben der Wagenlenker) steht auf einem vierspännigen Wagen. Unter dieser Szene ist der griechische Heros Bellerophon, das Ungeheuer Chimaira tötend, dargestellt; er ist der mythische Ahnherr des Fürsten.

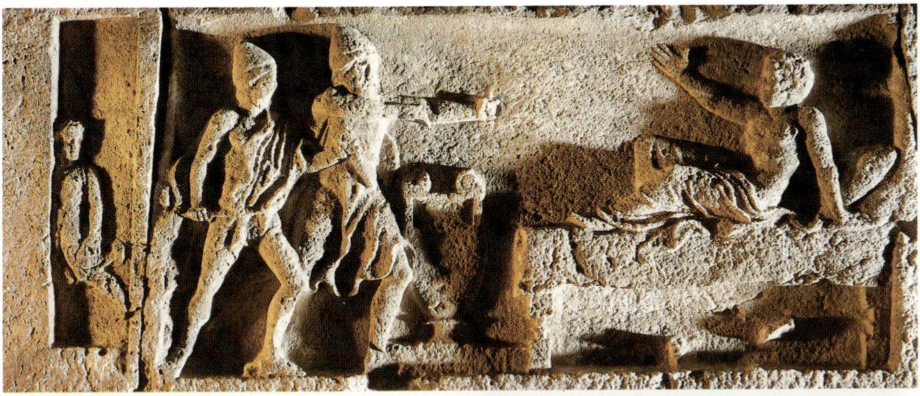

FREIERMORD DES ODYSSEUS
(SÜDFRIES INNEN)
H 59 cm

Im zwanzigsten Jahr – nach dem Kampf um Troja und den Irrfahrten – kehrt Odysseus heim. Im Palast auf Ithaka wird seine Gattin Penelope von Freiern bedrängt. Odysseus tötet – als Vollstrekker göttlichen Gerichtes – mit seinen Pfeilen die Frevler, deren vorderster – Eurymachos – mit erhobenem Arm um Gnade fleht. Neben Odysseus steht mit gezücktem Schwert sein Sohn Telemachos.

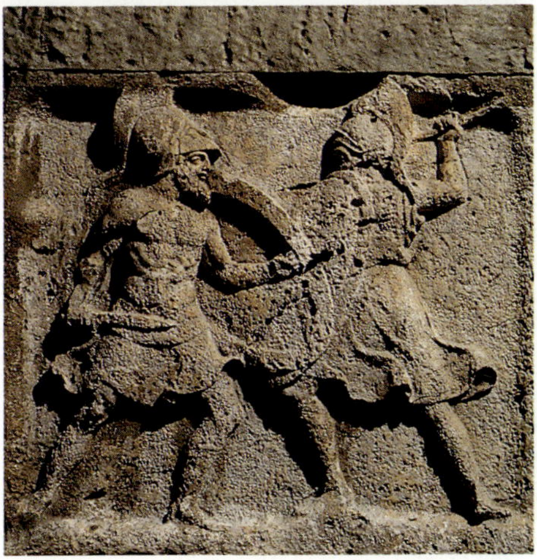

ZWEIKAMPF (WESTFRIES) ▷
H 61,5 cm

Ihre Körper mit Schilden deckend dringen die beiden Gegner mit Schwert und Lanze aufeinander ein. – Die Reliefplatte steht am Ende einer Schlacht an der Meeresküste. W. O.

EPHESOS-MUSEUM

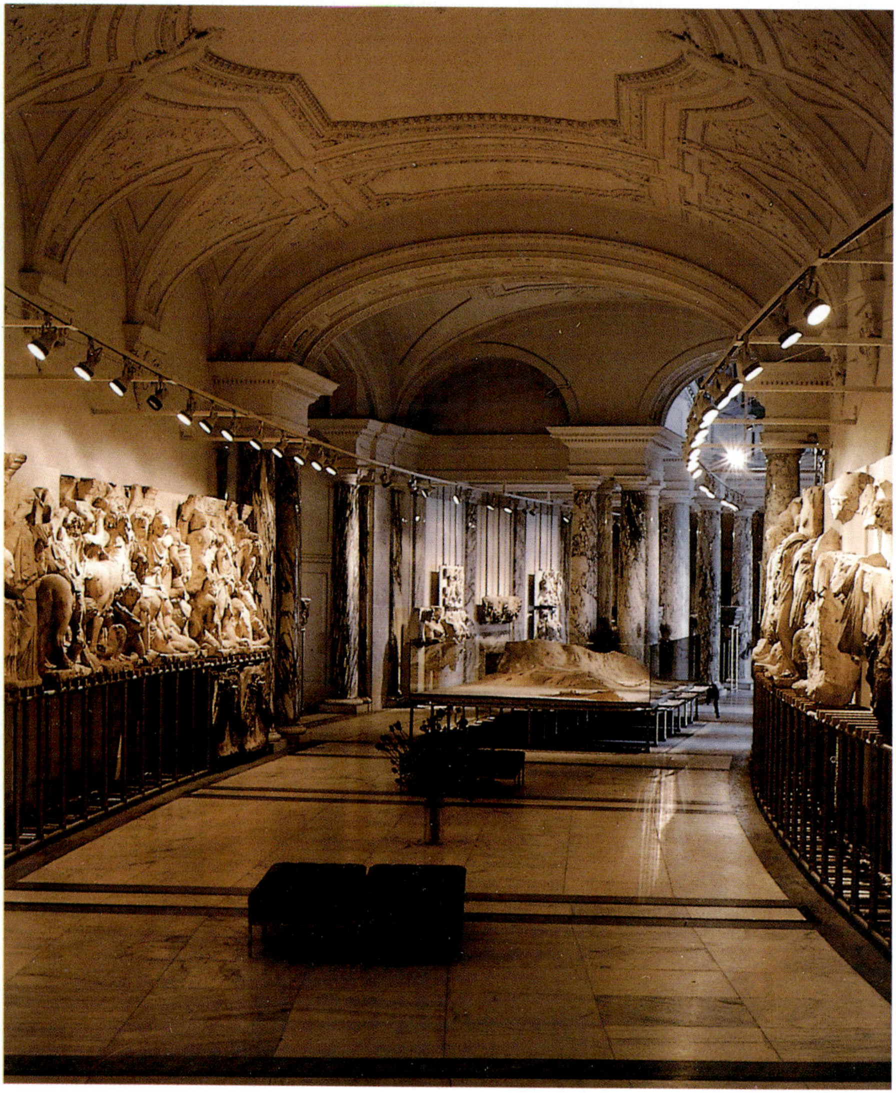

Das Partherdenkmal im Ephesos-Museum

Seit dem Jahre 1895 werden von österreichischen Archäologen die Ruinen von Ephesos (Türkei), der bedeutenden griechischen Stadt und späteren Metropole der Provinz Asia des römischen Reiches, freigelegt. Bis 1906 kamen zahlreiche Fundobjekte von hoher Qualität in die Wiener Antikensammlung, wo sie allerdings aus Platzmangel deponiert werden mußten. Erst 1978 konnte nach vierjähriger Planung und Einrichtung in den neobarocken Sälen der Neuen Burg das Ephesos-Museum als Dependance der Antikensammlung eröffnet werden. W. O.

AMAZONE VOM ARTEMISIONSALTAR
Griechisch
2. Hälfte 4. Jh. v. Chr.
Marmor; H 65,5 cm
Inv. Nr. I 811

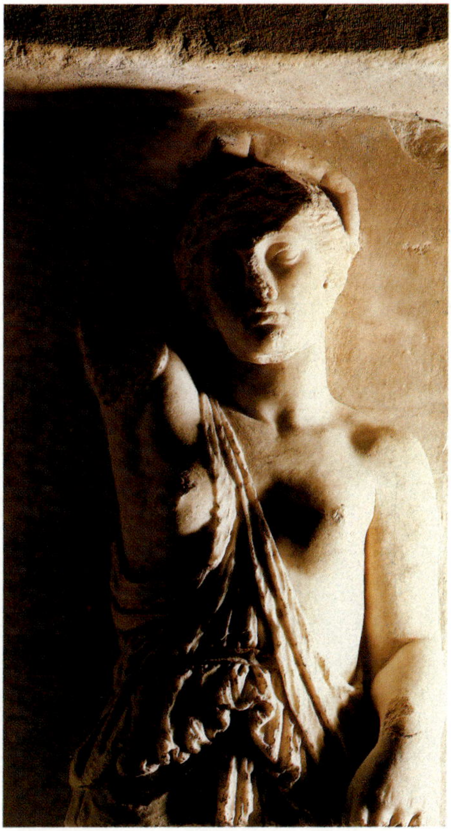

Als die Griechen um 1000 v. Chr. Ephesos gründeten, fanden sie den Kult einer alten kleinasiatischen Muttergottheit und Herrin der Natur vor, die mit der griechischen Göttin Artemis identifiziert wurde. Im 6. Jh. errichteten ihr die Ephesier den ersten großen Tempel, der zu den 7 Weltwundern gezählt wird. Nachdem dieser niedergebrannt war, umgab man im Zuge des Wiederaufbaues in der 2. Hälfte des 4. Jh. v. Chr. den Opferaltar der Artemis Ephesia vor dem Tempel mit einem Trinkos, einer prunkvollen Umfassungsmauer, die mit einem Figurenfries geschmückt war. Von diesem stammt der Oberteil einer verwundeten Amazone, die ermattet die rechte Hand auf den Kopf legt. Die Relieffigur ist die spätklassische Nachbildung einer Statue, die im 5. Jh. v. Chr. von dem Bildhauer Kresilas im Zuge eines Künstlerwettbewerbes geschaffen worden war. W. O.

PARTHERDENKMAL
Römisch
ab 169 n. Chr.
Marmor; erhaltene Frieslänge ca. 40 m

Das Partherdenkmal – das bedeutendste Reliefbildwerk römischer Zeit in Kleinasien – wurde aus Anlaß des römischen Sieges im Krieg gegen die Parther (161–165 n. Chr.) zu Ehren des Kaisers Lucius Verus errichtet, der als Oberbefehlshaber der römischen Truppen sein Hauptquartier in Ephesos aufgeschlagen hatte. In fünf Themenkreisen wird der Herrscher verherrlicht: seine Adoption durch Antoninus Pius im Jahr 138;

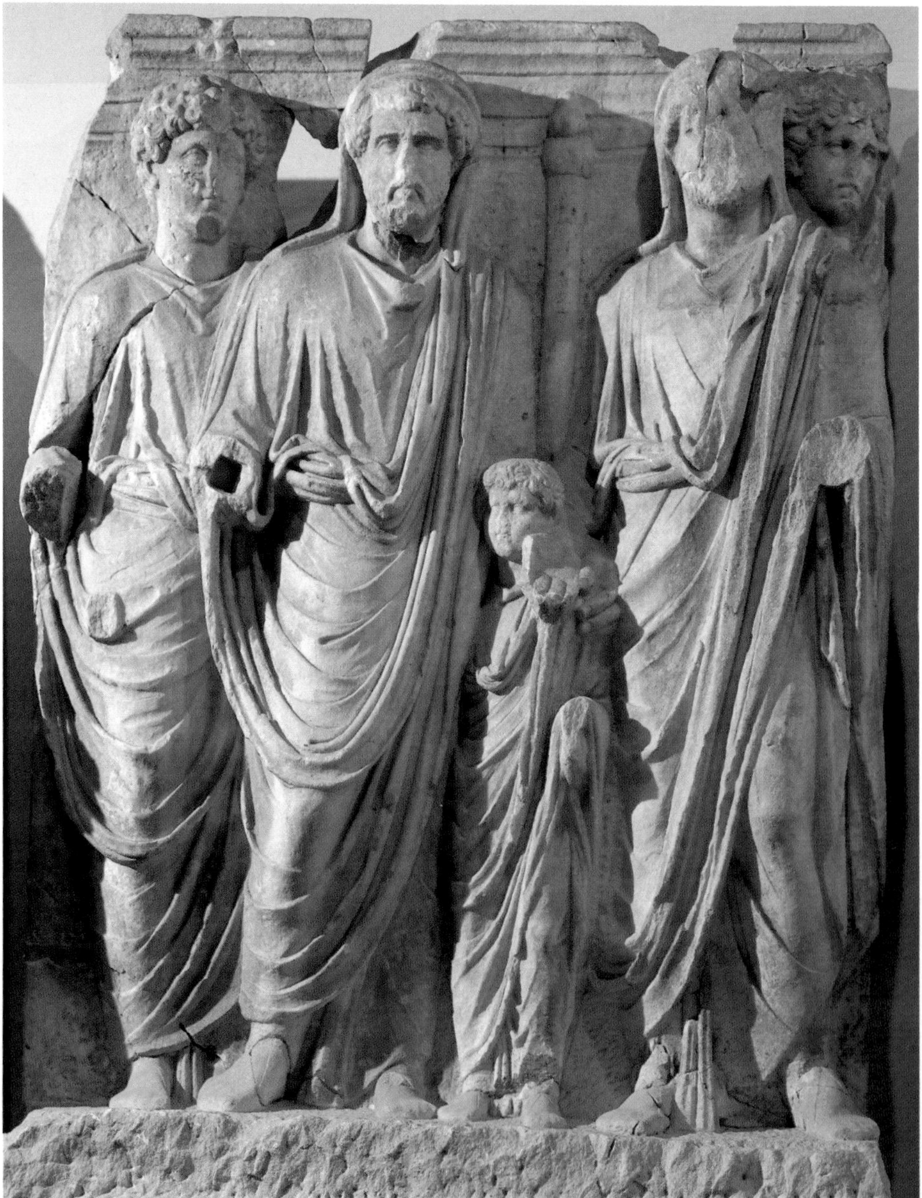

Lucius Verus in der Schlacht; der Kaiser unter den Personifikationen der bedeutendsten Städte des Reiches; thronend inmitten der Götter; seine Apotheose. Sämtliche Reliefplatten und Plattenreste wurden in zweiter oder dritter Verwendung gefunden. Die Rekonstruktion ist deshalb nicht völlig gesichert: das Denkmal hatte vermutlich die Form eines Monumentalaltars, in dessen Hof der Opferaltar stand und dessen Außenmauern die Figurenfriese in einer Länge von ungefähr 70 Metern zierten – circa 40 Meter sind erhalten geblieben und im Ephesos-Museum ausgestellt. – Möglicherweise sind die kürzlich am Bibliotheksplatz von Ephesos teilweise freigelegten Reste eines Monumentalaltares die Fundamente des Partherdenkmals.

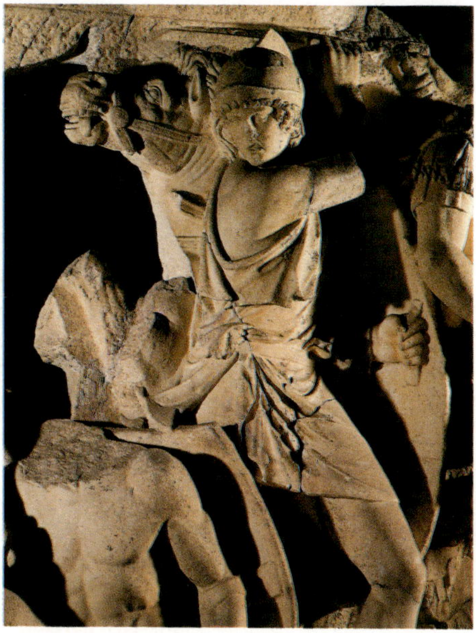

◁ KAMPFSZENE
B 146 cm
Inv. Nr. I 866

Zentrales Ereignis des Frieses ist die Schlacht, ein wildes Gewoge kämpfender Römer und Barbaren: zu Fuß, zu Pferd, zu Wagen fallen die Gegner übereinander her. Tote und Verwundete liegen auf dem Schlachtfeld. Ein heftig bewegter barocker Stil, der vom Zeusaltar in Pergamon beeinflußt ist, paßt sich dem Thema an, während die Personen der Adoption in feierlicher Ruhe repräsentieren. – Die Abbildung zeigt vor einem sich bäumenden Pferd einen römischen Krieger in kurzem Chiton, mit Helm, Schild und Stiefeln, der mit dem Schwert gegen einen knienden Barbaren ausholt.

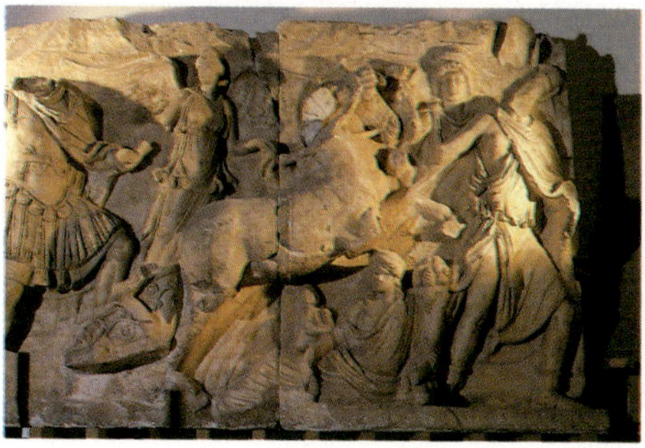

APOTHEOSE DES LUCIUS VERUS
Breite der 2 Reliefplatten 306 cm
Inv. Nr. I 867

Der Kaiser besteigt, geleitet von der geflügelten Siegesgöttin Viktoria, den von vier Pferden gezogenen Wagen des Sonnengottes Sol, der, die Strahlenkrone auf dem Haupt, im Hintergrund sichtbar ist. Der Kaiser fährt in den Olymp empor – er wurde nach seinem Tod 169 n. Chr. konsekriert, d. h. auf Senatsbeschluß unter die Staatsgötter aufgenommen. Vor dem Gespann stehend, faßt Virtus, die Personifikation der militärischen Tüchtigkeit, die Zügel. Wie Viktoria und Virtus Hinweise auf den Sieg des Kaisers im Partherkrieg sind, so symbolisiert die unter den Pferden gelagerte Tellus, die Erdmutter und Göttin der Fruchtbarkeit, mit dem von Früchten überquellenden Füllhorn, das Gedeihen des Reiches unter der Regierung des Lucius Verus und des Mark Aurel.

W. O.

◁ ADOPTION: DIE KAISER
B 150 cm
Inv. Nr. I 864

Der regierende Kaiser Hadrian (rechte Figur) adoptiert Antoninus Pius (Mitte links) und dieser den 17jährigen Mark Aurel (links) und den 8jährigen Lucius Verus. Über die linke Schulter Hadrians blickt ein Kopf, der vermutlich als Genius des Aelius Verus, des verstorbenen Vaters des Lucius, zu deuten ist. Im Zusammenhang mit diesem Staatsakt wird den Göttern ein Stieropfer dargebracht, an dem die Familie des Kaisers und hohe Würdenträger des Hofes teilnehmen.

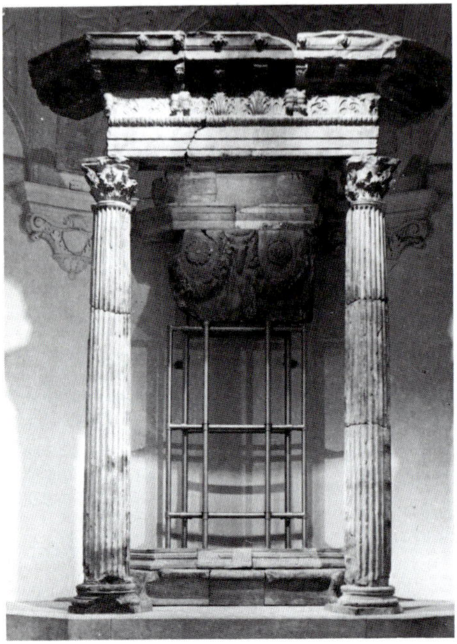

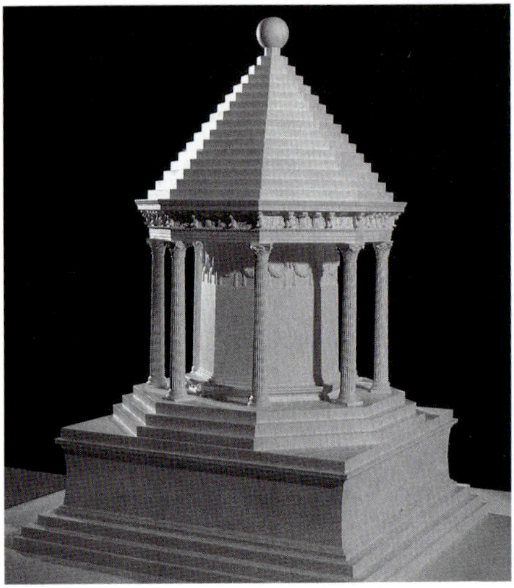

MODELL DES OKTOGONS
Hergestellt 1977/78
Plexiglas, weiß gespritzt; Maßstab 1:25

OKTOGON
Römisch
2. Hälfte 1. Jh. n. Chr.
Marmor; H 565 cm
Inv. Nr. I 1633 A–M

Das Oktogon an der Kuretenstraße ist ein achteckiger Grabbau, dessen massiver Kern (Cella) von einer Säulenstellung umgeben ist. Im Sockel befindet sich die Grabkammer, in der in einem Sarkophag das Skelett einer etwa 20jährigen Frau aufgefunden wurde. Eine Seite des Achtecks konnte im Ephesos-Museum wieder aufgerichtet werden: zwei korinthische Säulen tragen einen Dreifascienarchitrav und einen mit Ranken und Palmetten geschmückten Fries. Auf Palmetten und Vorderkörpern von Löwen ruhen die Konsolen des Geisons (Kranzgesims). Die Sima (Traufleiste) zeigt Löwenköpfe als Scheinwasserspeier. Vom Architrav zur Cella ist eine Kassettendecke gespannt, die auf einem Wandarchitrav (Abguß nach Original in Ephesos) liegt, der von einem Stierkopf-Girlandenfries getragen wird. Am Fuß der Cellawand eine Sitzbank (Abguß). W. O.

KNABE MIT DER FUCHSGANS
Römisch
Kopie nach einem hellenistischen Bronzeoriginal aus dem 3. Jh. v. Chr.
Marmor; H 62 cm
Inv. Nr. I 816

Die 1896 im Hafengymnasium von Ephesos gefundene Skulptur zeigt einen etwa zweijährigen, auf dem Boden sitzenden Knaben, der vermutlich von einem Erwachsenen angesprochen wird. Er streckt ihm den rechten Arm entgegen und drückt dabei seinen Spielgefährten, eine kleine ägyptische Fuchsgans, zu Boden. Im Gegensatz zur archaischen und klassischen Kunst der Griechen, in der Kinder wie kleine Erwachsene dargestellt wurden, verstand es der Hellenismus, auf den diese römische Kopie zurückgeht, das Charakteristische des kindlichen Körpers wiederzugeben; den großen Kopf, die fettgepolsterten Arme und Beine. A. B.-W.

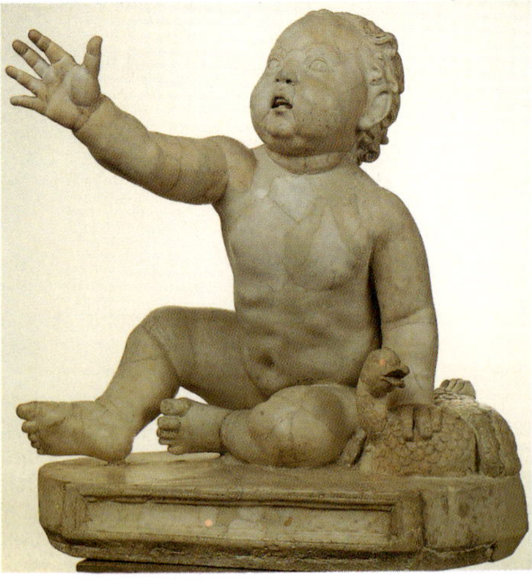

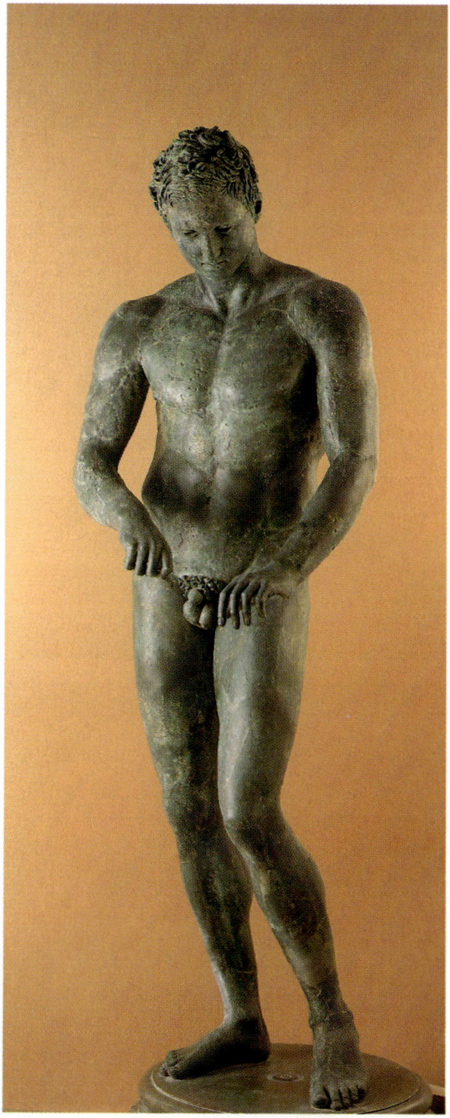

HERAKLES-KENTAURENGRUPPE ▽

Griechisch-hellenistisch
2. Hälfte 2. Jh. v. Chr.
Bronze; H (Herakles) 38 cm
Inv. Nr. VI 3169

Im Kampf mit einem Kentauren holt Herakles zum Schlag mit der Keule aus. Sich aufbäumend weicht das Mischwesen aus Mensch und Pferd vor dem Heros zurück. Die Wirkung der Gruppe beruht vor allem auf dem Kontrast zwischen dem fast reliefartig konzipierten, kraftvoll, aber ruhig agierenden Herakles und der wilden Bewegtheit und räumlichen Tiefe des Kentauren. Den Hintergrund zwischen den beiden diagonal auseinanderstrebenden Körpern füllt ein Baum; seinen oberen Abschluß bildet eine mit einem Blattornament verzierte Rundbasis – wohl der Fuß einer Lampe: Die Gruppe diente demnach als kostbarer Tischkandelaber. K. G.

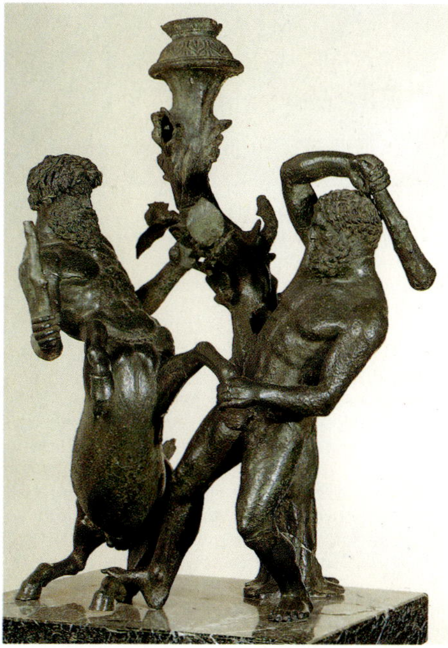

ATHLET

Römisch
Kopie nach griechischem Original vom letzten Viertel 4. Jh. v. Chr.
Bronze; H 192 cm
Inv. Nr. VI 3168

Nach dem Wettkampf pflegten die Athleten ihren eingeölten Körper vom Sand der Palästra (Sportplatz) mit einem Schabeisen zu säubern. In dieser Aktion ist der bekannte Schaber des griechischen Künstlers Lysipp im Vatikan dargestellt. Der ephesische Athlet hat diese Tätigkeit jedoch bereits beendet; mit noch schweißnassem, aus der Stirn gestrichenem Haar reinigt er mit Daumen und Zeigefinger der linken Hand das Schabeisen, das er einst in der Rechten gehalten hat: Auf diesen, an sich nebensächlichen Vorgang ist die ganze Aufmerksamkeit des Jünglings gerichtet. Die Statue läßt sich keinem griechischen Künstler mit Sicherheit zuschreiben, doch beweisen römische Wiederholungen in Marmor und Wiedergaben auf Tonreliefs und geschnittenen Steinen den Bekanntheitsgrad des Originals. K. G.

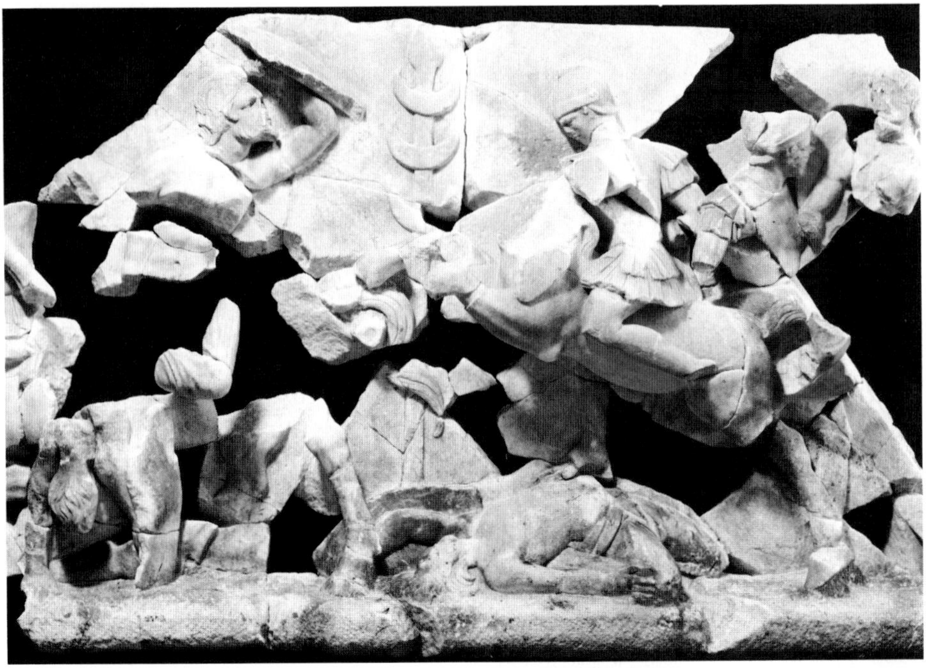

REITERSCHLACHTFRIES
Griechisch-hellenistisch
ab 166 v. Chr.
Marmor; H 99 cm
Inv. Nr. I 814

Dargestellt ist ein Kampf zwischen jonischen Griechen und Galatern, wobei sich der Sieg den Griechen zuwendet. Die besterhaltene Szene zeigt rechts vor einem Signum (Feldzeichen) einen gepanzerten griechischen Reiter, dessen Pferd über einen gefallenen Galater hinwegsprengt, und links einen Galater zu Fuß, der sich mit dem Schild gegen den Angriff der Griechen zu decken sucht, davor ein kopfüber vom Pferd stürzender Galater. – Schon im frühen 3. Jh. v. Chr. waren die keltischen Galater in Kleinasien eingefallen; immer wieder kam es in der Folgezeit zu schweren Auseinandersetzungen mit Pergamenern und Römern. Das Reiterschlachtrelief bezieht sich vermutlich auf den letzten pergamenisch-galatischen Krieg in den Jahren 168–166 v. Chr., in dem Eumenes II., König von Pergamon, schließlich einen glänzenden Sieg über die Galater errang. Zur Ehrung des Retters aus der dauernden galatischen Bedrohung hat Ephesos – wie Milet, Sardes und Pergamon – sicher einen Beitrag geleistet. Teil eines Monumentes für Eumenes ist vermutlich das ephesische Galaterschlachtrelief. W. O.

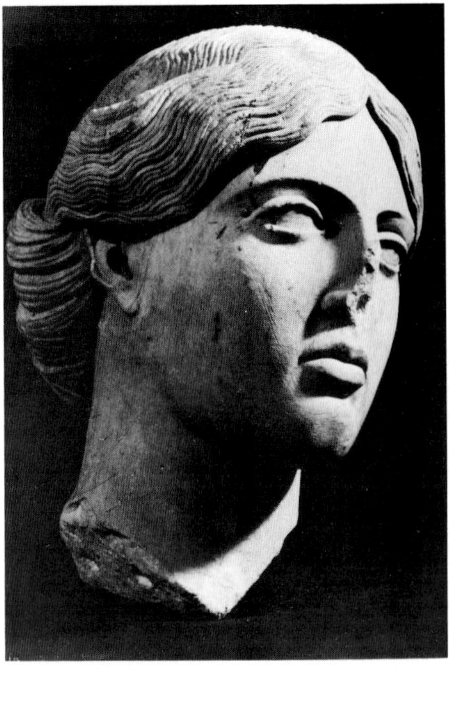

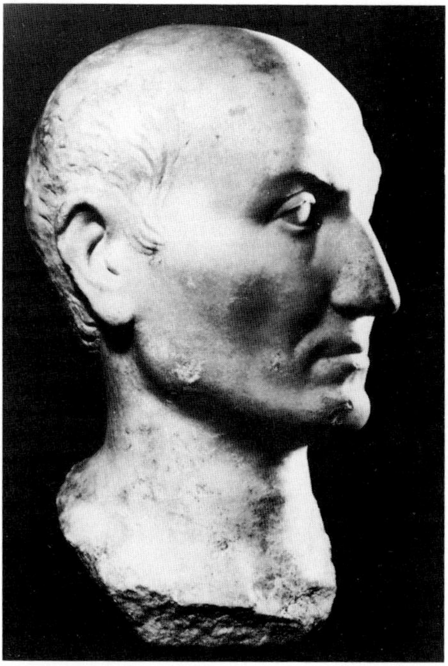

◁ **PORTRAITKOPF**
Römisch
3. Viertel 1. Jh. v. Chr.
Marmor; H 43 cm
Inv. Nr. I 817

Der Kopf eines etwa fünfzigjährigen Römers: mit hoher Stirn und kahlem Scheitel, weit ausladendem Schädel, schmalen Wangen, kantigem Kinn und festem, schmalem Mund, einem eindringlichen Blick und einer scharf gezeichneten Nase, mit einem Knochengerüst, das durch die dünne Haut- und Muskelschicht an die Oberfläche tritt. Energie, Intelligenz und ein starker Wille waren die hervorstechendsten Eigenschaften der Persönlichkeit, die ein ephesischer Bildhauer in der Zeit der ausgehenden Republik porträtierte. W. O.

◁ **KOPF DER ARTEMIS**
Römisch
Kopie nach griechischem Original aus der Zeit um 460 v. Chr.
Marmor; H 31 cm
Inv. Nr. I 829

Auf ein Werk der frühen Klassik um 460 v. Chr. geht der eindrucksvolle Kopf der Göttin Artemis zurück, der streng, harmonisch, nur die wesentlichen Bestandteile des menschlichen Gesichtes betonend, gestaltet ist und ursprünglich in eine Gewandstatue eingesetzt war. Das Vorbild, die bronzene Kultstatue der Göttin mit Bogen und Fackel, die im Artemistempel in Athen aufgestellt war, wurde in römischer Zeit vielfach kopiert.
A. B.-W.

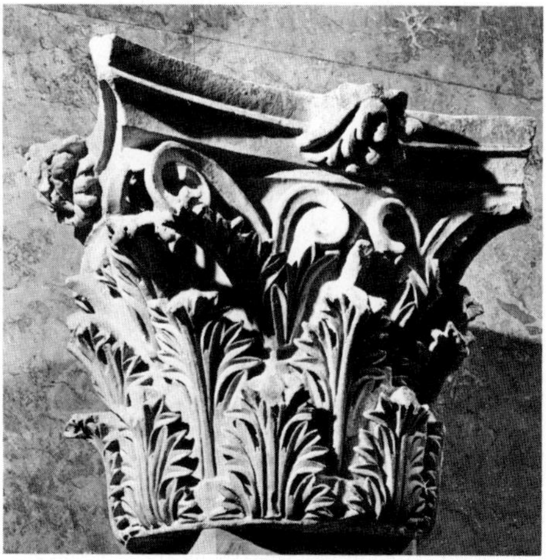

KORINTHISCHES KAPITELL
Römisch
Kaiserzeit
Marmor; H 68 cm
Inv. Nr. I 840

Das Kapitell der korinthischen Ordnung, die als Variante der jonischen aufzufassen ist, zeigt besonders deutlich und in naturalistischer Weise die pflanzlichen Elemente der griechischen und römischen Architektur. Der Korb (Kalathos) des Kapitells ist von 2 Reihen Akanthusblättern umkränzt, zwischen denen Volutenranken hervorsprießen, die die Ecken des Abakus (Deckplatte) stützen. Im Mittelpunkt der geschwungenen Abakusseiten je eine Palmette. W. O.

Neben den ephesischen Fundstücken beherbergt das Ephesos-Museum auch Architekturproben und Skulpturen aus dem Mysterienheiligtum der griechischen Insel **SAMOTHRAKE,** das 1873 und 1875 von österreichischen Archäologen ausgegraben wurde.

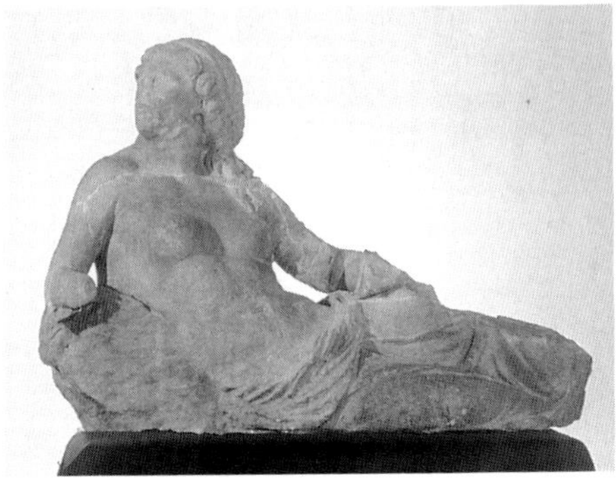

GIEBELFIGUR VOM HIERON
Griechisch-hellenistisch
150–125 v. Chr.
Marmor; H 58 cm
Inv. Nr. I 342

Die gelagerte weibliche Gestalt stammt aus der rechten Giebelecke. Sie hat den Kopf zur Giebelmitte gewendet, der Mantel bedeckt nur den Unterkörper mit den überkreuzten Beinen. Die Thematik des Giebels bezieht sich vermutlich auf den Gründungsmythos der samothrakischen Mysterien. K. G.

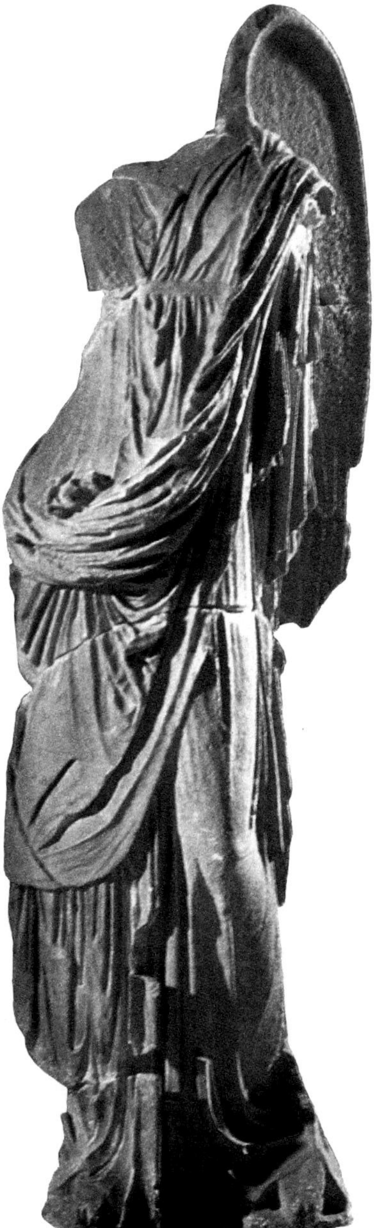

NIKE VOM HIERON
Römisch
1. Hälfte 1. Jh. n. Chr.
Marmor; H 145 cm
Inv. Nr. I 680

Die nur als Torso erhaltene Siegesgöttin trägt ein faltenreiches Gewand und darüber einen Mantel, der über die linke Schulter gelegt ist. Die erhobene Linke hielt einen Krug, die gesenkte Rechte eine Opferschale. Aus stilistischen Gründen dürfte in der Nike, die als seitlicher Dachschmuck (Akroter) auf dem First des Hieron aufgestellt war, nicht das hellenistische Original, sondern ein römisches Ersatzstück erhalten sein. K. G.

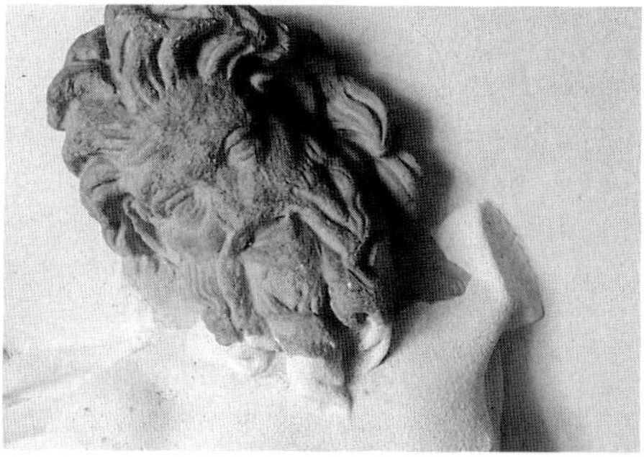

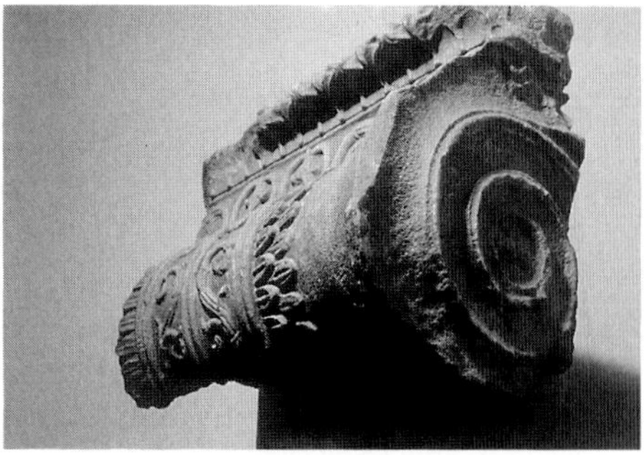

KENTAUR VOM HIERON
Griechisch-hellenistisch
150–125 v. Chr.
Marmor; 102×85 cm
Inv. Nr. I 347

Das aus zahlreichen Fragmenten zusammengesetzte Relief diente im Pronaos (Vorhalle) des Hieron zum Schmuck der Kassettendecke. Das Hieron war seiner Funktion nach kein Tempel, im Sinne eines Hauses für das Kultbild, sondern das religiöse Zentrum, in dem die Einweihung in die höheren Grade der Mysterien stattfand. Während mit dem Bau der Cella (Innenraum) um 325 v. Chr. begonnen wurde, stammen die Vorhalle und der gesamte Skulpturenschmuck, darunter auch das malerisch-bewegte Reliefbild des Kentauren, erst aus späthellenistischer Zeit. K. G.

IONISCHES KAPITELL VOM PTOLEMAION
Griechisch-hellenistisch
285–280 v. Chr.
Marmor; H 38 cm
Inv. Nr. I 420

Das fragmentierte Kapitell, mit dreifach gedrehter Volute und reicher Pflanzenornamentik auf dem Polster, stammt vom sog. Ptolemaion, einem Torbau, den der ägyptische König Ptolemaios II. Philadelphos in Samothrake errichten ließ. Der Bau bildete von der Stadt her den Zutritt zum Heiligtum. Die Form entsprach einem Tempel mit vorgestellter Säulenhalle an beiden Fronten: die Säulen der Stadtseite waren ionischer, jene der dem Heiligtum zugewandten Seite korinthischer Ordnung. K. G.

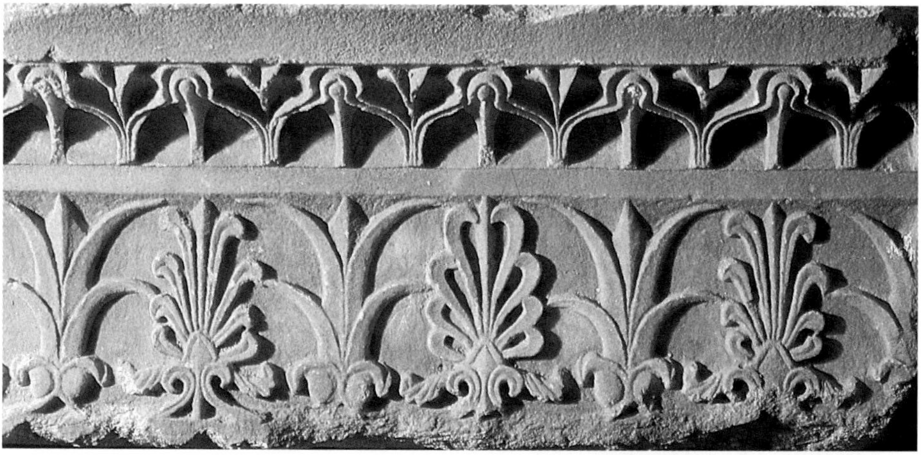

LOTOS-PALMETTENFRIES VOM ARSINOEION
Griechisch-hellenistisch
289–281 v. Chr.
Marmor; L 117 cm
Inv. Nr. I 698

Unter einem Blattornament (lesbisches Kymation) ein Fries mit Lotosblüten und abwechselnd offenen und geschlossenen Palmetten. Der Gesimsblock stammt von der Innenseite des sog. Arsinoeions, einem Rundbau, benannt nach seiner Stifterin Arsinoe, der Gemahlin des Königs Lysimachos von Makedonien. Mit einem inneren Durchmesser von fast 17 Metern war dieses Bauwerk der größte überdachte griechische Rundbau. K. G.

SAMMLUNG FÜR PLASTIK UND KUNSTGEWERBE

Die Wurzeln der Sammlung für Plastik und Kunstgewerbe gründen in den habsburgischen Schatzkammern und Kunstkammern des späten Mittelalters, der Renaissance und des Barock. Einzelne Sammlerpersönlichkeiten des Hauses trugen entscheidend zur Mehrung der Bestände bei. Hier sind in erster Linie die Kunstkammer Erzherzog Ferdinands II. (gest. 1595) auf Schloß Ambras bei Innsbruck, die Kunstkammer Kaiser Rudolfs II. (gest. 1612) in Prag, die Kunstkammer Erzherzog Leopold Wilhelms (gest. 1662) in Wien und die Kaiserliche Schatzkammer in Wien zu nennen. Letztere nahm vor allem die rudolfinischen Bestände auf und Teile der Sammlung Leopold Wilhelms. Die Erhaltung gerade jener Inventare, welche über die bedeutendsten dieser Persönlichkeiten und deren Sammlungen am aussagekräftigsten sind, trägt wesentlich zu unserer Kenntnis der Geschichte der Sammlung bei. Die Ambraser Sammlung wurde vor den Truppen Napoleons in Sicherheit gebracht und gelangte nach Wien, wo sie im Unteren Schloß Belvedere zunächst ihre Selbständigkeit bewahrte. Erst die unter der Regierung Kaiser Franz Josephs seit 1875 in Angriff genommene große Reform der kaiserlichen Sammlungen vereinte schließlich alle Kunstkammerbestände im 1891 eröffneten Kunsthistorischen Museum und beließ nur die Objekte mit Insigniencharakter oder solche von Erinnerungswert an Mitglieder des Kaiserhauses in der Schatzkammer.

Die neue Sammlung hatte zunächst den unglücklichen Namen „Sammlung kunstindustrieller Gegenstände" erhalten, welcher 1919 durch den ebensowenig charakteristischen und heute zunehmend mißverständlichen wie irreführenden Begriff „Sammlung für Plastik und Kunstgewerbe" abgelöst wurde.

Sie enthält nämlich nur in geringem Maße Großplastik und so gut wie gar keine zweckgebundenen Gegenstände des kunsthandwerklichen Gewerbes. Die hier gesammelten Objekte sind in hohem Maße zweckfrei und allein für die Aufnahme in eine fürstliche Kunstkammer geschaffen. Gerade die Stärken dieser Sammlung, ihre großen Bestände an Werken der Goldschmiedekunst, des Steinschnitts, an Bronzestatuetten und figürlichen wie gedrechselten Arbeiten aus Elfenbein, verdanken den hohen Ansprüchen einer fürstlichen Kunstkammer oft erst ihre Existenz.

Eine derartige Kunstkammer war in gewissem Sinne ein Spiegel des Kosmos und zu ihrer Zeit die Summe des Wissens über die Welt. Deshalb gehören nicht nur Kunstwerke, sogenannte Artefakte, hierher, sondern auch bemerkenswerte Produkte der Natur und Exotika, weiterhin

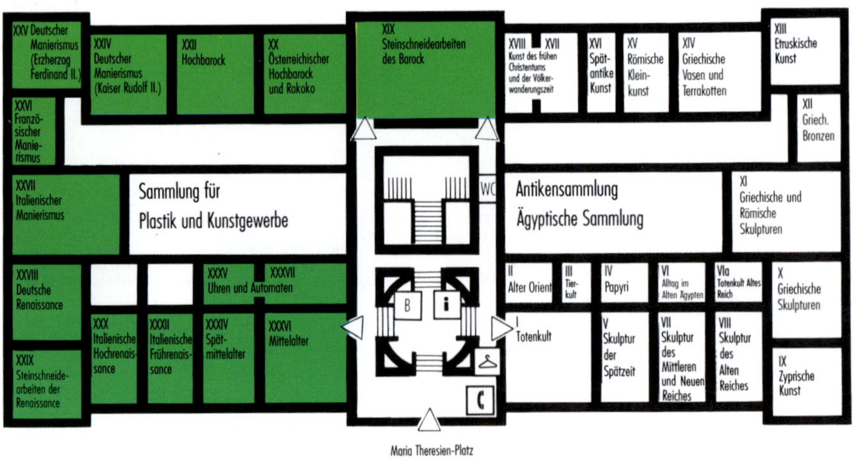

Scientifica (die zur Erfassung des Kosmos notwendigen naturwissenschaftlichen Geräte), die all dieses ergänzende Druckgraphik und schließlich Absonderlichkeiten, die „Wunder" der Natur, der Wissenschaft und der Handfertigkeit, die sogenannten Mirabilia und Kunststücke.

Kunstkammerstücke sind daher zweckfreie Schaustücke von höchstem materiellem, künstlerischem und technischem Anspruch, Raritäten aus der Natur oder naturwissenschaftliches Instrumentarium, das oft den Pionierleistungen der technischen Entwicklung zuzurechnen ist. Die Kunstkammer wurde derart zu einem Mikrokosmos, über dem der Fürst mit seinem Herrschaftsanspruch stand. Da es sich in unserem Fall um den Kaiser oder um Mitglieder des Kaiserhauses handelte, war nicht nur der Anspruch an die Kunstkammer universell, sondern auch jener an die Qualität der gesammelten Objekte extrem hoch.

Deshalb hat die Sammlung für Plastik und Kunstgewerbe auch heute noch so gut wie keine Rivalin und ist zugleich eine der inventarisch bestdokumentierten Kunstsammlungen der Welt.

Der hohe Rang dieser Sammlungen war schon im 16. und 17. Jh. notorisch. Nicht wenigen europäischen Fürsten war es eine Ehre, diesen Glanz durch passende Geschenke noch zu erhöhen. Es ist bekannt, daß etwa Kaiser Rudolf II. für derartige „diplomatische Geschenke" besonders empfänglich war. Auch wenn seit dem 18. Jh. die künstlerischen Ambitionen des Hauses Habsburg sich mehr und mehr auf die Architektur, die Musik und das Theater verlagerten, und später dann die Reorganisation der Sammlungen und der Bau des Kunsthistorischen Museums im Vordergrund des Interesses und der Bemühungen standen, erhielt die Sammlung doch immer noch Zugänge von bedeutenden Einzelstücken.

Nach dem Zusammenbruch der Monarchie 1918 gliederte man ihr die Sammlungen der Linie Österreich-Este sowie die bisher vom Gardemeuble verwaltete Tapisseriensammlung an. Auch letztere zählt zu den bedeutendsten ihrer Art und wird nur von jener der spanischen Krone übertroffen. Noch kurz vor der Auslöschung der Souveränität Österreichs 1938 bereicherte das Legat Gustav von Bendas mit einigen erlesenen Hauptwerken der Florentiner Frührenaissance auf das vorteilhafteste die Sammlung. Den Zweiten Weltkrieg überstand sie glücklicherweise mit sehr geringen Verlusten. Schmerzlich sind nur jene, die die Tapisseriensammlung erlitt, weil Stücke, deren Leihgabe zu Ausstattungszwecken nach Berlin und Karin-Hall erzwungen wurde, dort verschollen sind.

Seit 1963 sind die Bestände der Sammlung wieder im Kunsthistorischen Museum aufgestellt.

M. L.-J.

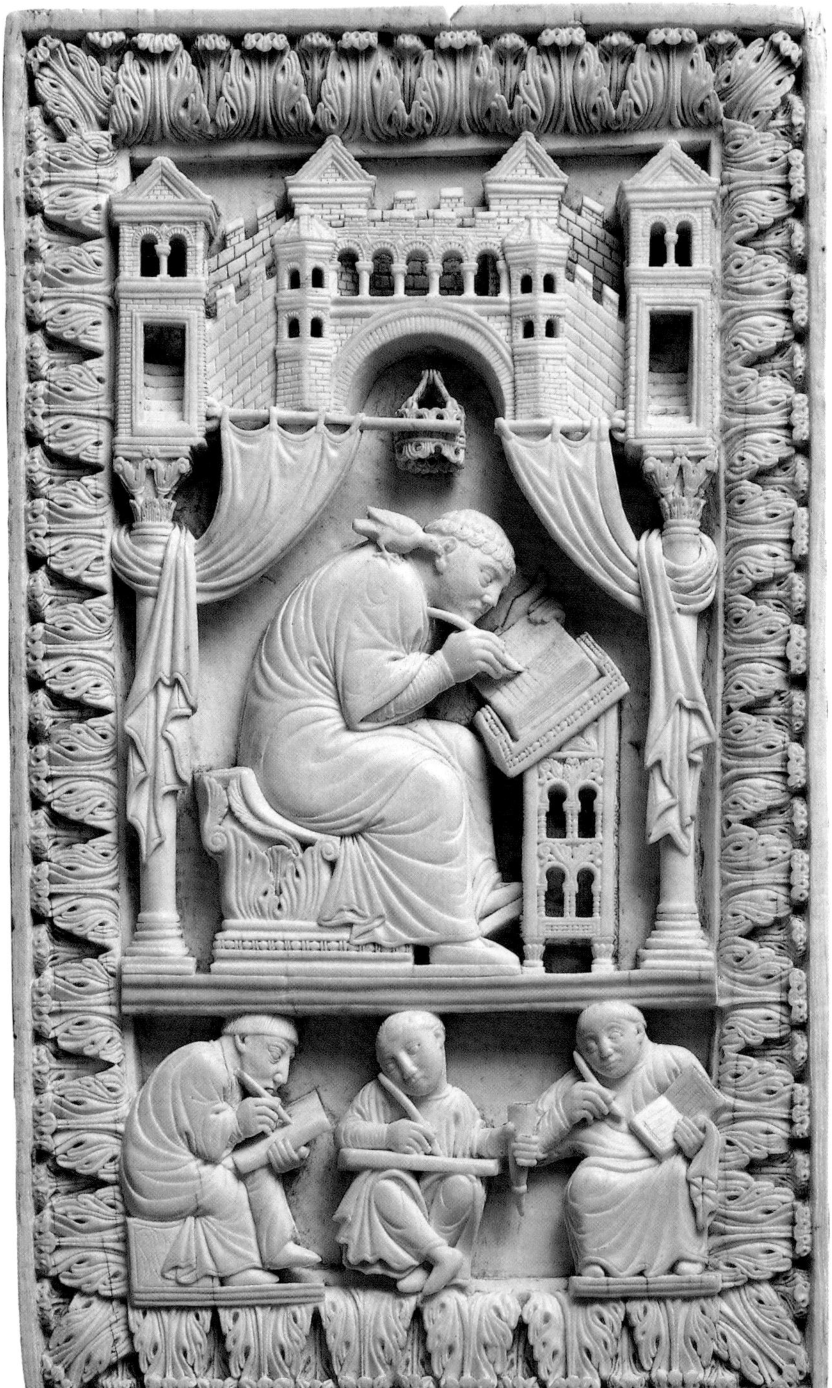

◁ HL. GREGOR MIT DEN SCHREIBERN
Karolingisch
3. Drittel 9. Jh.
Elfenbein; H 20,5 cm, B 12,5 cm
Inv. Nr. 8399

Papst Gregor der Große gilt als Autor der römischen Meßformulare, deren Gebrauch Karl der Große im karolingischen Imperium verbindlich einführte. Das Sakramentar umfaßt die vom Priester gesprochenen Gebete der Meßfeier. Im Meßkanon, dem Kernstück des Sakramentars, beginnt die Vorrede mit dem „Vere dignum", jenem Text, den der göttlich inspirierte Kirchenlehrer niederzuschreiben in der Bilddarstellung gerade im Begriff ist. Sein Schreiber hatte heimlich beobachtet, wie der Autor sein Diktat erst wieder aufnahm, als die einflüsternde Taube des Heiligen Geistes schwieg. Von dieser Legende blieb der Moment göttlicher Eingebung im Autorenbild festgehalten, doch schreibt der hl. Gregor nun selbst. Der rechts in der unteren Bildzone kauernde Schreiber scheint dem Heiligen zuzuhören, er schreibt aber eine andere Textstelle nieder, wie unter der Lupe nachzulesen ist. Kopisten vervielfältigten also die römischen Meßformulare. Karolingisch an dieser Komposition ist die als Fernansicht zu verstehende Verkleinerung der äußeren Palastarchitektur. Ihr dominantes Formmotiv, der brückenhafte Mittelbogen, findet sowohl in der Flächenform des Bauwerks – ein Konglomerat von Stiegenhäusern, Mauergängen, Türmen und Bogengalerien – als auch der des Vorhangs seine Fortsetzung, ohne daß aber realiter ein übergreifender Bogen über dem Innenraum stünde. Als Lokalangabe ein innerbildliches Element, tritt die Architektur zugleich als tektonisierter Bildrahmen um das Autorenbild auf. In diesem frankosächsischen Prototyp läßt sich ein Vorläufer jener architektonischen Rahmenbildungen ausmachen, die während eines 200jährigen künstlerischen Dialogs, der beiderseits des Ärmelkanals geführt wurde, heranreifen und zu Beginn des romanischen Stils im rahmenden Bogen mit bekrönenden Baldachinformen eine zündende Gestaltungsidee liefern sollten. Karolingisch ist das Aufbauprinzip des Bildganzen. Aus einer frühbyzantinischen Vorlage wird neben dem Aufgreifen der Baldachinrahmung des weiteren ein zur Modelltreue vorangetriebener Detailrealismus übernommen. Entgegen dem Vorbild rahmt das um die untere Zone erweiterte Bildfeld nochmals ein zweilagiger Akanthusfries, der das Auseinanderfallen der gedrängten Gesamtkomposition verhindert. H. T.

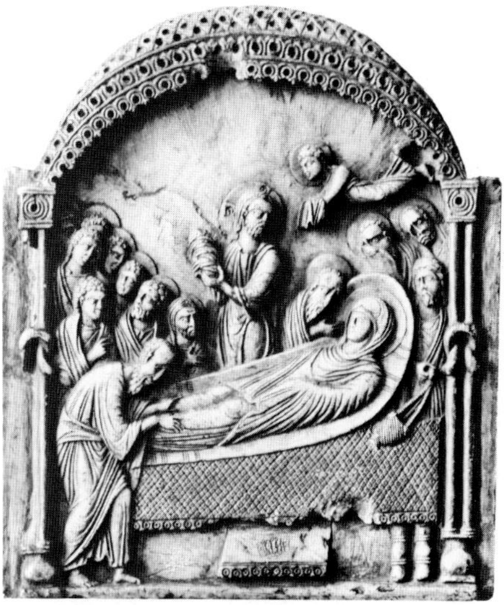

MARIENTOD (KOIMESIS)
Konstantinopel
2. Hälfte 10. Jh.
Steatit, teilweise vergoldet; H 13 cm, B 11,2 cm
Inv. Nr. 8797

Das Wort „Ikone" bedeutet ein heiliges Bild, dem besondere Verehrung zukommt. Im gesamten Bereich der orthodoxen Kirche, wo die Bilderverehrung zu einem Bestandteil der Liturgiefeier gehört, hat die Ikone einen erhabenen Rang inne. Sie wird als dem geschriebenen Wort gleichbedeutend erachtet. Für kleine Trag-Ikonen war Elfenbein das beliebteste Material. Steatit oder Speckstein, dessen weiche, kremige Oberfläche dem Elfenbein ähnelt, wenngleich im Olivton farbig anders, trat in Konkurrenz hinzu, als Elfenbein knapp wurde. Diese Steatit-Ikone ist eine der frühesten überhaupt, Goldauflagen steigern ihre Kostbarkeit. Ein Baldachin umrahmt die als „Entschlafen" aufgefaßte Sterbeszene: Christus erscheint und nimmt die kindhaft verpuppte Seele der Gottesmutter in Empfang. H. T.

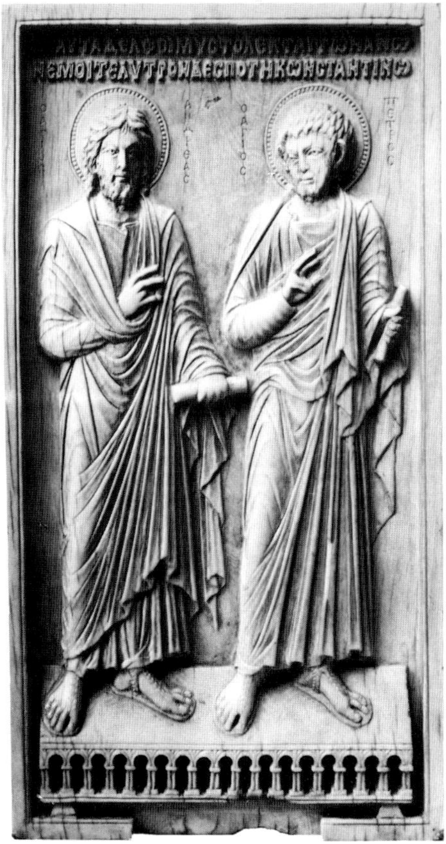

DIE HEILIGEN PETRUS UND ANDREAS
Konstantinopel
Mitte 10. Jh. (vor 959)
Elfenbein; H 24,6 cm, B 13,5 cm
Inv. Nr. 8136

Die Tafel wurde in einer Werkstatt geschaffen, die für den kaiserlichen Hof arbeitete, insbesondere für Konstantin VII. Porphyrogenetos (912–959) – auf ihn ist die griechische Inschrift, eine Anrufung der Apostel um Fürbitte, zu beziehen – und für Romanos II. (945–963). Nach letzterem wird die ganze stilistisch zusammengehörige Gruppe von Elfenbeinen „Romanos-Gruppe" genannt. Sie zeichnet ein Stil aus, der Vornehmheit und künstlerische Feinfühligkeit mit äußerster Präzision der Form verbindet. Zur Blütezeit der Makedonischen Renaissance hatte die byzantinische Kunst ihr zweites Goldenes Zeitalter. Erreicht wird der harmonische Ausgleich zwischen wiederbelebtem antikem Formgefühl und einem religiös motivierten Kunstwollen, das Entmaterialisierung des Körperlichen anstrebt. H. T.

HIMMELFAHRT CHRISTI ▽
Metz
um 980
Elfenbein; H 20,6 cm, B 14,4 cm
Inv. Nr. 7284

Zwei unterschiedliche Vorlagen entzündeten die bildschöpferische Phantasie des ottonischen Beinschnitzers: eine byzantinische (untere Bildhälfte) und eine westliche (obere Bildhälfte). In der Rückansicht kommt Christi Abkehr von der Welt zum Ausdruck. Er schwingt sich frei in den Weltenraum empor und ergreift die Hand Gott Vaters. Ein römisches Motiv, worin seine Teilhabe an der göttlichen Macht ausgedrückt wird. Christus gehört schon dem Jenseits an. Nur mehr in den bewegten Engeln klingt die Verbindung mit den erregten und ratlosen Jüngern an. Das Emporschweben geschieht durch einen Wolkenkanal, der Bildumsetzung des Bibelwortes „Eine Wolke nahm ihn auf und entzog ihn ihren Blikken". Antikisches ost- wie weströmischer Herkunft wird in ein mittelalterliches Ordnungssystem assimiliert und die Schwere jeglicher Substanz überwunden: Auch die Apostelfiguren stehen nicht mehr auf dem Boden, sondern schweben, die Komposition ist nach den Bildachsen ausbalanciert, und den Flächenbezügen kommt die Priorität zu. Gleich den byzantinischen Vorbildern erfüllt der Akanthusfries seine bildrahmende Funktion vollauf. H. T.

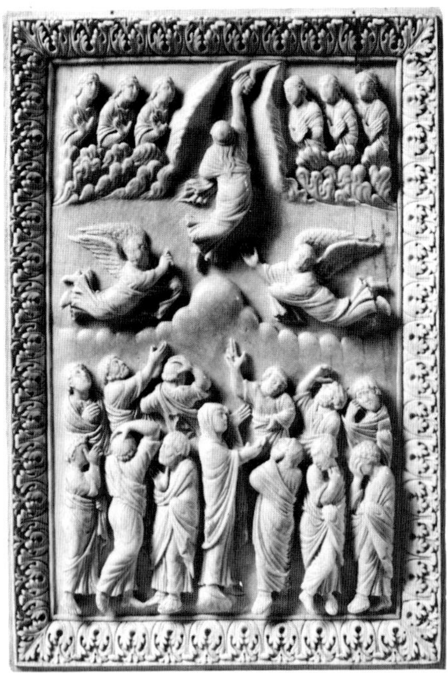

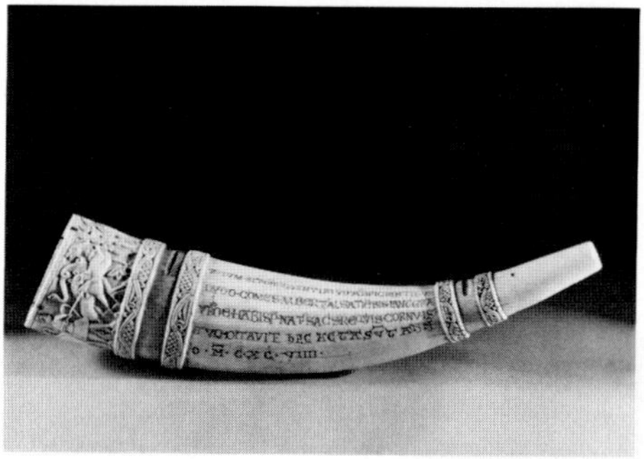

OLIFANT
Unteritalienisch (sarazenisch)
11. Jh.
Elfenbein, teilweise eingefärbt; L 51,8 cm
Inv. Nr. 4073

Sogenannte sarazenische Hörner waren als Signalhörner bei Jagden im Mittelalter weit verbreitet. Verzierungen finden sich auf Blaszone und Mundstück in Form ornamentaler Friese, hinzu kommt ein breiter figuraler Randstreifen mit Jagd- und Tierkampfszenen. Auf der schmucklosen, gekanteten Mittelzone des *Olifanten* wurde – wohl anläßlich der Umwidmung – eine hochmittelalterliche Inschrift eingraviert. Sie berichtet, daß Graf Albrecht III. von Habsburg, der Großvater König Rudolfs I., das Horn, mit Reliquien gefüllt, 1199 dem Kloster Muri (Schweiz) zum Geschenk machte. Die Umwandlung kostbaren weltlichen Besitzes in Reliquiare kam häufig vor. 1702 gelangte der *Olifant* als Geschenk des damaligen Abtes an den Kaiser in habsburgischen Besitz zurück. H. T.

KASSETTE ▷
Alpenländisch
frühes 12. Jh.
Holz, Kupfer vergoldet, Bein, die Gravierungen getönt; H 21,8 cm, B 16,6 cm, L 15,5 cm
Inv. Nr. 10.006

Den kastenartigen Körper des Schmuckkästchens überdacht ein dem Pyramidenstumpf formgleicher Deckel. Dekor überzieht seine gesamte Oberfläche. An Wänden wie Dachschrägen unterliegt er dem selben Gestaltungsprinzip: Eingraviertes Ornament bedeckt die flachen Rahmenleisten, das jeweils umschlossene Mittelfeld hingegen ziert à jour gearbeiteter Dekor, zart durchflochten und reliefiert. Obendrein sind diese durchbrochenen Füllungen goldfarben unterlegt. Das vegetabile Rankenwerk der Dachschrägen bewohnen Fabeltiere, die sich in die Ranken verbeißen. Seiner Herkunft nach als „langobardischer" Stil bezeichnet, hielt sich diese Dekorationsform im Alpenbereich für lange Zeit. H. T.

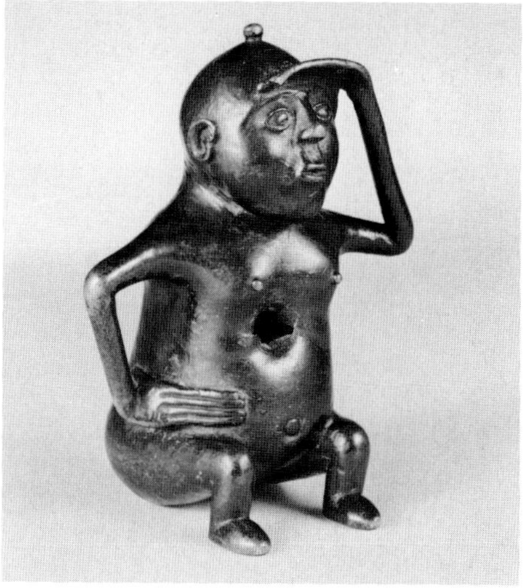

PÜSTERICH
Oberitalienisch?
1. Hälfte 12. Jh.
Bronze; H 23,5 cm
Inv. Nr. 5702

Ob der mit grotesken Zügen ausgestattete romanische Püsterich als Feueranblaser zum schlichten Hausrat zählte oder aber geschätzt wurde, weil er als Demonstrationsobjekt für Experimente mit der Dampfkraft diente, muß offenbleiben. Mit Wasser gefüllt und in die Glut gesetzt, wurde durch kleine Löcher in Mund und Nase Dampf „ausgepustet" (das Loch im Bauch ist eine Beschädigung). Schon die antiken Exemplare knieten oder hockten und führten die eine Hand schirmend an die Stirn. Alle mittelalterlichen Püsteriche sind nackt und meist mit betonten Geschlechtsteilen dargestellt. Vielleicht geht diese Besonderheit weit über die antiken Vorbilder hinaus bis auf prähistorische Fruchtbarkeitssymbole zurück. H. T.

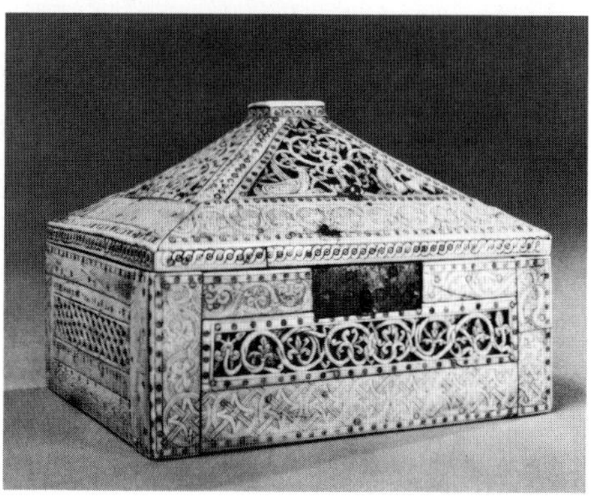

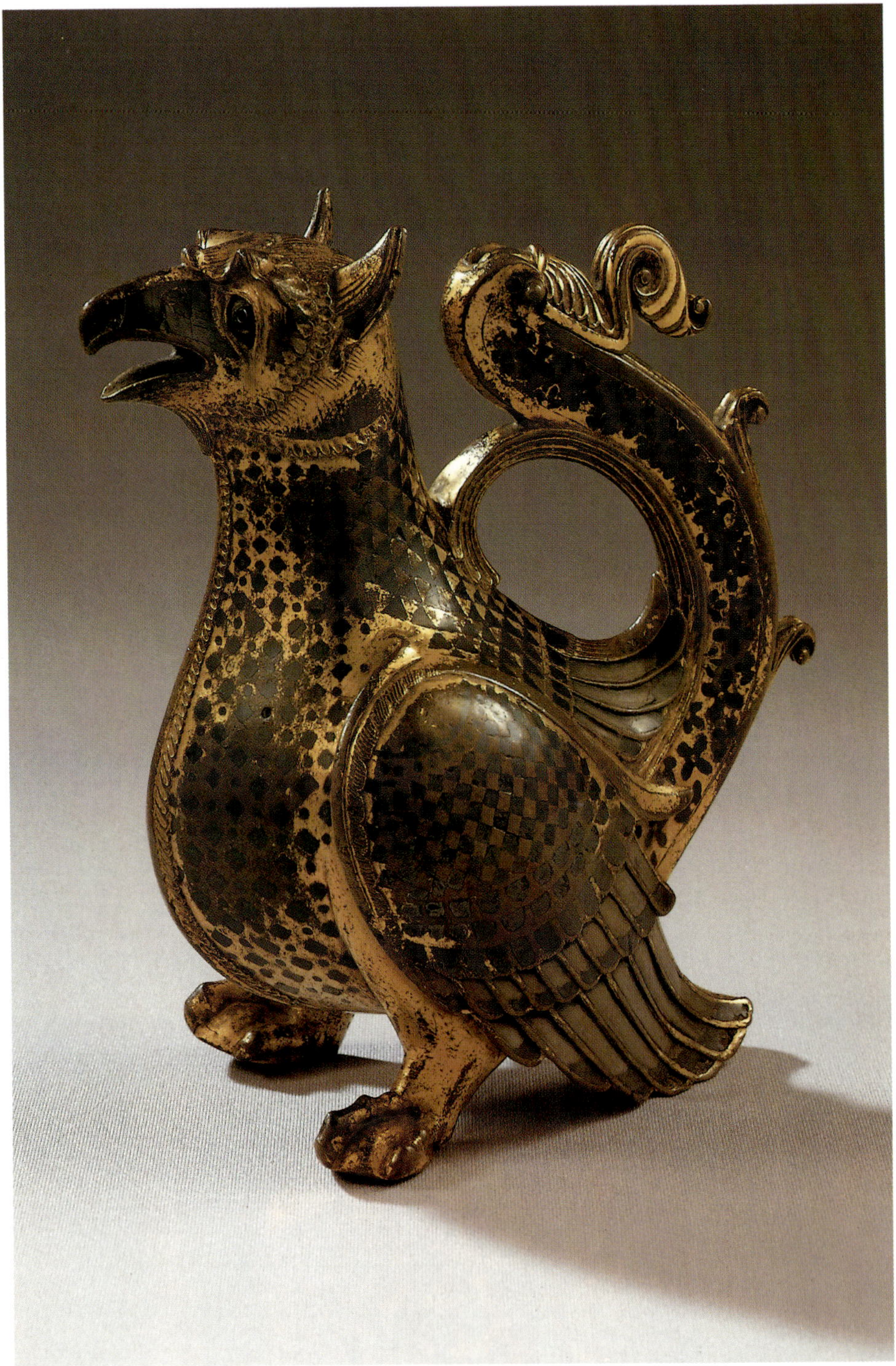

◁ AQUAMANILE IN GESTALT EINES GREIFEN

Kreis des Roger von Helmarshausen
1. Drittel 12. Jh.
Bronze vergoldet, teilweise mit Silber tauschiert und nielliert; H 17,3 cm, B 8,5 cm, L 14,5 cm
Inv. Nr. 83

Exotisch anmutender Zauber geht von diesem Gießgefäß aus: sein Gerätecharakter, seine dämonische Tiergestalt – ein aufgereckter Vogel mit Adlerschnabel, ein Greif – und die Symboldeutung des Greifen, er ist ein Sinnbild Christi, der die Seele reinigt, verwandeln sich untereinander und gehen von einem zum andern über. Nach orientalischen Vorbildern geschaffen, standen Aquamanilen oft in profanem Gebrauch. Als edler, ritterlicher Hausrat legen sie Zeugnis von vergangener Burgkultur ab. Ebenso häufig ist ihre Verwendung für Handwaschungen im liturgischen Dienst überliefert. Im Mainzer Domschatz beispielsweise wurden im Jahre 1253 „Gießgefäße verschiedener Form" verzeichnet, „die man *manilia* nennt, weil aus ihnen Wasser über die Hände der Priester gegossen wird. Einige hatten die Form von Löwen, andere von Drachen, Greifen . . ." etc. Wie U. Mende herausfand, gehört das Wiener Stück zum Kunstkreis des Roger von Helmarshausen (tätig um 1100 in Niedersachsen), Mönch und einer der größten mittelalterlichen Künstler auf dem Feld der Schatzkunst. Der perfekt gelungene Bronzehohlguß wirkt vollendet in der schwellenden Rundung seiner glatten Formen und in der Eleganz des kraftvoll-federnden Linienflusses. Flächig angelegte Dekorelemente aus tauschierten Silbereinlagen und eingebranntem Niello bestimmen, im Einklang mit der umfassenden Feuervergoldung, das farbige Erscheinungsbild: dieses besteht aus dem Schwarz der eingesetzten Augenperlen, Anthrazitgrau, Silberschimmer und Goldglanz. Wurden die künstlerischen Wurzeln bislang in der Überlieferung der Maaskunst gesehen, weisen solche technischen Besonderheiten eher auf angelsächsische Tradition hin. Zur selben Zeit, als Roger von Helmarshausen in Niedersachsen tätig war, entstand der Gloucester-Leuchter (1107/13) in England, wo die Verwendung derartiger eingesetzter Pupillen von Silbereinlagen und von Niellodekor üblich war. Die einengenden Grenzen der Werkstattgepflogenheiten überwand auch die niedersächsische Kunst, die sonst Arbeiten von Bronzegießern säuberlich von jenen der Goldschmiede unterschied. H. T.

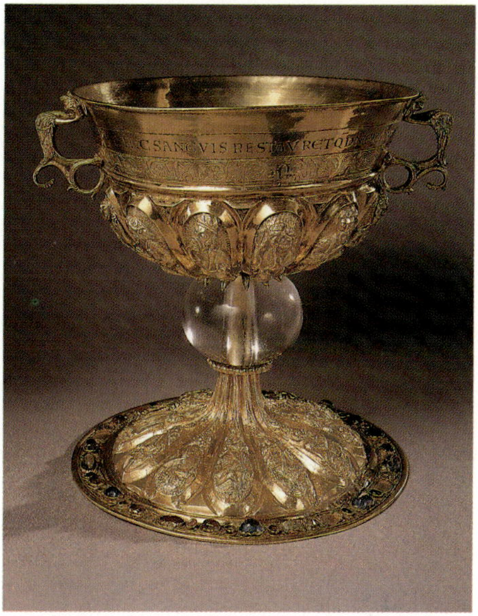

KOMMUNIONKELCH AUS DER ERZABTEI ST. PETER IN SALZBURG

Salzburg
um 1160 bis 1180
Silber vergoldet, Nodus aus Beryll, Steinbesatz; H 23 cm
Inv. Nr. 9983

Die Inschrift auf dem verdeckten Rand des Kelchfußes weist die aus Zinnenbekrönungen hervorwachsenden Halbfiguren als Repräsentanten der zwölf Stämme Israels unter der Führung Aarons aus. Durch das Erblühen von Aarons Stab bestimmte Gott die Leviten Aarons zum Priesterstand. Programmatisch steht der alttestamentliche Hohepriester mit Christus in enger Beziehung. Die Inschrift auf dem Lippenrand des Kelches bezieht sich auf die zwölf Repräsentanten des Alten Bundes nach Moses, die im Gebet erflehen, daß das Heilige Blut wiederherstelle, was die Sünde tötet. In der Szene des Letzten Abendmahls auf der Patene ist schließlich der hohepriesterliche Akt der Einsetzung des Neuen Bundes dargestellt. Der Kelch ist als ein Gegenstand lebendigen Glaubens zu verstehen, das Bildhafte weist auf die ideelle Realität der Glaubensinhalte hin. H. T.

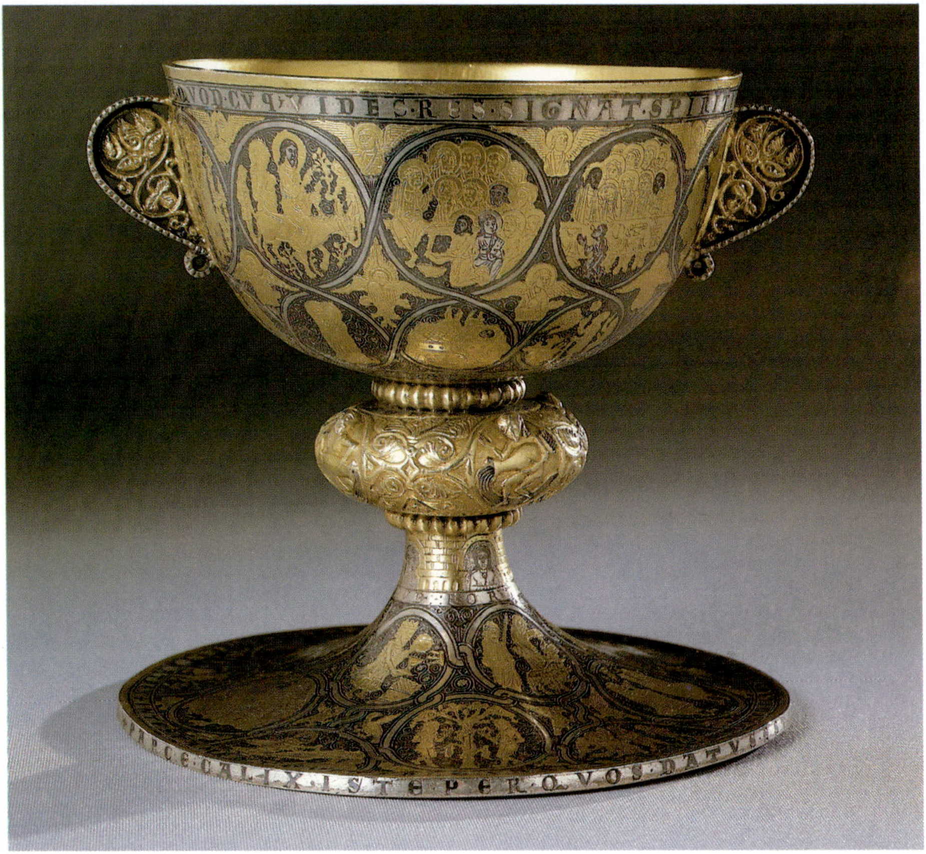

KOMMUNIONKELCH,
SOG. „WILTENER KELCH"
Niedersachsen
um 1160/70
Silber teilvergoldet, nielliert; H 16,7 cm
Inv. Nr. 8924

Die Feier des christlichen Meßopfers erfordert zweckgebundenes Altargerät. Kelch und Patene erfüllen die vornehmsten Aufgaben, weil sie mit dem Allerheiligsten in Berührung kommen. Nach katholischer Glaubenslehre verwandeln sich durch das Aussprechen der Abendmahlsworte unter den Händen des Priesters Brot und Wein in Leib und Blut Jesu Christi. Die beiden gezeigten Kommunionkelche aus romanischer Zeit sind zweihenkelige Spendemeßkelche. Sie waren einst nur in Gebrauch, wenn die Eucharistie in Gestalt des konsekrierten Weines dargeboten wurde und die Gläubigen mit Hilfe von Saugröhrchen daraus tranken. Der kompendienhafte heilsgeschichtliche Bildzyklus der Kelchgarnitur aus Stift Wilten und die Inschriften erläutern Sinn und Bedeutung des eucharistischen Opfers mittels Darstellungen aus der Geschichte des Alten und Neuen Bundes. Sie kulminieren auf der Patene im Kreuzesopfer Christi und seinem Sieg über den Tod. Auf dem Kelchfuß scheinen alttestamentliche Szenen auf, darunter der Sündenfall der Ureltern als die Ursache für die erlösende Opfertat Christi sowie die Opfer Noahs, Abrahams und Melchisedeks. An der Kuppawandung kommen die neutestamentlichen Szenen, von der Verkündigung bis zur Kreuztragung, zu stehen. Die Geschehnisse um das Letzte Abendmahl nehmen breiten Raum ein. Über den vier Kardinaltugenden auf dem Schaft sind, am Nodus reliefiert, die vier Paradiesesflüsse dargestellt; sie erweisen den Kelch als wirklichen Lebensbrunnen des Blutes Christi. Wohl über Anregung des Grafen Berthold III. von Andechs (1148–1188) – sofern dieser mit dem *BERTOLDVS* der Stifterinschrift identisch ist – wurde das Altargerät dem Stift Wilten geschenkt. Dieses Spitzenwerk romanischer Goldschmiedekunst ist großteils in Niellotechnik, die graphische Wirkungen anstrebt, ausgeführt und stammt aus dem „Kunstkreis Heinrichs des Löwen". H. T.

JOHANNES DER TÄUFER ▽
Konstantinopel, 11. bis 12. Jh.
Kamee: Heliotrop, Goldfassung; ∅ 4,6 cm
Inv. Nr. IX a 20

Nach Christus und Maria wird Johannes d. T. als dritter im Gebet der orthodoxen Christen um Fürsprache angerufen. Im Reliefschnitt erscheint das Brustbild des Vorläufers Christi hier in Gestalt eines „Clipeus". Im Altertum wurde diese Bildform für Bildnisse, insbesondere Kaiserportraits, verwendet. Als Christen das Rundbild aufgriffen, war ihnen dieser Bedeutungsgehalt des „Clipeus" durchaus bewußt. Als Schmuckstück diente die Kamee dem Luxusbedürfnis aristokratischer Kreise, doch war dem dargestellten Fürbitter Johannes zugleich die private Verehrung des Trägers sicher. Auch im byzantinischen Reich geriet der doppelsinnige Anspruch auf Prunkentfaltung für den Verehrten und den Verehrer in Widerspruch zu Wesen und Absicht einer Devotionalie. H. T.

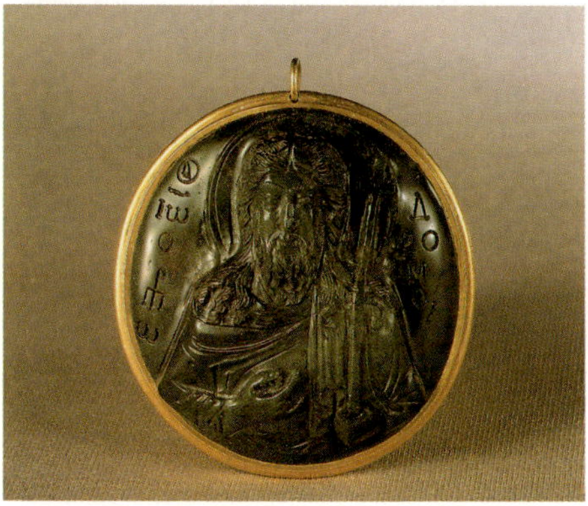

KREUZIGUNG CHRISTI ▷
Italienisch
2. Hälfte 13. Jh.
Kamee: Onyx, Gold emailliert (Fassung: französisch, 2. Hälfte 16. Jh.)
H 9,2 cm, B 6,7 cm
Inv. Nr. IX a 4

Links vom kreuzerhöhten, leidenden Erlöser Klagende, die Christus nahestehen: die drei Marien mit Johannes Ev., dem Lieblingsjünger. Sie verschmelzen zum Chor der Trauer und des Mitleidens. Dasselbe Gefühl bewegt die schwebenden Engel, derselbe Klagegestus der an die Wange geschmiegten Hand kehrt wieder. Rechts stehen die zu den Feinden Christi gezählten Protagonisten. Eine byzantinische Kreuzigungsdarstellung diente als Vorlage. Der Gefühlsappell überwiegt darin seit spätkomnenischer Zeit; doch könnte die Vorlage auch während der Lateinerherrschaft (1204–1261) entstanden sein, als westliche Abenteurer Konstantinopel eroberten. Eine neue Renaissancebewegung übte erheblichen Einfluß im Abendland aus. Venedig war die bevorzugte Pforte für alles Byzantinische. H. T.

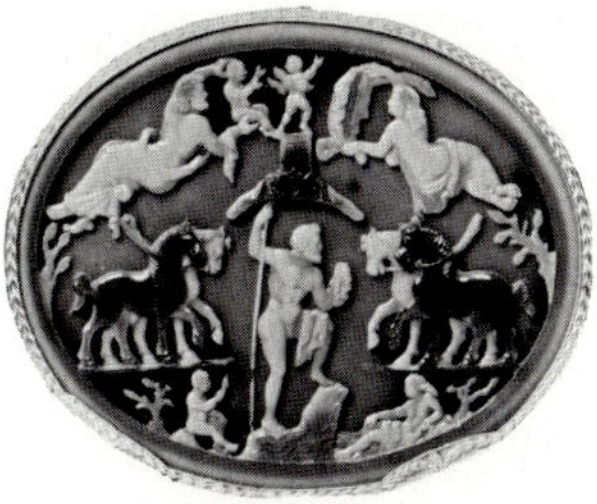

POSEIDON ALS HERRSCHER DER ISTHMISCHEN SPIELE
Süditalienisch, staufisch
1. Hälfte 13. Jh.
Kamee: Onyx; Fassung: frühes 19. Jh., Gold
H 7 cm, B 8,8 cm
Inv. Nr. IX a 62

Wie bei vielen antikisierenden Arbeiten ist die Darstellung unklar. Antike Einzelmotive wurden auf additive Weise zusammengefügt. Auf einem Felsen steht der Meergott Poseidon, zu Seiten je ein Gespann angepflockter Pferde. Weil das Pferd Poseidon heilig war, hielten die Griechen ihm zu Ehren festliche Wagenrennen ab. Unter Friedrich II. gelangte in seinem ererbten Königreich Unteritalien-Sizilien die Glyptik zur Hochblüte. Antikennähe gehört zum Erscheinungsbild dieser Kunstgattung, besonders im figuralen Kameenschnitt. Zugleich war dieser engstens mit dem Sammlerwesen fürstlicher Liebhaber verbunden. Gerade von Kaiser Friedrich II. wissen wir, daß er mit Leidenschaft Edelsteine sammelte. H. T.

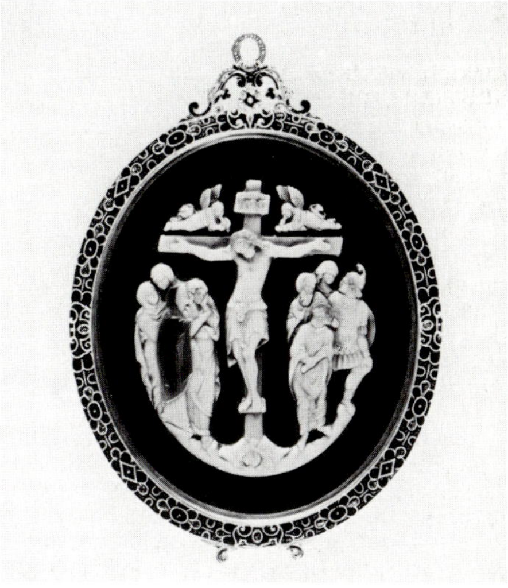

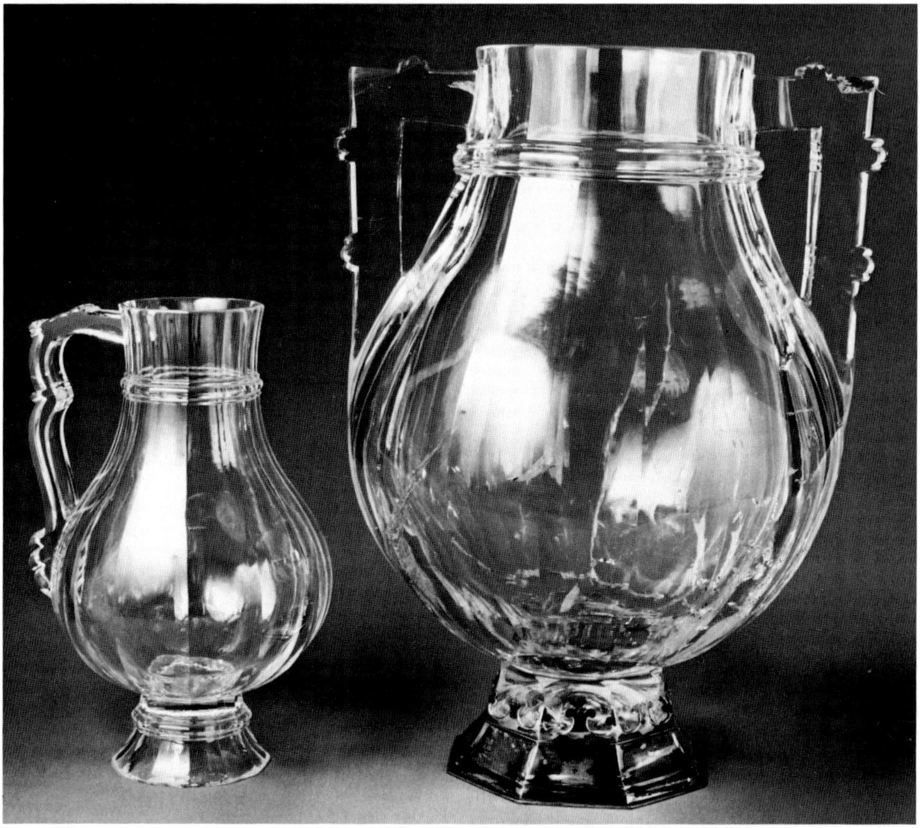

ZWEIHENKELIGE KANNE AUS BERGKRISTALL
Süditalienisch oder venezianisch?
13. Jh.?
Bergkristall; Fassung: 18. Jh., Silber vergoldet
H 41,3 cm; Ø 31 cm
Inv. Nr. 2316

KRUG AUS BERGKRISTALL
Paris?
14. Jh.?
Bergkristall; H 26,1 cm, Ø 17,5 cm
Inv. Nr. 2272

Zu den Ruhmestiteln der mittelalterlichen Sammlungsbestände zählt eine Gruppe von Meisterwerken der Steinschneidekunst. Über die Herkunft und Datierung der facettierten monolithen Bergkristallgefäße mit ihren aus dem massiven Block geschliffenen Henkeln gehen die Meinungen weit auseinander. Nicht zuletzt deshalb, weil all die Beobachtungen zur Formengeschichte und Schleiftechnik bisher noch keine sicheren Bestimmungskriterien zeitigten. Eine seit der Spätantike einigermaßen durchgehende Tradition in dieser technisch anspruchsvollen, zeitraubenden, doch wahrhaft noblen Kunstübung gab es nur in Konstantinopel. Das Wiederaufleben der antiken Glyptik im Westen dürfte mit der Eroberung Konstantinopels von 1204 zusammenhängen, in deren Folge nicht nur eine Menge von Kunstschätzen, sondern viele Künstler, darunter wohl auch ganze Steinschneide-Ateliers, in den Westen kamen. Schon die ersten Zunftordnungen (1259 Paris, 1284 Venedig) unterscheiden zwei Sparten: die „arte minuta" oder „subtile" der Gemmenschneider und die „arte grossa", die jene zusammenschloß, welche Hohlgefäße aus Hartsteinen herstellten. Venedig sicherte sich ein Privileg auf die besten Stücke des orientalischen Rohmaterials. Doch kann man davon ausgehen, daß ein so leidenschaftlicher Steinliebhaber wie Kaiser Friedrich II. mit seinen bekannt guten Beziehungen zur islamischen Welt keinerlei Schwierigkeiten hatte, das Beste vom Besten für sich und damit für die Hofwerkstätten in seinem normannisch-staufischen Königreich Unteritalien-Sizilien zu sichern. Freilich läßt sich die Glyptik als

Zweig der Hofkunst Friedrichs II. urkundlich und mit gesicherten Werken nur für den Kameenbesitz belegen.
Die große doppelhenkelige Kanne im Gewicht von 12,8 kg sucht ihresgleichen. Schon die Dimension des rohen Quarzblocks muß beeindruckt haben. Wobei seine durchgehende, nur von wenigen Schlieren getrübte Reinheit sich erst bei weit fortgeschrittener Bearbeitung als gewiß herausgestellt haben konnte. Im wuchtigen, tektonisch gedachten Umriß, den das Verhältnis von kristallin-strenger Henkelform und schwellender Gefäßwölbung bestimmt, bleibt der Blockcharakter präsent.
Den wichtigsten Qualitätskriterien zur Beurteilung von Hohlgefäßen gemäß – Reinheit des Kristalls, Schönheit des Umrisses und Präzision des Schliffs – gehört der einhenkelige Krug aus klarstem Kristall, überaus präzise mit elegant geschwungenem Umriß geschliffen, zu den glänzendsten Leistungen der „arte grossa" überhaupt. Sein E-förmig geschwungener Henkel gilt als die grazilste und zugleich komplizierteste Formlösung des Spätmittelalters. Zu der Zeit erreichte kein zweites Hohlgefäß dieselbe Perfektion, ohne die geringste Unregelmäßigkeit im Schliff. Die Zuschreibung dieses Kruges an die französische Hofkunst des 14. Jh. findet immer mehr Zustimmung. Solche Gefäße schmückten fürstliche Tafeln und Kredenzen. Französische Königinnen verschenkten derartiges Luxusgut an Prinzen von Geblüt. H. T.

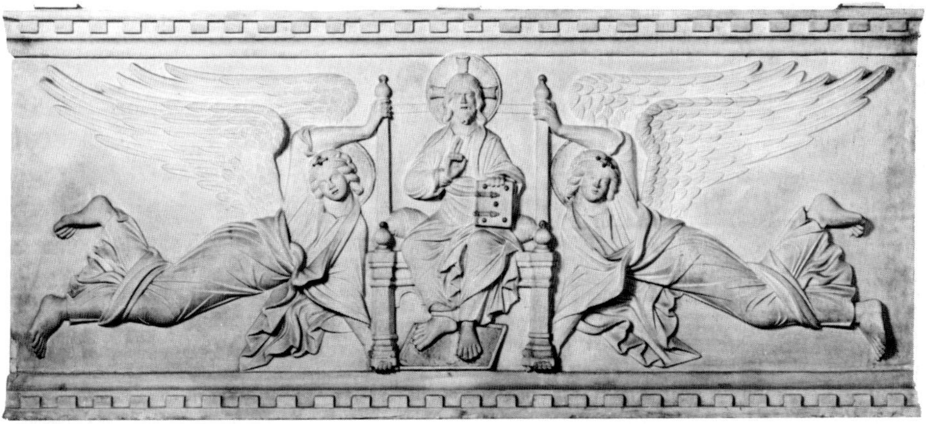

THRONENDER CHRISTUS
Venedig
Ende 13. Jh.
Marmor, Reste von Vergoldung u. Polychromie; H 90 cm, B 209 cm
Inv. Nr. 7394

Mit dem christlichen Glauben an ein Weiterleben im Jenseits hängt der Schmuck der Grabmäler eng zusammen. Wer es vermochte, sicherte sich sein Grab innerhalb einer Kirche, um den Reliquien der Heiligen möglichst nahe zu sein. Die Heiligen legen Fürbitte zur Errettung der Seele vor ewiger Verdammnis ein. Die reliefierte Grabskulptur aus einer Werkstatt, die nach byzantinischen Bildvorlagen arbeitete, möchte die aus obigen Vorstellungen erwachsende Monumentalkunst vor Augen führen. Das Mittelfeld der drei von einem Wandsarkophag stammenden Marmorplatten zeigt den thronenden Christus, dessen Angesicht die Auferstehenden zu schauen erhoffen. Schwebende Engel stützen den Thron Christi, ein aus byzantinischen Himmelfahrtsdarstellungen abgeleitetes Motiv. H. T.

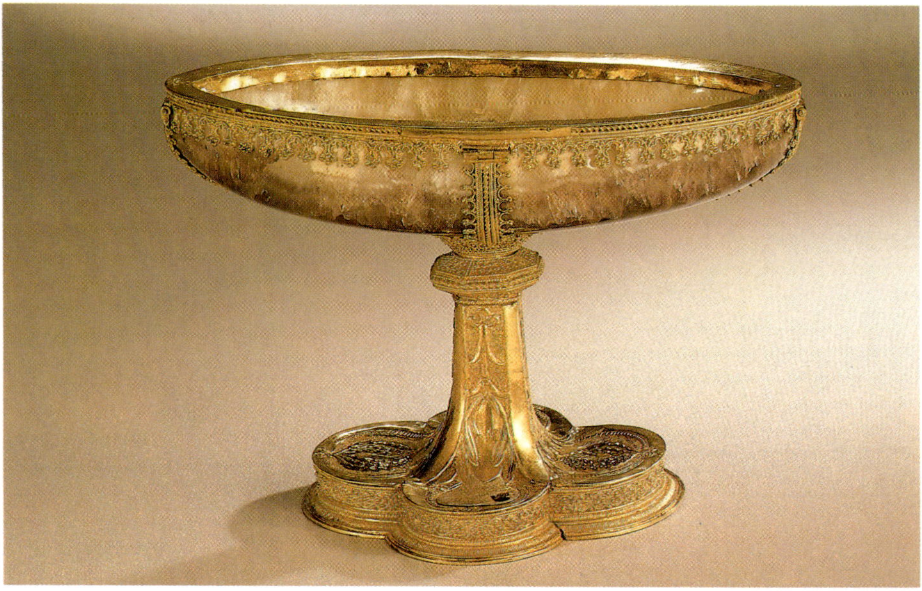

SCHALE AUS AMETHYST △
Venedig
Spätes 14. oder frühes 15. Jh.
Amethyst, Fassung: Silber vergoldet;
H 16,3 cm, B 23,8 cm
Inv. Nr. 86

Das Gefäß gehört dem geläufigen Typus spätmittelalterlicher Weihrauchschiffchen an. Sein aufklappbarer Deckel ging verloren. Die Fassung mit dem Granatapfelmotiv und mit Spuren von Email ermöglicht die Zuweisung nach Venedig und eine ungefähre Datierung. Sie belegt die enge Zusammenarbeit der Goldschmiede mit den Hartsteinschleifern, die sich um die Mitte des 13. Jh. zur venezianischen Bruderschaft der „cristalleri" zusammenschlossen. Venedig trat bald als wichtigstes Zentrum der Hartsteinbearbeitung hervor, seine Produktion war großteils für den Export bestimmt. Laut seinem griechischen Namen („amethyein" = vor Trunkenheit bewahren) soll der Amethyst schützen und böse Gedanken vertreiben. H. T.

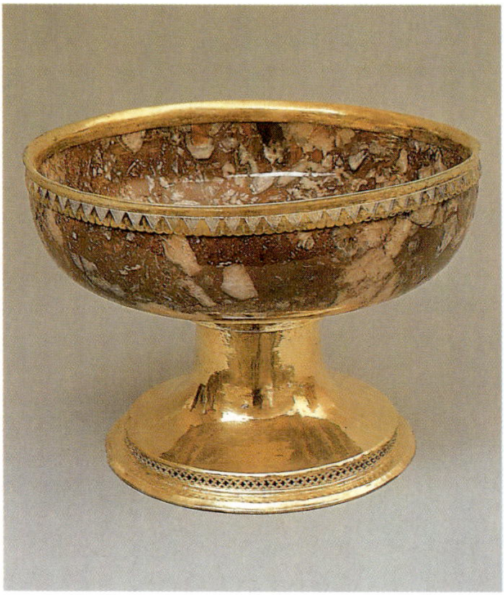

SCHALE AUS ACHAT ▷
Prag?
2. Hälfte 14. Jh.
Fassung: Silber vergoldet;
H 18,6 cm, ∅ 27,2 cm
Inv. Nr. 6699

Wohl erlebte der Schliff von Hartsteingefäßen um diese Zeit in Venedig seine Blüte, doch wissen wir andererseits von Prager Edelsteinschleifern, die in der Prager Neustadt arbeiteten und zumeist „pulierer" geheißen wurden. Von ihnen ließ sich der fromme Kaiser Karl IV., dessen tiefe Neigung der Symbiose aus Reliquienkult und Edelsteinglauben galt, Wände aus Edelsteinen und kostbare Gefäße schaffen. Formgewohnheiten der Prager Hofkunst folgt auch die schlichte Schalenfassung mit dem glatten Fuß und der von Vierpässen durchbrochenen Zarge. Ein noch gewichtigeres Indiz stellt die Schale selbst dar: Nur im Königreich Böhmen wurde solch ein Achat mit Amethysteinschlag gebrochen. Sein historischer Fundort ist in jüngster Zeit wiederentdeckt worden. H. T.

THRONENDE MADONNA, VON EINEM KNIENDEN BISCHOF VEREHRT
Siena
um 1320
Kupfer vergoldet; H 5,5 cm, B 9 cm, L 3,8 cm
Inv. Nr. 53

Die dreifigurige Gruppe der auf eigenem Podest thronenden Maria mit Kind und dem davor knienden Bischof – in vollem Ornat hebt er zeremoniell seine gefalteten Hände zur Anbetung – hat die hexagonale Bodenplatte gemeinsam. Sie schmückte ursprünglich die Krümmenmitte eines Bischofsstabs. Nächst verwandt ist das zur Gänze erhaltene Pastorale von Città di Castello, eine um 1324 datierbare sienesische Goldschmiedearbeit. Wohl haben die beiden kleinen Mittelgruppen dasselbe Vorbild gemeinsam, nicht aber das Gußmodell. Sie stammen aus verschiedenen Werkstätten, die Wiener Gruppe gilt als die ältere. Vielleicht geht das Konzept der räumlich inszenierten ewigen Anbetung auf einen Entwurf des Nicola Pisano zurück, dem im 13. Jh. tätigen genialen Bildhauer. H. T.

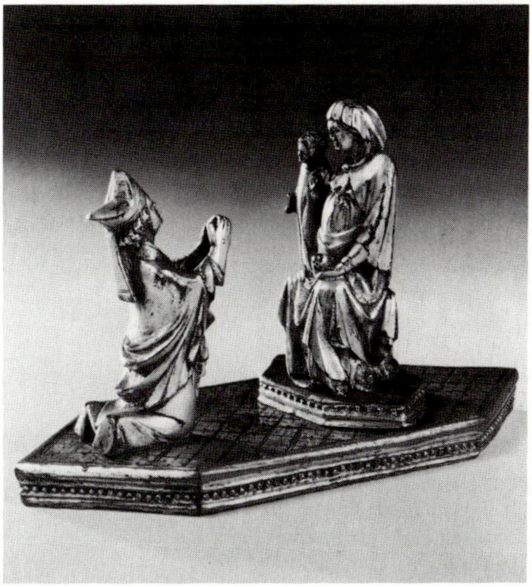

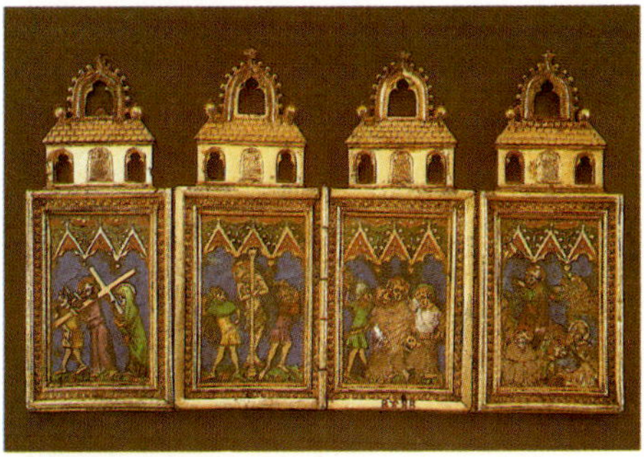

KLAPPALTÄRCHEN
Französisch?
2. Viertel 14. Jh.
Silber vergoldet, Email; H 9 cm, B 15,5 cm
Inv. Nr. 8878

Klappaltärchen konnten ihres winzigen Formats halber als Reisealtärchen fungieren; der kostbaren Ausführung wegen fanden sie Eingang in fürstliche Schatzkammern. Dieses stammt aus dem Salzburger Domschatz. Es besteht aus vier durch Scharniere verbundenen Täfelchen mit durchbrochenen Aufsätzen. Beide Seiten – die mit den Emailbildern wie die mit den gegossenen Relieffigürchen vor Emailgrund – zeigen Szenen aus der Passion und der Auferstehung Jesu Christi. Das vom geschnittenen Grund reflektierte Licht bringt die transluziden Glasflüsse zum Schimmern und Leuchten. Eine solche Kostbarkeit erweckt mehr die spontane Bewunderung der artifiziellen Leistung denn ein dem religiösen Ernst der Passionsszenen gemäßes Gefühl der Frömmigkeit. H. T.

KÄSTCHEN AUS ELFENBEIN ▽
Französisch
2. Drittel 14. Jh.
Elfenbein; Beschläge, Henkel: Silber vergoldet; H 21 cm, B 10,2 cm, L 7 cm
Inv. Nr. 115

Ritterliches Selbstgefühl und adelige Lebensgewohnheiten spiegeln sich in den anmutigen Reliefdarstellungen am Deckel und den Seitenwänden der Schmuckkassette. Szenen aus der Châteleine de Vergi, einer durch Troubadoure von Burg zu Burg verbreiteten Minnedichtung, die sehr beliebt war, hielten bildhaft die Erinnerung an das gesungene Wort wach. Es ist anzunehmen, daß solch verfeinerte profane Schnitzarbeiten einst Damen geschenkt worden waren und weiblichen Schönheitssinn erfreuen sollten. Reisende Händler verbreiteten derlei in französischen Ateliers auf Vorrat hergestellte Luxusprodukte weithin unter der europäischen Adelsgesellschaft.
H. T.

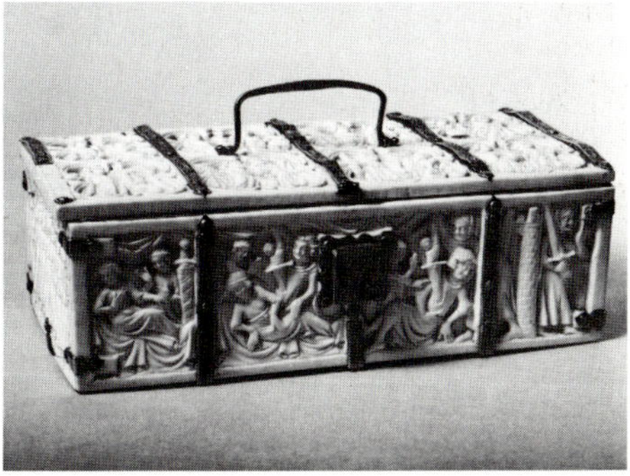

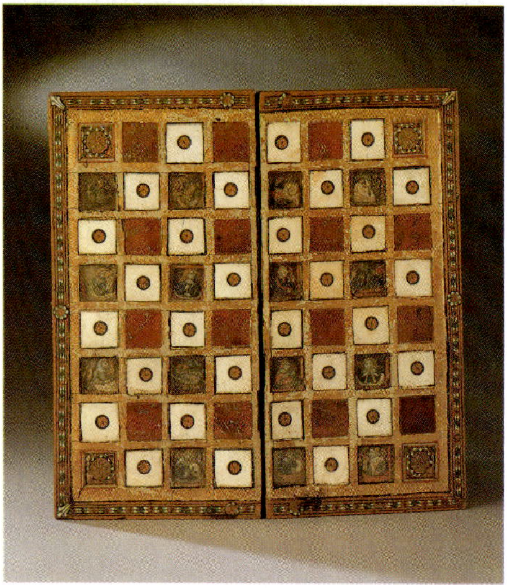

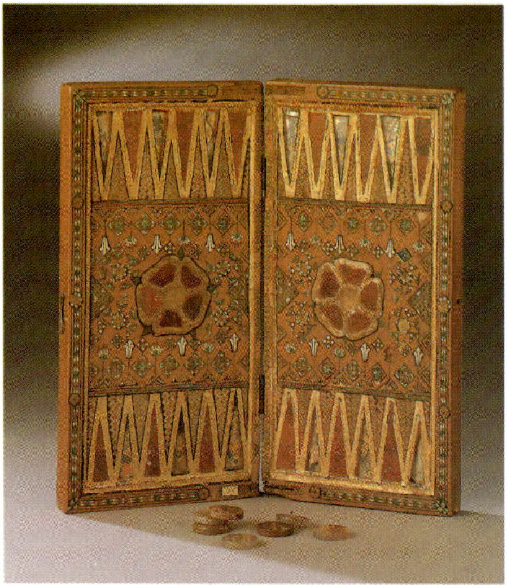

SPIELBRETT
Venedig
um 1380
Holzkern, Holzintarsien, Jaspis, Bein, bemalte Tonreliefs und Miniaturen unter Bergkristall;
H 38 cm, B 38 cm
Inv. Nr. 168

Es besteht aus zwei mit Scharnieren verbundenen, zusammenklappbaren Tafeln, die auf der einen Seite die Felderteilung für das Schachspiel, auf der anderen diejenige für das Tricktrack-Spiel zeigen. Schach war das höfische Spiel par excellence. Die Tonfigürchen stellen ohne thematischen Zusammenhang Motive aus der höfisch-ritterlichen Kultur dar. Sie wurden einem größeren Werkstattvorrat recht wahllos entnommen. Die Intarsienarbeit „alla certosina", aus mit siedendem Öl und mit Chemikalien gefärbtem Holz, war eine beliebte oberitalienische Technik, die vor allem in den Werkstätten der Embriachi in Venedig gepflegt wurde. Venedig war obendrein eines der wichtigsten Zentren des Hartsteinschliffs.

H. T.

ACHTECKIGES SCHMUCKKÄSTCHEN
Werkstatt des Baldassare degli Embriachi
Venedig
Ende 14. bis Anfang 15. Jh.
Holz mit Certosina-Intarsia, Bein; H 43 cm
Inv. Nr. 8020

In den Bildfeldern der Wandung scheint eine Folge von mythologischen Darstellungen wie die Geschichte des Paris, der Raub der Helena und die Geburt des Adonis auf. Den Gebildeteren unter den vorwiegend adeligen, wohlhabenden Besitzern war die antike Mythologie zumindest aus Übersetzungen oder Nacherzählungen der antiken Autoren wohlvertraut. Am dachförmig abgeschrägten Deckel kommt für damalige Sitte erotisch Gewagtes vor, nackte Liebespaare. Zwei der Gestalten fungieren als Schildhalter und dekken so ihre Blöße. Das Wappen sollte nachträglich in den Wappenschild eingeschnitten werden, doch verzichtete der Erwerber darauf. Eine besondere Technik zeichnet die reiche Produktion der venezianischen Familienwerkstatt der Embriachi aus: Nebeneinander versetzte Beinstücke ersetzen wohlfeil rares Elfenbein. H. T.

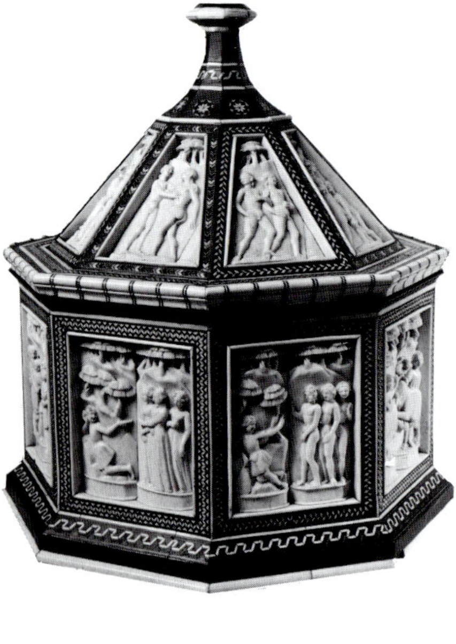

PROPHET ▽
Kreis der Pier Paolo und Jacopo dalle Masegne
Venedig
um 1400
Marmor; H 41 cm
Inv. Nr. 7432

Mit sechs weiteren Büsten – genaugenommen sind es Brustbilder – gehört die abgebildete zu einer Prophetenserie, die möglicherweise den Sarkophag am Grabmal der Margherita Gonzaga in Mantua zierte. Ursprünglich standen die Prophetenbüsten in Nischen am Gewände des Sarkophags. Im lebhaften Disput argumentierend und gestikulierend, beweisen die Halbfiguren der skulptierten Prophetenserie, daß sich die venezianischen Meister, die sie um 1400 geschaffen haben, in der anmutigen Zierlichkeit und dem pointierten Gebärdenspiel ihrer Schöpfung unverkennbar der Kunstströmung des Internationalen Stils angeschlossen haben. H. T.

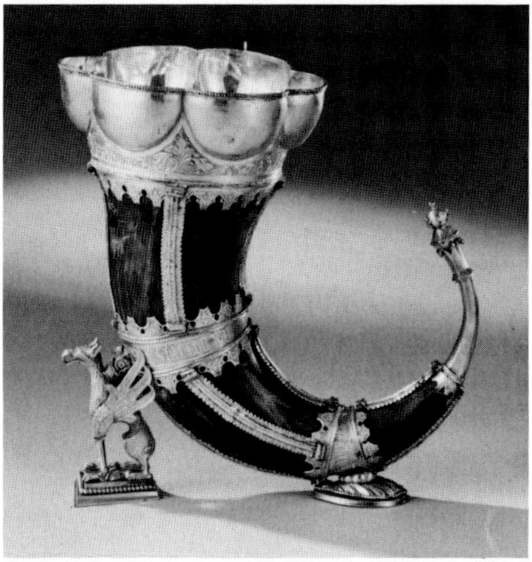

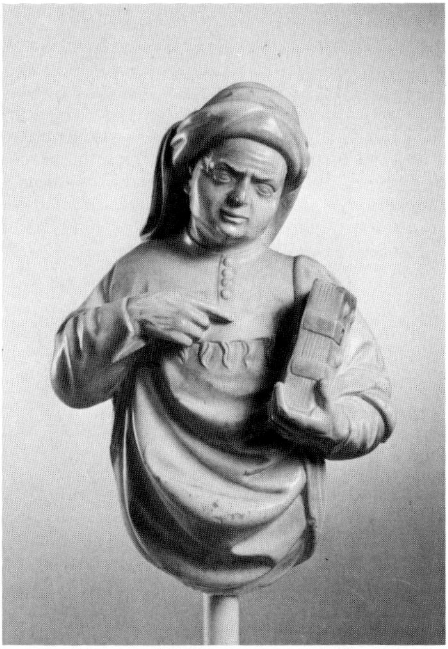

GREIFENKLAUE (TRINKHORN)
Niederdeutsch
2. Hälfte 15. Jh.
Büffelhorn; Fassung des Horns: Silber vergoldet, Fuß: Bronze vergoldet; H 26 cm, B 24,5 cm
Inv. Nr. 80

Materialien, über deren Herkunft niemand richtig Bescheid wußte und wohl auch nicht wissen wollte, ließen um so mehr der regen Phantasie freien Lauf. In fossilen(?), jedenfalls fremdartigen Büffelhörnern erblickte die volkstümliche Vorstellung nur zu gern die Krallen des sagenumwobenen Greifen. Die Stütze in Gestalt eines Greifen macht augenfällig, weshalb der spätmittelalterliche Sprachgebrauch dergestalte Trinkhörner als „Greifenklauen" bezeichnete. Ihnen sagte man nach, sie könnten Gifte sichtbar und unschädlich machen. Form und Ornamentik des sechspässigen Mundstücks bieten gute Datierungshinweise. H. T.

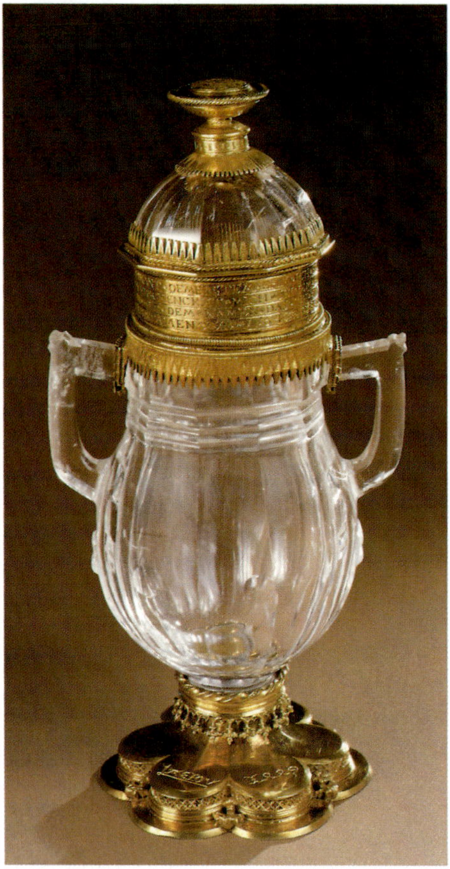

DECKELPOKAL AUS BERGKRISTALL
Burgund oder Venedig?
1. Hälfte 15. Jh.; Fassung: Nürnberg?, 1449 und Graz?, 1564
Bergkristall, Silber vergoldet; H 25,7 cm
Inv. Nr. 6896

BERGKRISTALL-DOPPELKOPF ▷
Burgund oder Venedig?
1. Hälfte 15. Jh.?; Fassung: Nürnberg, Mitte 15. Jh.
Bergkristall, Silber vergoldet, Nürnberger Stadtbeschau, teilweise emailliert; H 24,5 cm
Inv. Nr. 82

Nach dem heutigen Stand des Wissens ist die Herkunft der beiden Bergkristallgefäße nicht eindeutig zu bestimmen. Als mutmaßlicher Entstehungsort sind sowohl Venedig als auch Burgund vorgeschlagen worden. Der Deckelpokal hat hochmittelalterliche, zweihenkelige Krüge zum Vorbild (vgl. S. 130 r.). Die Linsen, die fallweise in den Gefäßkörper geschliffen sind, treten in ähnlicher Form an dem Burgundischen Hofbecher Herzog Philipps des Guten in der Weltlichen Schatzkammer auf. Besitzzeichen und Datierung 1449 am Fuß des Pokals weisen das Prunkgefäß als Eigentum Kaiser Friedrichs III. aus. Über Kaiser Maximilian I. gelangte es im Erbweg an Kaiser Ferdinand I., der es 1564 seinem in Graz residierenden Sohn Erzherzog Karl II. von Innerösterreich hinterließ. Dieser schenkte es noch im selben Jahr seinem Hofmeister Caspar Freiherr von Herberstein und verband damit die Auflage, daß der Pokal stets im Mannesstamme vererbt werden solle. Die Schenkung und die damit verbundene Bedingung werden in der Inschrift auf der 1564 hinzugefügten oberen Fassung des Gefäßes festgehalten. Der Knauf trägt das Wappen derer von Herberstein. Die Bergkristallteile des zweiten Gefäßes, des Doppelkopfes, sind möglicherweise wesentlich älter als ihre um die Mitte des 15. Jh. ausgeführte Fassung. Durch die Nürnberger Stadtbeschau ist die Goldschmiedearbeit sicher zu lokalisieren. S. K.

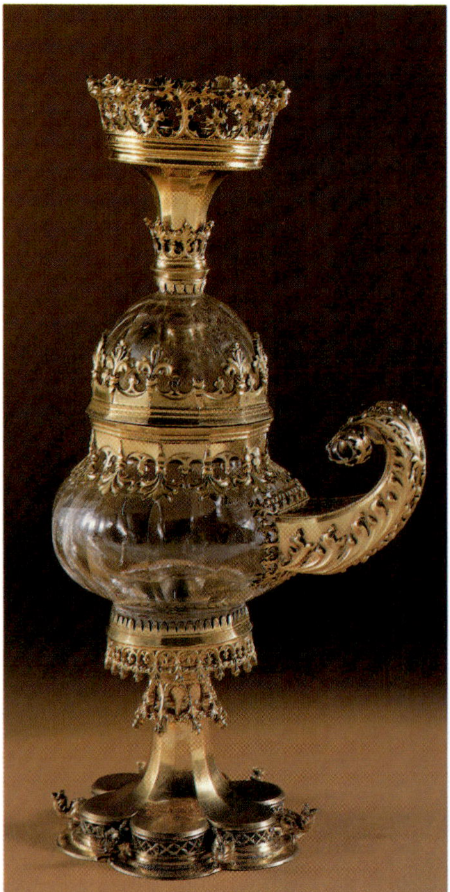

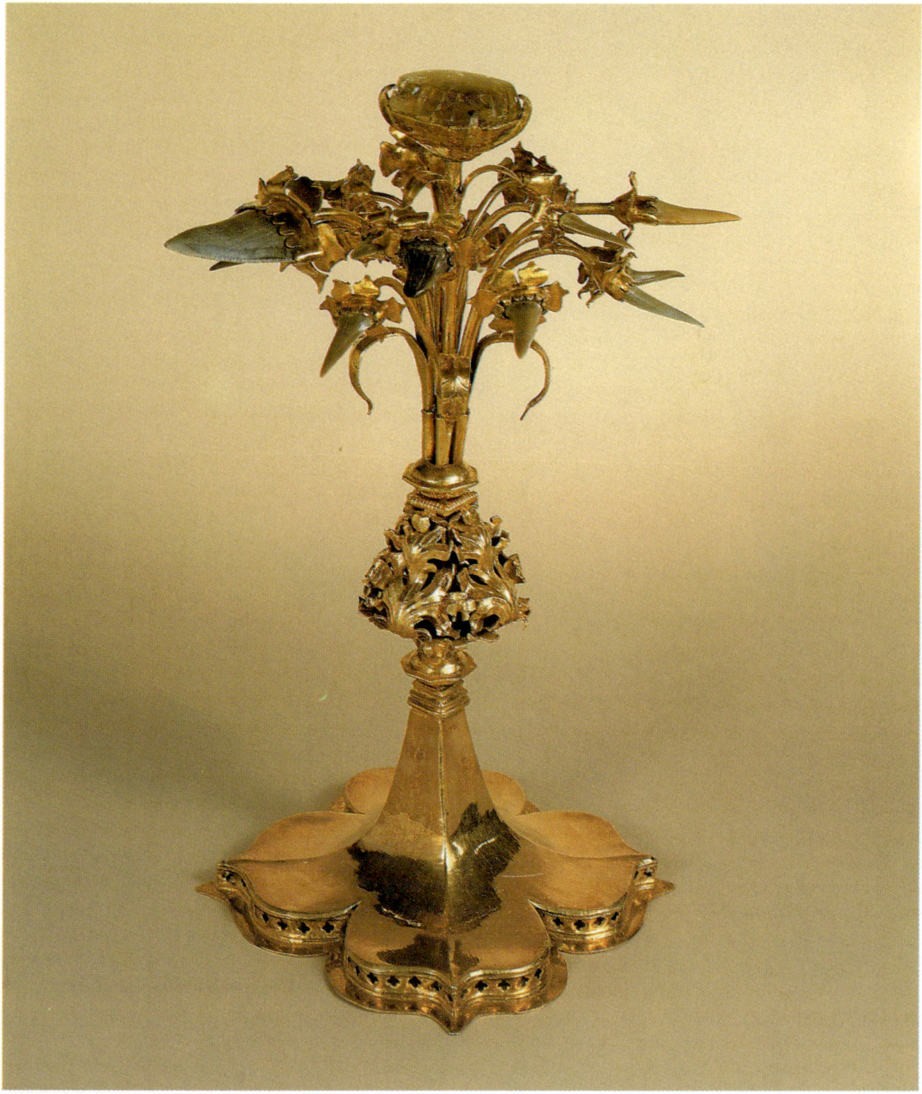

„NATTERNZUNGEN-KREDENZ“
Deutsch
Mitte 15. Jh.
Silber vergoldet, fossile Haifischzähne, ein Citrin; H 27 cm
Inv. Nr. 89

In fossilen Haifischzähnen meinte man, versteinerte Zungen von Nattern (Drachen) erkennen zu können und schrieb ihnen die Fähigkeit zu, Gifte in Speise und Trank im Sinne der einander aufhebenden Wirkungsweise von Gift und Gegengift zu neutralisieren. Mit den begehrten Natternzungen ließen Fürsten eigens entworfenes Tafelgerät besetzen. An solchen Kredenzen hingen sie wie Früchte eines Bäumchens. Über einem konventionellen Ständer erhebt sich oberhalb des belaubten Knotengriffs ein Pflanzenbüschel, woraus der Kranz von Natternzungen hervorwächst. Inmitten befindet sich ein Citrin. Wohl überdauerten zwei von drei erhaltenen Natternzungen-Kredenzen in Wiener Schatzkammern, doch wurden andere inventarisch nicht nur für Friedrich III. zu Wien erfaßt, sondern auch für den Herzog von Burgund.

H. T.

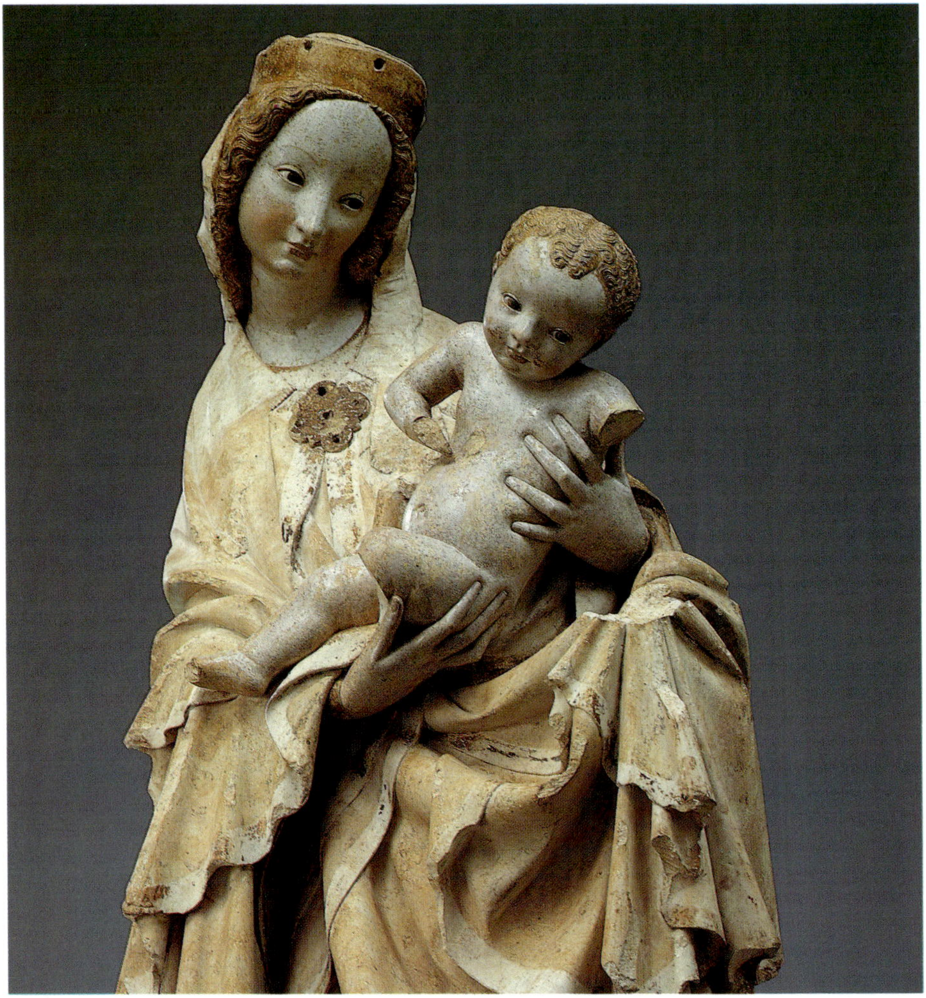

KRUMAUER MADONNA
Prag?
um 1390–1400
Kalksandstein, ursprünglich farbig gefaßt (Mantel: außen weiß, innen blau) mit Vergoldung der Haare und der Gewandsäume; H 112 cm
Dep. Prot. 1

Sie stammt aus Krumau in Südböhmen, doch ihre künstlerischen Voraussetzungen liegen in der Prager Hofkunst. In Marienfiguren, die einen spezifischen Gefühlsausdruck gemeinsam haben und die man „Schöne Madonnen“ nennt, überragenden Spitzenleistungen der höfischen Kunst um 1400, hat sich die Internationale Gotik – in ihrer südöstlichen Variante als „Weicher Stil“ bezeichnet – am zartesten entfaltet. „Schöne Madonnen“ sind Werke von unüberbietbarer Feinheit; sie berühren durch ihre Lieblichkeit und verkörpern ein Idealbild. Im spielerischen Mutterglück (ursprünglich im „Haschen“ nach dem Apfel in der Rechten des Kindes veranschaulicht) bietet Maria ihren Sohn als den Heiland dar. In der betonten Schauseite wirkt der rhythmisch schwingende Faltenvorhang, hinter dem der Körper verborgen bleibt, in seinen Verschattungen raumbildend: Seitliche Faltenkaskaden begrenzen die tiefen Mulden zwischen den Faltenstegen. Die Gewandfülle, stark vertieft und unterhöhlt gestaltet, zeichnet eine spezifische Weichheit aus. Sie hat nicht bloß mit dem fließenden Linienspiel der Säume zu tun, stärker noch betonen die sich wellenden Flächen und die zart modellierten Massen ebendiese namengebende Eigentümlichkeit des „Weichen Stils“.

H. T.

BÜSTENRELIQUIAR DES HL. CASSIAN?
Südtirol?
Ende 14. Jh.
Kupfer vergoldet; H 45 cm, B 38 cm
Inv. Nr. 8867

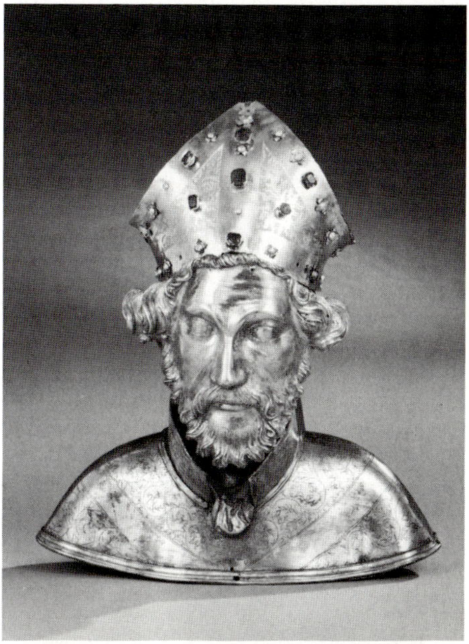

Reliquienbehälter sind ihrer äußeren Gestalt nach häufig entsprechend den darin geborgenen Überresten jenes Heiligen gebildet, dem die religiöse Verehrung und der Reliquienkult gilt: Büstenreliquiare dienten Schädelreliquien als Behälter. Diese Büste stellt möglicherweise ein Idealportrait des hl. Cassian dar, eines der Patrone der Diözese Brixen. Wohl stammt das lebensvoll gestaltete Büstenreliquiar aus Südtirol, als Vorbilder scheinen aber die steinernen Portraitbüsten im Prager Veitsdom gewirkt zu haben. Als Schöpfungen der Prager Parler-Bauhütte zählen sie zu den skulpturalen Hauptwerken einer neu einsetzenden realistischen Portraitkunst im späten 14. Jh. H. T.

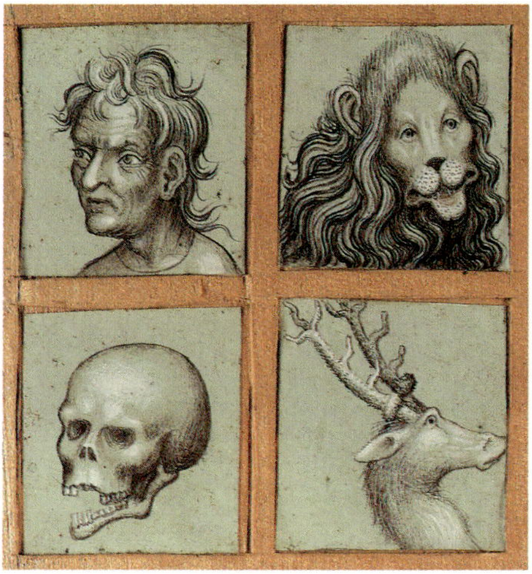

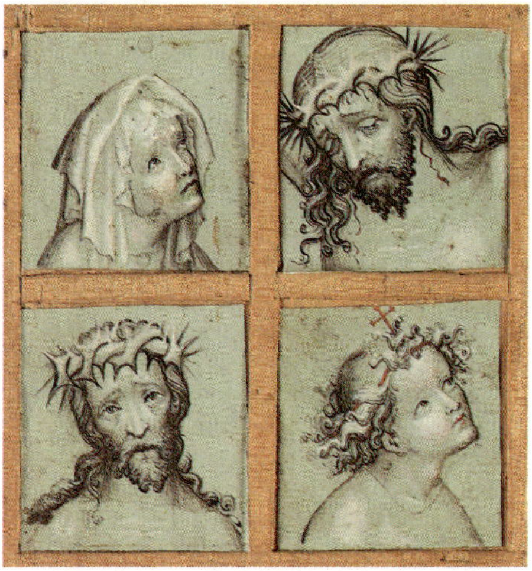

„WIENER MUSTERBUCH“
Böhmisch
1. Viertel 15. Jh.
56 farbig gehöhte Silberstiftzeichnungen auf Papier in Vierergruppen auf Ahorntäfelchen; Lederfutteral; je H 9,5 cm, B 9 cm
Inv. Nr. 5003 und 5004

Musterbücher waren zweckgebundene Behelfe für Werkstätten und Wanderkünstler, um einen Motiv- und Formenvorrat anzulegen. Ein dem „Weichen Stil“ verhafteter Maler trachtete in dieser Prachtausgabe danach, das Wesentliche seiner Vorlagen in Fragmentform wiederzugeben. Es ist das reinste Beispiel einer auf verschiedene menschliche Kopftypen und Tierschädel spezialisierten Vorbildersammlung. Bis auf zwei spätere Portraits sind alle Silberstiftzeichnungen von ein und derselben Hand gezeichnet und mit feinstem Pinsel in Weiß und Rot modelliert worden. Seine Montierung als Faltbuch und das kostbare Lederfutteral lassen an ein Präsent für einen hohen Gönner denken, von dem sich der Künstler Aufträge erhoffte. H. T.

„AMBRASER HOFJAGDSPIEL" ▽
Kreis des Konrad Witz
Oberrheinisch
um 1440/45
54 Spielkarten (von ehemals 56) erhalten; geklebte Papierlagen, Federzeichnung, Wasserfarben; je ca. H 15,6 cm, B 9,5 cm
Inv. Nr. 5018 bis 5071

Dieses Kartenspiel schildert die höfische Falknerei. Dementsprechend sind die „Farben" gewählt: der Falke ist als jagender Raubvogel, der Silberreiher als Beute dargestellt, der Hund spürt den geschlagenen Reiher auf, und das Falkenluder lockt den Falken zum Jäger zurück. Lust zur lebendigen szenischen Gestaltung einzelner Blätter und mehr noch die unvergleichliche Folge reiner Landschaftsidyllen zeichnen das Hofjagdspiel aus. Frische der Naturbeobachtung, ein Gespür für Licht- und Raumwerte verbinden sich mit Stileigentümlichkeiten des Neuen Realismus. Stilistisch weist vieles auf Konrad Witz, den in Basel ansässigen überragenden Meister hin. H. T.

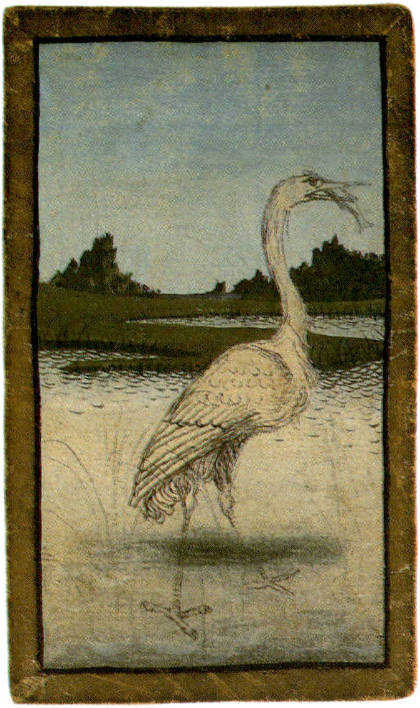

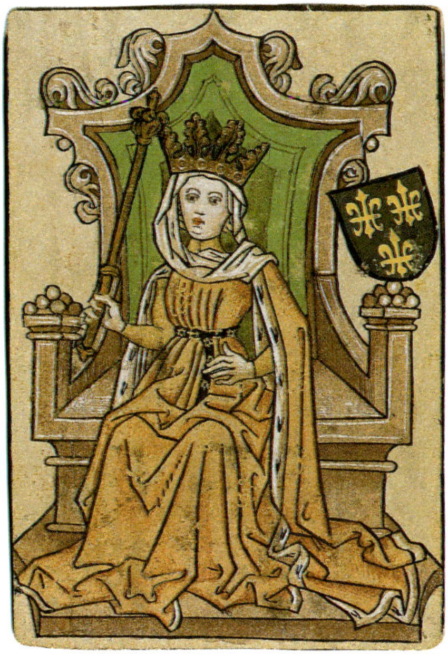

„HOFÄMTERSPIEL"
Wien?
um 1455
Mit 48 Spielkarten vollständig erhalten; Papierlagen, Holzschnitt, Aquarell- und Deckfarben, Gold- und Silberauflagen, Federzeichnung; je ca. H 14 cm, B 10 cm
Inv. Nr. 5077 bis 5124

Der Spielaufbau in vier Wappenfarben (Böhmen, Deutsches Reich, Frankreich, Ungarn) geschieht mit Hilfe von Figurenbildern, worin sich die hierarchische Struktur bei Hofe spiegelt. Alle Werte sind durch die Rangfolge im Hofstaat bestimmt, wobei die Hofordnung hier über den Kreis der adeligen Hofämter hinaus die Lieferanten und Hofbediensteten miteinbezieht. Neben der Ämterbezeichnung hat jede Karte eine dementsprechende Bewertung durch römische Ziffern erhalten. Einzigartig als profane Holzschnitt-Bilddrucke, unübertroffen ob der Virtuosität ihrer Ausführung durch den Formschneider – die Linien erwecken den Eindruck von flüssig Gezeichnetem – und sorgfältigst gestaltet in der farbigen Ausführung unter Verwendung von Blattgold und Blattsilber, deren kostbare Wirkung das Relief des Punzenmusters noch steigert, kann dieses Kartenspiel nur fürstlicher Kurzweil zugedacht gewesen sein. Manches weist auf Ladislaus „Postumus" (gest. 1457), Herzog von Österreich, König von Ungarn und Böhmen, als Auftraggeber hin. H. T.

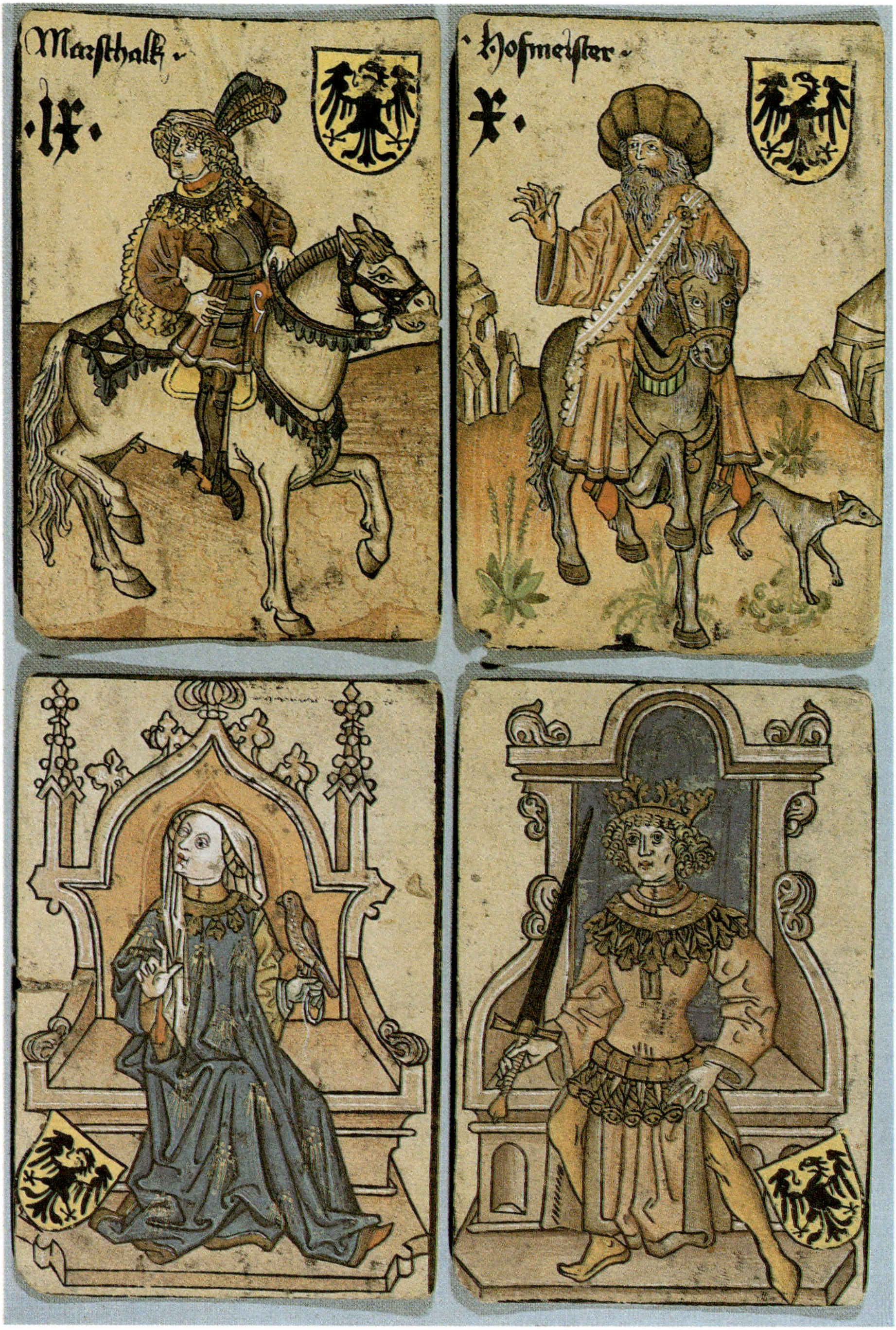
Marsthalk
IX
Hofmeister
X

▽ BESCHLAGSTÜCK EINES KRIPPENSATTELS
Südliche Niederlande
3. Viertel 15. Jh.
Gelbguß; H 23,5 cm, B 21,8 cm
Inv. Nr. 139

Das Beschlagstück ziert das Brustbild einer jungen Dame. Ihr Haar ist in zwei Zöpfen geflochten und über den Schläfen aufgebunden. Darüber trägt sie eine Hornhaube, deren Schleier über der Stirn von einem Schmuckstück festgehalten wird und über ihre Schultern herabfällt. Frisur und Haube entsprechen dem verfeinerten Geschmack der burgundisch-niederländischen Mode um 1470, wie auch dieser Sattel selbst modisches Beiwerk der gleichen höfisch beeinflußten Kultur gewesen ist. Die südlichen Niederlande, voran Brüssel, waren damals im burgundischen Herrschaftsbereich ein Zentrum des figürlichen Gelb- oder Bronzegusses. Nahe verwandt sind die Figuren vom Grabmal der Isabella von Bourbon im Rijksmuseum zu Amsterdam. M. L.-J.

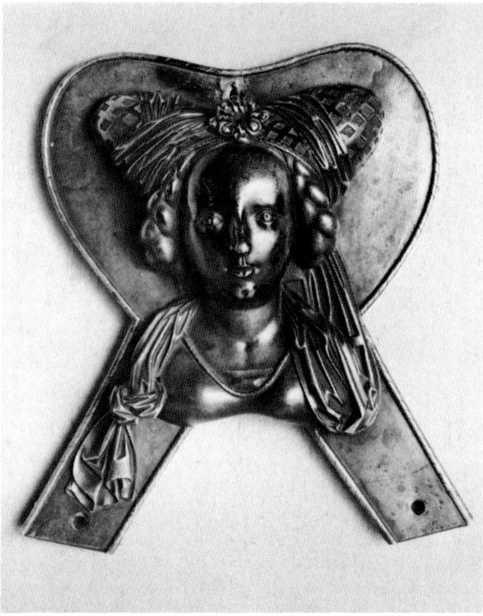

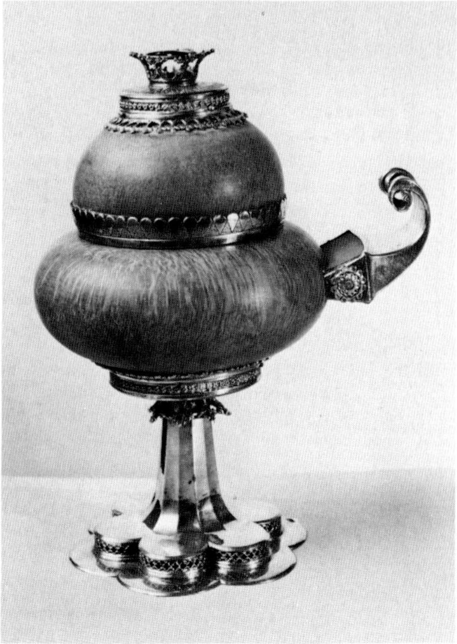

MASER-DOPPELKOPF
Nürnberg?
Mitte 15. Jh.
Ulmen-Maserholz, Silber vergoldet; H 18 cm
Inv. Nr. 73

Aus den Verwachsungen verschiedener Laubbäume wird das sehr harte und dichte Maserholz gewonnen, das ob seiner schönen Zeichnung im Mittelalter gerne für Trinkgefäße verwendet wurde. Außerdem sagte man ihm die Fähigkeit nach, Gift zu neutralisieren oder zumindest den Geschmack eines Getränkes zu steigern. Für solche flachgedrückten, gedrechselten Gefäße bürgerte sich die Bezeichnung „Kopf" (von lat. cuppa) ein. Häufig hat man auf den Behälter einen kleineren, aber ähnlich geformten aufgestülpt, und aus dem „Kopf" wurde ein „Doppelkopf". Abgenommen und für sich aufgestellt, konnte der Deckel als eigenes Gefäß benützt werden. S. K.

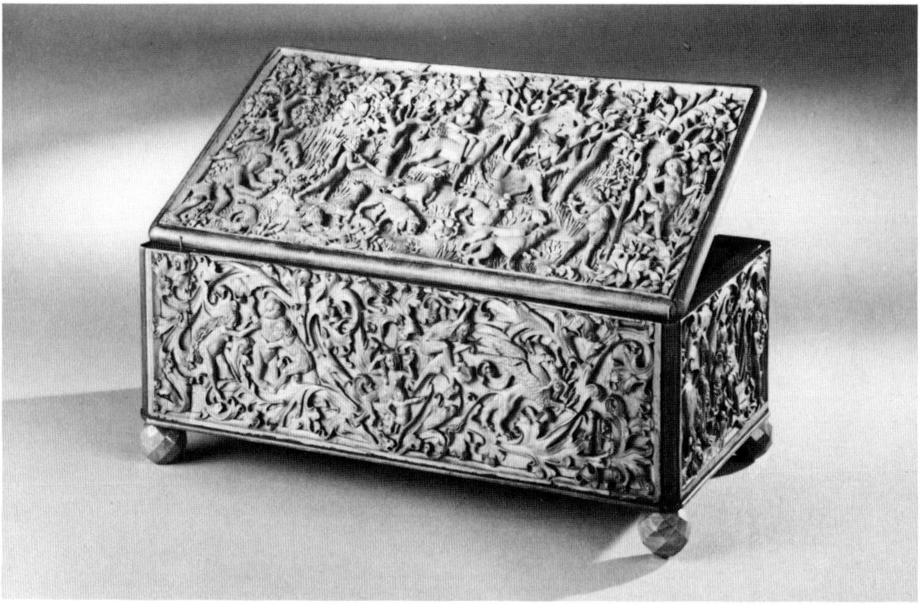

MINNEKÄSTCHEN
Ober- oder mittelrheinisch
um 1460/70
Buchsholz, H 31 cm, B 16 cm, L 12 cm
Inv. Nr. 118

An den Seitenwänden beschreibt eine lockere Szenenabfolge das Leben der Wildleute. Den vergnüglichen Aktivitäten dieser Personifikationen triebhafter Naturkräfte – dem Liebestreiben, Nichtstun, Jagen und Kinderaufziehen – stehen die Gefahren gegenüber. Die Menschen müssen sich der Überfälle wilder Bestien erwehren. Im Gegensatz zu diesen Darstellungen, wo die Wildleute ein raumloses, lappiges Rankenwerk behausen, geschieht auf dem Deckel die Heimkehr von der Jagd in einer waldigen Tapetenlandschaft. Das erotische Grundmotiv findet in der Jagdbeute, der gefangenen, auf dem Einhorn reitenden Wildfrau, seinen Auftakt. Im starken Sinn für Treue und familiären Zusammenhalt gleicht das Verhalten der Wildleute aber der bürgerlichen Auffassung vom Eheleben.

H. T.

GEBETSNUSS
Niederländisch
Anfang 16. Jh.
Buchsholz; ∅ 6,2 cm
Inv. Nr. 4206

Ganz geöffnet zeigt die Kapsel – im verräumlichten Reliefzusammenhang stark unterschnitten und vielfigurig – unten Christus vor Pilatus, im Hintergrund die Geißelung; auf den Flügeln im Flachrelief links die Kreuztragung, rechts Beweinung und Grablegung; inmitten die „Kreuzigung mit Gedräng“. Als wahre Virtuosenstücke der Mikroschnitzerei dienten solche Gebetnüsse, an Rosenkränzen als Anhänger getragen, der privaten Andacht und Erbauung. Geschicklichkeit, Geduld und künstlerische Befähigung waren erforderlich, um eine solche Fülle in so winzigem Maßstab zu schaffen. Zeit und Geduld bedarf es auch, damit das suchende Auge alles entdeckt, was zur beschaulichen Ergötzung geboten wird.

H. T.

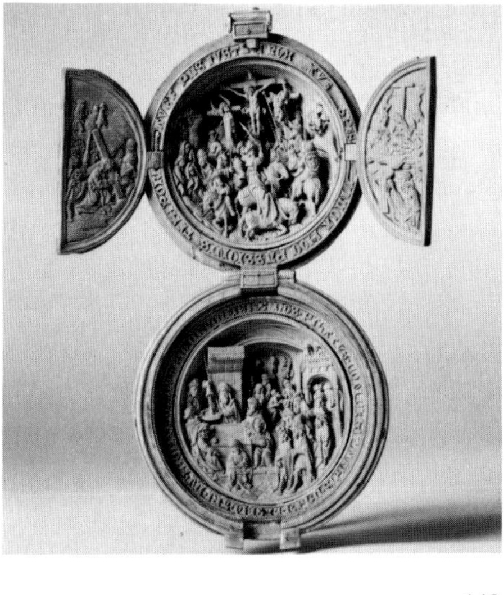

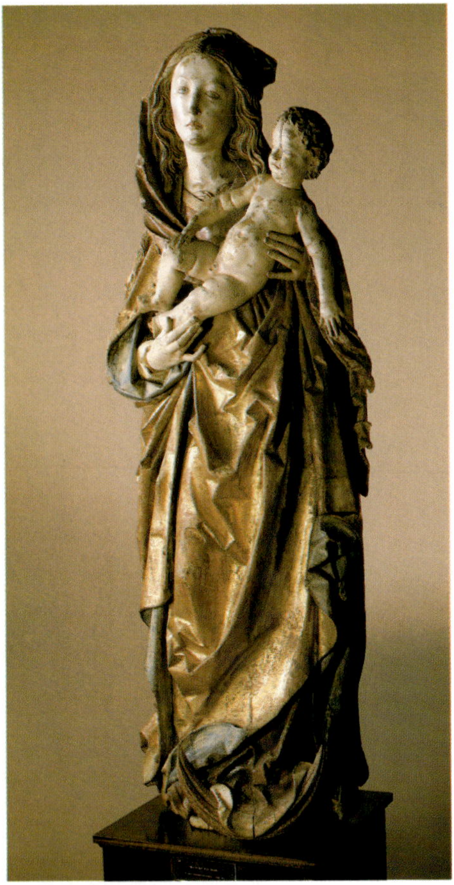

MARIA MIT DEM KINDE
Tilman Riemenschneider
(Osterode/Harz um 1460–1531 Würzburg)
um 1495
Lindenholz mit alter Fassung; H 145 cm
Inv. Nr. 8899

Riemenschneiders Religiosität und die ihm eigene Auffassung vom hohen Rang seiner Bildwerke als autonome Kunstschöpfungen prägen schon sein Frühwerk, zu dem das um 1495 anzusetzende Standbild der Muttergottes gehört. Seine Skulptur verleitet zur ehrfürchtigen und meditativen Versenkung, fördert jedoch keinerlei Verwechslung zwischen der Realität des Standbilds und dem vermittelten Bezug auf die Erlösungsbotschaft. Auf Kosten der individuellen Erscheinung – dem Antlitz Mariens und ihres Kindes liegt ein bürgerlicher Typus zugrunde – wurde eine Allgemeingültigkeit gesucht, der die Sublimierung des Ausdrucks zu eigen ist. Auf Frontalansicht berechnet, werden die äußersten Grenzen des gewachsenen Holzes genützt. H. T.

ADAM ▽
Tilman Riemenschneider
(Osterode/Harz um 1460 – 1531 Würzburg)
Würzburg
um 1510
Birnbaumholz; H 24 cm, B 8,5 cm
Inv. Nr. 43

Die Statuette war Teil einer Sündenfall-Gruppe mit gemeinsamer Bodenangabe, die ein Paradiesgärtlein meinte. Adams Haltung orientiert sich offensichtlich an Eva als dem ergänzenden figuralen Widerpart. Sowohl die Situation der Versuchung wie diejenige der Vertreibung klingt an. Das biblische Thema bildet den Vorwand für die Darstellung des Nackten. Im Wechsel vom Stand- zum Spielbein macht die Schrittstellung das Gleichgewicht als den Übergang vom Tragen zum Lasten anschaulich. Klingt darin die Renaissance an, so bleibt die grazile Figur in der labilen Ponderation, dem Gelängten und in der gezierten Haltung durchaus noch spätgotischen Formvorstellungen verhaftet. H. T.

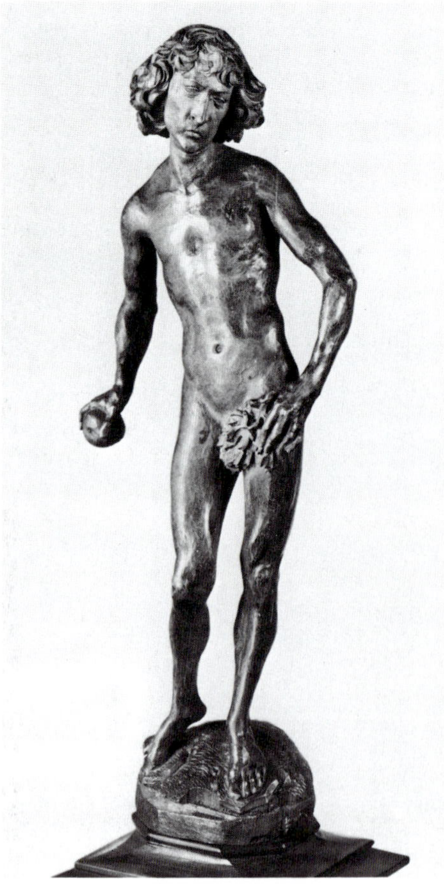

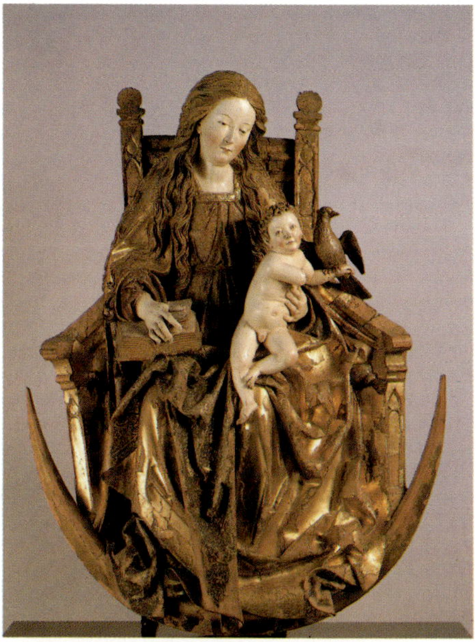

THRONENDE MADONNA MIT KIND AUF DER MONDSICHEL
Niklaus Weckmann zugeschrieben
(1481–1526 als Bürger genannt)
Ulm
um 1510
Lindenholz mit originaler polychromer Fassung;
H 113 cm, B 90 cm, L 20 cm
Inv. Nr. 30

Angeblich aus einer Ulmer Klosterkirche stammend, ist sie gewiß als Schreinfigur Teil eines größeren Ganzen gewesen. (Seiner Grundform nach ein flaches Kastengehäuse, bildet der Schrein an sich die Mitte von Flügelaltären – wohl die eindrucksvollste spätgotische Leistung, woran die Schnitzkunst entscheidenden Anteil hatte.) Die Marienfigur wird bis zur Körpermitte als dreiviertel runde Figur wiedergegeben, darunter schwindet die Präsenz des Körpers; im Hochrelief wird stattdessen Draperiefülle in die Fläche gebreitet. Anstelle statuarischer Ruhe tritt die Dynamik knitteriger Faltenformationen.
Der geschnitzte Thron – mehr projektive Flächenform denn Möbel – und die Mondsichel fassen das Figurale ein und schließen das Bild ab. H. T.

FALKNER ▽
Hans Syfer zugeschrieben
(gest. 1509 Heilbronn)
Heilbronn?
um 1495
Birnholz, teilweise getönt, Sockel gefaßt;
H 31,3 cm
Inv. Nr. 3968

Festgehalten ist der Augenblick, da der Falkner den – heute verlorenen – Greifvogel steigen lassen will. Im starken Ausfallschritt motiviert sich das Energiegeladene des Jünglings. Kühne Motive, abrupte Bewegungsabläufe, sie bleiben dennoch der spätgotischen Raumverschränktheit verhaftet. Im starken formalen Bewußtsein jedoch, in der Perfektion der Ausführung erweist sich dieses selbständige Kunstwerk als Sammlerstück, für den ästhetischen Genuß bestimmt und somit eine Schöpfung im Übergang zur Neuzeit. Unstreitig ist nur der oberrheinische Stilcharakter, den der Falkner mit einer 1496 datierten Grablegungsgruppe, die von derselben Hand stammt, gemeinsam hat. Hans Syfer hatte Konrad Meit zum Schüler. H. T.

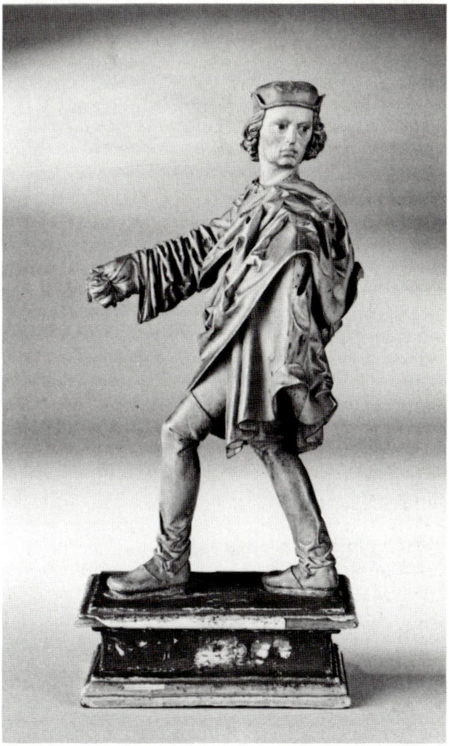

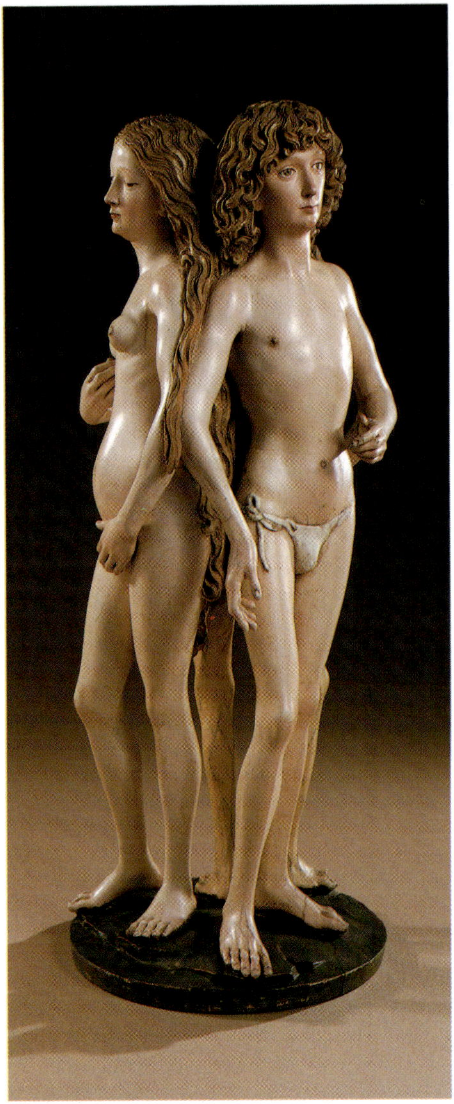

DÜRERPOKAL UND MAXIMILIANSPOKAL ▷
Nürnberg
um 1500 bzw. 1510
Silber vergoldet; H 47,5 cm
Inv. Nr. 109
Silber, teilweise vergoldet; H 56 cm
Inv. Nr. 110

Deckelpokale bildeten geradezu ein Leitmotiv der deutschen Goldschmiedekunst der Spätgotik und Renaissance. Wie Skizzenbücher, Gemälde und Stiche Albrecht Dürers bezeugen, beschäftigte sich der große Nürnberger Meister auch mit der Gestaltung dieses traditionellen mittelalterlichen Gefäßtyps. Wahrscheinlich haben Goldschmiede Arbeiten nach Entwürfen Dürers ausgeführt. Unter den erhaltenen Werken legen dies der sogenannte *Dürerpokal* und der aus dem Besitz Kaiser Maximilians I. stammende *Maximilianspokal* besonders nahe. Der *Dürerpokal* ist wahrscheinlich von Erzherzog Ferdinand II. von Tirol aus dem Nachlaß der Grafen von Montfort-Werdenberg angekauft worden, da der fellbekleidete „wilde Mann" am Deckelknauf das Wappen dieses Grafengeschlechts hält. Das kompliziert konstruierte und zugleich wie gewachsene Buckelsystem führt spätgotische Lösungen weiter und ist wahrscheinlich von Dürer entwickelt worden. Jenes charakteristische Motiv der drei ineinander verschränkten Buckel findet sich bei einem Pokal in Dürers Dresdener Skizzenbuch. Am zehn Jahre später entstandenen *Maximilianspokal* ist die Gestaltung bereits im Sinne der Renaissance umgedeutet. Anstelle der Buckel erheben sich aus den Wandungen des Gefäßes naturalistische Darstellungen von Birnen. Aus dem Deckel des Meisterwerks wächst ein Zweig mit Granatäpfeln, das Symbol herrscherlicher Tugend, und seine Innenseite zeigt das Wappen Maximilians I. S. K.

ALLEGORIE DER VANITAS: (VERGÄNGLICHKEIT)
Gregor Erhart
(Ulm um 1468 – 1540 Augsburg)
Hans Holbein d. Ä. zugeschrieben (Faßmalerei)
(Augsburg um 1465 – 1524 Augsburg)
Augsburg, um 1500
Lindenholz mit alter Fassung; H 46 cm
Inv. Nr. 1

Als dreifigurige Gruppe im Regelmaß komponiert, stehen Jugend und Schönheit einerseits und das Alter andererseits einander thematisch gegenüber. Erstere im Jüngling und dem Mädchen verkörpert, letzteres in Gestalt einer Greisin, an der sich der Verfall drastisch zeigt. Die Schamhaftigkeit des anziehenden jungen Paares kontrastiert kraß mit der schamlosen Preisgabe des Häßlichen an der „garstigen Alten", einer Travestie. Mit der moralisierenden Tendenz – der Vergänglichkeit alles Irdischen – geht ein gewisses lustfeindliches Prinzip einher: Noch ist die antikische Unbefangenheit im Verhältnis zum Nackten nicht zurückgewonnen. Emailartiger Schmelz und Oberflächenreichtum der Fassung lassen an Holbein d. Ä. denken. H. T.

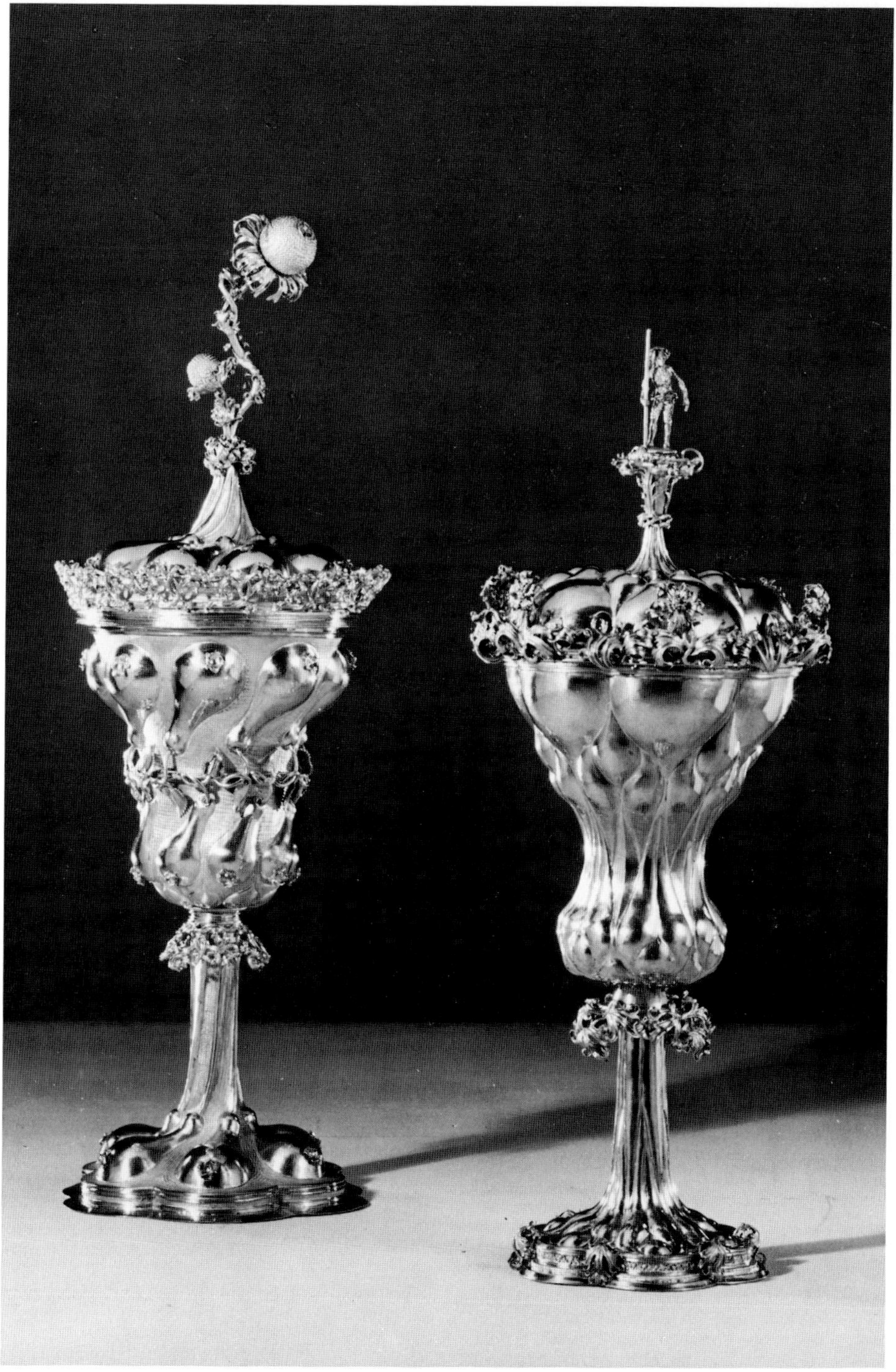

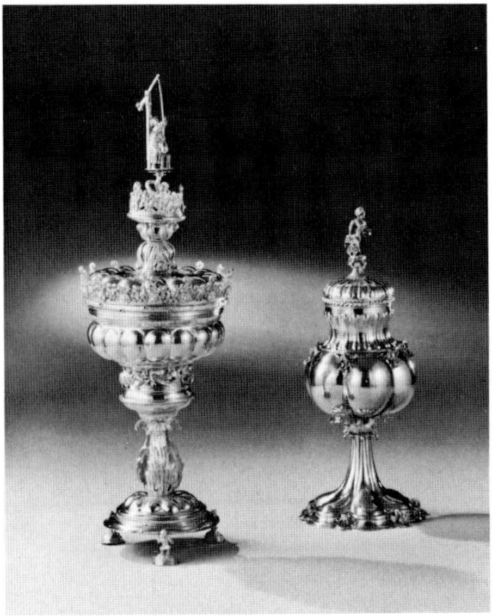

ZWEI DECKELPOKALE
Ludwig Krug
(Nürnberg um 1489/90 – 1532 Nürnberg)
Nürnberg
um 1510 bzw. um 1525
Silber vergoldet; H 32 cm
Inv. Nr. 979
Silber, teilweise vergoldet; H 44 cm
Inv. Nr. 898

Krug zählt nicht nur zu den bedeutendsten Goldschmieden des 16. Jh., sondern war außerdem als Graphiker, Maler und Bildhauer erfolgreich. Seine Kunst zeigt einen spezifischen Zusammenhang mit Dürer. Am Pokal mit bekrönendem Landsknecht (das Wappenschild wurde 1582 ergänzt), sind die prallen Buckel der Kuppa neunzehn schmalen an Hals und Deckel gegenübergestellt. Drei kleine hockende Bergknappen mit Kapuzen tragen den zweiten, reich gegliederten Pokal, den eine Frau am Ziehbrunnen bekrönt. Die Arbeiten stehen Erfindungen aus Dürers Dresdener Skizzenbuch nahe, charakteristisch ist die Kombination herkömmlicher mit neuentwikkelten Formen. S. K.

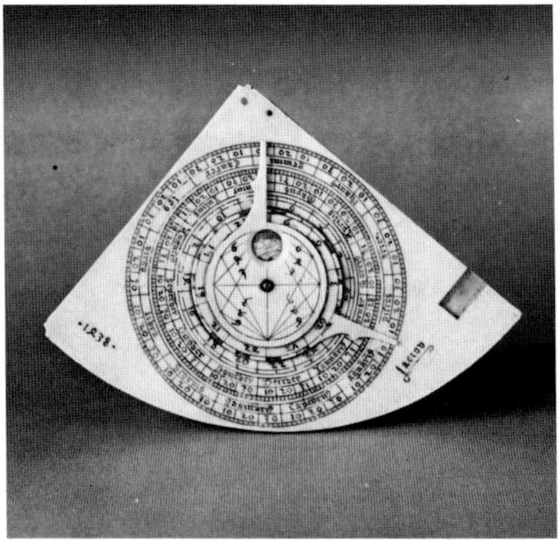

SONNENQUADRANT
KAISER FRIEDRICHS III.
Wien
1438
Elfenbein mit gravierten Kurven, dem Schattenquadrat und Tierkreiszeichen; H 91 cm, B 87 cm
Inv. Nr. 166

Der Sonnenquadrant ist die stark vereinfachte Ausführung des Astrolabiums, wobei vom Vollkreis nur ein Viertel bleibt. Außer zur Höhenbestimmung der Sonne und von Gebäuden konnte er dank seiner Weiterentwicklung durch Johann von Gmunden (vor 1385–1442) nun unmittelbar zur Zeitbestimmung dienen. Johanns Autorschaft für die Quadrantenkonstruktion belegt eine Abschrift des Entwurfs von 1434. Er war eines der Häupter der Wiener mathematisch-astronomischen Schule und stand zum Hof des Kaisers in persönlicher Beziehung. Der Sternkunde zugetan, führte Friedrich III. auf einem Turm der Wiener Burg Himmelsbeobachtungen durch. Wobei ihm der mit der bekannten Devise *AEIOU* als sein Eigen gekennzeichnete und auf 1438 datierte Quadrant gewiß beste Dienste leistete. H. T.

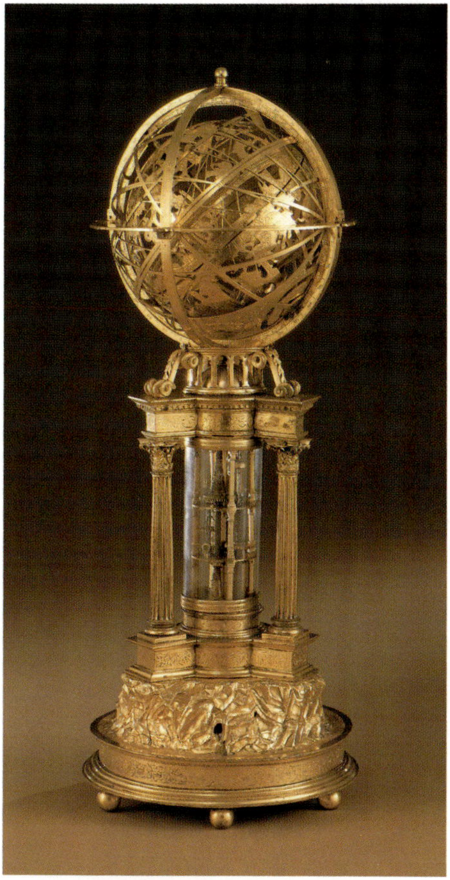

ARMILLARSPHÄRE
Pierre de Fobis
(tätig in Lyon 1507 – um 1575)
Lyon, 3. Viertel 16. Jh.
Messing vergoldet, Eisen, Glas; H 53 cm
Inv. Nr. 9843

Seit der Antike bedienten sich Astronomen schon mechanischer Modelle, und insbesondere für Demonstrationszwecke war die Armillarsphäre gut geeignet. Gewissermaßen als Vorläufer der Planetarien vermochte sie die Himmelskugel und die geordneten Bewegungen des Weltalls mittels der wichtigsten Bezugskreise zu veranschaulichen. Wird nun solch ein geozentrisches Modell durch ein Laufwerk langsam gedreht, kann es die tägliche Bewegung des Himmels stimmig abbilden, sofern seine Umlaufzeit dem täglichen Umschwung des Himmels entspricht. Den Gang der Gestirne faßbar nahezubringen, gehörte mit zu den Aufgaben der „Scientifica", einer besonderen, den Naturwissenschaften gewidmeten Abteilung in den fürstlichen Kunstkammern. H. T.

HIMMELSGLOBUS ▽
Georg Roll
(Liegnitz 1546 – 1592 Augsburg)
Johann Reinhold
(Liegnitz um 1550 – 1590 Augsburg)
Augsburg, 1583/84
Bronze, Messing vergoldet, teilweise bemalt
Silber, Holz; Werk: Eisen; H 54 cm
Inv. Nr. 854

Die Welt als Uhr war selbstverständliches Analogon zur Erklärung der Welt. Präzis kalkulierte Uhrwerke steuerten die Himmelsgloben: Diese mechanischen Himmelsmodelle simulierten die Bewegung der Planeten des Fixsternhimmels. Zum einen ermöglichten sie es, Gestirnbewegungen in die Vergangenheit und Zukunft zu projizieren, zum anderen waren sie die geeigneten Analogrechengeräte, um Zeit aus Sternpositionen oder umgekehrt Sternpositionen aus Zeitangabe abzulesen. Georg Roll, ein Augsburger Unternehmer, hatte 1584 je einen Globus an Rudolf II. und dessen Bruder Erzherzog Ernst zu unterschiedlichen Preisen geliefert. Als der Globus des Kaisers bald Mängel zeigte, verstimmte ihn das so, daß er Roll, da er *also mit faulen fischen umgangen sey,* eine Zeitlang einsperren ließ. H. T.

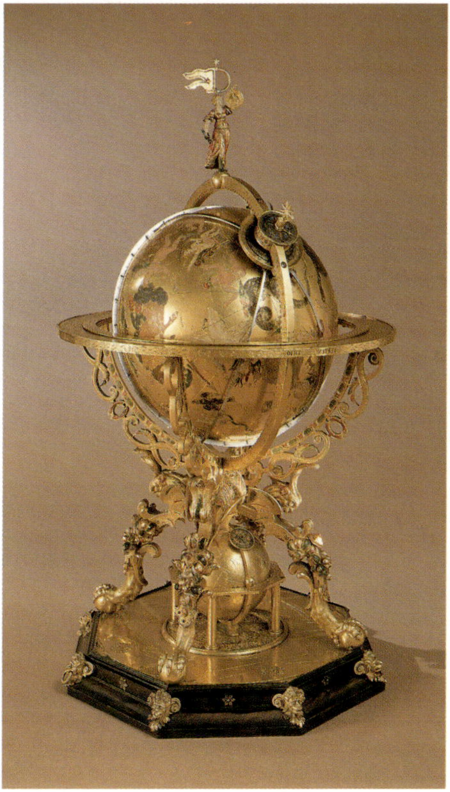

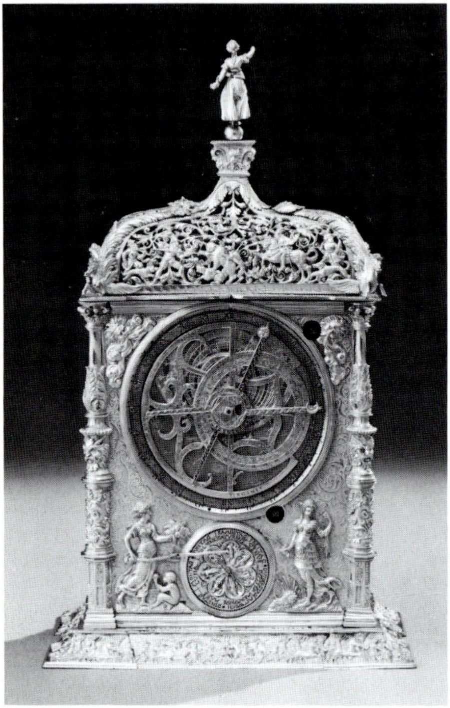

TISCHUHR
Jeremias Metzker
(tätig in Augsburg 1555–1599)
Augsburg
1564
Bronze vergoldet; Werk: Eisen; H 29,7 cm
Inv. Nr. 852

Mit der Vermessung der Erde und des Himmels, die im 16. Jh. neu begonnen wurde, rückte die Räderuhr als Instrument zur Zeitmessung zum wohl wichtigsten Instrument überhaupt auf. Kein anderer Zeitmesser vermochte die Vielzahl ihrer Ablesemöglichkeiten zu übertreffen. Sie konnte die Zeit anzeigen, aber auch kosmische Bewegungen mit Hilfe eines Astrolabs demonstrieren. Die Tischuhr des Jeremias Metzker besitzt einen überaus reichen Indikationsapparat, darunter Stundenzifferblatt (1–24), Segmente für Sonnenauf- und -untergang, Kalenderblatt, Stellung der Sonne im Tierkreis etc. Mit ihren Schwesterstükken gehört sie zu den bedeutendsten Beispielen süddeutscher Tischuhren der Renaissance mit breiter „weicher Haube" als Dach. H. T.

KUGELLAUFUHR ▽
Christoph Margraf
(tätig in Prag 1587–1620/24)
Prag
1596
Kupfer vergoldet, Glas, Silbererz, Deckfarbenmalerei, Werk: Eisen; geöffnet: H 40,3 cm, B 28 cm, L 23 cm
Inv. Nr. 845

Der Kugellauf ist ein Gangsystem, das der Kammeruhrmacher Margraf in Prag entwickelte und wofür ihm Kaiser Rudolf II. 1595 ein Privileg erteilte. Diese signierte Uhr von 1596 ist die älteste erhaltene ihrer Gattung. Auf einer geneigten Glasplatte läuft eine Kugel entlang zickzackartig gespannter Drähte. Die Kugellaufzeit ergibt ein gleichmäßiges Zeitintervall, um das der Zeiger mechanisch jeweils dann weiterrückt, wenn die eine Kugel das Bahnende erreicht hat und die zweite durch ein rücktransportierendes Hebelwerk auf die Bahn gesandt wird. Im Deckel des Uhrkastens wird der Kugellauf vor einer der beiden bühnenmäßigen Szenerien gespiegelt (Diana und Aktäon, Erzstufe; Befreiung der Andromeda, gemalt). Für den Betrachter scheint die gespiegelte Kugel in Bewegung schwerelos aufzusteigen. H. T.

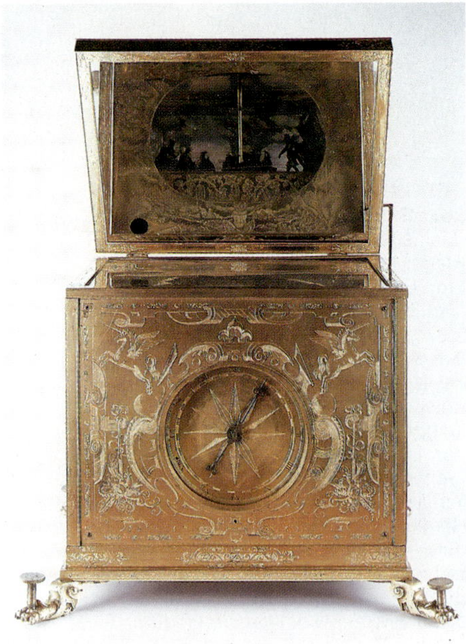

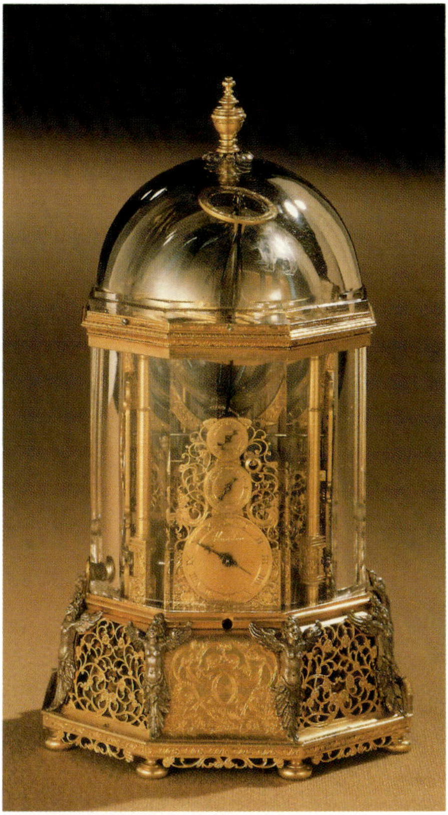

BERGKRISTALLUHR
Jost Bürgi
(Lichtensteig/Kt. St. Gallen 1552 – 1632 Kassel)
Prag
um 1623
Messing vergoldet, Silber, Bergkristall, Werk: Messing; H 18,6 cm
Inv. Nr. 1116

Entsprechend der mechanischen Weltvorstellung, der „machina mundi", begriff man zur Zeit der Frühblüte des höfischen Absolutismus die Welt als Uhr, vice versa galt die Uhr als funktionales Weltmodell. „Ihr weltanschauliches Analogon ist die Astrologie, jener Glaube, daß zwischen dem Gang der Gestirne und dem Geschehen auf Erden, d. h. zwischen dem Geschehen, das die Zeit anzeigt, und dem Geschehen, das die Zeit ausfüllt, eine kosmische Sympathie, ein allumfassender Wirkungszusammenhang bestehe." In der kristallenen Tischuhr, dieser ungemein komplizierten und präzisen Innovation des Jost Bürgi (Mathematiker und genialster Mechaniker seiner Epoche), bilden die handwerkliche, technische und künstlerische Sphäre eine vollkommene Einheit. H. T.

PLANETENUHR ▽
Jost Bürgi
(Lichtensteig/Kt. St. Gallen 1552 – 1632 Kassel)
Prag, um 1604
Bronze, Messing vergoldet, Pergamentmalerei, Glas, Bergkristall; Werk: Messing, Eisen; H 39,3 cm
Inv. Nr. 846

Jost Bürgi wirkte am Prager Hof als kaiserlicher Kammeruhrmacher. Was der Kaiser von ihm verlangte, war das unbekannte Neue zu finden und das einzigartige Besondere zu konstruieren. Zwei Residenzen im Reich förderten geniale Begabungen auf dem Gebiet der Scientifica, des Instrumentenbaus: die fürstliche in Kassel, die kaiserliche in Prag. Bürgi diente an beiden. Planetenuhr heißt Bürgis Uhr der Planetarien wegen. Auf dem unteren Zifferblatt ist ein geozentrisches Planetarium vorgestellt, während auf dem oberen Blatt die Planetensymbole im Sinne des Kopernikanischen Systems um die Sonne kreisen: Zum ersten Mal in der Geschichte der Uhrmacherkunst scheint hier ein heliozentrisches Planetarium auf. Hofkünstler fertigten das Gehäuse der Planetenuhr, weil Kaiser Rudolf II. daran lag, den Spitzenleistungen unter den Scientifica zusätzlich den Rang und die ästhetische Autonomie des Kunstwerks zu verleihen. H. T.

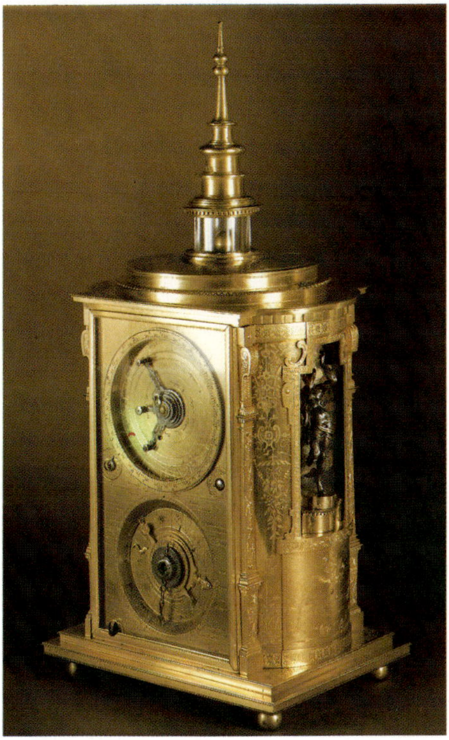

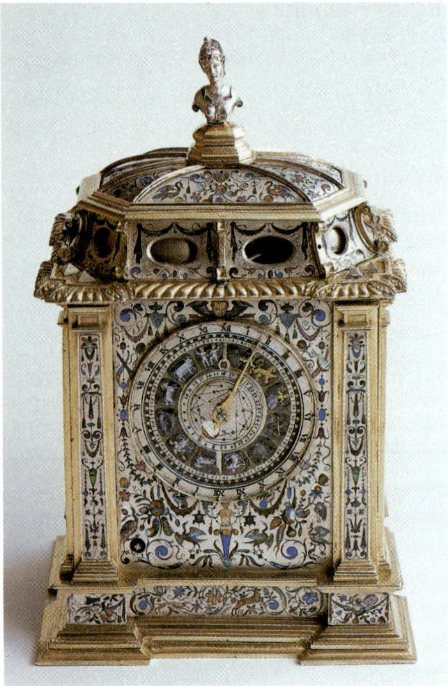

TISCHUHR
Familie Gross, Gehäuse
David Altenstetter, Tiefschnittemail
(gest. 1617 Augsburg)
Augsburg
um 1585
Silber teilvergoldet, Email; Werk: Eisen, Messing; H 21,8 cm
Inv. Nr. 1121

Von fürstlicher Seite wurden auch gezielte Aufträge an hervorragende Meister aus den reichsstädtischen Zünften vergeben. Das Niveau ihres Könnens ging zwar über bloß handwerkliche Fähigkeiten weit hinaus, doch sie begnügten sich mit der Produktion gleichbleibender Werktypen. Reichsstädte wie Augsburg oder Nürnberg verschafften Deutschland eine führende Stellung im Instrumentenbau. Transluzides Tiefschnittemail überzieht alle Flächen des Gehäuses. Selbst die Eckpfeiler, welche den eingeschwungenen, von einer flachen Kuppel geschlossenen Aufsatz tragen, schmückt der juwelenhaft leuchtende Dekor aus Grotesken, Ranken und Tieren. Die Kostbarkeit der Uhr bezeugt die Kostbarkeit der Zeit. Ein neues Gefühl für den Wert der Zeit kommt zum Vorschein. H. T.

WEGMESSER ▽
Süddeutsch
um 1580
Messing vergoldet, Email; ∅ 15,1 cm
Inv. Nr. 9844

Bei Gebrauch wurde die reich ornamentierte zylindrische Büchse am Pferdegeschirr montiert. Eine Schnur spannte sich zum Fuß des Pferdes und übertrug dessen Schrittzahl aufs Räderwerk, das seinerseits mit Zählscheibe und Ziffernringen verbunden war. Zusätzlich gibt es eine Vorrichtung zur Aufzeichnung der Wegrichtung. Sie registrierte die Abweichungen von der ursprünglich eingeschlagenen Richtung. Sein Entstehen verdankt der mechanische Wegmesser dem Streben der renaissancezeitlichen Kartographie nach möglichst exakter Landvermessung. 1583 beispielsweise hat der Augsburger Christoph Schissler Kaiser Rudolf II. ein *instrumentum geodeticum* überreicht, das seiner Aussage nach den ganzen Reiseweg „beschrieben und aufgezeichnet" hatte. H. T.

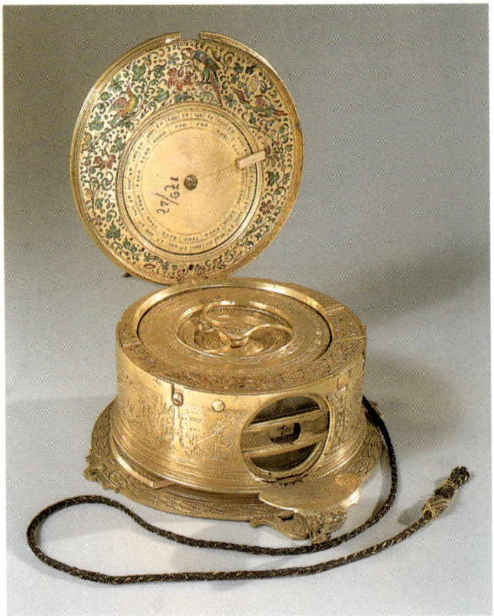

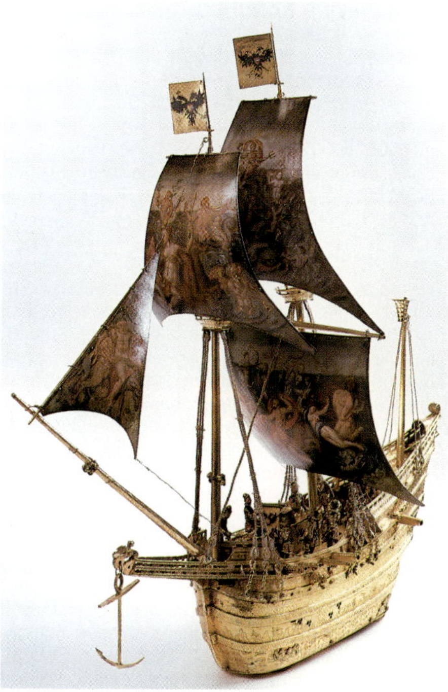

**AUTOMAT MIT MUSIKWERK
IN GESTALT EINES SCHIFFES
Hans Schlottheim**
(Naumburg/Saale um 1545 – 1625 Augsburg)
Augsburg
1585
Silber vergoldet, Figürchen und Segel bemalt;
Werk: Eisen; H 67 cm, B 66 cm
Inv. Nr. 874

Als festliche Tafeldekoration dienten solche Schiffe der Augenweide und Belustigung bei Tisch, wozu wesentlich beitrug, wenn sie lebensähnliche Effekte mechanisch hervorzurufen vermochten. Musikspiel steigerte den Schein der Lebendigkeit. Allmählich geriet der Tafelaufsatz, der früher praktische Funktionen hatte, zum künstlich bewegten Spielzeug, wandelte sich zum Automaten. Triebwerk und Spielwerk ermöglichen es, daß dieser Schiffsautomat über den Tisch fährt, seine Musikanten spielen und dazu Musik ertönt. Die Jahreszahl 1585 der Inschrift sowie der kaiserliche Doppeladler auf Flaggen und Fahnentüchern legen den Schluß nahe, daß das Schiff für Rudolf II. bestimmt war. Schlottheim, der mehrere schiffsförmige Automaten hergestellt hat, weilte 1587 in Prag. H. T.

TROMPETENAUTOMAT ▽
Hans Schlottheim
(Naumburg/Saale um 1545 – 1625 Augsburg)
Augsburg
1582
Ebenholz, Silber mit Kaltemail, Messing vergoldet; Werk: Eisen; H 33,4 cm
Inv. Nr. 855

Der Ebenholzsockel birgt ein Orgelwerk mit zehn Pfeifen. Bei seiner Auslösung werden auch die elf Figürchen in Bewegung versetzt: Die Trompeter heben und senken ihre Instrumente, der Pauker trommelt. An der Frontseite des Unterbaus sitzen zwei emaillierte Schilde, der eine trägt das Wappen Herzog Wilhelms V. in Bayern, der andere dessen Initialen *W. H. I. B.* und das Datum 1582. Der Automat ist im Inventar der Ambraser Sammlung von 1596 verzeichnet als „uhrwerck mit den Trompeten, so herzog Wilhelm in Bayern geen Thurnegg hat verehrt“. Damit ist er als Geschenk des bayerischen Herzogs an seinen Oheim Erzherzog Ferdinand II., Landesfürst von Tirol, ausgewiesen, vermutlich präsentiert zu dessen zweiter Hochzeit mit Anna Katharina Gonzaga im Jahre 1582. H. T.

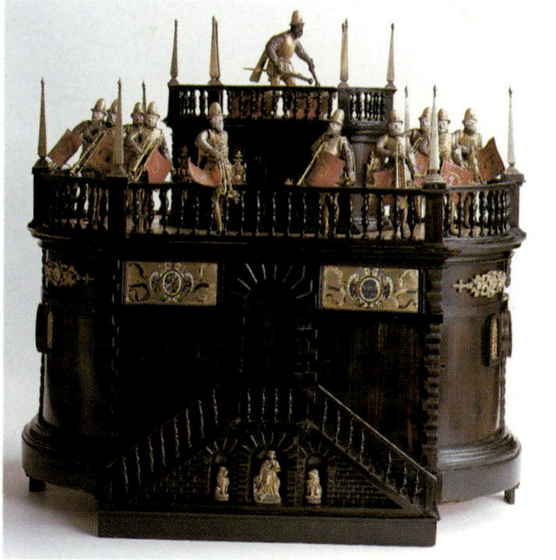

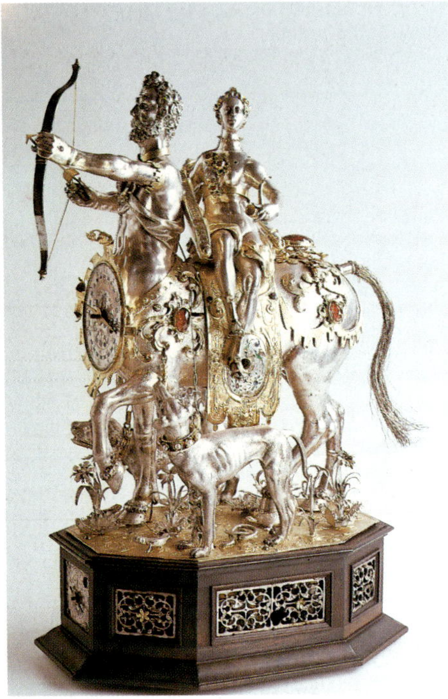

FIGURENUHR.
DIANA AUF EINEM KENTAUREN
Melchior Mair, Goldschmiedearbeit
(? um 1565 – 1613 Augsburg)
Augsburg
um 1605
Silber teilvergoldet, Tiefschnittemail, Edelsteine, Holz; H 39,5 cm
Inv. Nr. 1166

Nach Auslösung des Triebwerks im Sockel läuft die Gruppe auf Rädern, der Kentaur rollt seine Augen und schießt einen Pfeil ab. Diana und der eine Jagdhund drehen die Köpfe, der andere öffnet sein Maul. Ein Geh- und Stundenschlagwerk betreibt die Uhr. Im Inventar der Kunstkammer Kaiser Rudolfs II. von 1607–1611 heißt die Gruppe „Der Centaurus mit dem weiblin". Zu den beliebtesten und verbreitetsten Trinkspielen dieser Zeit gehörte „Diana auf dem Hirsch"; von daher leitet sich die Benennung dieser Jägerin auf Diana, die Jagdgöttin selbst, ab. Zwar gibt es an dem Automaten kein Gefäß zu leeren, dennoch ist er als Trinkspiel brauchbar: der Gast, in dessen Richtung der Pfeil flog, hatte einen Trinkspruch auszubringen und seinen Becher zu leeren. H. T.

TRIUMPH DES BACCHUS. Trinkspiel ▷
Sylvester II Eberlin?
(gest. 1639 Augsburg, Meister um 1604)
Hans Schlottheim, Orgelwerk
(Naumburg/Saale um 1545 – 1625 Augsburg)
Augsburg
um 1605
Silber vergoldet, Reste von Bemalung; zwei Triebwerke: Eisen, Messing
Inv. Nr. 959

Trinkspiele zählen zu den liebenswertesten Erfindungen der Augsburger Goldschmiede um 1600. Als höfische Tafeldekoration in Auftrag gegeben, fand dieses launige Trinkspiel in Gestalt eines Triumphwagens, auf dessen separatem Aufsatz eine Bacchusgruppe lagert, bald Eingang in die Prager Kunstkammer Kaiser Rudolfs II. Dank des Triebwerks im Wageninneren konnte sich das Gefährt aus eigener Kraft über die Tischplatte bewegen. An den Voluten seiner Deichsel machen sich zwei Satyrn zu schaffen. Den reich ornamentierten kastenförmigen Aufsatz bekrönt der jugendliche Bacchus, der auf einem ruhenden Ziegenbock sitzt und von seinen Gespielen begleitet wird. Im Inneren verbirgt sich ein Orgelwerk, das nach J. H. Leopold jenem des Schiffsautomaten gleicht und ebenfalls Hans Schlottheim zuzuschreiben ist. Dieses Werk steuert zudem Figurenbewegungen: Bacchus hebt den Arm, der Papagei schlägt mit seinen Flügeln und der Musikant setzt sein Instrument an. Der Grund, weshalb der gesamte Aufsatz vom Triumphwagen abhebbar ist, liegt wohl darin, daß sich der Ziegenbock, ganz im Sinne eines Trinkspiels, als Trinkgefäß verwenden läßt: Sein Kopf ließ sich abziehen, sodann konnten die Tafelnden den eingefüllten Wein trinken. Mehr noch als die beiden tollenden Satyrknaben bestimmt jener hintenauf hockende Dudelsackbläser, der seine Beine baumeln läßt, die unbeschwerte Heiterkeit des Ganzen. H. T.

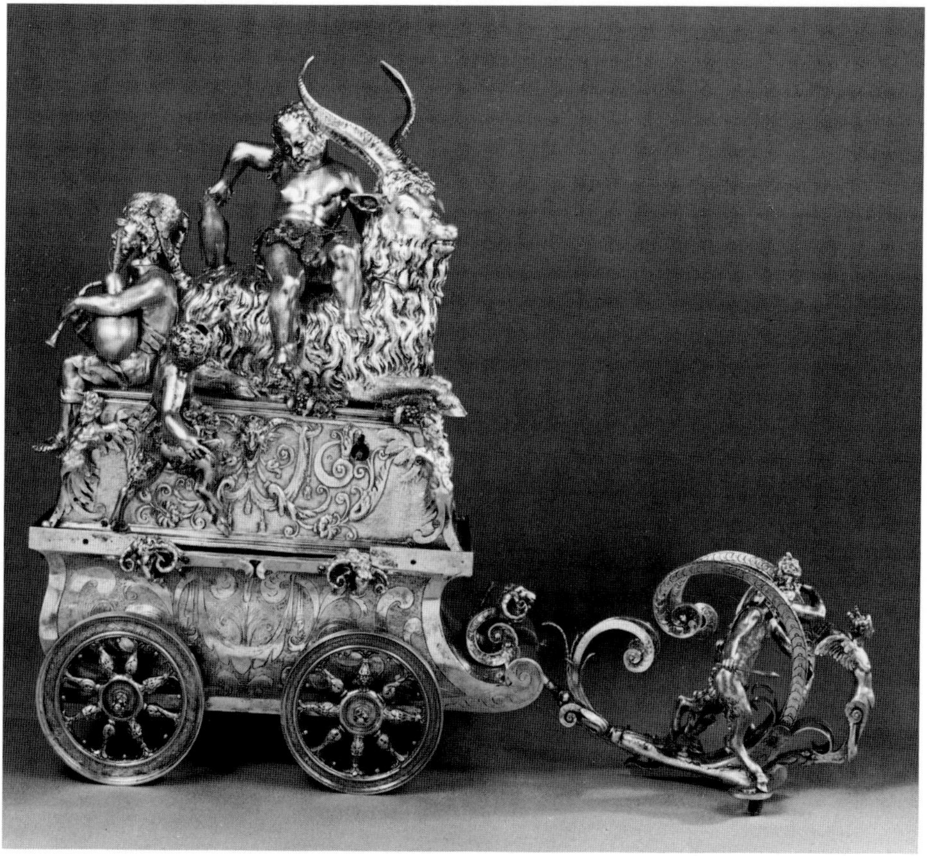

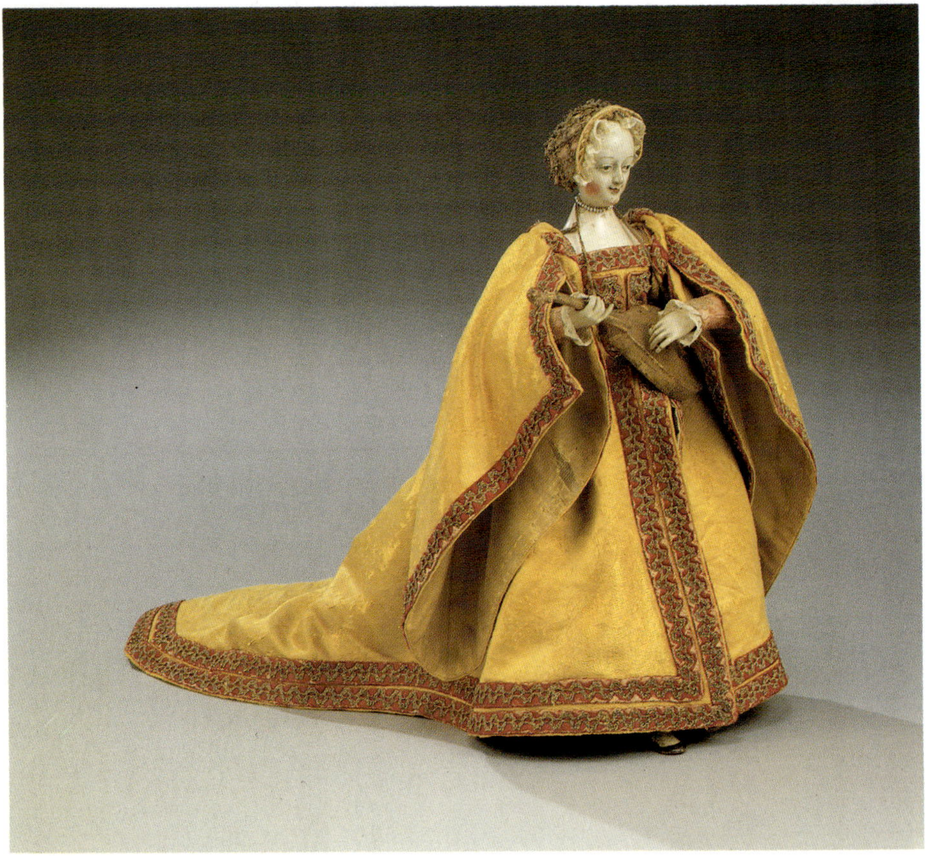

AUTOMATENFIGUR. CISTERSPIELERIN
Spanien?
Mitte oder 2. Hälfte 16. Jh.
Oberkörper, Kopf, Hände und Füße: Holz, farbig gefaßt; Werk: Eisen; Gewänder: Leinen und Seidenbrokat; H 44 cm
Inv. Nr. 10.000

Das musizierende Mädchen schlägt die Cister, dreht den Kopf und bewegt sich scheinbar mit trippelnden Schritten voran, läuft in Wirklichkeit aber auf Rädern. Bewegung vermittelt den Anschein von Lebendigkeit. Der Wunschtraum, Leben nachzugestalten, spiegelt schon die Mythologie des Altertums. Technik und Kunst waren damals noch identisch. Mit Hilfe der Mechanik versuchte man seit jeher magisch die Schöpfung nachzugestalten. Obgleich Androiden wie die Cisterspielerin als Automaten keineswegs selbsttätig zu agieren vermögen, sondern bei Auslösung vorprogrammiert funktionieren, ist der in Staunen versetzte Beobachter bereit, die unbelebte Puppe für magisch zum Leben erweckt hinzunehmen, solange sie sich bewegt. H. T.

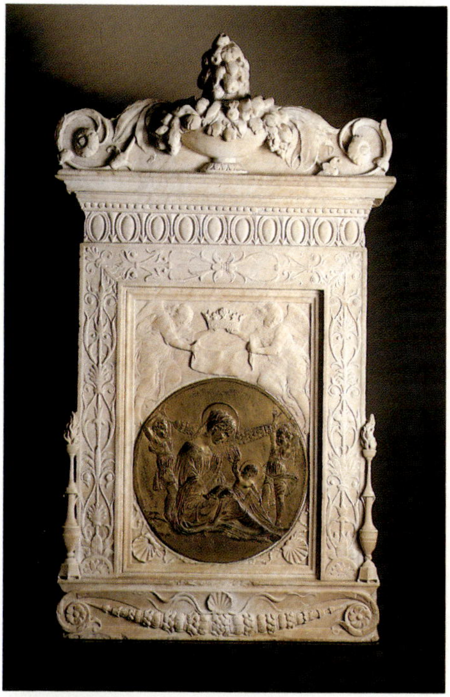

MADONNA MIT JESUSKIND
Donatello
(Florenz 1386 – 1466 Florenz)
Florenz
um 1444
Bronze, feuervergoldet; ∅ 27 cm
Rahmen: Marmor; H 88 cm, B 51 cm
Inv. Nr. 7462

Das in einen etwa eine Generation jüngeren, kunstvollen fensterartigen Rahmen eingelassene Bronzetondo stellt die auf dem Erdboden sitzende Muttergottes in der Art einer „Madonna della umiltà" dar. Sie verehrt das auf ihrem Schoß liegende Jesuskind, das mit ihrem Schleier spielt. Zwei Putti stehen neben bzw. hinter der Madonna und halten sich dabei an einer Girlande, die an der schmalen Rahmenleiste des Tondo befestigt ist; ein Motiv, das dem außerordentlich zart und flach modellierten Relief räumliche Tiefe verleiht. Donatello hat das Relief wohl unmittelbar vor seiner Abreise nach Padua 1444 geschaffen. Der Künstler, der den prächtigen Rahmen schuf, ist unbekannt. M. L.-J.

ODYSSEUS UND IRUS ▽
Antonio Averlino, gen. Filarete
(Florenz um 1400 – 1469 Rom)
Florenz
um 1450
Bronze; H 27,5 cm, B 16,4 cm
Inv. Nr. 6127

Odysseus war nach zehnjähriger Irrfahrt aus dem Trojanischen Krieg in seine Heimat Ithaka zurückgekehrt. Als Bettler verkleidet betrat er unerkannt seinen Palast, wo bereits zahlreiche Freier um die Hand seiner treuen Gattin Penelope warben. Der junge Bettler Irus, der mit ihm nicht die Almosen teilen wollte, forderte Odysseus zum Boxkampf auf, den dieser gewann und sich damit zu erkennen gab. Diese Szene aus der Odyssee stellt das Relief dar. Filarete verlegt sie in eine tonnengewölbte Pfeilerhalle nach römisch antikem Vorbild. Hiermit und mit den griechischen und lateinischen Inschriften stellt der Künstler seine Antikenkenntnisse zur Schau. Der Reliefstil hingegen gemahnt an Donatello. M. L.-J.

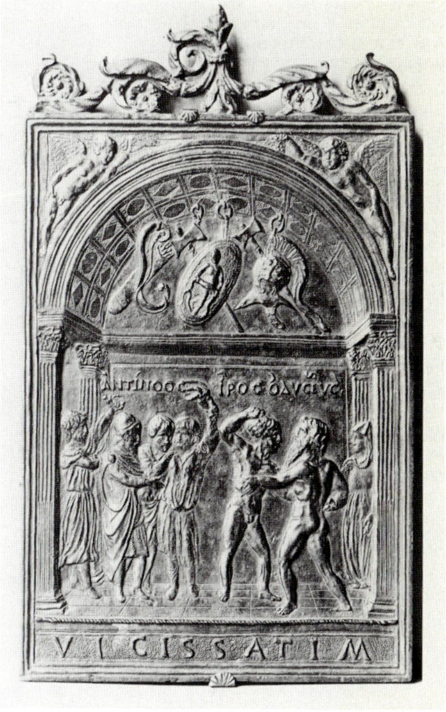

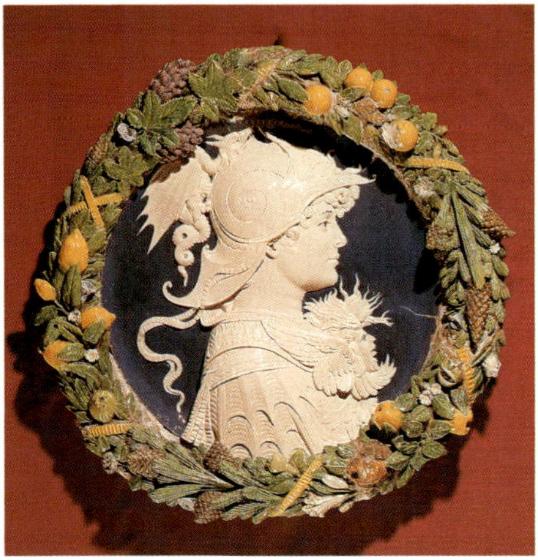

ALEXANDER DER GROSSE
Andrea Verrocchio zugeschrieben (Modellierung)
(Florenz 1435 – 1488 Venedig)
Andrea della Robbia zugeschrieben (Glasur)
(Florenz 1435 – 1525 Florenz)
Florenz, um 1480
Terracotta, polychrom glasiert; ∅ 61 cm
Inv. Nr. 7491

Das von einer bunten Girlande eingefaßte Tondo zeigt in weißem Relief auf blauem Grund das nach rechts gewandte Brustbild eines jugendlichen Kriegers in phantastischer Rüstung. Ein Gorgonenhaupt schmückt seine Brust, ein Drache den Helm. Vermutlich handelt es sich um die Variante jenes Alexanderreliefs aus Bronze von Verrocchio, das Lorenzo de Medici um 1480 gemeinsam mit einem Darius darstellenden Relief des gleichen Künstlers König Matthias Corvinus von Ungarn sandte. Sie sind beide verschollen. Die außerordentlich sensible Modellierung unserer Terracotta wird heute ebenfalls für eine eigenhändige Leistung Verrocchios angesehen. Glasur und Brand besorgte zweifellos Andrea della Robbia. M. L.-J.

LACHENDER KNABE ▽
Desiderio da Settignano
(Settignano 1429/30 – 1464 Florenz)
Florenz
um 1464
Marmor; H 33 cm, B 21,5 cm
Inv. Nr. 9104

Die Darstellung des Kindes ist eines der liebenswertesten Themen, dem sich die Kunst der Renaissance in Anlehnung an den Hellenismus wieder zuwandte. Obwohl selbst weder der Wiederentdecker noch Bahnbrecher dieses Sujets – dies waren gewiß Donatello und Luca della Robbia – war gerade Desiderio da Settignano wie kein anderer zu seiner Zeit dazu befähigt, kindliches Wesen in aller Spontaneität auszudrücken. Diese und ähnliche, in ihrem Ausdruck gleichermaßen innige wie unbefangene Büsten stellen vermutlich Kinderportraits in der Gestalt des Jesukindes dar und waren zur Aufstellung in den Privatkapellen der Auftraggeber gedacht. Der *Lachende Knabe* gilt heute als die letzte Arbeit des jungverstorbenen Künstlers. M. L.-J.

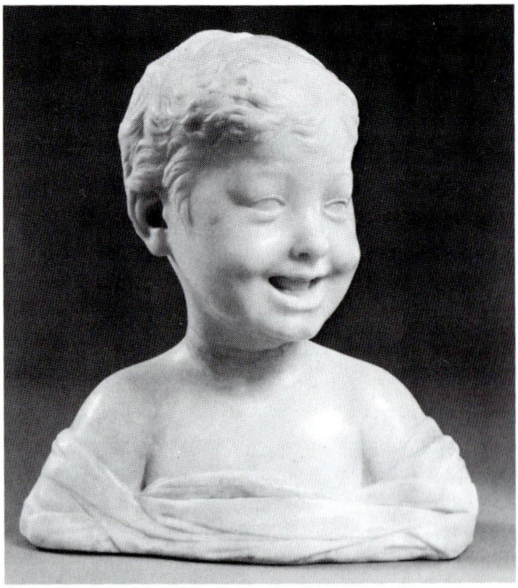

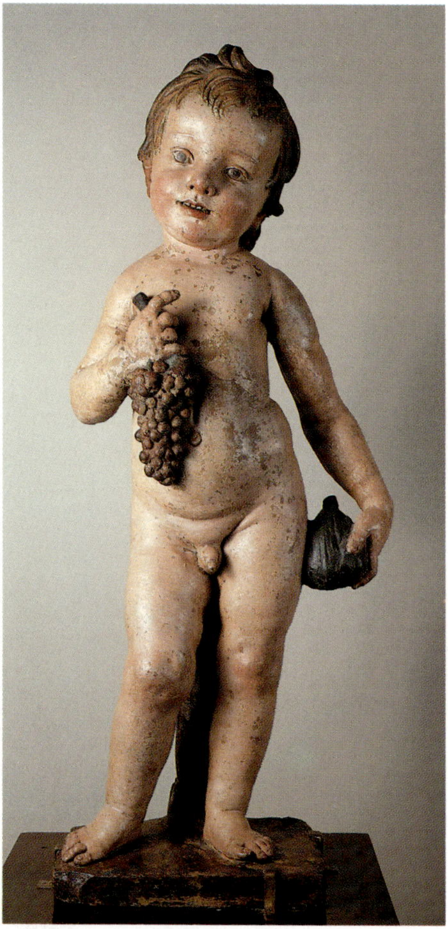

PUTTO MIT FEIGE UND WEINTRAUBE
Florentinisch
3. Viertel 15. Jh.
Terracotta, farbig gefaßt; H 65 cm
Inv. Nr. 9111

Der kleine Knabe war vermutlich einst Teil der Bekrönung eines architektonischen Aufbaus, ein Motiv, das seit Donatello Eingang in die Kunst gefunden hat. In der Lieblichkeit des Ausdrucks, der sinnlichen Erfassung der Charakteristika des Körpers eines Kleinkindes sowie der Unmittelbarkeit des Ausdrucks ist der Putto jedoch als das Werk eines späteren Künstlers anzusprechen. Er konnte bereits auf die Errungenschaften Antonio Rossellinos und Desiderios da Settignano zurückgreifen und stand allem Anschein nach besonders Andrea Verrocchio nahe. Möglicherweise handelt es sich hierbei um Andrea di Simone Ferrucci. Einen verwandten Putto bewahrt das Victoria and Albert Museum in London. M. L.-J.

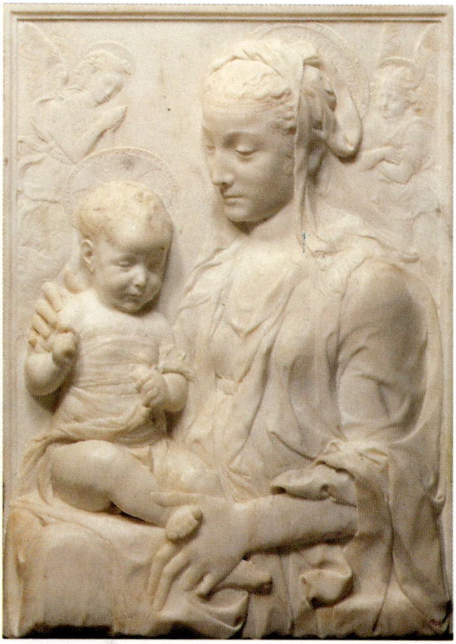

MADONNA MIT KIND
Antonio Rossellino
(Settignano 1427 – 1479 Florenz)
Florenz
um 1465
Marmor; H 69,5 cm, B 52 cm
Inv. Nr. 5455

Das Relief stellt einen Höhepunkt im Schaffen Rossellinos dar. Meisterhaft gelang ihm die Darstellung einer warmen, innigen Beziehung zwischen Mutter und Kind, wobei dem heilsgeschichtlichen Aspekt des Inhalts durch eine unnachahmlich würdevolle Grazie der Haltung und zurückhaltenden Ernst voll Rechnung getragen wird. Diesem Ausdrucksgehalt, der sich auch in einer gewissen Monumentalität der nahezu die ganze Bildfläche ausfüllenden Figurengruppe manifestiert, entspricht die subtile Behandlung der Oberfläche, welche wie mit dem Meißel gemalt scheint. Dieses Relief übte großen Einfluß auf Florentiner Künstler der Frührenaissance aus, insbesondere auf Verrocchio. M. L.-J.

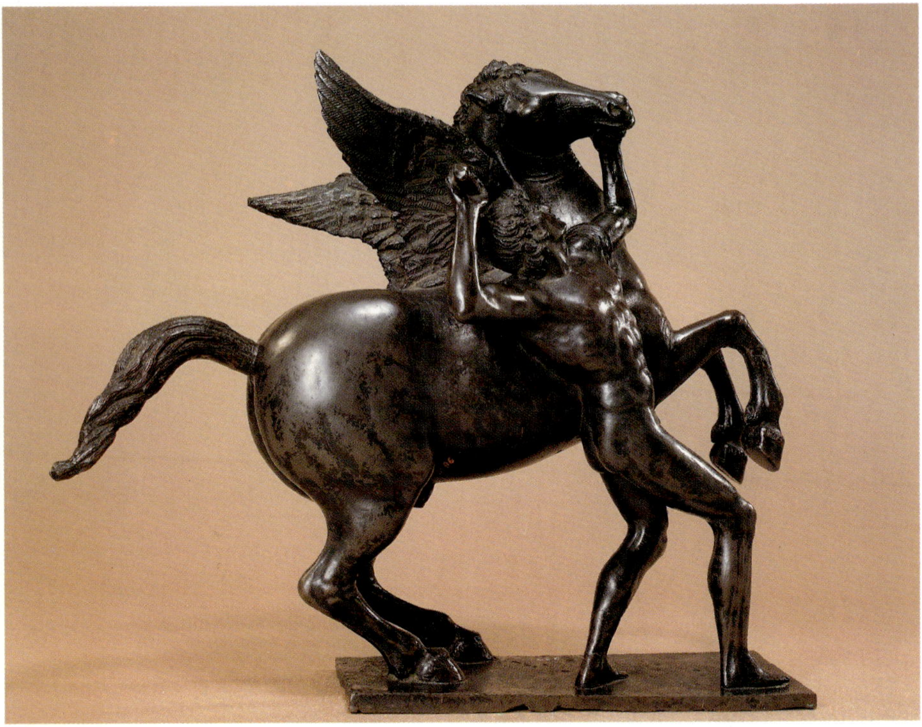

BELLEROPHON PEGASUS BÄNDIGEND
Bertoldo di Giovanni (Modell)
(Florenz um 1440 – 1491 Poggio a Caiano)
Adriano Fiorentino (Guß)
(Florenz um 1450/60 – 1499 Florenz)
um 1480
Bronze; H 32,5 cm
Inv. Nr. 5596

Bellerophon war es mit Hilfe Pallas Athenes gelungen, Pegasus, jenes dem Zeus dienende, geflügelte Roß, zu bändigen, das aus dem Körper der von Perseus enthaupteten Medusa entsprungen war. Von ihm getragen vollbrachte Bellerophon zahlreiche Heldentaten. Als er aber auch den Olymp erstürmen wollte, warf ihn das Roß ab und er verfiel dem Wahnsinn. So wurde Bellerophon zur Symbolfigur für maßlosen Ehrgeiz, für Hochmut, der zum Fall führt. Die Signatur auf der Unterseite der Basis *EXPRESSIT ME BERTHOLDVS · CONFLAVIT HADRIANVS* – ein seltenes Beispiel für diese Zeit – nennt beide Künstler, den Bildhauer und den Gießer. Als Vorbild dienten Bertoldo ein Detail aus einem römischen Sarkophagrelief und die noch am Ort befindlichen antiken Roßbändiger am Monte Cavallo des Quirinals zu Rom. Bertoldo, der mit diesem Werk eine der ersten autonomen Bronzestatuetten der Renaissance schuf, wird als Schüler Donatellos und Lehrer Michelangelos eine Schlüsselrolle als Bindeglied zwischen Früh- und Hochrenaissance zugemessen, wozu auch sein besonderes Nahverhältnis zum Hause Medici beitrug. M. L.-J.

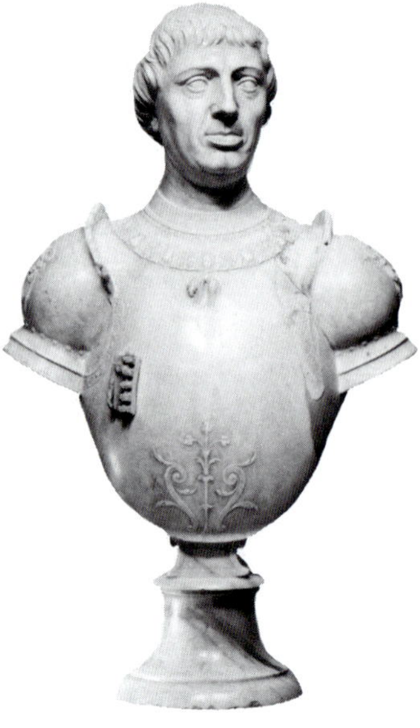

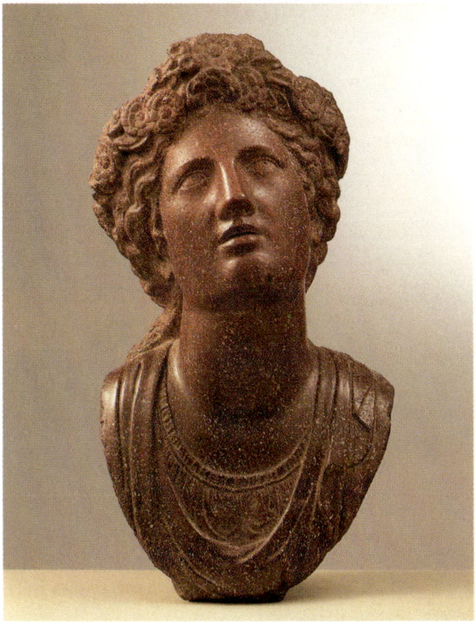

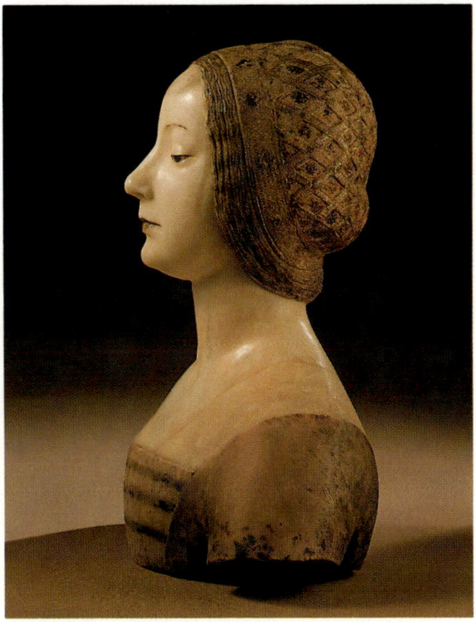

POLYHYMNIA
Pier Maria Serbaldi della Pescia
zugeschrieben
(Pescia um 1445 – nach 1525 Rom?)
Florenz, um 1500
Porphyr; H 41 cm
Inv. Nr. 3529

Wohl nur bewußter Rückgriff auf die Antike, in der Porphyr, der roten Farbe wegen, kaiserlicher Repräsentation vorbehalten war, erklärt die sonst in der Neuzeit seltene Verwendung dieses harten Steines für figürliche Zwecke. So hat der Künstler, ein zu seiner Zeit besonders in Florenz und Rom hochgeschätzter Glyptiker und Stempelschneider, eine in der mediceischen Sammlung des Palazzo Pitti zu Florenz aufbewahrte, gleichfalls aus Porphyr gefertigte Venusstatuette auch in griechischen Lettern signiert. Daß es Serbaldi gelang, dem harten Porphyr so viel Anmut und Poesie des Ausdrucks abzuringen, bezeugt sein hohes Können und erklärt die ihm entgegengebrachte Wertschätzung. M. L.-J.

ISABELLA VON ARAGON?
Francesco Laurana
(Vrana 1430 – 1502 Frankreich)
Neapel, um 1488?
Marmor, farbig gefaßt; H 44 cm
Inv. Nr. 3405

Der Dalmatiner Francesco Laurana war einer der großen Wanderkünstler der italienischen Frührenaissance. Wohl während seines dritten Aufenthaltes in Neapel schuf er diese Büste einer jungen Dame. Sie stellt vermutlich Isabella von Aragon, die Tochter König Alfons' II. von Neapel dar, welche 1489 Gian Galeazzo Sforza, Herzog von Mailand, heiratete. Laurana formte die Büste stark abstrahierend in einfachen, glatten sphärischen Formen und hauchte ihr dann mit gefärbtem Wachs Leben ein. Selbst die roten Blumen im Netzwerk der Goldhaube sind aus Wachs modelliert, während über der Stirn der anmutigen Dame ein echtes Juwel zu ergänzen ist. Bei keinem der übrigen Portraits Lauranas ist die Polychromierung erhalten. M. L.-J.

◁ ALFONSO I. VON ARAGON, KÖNIG VON NEAPEL
Neapolitanisch?
Mitte 15. Jh.?
Marmor; H 96 cm
Inv. Nr. 5441

Der Kopf des Königs steckt in einem leeren Brustharnisch. Er trägt die Collane des Ordens vom Goldenen Vlies, die er 1446 bei der Überreichung durch Philipp den Guten von Burgund unter der Bedingung annahm, sie nur sonntags tragen zu müssen. Datierung und Zuschreibung der Büste sind kontroversiell. Auch wenn als Vorbilder die Medaillen Pisanellos und Christoforos di Geremia sowie die Triumphalfigur am Torbogen des Castelvecchio in Neapel erkennbar sind, sprechen Büstenform, Ornament und Gestaltung der Collane für eine spätere Entstehung, also für ein posthumes Portrait aus einer Zeit, in der wieder ein Interesse an der Mitgliedschaft des Königs beim Vlies-Orden bestand. M. L.-J.

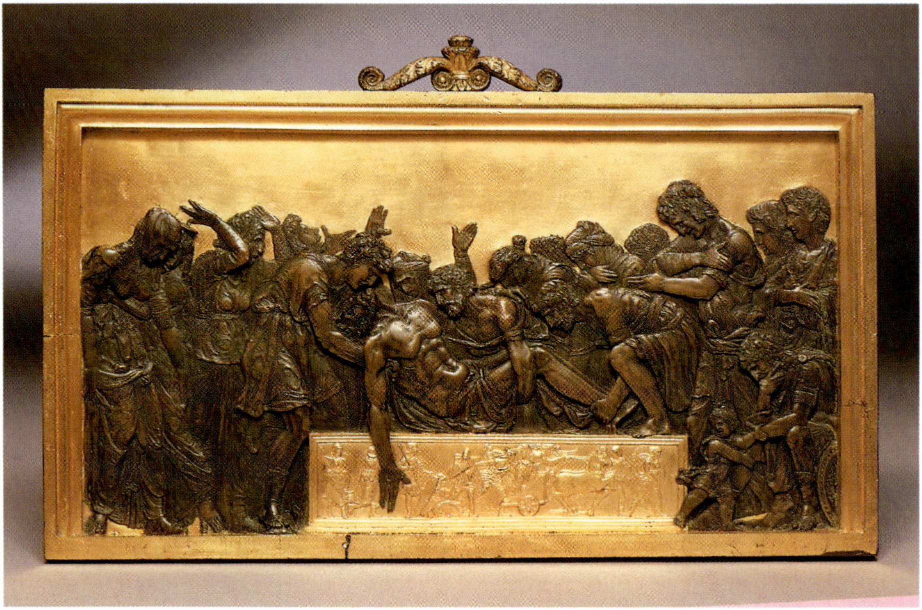

GRABLEGUNG CHRISTI
Oberitalienisch
um 1470/80
Bronze, teilweise feuervergoldet;
H 24,4 cm, B 44,9 cm
Inv. Nr. 6059

Der expressive Ausdruck des Schmerzes, der die handelnden Personen auf diesem Relief charakterisiert, scheint nicht mehr überbietbar. Der bis heute noch anonym gebliebene Künstler hat sich für seine Darstellung der Grablegung Christi des Vorbilds sowohl Donatellos als auch Mantegnas bedient. Auch hinsichtlich der Technik des außerordentlich flachen, gelegentlich sogar hinterschnittenen Reliefs manifestiert sich seine Schulung am Spätwerk Donatellos. Die bemerkenswert subtile graphische Behandlung der Oberfläche läßt wiederum die Vermutung zu, daß der Künstler ein Goldschmied aus der Umgebung Mantegnas war. Er dürfte im Auftrag der Gonzaga in Mantua gearbeitet haben, woher das Relief stammt und wofür die höfisch preziöse Teilvergoldung spricht. In der langen Kette der über Riccio bis zu Tizian reichenden Nachfolgewerke, die letztlich alle auf Donatellos Erfindung gründen, stellt unser Relief kompositorisch ein wichtiges Bindeglied dar. M. L.-J.

BECKEN
Padua
um 1520/30
Bronze; H 26 cm, ∅ 42,2 cm
Inv. Nr. 5501

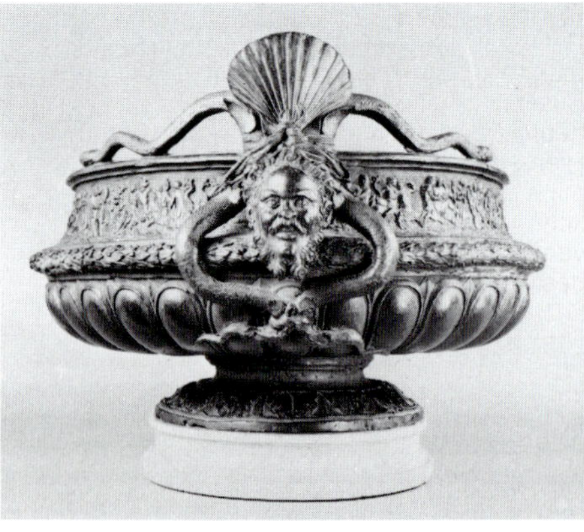

Das dickwandig aus Bronze gegossene Becken war vermutlich zum Kühlen von Getränken gedacht. Es orientiert sich, sowohl was seine klassisch ausgewogenen Proportionen anlangt, als auch in den Details seiner Ornamentik, an Vorbildern der römisch-antiken Kunst. Der Fries aus sich wiederholenden Tritonen und Nereidengruppen geht auf römische Sarkophagreliefs zurück und war schon im späten 15. Jh. ein von Bildhauern der Lombardei und Venetiens gern gebrauchtes Dekorationsmotiv. Muschel und Schlangen der Handhaben sind Abgüsse über der Natur, eine vornehmlich in paduanischen Gießerwerkstätten des frühen 16. Jh. gebräuchliche Technik, die dem dort stets latenten Naturalismus entgegenkam. M. L.-J.

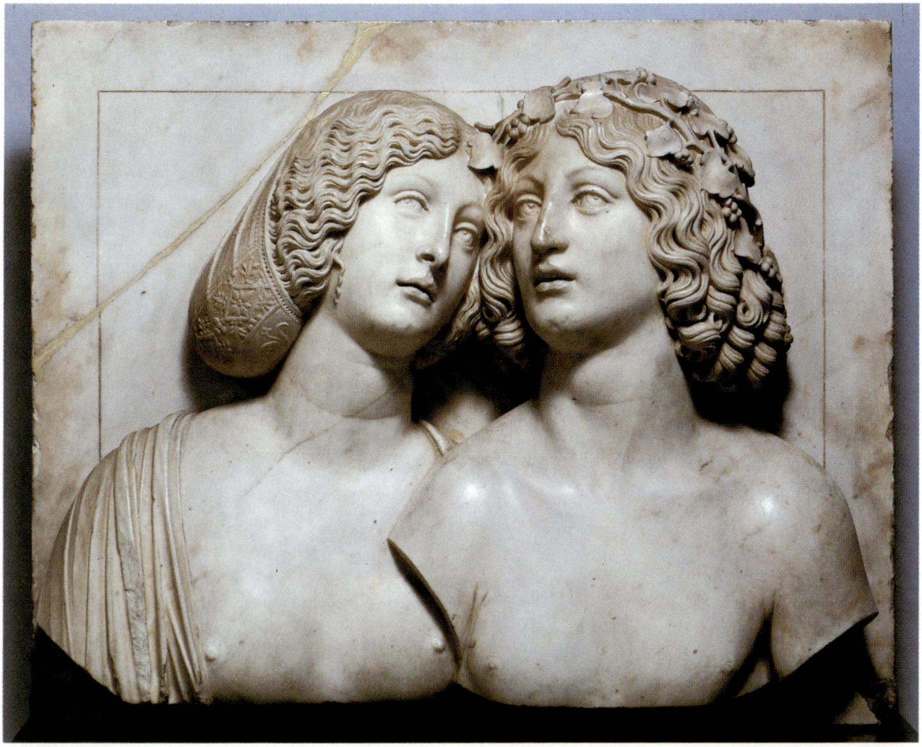

JUNGES PAAR IN GESTALT VON BACCHUS UND ARIADNE
Tullio Lombardo
(Erstnennung 1475 – 1532 Venedig)
Venedig
um 1500/10
Marmor; H 56 cm, B 71,5 cm, T 20 cm
Inv. Nr. 7471

Die Besonderheit dieses und eines ähnlichen Reliefs in der Cà d'Oro in Venedig besteht darin, daß jeweils die Bildnisse eines jungen Paares als Büsten auf eine schmale Basisplatte vor einem neutralen Hintergrund gestellt zu sein scheinen. Hiefür lieferten sowohl die antike Grabplastik als auch der aus der Malerei nördlich der Alpen kommende und im frühen 16. Jh. auch von der venezianischen Malerei aufgenommene Typus des Doppelportraits die Vorbilder. Vermutlich handelt es sich bei unserem Relief um das Doppelportrait eines jungen venezianischen Patrizierpaares in Gestalt von Bacchus und Ariadne. Vielleicht ist bei dem Relief, angeregt durch den 1499 in Venedig erschienenen allegorischen Liebesroman „Hypnerotomachia Polyphili" des Francesco Colonna, dessen Holzschnittillustrationen auffallend oft mit Werken Tullio Lombardos übereinstimmen, an eine transzendente Projektion eines irdischen Liebespaares in die geistige Einheit des mythologischen Paares Bacchus und Ariadne gedacht, und somit an die Unsterblichkeit ihrer Liebe. Dies scheint auch in ihrem sich scheinbar erst im Unendlichen treffenden Blick ausgedrückt. Tullio Lombardo war um 1500 der führende Bildhauer Venedigs. Mit diesen Reliefs hat er die Poesie in die Skulptur eingeführt, eine Leistung, die jener, welche Giorgione für die Malerei vollbrachte, ähnlich ist. M. L.-J.

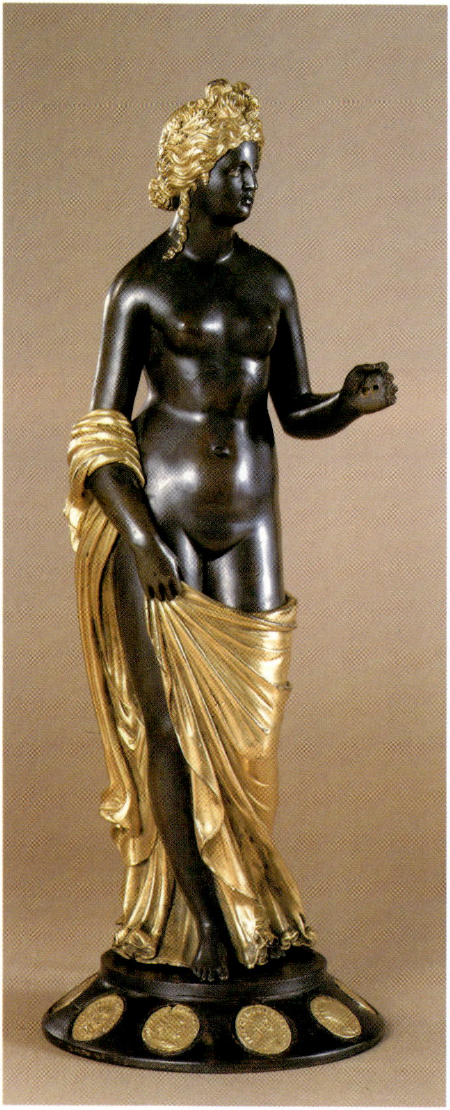

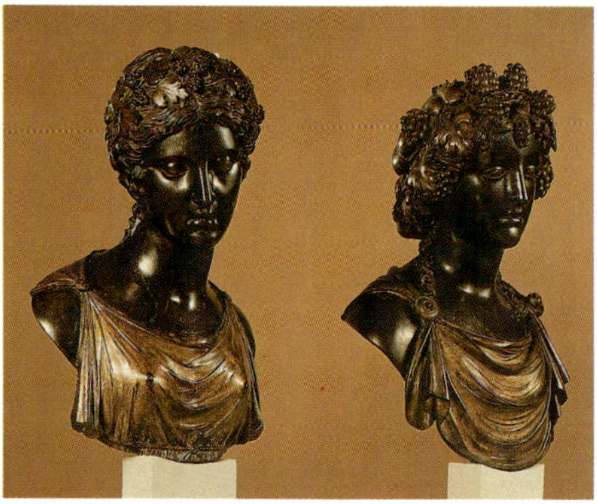

BACCHUS UND ARIADNE
Jacopo Alari-Bonacolsi, gen. Antico
(Mantua um 1460 – 1528 Gazzuolo)
Mantua
um 1520/25
Bronze mit partieller Ölvergoldung; H 59 cm und 50 cm
Inv. Nr. 5987 und 5991

Während Bacchus durch das Attribut des Kranzes aus Weinlaub und Trauben gekennzeichnet ist, erkennt man Ariadne an ihrem aus Hopfenzweigen gebildeten Haarschmuck, ein Symbol des Schlafes, aus dem Bacchus sie erweckte, nachdem Theseus sie auf der Insel Naxos verlassen hatte. Selten hat Antico einer seiner Gestalten einen so poetisch schwermütigen Ausdruck verliehen wie diesen beiden Büsten. Er ist ebenso zu bewundern, wie die klassische Harmonie ihrer Form und die akribische Sorgfalt der Ausführung. Antico, der mehreren Generationen des Hauses Gonzaga gedient hatte, schuf diese Büsten erst in seiner späten Zeit, vermutlich um 1520/25 für Isabella d'Estes Grotta im Palazzo Ducale zu Mantua. M. L.-J.

VENUS FELIX
Jacopo Alari-Bonacolsi, gen. Antico
(Mantua um 1460 – 1528 Gazzuolo)
Mantua, um 1500
Bronze, teilweise feuervergoldet; Basis: Lindenholz mit eingelegten römischen Münzen;
H 29,8 cm (ohne Basis)
Inv. Nr. 5726

Die Statuette ist eine freie Wiederholung einer antiken Marmorskulptur, die zu Ende des 15. Jh. in Rom gefunden und vor 1509 im Auftrag Papst Julius' II. im Belvedere-Hof des Vatikans aufgestellt wurde. Antico war als Restaurator antiker Figuren wie als Einkäufer und Kopist von Antiken für das Haus Gonzaga mehrmals in Rom. Selten beschränkte er sich bei seinen Reduktionen monumentaler Marmorskulpturen aber darauf, diese nur zu kopieren, sondern brachte hiebei eigene Ergänzungsvorschläge für die häufig nur fragmentiert erhaltenen Originale ein. Wie alle Bronzen, die Antico um 1500 für Bischof Ludovico Gonzaga von Mantua schuf, zeichnet außerordentliche Qualität Modellierung, Guß, Ziselierung, Vergoldung und Patina auch der *Venus Felix* aus.
M. L.-J.

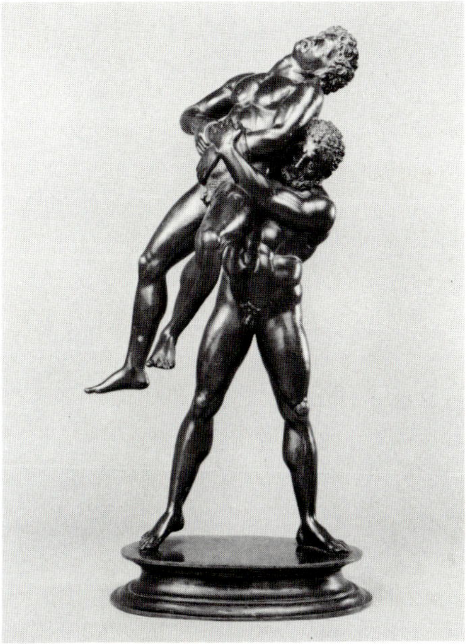

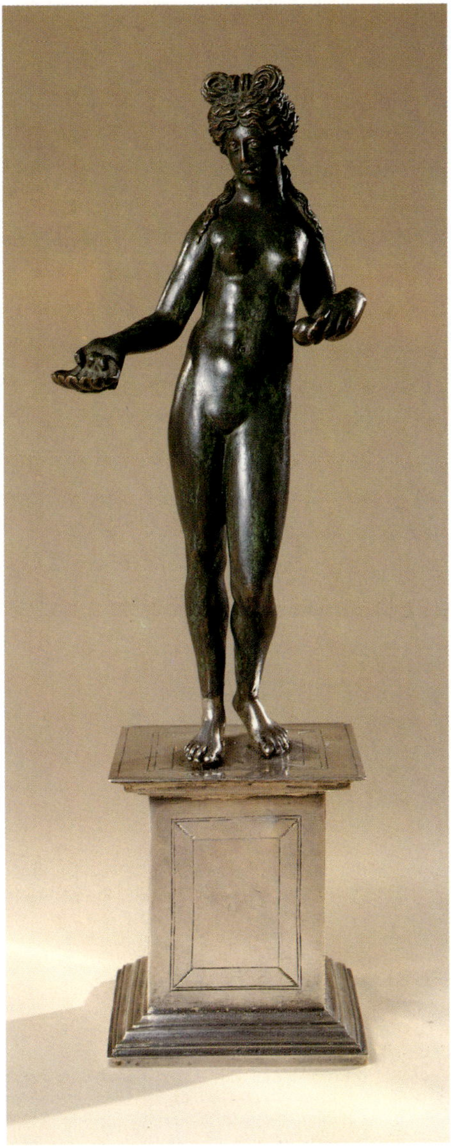

HERKULES UND ANTÄUS
Jacopo Alari-Bonacolsi, gen. Antico
(Mantua um 1460 – 1528 Gazzuolo)
Mantua, um 1519
Bronze; H 43,2 cm (mit Basis)
Inv. Nr. 5767

Die mitgegossene Inschrift auf der Unterseite der Basis *D/ISABEL/LA/ME MAR.* weist diese Bronze als Besitz Isabella d'Estes, Markgräfin von Mantua aus. Auf ihr Bitten hatte sich Antico 1519 in einem Brief bereit erklärt, für sie Repliken nach einigen in seinem Besitz erhaltenen Modellen anzufertigen, die er schon früher einmal gegossen hatte. Darunter war auch die Reduktion jener Herkules-und-Antäus-Gruppe, welche sich heute in Florenz befindet und die Antico noch als Torso in Rom gesehen hatte. Die Bronze stellt seinen Vorschlag für deren Ergänzung dar. Aus dem Brief läßt sich auch auf Anticos Bedeutung als Pionier bei der Verfeinerung der Gußtechnik schließen, die die Vervielfältigung eines Modells erst ermöglichte. M. L.-J.

VENUS DES KARDINALS GRANVELLA ▷
Oberitalienisch
um 1500
Bronze, Silber; H 18,5 cm
Inv. Nr. 7343

Die *Venus* stammt aus dem Besitz des Kardinals Antoine Perrenot de Granvella. Kaiser Rudolf II. erwarb sie 1600 aus dem Besitz des Grafen Cantecroy, des Kardinals Neffen. Sie galt zu dieser Zeit als ein hochberühmtes Werk der Antike, deren Besonderheit ihre von der grünen Bronzepatina abstechenden silbernen Füße waren. Schon Granvella ließ sie auf jenes silberne Postament montieren, das die Stadtmarke von Besançon zeigt. Rudolf II. verwahrte sie in einem vergoldeten Futteral. Heute weiß man, daß es sich bei der Statuette um eine bewußte Antikenfälschung der Renaissance handelt. Die Täuschung war dem Fälscher jedoch so gut gelungen, daß man bis 1919 an ihre „Echtheit" glaubte.
M. L.-J.

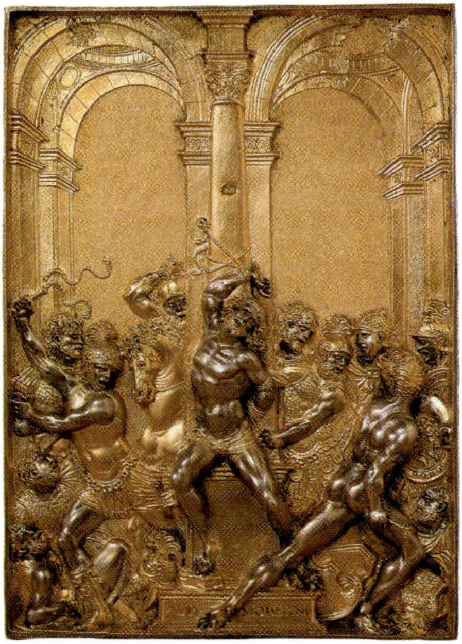

GEISSELUNG CHRISTI
Moderno (Galeazzo Mondella?)
(tätig zwischen 1490 und 1540)
Rom
um 1510
Silber mit Feuervergoldung; H 13,8 cm,
B 10,2 cm
Inv. Nr. 1105

Die Figur Christi an der Martersäule ist jener des Laokoon nachgebildet, welche 1506 in Rom ausgegraben worden ist. Die beiden geißelnden Schergen hingegen lassen sich auf die Figuren der Tyrannenmörder zurückführen, die zu Beginn des 16. Jh. im Hofe des Palazzo Madama in Rom aufgestellt waren. Es waren jedoch nicht nur formale Gründe, die den Künstler bewogen, sich dieser antiken Vorbilder für seine Komposition zu bedienen, sondern auch inhaltliche: beschrieb doch schon der ältere Plinius die Laokoon-Gruppe als ein *exemplum doloris*. Noch die sonst eher antikenfeindliche Gegenreformation empfahl den Künstlern, sich bei der Darstellung Christi des Laokoon als Vorbild zu bedienen. M. L.-J.

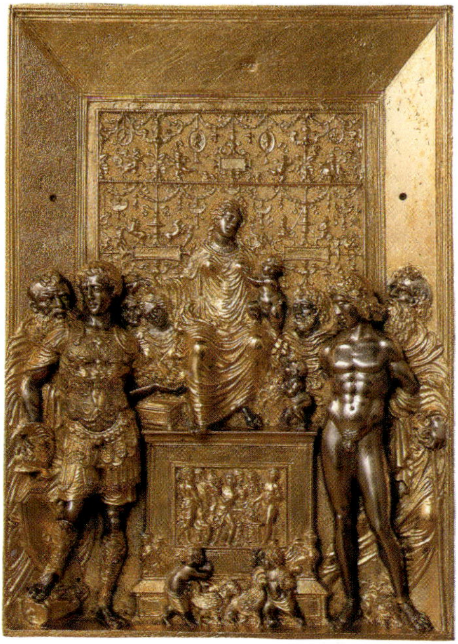

SACRA CONVERSAZIONE
Moderno (Galeazzo Mondella?)
(tätig zwischen 1490 und 1540)
Rom, um 1510
Silber mit Feuervergoldung; H 13,9 cm,
B 10,2 cm
Inv. Nr. 1107

Auch bei dieser Plakette überrascht der antikische Charakter. Maria mit dem Jesuskind könnte als Isis mit Harpokrates oder Venus mit Cupido, die Heiligen Georg und Sebastian als Herkules und Bacchus gedeutet werden. Sie alle gehen auf antike Skulpturen zurück, die zu Beginn des 16. Jh. bereits in Rom zu sehen waren. Wie bei der Plakette mit der Geißelung, ihrem Gegenstück, bedeutet die Übernahme der antiken Vorbilder jedoch nicht allein formalen Selbstzweck, sondern soll, im Sinne eines humanistischen Hermetismus, Affinitäten zwischen alten Mythologien und Christentum aufzeigen. Ähnlich ist auch das Pseudonym *Moderno* dieses bedeutenden, in Oberitalien ausgebildeten, später in Rom tätigen Künstlers zu verstehen. M. L.-J.

RUHENDER HOLZFÄLLER
Andrea Briosco, gen. Riccio
(Trient? um 1470 – 1532 Padua)
Padua, um 1500
Terracotta bemalt; H 37 cm
Inv. Nr. 7345

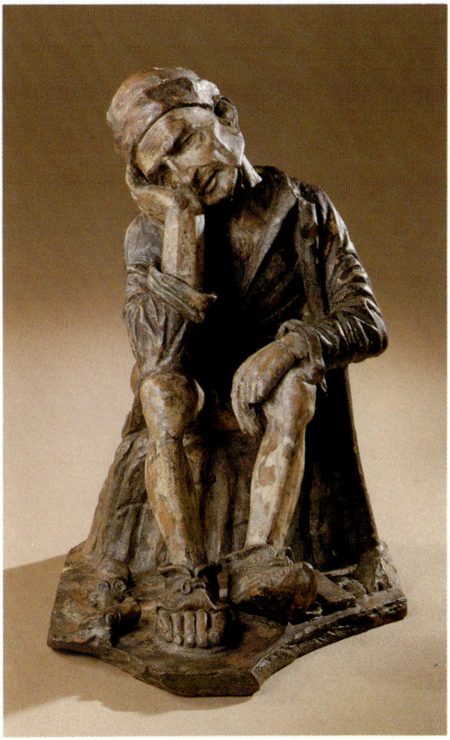

Der durch sein Werkzeug als Holzfäller oder Zimmermann ausgewiesene Mann hat sich auf einen Baumstumpf zur Rast gesetzt und stützt sein Haupt mit der rechten Hand. Extremer Naturalismus kennzeichnet die Wiedergabe dieser von Schwerarbeit und Not gezeichneten, ausgemergelten Gestalt, des zerschlissenen Gewandes sowie des traurigen, müde resignierenden Gesichtsausdrucks des Mannes. Ob es sich daher bei diesem, vermutlich frühen Werk Riccios tatsächlich nur um eine Genrefigur handelt, oder nicht doch um eine aus einem größeren Zusammenhang gerissene Figur mit tieferer Bedeutung – wie etwa die des Zimmermanns, der darüber trauert, daß es ihm bestimmt war, das Kreuz Christi aufzurichten –, bleibt die Frage. M. L.-J.

TRINKENDER SATYR
Andrea Briosco, gen. Riccio
(Trient? um 1470 – 1532 Padua)
Padua, um 1520
Bronze; H 21,7 cm
Inv. Nr. 5539

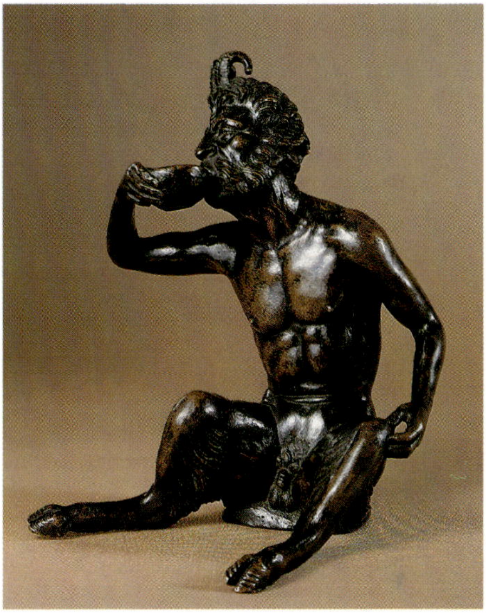

Riccio verkehrte in den gelehrten Zirkeln der Universität Padua. Deshalb ist sein Œuvre stark von Gedanken des Neoplatonismus, aristotelischer Metaphysik und der Naturphilosophie seiner Zeit berührt. Diese herrliche, trotz ihrer geringen Größe monumentale Satyrstatuette symbolisiert in allen ihren Fasern die lebensvoll strotzende Kraft der Natur. Die vibrierendes Leben und Wärme verleihende Hämmerung der Oberfläche ist ein Charakteristikum von Riccios besten Werken. Im Louvre und im Museum von Padua sind Repliken erhalten. Sie erreichen jedoch nicht ganz die Qualität unserer Statuette, eines späten, wohl nach dem Osterleuchter von 1507 bis 1516 im Santo zu Padua entstandenen Werkes des Künstlers. M. L.-J.

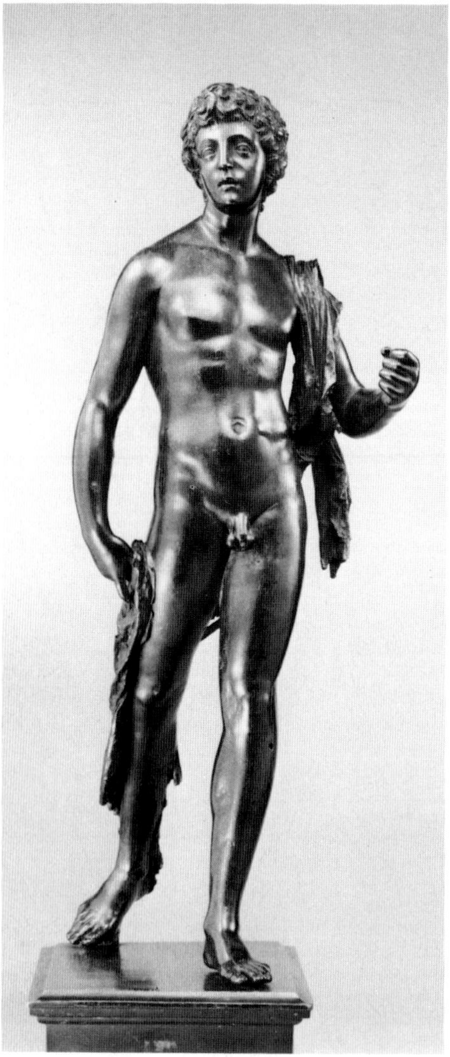

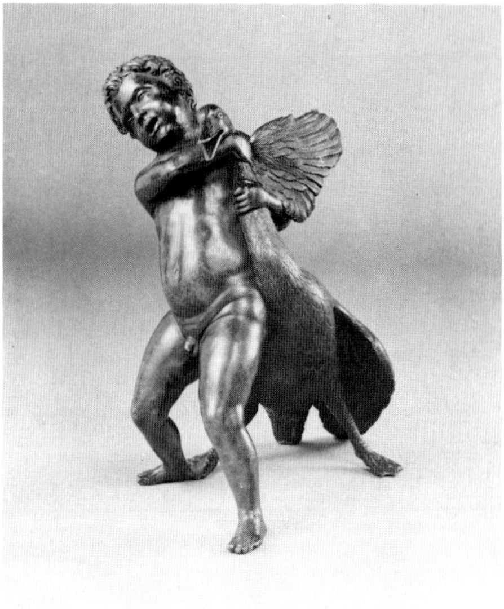

KNABE MIT DER GANS
Andrea Briosco, gen. Riccio
(Trient? um 1470 – 1532 Padua)
Padua, um 1515
Bronze; H 19,6 cm
Inv. Nr. 5518

Die Bronzestatuette geht auf eine der zahlreichen Repliken nach dem Knaben mit der Gans des Boëthos von Kalchedon zurück, doch ist bei Riccio das Bewegungsmotiv des antiken Vorbildes gesteigert, die Wiedergabe der Details realistischer und der Ausdruck expressiver. Die hier zur Darstellung gelangte dramatische Aktion, welche kompositorisch über zwei Dreiecken entwikkelt ist, wird durch das Gleichgewicht von Bewegung und Gegenbewegung der beiden Figuren ausgeglichen, wobei dem Drehmoment große Bedeutung zukommt. Diese zu den reifsten Schöpfungen Riccios zählende Kleinplastik war möglicherweise als Brunnenfigur konzipiert oder zumindest als solche adaptierbar. M. L.-J.

SCHREITENDER JÜNGLING
Oberitalienisch
Anfang 16. Jh.
Bronze, grün patiniert; H 71,5 cm
Inv. Nr. 6023

Die Jünglingsfigur stammt aus einer Nische des Camerino dei Cesari im Palazzo Ducale in Mantua, dessen Ausstattung 1537 mit der Aufnahme von Tizians Imperatorenbildnissen vollendet war. Die Statuette, sicherlich kein Import aus der Nürnberger Vischer-Werkstatt, wie früher gelegentlich angenommen, sondern das Werk eines noch nicht identifizierten, vermutlich oberitalienischen Künstlers, hat eine römisch-antike Apollofigur zum Vorbild. Der Abguß eines in Gips getränkten, über das Modell drapierten Tuches ist für die Toskanische Plastik des 15. und frühen 16. Jh. charakteristisch. Der Künstler könnte daher aus dem Umkreis des Andrea Sansovino stammen. Eine Variante ohne Draperie befindet sich in München. M. L.-J.

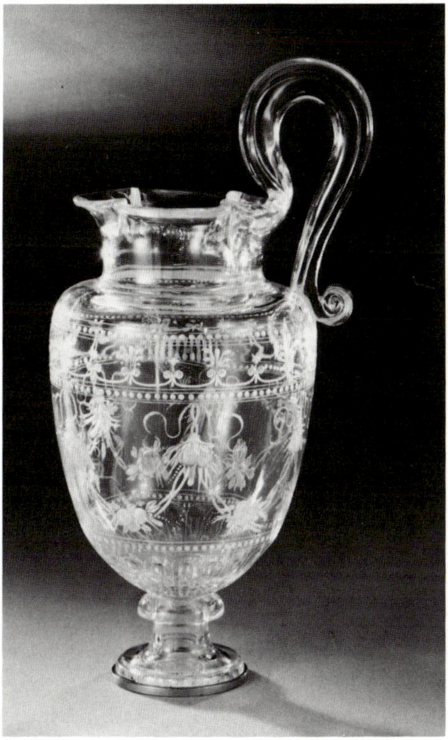

KRUG
Mailand?
2. Viertel 16. Jh.
Bergkristall; H 32,9 cm
Inv. Nr. 2224

Im Gefäßschnitt aus edlen Steinen, in dem die Kostbarkeit des raren Naturprodukts mit der Kunstfertigkeit der Bearbeitung verschmilzt, sah man die Wiederbelebung einer antiken Kunstübung. Jedoch war das Vorbild der Antike mehr vorgeschützter Ansporn, um eigene Formgedanken auszudrücken. Mailand war das unbestrittene Zentrum des Gefäßschnitts. Obgleich die Hochrenaissance-Gefäße noch relativ dickwandig aus dem Kristall geschnitten sind, bestimmt die Klarheit des Steins und die Sparsamkeit des in die Gefäßwandung geschnittenen Ornaments den Gesamteindruck. Festons, die von der Gefäßschulter herabhängen, Punkt- und Palmettenreihen besorgen die Gliederung. Die wuchtig überhöhte Henkelform weist noch ins 2. Viertel des 16. Jh. H. T.

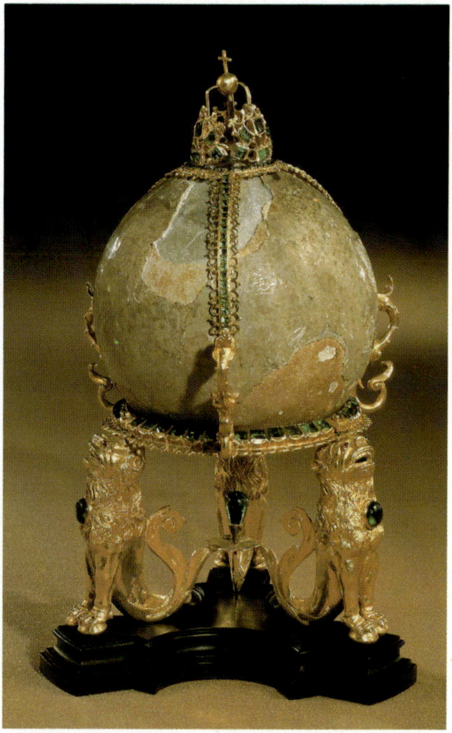

BEZOAR
Spanisch
3. Viertel 16. Jh.
Gold, Smaragde, Rubine; H 25,5 cm
Inv. Nr. 981

Der Bezoar – vom persischen bâd-sahr = Gegengift – entsteht im Magen oder Darm gewisser Widerkäuer und galt bis ins 18. Jh. hinein als wirksames Heilmittel gegen verschiedene Krankheiten, wie z. B. Melancholie und Epilepsie. Außerdem betrachtete man ihn, wie der Name sagt, als geheimnisvolles Schutzmittel gegen Vergiftungen. Wegen dieser heilbringenden Qualitäten wurde der Bezoar sehr geschätzt und gerne, kostbar gefaßt, als fürstliches Geschenk dargebracht. Dieser Bezoar ruht auf einem mit Smaragden besetzten Goldreif auf, der von drei ornamentalen Löwen getragen wird. Vier smaragdbesetzte Bänder halten, in Verbindung mit drachenartigen Voluten, den Bezoar. Eine ebenfalls smaragdbesetzte Krone bildet den Abschluß des Aufbaus. R. B.

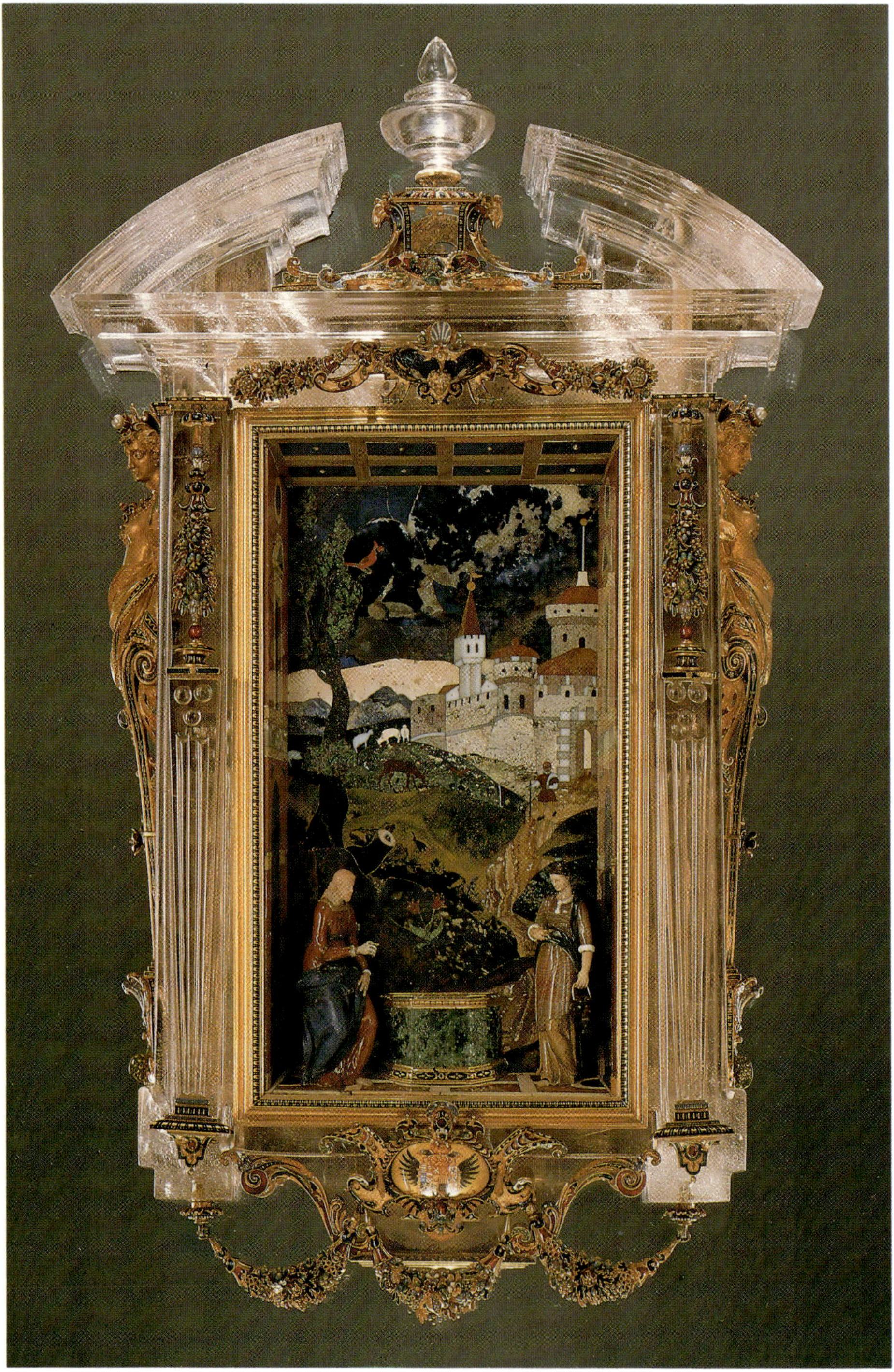

◁ HAUSALTÄRCHEN MIT CHRISTUS UND DER SAMARITERIN
Gian Ambrogio Caroni (Rahmen)
(gest. 1611 Florenz)
Jacques Byliveldt (Goldschmiedearbeit)
(Delft 1550 – 1603 Florenz)
Bernardino Gaffuri (Nischenwände)
(gest. 1606 Florenz)
Cristofano Gaffuri (Mittelfeld)
(gest. 1626 Florenz)
Florenz, 1600 vollendet
Commessi in pietre dure; Rahmen: Bergkristall; H 37,8 cm, B 23,5 cm
Inv. Nr. 1542

Das für Großherzog Ferdinando de' Medici geschaffene Hausaltärchen gehört zum Erlesensten, das fürstlichem Mäzenatentum seine Existenz verdankt. Die ein Jahrzehnt dauernde Entstehungsgeschichte und das komplexe Ineinander diverser Künstleranteile geben von der engen Zusammenarbeit innerhalb der 1572 gegründeten und 1588 von Ferdinando I. neu organisierten großherzoglichen Hofwerkstätten, aus denen das heute noch tätige Opificio delle pietre dure hervorging, eine anschauliche Vorstellung. Der prunkvolle fensterartige Rahmen aus Bergkristall, dessen strenger architektonischer Aufbau und ausgewogene Proportionen ebensosehr bestechen wie die geistvolle Idee einer bekrönenden Vase im gesprengten Giebelaufsatz, geht auf einen Entwurf des Architekten Buontalenti zurück. Gian Ambrogio Caroni, der meist Gefäße schnitt, schuf in einjähriger Arbeit diese reich profilierte Ädikula. Den außerordentlich anspruchsvollen Intentionen des Großherzogs entsprechend, schmückte der Goldschmied Jacques Byliveldt 1591 den Rahmen sehr einfühlsam an den Schmalseiten mit goldenen weiblichen Hermen und ferner mit Blumengirlanden, Festons, Masken und Kartuschen in Goldemail. Diese elaboriert gestaltete Ädikula ist 1598 in einem mediceischen Inventar noch ohne Bildeinsatz verzeichnet. Zwei Jahre darauf vollendet Cristofano Gaffuri das Mittelfeld, das aus einer plastisch geschnittenen Figurengruppe vor bildhaft wiedergegebenem Landschaftsgrund besteht. Dargestellt ist die Szene mit Christus und der Samariterin am Jakobsbrunnen. Dieser ist aus einem großen Smaragd geschnitten. Die Leibung der architektonisch gestalteten Figurennische hat wenige Monate später Cristofanos Bruder Bernardino ausgeführt. Er verwendet dünne Goldstege als Trennung zwischen den einzelnen Täfelungsfeldern. Cristofano Gaffuri selbst galt als der herausragende Mann unter den Steinschneidern, vor allem für das Florentiner Mosaik (zur Technik siehe S. 200 u.). In *Commesso in pietre dure* ließ sich der alte Traum vom unzerstörbaren Kunstwerk verwirklichen. Die Florentiner Meister entwickelten einen besonderen Sinn, um sowohl die Naturfarbe als auch das natürlich gewachsene Spiel der Äderungen und Maserungen im Gestein auszuwerten. Selbst Einzelheiten ihrer Bilder holten sie durch raffinierte Ausnutzung der Steinzeichnung heraus. Die untere Kartusche mit dem später hinzugefügten Besitzerwappen Kaiser Karls VI. gab erst Franz Stephan von Lothringen in Auftrag, der als regierender Großherzog der Toskana das Hausaltärchen zwischen 1737 und 1740 seinem Schwiegervater schenkte. H. T.

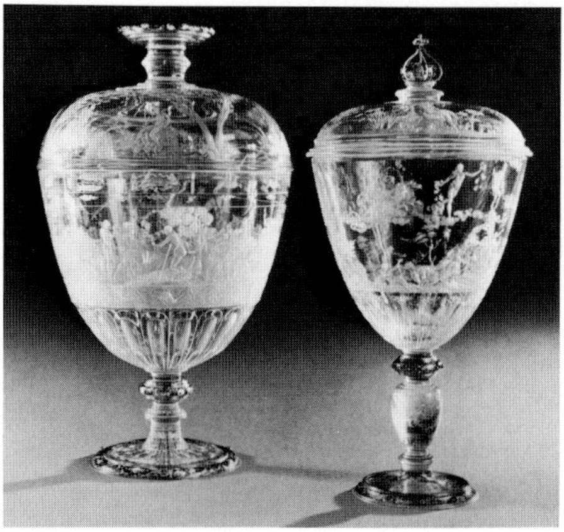

DOPPELPOKAL MIT SZENEN AUS OVIDS METAMORPHOSEN
Mailand
um 1570
Bergkristall; Fassung: Gold emailliert; H 25,9 cm
Inv. Nr. 2360

DECKELPOKAL MIT DARSTELLUNG DER PROSERPINA-SAGE
Annibale Fontana
(Mailand 1540 – 1587 Mailand)
Mailand
um 1570
Bergkristall; Fassung: Gold emailliert; H 23,8 cm
Inv. Nr. 1415

Im Formaufbau der in die Gefäßwandungen eingeschnittenen Darstellungen (= Intagli) treten Stilunterschiede auf: Am Doppelpokal hat der Intagliatore die Kunstmittel des Gemmenschneiders unvermittelt auf den Gefäßschnitt übertragen. Künstlerische Möglichkeiten, die bei Kristall im Kontrast zwischen Klar- und Mattschliff liegen, werden nicht wahrgenommen. Annibale Fontana hingegen geht am Proserpina-Pokal auf das durchsichtige Material ein, indem er die Figuren klar silhouettiert und möglichst frei in die polierte Fläche setzt. Seine perfekte Schnittechnik und ein hohes Verständnis für den menschlichen Körper erlauben es ihm, innerhalb des illusionierten Tiefenraums die mythologischen Szenen voll zu entfalten. H. T.

DRACHENSCHALE MIT HANDHABE ▷
Mailand
um 1580
Lapislazuli; Fassung: Gold, Email, Smaragde, Rubine, Perlen; H 17 cm, L 18,9 cm
Inv. Nr. 1851

An dieser Prunkschale geht die Arbeit des Steinschneiders fließend in jene des Goldschmieds über. Es entsteht ein Gebilde von bedrohlicher Phantastik: Ein Drache mit glühenden Rubinaugen sperrt seinen Rachen auf, hoch wölbt sich sein langer, gekrümmter Hals; die Bestie scheint bereit, zuzustoßen. Nach vorne gespannte Flügel umspannen den Gefäßrücken. Der Drachenkörper setzt sich an der Schalenwandung im Flachrelief fort und teilt sich in zwei hochschlängelnde Flossenbeine. Dieses Drachenmotiv ist für die Mailänder Miseroniwerkstatt charakteristisch. Abstraktes Volutenornament und die Maske unter der Handhabe lösen die dämonische Bestie wieder in groteske Ornamentik auf. Das Stück kommt aus dem Besitz Rudolfs II. H. T.

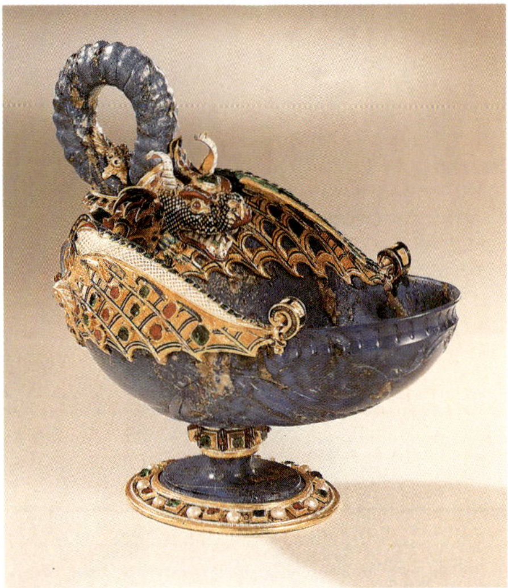

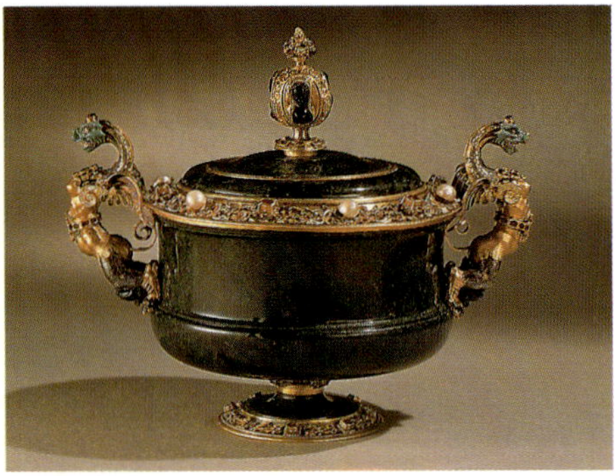

DECKELSCHALE AUS PRASEM
Mailand
um 1580
Onyxkameen, Rubine, Perlen; Fassung: Gold, Email; H 19,3 cm
Inv. Nr. 2014

Prasem ist ein Schmuckstein aus der Gruppe der Quarze, der schon im Altertum begehrt war. Seine beeindruckende Wirkung bezieht dieses erstrangige Meisterwerk italienischer Steinschneidekunst der Zeit um 1580 aus seiner vollendeten Proportion, aus der diskreten Eleganz des Steinschnitts und vor allem aus dem Farbakkord, der sich aus dem warmen, dunklen Grün des Steines, dem Goldglanz der Fassung und aus dem Farbschimmer des Emails sowie der Edelsteine und Perlen ergibt. Auf Grund der Stilcharakteristika der Fassung und der Kameen am Knauf darf die künstlerische Herkunft dieser Dekkelschale aus Mailand als gesichert gelten. Sie ist im Inventar der Kunstkammer Rudolfs II. von 1607/11 verzeichnet. H. T.

EIMER AUS LAPISLAZULI ▷
Gian Stefano Caroni (Gefäßschnitt)
(gest. 1611 Florenz)
Jacques Byliveldt (Fassung)
(Delft 1550 – 1603 Florenz)
Florenz
1575/76 und 1576/81
Fassung und Henkel: emailliertes Gold; H 36 cm
Inv. Nr. 1655

Zwischen Steingefäßen aus Mailand und solchen aus Florenz ist meist schwer zu unterscheiden, doch läßt sich am konkreten Stück dessen Entstehung und weiteres Geschick genau verfolgen. 1575 erhielt Gian Stefano Caroni den Auftrag, diesen Eimer zu arbeiten. Lapislazuli ist ein Material, wofür Florenz eine Vorliebe zeigte. Darin kommt der strenge, doch großzügige Entwurf Bernardo Buontalentis gut zur Geltung. Im Schwenkhenkel hinwiederum findet die einfache Vasenform eine phantasievolle Bekrönung. Reichen Gefäßfassungen verdankt der Goldschmied Byliveldt seinen Ruhm. Solche prunkvollen Schaustücke spiegeln den persönlichen Geschmack Großherzog Francescos und bedeuten einen Höhepunkt der Florentiner manieristischen Kunst. Anläßlich seines Staatsbesuchs schenkte Großherzog Ferdinando II. 1628 in Prag den Eimer Kaiser Ferdinand II. H. T.

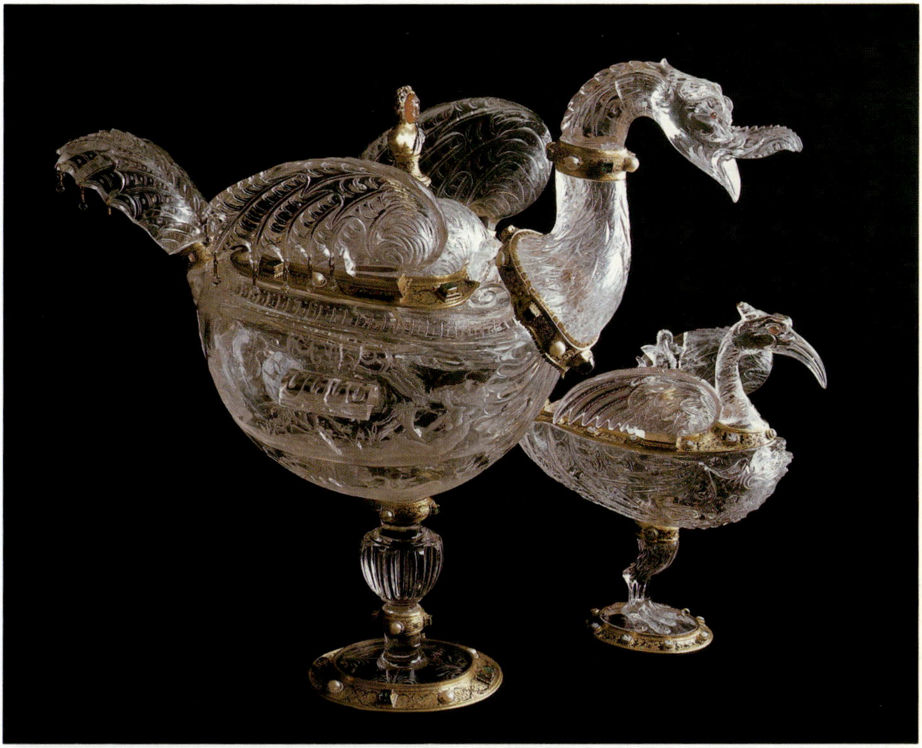

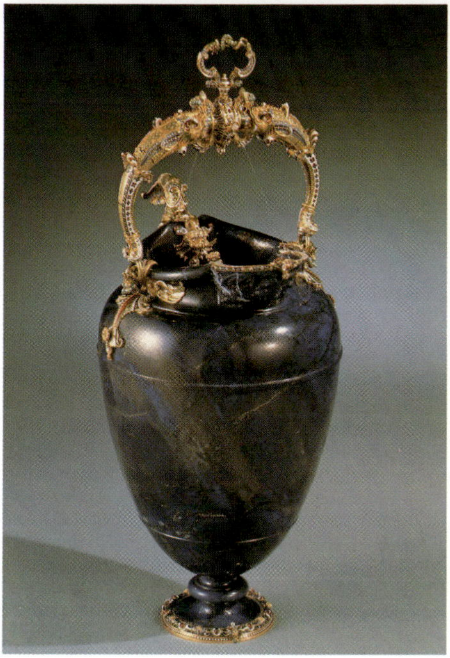

ZWEI REIGER
Werkstatt der Saracchi
Mailand
4. Viertel 16. Jh.
Bergkristall; Montierung: Gold, Email, Edelsteine, Gemmen, Perlen
Großer Reiger: H 40,9 cm
Inv. Nr. 2401
Kleiner Reiger: H 23,1 cm
Inv. Nr. 2238

Auf der Suche nach einer Formgelegenheit, worin auch das bildnerische Können der Cristallari gefordert wurde, entwickelten die Saracchi Gefäße in Tiergestalt. Giovanni Ambrogio Saraccho besorgte bei diesen Tafelaufsätzen in Vogelgestalt, die in alten Inventaren „Reiger" (= Reiher) genannt werden, die Schleifer- und Hohlwerkerarbeit. Sein Bruder Simone schnitt die feinen Intagli in die Wandungen. Alle die Tiergestalt bestimmenden Elemente sind auf die oberste Gefäßkörperzone konzentriert, unter der Schulterlinie dominiert die abstrakte Gefäßform mit ihrem eingeschnittenen Bild- und Ornamentdekor. Echte Reiherfedern, die vom Kopf schräg nach hinten hingen, betonten ehemals die vom Umriß bestimmte Vogelgestalt der Reiger. H. T.

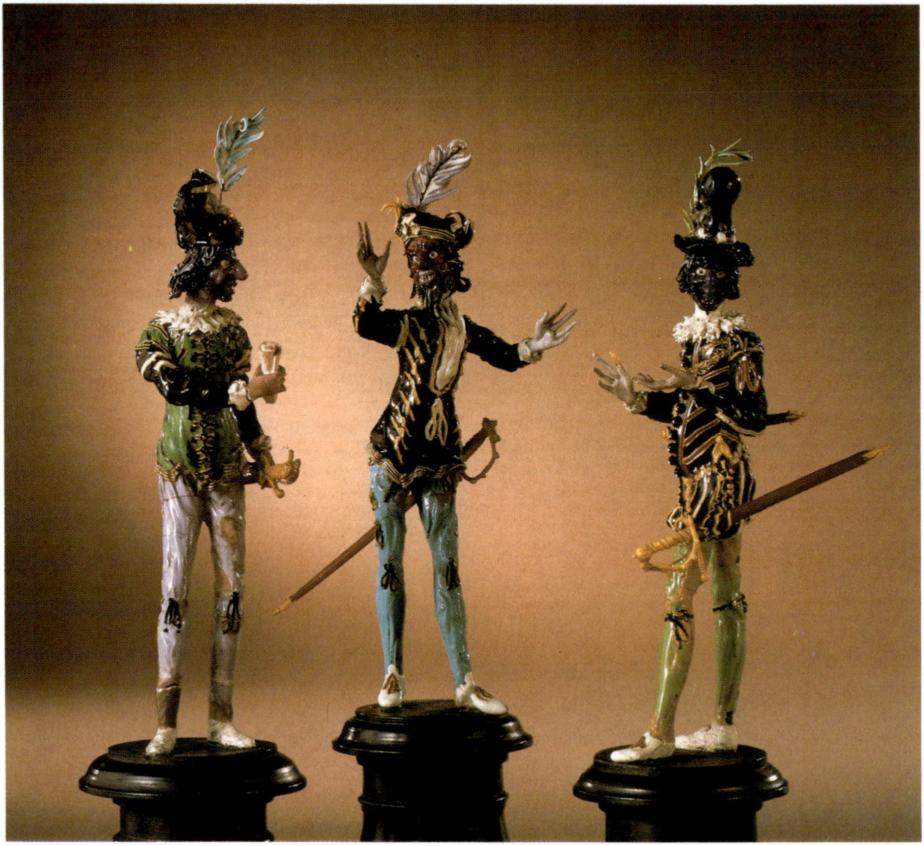

FIGUREN DER COMMEDIA DELL'ARTE
Venezianisch (Murano)
um 1600
Buntes Glas; H 21,4 cm
Inv. Nr. 2705

Die Commedia dell'Arte war Stegreifspiel, dessen theatralische Aktion vorwiegend von maskierten Typengestalten getragen wurde. Einzelne Commedia-Darsteller blieben zeitlebens bei dem einmal gewählten Rollentyp und schmückten ihn mit der lebhaften Gebärdensprache ihres südländischen Temperaments aus. Diese venezianische Figurine, der zwei weitere zur Seite stehen, gestaltet mit burlesk-feuriger Beredsamkeit des Leibes den Typus des Capitano. Außerhalb des Zeitstils stehend, weichen alle drei gläsernen Figurinen von der zeitgenössischen plastischen Figurenauffassung ab und sind – Karikaturen nicht unähnlich – ganz aus einer theatralisch überspitzten Charakterisierungskunst heraus gestaltet. H. T.

LUCRETIA
Jacopo da Trezzo (Kamee)
(Mailand um 1514 – 1589 Madrid)
Madrid, um 1570
Jan Vermeyen (Fassung)
(Brüssel vor 1559 – 1606 Prag)
Prag, um 1602
Kamee: Achat; H 3,5 cm, B 2,4 cm
Fassung: Gold emailliert; H 5,8 cm, B 5,2 cm
Inv. Nr. XII 97

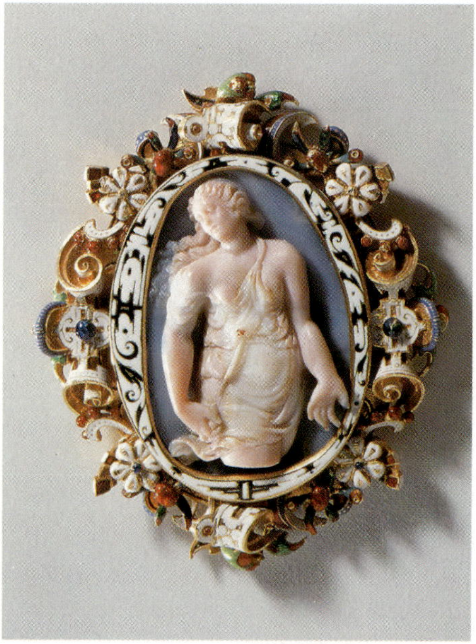

Die wegen ihrer Tugend und Schönheit gefeierte Römerin Lucretia stößt sich verzweifelt den Dolch in die Brust, weil sie ihre Entehrung durch Tarquinius nicht ertragen kann. Das Schmuckstück ist ein Beispiel aus der großen Sammlung von Kameen von der Hand Mailänder Steinschneider der 2. Hälfte des 16. Jh. Jacopo da Trezzo, der 1555 Mailand verlassen hatte und am Hof Philipps II. von Spanien tätig war, verstand es meisterhaft, sich die natürlichen Farben des Achats dienstbar zu machen. Vor bläulichem Grund bildet eine starke rötliche Schicht das Inkarnat der Figur. Eine dünne weiße Lage bedeckt den Körper mit dem Schleier des Hemdes. Jan Vermeyen, der Meister der Rudolfskrone (Schatzkammer), schuf um 1602 die kostbare Fassung. R. D.

DECKELVASE AUS BERGKRISTALL
Mailänder Miseroniwerkstatt?
Mailand, Ende 16. Jh.
Bergkristall; Fassung: Gold, Email; H 28,9 cm
Inv. Nr. 2353

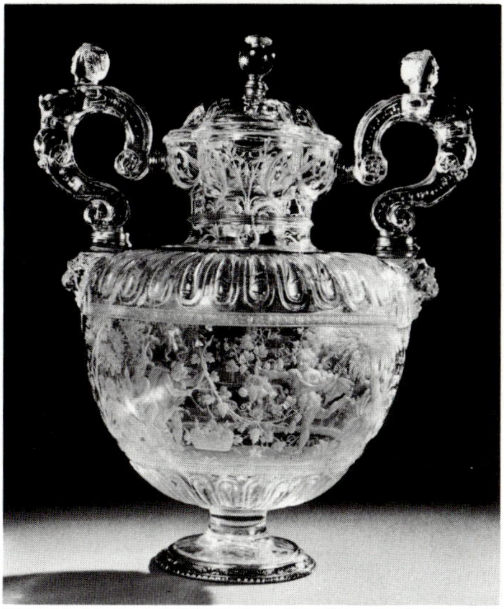

Hatte man in den Anfängen des neuzeitlichen Gefäßschnittes in Anlehnung an die Antike versucht, die Gefäße in einem Stück (monolith) aus dem edlen Stein oder Kristall zu schleifen, so ging man wegen des hohen Schliffverlustes bald dazu über, sie aus mehreren Stücken zusammenzusetzen. Das ermöglichte zudem eine größere Vielfalt der Gefäßformen. Der Nährboden für die ganze Kunstgattung waren die fürstlichen Kunstkammern. Die Vasen, Pokale und Schalen waren überaus kostbar und an einem mittleren Stück arbeitete ein Mann etwa ein Jahr lang. Gasparo Miseroni starb 1573, sein Bruder Girolamo ging 1584 nach Spanien. Die Vase stammt wohl von den Söhnen Gasparos, deren Namen unbekannt sind. Dem Fries mit dem Bacchuszug an der Bauchung liegt ein Stich von Etienne Delaune als Vorlage zugrunde. R. D.

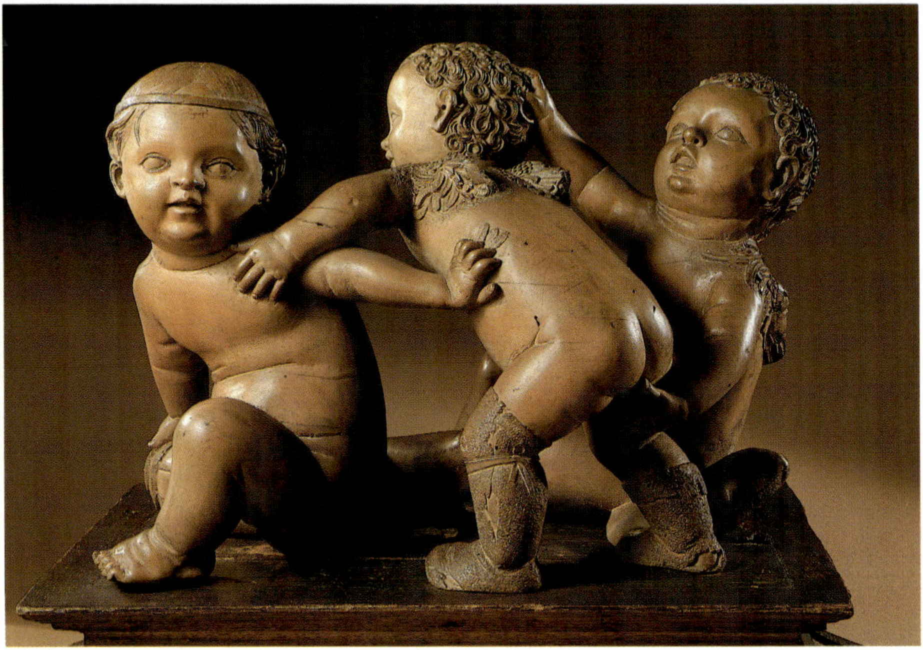

SPIELENDE EROTEN
Hans Daucher
(Ulm 1486 – 1538 Stuttgart)
Augsburg, um 1530
Birnbaumholz; H 42 cm, B 76 cm, L 16,2 cm
Inv. Nr. 8920

Gegen 1530 streift Hans Daucher die kleinmeisterliche Art seiner frühen Arbeiten gänzlich ab und erreicht eine künstlerische Freiheit, die sich auch in der Schnitzgruppe mit den drei spielenden Eroten widerspiegelt. Ein in der täppischen Haltung frühester Kindheit stehender, männlicher Putto sucht seine beiden Gespielinnen, die sich zur Wehr setzen, zu trennen. Wie die Fragmente einer Beischrift auf dem Postament lehren, sind Anziehung und Abstoßung im Spiel der Kinder Symbol für die Leidenschaft der Erwachsenen. Zweifellos ist die Themenwahl von erotischen Motiven nicht unbeeinflußt. Ein gewisser sinnlicher Reiz eignet der Gruppe, bestimmt aber auch die formale Gestaltung dieses edlen Kunstkammerstücks.
In der souveränen Modellierung und dem verblüffenden Reichtum seiner differenzierten Oberflächenbearbeitung ist eine bislang unbekannte Sinnlichkeit der Erscheinung spürbar, die auf italienischen Einfluß zurückgeht. Der Putto, ein beliebtes Sujet der florentinischen Renaissance-Skulptur, wird mit dem Auge des Nordens gesehen. Mit liebevoll eingehendem Realismus gibt der Künstler Einzelnes an den sonst eher ungegliederten Formen der kindlichen Körper wieder.
Die Nähe zur Kunst Italiens liegt in der Harmonie der Proportionen, der gelassenen Heiterkeit. Formal besticht die autonome Bewältigung des Raumes, wobei doch die Ebenen eines ideellen Blocks gewahrt bleiben. H. T.

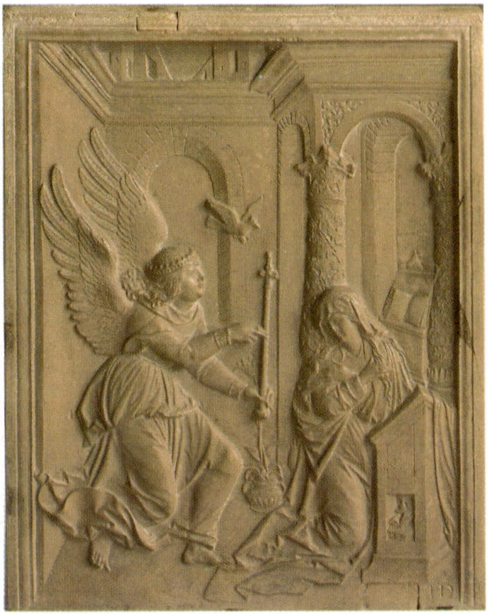

HUTMEDAILLON ▽
Spanisch oder französisch
1520
Gold, Email; ∅ 5,72 cm
Inv. Nr. 1610

Das Medaillon zeigt das Portrait des jugendlichen Karl V. mit der Kette des Ordens vom Goldenen Vlies. Die Umschrift *CHARLES R(OI) DE CASTILLE LEÉON GRENADE ARRAGON CECILLES 1520* weist ihn als König von Spanien aus, zu einem Zeitpunkt, zu dem ihm schon der Kaisertitel gebührte. Das würde den Schluß zulassen, daß das Medaillon für eine Verwendung – vielleicht Geschenk – im Herrschaftsbereich der Spanischen Krone gedacht war bzw. sogar hier, möglicherweise in einem französischsprachigen Gebiet, entstanden ist. Über die Verwendung derartiger Hutmedaillons gibt das Stück selbst Auskunft: Karl trägt an seinem breiten Hutrand ein ganz ähnliches Stück aufgesteckt.

R. B.

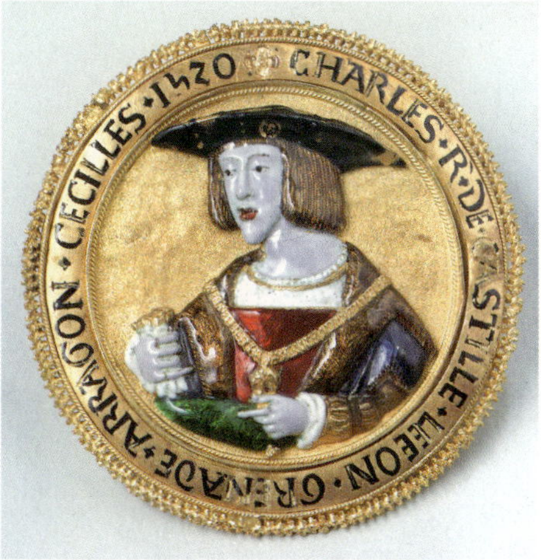

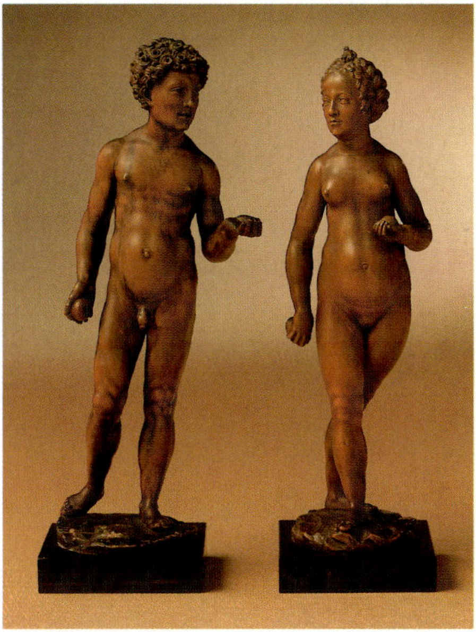

◁ **VERKÜNDIGUNG AN MARIA**
Hans Daucher
(Ulm um 1486 – 1538 Stuttgart)
Augsburg, um 1515
Solnhofener Kalkstein; H 18 cm, B 15 cm
Inv. Nr. 4422

28jährig hat der Künstler 1514 die Meisterwürde erhalten. Um diese Zeit dürfte auch das mit *HD* monogrammierte Verkündigungsrelief entstanden sein, bei dem er das Figürliche frei nach Dürers Verkündigung in der Holzschnittfolge des Marienlebens gestaltet. Was bei seinem Vorbild durchaus gelöst ist, die Einbindung von Figuren in ein räumliches Kontinuum, dieses Formproblem stellt sich für den Reliefbildner erst gar nicht. Wohl hat Daucher sein Flachrelief sehr sorgfältig gearbeitet und geglättet, gar poliert; doch wirken Engel und Jungfrau räumlich nicht integriert, vielmehr wie in Kulissen eingestellte Staffagefiguren. Der Weg zu italienischer Formgebung und Gemessenheit steht erst bevor. Noch überwiegen die ornamental-dekorativen Neigungen, das gefällige Ausbreiten der Formen in die Fläche. H. T.

ADAM UND EVA
Conrat Meit
(Worms um 1475/80 – 1550/51 Antwerpen)
Mecheln
um 1520
Buchsholz; H 25,5 cm und 24 cm
Inv. Nr. 9888 und 9889

Conrat Meit, den Dürer rühmte, er habe seinesgleichen als Bildschnitzer nicht gesehen, arbeitete seit 1512 im Dienst der Erzherzogin Margarethe, Statthalterin der Niederlande, in Mecheln. So sehr die Einwirkung des Dürerschen Proportionskanons die zur idealen Form erhobenen Figuren prägt, so eindringlich sind doch Funktion und Struktur des Körpers vom Bildschnitzer beobachtet und eigenschöpferisch zu einem Bild intensiver Lebenswirklichkeit ausgeformt worden. Wie weit der Künstler den anatomischen Realismus vorangetrieben hat, läßt sich daran ermessen, wie verschiedenartige Gelenkfunktionen anschaulich gemacht werden, ohne das Fließende im dargestellten Bewegungsablauf deswegen im mindesten zu beeinträchtigen. H. T.

DOSE MIT BRUSTBILD KURFÜRST FRIEDRICHS DES WEISEN VON SACHSEN ▷
Hans Daucher
(Ulm 1486 – 1538 Stuttgart)
Augsburg
1525
Nußholz; Portrait: Birnholz; ∅ 22 cm
Inv. Nr. 3878

Der gedrängt in das Rundfeld gesetzte, leicht aus der Vorderansicht gewendete und nach links blickende Kopf wiederholt seitenverkehrt den Stich Dürers von 1524. Nach der Rahmenumschrift ist die Dose auf 1525 datiert, stammt demnach aus dem Todesjahr Friedrichs (1463–1525). Früher dachte man beim sog. Meister der Dosenköpfe an eine eigenständige Künstlerpersönlichkeit, doch lassen sich Stilcharakteristika wie die breite Anlage der Köpfe in ihrer Seitenwendung, Betonung der Backenknochen, eigentümliche Bildung der Augen und Brauen als Personalstil Hans Dauchers in seinen reifen Werken wiederfinden. Die Feinheit der Ausarbeitung entspricht jener, die bei all diesen für die Kunstkammer bestimmten Kabinettstükken gefordert war. H. T.

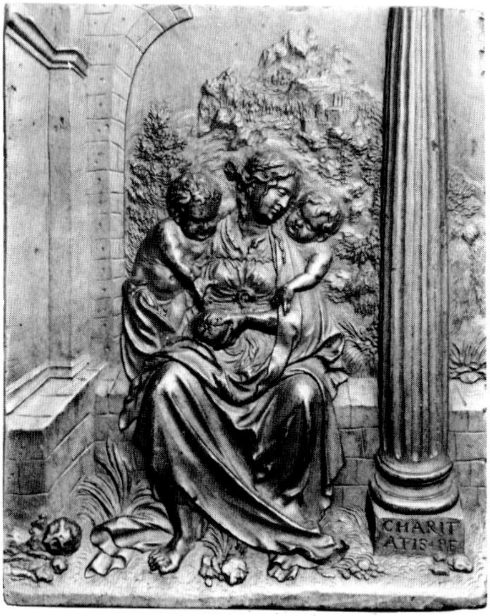

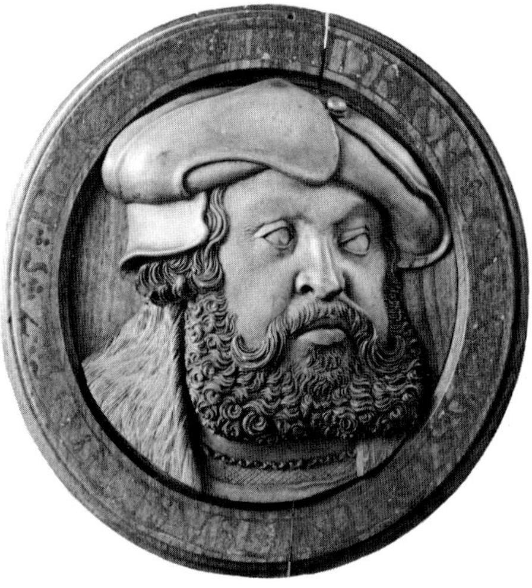

CARITAS
Peter Flötner
(Thurgau? um 1485 – 1546 Nürnberg)
Nürnberg, um 1540/46
Solnhofener Stein; H 7,9 cm, B 6,7 cm
Inv. Nr. 4401

Das *Caritasrelief* ist das einzige bekannte, inschriftlich benannte und monogrammierte Plakettenmodell Peter Flötners und damit Ausgangspunkt aller Forschungen zum Plakettenwerk dieses zu den Vielseitigsten der deutschen Renaissance zählenden Künstlers. Flötners Modelle wurden in Blei, Bronze und Silber gegossen und dienten Generationen von Goldschmieden und Kunsthandwerkern aller Sparten als Vorbild. Das *Caritasrelief* gehört zu einer Folge von sieben sitzenden Tugenden, von der nur drei Modelle in Solnhofener Stein bekannt sind. Hierzu gehört auch die ebenfalls im Kunsthistorischen Museum befindliche *Justitia.* Flötner schuf diese Serie vermutlich während seiner letzten Lebensjahre. M. L.-J.

ADAM UND EVA ▷
Augsburg?
um 1600
Birnbaumholz; H 32 cm und 31,2 cm
Inv. Nr. 3965 und 3967

Die im Standmotiv und der Komposition spiegelbildlich angelegten Figuren halten jeweils einen Apfel. Von Eva mit aufforderndem Lächeln präsentiert, hat ihn Adam bereits abwägend ergriffen, zugleich in einem letzten Zögern auf die Verführerin blickend. Voraussetzung für die Gestaltung der Gruppe bilden Albrecht Dürers Formulierungen des Adam-und-Eva-Themas. Die hervorragenden Arbeiten sind bisher als Hauptwerke des Augsburger Bildhauers Christoph Weiditz um 1540 datiert worden. In den schlanken Proportionen, den zerbrechlich gebildeten Gliedmaßen und der graphischen Stilisierung der eleganten Köpfe äußert sich jedoch bereits ein späteres, manieristisches Figurenideal. Die Gruppe ist wohl der Dürer-Renaissance um 1600 zuzuzählen. S. K.

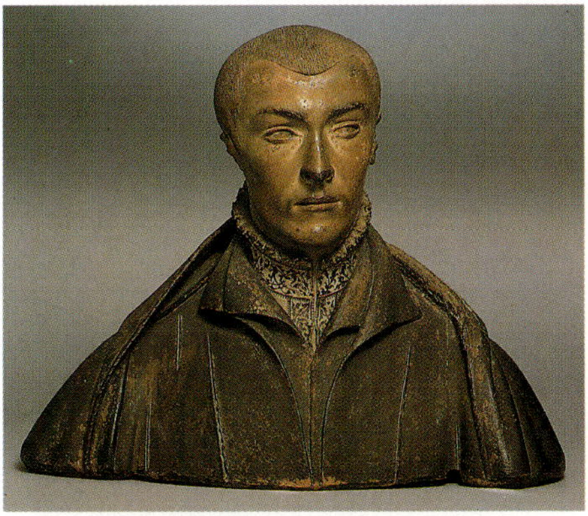

BÜSTE EINES JUNGEN MANNES
Oberrheinisch?
um 1540/45
Terracotta bemalt; H 48 cm
Inv. Nr. 8919

Charakteristika der Herrenmode um 1540/45 im oberdeutschen Raum sind die kurzgeschnittenen Haare, das hochgeschlossene Hemd mit einem am Hals gekräuselten Kragen und bortenartiger, schwarzer Stickerei sowie breit über die Schultern ausladendes Wams, Rock und Mantel. Auffallend ist der hochgelegene Ansatz der Büste, die beinahe abstrahierend verknappende Formgebung bei gleichzeitiger besonderer Eindringlichkeit des physiognomischen Ausdrucks. Letzteres war vielleicht der Grund für die früher gelegentlich geäußerte Annahme, daß es sich um ein Portrait des Dr. Faust handeln könnte, und somit auch für die Lokalisierung der Büste an den Oberrhein, was möglich, aber nicht gesichert ist. M. L.-J.

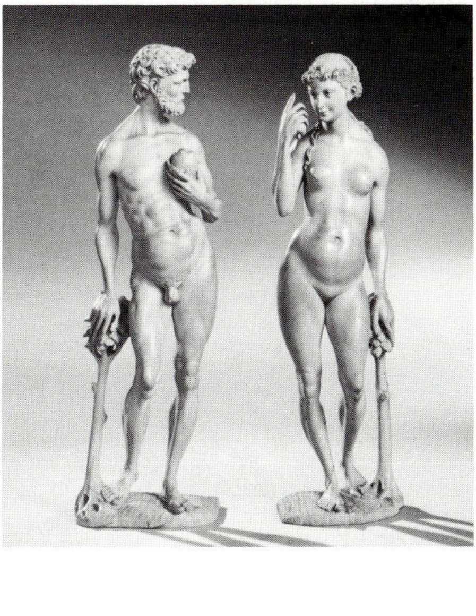

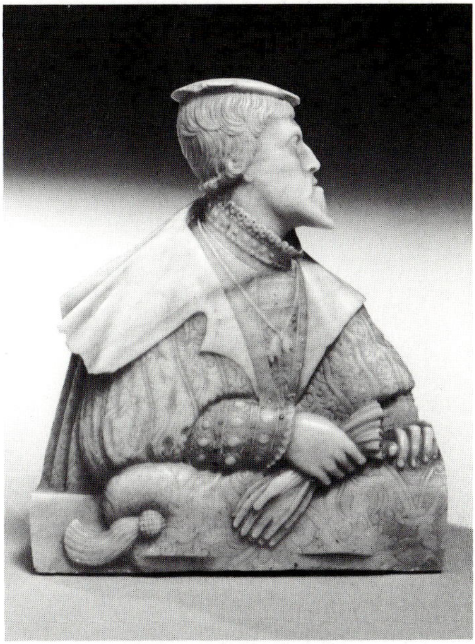

KAISER KARL V.
Thomas Herings zugeschrieben
(? um 1510 – 1549 München)
München
um 1540–1545
Alabaster, mit Resten von Vergoldung, Granaten; H 14,2 cm, B 12,9 cm
Inv. Nr. XII a 82

Das silhouettierte Relief aus weißem Alabaster war ursprünglich sicher auf einer andersfarbigen Steinplatte montiert. Der in Halbfigur dargestellte, kostbar gekleidete Kaiser lehnt an einer Balustrade auf einem Brokatpolster. Der ins Profil gedrehte Kopf ist in fast karikierender Weise mit Hakennase, vorspringender Unterlippe und spitzem Bart wiedergegeben. Spuren von Vergoldung finden sich an dem Band, welches den gezogenen Hemdkragen zusammenhält. An den breiten Manschetten der Ärmel haben sich sieben mugelig gearbeitete, kleine Granaten erhalten, die als Verzierung eingefügt sind. An den Stellen, wo Steine verloren sind, blieben nur die gelblichen Wachsunterlagen erhalten. R. B.

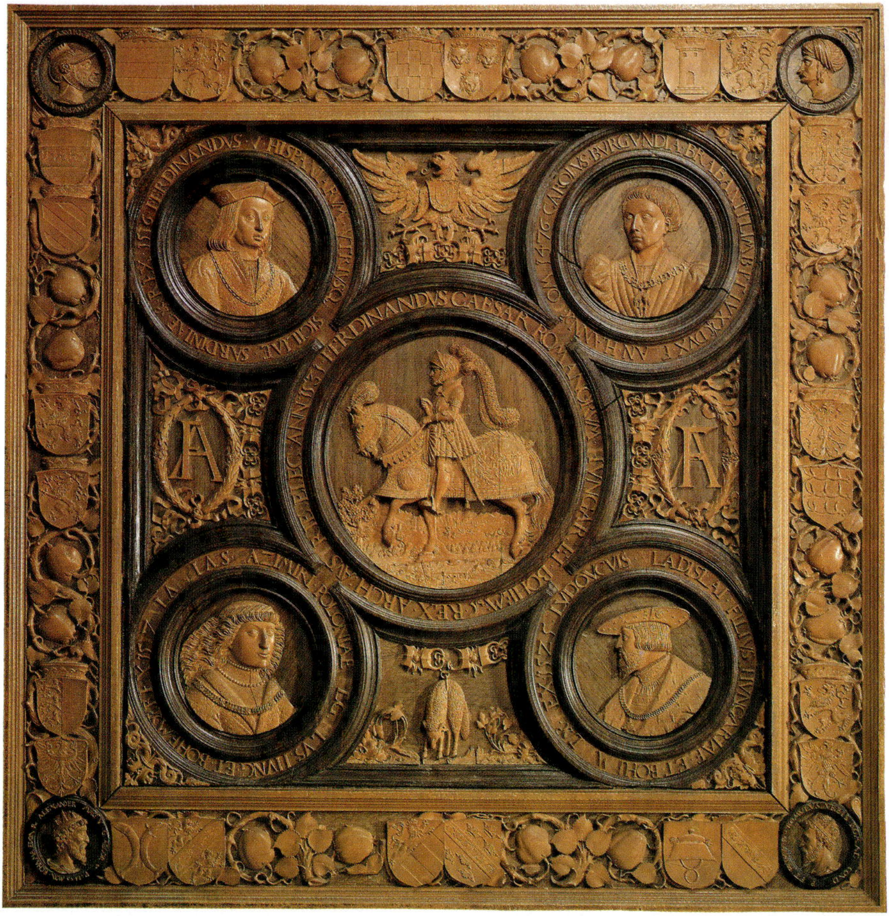

BRETTSPIEL FÜR DEN „LANGEN PUFF"
Hans Kels d. Ä.
(Kaufbeuren um 1480 – 1559/60 Kaufbeuren)
Kaufbeuren, 1537
Eiche, Nuß, Palisander, Mahagoni, Rosenholz; Scharniere: Bronze; H 56 cm, B 56 cm
Inv. Nr. 3419

Zwei durch Scharniere zusammenklappbare Holztafeln formen das Spielbrett. Die Außenseiten dienen mit einem durchdachten genealogischen und heraldischen Programm der Verherrlichung von Kaiser Karl V. und seinem Bruder König Ferdinand I. (ab 1558 Kaiser). Die abgebildete Seite zeigt Ferdinand I., wohl auch Besitzer des Spielbretts, als Reiter in der Mitte umgeben von vier Medaillons. In subtiler Miniaturschnitzerei sieht man links oben und unten die jugendlichen Portraits seines Großvaters mütterlicherseits, Ferdinands des Katholischen, und seines Schwiegervaters König Ladislaus von Polen sowie rechts oben das Portrait seines Urgroßvaters mütterlicherseits, Karls des Kühnen, und unten das seines Schwagers König Ludwig von Ungarn. In den kleinen Eckmedaillons die Herrscher der vier großen Weltmonarchien: Ninus, der Assyrer; Cyrus, der Perser; Alexander, der Grieche; Romulus, der Römer. Das Monogramm *AF* bezieht sich auf Ferdinand und seine Gemahlin Anna. Auf jeder Innenseite des Brettes sind die sechs gegenständigen Formen für das Tric-Trac-Spiel, auch „langer Puff" genannt, in kostbarer Einlegearbeit eingetragen. Die bordürenartige Einfassung des Spielplanes zeigt feinst geschnitzte Rankenornamente mit Tieren und Vögeln sowie Medaillons mit mythologischen Szenen moralisierenden Inhalts, wie sie Giovanni Boccaccio aufbereitet hat, die mit den Darstellungen auf den 32 zugehörigen Spielsteinen zusammenhängen. Als Entwerfer kommen Jörg Breu d. Ä. (1475–1537) und sein gleichnamiger Sohn (1510–1557) aus Augsburg in Frage. R. B.

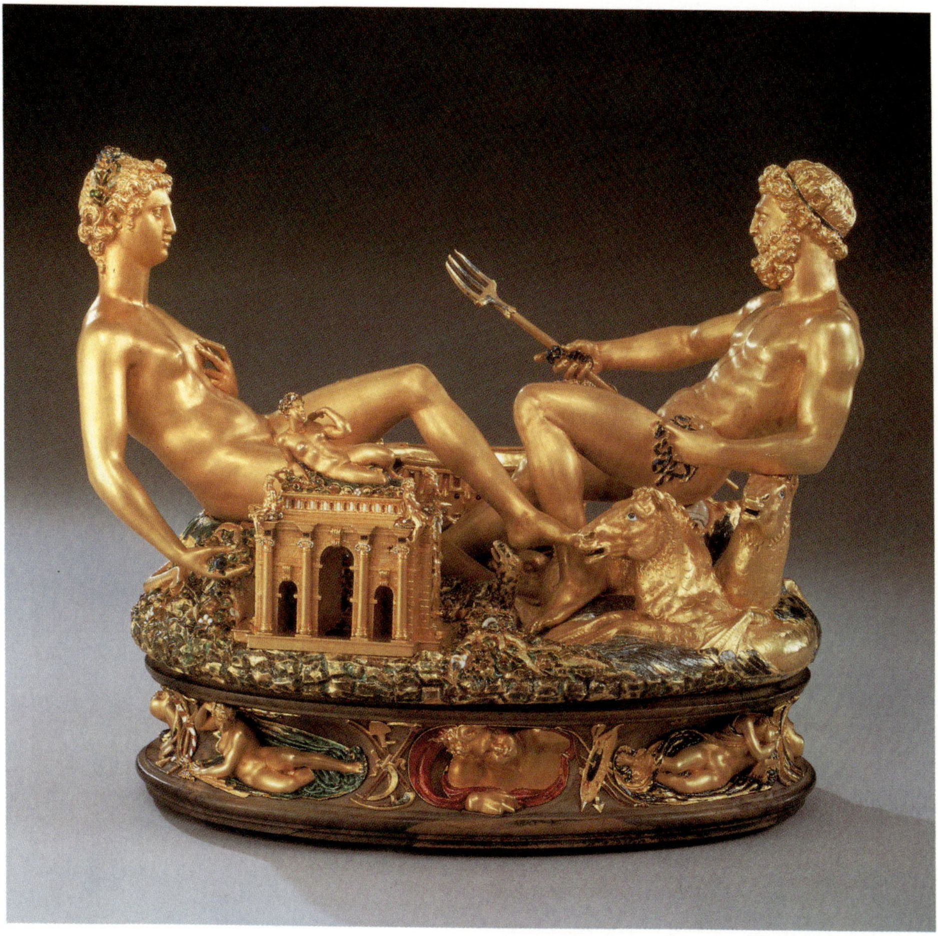

SALZFASS, SOG. „SALIERA“
Benvenuto Cellini
(Florenz 1500 – 1572 Florenz)
Paris
1540–1543
Gold, teilweise emailliert; Sockel: Ebenholz;
H 26 cm, B 33,5 cm
Inv. Nr. 881

Das *Salzfaß* ist die einzige erhaltene, gesicherte Goldschmiedearbeit Cellinis. Sie entstand während seines Aufenthalts in Paris 1540–1543 im Auftrag König Franz' I. von Frankreich. Als Geschenk König Karls IX. gelangte das *Salzfaß* an Erzherzog Ferdinand II. (von Tirol), der den König bei dessen Hochzeit mit Erzherzogin Elisabeth 1570 vertreten hatte. Dieses außerordentlich kostbare Tafelgerät, das Cellini seinen eigenen Angaben nach aus Goldblech freihändig getrieben hat, ist gleichzeitig eine allegorische Darstellung des Planeten Erde. In der von ihm selbst verfaßten Beschreibung seines Lebens heißt es unter anderem: „. . . um zu zeigen, wie das Meer sich mit der Erde verbindet, machte ich zwei Figuren einen guten Palm groß, die mit verschränkten Füßen gegeneinander saßen, so wie man die Arme des Meeres in die Erde hineinlaufen sieht. Das Meer, als Mann gebildet, hielt ein reich gearbeitetes Schiff, welches Salz genug fassen konnte, darunter hatte ich vier Seepferde angebracht und der Figur in die rechte Hand den Dreizack gegeben; die Erde hatte ich weiblich gebildet, von so schöner Gestalt und so anmutig, als ich nur wußte und konnte. Ich hatte neben sie einen reichen, verzierten Tempel auf den Boden gestellt, der den Pfeffer enthalten sollte . . . auf ihrer Seite waren die schönsten Tiere vorgestellt, welche die Erde hervorbringt . . .“ In der Kehlung des Sockels vervollständigen die Gestalten der vier Hauptwinde, der Tageszeiten und Embleme der menschlichen Tätigkeiten diese Allegorie.

M. L.-J.

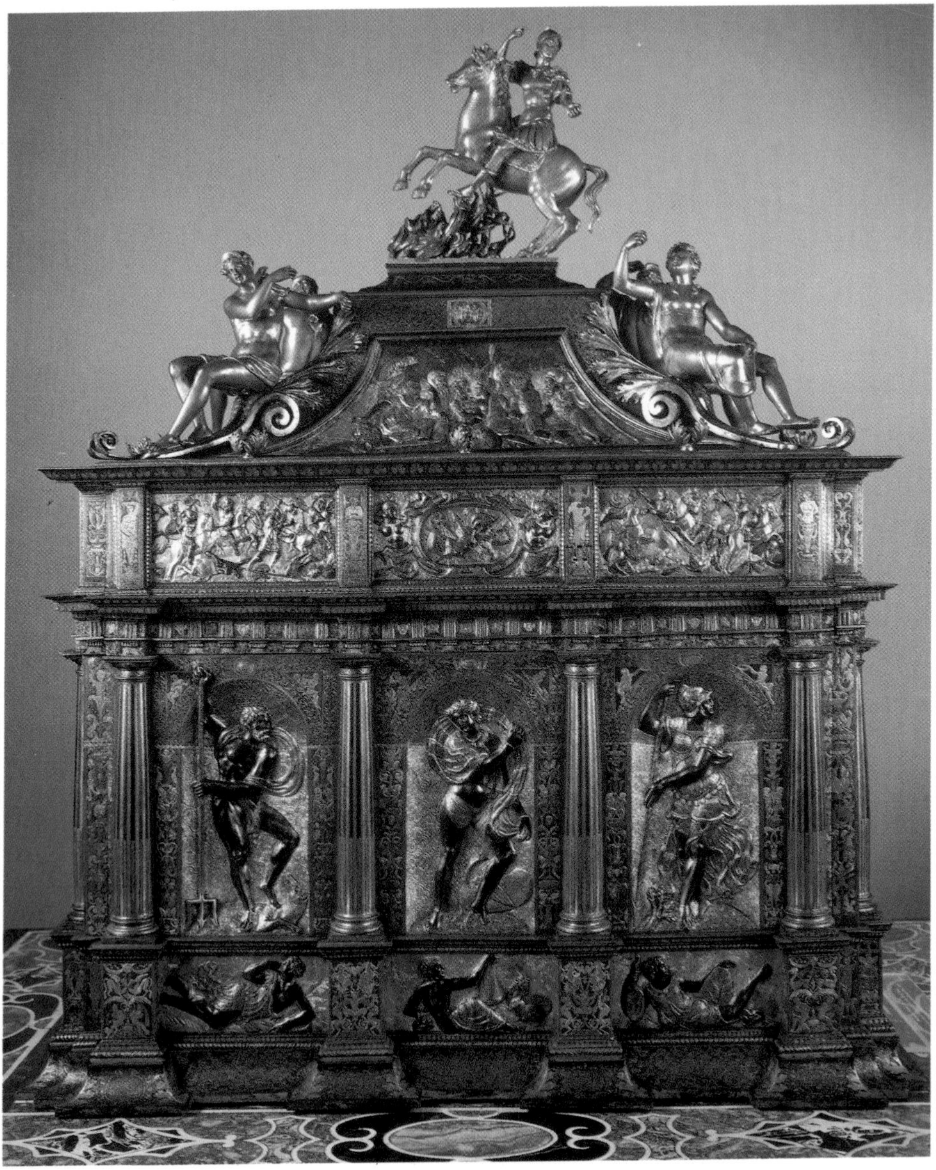

KABINETTSCHRANK
Giovanni Battista Serabaglio
(erwähnt Mailand 1560)
Marco Antonio Fava
(erwähnt Mailand 1560)
Giuseppe de Vico
(1569–1576 Hofbildhauer Kaiser Maximilians II.)
Mailand, 1567
Eisen getrieben, feuervergoldet, gold- und silbertauschiert, gebläut, geätzt, graviert, Bronze, Holz, teilweise farbig gefaßt; H 90,5 cm, B 68,5 cm, L 47,5 cm
Inv. Nr. 879

Das kostbar dekorierte, tempiettoförmige Gehäuse aus Eisen, dessen Vorderseite als Platte nach vorne geklappt werden kann und das in seinem Inneren ein quaderförmiges Holzkästchen mit 53 zur Aufnahme von Pretiosen bestimmten Schubladen birgt, gilt aus stilistischen Gründen als

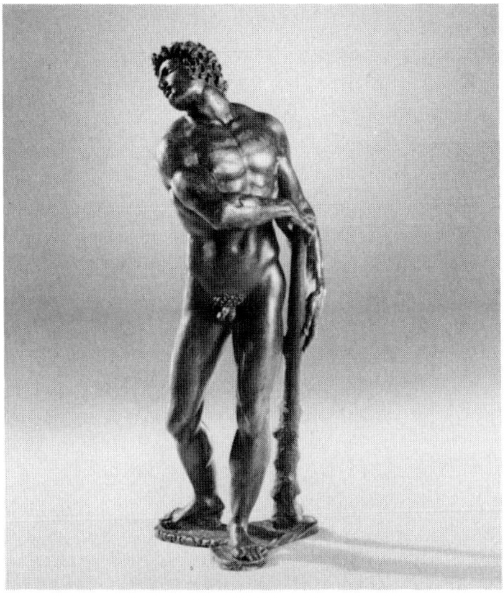

JUGENDLICHER HERKULES
Florentinisch
um 1550
Bronze; H 30,8 cm
Inv. Nr. 5658

Von den drei Punkten der kleeblattförmigen Basis ausgehend, entwickelte sich – wobei sie stets eine perfekte Ansicht bietet – die Bewegung der Figur in schraubenartiger Drehung nach oben, um in dem gesenkten Haupt des Jünglings ihren Höhepunkt, gleichzeitig aber auch bei weiterer Drehung den Wendepunkt der nun wieder zurückfließenden Kompositionslinien zu finden. Man fühlt sich daran erinnert, daß Benedetto Varchi 1546 einige Florentiner Künstler aufforderte, darzulegen, ob die Malerei oder die Skulptur die vornehmere Kunst sei, worauf Benvenuto Cellini antwortete, daß schon deshalb der Skulptur die Palme gebühre, weil man von einer Statue mindestens acht gleichwertige Ansichten verlangen müsse, während sich die Malerei mit einer begnüge. M. L.-J.

Arbeit des Mailänder Plattners Giovanni Battista Serabaglio und des Goldschmiedes Marco Antonio Fava. Die hinzugefügten, *JOSEF DE VICO FECIT 1567* bezeichneten Bronzestatuetten entsprechen dem komplexen Programm figuraler, allegorischer Darstellungen von Herrschertum in Form von Tugenden, Musen und antiken Göttern und deuten auf einen Besitzer von hohem Rang, vermutlich Kaiser Maximilian II. Verwandte Objekte finden sich in Paris, Mailand und London. A. A.

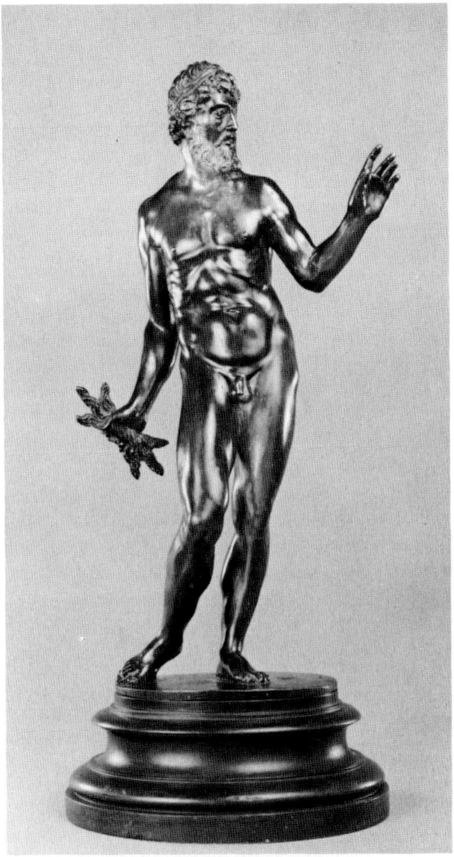

JUPITER
Jacopo Tatti, gen. Sansovino zugeschrieben
(Florenz 1486 – 1570 Venedig)
Venedig, 2. Drittel 16. Jh.
Bronze; H 43 cm
Inv. Nr. 5655

Ungewöhnlich für die Darstellung des Fürsten der antiken Götter ist die weiche Modellierung seines schon welk scheinenden Körpers. Die ausgeprägt ponderierte Haltung – der Kontrapost des Körpers und der Gliedmaßen – orientiert sich hingegen an der Antike, wobei das Haupt des Gottes sogar an griechische Vorbilder gemahnt. Die Zuschreibung der Bronzestatuette an Jacopo Sansovino, für die insbesondere die Haltung des Körpers Jupiters spricht, wurde in letzter Zeit immer wieder angezweifelt; möglicherweise zu Recht. Es wurden allerdings keine Alternativvorschläge gemacht, außer dem Hinweis, daß die Modellierung des Körpers und die feinsträhnige Bildung des Haares an Werke erinnern, die Guglielmo della Porta zugeschrieben werden.
M. L.-J.

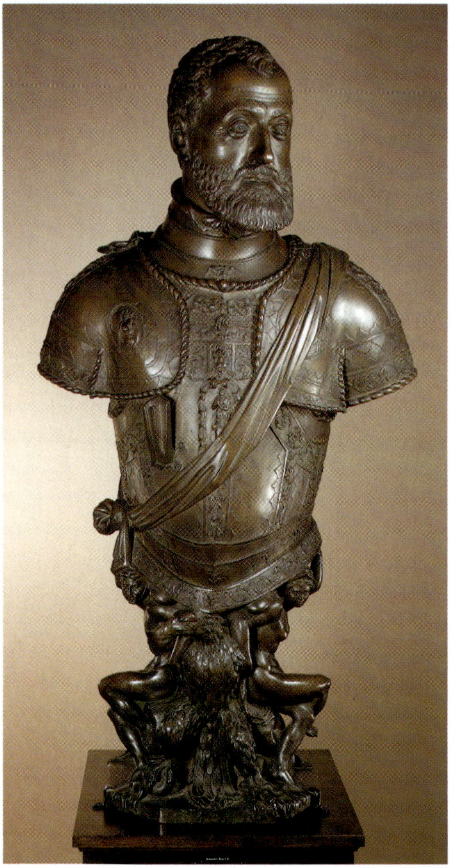

KAISER KARL V.
Leone Leoni
(Arezzo um 1509 – 1590 Mailand)
Mailand, 1555
Bronze; H 113 cm
Inv. Nr. 5504

Die auffallende Form der Büste, die sich über einem aus einem Adler und zwei nackten menschlichen Trägerfiguren – vermutlich Herkules und Minerva – gebildeten Sockel erhebt, stellt eine bewußte Anlehnung an römische Imperatorenbüsten dar; nur trägt der Kaiser ein zeitgenössisches Kostüm, nämlich jene Rüstung, die er 1547 in der Schlacht bei Mühlberg trug und die heute in der Armeria in Madrid verwahrt wird. Leone Leoni hatte die Büste für Kardinal Granvella, den Kanzler des Kaisers, geschaffen, aus dessen Nachlaß sie Kaiser Rudolf II. 1600 erwarb. Sie diente dann Adriaen de Vries wiederum als Vorbild für dessen Repräsentationsbildnis Kaiser Rudolfs II. aus dem Jahre 1603 (siehe S. 200 o.).
M. L.-J.

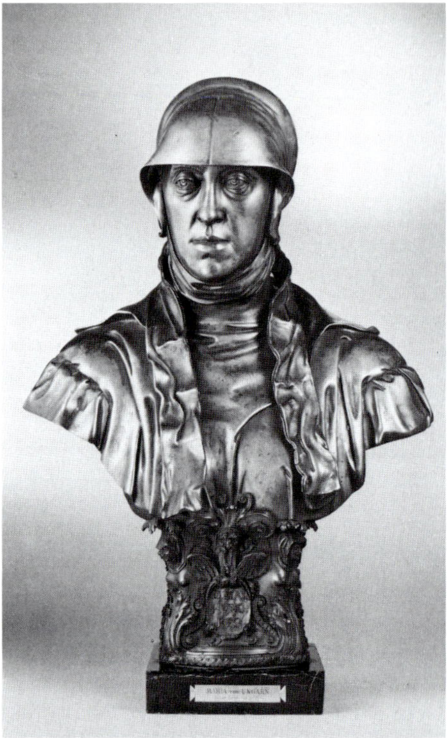

KÖNIGIN MARIA VON UNGARN
Leone Leoni
(Arezzo um 1509 – 1590 Mailand)
Mailand, 1555
Bronze; H 67,5 cm
Inv. Nr. 5496

Maria, jüngere Schwester Kaiser Karls V. und Witwe des 1526 bei Mohács gefallenen Königs Ludwig II. von Ungarn, war von 1530 bis 1556 Statthalterin der Niederlande. Hier portraitierte Leone Leoni, der über Vermittlung des Kardinals Granvella 1549 und 1551 nach Brüssel gereist war, Karl V., sie und andere Mitglieder der kaiserlichen Familie. Die Modelle fertigte Leoni dann in Mailand, wo auch der Guß erfolgte. Ein Exemplar gelangte jeweils an den Kardinal. Ist der Verismus der Wiedergabe von Physiognomie und Kostüm dieser Habsburgerin auch kaum zu überbieten, so verleihen die strengen Umrißlinien der Witwentracht und die hoheitsvolle Haltung der Königin dieser Büste das formale Gleichgewicht. M. L.-J.

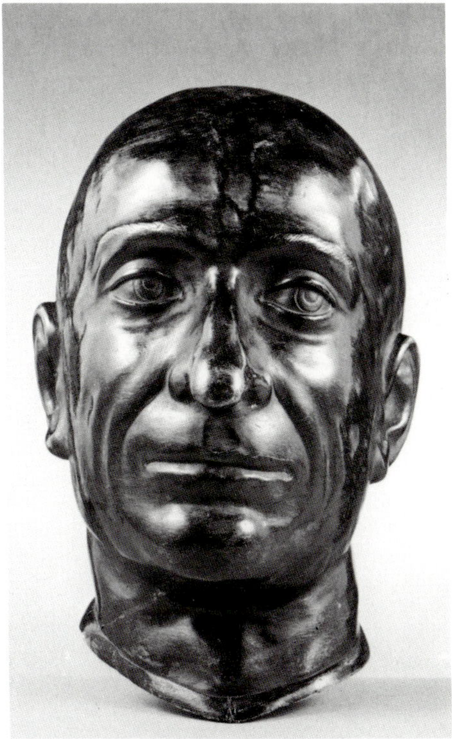

HL. KARL BORROMÄUS
Mailand
um 1610?
Bronze; H 25 cm
Inv. Nr. 6015

Carlo Borromeo (1538 – 1584) war als Erzbischof von Mailand, Kardinal und Exekutor der Beschlüsse des Konzils von Trient, eine der einflußreichsten Persönlichkeiten der katholischen Kirche seiner Zeit. Als Asket war ihm die Stärkung der Moral in der Kirche und die theologische Ausbildung der Priester ein Anliegen. Vorbildlich war auch sein pastorales und soziales Engagement während der Pestepidemie von 1576. Dies erklärt seine ungewöhnlich rasch erfolgte Heiligsprechung 1610. Damals entstanden zahlreiche Bildnisse des neuen Heiligen, besonders in Mailand. Vielleicht geht auch dieser ausdrucksvolle Bronzekopf, den man sich auf einer Büste aus rotem Marmor vorstellen darf, auf ein Modell Giovan Andrea Biffis zurück. M. L.-J.

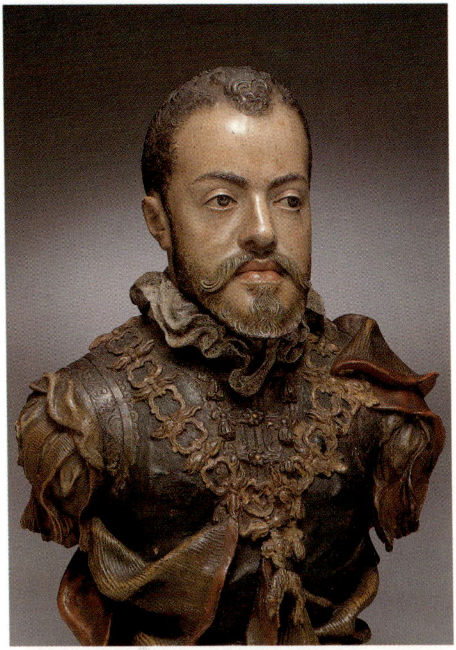

KÖNIG PHILIPP II. VON SPANIEN
Pompeo Leoni (Kopf)
(? um 1533 – 1608 Madrid)
Madrid, um 1556
Balthasar Moll (Büste)
(Innsbruck 1717 – 1785 Wien)
Wien, 1753
Kopf: Silber bemalt, Büste: Terracotta bemalt; H 62 cm
Inv. Nr. 3412

Der naturalistisch bemalte Kopf aus gegossenem Silber steckte vermutlich ursprünglich in einer Rüstung des Königs, wodurch der Verismus des Portraits zusätzliche Wirkung erhielt und eine unmittelbare Präsenz des Dargestellten erreicht wurde, die an jene der Wachsbildnisse herankommt. Spätestens 1753 bestand dieser Zusammenhang nicht mehr, als Balthasar Moll den Auftrag erhielt, dem Kopf eine Büste aus Ton zur Aufstellung in der Schatzkammer anzupassen. Pompeo Leoni war schon 1551 in die Dienste des Kardinals Granvella getreten und über dessen Vermittlung anstelle seines Vaters Leone nach Spanien gelangt. Um 1556, als Philipp II. die Regierung antrat, dürfte auch der Portraitkopf entstanden sein. M. L.-J.

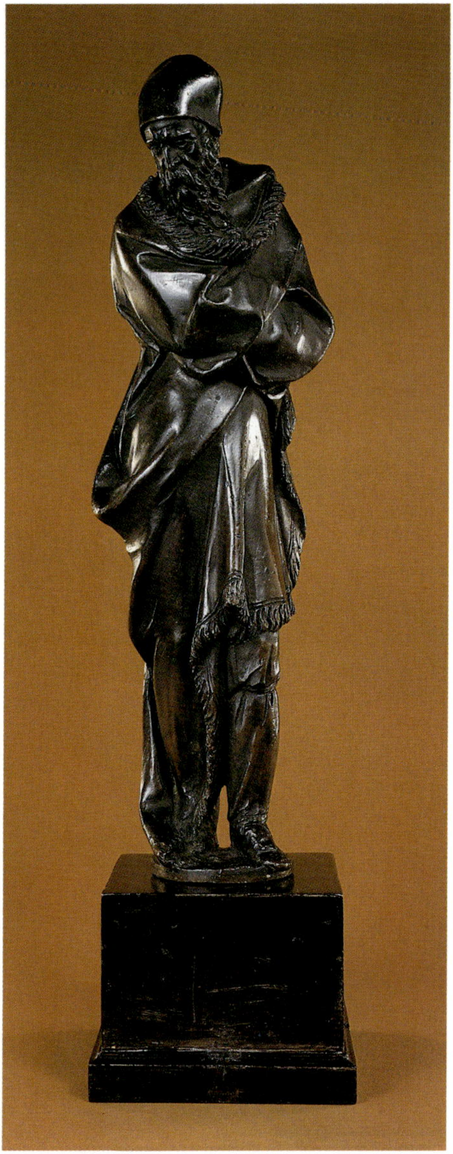

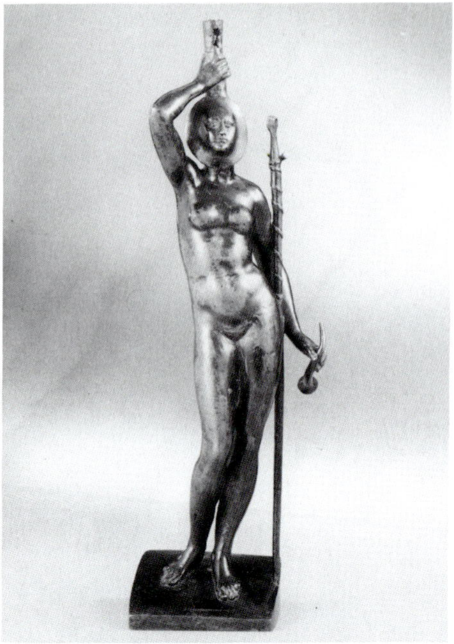

LUNA
Venezianisch?
Mitte 16. Jh.?
Bronze; H 51 cm
Inv. Nr. 5511

Anstelle der Mondsichel, die sonst die Stirn der Diana ziert, ist ihr die volle Mondscheibe vor das Gesicht gelegt. Dadurch wird ihre Bedeutung als Beherrscherin des Nachtgestirns gegenüber jener als Göttin der Jagd und Beschützerin der Wildbrut, als die sie Spieß und Jagdhorn kennzeichnen, stärker betont als üblich. Möglicherweise handelt es sich um ein Modell für eine Brunnenfigur, wie das Rohr, das die Göttin über ihrem Haupt hält, vermuten läßt. Der Zuschreibungsversuch an Danese Cattaneo, einen in Venedig tätigen Bildhauer toskanischer Herkunft, ist heute umstritten. Nicht minder aber auch jener an den in Nürnberg tätigen Niederländer Johann Gregor van der Schardt. M. L.-J.

PHILOSOPH
Alessandro Vittoria
(Trient 1525 – 1608 Venedig)
Venedig, um 1580/85
Bronze; H 33,2 cm
Inv. Nr. 5664

Die Statuette wird wegen der dicken, pelzgefütterten Kleidung des bärtigen alten Mannes gerne als „Allegorie des Winters" bezeichnet; in einem Inventar des 18. Jh. jedoch, wohl ebenfalls aufgrund der auffallenden Kleidung, als „Anacharsis", ein skytischer Prinz und Philosoph, der zur Zeit Solons Athen besuchte und später als einer der Sieben Weisen bezeichnet wurde. Tatsächlich erinnert die Statuette an die Bilder von Philosophen Paolo Veroneses und Jacopo Tintorettos in der Libreria Marciana in Venedig, die sich Vittoria ganz offensichtlich zum Vorbild für diese ausdrucksvolle Altmännerfigur genommen hat. Im übrigen sind auch keine anderen Jahreszeitenallegorien Vittorias bekannt. M. L.-J.

DAME AUS DEM HAUSE ZORZI
Alessandro Vittoria
(Trient 1525 – 1608 Venedig)
Venedig
um 1570/80
Terracotta; H 83 cm
Inv. Nr. 9905

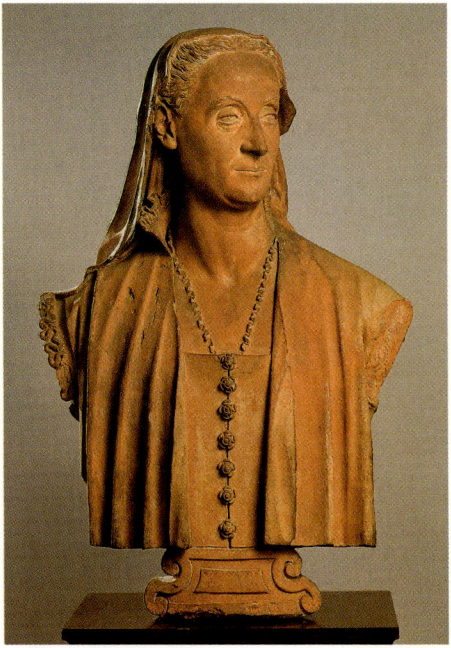

Die Büste stammt aus dem Palazzo Zorzi beim Ponte dei Greci in Venedig. Schon Francesco Sansovino hob in seiner 1581 erschienenen „Venetia Città nobilissima et singolare" die Stukkaturen, Marmorskulpturen und Portraits Vittorias in diesem Palast besonders hervor. Alessandro Vittoria, der wohl bedeutendste Schüler Jacopo Sansovinos und eine der beherrschenden Künstlerpersönlichkeiten Venedigs in der zweiten Hälfte des 16. Jh., schuf mit seinen zahlreichen Bildnissen Meisterwerke, die nicht nur zu den besten Leistungen der Plastik überhaupt zählen, sondern erfolgreich neben den Höhepunkten der gleichzeitigen venezianischen Malerei, den Portraits Tizians, Tintorettos und Veroneses, bestehen können. M. L.-J.

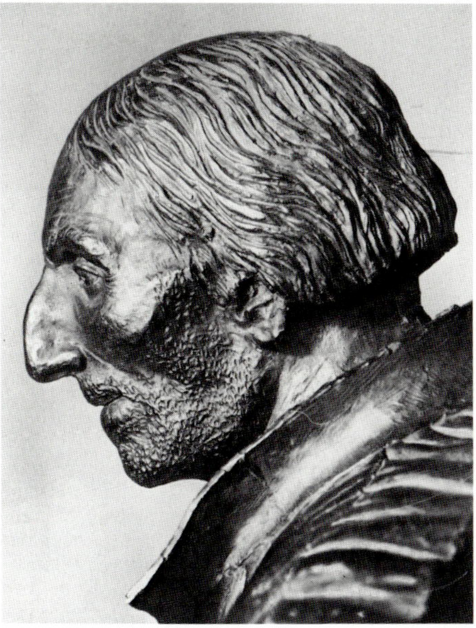

ALTER MANN
Venezianisch
um 1540/50
Bronze; H 82 cm
Inv. Nr. 5442

Dieses ausdrucksstarke Bildnis entstand unter Verwendung einer Totenmaske, wie die eingefallenen Wangen, die zusammengezogenen Lippen und Bartstoppeln eindringlich dartun. Das Kostüm ist jenem ähnlich, das man von Portraits von Gelehrten in Padua und Venedig kennt. Die Gesichtszüge des alten Mannes erinnern etwas an jene des Veroneser Arztes Girolamo Fracastoro (gest. 1553), dessen Denkmal Danese Cattaneo 1555 im Auftrag der Stadt Verona ausführte. Aus diesen Gründen hat man die Büste als Portrait Fracastoros von der Hand Cattaneos bezeichnet, doch lassen sich der extreme Realismus und der großzügige Stil der Modellierung nur schwer mit gesicherten Werken Cattaneos in Einklang bringen. M. L.-J.

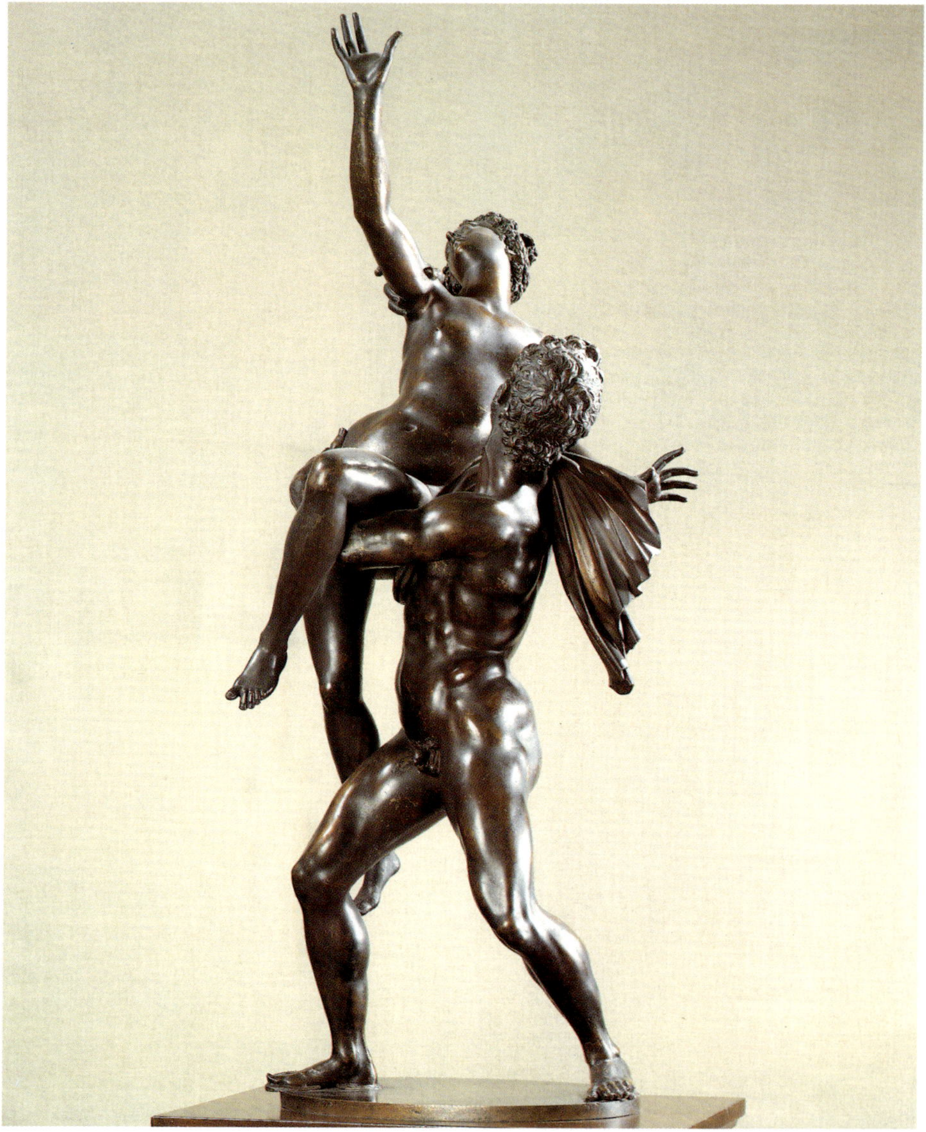

ZWEIFIGURIGE RAPTUSGRUPPE
Jean Boulogne, gen. Giambologna
(Douai 1529 – 1608 Florenz)
Antonio Susini
(tätig ca. ab 1580–1626 Florenz)
Florenz, um 1580
Bronze; H 98,2 cm
Inv. Nr. 6029

Giambologna stellt in dieser Komposition kein historisches Thema dar; es ging ihm allein um die formale Bewältigung des Themas der Mehrfigurengruppe in extremer Bewegung, bei der eine männliche Gestalt eine Frauenfigur im Schreiten emporhebt. Die zweifigurige Komposition steht damit am Beginn einer Entwicklung, die in der berühmten dreifigurigen Marmorgruppe des Raubes der Sabinerin in Florenz gipfelt, welche 1583 enthüllt wurde. Eine erste Version der zweifigurigen Gruppe sandte Giambologna 1579 Ottavio Farnese. Sie steht heute in Neapel. Die Wiener Version zeigt die Komposition gestrafft und stärker dynamisiert. Die perfekte Ausarbeitung ist wohl Antonio Susini zuzuschreiben. M. L.-J.

MERKUR ▽
Jean Boulogne, gen. Giambologna
(Douai 1529 – 1608 Florenz)
Florenz, um 1585
Bronze; H 62,7 cm
Inv. Nr. 5898

Merkur ist fliegend dargestellt, womit Giambologna die der Bildhauerei eigenen Gesetze der Statik verläßt und in Darstellungsbereiche vordringt, die bisher der Malerei und der ihr verwandten Reliefkunst vorbehalten waren. Als Götterbote und Vollstrecker von Jupiters Weisungen deutet Merkur mit seiner erhobenen Rechten dorthin, woher alle Weisheit kommt. Seit seinem Aufenthalt in Bologna 1563 beschäftigte sich Giambologna mit dem Thema. 1565 sandte Cosimo de' Medici eine etwa lebensgroße Merkurstatue aus Bronze an Kaiser Maximilian II., die vielleicht in Stockholm erhalten ist. Die kompositionell reifste Lösung fand der Künstler in der signierten Wiener Statuette, die aus der Kunstkammer Kaiser Rudolfs II. stammt. M. L.-J.

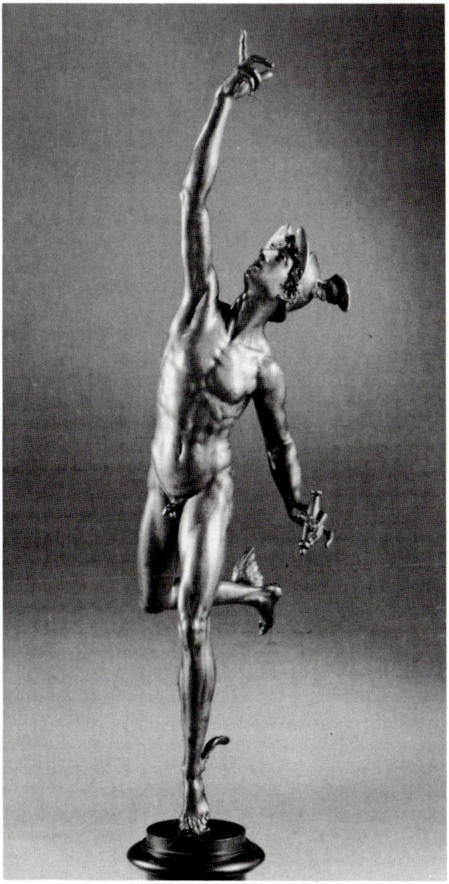

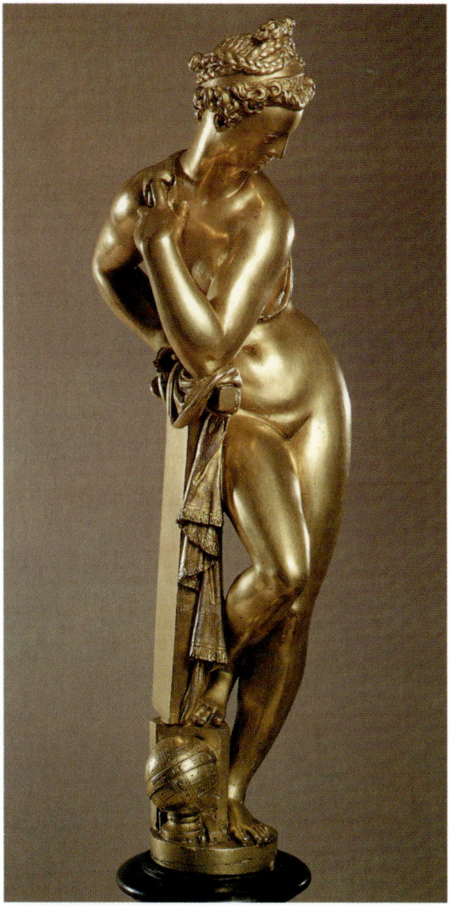

ASTRONOMIE
Jean Boulogne, gen. Giambologna
(Douai 1529 – 1608 Florenz)
Florenz, um 1573
Bronze, feuervergoldet; H 38,8 cm
Inv. Nr. 5893

Die in der Statuette dargestellte schöne, junge Frau ist allein durch ihre Attribute, Prisma, Armillarsphäre, Richtscheit, Lineal, Zirkel und Lot als eine Allegorie der Astronomie gekennzeichnet. In alten Inventaren fand sie deshalb die Bezeichnung *Venus Urania.* Die Statuette markiert einen Höhepunkt in Giambolognas Bestreben, einen schönen, nackten, weiblichen Körper in einer unendlichen Anzahl gleich perfekter Ansichten, also von allen Seiten gleich schön, darzustellen. Sie ist um 1573 entstanden, zur Zeit etwa, in der der Künstler seine Apollostatuette für das Studiolo Francescos de' Medici schuf, dessen kompositorisches Gegenstück sie ist. M. L.-J.

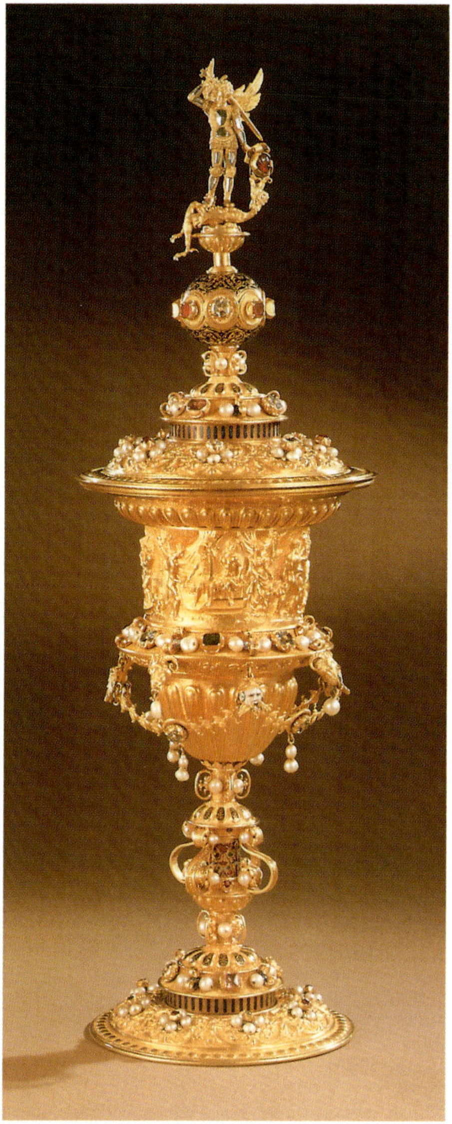

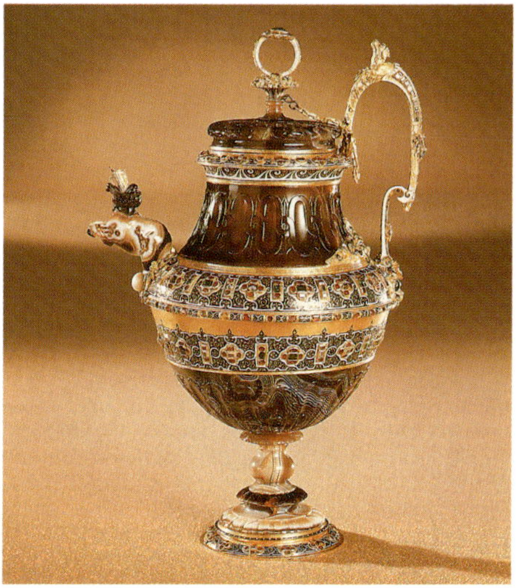

KANNE AUS ONYX
Richard Toutain d. J.
(gest. 1579 Paris, Meister 1559)
Paris, um 1560/70
Fassung: Gold emailliert, Diamanten, Smaragde, Rubine; H 27,1 cm
Inv. Nr. 1096

Die Onyxkanne gehört zum Geschenk König Karls IX. von Frankreich an Erzherzog Ferdinand II. im Jahre 1570. Wenige Monate zuvor scheint sie noch unfertig in einem Inventar der Habe des Pariser Goldschmieds Richard Toutain d. J. exakt beschrieben auf. Man findet dort den bekrönenden Ring wieder, die mehrteiligen Edelsteinfassungen inmitten der breiten Bänder mit Maureskendekor; selbst die flache, unter dem Ausguß sitzende Perle wurde erfaßt. Das Gefäß ist in der Mitte in einen Pokal und eine auf diesem aufsitzende flache Deckelkanne zerlegbar. Heute gilt es als das Hauptwerk der schwer dezimierten Goldschmiedekunst aus der Zeit der letzten Könige Frankreichs aus dem Hause Valois. H. T.

„MICHAELSBECHER“
Paris oder Antwerpen
um 1530–1540
Gold, teilweise emailliert, Diamanten, Smaragde, Rubine, Perlen; H 51,7 cm
Inv. Nr. 1120

Dieser Deckelpokal besticht nicht nur durch die Kostbarkeit und Reichhaltigkeit der verwendeten Materialien, sondern auch durch die elegante Form seines komplexen Aufbaus. Auf dem hohen, schmalen Fuß sitzt eine schlanke Kuppa mit friesartigen Reliefs bacchantisch-erotischen Inhalts und zarten, freihängenden Girlanden zwischen Maskarons und Bukranien, an denen noch Perlen baumeln. Der Pokal kam als eines von vier wertvollen Kunstwerken als Geschenk Karls IX. von Frankreich 1570 an Erzherzog Ferdinand von Tirol, als dieser den König bei dessen Vermählung mit Erzherzogin Elisabeth in Speyer vertrat. Das reich mit Diamanten besetzte, den Pokal bekrönende Figürchen des Erzengels Michael nimmt vielleicht Bezug auf den französischen „Ordre de Saint Michel“. R. B.

MEDAILLONKAPSEL
Paris
1571/72
Gold, teilweise emailliert; H 6,1 cm, B 4,7 cm
Inv. Nr. 1601

Die Vorderseite des Medaillons zeigt in leuchtender Emailarbeit zwei Frauen, die über einer auf Säulen ruhenden Königskrone einen Lorbeerkranz emporhalten. Die Devise auf dem um die Säulen geschlungenen Schriftband *PIETATE ET IVSTITIA* zeigt auf, daß die gute Regierung mit Güte und Gerechtigkeit den Ruhm der Krone ausmacht. Auf der Rückseite der Kapsel verweisen zwei verschlungene *C* unter derselben Königskrone auf eines der beiden auf Pergament gemalten Portraits im Inneren des Medaillons: König Karl IX. von Frankreich. Bei der in Witwentracht wiedergegebenen Dame handelt es sich um seine Mutter, Katharina de' Medici. Die Miniaturen stammen wohl von François Clouet (gest. 1572), während die Goldschmiedearbeit von François Dujardin sein könnte. R. B.

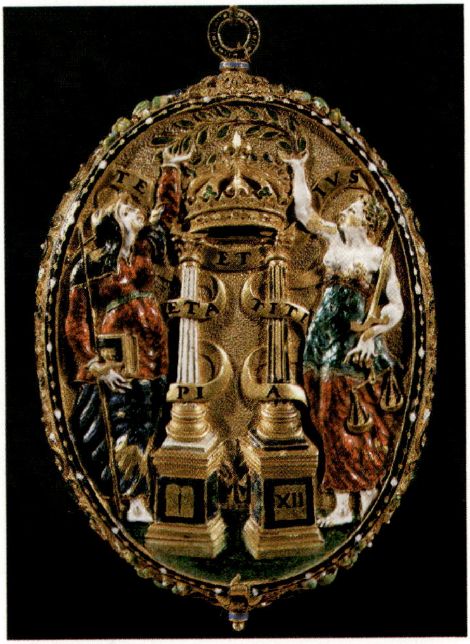

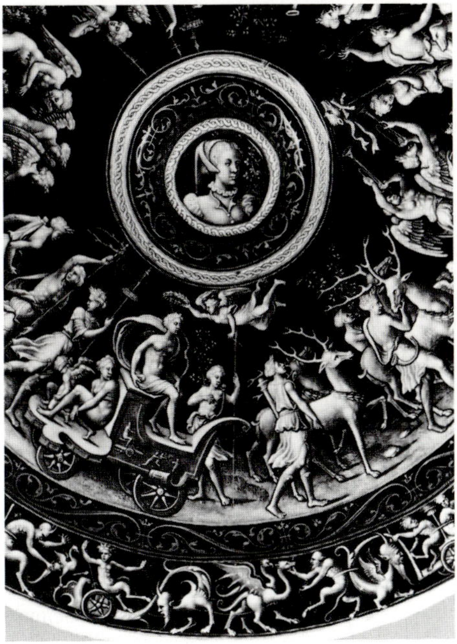

SCHÜSSEL
Pierre Reymond
(? um 1513 – um 1584 ?)
Limoges
1556–1558
Kupfer, beidseitig emailliert; ∅ 45,2 cm
Inv. Nr. 3201

Das den Boden der prachtvollen Schüssel füllende Motiv des Triumphzuges der Diana geht auf einen Entwurf von Jacques Androuet Du Cerceau zurück, welcher in den Limosiner Ateliers mehrmals als Vorlage benützt wurde. Der Ausschnitt zeigt die Jagd- und Keuschheitsgöttin auf einem von Hirschen gezogenen Wagen sitzend, auf dessen hinterer Plattform gefesselt Venus und Amor mitgeführt werden. Auf einer Tafel steht das Datum 1556, welches sich wohl auf den Entwurf bezieht. Den erhöhten Nabel der Schüssel ziert das Portrait einer Dame im Kostüm der Zeit, während der äußere Rand einen Groteskenfries zeigt. Die Darstellungen und Ornamente sind en grisaille auf schwarzen, mit zarten goldenen Ranken belebten Grund gesetzt. Auf der Unterseite dominiert eine kräftige Rollwerkdekoration. Am Rand das Monogramm *P. R.* und die Jahreszahl 1558. R. B.

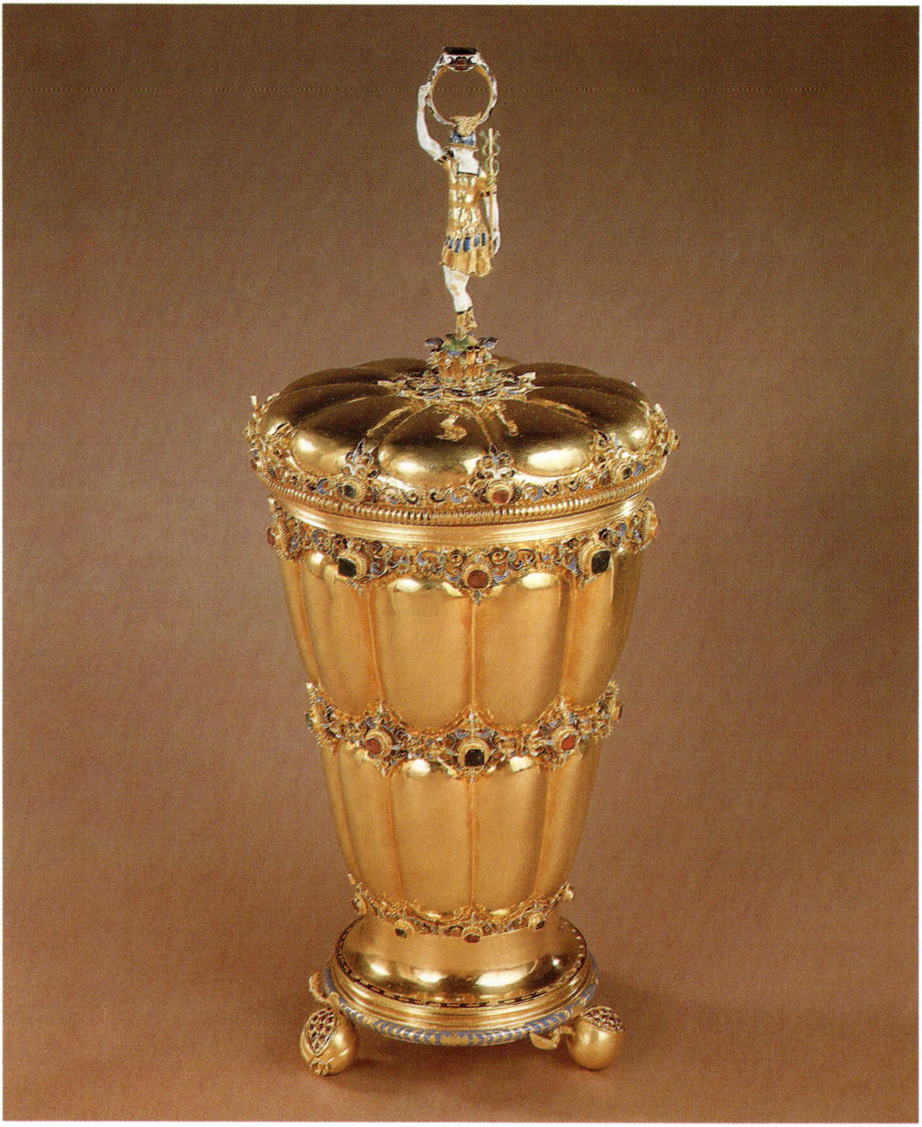

„MERKURBECHER“
Französisch?
um 1560
Gold, teilweise emailliert, Smaragde, Rubine; H 34,4 cm
Inv. Nr. 1095

Der aus Gold getriebene Buckelbecher ruht auf drei geöffneten Granatäpfeln, deren Kerne durch kleine Rubine angegeben sind. Als Handhabe steht auf dem flachen, buckeligen Deckel Merkur, der einen emaillierten Ring mit einem großen Smaragd hochhält. Die Buckelreihen an der Wandung des Bechers sowie der Deckel sind mit kostbaren Bändern eingefaßt. Diese bestehen aus emailliertem Rollwerk- und Liliendekor mit Rubinen und Smaragden in Kastenfassung. Die Form des Gefäßes und die Granatapfelfüße kommen aus der spätgotisch-deutschen Goldschmiedekunst. Der Gegensatz zwischen glatter Großform und filigranem Detail entspricht französischem Geschmack. Vielleicht handelt es sich bei dem Künstler um einen am französischen Hof tätigen Deutschen? R. B.

KABINETTSCHRANK
Augsburg
1580/90
Ebenholz, Silber
H 75 cm, B 62 cm, T 45 cm
Inv. Nr. 883

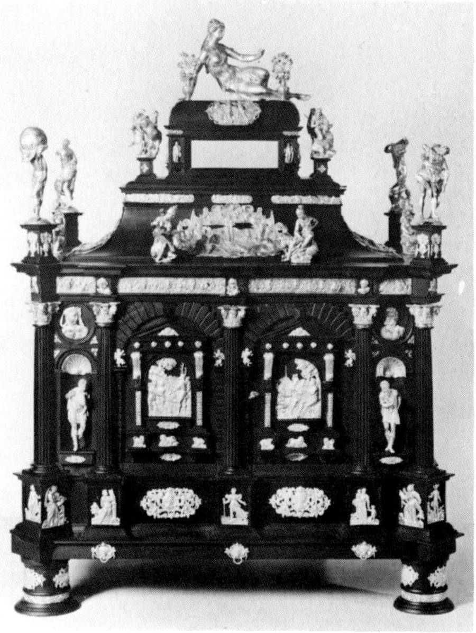

Der Typus dieses kostbar ausgefertigten Kleinmöbels, das als Vorläufer unseres Schreibtisches angesehen werden kann, stammt wahrscheinlich aus Spanien. In geöffnetem Zustand sind eine Vielzahl von Lädchen und Fächern zugänglich. Im Aufsatz befindet sich eine kleine Lade mit Schreibutensilien. Die in Silber gearbeitete Dekoration stellt einen eleganten Kontrast zum Ebenholz dar. Sie folgt keinem bestimmten Programm, Anregungen sind aus verschiedenen Quellen übernommen. In den Reliefs werden Allegorien, Tugenden und die Freien Künste sowie mythologische Themen wiedergegeben. Die sitzenden Figuren symbolisieren die Erdteile, an den Ecken auf Sockeln wird Herkules bei Heldentaten gezeigt. Für die Ornamentik wurde neben Masken und Festons Roll- und Beschlagwerk verwendet.

R. B.

SCHREIBZEUG
Wenzel Jamnitzer
(Wien 1508 – 1585 Nürnberg)
Nürnberg
um 1570
Silber; H 6 cm, B 10,2 cm, L 22,7 cm
Inv. Nr. 1155 bis 1164

Schon aus mittelalterlichen Inventaren sind Behälter zur Aufbewahrung von Schreibgeräten bekannt. In der Renaissancezeit erfuhren diese in kunstvollster Ausführung besondere Aufmerksamkeit. Ein schönes Beispiel ist die Schreibkassette des als Goldschmied am kaiserlichen Hof sowie für Erzherzog Ferdinand II. und den König von Frankreich arbeitenden Wenzel Jamnitzer. Sie vertritt exemplarisch für die in der zweiten Hälfte des 16. Jh. in ganz Europa nachweisbare naturalistische Geschmacksrichtung, den *style rustique.* Dabei wurde die Natur bis hin zur direkten Abformung, ohne künstlerische Umsetzung, genau nachgebildet. Auf dem Deckel der Kassette sind die Abgüsse von Heuschrecke, Falter, Muscheln, Käfern, Frosch und Eidechsen wohlgeordnet wie in Schächtelchen eines Naturalienforschers in zehn Felder gesetzt. Sie haben rein dekorativen Charakter genauso wie der die seitlichen Wandungen zierende Kranz aus Blüten, Blättern und Gräsern, die mit Insekten und Kleintieren belebt sind. Die Felder des Deckels sind teilweise aufklappbar, teilweise wie Schuber herausziehbar, um Zugang zu mehreren Fächern, einem Tintenfaß und einer Streusandbüchse zu geben. In einem Fach des doppelten Bodens befinden sich Schreibfedern, Messerchen, eine Pinzette und eine Schere mit vergoldetem Griff.

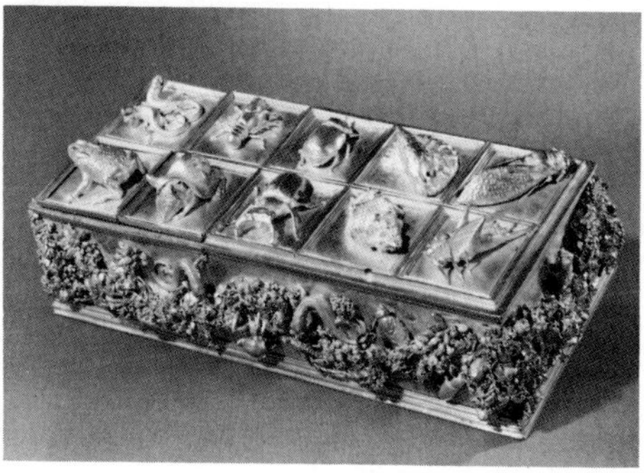

R. B.

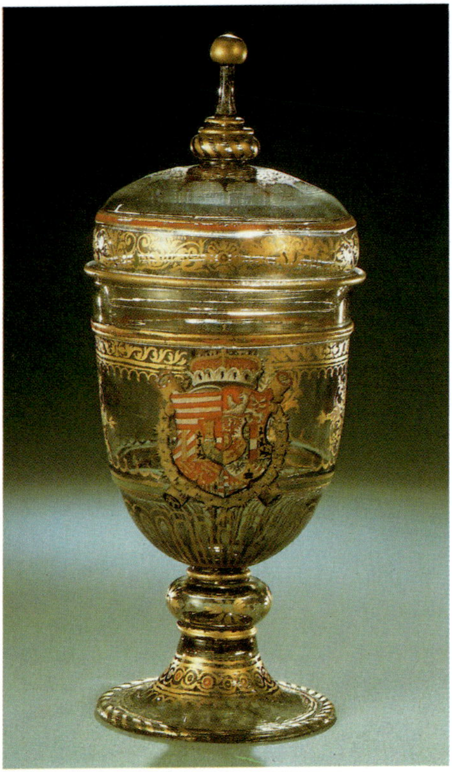

DECKELPOKAL
Antonio Montano
(tätig in Hall, Tirol 1572 – 1590)
Hall
nach 1582
Gelbliches Glas, bemalt; H 34,1 cm
Inv. Nr. 3363

Dieses nicht ganz reine, dickwandige Glas gehört zu einer Gruppe von Gefäßen, die im Gegensatz zu den eleganteren, dünnwandigen Gläsern stehen, die von der Hand von Glasbläsern aus Murano in der Innsbrucker Hofglashütte entstanden. Den dickwandigen Gläsern fehlt auch die Diamantgravierung. Sie sind mit aufgemalten, goldenen Blüten und Ranken verziert. Der abgebildete Deckelbecher trägt auf der Kuppa das Wappen Erzherzog Ferdinands II. und seiner zweiten Frau Anna Katharina von Mantua. Die Stadt Venedig hatte zur Wahrung ihres Monopols der Glaserzeugung strenge Gesetze erlassen. Erzherzog Ferdinand mußte daher für seine Bedürfnisse Glasbläser entweder offiziell ausleihen oder heimlich in Venedig ausbilden lassen, wie etwa Antonio Montano. R. B.

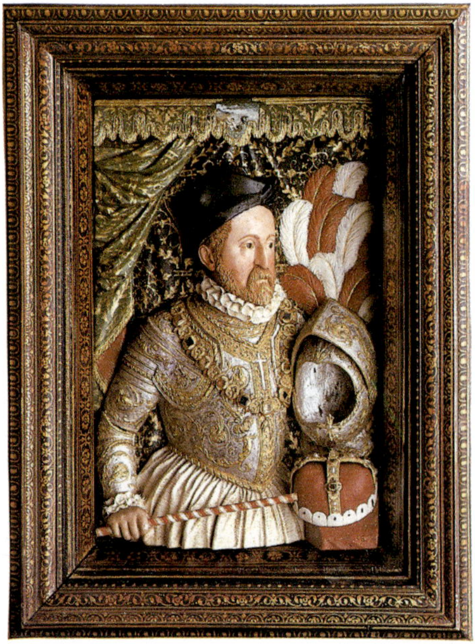

ERZHERZOG FERDINAND II.
Francesco Segala
(tätig in Padua und Venedig 1557 bis ca. 1597)
Innsbruck
um 1580
Gefärbtes Wachs, Edelsteine, Perlen;
H 22,3 cm, B 19,9 cm
Inv. Nr. 3085

Das Reliefportrait Erzherzog Ferdinands ist in seiner detailreichen Ausführung von geradezu goldschmiedeartiger Feinheit: der Silberharnisch mit der vergoldeten Dekoration, die Spitzenkrausen an Hals und Ärmeln, die mit Edelsteinen besetzte Collane mit dem Emblem des Ordens vom Goldenen Vlies und der Erzherzogshut. In der Mitte des baldachinartigen Brokatvorhangs ist eine Darstellung des Jonas mit dem Fisch, die auch auf Medaillen Ferdinands mit der Devise „vincit potentia fati“ („Die Macht des Schicksals siegt“) anzutreffen ist. Auf der Unterseite des Polsters, auf dem der Erzherzogshut ruht, findet sich die Signatur *FRANC.S.P.S.F.* (Franciscus Segala Padovanus Sculptor Fecit). Das Rähmchen ist eine gleichzeitige venezianische Arbeit.
R. B.

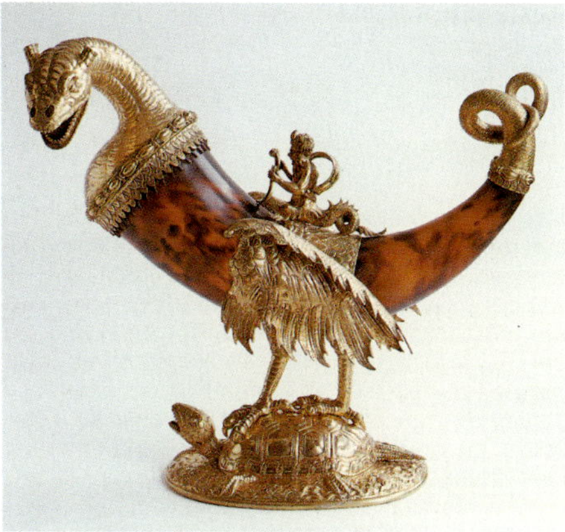

TRINKHORN
Cornelius Gross
(gest. 1575, Meister vor 1534)
Augsburg
um 1560/70
Gepreßtes Schildpatt, Silber vergoldet, teilweise emailliert; H 30 cm, L 34 cm
Inv. Nr. 889

Das Gefäß hat die Gestalt eines Drachen, der auf einer Seeschildkröte steht, die ihrerseits auf den Wellen des Meeres treibt. Es handelt sich dabei um eine nachgotische Paraphrase des mittelalterlichen Trinkhornes, in der vielleicht auch Erinnerungen an die mittelalterliche Vorstellung der „Greifenklaue" (siehe S. 135 r.) nachklingen. Im offenen Rachen des Drachen ist eine „Natternzunge" (siehe S. 137) eingesetzt. So war derjenige, der aus diesem Horn trank, nach alter Vorstellung in doppelter Hinsicht gegen Gift gefeit. Auf dem Rücken des Drachen sitzt ein Triton, der das Wappen der Grafen Montfort-Werdenberg in Händen hält. R. B.

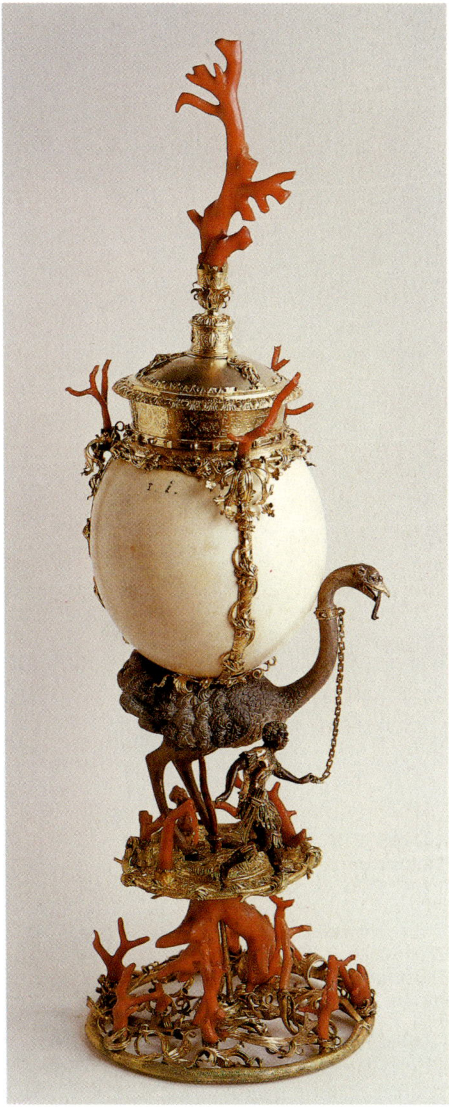

STRAUSSENEI-POKAL ▷
Clement Kicklinger
(gest. 1617 Augsburg, Meister 1561)
Augsburg
um 1570/75
Straußenei, Koralle, Silber vergoldet bzw. bemalt; H 56,8 cm
Inv. Nr. 897

In der Verbindung von exotischen Naturalien und edler Goldschmiedekunst ist dieser Pokal ein typisches Kunst- und Wunderkammerstück. Über dem durchbrochenen Fuß mit kräftigen Korallenstämmen führt ein Mohr an einer langen Kette einen Strauß, der sein eigenes Ei auf dem Rücken trägt. Außerdem hat er ein Hufeisen im Schnabel, das schon im 16. Jh. als Glücksbringer galt. Das Motiv des Straußes als Eisenfresser kommt aus der antiken Sagenwelt und bedeutet „Stärkung durch Widerstand", denn der Vogel hat solche Kräfte, daß er Stein und Eisen verdaut und sich davon nähren kann. Dazu passen die Korallen, denen Heilkraft gegen „Aufwallung in den Gedärmen und dem Geblüt" sowie Schutz gegen den bösen Blick und Zauberei zugeschrieben wurde.
R. B.

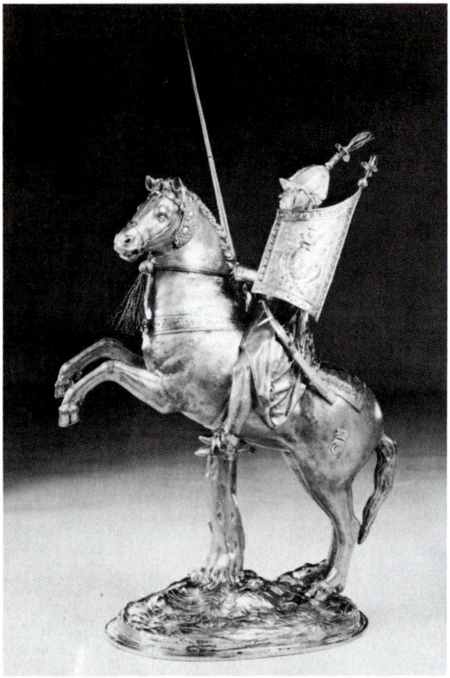

REITENDER HUSAR
Süddeutsch
Ende 16. Jh.
Silber vergoldet, Reste kalter Emaillierung; H 53,3 cm
Inv. Nr. 6853

Das gekrönte *C* auf dem Pferd und das Wappen auf dem Schild des Reiters weisen diesen als Markgraf Carl von Burgau (1560–1618) aus. Er war der zweite Sohn Erzherzog Ferdinands II. aus der morganatischen Ehe mit Philippine Welser. In der Tracht eines ungarischen Husaren, die auch der Reiter trägt, ist Carl in den Kupferstichen des Johannes Agricola dargestellt, welche die Festlichkeiten anläßlich der Vermählung Erzherzog Ferdinands mit seiner zweiten Frau Anna Katharina von Mantua 1582 wiedergeben. Es ist anzunehmen, daß die Statuette um 1582 entstanden ist, entweder als Hochzeitsgeschenk Carls oder in Anlehnung an die Stiche. Die Köpfe von Reiter und Pferd sind abnehmbar, so daß das Objekt auch als Trinkgefäß verwendet werden kann. R. B.

HANDSTEIN
Caspar Ulich
(gest. 1576 St. Joachimsthal; nachweisbar seit 1555)
St. Joachimsthal
um 1565
Silber vergoldet, Silbererzstufe; H 31,7 cm
Inv. Nr. 4148

Handsteine sind eine Besonderheit der böhmischen Goldschmiedekunst. Von Knappen aufgefundene Erzstufen stellten nach Vorbehandlung und künstlerischer Ausgestaltung ein begehrtes Sammelobjekt für Kunstkammern dar und eigneten sich als repräsentative fürstliche Geschenke. Die Auferstehung Christi geht auf Dürers Holzschnitt von 1510 aus der Großen Passion zurück. Ein Zeitgenosse beschreibt das Stück als *die schönste stuffe, die ich mein tag gesehen.* Bei der Bearbeitung des Silbererzes ergab es sich, daß *der leib des Herrn eben in weiß silber kam, Wechter und grab war schwartz wie pley.* Auf der Rückseite ist die in dieser Form nicht stattgehabte Begegnung zwischen Karl V. und König Franz I. von Frankreich nach der Schlacht von Pavia 1525 dargestellt. R. B.

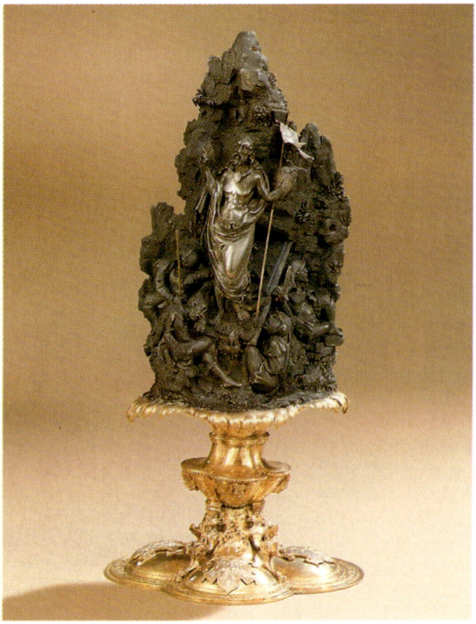

SCHERZGEFÄSS „TANTALUS"
Christoph Gantner
(gest. 1605 Innsbruck)
Innsbruck
um 1580/90
Ton, bunt glasiert; H 26,6 cm
Inv. Nr. 3155

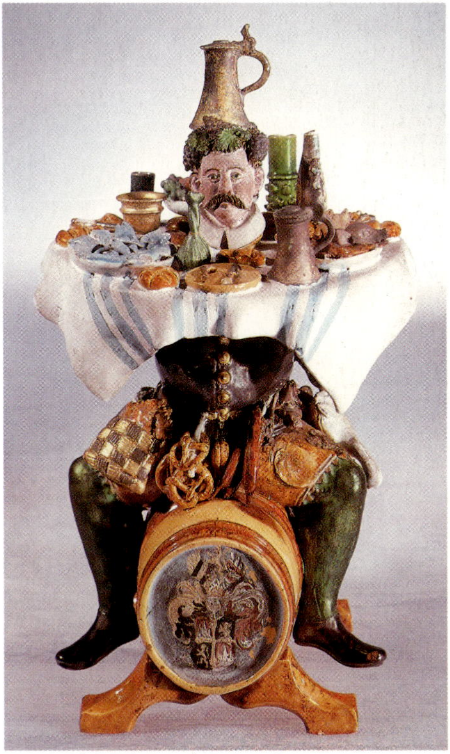

Die Figur des auf einem Faß reitenden Zechers stellt symbolhaft die Bestrafung eines Prassers dar, der Tantalusqualen erleiden muß durch die Unerreichbarkeit der um seinen Kopf herum aufgestellten Leckerbissen. Der Kopf des Tantalus ist abnehmbar und dient somit als Stöpsel. Die Trinkfreude des 16. Jh. hält sich mit dem Erfindungsreichtum der Gefäße die Waage. Folgende Klage ist überliefert: „Uns Teutschen kann man die Trinkgeschirr nicht gross genug, sondern auch nicht schön und seltsam genug machen. Man trinkt aus Affen und Pfaffen, Mönch und Nonnen, Löwen und Bären . . . Ich will nichts sagen von den unflätigen Weinzapfen, die aus Hüten, Schuhen, Stiefeln und aus den Matulis (Nachttöpfen) und Harnkacheln einander zutrinken." R. B.

BÄR ALS JÄGER
Gregor Bair
(Meran? – 1604 Augsburg; Meister 1573)
Augsburg
um 1580/90
Silber, Bisam, Gold, Email, Edelsteine, Perlen;
H 21,3 cm
Inv. Nr. 1094

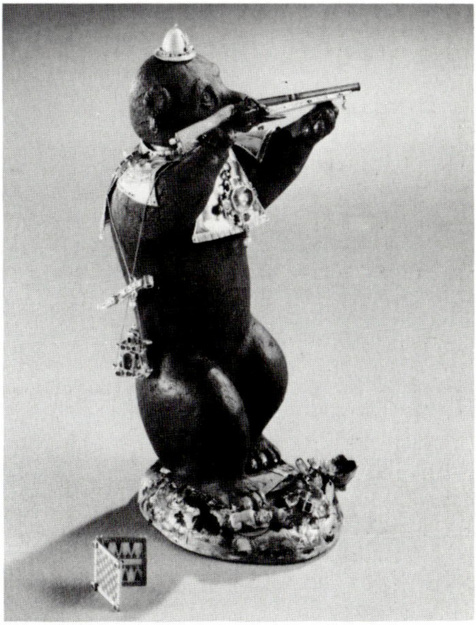

Der aufrecht sitzende, mit vergoldetem Gewehr schießende Bär besteht aus einem Silberkern, der mit – ursprünglich wohl duftendem – Bisam oder Ambra überzogen ist. Unter dem abnehmbaren Kopf befindet sich ein Gefäß, das zur Aufnahme eines Riechstoffes gedient haben könnte. Verschiebt man das Hündchen neben dem Bären, so taucht ein Äffchen auf, das auf einem Drachen reitet und ein Buch hält. Unter dem verschiebbaren Bären ist ein kleines Spielbrett eingelegt. Ob es sich bei diesem merkwürdigen Stück um ein fürstliches Spielzeug oder einen Duftspender handelt, ist nicht geklärt. Es dürfte aber jedenfalls eine Allegorie auf die verkehrte Welt zum Ausdruck gebracht sein. R. B.

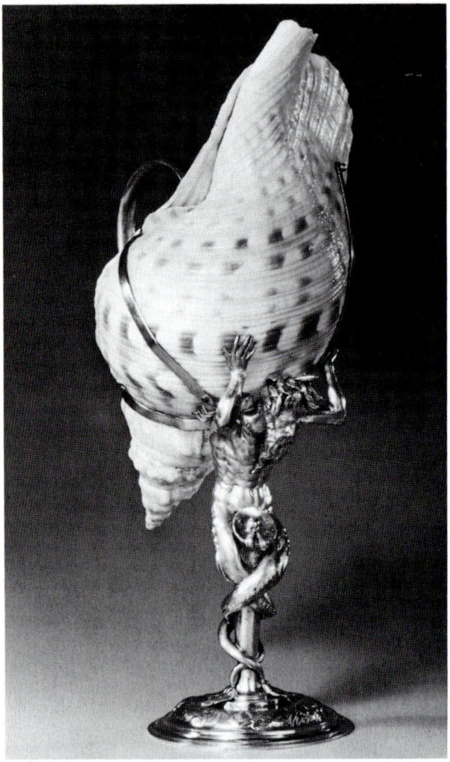

KANNE AUS TRITONSCHNECKE

Abraham I. Pfleger
(gest. 1605; Meister vor 1558)
Augsburg
1585/90
Tritonschnecke, Silber vergoldet; H 32,6 cm
Inv. Nr. 4129

Ein bärtiges Meereswesen trägt eine mit schmalen Bändern und einem schön geschwungenen Henkel montierte Tritonschnecke auf dem Rükken. Die in Flossen auslaufenden Beine schlingen sich schraubenzieherartig um einen als Sitzgelegenheit dienenden Pfahl. Dieses als Kanne adaptierte Schneckengehäuse gehört mit einem Bekken (Inv. Nr. 4128), welches aus von vier Meerjungfrauen zusammengehaltenen Tridacnamuscheln besteht, zu einer Garnitur. Die aus Schloß Ambras stammende und wohl im Auftrag Erzherzog Ferdinands II. entstandene Lavabogarnitur wird im Inventar von 1596 als *mörschneggengeschirr* und *gieszbeckhet* bezeichnet. R. B.

DECKELKRUG

Königsberg?
1. Viertel 17. Jh.
Bernstein, Silber, vergoldet, emailliert; H 23 cm
Inv. Nr. 3548

Hauptfundstätten für Bernstein sind die Küsten der Nord- und Ostsee. Das kostbare, fossile Harz kommt in verschiedenen Farben und in unterschiedlicher Transparenz vor. Diese Eigenschaften werden bei der Herstellung von Kästchen und Gefäßen durch geschicktes Kombinieren verschiedenartiger Platten und Stäbe dekorativ genutzt. Der Krugkörper ist hier aus sechs transparenten, gerundeten Platten zusammengesetzt, auf denen abwechselnd antike Helden und Gehänge von Waffentrophäen geschnitten sind. Schmale, gelbopake Streifen mit eingelegten transparenten, ovalen Medaillons trennen die Platten voneinander. Henkel und Lippenrand aus vergoldetem Silber zeigen einen emaillierten Dekor aus zarten Blumen und Blättern. Das untere Ende des Henkels wird durch ein Wappen – goldenes Szepter auf blauem Grund (brandenburgisches Kurszepter der Erzkämmererwürde) – abgeschlossen. R. B.

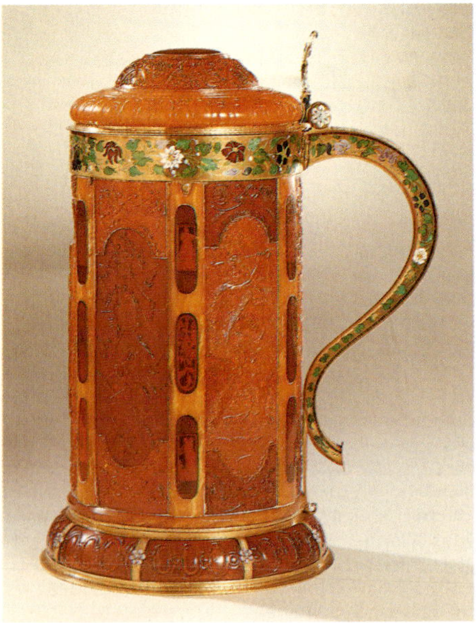

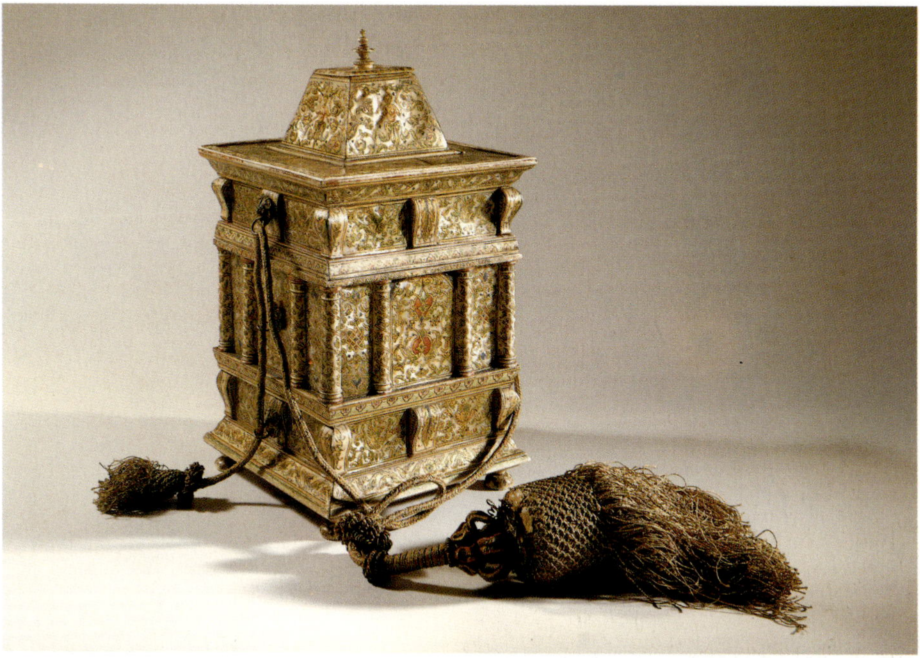

TOILETTEKÄSTCHEN
Venedig
Mitte 16. Jh.
Perlmutt, Bein, Lackmalerei, Silber; H 22,5 cm, B 13,5 cm, L 13,5 cm
Inv. Nr. 4103

Das kostbare Kästchen aus schimmerndem Perlmutt und aufgesetzter architektonischer Gliederung aus Bein ist mit einem Renaissancedekor bemalt, der starken orientalischen Einfluß aufweist. Der transparente Lacküberzug gibt den Farben einen emailartigen Charakter. Zum Tragen des Kästchens dient eine rotseidene, mit Goldfäden gearbeitete Schnur mit Quaste, die durch Ringe mit Löwenmasken an Unterteil und Deckel gezogen ist. Im Inneren sind elfenbeinerne Doppelkämme, ein Spiegel, ein Pinsel, eine vergoldete Schere und weitere kleine Instrumente für den kosmetischen Gebrauch untergebracht. Ein Fläschchen aus weißem Fadenglas bestätigt die Herkunft des seit 1596 im Ambraser Inventar genannten Kästchens aus Venedig.

R. B.

KÄSTCHEN
Ceylon
2. Hälfte 16. Jh.
Elfenbein, Silber; H 14,9 cm, B 16 cm, L 25 cm
Inv. Nr. 4743

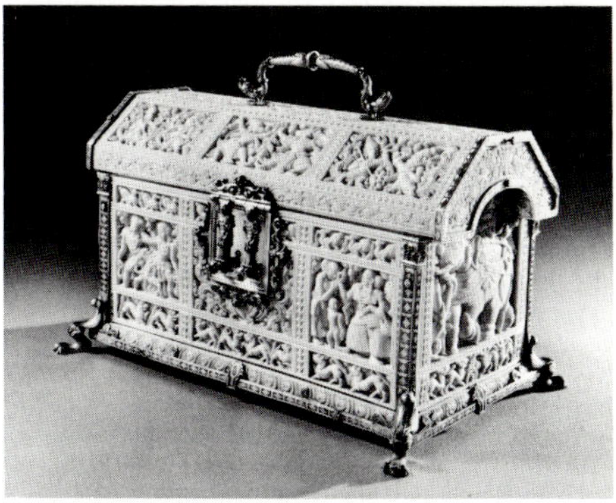

Das aus geschnittenen Elfenbeinplatten zusammengesetzte Deckelkästchen ist mit einer silbernen Montierung, Füßchen, Schloß und Henkel versehen, die eine europäische Hinzufügung aus der zweiten Hälfte des 16. Jh. darstellen. In den Reliefs werden Szenen aus dem Leben Krischnas geschildert. Das Kästchen wird bereits im Ambraser Inventar von 1596 genannt, was einmal mehr bezeugt, wie beliebt exotische Gegenstände in den Kunst- und Wunderkammern waren. Auch für die sonst schwierige Datierung der Elfenbeinarbeit ist, neben der europäischen Fassung, die Erwähnung im Inventar wichtig. Ein ähnliches, mit Gold und Edelsteinen jedoch noch kostbarer ausgestattetes Kästchen in der Schatzkammer der Residenz München wird in einem Münchner Inventar auch schon 1598 erwähnt.

R. B.

KAISER RUDOLF II.
Adriaen de Vries
(Den Haag um 1545 – 1626 Prag)
Prag, 1603
Bronze; H 112 cm
Inv. Nr. 5506

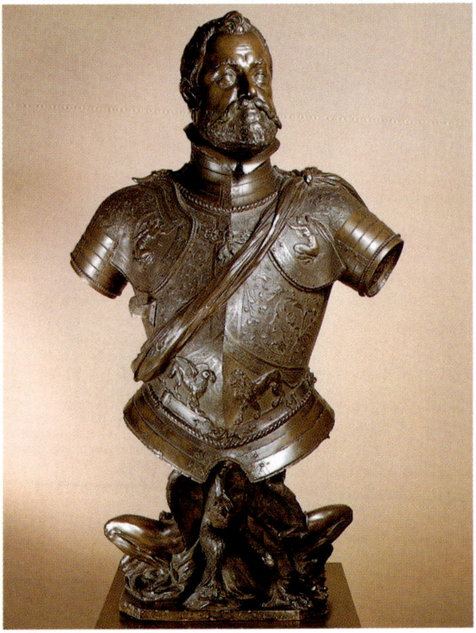

Adriaen de Vries, seit 1601 Hofbildhauer Rudolfs II. in Prag, schuf mit dieser Büste auf Wunsch des Kaisers ein Gegenstück zu jener Karls V. von Leone Leoni (siehe S. 184 l.), welche Rudolf erst 1600 erworben hatte. Nicht nur der freiere malerische Duktus der Modellierung fasziniert; Vries übertraf das Vorbild auch formal, indem er seinem Bildnis durch eine leichte Drehung des Körpers und Anhebung des Blickes mehr Dramatik und majestätisches Pathos bei gleichzeitig größerer Distanz zum Betrachter verlieh. Er erreichte damit einen Grad der höfischen Repräsentation im Portrait, der weit über alles bisher in der Skulptur Geschaffene hinausging und erst in Berninis Herrscherbildnissen eine weitere Steigerung erfuhr. M. L.-J.

ANSICHT DES HRADSCHIN IN PRAG ▽
Prager Hofwerkstatt der Castrucci
Anfang 17. Jh.
Commesso in pietre dure; H 23,5 cm, B 11,5 cm
Inv. Nr. 3060

Die beiden Florentiner Cosimo und Giovanni Castrucci wurden von Rudolf II. nach Prag berufen und scheinen die „Castrucci-Werkstatt", innerhalb derer die Hände kaum zu scheiden sind, über den Tod des Kaisers hinaus eine Zeitlang weiterbetrieben zu haben. Jene Variante der Glyptik, die man Intarsienmalerei nennen könnte, strebt danach, Wirkungen und Effekte zu erzielen, die ihrem Wesen nach der Malerei eigentümlich sind. Sie kann sich der nahezu unbegrenzten Mannigfaltigkeit natürlich gewachsener Farbenspiele und Steinzeichnungen bedienen, doch hängt die Qualität dieser Steinmalerei eben davon ab, wie sehr es dem Künstler gelang, Farbe und Maserung der Steine innerbildlich formbildend einzusetzen.
Commesso in pietre dure meint wörtlich eine zusammengesetzte Arbeit aus Hartsteinen. Eine Technik, die auch unter dem Begriff „Florentiner Mosaik" bekannt ist, weil vor allem die großherzogliche Hofwerkstatt in Florenz diese esoterische Kunstübung zur Hochblüte gebracht hat. Die Erzeugung solcher Steineinlegearbeiten aus Schmucksteinen war eine sehr arbeitsaufwendige und kostspielige Angelegenheit. Neben erfahrenen Steinschleifern bedurfte sie vor allem eines sehr reichhaltigen und vielfältigen Vorrats bunter Steine. Für die Umsetzung der Kartons ins Steinbild werden aus dem Vorrat Schmucksteine herausgesucht, deren Farbigkeit und Maserung sich eignen, die einzelnen Bildpartien der Vorlage entsprechend wiederzugeben. In dünne Platten zersägt, werden die einzelnen Steine laubsägeartig in Schollen mit dem Umriß des gewünschten Farbflecks geschnitten und möglichst fugenlos formbildend zusammengesetzt. H. T.

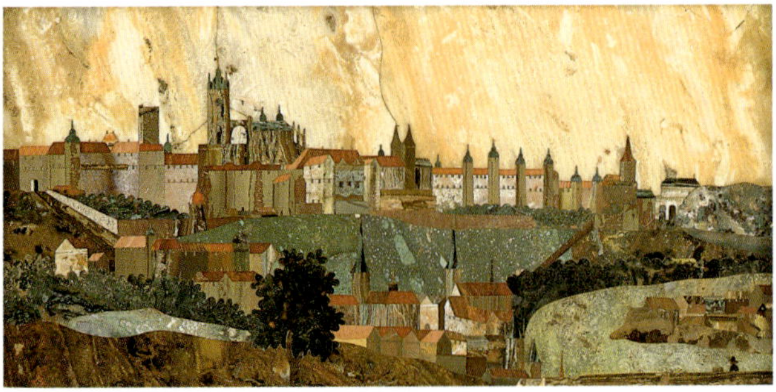

ANBETUNG DER KÖNIGE
Münchner Hofwerkstätte
Ende 16. Jh.
Gold, Email, Ebenholz, Edelsteine, Perlen;
H 17,5 cm, B 11,9 cm
Inv. Nr. 3218

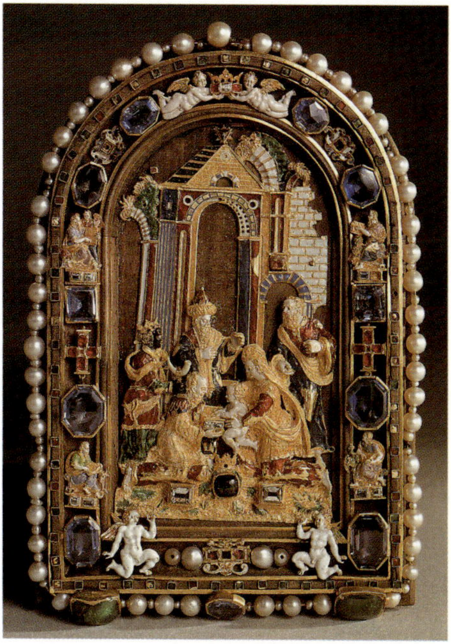

Das in Art eines Hausaltärchens gestaltete, überaus preziöse Täfelchen in Goldemail zeigt die Anbetung der Heiligen Drei Könige, die auf Albrecht Dürers Holzschnitt von 1511 zurückgeht. Die rahmende Einfassung ist mit zehn großen Saphiren besetzt, zwischen denen in Emailplastik die Figürchen der vier Evangelisten und Putti sowie Kreuze aus Rubinen sitzen. Auf der Rückseite befindet sich unter einem Bergkristall ein Miniaturgemälde der Geburt Christi nach Dürers Kupferstich von 1504. Ein dort angeklebter Zettel, beschrieben von der Hand des Schatzmeisters Leopolds I., Hermann Gabriel von Völcker, besagt, daß das *tafferl* dem Kaiser von seiner Gemahlin Eleonora Magdalena zum Namenstag geschenkt und 1701 in den *geschmuck kasten* gelegt worden war. R. B.

ANHÄNGER MIT DER DARSTELLUNG „MOSES SCHLÄGT WASSER AUS DEM FELSEN“
Augsburg
um 1600
Gold, teilweise emailliert, Diamanten, Rubine, Perlen; H 7,2 cm, B 5,7 cm
Inv. Nr. 1616

ANHÄNGER IN GESTALT EINER TRAUBE
Süddeutsch
Anfang 17. Jh.
Gold, teilweise emailliert, Rubine, Monsterperle; H 5,3 cm
Inv. Nr. 2127

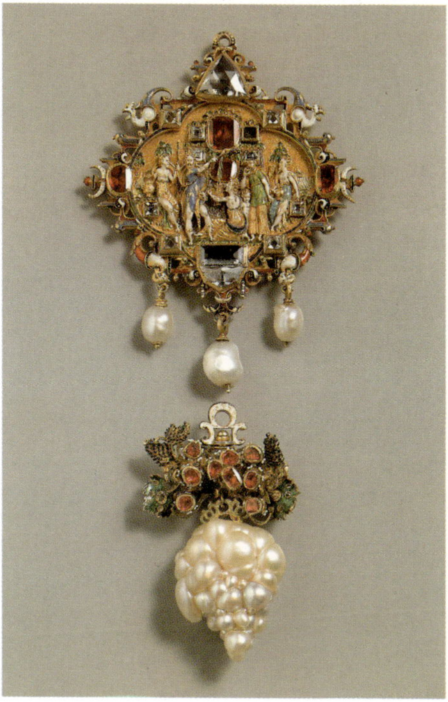

Von jeher hatte der Mensch den Wunsch, sich zu schmücken. Zeugnisse dafür gibt es aus allen Epochen. Was jedoch aus der Renaissancezeit an Schmuckstücken überliefert ist, übertrifft alles bisher Dagewesene: einerseits in der phantasievollen künstlerischen Ausgestaltung, andererseits in der Überfülle an Edelsteinen, Gold und Email, die mit größter technischer Perfektion verarbeitet werden. Auf den höfischen Portraits des 16. und 17. Jh. sieht man die Dargestellten mit Halsketten, Broschen, Anhängern, Diademen und Ringen geradezu überhäuft. Die aus schweren Stoffen gearbeiteten Kleider der Damen sind mit aufgenähten Perlen, Schließen und Heftlein übersät. R. B.

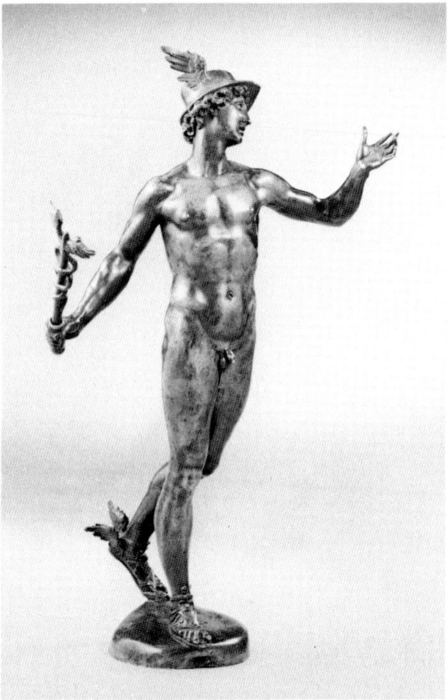

MERKUR
Johann Gregor van der Schardt
(Nijmwegen um 1530 – um 1581 Nürnberg?)
Nürnberg, letztes Drittel 16. Jh.
Bronze; H 53 cm
Inv. Nr. 5900

Merkur ist in schreitender Stellung wiedergegeben, die ihn als den Götterboten ausweist. Blick und Gestik lassen ein Gegenüber erwarten. Es handelt sich offensichtlich um eine Minerva darstellende Statuette, die sich heute in amerikanischem Privatbesitz befindet. Van der Schardt, ein Zeitgenosse Giambolognas, hielt sich in den sechziger Jahren des 16. Jh. in Rom, Florenz, Bologna und Venedig auf. Er orientierte sich stärker als Giambologna an italienischen Künstlern der älteren Generation, wie Benvenuto Cellini, Baccio Bandinelli und Sansovino. Dies war auch der Grund, daß die Statuette bis zum Bekanntwerden einer signierten größeren Version in Stockholm die verschiedensten Zuschreibungen erfuhr. Eine Replik befindet sich in Stuttgart. M. L.-J.

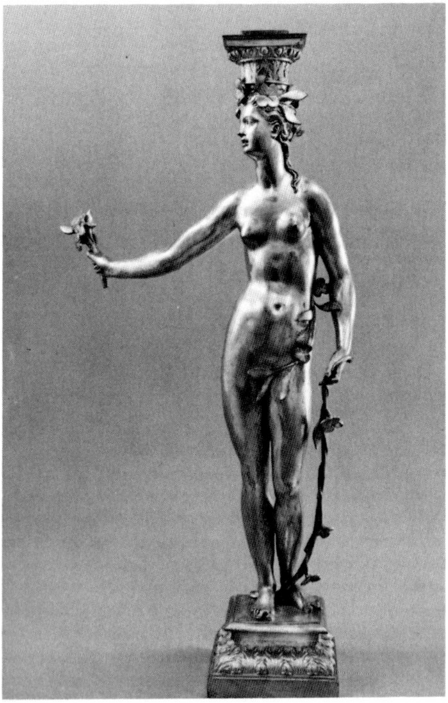

ALLEGORIE DES FRÜHLINGS
Johann Gregor van der Schardt zugeschrieben
(Nijmwegen um 1530 – um 1581 Nürnberg?)
Nürnberg, 1569/78
Bronze, feuervergoldet; H 71,2 cm
Inv. Nr. 1118

Die *Allegorie des Frühlings* ist eine von vier die Jahreszeiten repräsentierenden Trägerfiguren eines über drei Meter hohen silbernen Brunnens, den der Nürnberger Goldschmied Wenzel Jamnitzer ab 1569 für Kaiser Maximilian II. in Arbeit hatte, aber erst 1578 an Kaiser Rudolf II. lieferte. Der Brunnen, von dem eine detaillierte zeitgenössische Beschreibung erhalten ist, wurde 1748 eingeschmolzen. Überdauert haben nur die vier Karyatiden aus vergoldeter Bronze. Sie können nicht von Jamnitzer stammen, sondern gehen auf Modelle eines Bildhauers zurück. Hierfür bietet sich aus stilistischen Gründen Johann Gregor van der Schardt an, der ab 1570 als Hofbildhauer Maximilians II. in Nürnberg tätig war. M. L.-J.

MARS, VENUS UND AMOR
Hubert Gerhard
(Amsterdam? um 1550 – 1622/23 München)
Innsbruck
um 1605
Bronze; H 41,4 cm
Inv. Nr. 5848

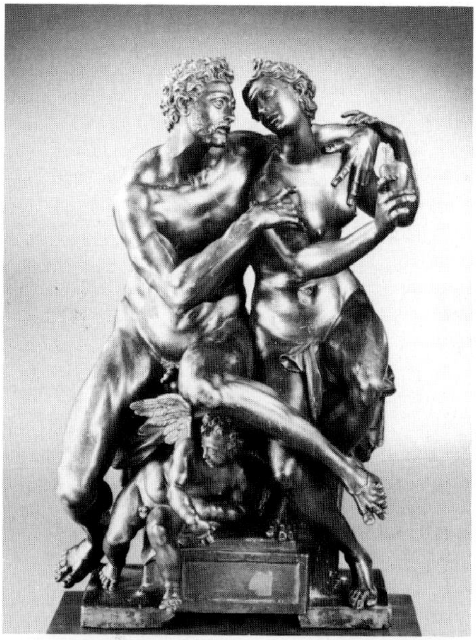

Wie seine niederländischen Bildhauerkollegen Giambologna, Adriaen de Fries und Johann Gregor van der Schardt verbrachte auch Hubert Gerhard einige Lehrjahre in Italien. Seine Lehrer kennt man zwar nicht, doch ist er 1581 in Florenz nachweisbar. Im selben Jahr tritt er in Augsburg in den Dienst des Hauses Fugger. Er schuf für deren Schloß Kirchheim 1585–1590 einen monumentalen Brunnen, den eine Mars-Venus-Amor-Gruppe krönte, die sich heute im Bayerischen Nationalmuseum in München befindet. Um 1605, damals im Dienste Erzherzog Maximilians III. in Innsbruck stehend, griff er das Thema nochmals auf und wandelte es in eleganteren, geschmeidigeren Proportionen zu einem Kunstkammerstück ab. M. L.-J.

VENUS UND AMOR
Nikolaus Pfaff
(Nürnberg 1556? – 1612 Prag)
Prag
1601/07
Elfenbeinstatuette, Ebenholz; H 19,5 cm (mit Sockel), H 12,9 cm (ohne Sockel)
Inv. Nr. 4658

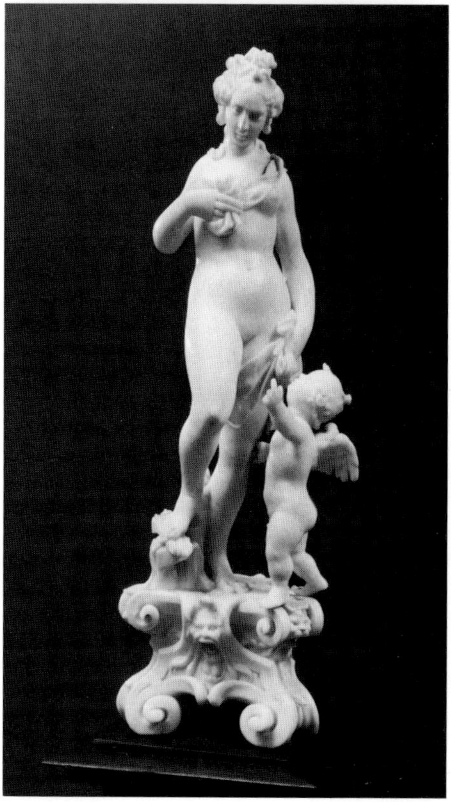

Elfenbeinschnitzereien kamen um 1600 erst wieder langsam in Mode. In der reichen Kunstkammer Kaiser Rudolfs II. befanden sich nur vier Stücke. Alle vier hatte Nikolaus Pfaff gemacht, darunter auch diese Venus. Mit graziöser Gelassenheit steht sie mit einem Fuß auf dem mit Pfeilen gefüllten Köcher Amors und scheint in ihrer stillen Versunkenheit das Flehen des mutwilligen Knaben um seine Waffen nicht zu vernehmen. Das Figürchen atmet antikischen Geist. Dem Spielbein antwortet der abgewinkelte Arm, motiviert durch ein vor die Brust gezogenes Tüchlein. Der leicht geneigte Kopf führt den gleitenden Blick über den hängenden Arm wieder zum Standbein herab, von wo ihn der Knabe im Aufblick zurückweist ins schmale Gesichtchen der Venus. Nikolaus Pfaff war seit 1. Jänner 1601 als Kammertischler und Bildschnitzer in Prag angestellt. R. D.

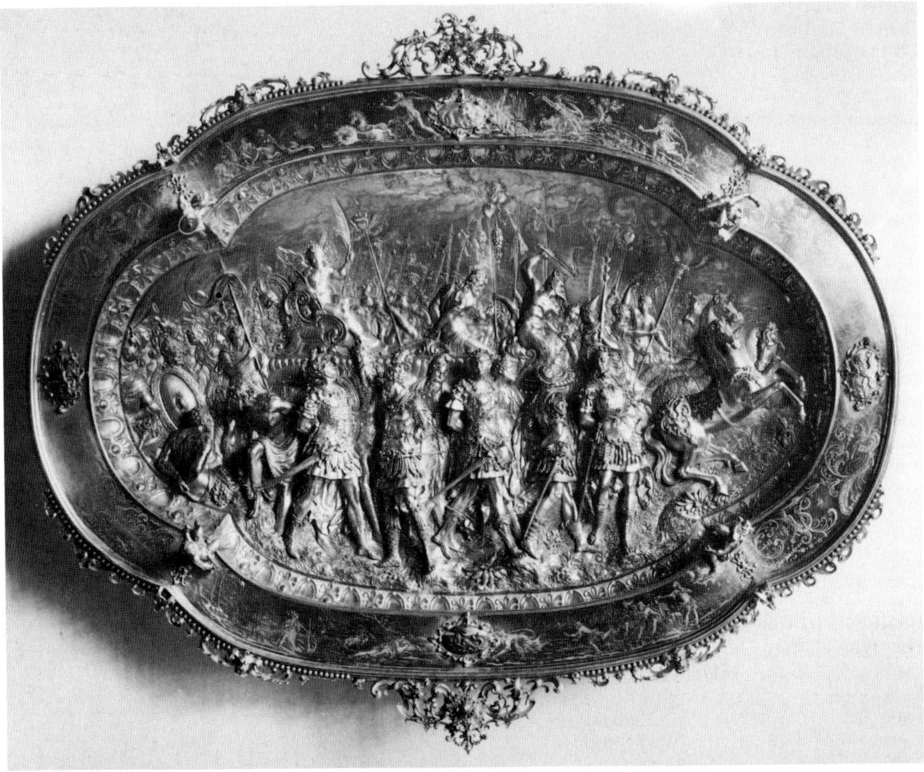

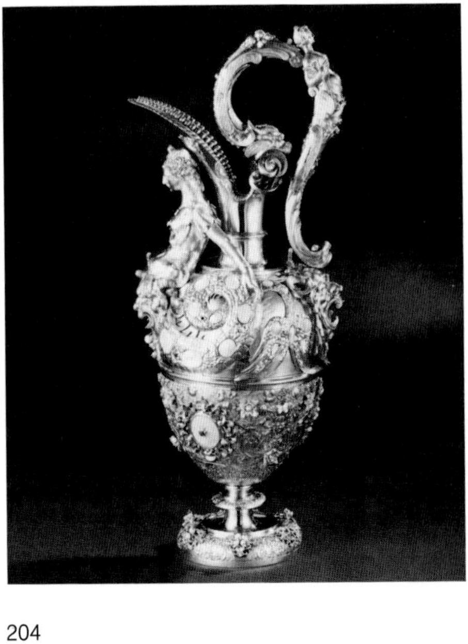

KANNE
Nikolaus Schmidt
(Greifswald ? – 1609 Nürnberg; Meister 1582)
Nürnberg
um 1600
Silber vergoldet, Perlmutt, Granaten; H 54 cm
Inv. Nr. 1124

Starke plastische Akzente bereichern den gebräuchlichen Typus der manieristischen Kannenform mit ovalem Gefäßkörper, engem Hals und hochgeschwungenem Henkel. Mit dem Übergang vom Kleinteiligen zum Großformigen geht ein Wechsel zum Figürlichen einher. Auf der Schulter des Kannenkörpers sitzt unter dem Gußschnabel eine Nereide, die raumgreifende Haltung ihrer Arme betont noch das Vollrund ihres Oberkörpers. Darunter verdeckt ein Maskaron den Übergang zu ihrem zweischwänzigen Fischleib, der dem Kannenkörper nur mehr als Flächenform anliegt. Die Verwendung von Perlmutt-Intarsien an dieser – vollständig erhaltenen – Lavabogarnitur könnte auf die Nürnberger Vorliebe der Zeit um 1600 zur Nachahmung orientalischer Techniken zurückgehen. H. T.

◁ PRUNKBECKEN MIT DARSTELLUNG DES TRIUMPHZUGES AMORS
Christoph Jamnitzer
(Nürnberg 1563 – 1618 Nürnberg)
Nürnberg, um 1605
Silber vergoldet, Email; H 64,7 cm, B 53 cm
Inv. Nr. 1104

Der Triumphzug Amors füllt das vierpässige Becken bis zur Kehlung aus. Auf dem von Pferden gezogenen Triumphwagen führt der Liebesgott Jupiter als vornehmsten seiner zwölf Gefangenen mit sich. Zu Fuß schreitet Cäsar den „neun guten Helden" voran, der kauernde Herkules bildet den Schluß der Gefesselten. Unüberschaubar schließt Amors Gefolge gegen die Ferne zu ab. An den Zwickeln des Beckenrandes sitzen Putti, durch ihre Attribute als Personifikationen der vier Weltteile gekennzeichnet. Medaillonförmige Reliefappliken – je eine aus Gold, Silber, Bronze und Eisen – stellen in Gestalt visionärer Symboltiere die vier Weltreiche dar (Babylonien-Assyrien, Persien, Reich Alexanders des Großen, Römisches Reich). Auf dem glatten Beckenrand erscheinen als hauchzarte Punzenstich-Gravuren vier mythologische Szenen nach den Metamorphosen des Ovid (Apollo und Daphne, Pluto und Proserpina, Hippomenes und Atalante, ungedeutete Szene). Das Hauptthema geht auf den ersten der sechs Trionfi des Petrarca zurück, die weiteren fünf folgen als Reliefdarstellungen auf dem Kannengefäß. Neben der Textvorlage benutzte Jamnitzer auch Bildvorlagen, insbesondere Trionfi-Illustrationen, ohne aber eine einzige direkt zu kopieren. Ob die Programmerweiterung auf einen Ideographen, der wohl am ehesten im Umkreis des Auftraggebers, Kaiser Rudolf II., in Prag zu vermuten wäre, oder auf den Künstler selbst zurückgeht, muß offenbleiben.
Christoph Jamnitzer, aus großer Familientradition hervorgewachsen und durch sein Italienerlebnis geprägt, ist zu Beginn des 17. Jh. in Nürnberg die überragende Künstlerpersönlichkeit: sowohl als Goldschmied wie als Zeichner, Entwerfer der Rathausskulpturen, Stecher und Verfasser des „Neuw Grotteßken Buch". Sein Schaffen charakterisiert die Auflösung jeglicher additiver Reihung und Schichtung im Aufbau und eine bewegte Formenwucherung des Zierats auf Kosten der Funktion. Ohne Rücksicht auf ihre Verwendbarkeit wird die Trionfi-Prunkgarnitur zum reinen Schaustück. Als solche wurde sie zu den Frankfurter Krönungszeremonien mitgenommen, obgleich sie für Waschungen untauglich war. Weil vier signierte Schalenrandvorzeichnungen und eine Triumphzug-Skizze noch erhalten sind, läßt sich der Weg vom Entwurf zur Ausführung gut verfolgen. Punzenstich-Gravuren wie Treibarbeit sind dramatischer, pointierter und sprühen vor Lebendigkeit. Dem Künstler gelingt es, das Atmosphärische und die Tiefenwirkung im Relief noch zu steigern. H. T.

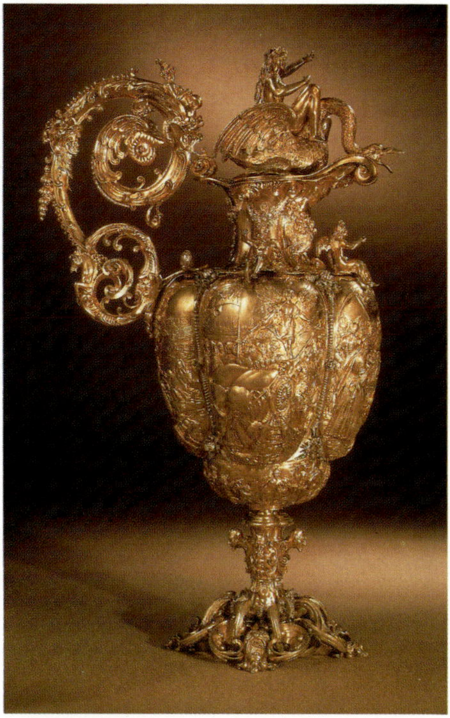

PRUNKKANNE
Christoph Jamnitzer
(Nürnberg 1563 – 1618 Nürnberg)
Nürnberg
um 1605
Silber vergoldet, Email; H 43,5 cm
Inv. Nr. 1128

Die Trionfi-Folge setzt fort mit dem Triumph der Keuschheit über die Liebe (Einhörner), des Todes über die Keuschheit (Büffel), des Ruhmes über den Tod (Elefanten), der Zeit über den Ruhm (Hirsche), der Ewigkeit über die Zeit. Letzterer Triumph der Göttlichkeit weicht von Petrarcas Text ab, weil er nicht christliche, sondern pagane Motive bringt. Im Bild einer olympischen Götterversammlung ist in komprimierter Form ein mythologisches, emblematisch verschlüsseltes Programm dargestellt: Psyches Aufnahme in den Olymp als Gleichnis für die Unsterblichkeit der Seele, die Grazien als Metapher der Gnade Gottes und das Emblem der „Fata Homerica" bzw. „Pforten des Jupiter", worin in den Gefäßen, gefüllt mit dem Guten und dem Bösen, das Schicksal Gestalt annimmt. Obenauf Venus oder Leda auf dem Schwan. H. T.

PRUNKBECKEN MIT DARSTELLUNG DER GESCHICHTE DER EUROPA
Christoph Lencker
(Ludwigsorget 1556 – 1613 Augsburg)
Augsburg
Ende 16. Jh.
Silber vergoldet, Email; H 58,5 cm, B 69 cm
Inv. Nr. 1110

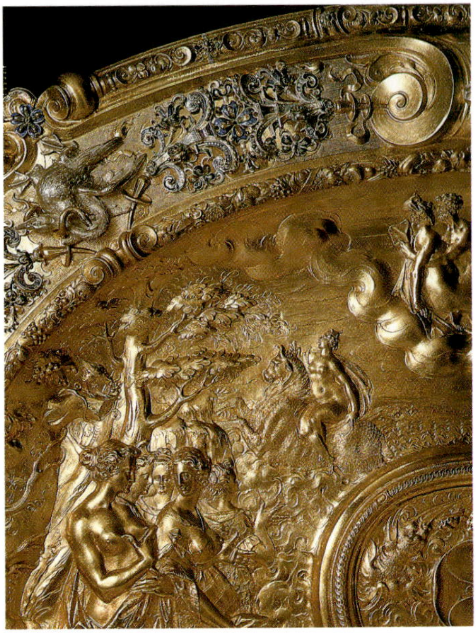

An der vollständigen Prunkgarnitur war der Raub der phönikischen Königstochter Europa durch Jupiter in Stiergestalt einst zweimal dargestellt: einmal in Gestalt der verlorenen Kanne – einer rundplastischen Gruppe aus Stier und reitendem Mädchen –, das andere Mal eingebunden in eine Reliefdarstellung, die den abgetieften Beckengrund besetzt. Ein Schwebezustand ist darin erreicht zwischen der ringförmig angelegten Komposition, die mit der ausgesparten Kannenstandfläche dem Gerätecharakter mehr entgegenkommt, und der Einansichtigkeit des illusionierten Bildganzen. Die betonte Aktionslosigkeit der beobachtenden Gespielinnen neutralisiert, daß sich die Geschichte der Europa in drei Zeithorizonten abspielt: rechts treibt Merkur die Rinderherde zusammen, um die Mädchen zu täuschen; links erfolgt die gelungene Entführung und oben die glückliche Vereinigung der Liebenden. H. T.

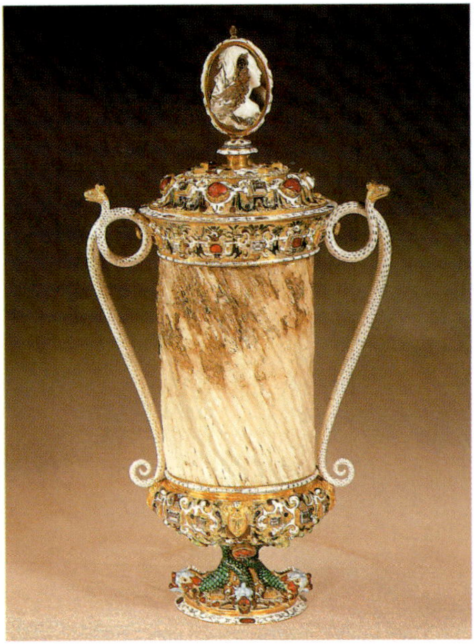

NARWALHORNBECHER
Jan Vermeyen
(Brüssel vor 1559 – 1606 Prag)
Prag
um 1600/05
Narwalhorn („Einhorn“), Gold emailliert, Diamanten, Rubine, Doppelkamee aus Achat; H 22,2 cm
Inv. Nr. 1113

Als die eigentliche Kostbarkeit an diesem Gefäß galt das Stück vom „Einhorn“, das die Wandung bildet. Dem Horn des sagenhaften Tieres – etwa seit 1200 mit dem Stoßzahn des Narwals gleichgesetzt – schrieb man größte Heilswirksamkeit zu. Nach Anselmus Boetius de Boodt, einem Leibarzt Kaiser Rudolfs II., sei das Einhorn so hoch geschätzt, weil es durch nichts bei der Erkennung, Vorbeugung und Überwindung jeglichen Giftes übertroffen würde, so daß es den Preis des Goldes bei weitem übersteige. Daraus erklärt sich der hohe Anspruch bei der Gestaltung des Gefäßes. Die reiche Goldemailarbeit mit Edelsteinen schuf der Kammerjuwelier Rudolfs II., Jan Vermeyen, den der Kaiser im Herbst 1597 nach Prag berufen hatte. Die schöne Doppelkamee auf dem Deckel stammt vermutlich aus der Mailänder Miseroniwerkstatt. R. D.

KRUG AUS JASPIS
Ottavio Miseroni (Krug)
(Mailand 1567 – 1624 Prag)
Paulus van Vianen (Fassung)
(Utrecht um 1570 – 1613 Prag)
Prag
Ende 16. Jh. (Fassung: 1608)
Jaspis, Gold; H 35,5 cm
Inv. Nr. 1866

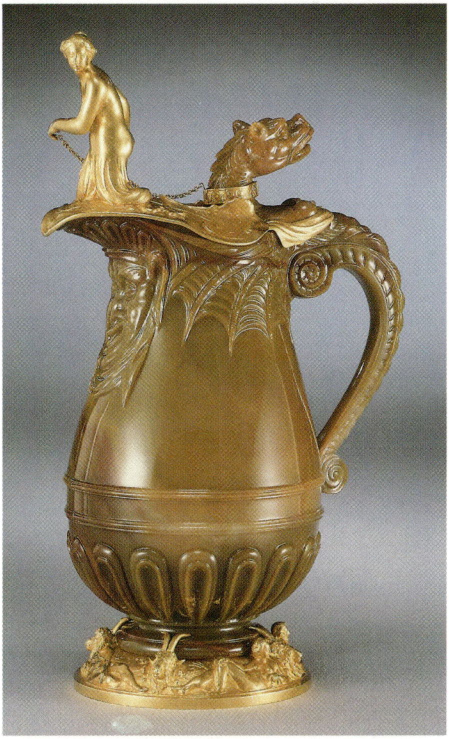

Das einzigartige Stück wirkt wie aus einem Guß, obwohl es in zwei Ansätzen entstand. Der Krug bedurfte ursprünglich keiner Fassung. Er war ein monolith gearbeitetes Virtuosenstück, das der seit 1588 in Prag tätige Ottavio Miseroni vor 1600 geschaffen hatte. Die von Paulus van Vianen bezeichnete und 1608 datierte Fassung entstand, als der Drachenkopf am Henkel, der aus einem Jaspis von anderer Struktur besteht, erneuert wurde. Eine goldene Draperie verdeckt die Stükkung. Auf dem Deckel erhebt sich eine Nereide aus dem Wasser und nimmt den Drachen an die Kette. Am Fuß antwortet dieser Goldarbeit ein breiter Reifen mit der Darstellung der vier Elemente, symbolisiert durch Jupiter (Feuer), Juno (Luft), Pluto (Erde) und Amphitrite (Wasser). Vier Steinbockköpfe teilen den Ring und ihre Hörner bilden die Halterung. R. D.

DECKELPOKAL AUS RHINOZEROSHORN
Prag
1611
Rhinozeroshorn, Hauer eines afrikanischen Warzenschweines, Silber vergoldet; H 49,7 cm
Inv. Nr. 3709

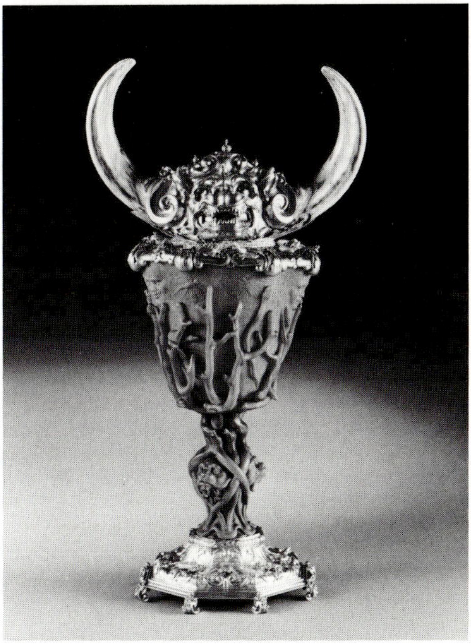

Den anschaulichen Charakter des Pokals bestimmt die Grundidee, das Walten dämonischer Kräfte in der Natur zu vergegenständlichen und sie zugleich zu bannen. Die gewaltigen Hauer des Warzenschweines erscheinen als Hörner des dominanten Raubtierhauptes auf dem Deckel, das zwischen den gefletschten Zähnen eine „Natternzunge" (fossiler Haifischzahn) trug. Sie sollte vor Gift schützen. Das kleine Getier auf Deckel und Fuß, Naturabgüsse von Spinnen, Käfern etc., symbolisiert negative Kräfte im Mikrokosmos. Schlangen, Echsen und Insekten beleben auch die Wandung des Hornpokals, den Nikolaus Pfaff schnitzte. Die heilsamen Kräfte sah man im Horn selbst, in der Natternzunge und in den dargestellten Korallenästen um die Kuppa. Der unbekannte Goldschmied stand in der Nürnberger Tradition.
R. D.

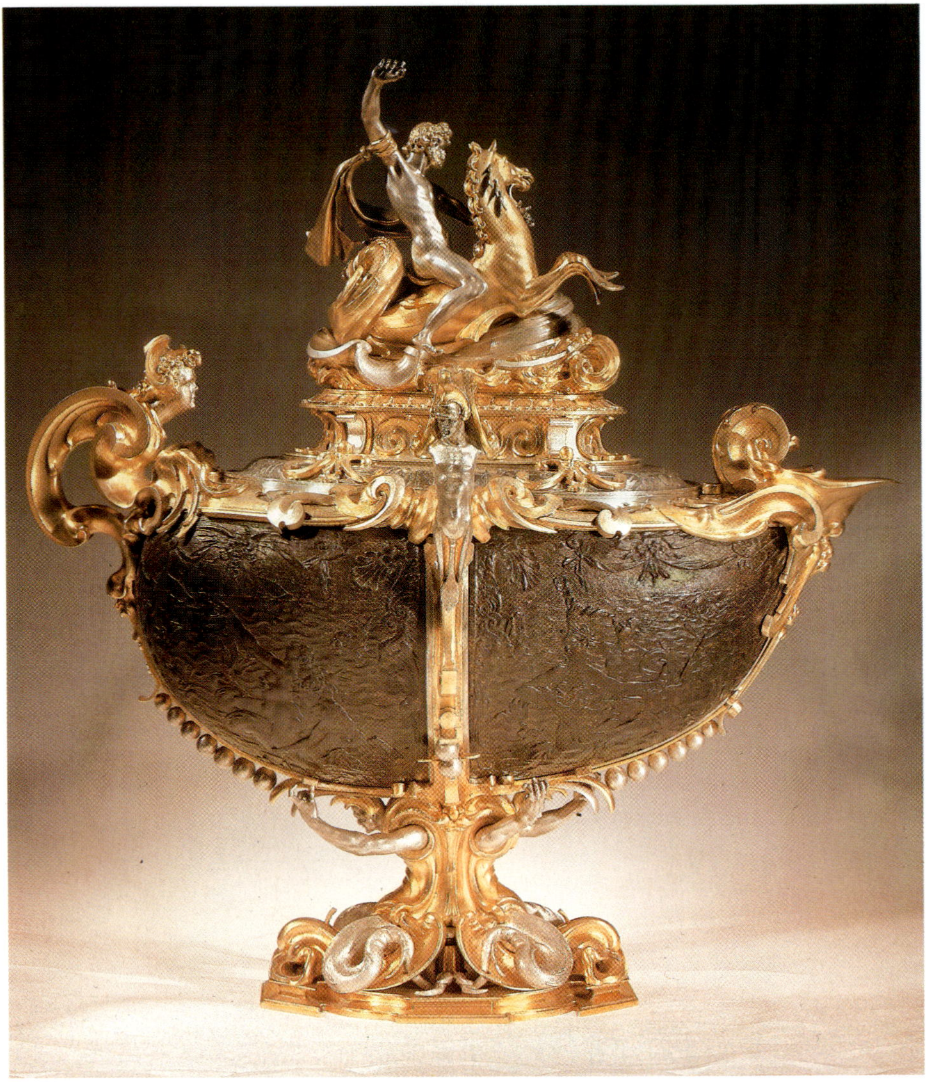

SEYCHELLENNUSS-KANNE
Anton Schweinberger
(Augsburg Mitte 16. Jh. – 1603 Prag)
Prag
1602
Halbe Seychellennuß (von der Lodoicea Seychellarum), Silber, teilweise vergoldet; H 38,5 cm
Inv. Nr. 6872

Die *Kanne* ist ein Hauptwerk der Prager Goldschmiedekunst der Zeit Kaiser Rudolfs II. Schweinberger, der seit 1587 am Prager Hof angestellt war, ging über die konventionelle Aufgabe, eine seltene Naturalie zu fassen, weit hinaus. Die Nuß wurde damals als Schwemmgut bei den Malediven gefunden und galt als Frucht des Meeres. Das erklärt die Motive aus der Welt der Seewesen, die das Werk durchziehen. Schweinberger schrieb seine bildhauerische Konzeption einem Rhombus ein, dessen Diagonalen in der Waagrechten den Rand der Nuß und in der Senkrechten die seitlichen Spangen bzw. die Achse des Fußes durchlaufen. Fließende Übergänge verschleifen den Wechsel der Richtungen. Zwei Rücken an Rücken sitzende Tritonen tragen das Gefäß und leiten mit ihren vorgebeugten Köpfen und ausgreifenden Armen in die Horizontale des schiffsförmigen Kannenkörpers

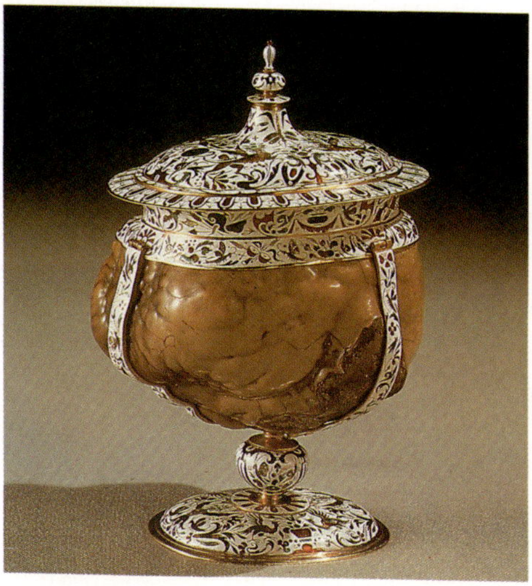

BEZOAR-BECHER
Jan Vermeyen
(Brüssel vor 1559 – 1606 Prag)
Prag
um 1600
Orientalischer Bezoar, Gold emailliert; H 14,5 cm
Inv. Nr. 3259

Bezoare sind Magensteine der asiatischen Bezoarziege oder des südamerikanischen Lama. Der Begriff kommt aus Persien (bâd-sahr = Gegengift) und deutet an, daß der Bezoar als hochkarätige Medizin gegen vielerlei Übel galt. Der orientalische Bezoar kostete zuweilen das Zehnfache des Goldwertes. Da man dem Stein vor allem die Eigenschaft zuschrieb, Getränken Gift zu entziehen oder es unwirksam zu machen, ließ Rudolf II., der in seinen späten Jahren vergiftet zu werden fürchtete, diesen Bezoar aushöhlen und von seinem Kammerjuwelier zu einem kostbaren Becher gestalten. Die Kostbarkeit des Steines und die Person des Kaisers forderten höchsten Anspruch. Die über zwei Achsen symmetrisch angelegte Goldemailornamentik gehört zu den feinsten Arbeiten Vermeyens. R. D.

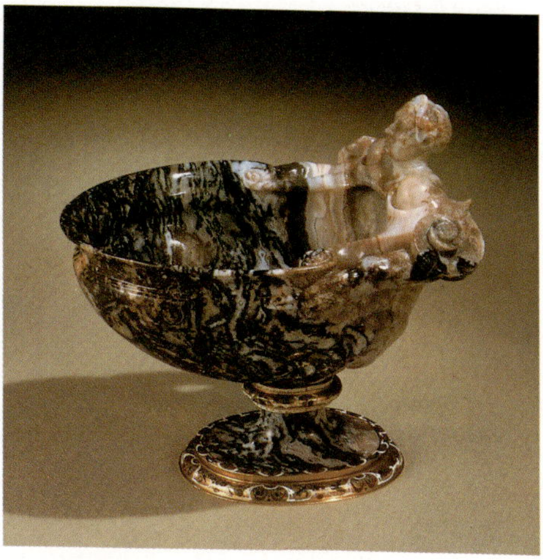

SCHALE AUS MOOSACHAT
Ottavio Miseroni
(Mailand 1567 – 1624 Prag)
Prag
um 1600
Moosachat; Fassung: Gold emailliert; H 17,1 cm, B 18 cm, L 14 cm
Inv. Nr. 1987

Das Gefäß und der Triton sind ineinander verwoben und doch voneinander getrennt, wobei sich Ottavio Miseroni mit größter Einfühlung von der Maserung des Steines führen ließ. Fast ohne Übergang entwachsen dem Schalenrand Brust und Kopf des Tritons, der außen volle Gestalt hat und mit seinen Flossenarmen und Fischbeinen das Gefäß umfängt. Zugleich schieben sich breite Voluten über seine Arme, als wollten sie ihn in Fesseln legen. Mit der Schale und mit dem Meerwesen geht eine Metamorphose vor sich, die in Schwebe bleibt. Ottavio Miseroni, der seit 1588 in Prag arbeitete, steht in der Anlage des kleinen Meisterwerkes noch in der Tradition seiner Mailänder Heimatwerkstatt, hat aber anderseits seinen persönlichen Stil schon voll entfaltet. Die Fassung schuf Jan Vermeyen. R. D.

über. Ihrer Dynamik antwortet auf dem Deckel die bewegte Gruppe des auf einem Hippokampen reitenden Neptun (Dreizack fehlt). Das schwere Roll- und Schweifwerk von Schnabel und Handhabe hält das Gleichgewicht in den beiden anderen Ecken des Rhombus. Zwischen Gold und Silber wechselnde Oberflächen steigern die Mehrschichtigkeit und wirken zugleich klärend in den verschwimmenden Grenzen zwischen Abstraktion und Vergegenständlichung. So verwandelt sich das Schweifwerk etwa bei der Handhabe am Rücken in ein geducktes Wesen, das mit seinen Flossenarmen auf die Gefäßschulter ausgreift. Schweinberger gelang ein Werk von innerer Monumentalität; er schuf ein Denkmal Neptuns. Er bezeichnete es auf der Unterseite des Fußes mit vollem Namen. Die *Kanne* ist die einzige erhaltene und für ihn gesicherte Arbeit und sie war zugleich das letzte Werk, das er vollendete. Diese „Fassung“ hat mit ihrem hohen künstlerischen Anspruch den Bereich dessen, was man gewöhnlich unter Kunsthandwerk versteht, weit hinter sich gelassen. Es entstand ein selbständiges Kunstwerk für die kaiserliche Kunstkammer. Die subtilen Flachreliefs der Nuß, die Meergötterpaare darstellen, schuf der Kammerbildschnitzer Nikolaus Pfaff.

R. D.

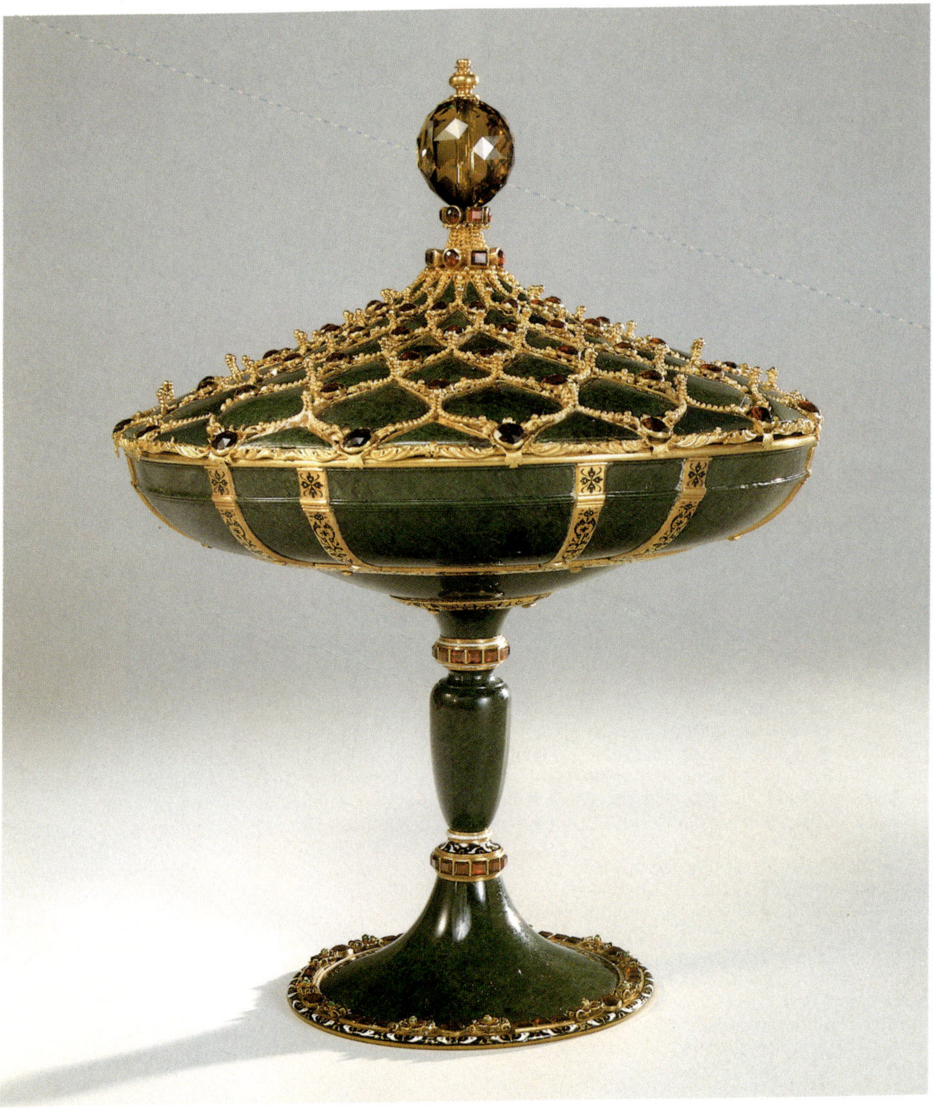

PRASEMSCHALE
Jan Vermeyen
(Brüssel vor 1559 – 1606 Prag)
Prag
um 1600/05
Prasem, Gold, teilweise emailliert, Granate, Citrin, Amethyst, Hyacinth; H 23,5 cm, ∅ 17,6 cm
Inv. Nr. 1918

Bei diesem Prunkgefäß gehört die Krone dem Goldschmied, dessen Entwurf der Arbeit des Steinschneiders zugrunde gelegen haben muß. Die Form der Schale steht daher völlig vereinzelt unter den Gefäßen aus edlen Steinen. Nur der extrem dünnwandige Schliff (1,2–2 mm) ist ein Hinweis auf die Mitarbeit Ottavio Miseronis. Besonders die reiche Gestaltung des Deckels mit den herzförmigen, leicht gewölbten Plättchen macht deutlich, wie sehr hier der Steinschneider im Dienst des Goldschmieds stand. Die Spitze bildet ein facettierter Citrin. Die zahlreichen Granate, die im Schaleninneren sogar in Bänder gelegt sind, lassen keinen Zweifel an der Entstehung in Prag. Dies bestätigen auch die Details der Goldemailarbeit, in denen sich die Hand Vermeyens zu erkennen gibt. R. D.

MADONNA MIT KIND
Alessandro Masnago (Kamee)
(tätig in Mailand 4. Viertel 6./1. Viertel 17. Jh.)
Mailand um 1590
Jan Vermeyen (Fassung)
(Brüssel vor 1559 – 1606 Prag)
Prag, um 1602
Kamee: Achat; Fassung: Gold emailliert;
H 5,5 cm, B 5,5 cm
Inv. Nr. XII 815

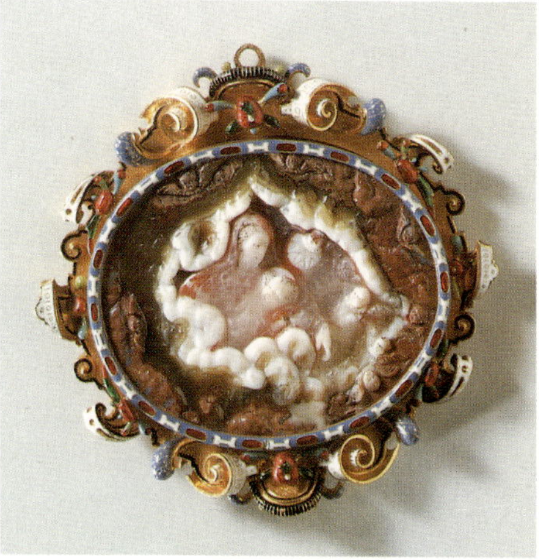

Wie durch ein Wunder der Natur entbirgt sich die Madonna dem Gewölk des bunten Achats. Die himmlische Erscheinung vermittelt den Eindruck, einerseits schon immer im Stein dagewesen und anderseits eben im Prozeß des Sich-Erfüllens zu sein. Der Stoff der Natur erscheint als Subjekt des Sich-Gestaltens; die Hand des Künstlers befreite die Figur nur zur Anschauung. Der Gemmenschneider Masnago, der vorwiegend für Rudolf II. arbeitete und von dem sich zahlreiche Werke in der Wiener Sammlung erhalten haben, war berühmt für seine Einfühlung in die Maserung des Achats, aus der diese frappierende Identität von Natur und Gestaltung glückte. Die Kamee ist bereits in Morigias „Nobilità di Milano" von 1595 unter den Werken Masnagos erwähnt. Die kostbare Fassung schuf Jan Vermeyen. R. D.

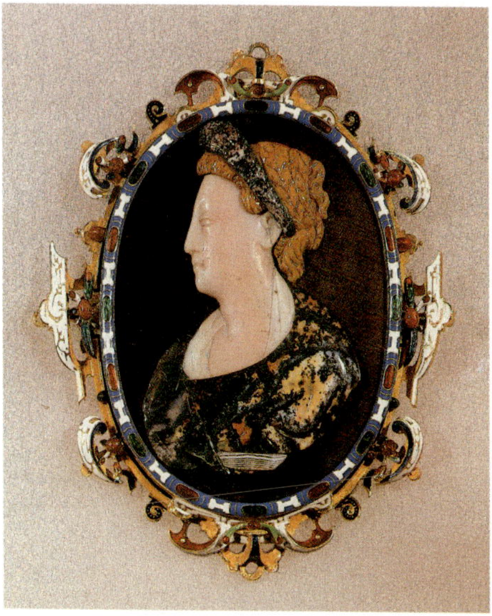

CERES
Ottavio Miseroni
(Mailand 1567 – 1624 Prag)
Prag
um 1601/05
Achate, Jaspis, Chalzedon; Fassung: Gold emailliert; H 8,2 cm, B 6,6 cm
Inv. Nr. XII 29

Das figürliche Reliefmosaik aus Hartsteinen (Commesso) in der Art von Kameen gilt als eine Erfindung Ottavio Miseronis. Vermutlich wurde er dazu von den Pietre-dure-Intarsien der Castrucci-Werkstatt in Prag angeregt. Mit der neuen Technik machte sich der Meister unabhängig von der natürlichen farbigen Schichtung eines Steines und erreichte neue naturalistische, stoffliche und malerische Wirkungen. Der rosa Achat des Inkarnats trennt sich vom Jaspis des Haares und vom gesprenkelten Achat des Gewandes und des Ährenkranzes. Die Reliefbüste liegt auf einer dunkel hinterlegten Chalzedonplatte. Die Ceres dürfte eine der ersten Arbeiten Ottavios in der neuen Technik sein. Dafür spricht auch die Fassung durch Jan Vermeyen. R. D.

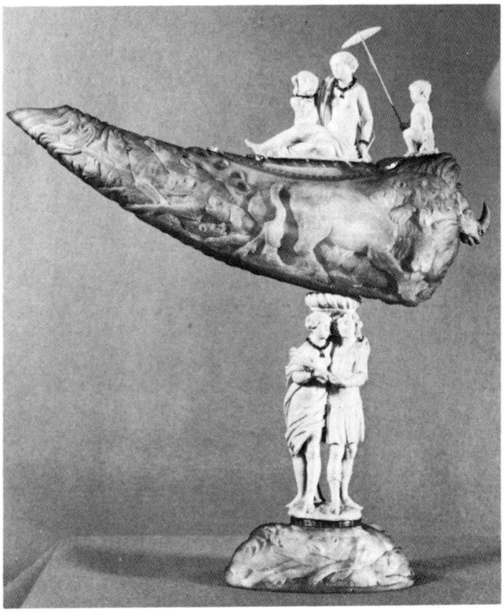

PRUNKGEFÄSS
Süddeutsch
3. Drittel 17. Jh.
Rhinozeroshorn, Elfenbein, Smaragde, vergoldetes Silber, teilweise emailliert; H 45,3 cm, B 41,8 cm
Inv. Nr. 3689

Dieses eigentümliche, aus zwei verschiedenen Naturalien gebildete Gefäß zeigt Anklänge an chinesische Vorbilder. Auf einem Sockel aus ineinander verbissenen Hirschen, Hunden und einem Wildschwein, in Flachrelief aus Rhinozeroshorn geschnitten, steht ein sich umarmendes Paar aus Elfenbein, welches das zum Gefäß gestaltete, mit Reliefschnitt versehene Horn eines Rhinozeros' auf den Köpfen balanciert. Den flachen Deckel ziert eine Figurengruppe aus Elfenbein. Halskette und Armband der Damen sind mit kleinen Smaragden besetzt. Die gemeinsame Verarbeitung von Elfenbein und Rhinozeroshorn mutet insofern eigenartig an, als das Rhinozeros als der Erzfeind des Elefanten angesehen wurde.
R. B.

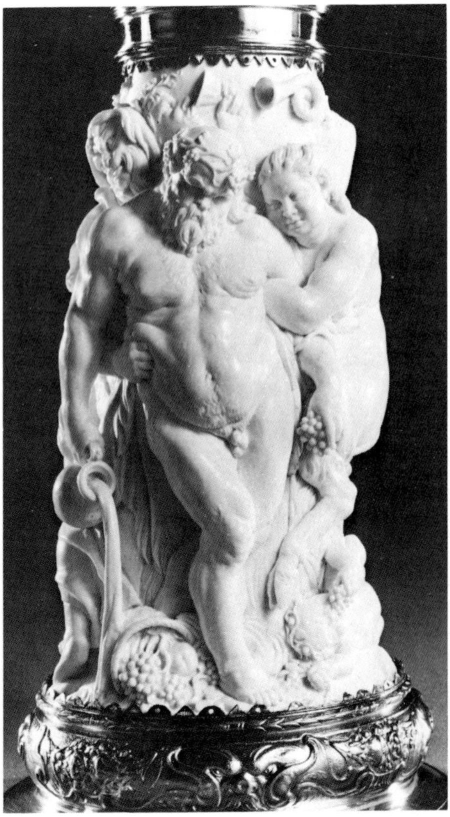

DECKELHUMPEN MIT BACCHANALSZENE
Umkreis Georg Petel
Andreas I Wickert (Fassung)
(Augsburg 1600 – 1661 Augsburg)
Augsburg
um 1625/30
Elfenbein, Silber vergoldet; H 38 cm
Inv. Nr. 4519

Aus dem nach oben verjüngten Gefäßkörper erhebt sich in stark erhabenem, zahlreiche freiplastische Details einschließendem Relief die Darstellung eines Bacchanals. Der trunkene Silen wird von einem bocksbeinigen Satyrweibchen und einem Satyr mit Löwenkappe gestützt. Auf dem Deckel tänzelt ein Satyrknabe, sich Traubensaft in den Mund pressend. Die geniale Invention des Humpens gibt wahrscheinlich ein verlorenes Meisterwerk des großen Georg Petel wieder, das vielleicht auf einem Entwurf von Rubens basierte. Zahlreiche Figurenmotive sind unmittelbar aus Gemälden von Rubens entlehnt. Die Wiener Nachschöpfung selbst reicht in der Qualität so nahe an den Meister heran, daß sie lange Zeit als eigenhändige Arbeit Petels galt. S. K.

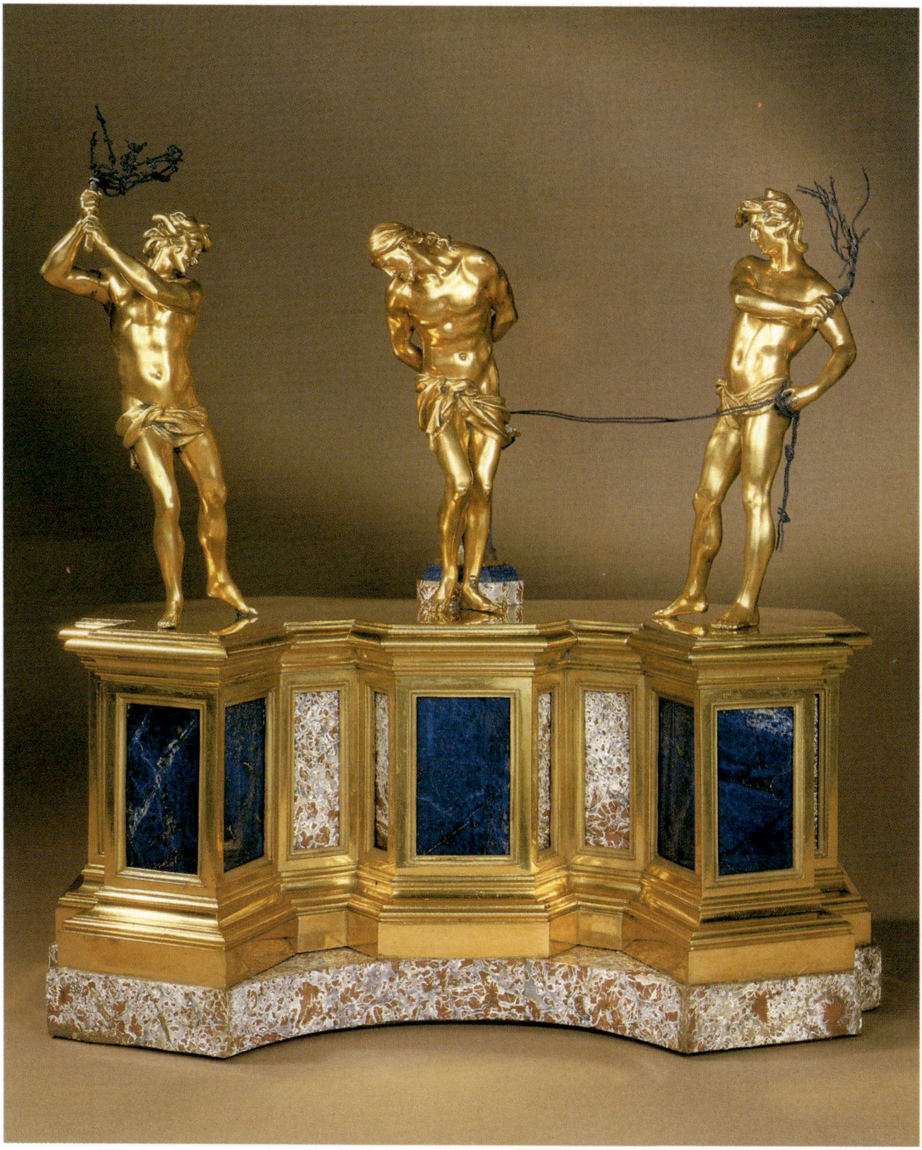

GEISSELUNG CHRISTI
Alessandro Algardi
(Bologna 1598 – 1654 Rom)
Rom, um 1635/40
Bronze, feuervergoldet, Achat, Lapislazuli und Marmor; H 440 cm, B 490 cm; Inv. Nr. D 187

Die Geißelungsgruppe zählt zur Kategorie der privaten Andachtsbilder. Vermutlich gelangte sie als päpstliches Geschenk an den Kaiserhof nach Wien, wo sie 1758 in einem Inventar der Geistlichen Schatzkammer erwähnt und mit den Worten „Dises stuck ist von den Algardi" bezeichnet wird. Algardis Erfindung entstand vermutlich in den späten dreißiger Jahren des 17. Jh. und fand außerordentliche Verbreitung, wie die heute noch mehr als dreißig erhaltenen Repliken und Varianten bestätigen. Bei einer der Varianten, von der die Schatzkammer ebenfalls eine Replik besitzt, ist die Bewegung der geißelnden Schergen weniger dramatisch. Dort steht François du Quesnoy als Autor zur Diskussion. M. L.-J.

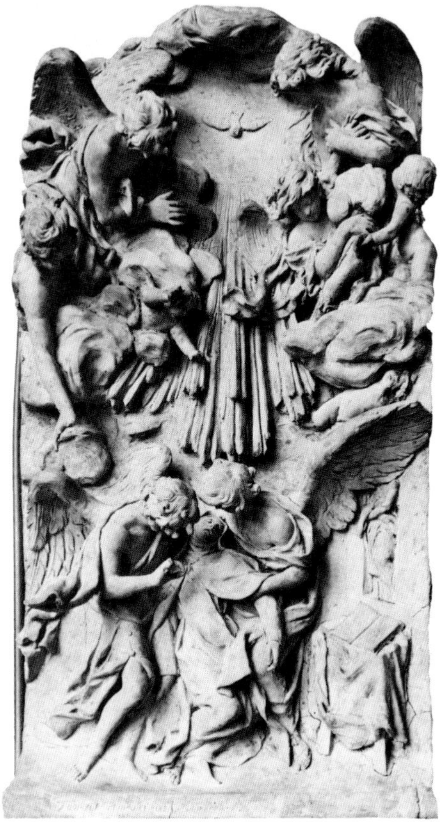

EKSTASE DER HEILIGEN THERESE
Tommaso Amantini
(Urbania ? – nach 1675 Urbino)
um 1660/70
Terracotta; H 63 cm, B 32 cm
Inv. Nr. 7513

Vor ihrem Betpult ist die Heilige in den Armen zweier Engel zusammengesunken, von denen der linke ihr den – jetzt abgebrochenen – Pfeil in die Brust stößt. Von oben strahlt, aus Wolken hervorbrechend, zwischen je zwei Engeln und einem Cherub die Taube des Heiligen Geistes. Am vorderen Anschnitt des Reliefs ist die Signatur *TOMAS AMANTINUS URBANIUM F.* sichtbar. Amantini, Bildhauer und Kunsttöpfer aus Urbania, war Schüler Ercole Ferratas in Rom und durch ihn mit dem Werk Algardis und Berninis vertraut. So ist auch dieses Relief eine, wenn auch freie Paraphrase von Berninis berühmter Marmorgruppe gleichen Inhalts in der Cappella Cornaro in Santa Maria della Vittoria in Rom von 1647–1652.

M. L.-J.

MARTYRIUM DES HEILIGEN SEBASTIAN ▽
Johann Caspar Schenck?
(Konstanz um 1630 – 1674 Wien)
Konstanz?
1655
Elfenbein, Samt; H 54 cm, B 80 cm
Inv. Nr. 3654

Als der sich zum Christentum bekennende, römische Soldat Sebastian sich weigerte, die heidnischen Götter weiter zu verehren, wurde er dazu verurteilt, von Pfeilen durchbohrt ein qualvolles Martyrium zu erleiden. Der Heilige ist entkleidet an einen Baum gefesselt. Während zwei Gefährten bereits tot zu seinen Füßen liegen, zielen zwei Schergen mit ihren Bögen auf ihn. Doch vom Himmel schweben zwei Engel und verheißen ihm mit Märtyrerkranz und -palme das Ewige Leben. Das wohl von dem nachmaligen „Hofbeinstecher“ Johann Caspar Schenck ausgeführte, virtuos geschnitzte Relief vermittelt durch heftig bewegte Einzelformen die Dramatik der Szene.

S. K.

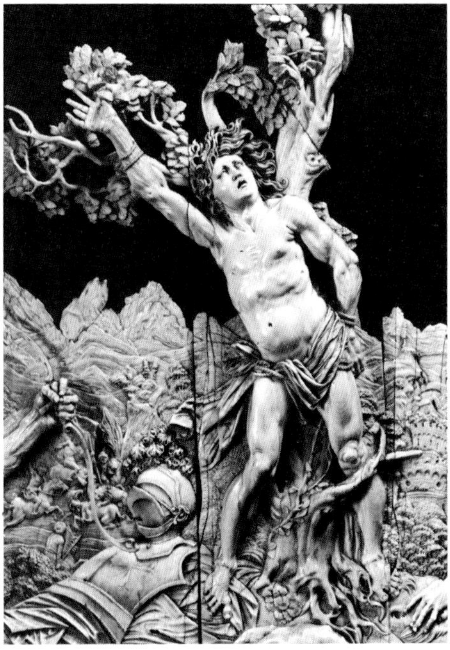

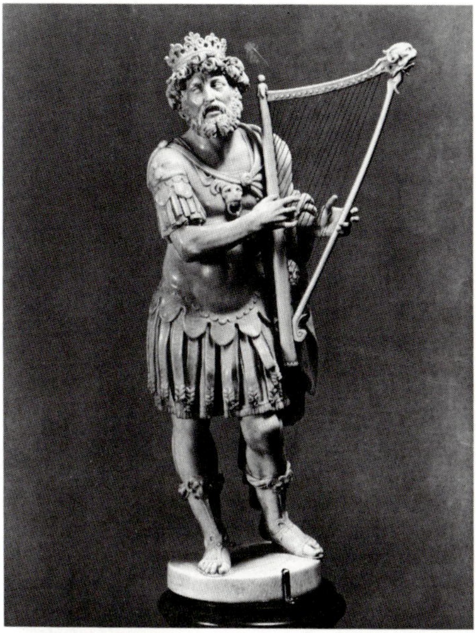

KÖNIG DAVID
Leonhard Kern
(Forchtenberg 1588 – 1662 Schwäbisch Hall)
Schwäbisch Hall
um 1620–1625
Elfenbein; H 27,4 cm
Inv. Nr. 4573

Mit Brustpanzer, kniekurzem Rock, Beinschienen und umgeworfenem Mantel ist König David in die Rüstung eines antiken römischen Feldherrn gekleidet. Sein lilienbesetzter Kronreif hingegen folgt der Gestalt gotischer Insignien. Der biblische Sänger schlägt eine Harfe, denn nach uralter Überlieferung ist David der Dichter der Psalmen und gilt daher als Patron der Dichter und Musiker. Zu der massigen, athletischen Figur bildet die feinfühlige Bewegung der Hände einen reizvollen Kontrast. In der überragenden Schnitzkunst des Leonhard Kern verbinden sich die meisterhafte Beherrschung der menschlichen Anatomie mit einer großformigen, die kubische Grundstruktur ahnen lassenden Gestaltung zu einem Werk von zeitloser Klassizität. S. K.

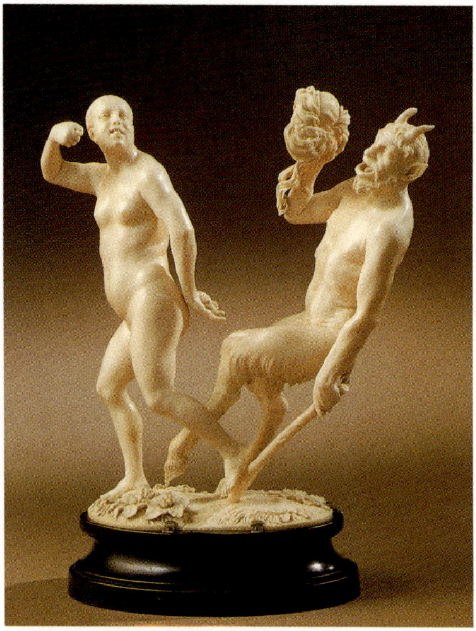

SATYR UND NYMPHE CORISCA
Adam Lenckhardt
(Würzburg 1610 – 1661 Wien)
Wien
1639
Elfenbein; H 22,7 cm (ohne Sockel)
Inv. Nr. 4564

In der sechsten Szene des zweiten Aktes von Giovanni Battista Guarinis Schäfermelodram „Il Pastor Fido" („Der getreue Hirte") lauert der Satyr der Nymphe Corisca auf, um sich für die Untreue seiner ehemaligen Geliebten zu rächen. Sie an den Haaren ergreifend, droht er der Schönen Vergeltung. Doch ihr gelingt es unter Hinterlassung der Perücke zu entfliehen, und der Verdutzte ist nun auch um die Illusion ihres schönen Haares betrogen. Adam Lenckhardt gab die turbulente Szene aus dem 1585 in Turin uraufgeführten und bald in ganz Europa populären Drama als Kabinettstück wieder. Dem fast wie eine Karikatur behandelten grotesken Thema entsprechen formal die gewagte Ponderation und die auseinanderstürzenden Kompositionslinien. S. K.

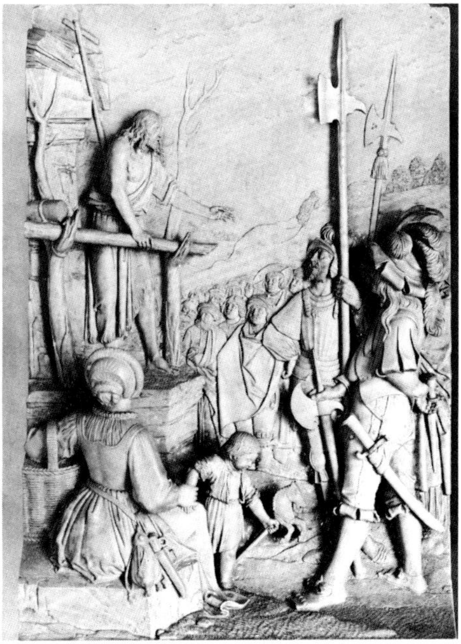

PREDIGT JOHANNES DES TÄUFERS
Georg Schweigger
(Nürnberg 1613 – 1690 Nürnberg)
Nürnberg, 1645
Kehlheimer Stein; H 20 cm, B 14 cm
Inv. Nr. 4376

In seiner „Teutschen Academie", 1675, beschreibt Sandrart eine Versteigerung von Schweiggers Werken von 1642: „Seine erste Werke hab ich zu Amsterdam gesehen/da er in zweyen steinernen Täffelein die Geburt S. Johannis in Bildern einer Spannen hoch/so zierlich/wol und fleissig vorgestellet ..." und berichtet schließlich, daß die Menge der Liebhaber diese auf 300 bis 400 Gulden getrieben hätten. Die vorliegende Arbeit ist monogrammiert, rückseitig voll bezeichnet und auf 1645 datiert. Das Werk ist ein Beispiel der Dürer-Renaissance des 17. Jh. Dürer galt als der größte, universalste unter den deutschen Künstlern. Über die legendäre Dürerskulptur wurde verbreitet, sie sei in den fürstlichen Kunstkammern verschwunden und ihre „künstliche Perfection" niemals übertroffen worden. Was im langen Nachleben konstant blieb, war die Bindung der „Dürer-Plastik" an das inspirierende Milieu der Kunstkammern. Georg Schweigger als ihr Hauptexponent zitiert nicht nur einzelne Figuren aus dem graphischen Werk: hinter dem prächtigen Landsknecht – einem Zitat – läßt er Dürer selbst an der Predigt teilnehmen. H. T.

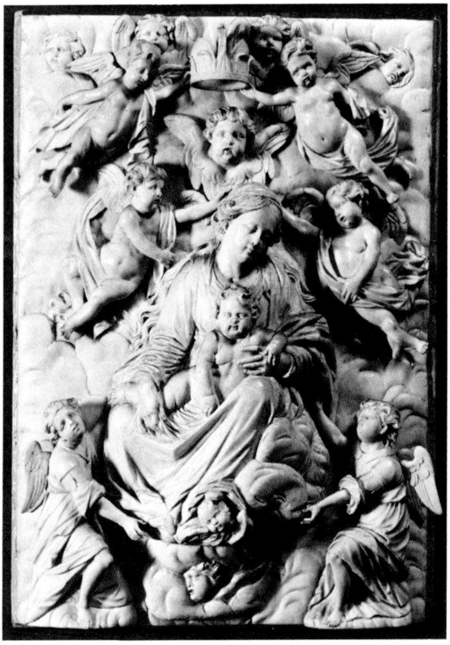

GLORIE MARIENS
Matthias Loth?
München
Anfang 18. Jh.?
Elfenbein; H 29,8 cm, B 20,8 cm
Inv. Nr. 3658

Inmitten von Wolken thront die Gottesmutter mit dem Kind. Engel tragen sie mit ihrem Wolkenthron empor und halten eine Kaiserkrone über sie. Diese Komposition basiert auf Vorbildern, die um 1600 in München im Kreis der Hofmaler Christoph Schwarz und Peter Candid entstanden sind. Die Madonnenfigur fand in Gemälden, Plaketten und Silberreliefs weite Verbreitung. Das Elfenbein selbst ist wesentlich später geschnitzt. Pralle Voluminosität der teilweise nahezu freiplastischen Figuren und in einzelnen Partien pointiert vorgetragene Großformigkeit verbinden sich mit kleinteiligen, gratig geschnittenen Draperien. Für vergleichbare Reliefs wurde als ausführender Meister Matthias Loth vorgeschlagen. S. K.

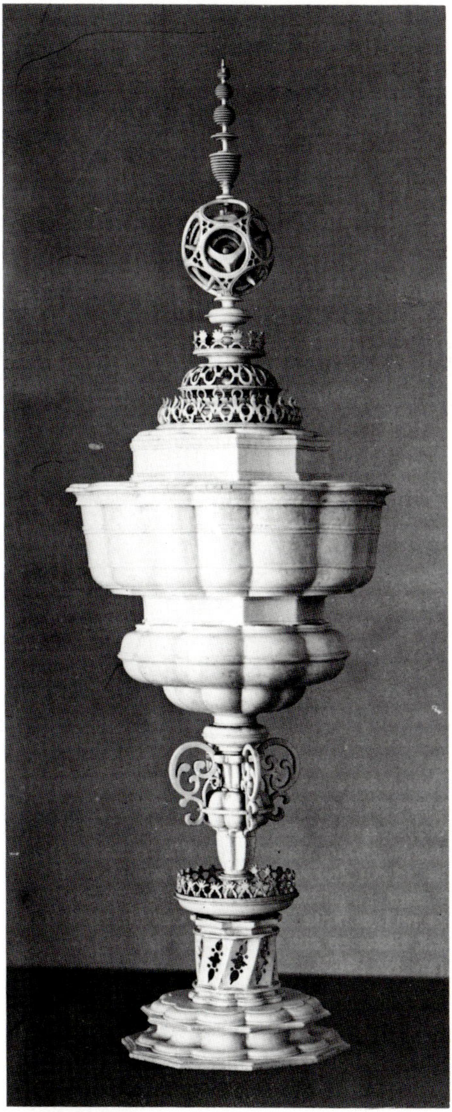

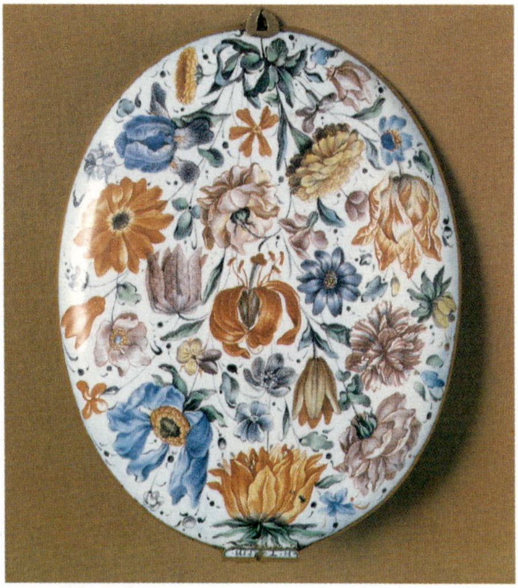

PORTRAITMEDAILLON
Henry Toutin
(Châteaudun 1614 – nach 1683 Paris)
Paris
um 1643
Gold, emailliert; H 7,8 cm, B 6,3 cm
Inv. Nr. 1590

Eine Vielfalt von bunten Blumen ist in zartester Emailmalerei auf den weißen Grund der Vorder- und Rückseite dieser Medaillonkapsel gemalt. Der Künstler Henry Toutin war Mitglied einer in Paris tätigen Goldschmiede- und Emailmalerfamilie, welche die Technik der Emailmalerei so vervollkommnet hat, daß sie auf dem weißen Emailgrund mit opaken Farben wie auf Papier malen konnte. Im Inneren des Medaillons befinden sich zwei Miniaturmalereien auf Pergament. Die eine stellt Anna von Österreich, Königin von Frankreich, dar, die andere ihren Sohn Ludwig, den späteren König Ludwig XIV. als Kind von ungefähr fünf Jahren. R. B.

DECKELPOKAL
Georg Burrer
(tätig in Stuttgart von 1597/98–1627)
Stuttgart, 1616
H 37,4 cm
Inv. Nr. 4681

Elfenbeindrechselarbeiten, auf der bis aufs höchste vervollkommneten Drehbank hergestellt, waren in erster Linie ausgeklügelte, mikrotechnische Kunststücke und nicht für einen praktischen Zweck gedacht. Bei ihrer Herstellung entwickelten die Drechsler größte Geschicklichkeit für raffinierte Spielereien. Beim abgebildeten Pokal etwa die feinsten hauchdünnen Durchbruchsornamente, den zwölfpassigen, buckelig gearbeiteten Kelch und die drei ineinander beweglichen, durchbrochenen Polygone auf dem Deckel, in deren Mitte sich noch eine Stachelkugel befindet. Die fürstlichen Besteller waren so fasziniert von diesem kunstvollen Handwerk, daß sie sich selbst in dessen Ausübung unterrichten ließen. Zahlreiche Dreh- und Drechselbänke, die von ihren adeligen Besitzern betrieben wurden, sind noch heute erhalten.

R. B.

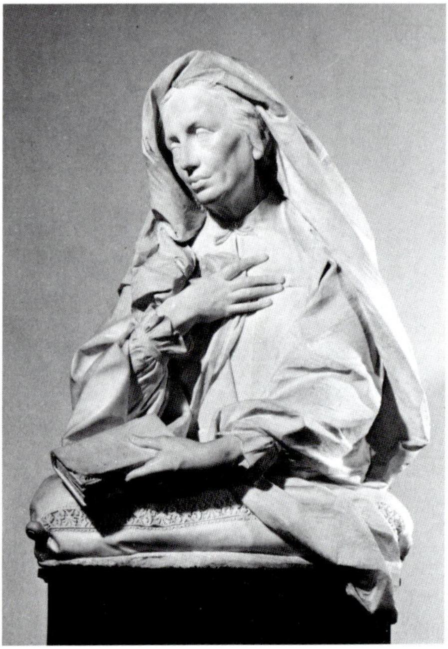

GIULIA ALBANI DEGLI ABATI OLIVIERI
Camillo Rusconi
(Mailand 1658 – 1728 Rom)
Rom
um 1719
Marmor; H 96 cm
Inv. Nr. 9914

Giulia Albani degli Abati Olivieri (1630–1718) war die Tante Papst Clemens' XI. Albani. Große Frömmigkeit und schriftstellerische Begabung zeichneten sie aus. Sie hatte an Mutters Stelle seine Erziehung übernommen und damit seinen späteren Werdegang wesentlich beeinflußt. Nach ihrem Tod veranlaßte der Papst, der ihr stets große Zuneigung bewahrte, die Errichtung ihres Grabmals in San Domenico in Pesaro und beauftragte den damals bedeutendsten Bildhauer Roms, Camillo Rusconi, mit dem Portrait. Ein Meisterwerk virtuoser Meißeltechnik, psychologischer wie physiognomischer Charakterisierung, zeigt es Giulia Albani als Witwe in halber Figur, im Gebet innehaltend, als folgte sie der Meßfeier in der Familienkapelle. M. L.-J.

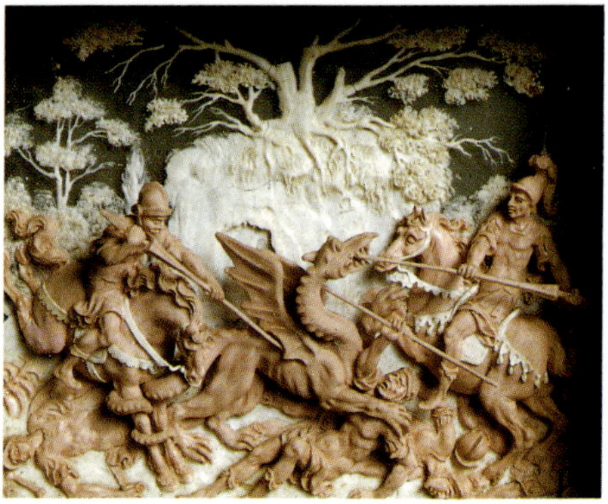

DRACHENKAMPF
Daniel Neuberger
(Augsburg 1621 – 1680 Regensburg)
Wien
1651/52
Gefärbtes Wachs auf Glas; H 14 cm, B 15,8 cm
Inv. Nr. 3087

Zwei Reiter attackieren mit langen Speeren einen Drachen, dem außerdem ein unter ihm liegender Krieger den Speer in den Hals stößt. Die Darstellung ist in weißem – nur für Landschaft, Sattelzeug und Zäumung der Pferde verwendetem – und rosa Wachs auf eine dunkelgrüne Glasplatte bossiert. Reiter, Pferde und Drache heben sich vollplastisch vom Hintergrund ab, während Bäume und Felsen in flachstem Relief gehalten sind. Das Ganze ist mit ungemeiner Feinheit und steinschnittartiger Präzision gearbeitet. Daniel Neuberger ist das bedeutendste Mitglied einer aus Augsburg stammenden Wachsbossiererfamilie. In der Zeit von 1651–1663 war er in Wien für Kaiser Ferdinand III. tätig. Hier entstand auch seine berühmte Tafel aus 60 kleinen Wachsreliefs mit Historien aus den Metamorphosen des Ovid (Inv. Nr. 2460). R. B.

PHAETHON VERSENGT DIE ERDE ▷
Johann Ignaz Bendl
(gest. um 1730, tätig in Böhmen und Wien)
Wien, 1684
Elfenbein; H 14 cm, B 23,8 cm
Inv. Nr. 3872

Links im Hintergrund fährt Phaethon auf dem rossebespannten Sonnenwagen seines Vaters Helios über den Himmel. Der Jüngling hatte den Wagen des Sonnengottes für einen Tag erbeten, wußte ihn jedoch nicht zu beherrschen, und kam

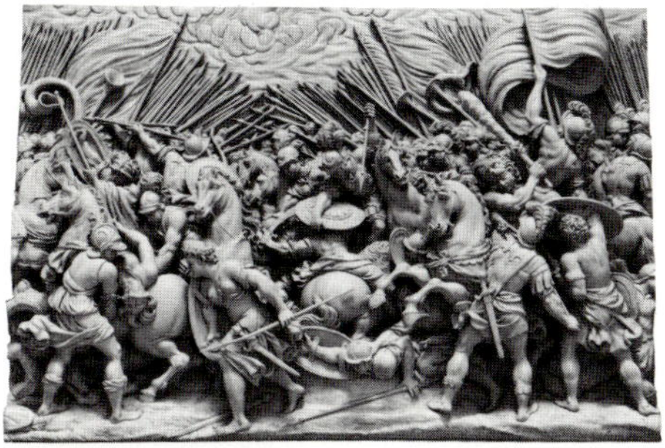

AMAZONENSCHLACHT
Ignaz Elhafen
(Innsbruck 1658 – 1715 Düsseldorf)
Wien, um 1680/85
Helles Zedernholz; H 12,8 cm, B 19,7 cm
Inv. Nr. 3932

Dem Relief liegt eine Radierung des in Rom tätigen Kupferstechers Antonio Tempesta zugrunde. Dargestellt ist eine Szene aus den zwölf Taten des Herkules – jene Schlacht gegen das kriegerische Frauenvolk der Amazonen, in welcher die Amazonenkönigin Hippolyte ums Leben kam. Der in ein Löwenfell gekleidete Herkules kämpft mit erhobener Keule in der rechten Reliefhälfte. Links wird eine von ihrem Pferd sinkende Amazone von zwei Kriegerinnen aufgefangen, wohl die unglückliche Königin. Ignaz Elhafen brilliert in der präzisen und detailreichen Durchbildung des dichtgedrängten Figurenkonglomerates, das sich vorne vollplastisch entwickelt. S. K.

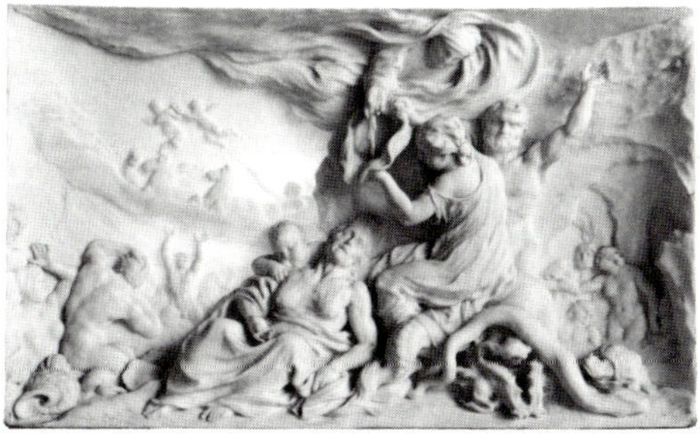

der Erde zu nahe. In einer beispiellosen Hitzekatastrophe trockneten die Gewässer aus, und es entzündete sich die Erde. Zeus schleuderte Phaethon schließlich mit Blitzen aus dem Wagen. Im Vordergrund spendet eine herabschwebende Gottheit den schmachtenden Menschen Wasser in eine Muschel. Das Relief gehört zu einer Folge von zwölf Tafeln mit mythologischen Szenen, eine trägt die Signatur *IGNATI BENDL F(ECIT) 1684.* Das raffiniert geschnitzte Werk will von hinten beleuchtet werden, um so „im Licht der Sonne“ zu erstrahlen. S. K.

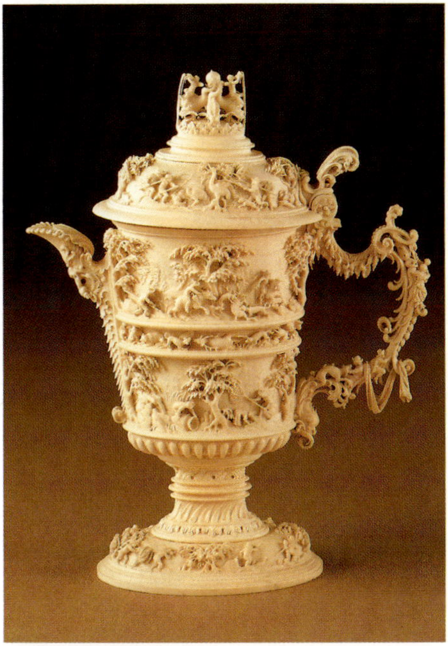

DECKELKANNE MIT JAGD- UND FISCHERSZENEN
Monogrammist „BG“
(Tätig in Wien?, vor 1662 – nach 1680?)
Wien?
3. Viertel 17. Jh.
Elfenbein; H 29,8 cm
Inv. Nr. 4472

Als bewundertes Meisterwerk virtuoser Elfenbeinschnitzkunst war die Deckelkanne nie zum Gebrauch bestimmt. Fast die ganze Oberfläche des Gefäßes löst sich in Jagd- und Fischerszenen auf, die niederländische Kupferstiche vom späten 16. bis zur Mitte des 17. Jh. zum Vorbild haben. Selbst das fragile Henkelgebilde und der Ausguß sind in diese Thematik einbezogen. Die Bekrönung bilden dementsprechend auf Delphinen reitende Putti. Der bislang noch nicht identifizierte Monogrammist *BG* war wohl in Wien tätig. Seine Werke zeichnen sich durch klare Gliederung in ornamentale Teile und Figurenfriese aus sowie durch die delikate Schichtung, in der sich Flachrelief, Hochrelief und zahlreiche freiplastische Teile verbinden. S. K.

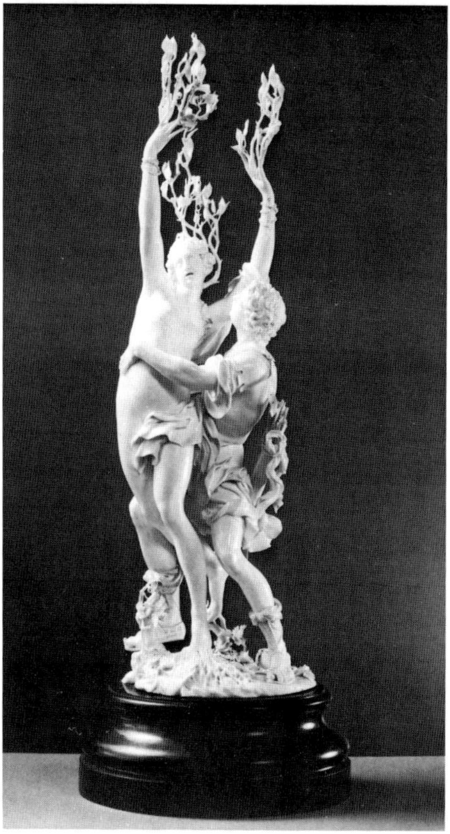

APOLLO UND DAPHNE
Jacob Auer
(Haimingersberg/Tirol um 1645 – 1706 Grins/Tirol)
Wien
nach 1680–1685
Elfenbein; H 43,9 cm
Inv. Nr. 4537

Ovid erzählt in seinen Metamorphosen von der Nymphe Daphne, die sich dem begehrenden Zugriff Apollos durch die von Diana erflehte Verwandlung in einen Lorbeerbaum entzieht. Sich zu einem Lieblingsthema der barocken Kunst entwickelnd, fand diese Geschichte in der lebensgroßen Marmorgruppe Berninis ihre berühmteste Darstellung. Die virtuose Gruppe des Tiroler Elfenbeinschnitzers Jacob Auer basiert auf Berninis Vorbild. Apollo scheint beinahe am Ziel, als ihm die Geliebte unversehens entschwindet. Sich ineinander verschränkend, sind die beiden Figuren rundansichtig zusammengeschlossen. Labile Standmotive und eine kunstvolle Drapierung steigern den Bewegungseindruck dieses schnitzerischen Bravourstücks. S. K.

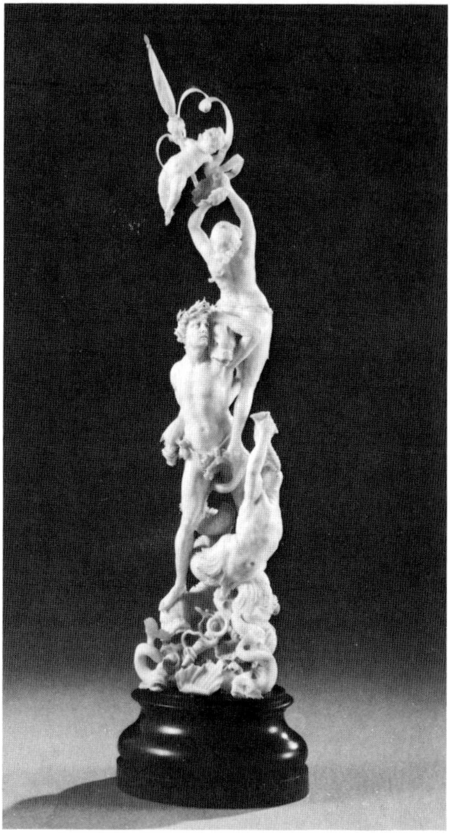

ALLEGORIE DER ELEMENTE WASSER UND LUFT
Matthias Steinl
(Mattsee/Salzburg? um 1644 – 1727 Wien)
Wien
um 1688–1690
Walroßzahn; H 43,9 cm
Inv. Nr. 4533

Auf einer Unterlage von Muscheln, Delphinen und Wassergetier erheben sich drei ineinander verschlungene und emporsteigende Meeresgottheiten: ein in das Muschelhorn blasender Triton, ein fast nackter, einen Fisch auf dem Rücken tragender junger Mann und eine gleichfalls beinahe nackte, eine große Muschel emporhebende Frau. Von oben nähert sich unter bogig fliegendem Band ein Putto und greift nach der Muschel. Es handelt sich um eine Darstellung der Elemente Wasser und Luft, die einander gleichsam wie im Strahl einer aufspritzenden Welle berühren. Der plastisch und räumlich reiche Aufbau „eines der schönsten Stücke der Elfenbeinschnitzerei" ist unnachahmlich in das enge Volumen des Walroßzahnes komponiert. S. K.

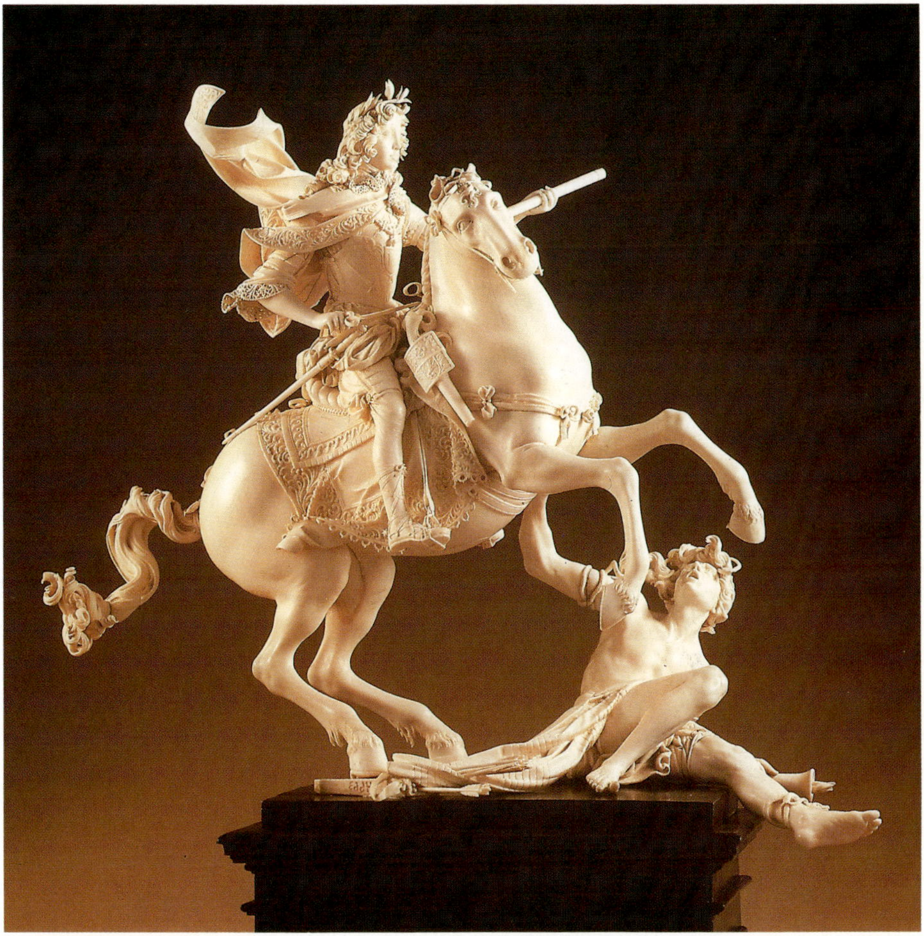

KÖNIG JOSEPH I. ZU PFERD
Matthias Steinl
(Mattsee/Salzburg? um 1644 – 1727 Wien)
Wien
1693
Elfenbein; H 70,8 cm (mit Sockel)
Inv. Nr. 4663

Als Gegenstück zu einer Reiterstatuette Kaiser Leopolds I. ist die Statuette seines fünfzehnjährigen Sohnes Joseph I. Teil eines allegorischen Doppeldenkmals. Die Entstehung des Werkes hat wohl die am 4. März 1690 erfolgte Wahl und Krönung Josephs I. zum römischen König und der darauffolgende triumphale Einzug der kaiserlichen Familie in Wien veranlaßt. Kaiser Leopold I. führt mit seinem Nachfolger (ab 1705) Gegenwart und Zukunft des erstarkten Hauses Österreich vor Augen. Joseph I. trägt über spitzenbesetztem Untergewand einen Küraß, dessen Brust das kaiserliche Doppeladlerwappen mit den Initialen *JI* ziert. Auf den Pistolenhalftern ist rechts das ungarische und links das böhmische Wappen wiedergegeben. Unter dem sich hochaufbäumenden Pferd liegt der durch die Tugenden und die Kraft des jungen Königs besiegte Furor (der rasende Wahnsinn), den seine Attribute – Schlangen, Brandfackel und „Fesselung" durch ein Vorhängeschloß am rechten Oberarm – kennzeichnen. Die Figur ist durch die türkischen Pfeile, auf die der rechte Hinterhuf des Pferdes tritt, als Diener des Krieges zu verstehen, verkörpert aber auch allgemein die Mächte des Bösen. Vor der Erscheinung des mit aufwehendem Mantel dahinsprengenden Reiters zieht der Feind erschrocken seine Hand zurück. Steinl erreicht mit dieser aus mehreren Teilen zusammengesetzten Arbeit den Gipfel seiner Schnitzkunst.

S. K.

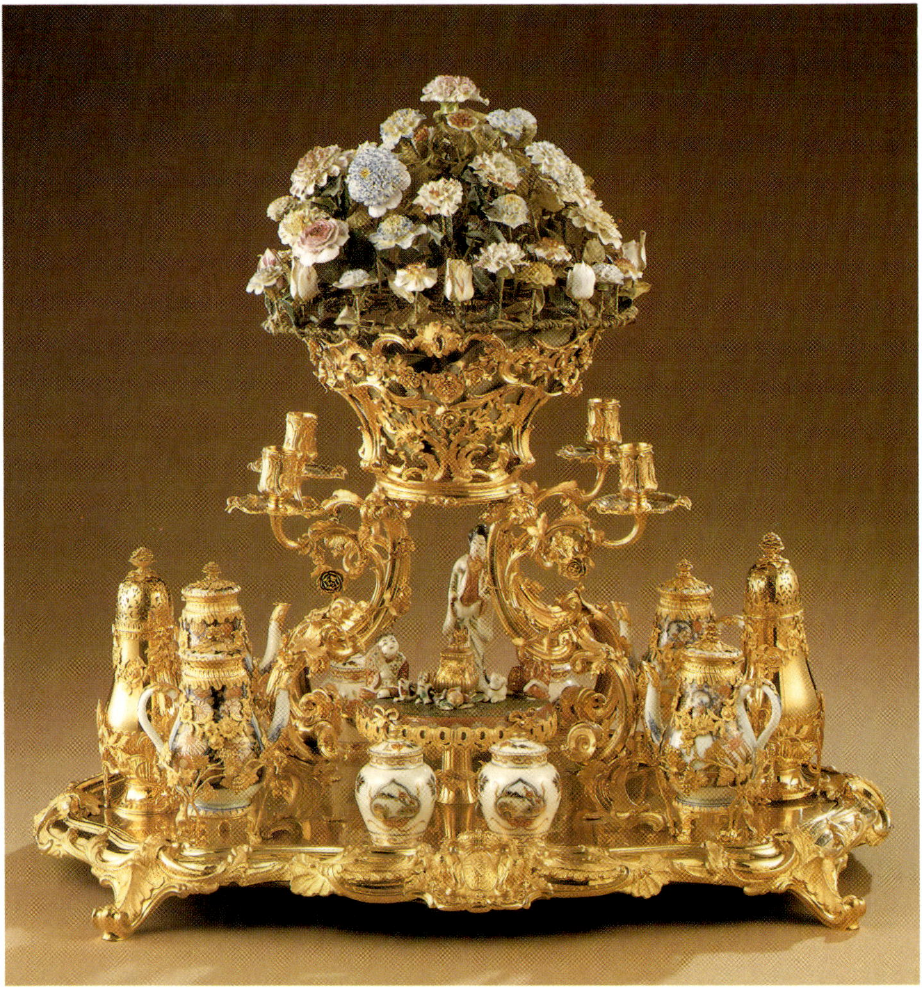

SURTOUT DES HERZOGS KARL ALEXANDER VON LOTHRINGEN
Pieter Jozef Fonson
(Mons 1713 – 1799 Brüssel)
Brüssel
1755 (Ergänzungen 1770 und 1794)
Gold, Porzellan; H 54,5 cm, B 46 cm, L 63,2 cm
Inv. Nr. 1268 bis 1280

Der überaus eßfreudige Schwager Maria Theresias, Herzog Karl Alexander von Lothringen, besaß herrliches Tafelgeschirr. Von einem vielteiligen goldenen Tafelservice blieb neben vier Kerzenleuchtern und zwei Saucieren nur der als Mittelstück auf die Tafel zu setzende Surtout erhalten. Auf einem servierbrettartigen Untersatz erhebt sich als zentrales Motiv ein von vier Kerzenleuchtern getragener, durchbrochener Korb, in welchem ein nicht mehr ursprünglicher Strauß aus zartesten Porzellanblumen sitzt. Darunter befinden sich mehrere Figürchen aus chinesischem Porzellan. Rund um diese Mittelgruppe stehen je zwei porzellanene Öl- und Essigkännchen in Goldfassung, zwei goldene Zuckerstreuer und vier Porzellandöschen mit Deckel. Diese letzteren tragen den Wiener Bindenschild und das Datum 1794. Schon 1770 war Jakob Frans Van der Donck (Brüssel 1725 – 1801 Brüssel) mit einer Umgestaltung und Erweiterung des Ensembles beauftragt gewesen, wobei er ältere Teile des Surtouts mitverwendet hat. Was außer dem an der Vorderseite links und rechts vom Wappen des Herzogs durch Fonson signierten und datierten Tablett noch von diesem selbst gearbeitet worden war, ist kaum mehr festzustellen. B. D.

HESPERIDE, DEN DRACHEN LADON ÜBERLISTEND ▽
„Furienmeister"
Süddeutsch (Salzburg?)
1. Viertel 17. Jh.
Elfenbein; H 30,4 cm
Inv. Nr. 4559

In der griechischen Mythologie findet sich eine auffällige Parallele zum Paradiesmotiv des Alten Testaments. Am Westgestade des großen Weltmeeres sollen inmitten eines Gartens die Hesperiden, die Töchter der Nacht, einen großen Baum voll goldener Äpfel hüten, welche Unsterblichkeit und ewige Jugend verleihen. Als Wächter des Baumes ist die unsterbliche Drachenschlange Ladon eingesetzt. Ihre Augen überkommt nie der Schlaf. Der „Furienmeister" stellt mit seiner expressiven Gruppe wohl jene Episode aus den zwölf Taten des Herkules dar, in der die Hesperiden den Drachen betäuben, um dem Helden von den Äpfeln geben zu können. Das Mädchen füttert ihn mit den goldenen Äpfeln (Vergil, Aeneis IV/484) und schwingt einen (Zauber?-)Stab über ihm. S. K.

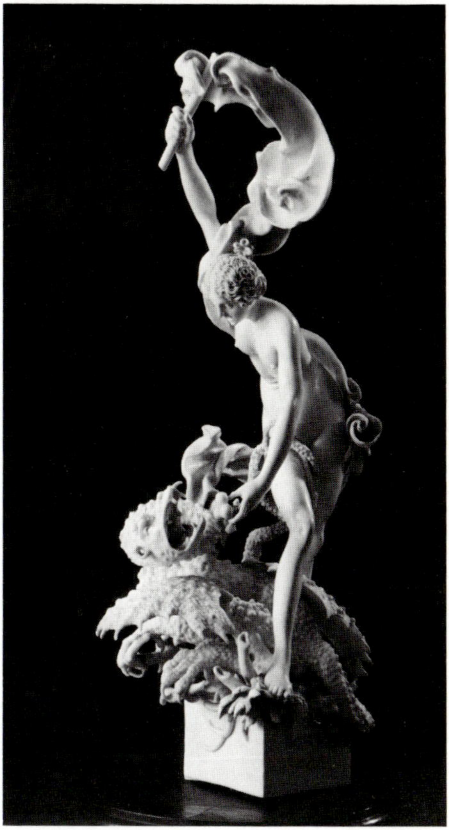

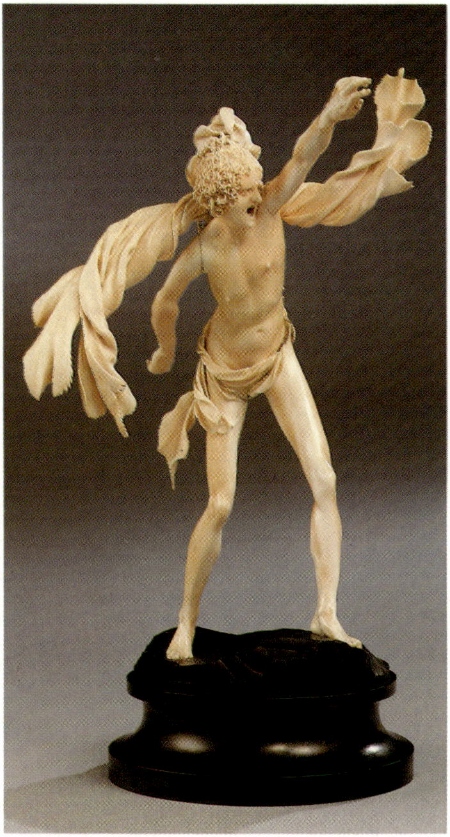

FURIE
„Furienmeister"
Süddeutsch (Salzburg?)
1. Viertel 17. Jh.
Elfenbein; H 37,4 cm
Inv. Nr. 3727

Dem unbekannten Elfenbeinschnitzer ist nach dieser Statuette der Notname „Furienmeister" zugewiesen worden. Damit sind zugleich die Charakteristika seines Stils zu assoziieren: Ein Furioso der Bewegung verbindet sich mit auf die Spitze getriebenen, expressiven Ausdruckswerten. Seine in den Raum ausgreifende Furienfigur ist voll wilden Ausdrucks, den langgezogene, sehnige Proportionen, flatternde, gedrehte Draperien und tief unterschnittene Details steigern. Die Werkstätte dieses herausragenden Künstlers konnte noch nicht lokalisiert werden, wahrscheinlich handelt es sich um einen im Salzburgischen, vielleicht zeitweise auch in Oberitalien tätigen Kleinplastiker. S. K.

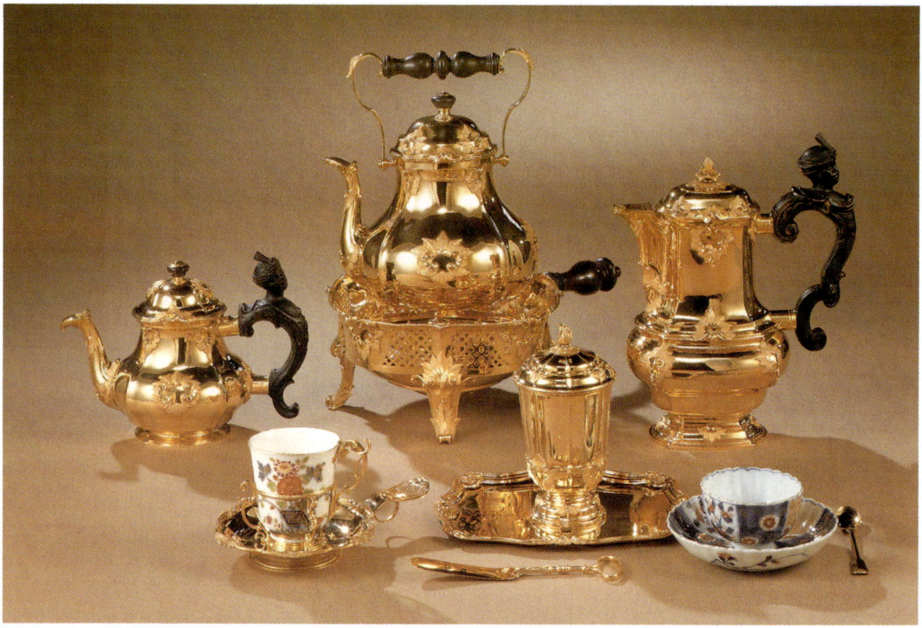

FRÜHSTÜCKSSERVICE MARIA THERESIAS
Anton Matthias Domanek
(Wien 1713 – 1779 Wien)
Wien
um 1750
Gold, Ebenholz, Porzellan
Inv. Nr. 1197 ff.

In einem Nachtrag vom 16. Jänner 1781 verzeichnet das Schatzkammerinventar von 1773 die Übernahme „der goldenen Nachtzeig von weyland Ihre K.K.A. Mayestät der Kaiserin" Maria Theresia, welche am 29. November 1780 gestorben war. Bei diesem sogenannten „Nachtzeug" handelt es sich um einen Bestand von etwa siebzig Gegenständen aus schwerem Gold, die zu zwei zusammengehörigen, hinsichtlich ihrer Bestimmung jedoch verschiedenen Garnituren gehören: Den einen Teil bildet ein Frühstücksservice, den anderen eine Toilettegarnitur. Vom Frühstücksservice zeigt die Abbildung die Teekanne, Rechaud mit Wasserkanne, Schokoladekanne, einen Schokoladebecher aus Meißner Porzellan mit Goldeinsatz, eine Zuckerdose auf einer Tasse, eine Teeschale aus chinesischem Porzellan, eine Spachtel und einen Löffel. Die Toilettegarnitur besteht aus einem Spiegel, Lavoir und Kanne, Kerzenhälter, Puderbüchsen, Flakons aus Bergkristall mit Goldmontierung, Zahnbürste, Rasiermessern und dergleichen mehr. Der Umstand, daß auch Rasiermesser vorhanden sind, weist darauf hin, daß das Toilettezeug Maria Theresias Gemahl, Kaiser Franz I., gehört hat. Diese Doppelgarnitur ist in ihrer eleganten Formensprache und der perfekten Ausführung als eine der bedeutendsten ihrer Art zu verstehen und darf zugleich als eine der hervorragendsten Leistungen der Wiener Goldschmiedekunst des 18. Jh. angesehen werden. R. B.

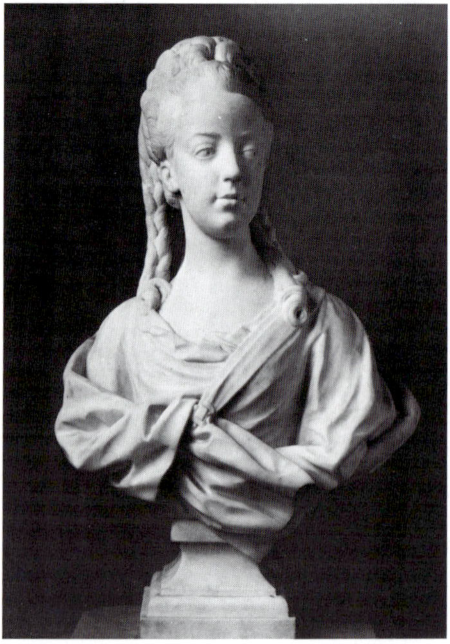

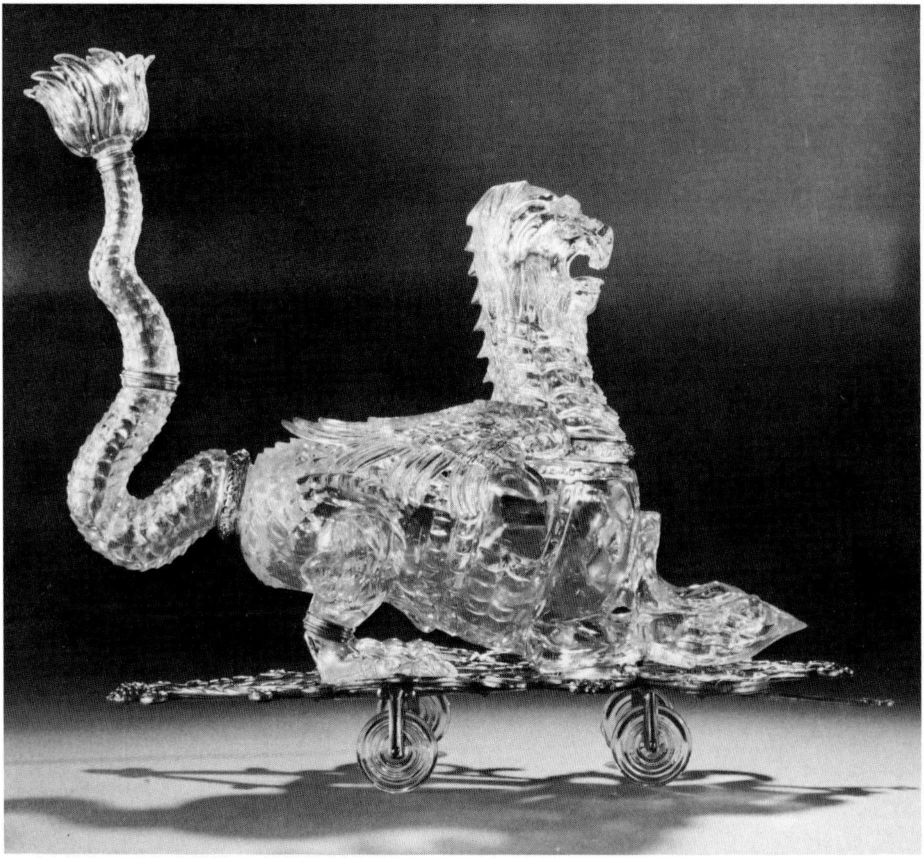

◁ **ERZHERZOGIN MARIE-ANTOINETTE, DAUPHINE VON FRANKREICH**
Jean Baptiste Lemoyne II
(Paris 1704 – 1778 Paris)
Paris, 1771
Marmor; H 76,5 cm
Inv. Nr. 5478

Marie Antoinette ist als Fünfzehnjährige im Jahr ihrer Vermählung wiedergegeben. Als Gemahlin des französischen Thronfolgers führte die spätere Königin den traditionellen Titel Dauphine. Die Marmorbüste gab 1770 König Ludwig XV. als Geschenk für seine Gegenschwägerin, Kaiserin Maria Theresia, in Auftrag. Lemoyne, Hofbildhauer des Königs, arbeitete über ein Jahr an seinem Werk, ehe er es am 15. September 1771 in Versailles präsentieren konnte. Ludwig XV. und die Kunstkritik feierten die Büste als bedeutendstes Werk des betagten Meisters. Mit der anmutigen Eleganz der Linienführung und der bei aller Idealisierung doch lebendig erfaßten Individualität verkörpert sie vollendet den höfischen Geschmack der Epoche. S. K.

TAFELAUFSATZ IN GESTALT EINES DRACHENS
Mailand
um 1650
Bergkristall; Fassung: Silber vergoldet; Reliefranke: Gold emailliert;
H 48,2 cm, B 56,4 cm, L 33,8 cm
Inv. Nr. 2331

Schuppenbedeckt präsentiert sich der geflügelte Drache als löwenartiges Tier, dessen hochaufgedrehter Schwanz in einer Quaste endet. Mit den Vorderpranken hält er eine Muschel vor sich fest. Das ganze Fabelwesen ist bis zur letzten Windung des Schwanzes ausgehöhlt. Mit grimmig hochgerecktem Haupt kauert dieser skurrille Löwendrache auf einem lenkbaren Wägelchen in Gestalt einer heraldischen Lilie. Der kristallene Tierleib ist als Tischbrunnen gedacht, worin man ein Getränk durch die blütenkelchförmige Schwanzquaste einfüllen kann, das dann vorne an der Brust aus Düsen in die Schale sprudelt.
H. T.

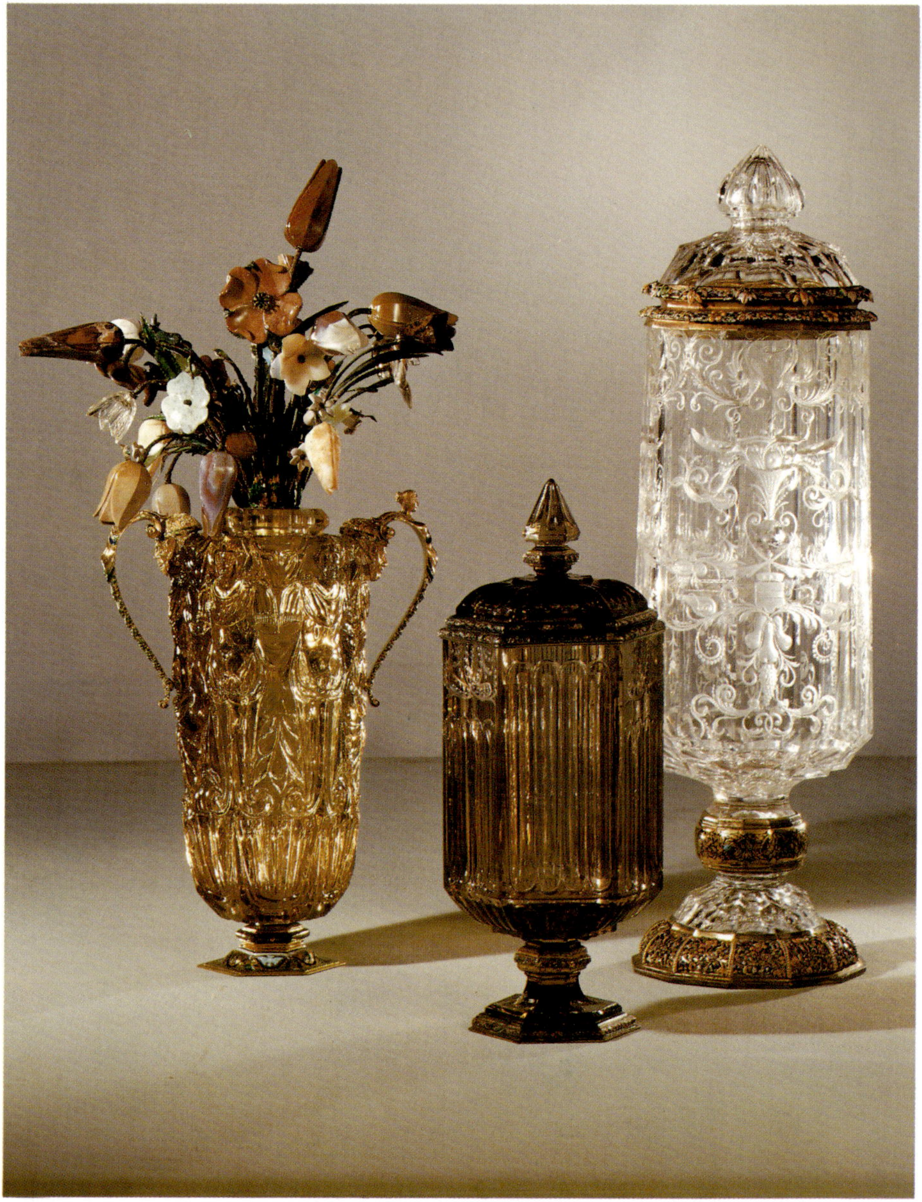

BLUMENVASE AUS CITRIN
Dionysio Miseroni
(Prag 1607? – 1661 Prag)
Prag
1647/48
Citrin; Blumen aus Achat, Jaspis, Chalzedon, Bergkristall; Fassung: Gold emailliert;
H 26 cm (ohne Blumen)
Inv. Nr. 1330

DECKELPOKAL AUS RAUCHQUARZ
Prag
1648/49
Rauchquarz; Fassung: Silber vergoldet, Tiefschnittemail; H 30 cm
Inv. Nr. 1339

◁ DECKELPOKAL AUS BERGKRISTALL
Prag
um 1655
Bergkristall; Fassung: Silber vergoldet, Reliefemail; H 47,5 cm
Inv. Nr. 2246

Im Frühjahr 1623 bat der alternde Ottavio Miseroni den Kaiser, er möge ihm seinen Sohn Dionysio, der ihm in der Kunst der Glyptik nicht nachstehe, als bezahlten Gehilfen zur Seite stellen. Dionysio führte das Atelier des Vaters nach dessen Tod 1624 weiter und überflügelte sogar Ottavio an Nachruhm. In seinen Gefäßschnitten kam die Prager Schule der Steinschneidekunst zu ihrer letzten Blüte, denn sein Sohn Ferdinand Eusebio (gest. 1684) erreichte nicht mehr den Rang des Vaters. Dionysio folgte in seinen Gefäßen mit Vorliebe der oblongen und kantigen Kristallform. – Die monolithe, leicht konische Citrinvase, die der Meister selbst zu seinen Hauptwerken zählte, erhebt sich über einem regelmäßigen Sechseck, dessen Kanten plastische Hermen schmücken. Über zwei gegenüberstehenden kräftigeren Hermen stülpte der Goldschmied Satyrköpfe, an denen zarte Sirenenhenkel montiert sind. In den Sockelbereich sind strenge Pfeifen geschliffen. Der besondere Stein verlangte eine anspruchsvolle, dichte Gestaltung mit geradezu bildhauerischem Anhauch. Die Vase kostete 6000 Gulden. Die Blumen – Rosen, Tulpen und Glockenblumen auf bemalten Silberstengeln – führte der kaiserliche Edelsteinschneider Paul Pertz aus. Für die Idee des Blumenstraußes aus Steinen gab es schon Mailänder Vorbilder.
Auch der Rauchquarzpokal, der unmittelbar nach der Citrinvase entstand, ist sechskantig geformt. Alle Flächen zieren gerade Pfeifen. Der gelb oder braun getönte Quarz erfährt immer eine ähnliche Behandlung, wie opake Steingefäße, d. h. man schnitt kräftige Profile hinein, da sich die Farbe je nach Dicke der Wandung schattiert.
Für Bergkristall verwendet auch Dionysio noch die Rankenintagli nach italienischer Art, in denen sich der matte Schnitt von den polierten Flächen abhebt. Die mächtige Vase ist in 12 Facetten gelegt, die in Boden und Deckel konkav werden und sich knicken. Die Ranken gruppieren sich in zwei Hauptachsen, in denen sich der Reichsadler und der österreichische Bindenschild befinden.
In drei Schattierungen des Steines bot Dionysio Miseroni drei Varianten des Dekors. R. D.

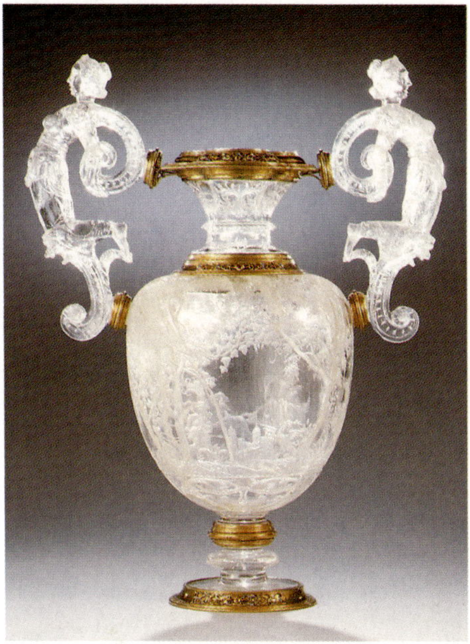

DOPPELHENKELIGE PRUNKVASE
Mailand
1. Hälfte 17. Jh.
Bergkristall; Fassung: Silber vergoldet, aufgelegte Reliefranke aus emailliertem Gold;
H 54,4 cm
Inv. Nr. 1549

An der amphorenartigen Prunkvase dominieren die beiden mächtigen, weit ausladenden und skulptural aufgefaßten Henkel. Deren abstrakte Volutenform geht symmetrisch angelegt jeweils in eine Mädchengestalt über, die sich mit Kopf und Gliedmaßen frei ablöst. Ihr zurückgestelltes Bein unterstützt eine gerollte Ranke und führt es in die übergreifende spiralige S-Form des Henkels zurück. Die wuchtige, protobarocke Erscheinung der Prunkvase, wie sie im Umriß zur Geltung kommt, findet im großformigen, tief eingeschnittenen Jagdfries an der Wandung des Vasenkörpers ihre Entsprechung. Abgezielt wird auf den Kontrast zwischen den matt und klar geschliffenen Wandungspartien, die großflächig zusammengefaßt sind. H. T.

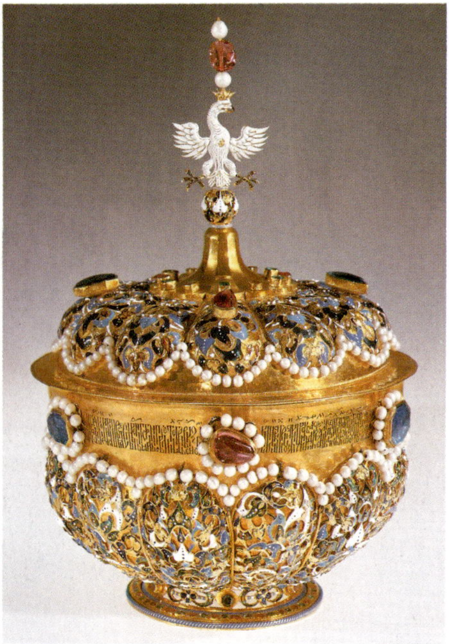

BRATINA
Moskau
vor 1637
Gold, teilweise emailliert, Rubine, Saphire, Smaragde, Perlen; H 27 cm
Inv. Nr. 1114

Das reich emaillierte und mit Edelsteinen und Perlen besetzte Deckelgefäß ist eine russische Verbrüderungsschale, welche man für den Begrüßungstrunk benützte oder die man gefüllt mit Syta, in Wasser aufgelöstem Honig, auf das Grab eines Verstorbenen stellte. Diese *Bratina* war eines der Geschenke, welche Zar Michael Feodorovich von Rußland 1637 zur Hochzeit des polnischen Königs Ladislaus IV. und der Erzherzogin Caecilia Renata von Österreich übersandte. Unter dem Lippenrand verläuft eine russische Inschrift in Email, aus der der Name und alle Titel des Schenkers hervorgehen. Der Deckel ist vom weißen polnischen Adler mit dem Monogramm des Königs bekrönt. R. B.

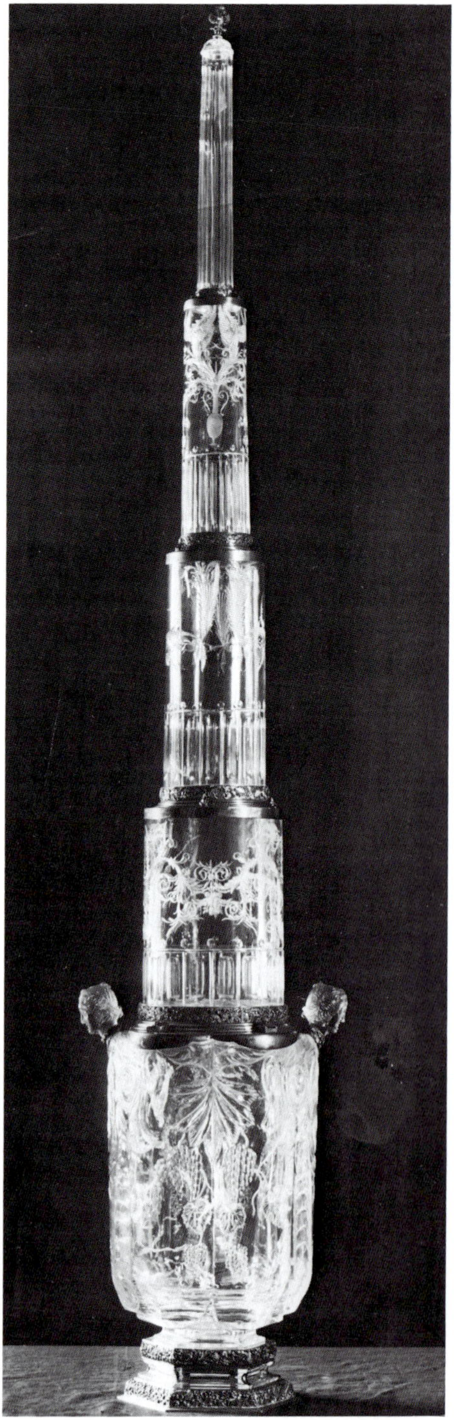

BERGKRISTALL-PYRAMIDE ▷
Dionysio Miseroni
(Prag 1607 – 1661 Prag)
Hanns Reinhardt Taravell, Fassung
Prag
1651–1653
Silber vergoldet, Appliken: Gold emailliert; H 115,4 cm
Inv. Nr. 2251 bis 2254
(Text auf der gegenüberliegenden Seite unten)

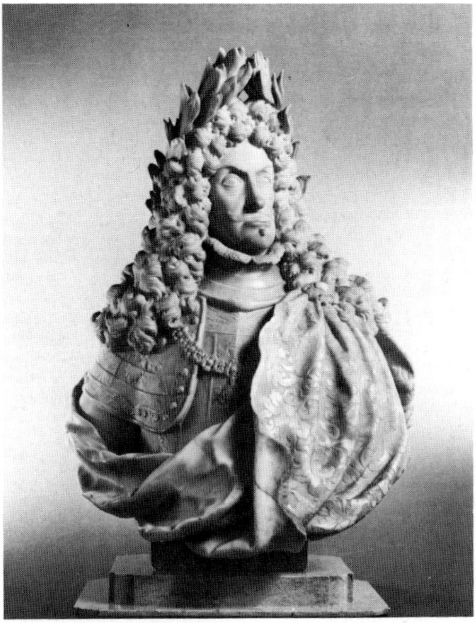

KAISER LEOPOLD I.
Paul Strudel
(Cles/Tirol? 1648 – 1708 Wien)
Wien
1695
Laaser Marmor; H 86 cm
Inv. Nr. 5458

Das Werk gehört zu einer Folge von sechs Portraitbüsten der um 1695 lebenden gekrönten Habsburger und ihrer männlichen Nachkommen. Kurfürst Johann Wilhelm von Pfalz-Neuburg, Schwager Kaiser Leopolds I., hatte den Zyklus in Auftrag gegeben, um dieses programmatische Denkmal des Hauses Österreich und seiner dynastischen Beziehungen in seiner Residenz in Düsseldorf aufzustellen. Am 27. August 1695 besichtigte Leopold I. die vom Hofbildhauer Strudel ausgeführte Serie, und war so angetan, daß die Arbeiten in Wien blieben. Unnahbare Haltung, lange Allongeperücke, bekrönender Lorbeerkranz und eine wirkungsvolle Draperie überhöhen die unregelmäßigen Züge Leopolds I. zu einem repräsentativen Herrscherportrait. S. K.

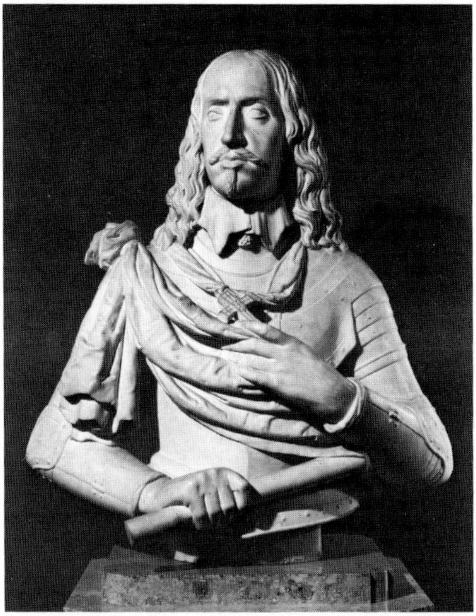

ERZHERZOG LEOPOLD WILHELM
François Dieussart
(Arquinghem/Belgien um 1600 – 1661 London?)
Brüssel, 1656
Marmor; 72 cm
Inv. Nr. 8933

Die Marmorhalbfigur zeigt Erzherzog Leopold Wilhelm (1614–1662) im 42. Lebensjahr. Der Gouverneur der spanischen Niederlande trägt einen mit Nieten verzierten Harnisch und darüber als Feldzeichen eine faltenreiche Schärpe. In der halberhobenen rechten Hand hält er den Marschallstab, während die linke an das Deutschmeisterkreuz des Deutschen Ritterordens gelegt ist. Durch die hoheitsvolle Haltung und den energischen Gesichtsausdruck weiß das Bildwerk als offizielles Portrait zu überzeugen. Durch das subtile Gegenspiel der zupackenden rechten und der sensibel ruhenden linken Hand wird aber auch die eigentliche historische Bedeutung Leopold Wilhelms als Mäzen, Kunstsammler und einer der „Väter" der Wiener Galerie angedeutet.
S. K.

◁ Die sog. *Pyramide* ist das absolute Hauptwerk des Dionysio. Auf sechskantigem Fuß erhebt sich – annähernd im Sechspaß – der massige Sockelblock. Schuppenbänder unter seinen Hermenköpfen rahmen zwei Schauseiten, die alternierend mit Weinblättern und Trauben verziert sind. Über dem Unterteil stehen abgestuft vier zylindrische Stangenpokale, von einem Deckel mit Doppeladler bekrönt. Der Meister schnitt alle Aufsatzteile aus der großen Vase heraus, wobei im Arbeitsgang dem obersten schmalen Zylinder die jeweils breiteren folgten. Das technische Bravourstück, das die *Pyramide* zum Mirabilium ersten Ranges in der Wiener Schatzkammer machte, verdankt seine ungewöhnliche Formgebung also der artistisch-virtuosenhaften Attitüde des Meisters. Bezeichnenderweise ist es das einzige Werk, das er signierte und datierte. R. D.

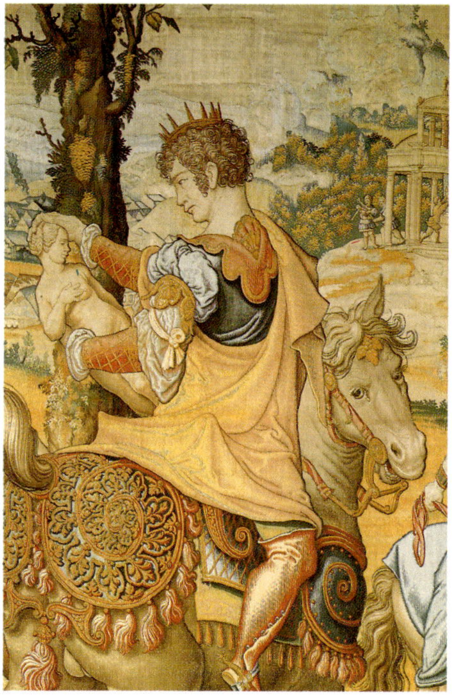

DIE SIEBEN TODSÜNDEN: GEIZ
Pieter Coecke van Aelst (Entwurf)
(Aelst 1502 – 1550 Brüssel)
Willem de Pannemaker (Weber)
(nachweisbar 1539–1580)
Brüssel
um 1555
Wolle, Seide, Gold- und Silberfäden; H 460 cm, B 785 cm
Inv. Nr. T XXXV/4

Die Serie der Sieben Todsünden ist eine der schönsten Brüsseler Bildteppichfolgen aus der Mitte des 16. Jh., die zudem ein sehr komplexes inhaltliches Programm hat: Ideen der mittelalterlichen Lasterkataloge und Tiersymbolik mischen sich mit humanistischen Gedanken und antiker Mythologie. Die personifizierten Sünden ziehen, begleitet von historischen und biblischen Personen, denen das entsprechende Laster nachgesagt wird, in triumphalem Zug aus der Hölle heraus. Bei dem gezeigten Pygmalion als Vertreter des Geizes kam es zur Verschmelzung zweier Personen gleichen Namens: der Bruder der Königin Dido von Karthago ermordete seinen Schwager Sichäus aus Habsucht; die vom Reiter getragene Figur weist aber auf den Pygmalion, der sich in eine Statuette verliebte, welche Venus zum Leben erweckte. R. B.

ZWÖLF MONATE: FEBRUAR
Brüssel
Mitte 16. Jh.
Wolle, Seide, Gold- und Silberfäden; H 430 cm, B 470 cm
Inv. Nr. T XI/2

Symbolische Darstellungen der Monate gibt es seit dem Altertum und waren besonders beliebt. Von den Römern übernommen scheint die Idee, jeden Monat unter die Schirmherrschaft einer Gottheit zu stellen: auf dieser Tapisserie ist es Neptun mit dem Sternzeichen der Fische für den Februar. Auch dienten jahreszeitlich auffallende Tätigkeiten des Landmannes schon in römischer Zeit der Illustration der Monate: Rebenschneiden und Bäumefällen sind charakteristische Arbeiten für den Februar. Hinten Neptun und in den kleinen Landschaftsbildchen zeigt sich räumliche Tiefe, die in einem Spannungsverhältnis zum flächigen, roten Hintergrund mit der reichen grotesken Pflanzen- und Tierornamentik steht. R. B.

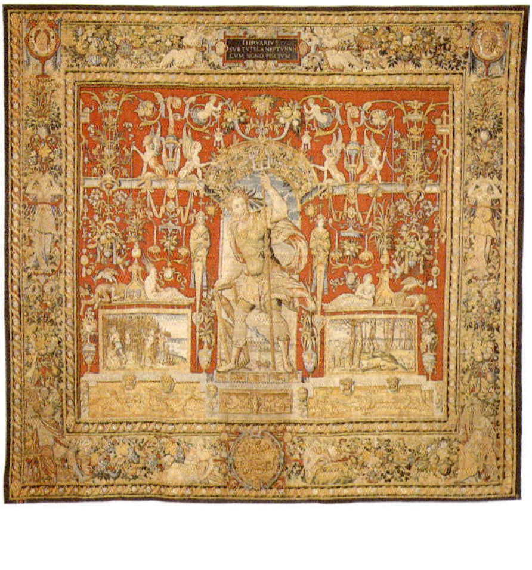

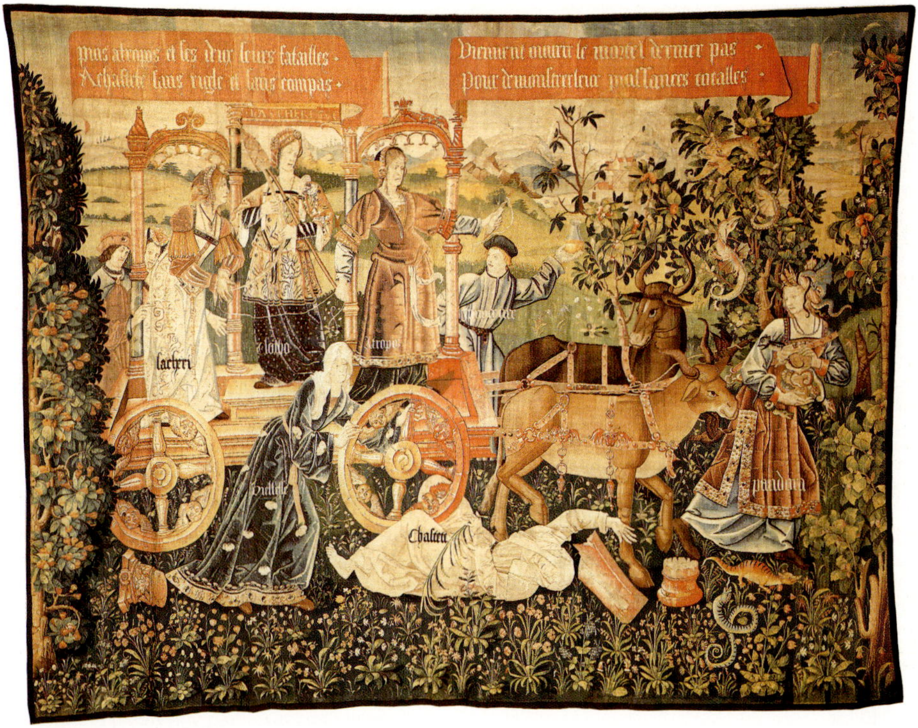

TRIONFI DES PETRARCA: TRIUMPH DES TODES ÜBER DIE KEUSCHHEIT
Französisch
Anfang 16. Jh.
Wolle, Seide; H 414 cm, B 542 cm
Inv. Nr. T CII/3

Als Symbolfiguren des Todes überrollen die drei Schicksalsgöttinnen – Klotho die Spinnerin, Lachesis die Zuteilerin des Lebensfadens und Atropos, die den Faden zerreißt – in dem von Ochsen gezogenen Karren die zu Boden gestürzte Keuschheit. Pandora an der Spitze des Zuges hat ihre Büchse geöffnet, der drachenartige Untiere entweichen, als Symbole für Krankheit und Unheil. Im Stilistischen manifestiert sich das Zusammentreffen zweier Epochen. Der flächenhafte „Tausend-Blumen"-Grund ist noch der Spätgotik verhaftet, während sich im oberen Drittel der Darstellung, in der perspektivischen Weite der Landschaft, renaissancehafte Züge zeigen. Die Tapisserie ist Teil einer sechsteiligen Serie, welche die Gesänge der Trionfi des Francesco Petrarca illustriert. R. B.

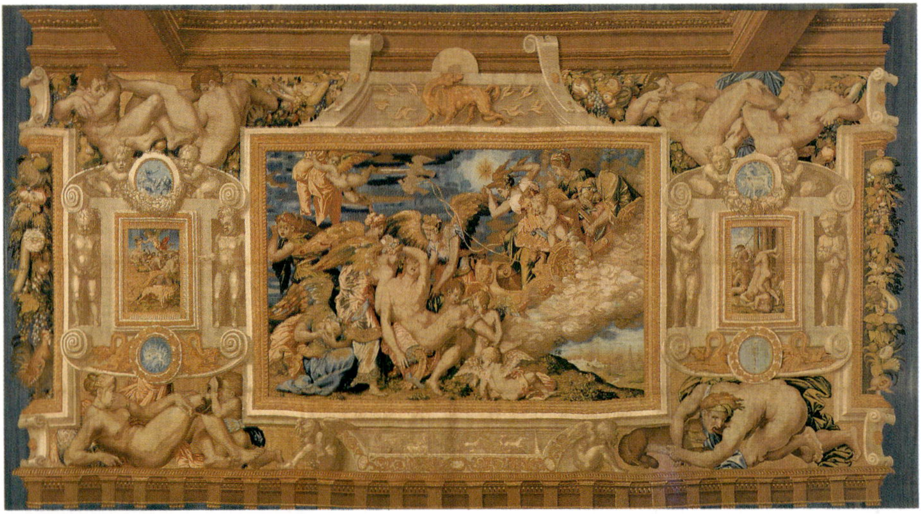

MYTHOLOGISCH-ALLEGORISCHE DARSTELLUNGEN: TOD DES ADONIS
Rosso Fiorentino (Entwurf)
(Florenz 1494 – 1540 Fontainebleau)
Jean und Pierre Le Bries (Weber)
Fontainebleau
1540–1550
Wolle, Seide, Gold- und Silberfäden; H 330 cm, B 640 cm
Inv. Nr. T CV/2

Aphrodite, die Göttin der Liebe und Schönheit, liebt den schönen Jüngling Adonis. Als dieser auf der Jagd von einem Eber getötet wird, ist die Göttin untröstlich und erbittet von Persephone, der Gemahlin des Gottes der Unterwelt, daß Adonis sechs Monate des Jahres auf der Erde verbringen darf. Auf der Tapisserie ist die Klage um den toten Jüngling zu sehen. Bei der aus sechs Stücken bestehenden Serie handelt es sich um ein getreues Abbild der Südwand der großen Galerie im Schloß von Fontainebleau, wo die Tapisserien im Auftrag von König Franz I. von Frankreich entstanden sind. Bei der Umsetzung in die Weberei wurde die ganze Wandabwicklung mit Konsolgesimse, Stuckfiguren, Wandgemälden und dem Ansatz der Balkendecke mit berücksichtigt. R. B.

DARSTELLUNGEN AUS DEM LEBEN ALEXANDERS DES GROSSEN: ALEXANDER UND DIE PERSISCHEN KÖNIGINNEN
Charles Le Brun (Entwurf)
(Paris 1619 – 1690 Paris)
Gobelinmanufaktur Paris
1687/88
Wolle, Seide, Gold- und Silberfäden; H 490 cm, B 720 cm
Inv. Nr. T V/7

Vor dem dunklen Blau des Zeltes sind die persischen Königinnen und ihr Hofstaat vor Alexander und seinem Freund Hephästion, dieser in leuchtend rotem Mantel, um Gnade bittend auf die Knie gefallen. Es handelt sich dabei um die Darstellung einer Begebenheit nach der Schlacht von Issus 333 v. Chr. Schon zu seinen Lebzeiten befaßten sich Schriftsteller mit der Biographie des großen Griechen, und es entstand ein Alexanderbild, das von der Spätantike bis in die Renaissancezeit als Alexanderroman große Verbreitung fand. Die in reicher Farbigkeit erstrahlende Tapisserie ist ein Beispiel dafür, wie sehr man im späten 17. Jh. versuchte, durch Verwendung unzähliger Farbnuancen dem Wandteppich den malerischen Charakter eines Gemäldes zu geben, was dann ein Jahrhundert später das Schwinden des Interesses an Tapisserien zur Folge hatte. R. B.

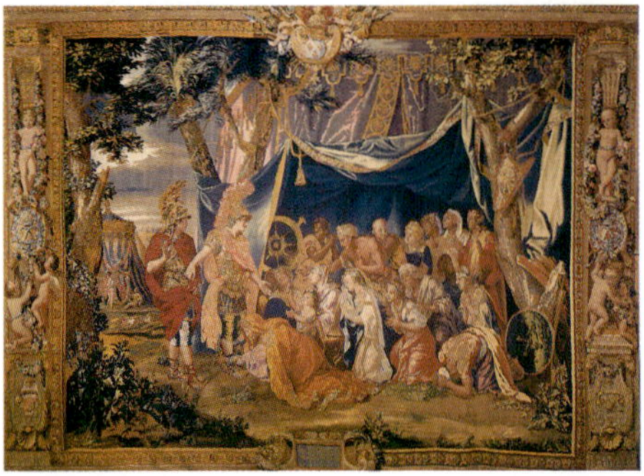

FELDZUG KAISER KARLS V. NACH TUNIS: SCHLACHT IN DEN RUINEN VON KARTHAGO
Jan Cornelisz. Vermeyen (Entwurf)
(Beverwijck bei Haarlem 1490/95 – 1559 Brüssel)
Judocus de Vos (Weber)
(tätig zwischen 1700 – 1725)
Brüssel
1712–1721
Wolle, Seide, Gold- und Silberfäden; H 520 cm, B 860 cm
Inv. Nr. T X/9

Die Tapisserie ist Teil einer zehnteiligen Serie, welche im Auftrag Kaiser Karls VI. im 18. Jh. nach Entwürfen des 16. Jh. gewebt wurde. 1535 hatte Kaiser Karl V. den Maler Vermeyen als zeichnenden Berichterstatter auf den Feldzug nach Tunis mitgenommen – daher die topographisch genaue Wiedergabe der Kriegsschauplätze. Vermeyen malte ab 1546 die in der Größe den zu webenden Wandteppichen entsprechenden Kartons (KHM, Wien), die den Webern als Vorlage dienten. Die erste Tapisserienfolge entstand zwischen 1548 – 1554 in der Manufaktur Willem de Pannemakers in Brüssel und befindet sich heute in Madrid. Die um fast zwei Jahrhunderte später entstandene Wiener Serie zeichnet sich durch kräftigere Farbgebung aus und zeigt auf einem der Teppiche eine Selbstdarstellung des Webers de Vos. R. B.

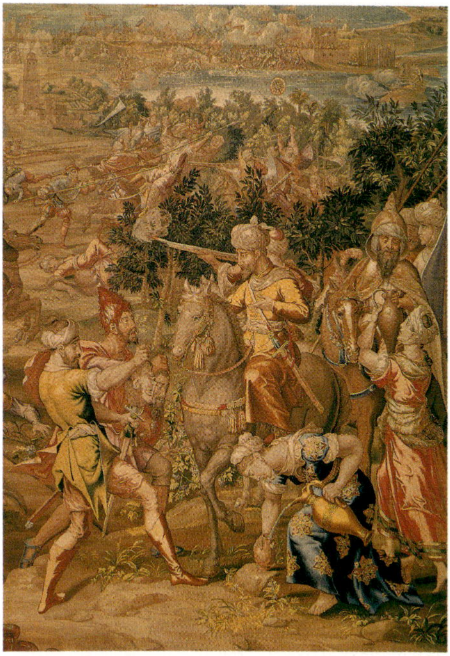

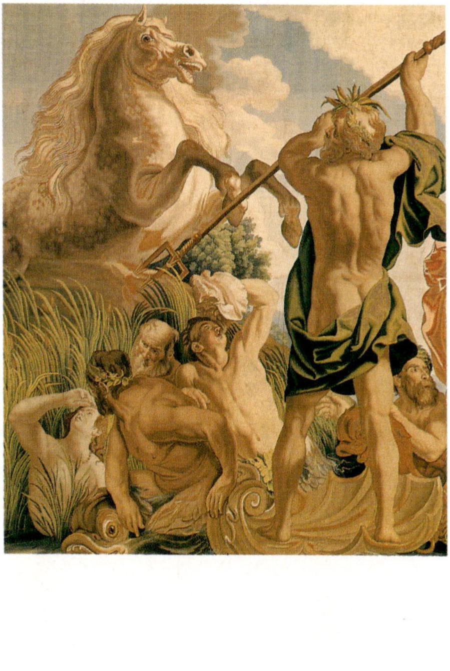

REITUNTERRICHT: ERSCHAFFUNG DES PFERDES
Jakob Jordaens (Entwurf)
(Antwerpen 1593 – 1678 Antwerpen)
Everard Leyniers (Weber)
(um 1597–1680?)
Brüssel
um 1660
Wolle, Seide, spärliche Verwendung von Gold- und Silberfäden; H 410 cm, B 521 cm
Inv. Nr. T XL/1

Der in monumentaler Rückansicht wiedergegebene Neptun erschafft, nach Vergil, mit einem kräftigen Stoß seines Dreizacks in den Boden das Pferd, welches mit gewaltigem Sprung aus dem Schilf hervorbricht. Der Gott des Meeres steht auf einer schwimmenden Muschel und wird von Delphinen und Tritonen begleitet. Diese Herolde des Meeres, deren Leib von der Mitte ab Fischgestalt hat, verwenden die „buccina“, eine gedrehte Muschel, als Trompete. Ein Ölgemälde Jakob Jordaens, welches mit kleinen Änderungen für diese Tapisserie als Vorlage gedient hat, befindet sich in der Galleria Palatina im Palazzo Pitti in Florenz. R. B.

GEMÄLDEGALERIE

Die Gemäldegalerie des Kunsthistorischen Museums verdankt ihre Entstehung und ihre Eigentümlichkeit einer Reihe von großen Sammlerpersönlichkeiten des Hauses Habsburg. Trotz der so gründlich gewandelten Verhältnisse, entgegen einer republikanisch-demokratischen Museumspolitik und trotz der Sammeltätigkeit im 20. Jh. ist ihr Charakter – einer vornehmen fürstlichen Privatsammlung – bis heute wohl deutlicher spürbar als in anderen vergleichbaren Gemäldegalerien, deren Ursprung im Mäzenatentum eines Herrscherhauses liegt. Um 1800 war ihr Gesicht im wesentlichen geprägt.

Trotz ihrer Vielseitigkeit und ihres Reichtums ist sie im Bestand unsystematisch: sie hat ihre unvergleichlichen Stärken, aber auch wesentliche und erstaunliche Lücken. Eng verbunden mit den Ländern, über die die Habsburger so lange herrschten, erhält die Gemäldegalerie ihren spezifischen Charakter aus der Kunst dieser Bereiche. Aus Deutschland, den südlichen katholischen Niederlanden, aus Norditalien, aus den italienischen und spanischen Zentren der Barockmalerei: aus Bologna, Neapel, Florenz, Venedig und Madrid, kommen von Qualität und Quantität her die wesentlichen Bilder – weitgehend außerhalb bleiben Frankreich, England, trotz einiger Spitzenwerke auch Holland und die italienischen Stadtstaaten des späten Mittelalters.

Die Habsburger als große Herren liebten das Vollendete, nicht das manchmal ungeschickt Werdende – dies in doppeltem Sinn: es gibt wenige Werke aus frühen Stilphasen, Werke, die erst zur inneren Vollendung streben, kein 13. und 14. Jh., kaum Arbeiten des italienischen Quattrocento, keine „ringenden Grübler“, wenige Skizzen. Der jeder fürstlichen Sammlung eigene Schwerpunkt im Bildnis ist in der Wiener Gemäldegalerie besonders ausgeprägt, so daß man durchaus von einer gewissen „Kopflastigkeit“ sprechen kann. Man liebte die reifen, die überreifen Stile, das venezianische und flämische 16. und 17. Jh., das ausgearbeitete, perfekte, ja dekorative Stück – die Galerie selbst wurde als dekoratives Ganzes begriffen. Nicht das Exzentrische war gefordert, sondern das überlegen Disponierte, das selbstverständlich Elegante. Der habsburgische Geschmack war „fromm“, ohne eigentlich ins Bigotte zu verfallen. Alle die großen habsburgischen Sammler liebten die alten Niederländer, Bruegel, die Venezianer, Dürer, später Rubens und Van

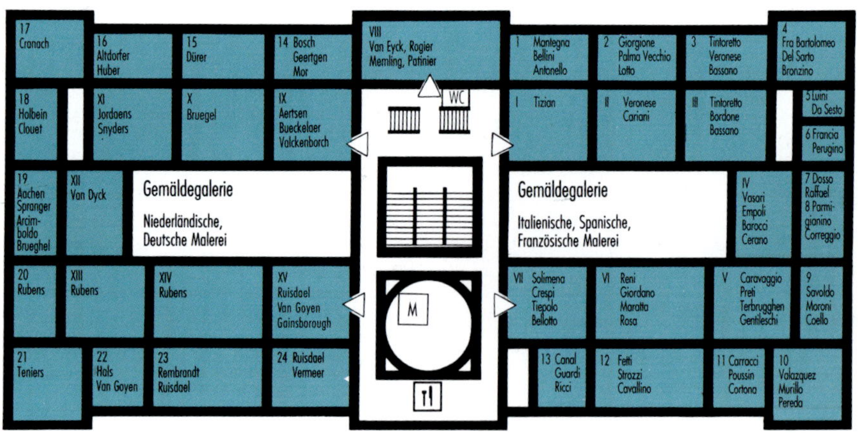

Dyck und das repräsentative italienische Barockstück. Was später hinzukam, paßte sich nach Möglichkeit diesem Geschmack an.
Es sind vor allem vier Erwerbungskomplexe, die mit habsburgischen Fürsten verbunden sind und im wesentlichen das Profil der Wiener Gemäldegalerie prägen. Auch wenn die meisten Gemälde aus dem Besitz Kaiser Rudolfs II. nach der schwedischen Plünderung Prags 1648 in alle Winde zerstreut wurden, sind doch bedeutende Bilder bald nach des Kaisers Tod 1612 nach Wien gelangt und dadurch in habsburgischem Besitz verblieben: die Bruegel-Sammlung, die Rudolf von seinem Bruder Ernst übernommen hatte, der Dürer-Bestand, die Werke von Rudolfs Hofmalern in Prag. Diese und eine Reihe von Meisterwerken des italienischen Manierismus (Correggio, Parmigianino) haben wohl Rudolfs Vorliebe für sinnliche Sujets besonders befriedigt. Seine Bildergalerie muß als verpflichtendes Erbe und ideeller Ausgangspunkt der späteren habsburgischen Sammlungen gegolten haben.
Der eigentliche Gründer der Wiener Gemäldegalerie ist der Erzherzog Leopold Wilhelm (1614–1662), der Bruder Kaiser Ferdinands III: Seine Bilderkäufe, betrieben fast ausschließlich während seiner Statthalterschaft in den Niederlanden (1647–1656) und begünstigt durch den Zusammenbruch der englischen Monarchie bzw. die Konfiszierung und Versteigerung einiger der reichen englischen Sammlungen, gingen in zwei Richtungen: Leopold Wilhelm baute für sich selbst eine Sammlung von etwa 1400 Bildern auf und kaufte für seinen kaiserlichen Bruder in Prag Gemälde, die das von den Schweden Geraubte ersetzen sollten. Des Erzherzogs Sammlung mit ihren Schwerpunkten in venezianisch-oberitalienischer Malerei des 15. und 16. Jh. bzw. flämischer Malerei vom 15.–17. Jh. wurde 1656 nach Wien transportiert, in der Stallburg aufgestellt, vorbildlich katalogisiert und gelangte 1662 in den Besitz Kaiser Leopolds I.
Ein Großteil der Gemäldebestände Ferdinands III. wurde in den zwanziger Jahren des 18. Jh. im Zuge der Reorganisation der kaiserlichen Kunstsammlungen unter Karl VI. nach Wien transferiert und zusammen mit Leopold Wilhelms Sammlung und den zahlreichen bei Karl VI. zuerst nachweisbaren Bildern in der neu adaptierten Stallburg nach barocken, dekorativen Prinzipien aufgestellt.
Diese zwar äußerst prächtige, uns in ihrem Aussehen durch ein gemaltes Galerieinventar überlieferte Aufstellung muß schon nach kurzer Zeit als starr und ohne Erweiterungsmöglichkeit empfunden worden sein, zumal unter Maria Theresia bzw. Josef II. in den späten siebziger und in den achtziger Jahren des 18. Jh. ein bedeutender Zuwachs an meist großformatigen flämischen und italienischen Altarbildern aus aufgelösten Klöstern und Kirchen den Umfang der Galerie erheblich zu verändern begonnen hatte. So faßte Maria Theresia 1776 den Plan, die kaiserliche Gemäldegalerie im Oberen Belvedere öffentlich zugänglich zu machen. 1781 war diese schon nach historischen Gesichtspunkten geordnete Neuaufstellung beendet, in der durch Präsentation und Katalog der Geist der Aufklärung mit Systematik und Anspruch auf Bildung spürbar ist. Eingeleitet von der Eroberung Wiens durch Napoleon 1809, die erhebliche Verluste an Bildern nach sich zog, brachte das 19. Jh., in dem in Deutschland und England die großen Nationalgalerien entstanden, für die kaiserlichen Sammlungen einen fast vollständigen Stillstand der Erwerbstätigkeit. Allerdings wandte man sich im letzten Viertel des Jahrhunderts der inneren und äußeren Neuordnung des gesamten habsburgischen Kunstbesitzes und dessen Vereinigung in einem neuen Haus zu, dem Kunsthistorischen Museum, in dessen Hauptgeschoß die Gemäldegalerie untergebracht wurde. Moderne kunstwissenschaftliche Erschließung der Bestände setzte 1883 mit der Gründung des „Jahrbuches der kunsthistorischen Sammlungen des Allerhöchsten Kaiserhauses" und der Publizierung des Galeriekataloges mit 1734 Nummern ein.
Erst in unserem Jahrhundert, besonders erfolgreich unter der Direktion des großen Gelehrten Gustav Glück, begann wieder eine, wenn auch von schwierigen ökonomischen Bedingungen belastete, Sammeltätigkeit, die jedoch eher wieder versuchte, die traditionellen künstlerischen Schwerpunkte zu verstärken, in jenen Epochen und Kunstlandschaften, aus welchen die wesentlichen Bilder der Gemäldegalerie kamen, noch vorhandene Lücken zu schließen, als gänzlich neue Sammlungsgebiete zu erobern.
W. P.

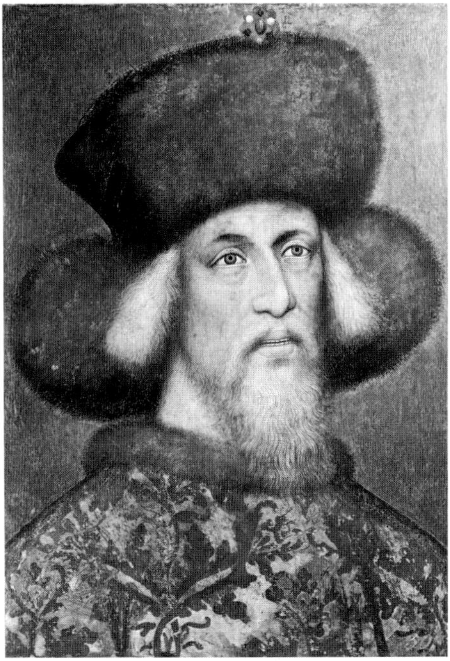

KAISER SIGISMUND
Antonio di Puccio Pisano, gen. Pisanello
(Pisa um 1395 – 1455 Rom?)
um 1433
Pergament/Holz; H 64 cm, B 49 cm
Inv. Nr. 2630

Das für ein Bildnis des frühen 15. Jh. ungewöhnlich große Format, die großzügig straffe Formung von Kopf und Büste neben dem graphisch-feinen Detailreichtum von Gesicht, Haaren und Pelz bilden ein Stilgemisch aus Elementen der Spätgotik und der heraufdämmernden Frührenaissance, wie es für den in Oberitalien tätigen Pisanello charakteristisch ist. Dieser hat Sigismund (1386–1437), den in Prag residierenden letzten Luxemburger auf dem Kaiserthron, wohl während dessen Italien-Aufenthalts 1431/33 gemalt und mit seiner neuartigen, um Monumentalität und Wirklichkeitsnähe bemühten Portraitauffassung einen Markstein auf dem Weg zur Bildniskunst der Renaissance gesetzt. M. H.

Antonio Vivarini
(Murano um 1415 – um 1486 Venedig)
1441
Holz; H 235 cm, B 157 cm
Inv. Nr. 6813–18

Der 1441 für die venezianische Kirche S. Stefano gemalte Altar hat die im italienischen Spätmittelalter übliche Form eines Polyptychons, das die einzelnen Heiligen, durch Rahmen getrennt, neben- und übereinander reiht. Dieser unräumlichen Auffassung entspricht auch der zu dieser Zeit schon eher altertümliche Goldhintergrund. An den Hauptfiguren jedoch zeigt sich das Ringen des an der Wende zwischen Gotik und Renaissance stehenden Künstlers um die Darstellung dreidimensionaler Körperlichkeit. Die gotischen Architekturformen des (zu großen Teilen originalen) Schnitzrahmens spiegeln ebenfalls den konservativen Geschmack der von Antonio Vivarini geführten Werkstatt wieder. M. H.

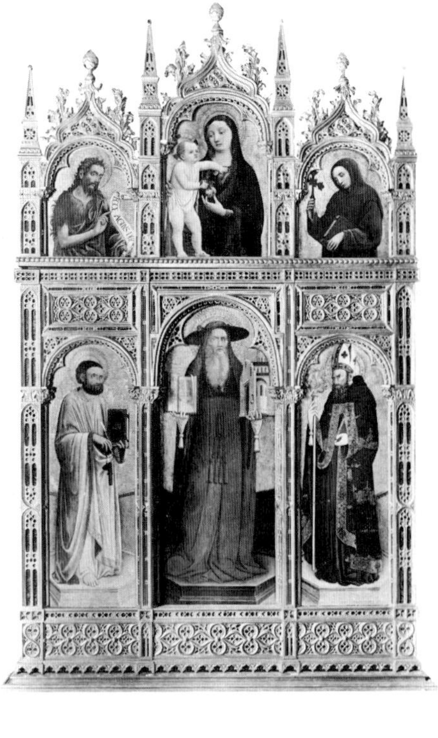

HL. SEBASTIAN
Andrea Mantegna
(Isola di Carturo 1430/31 – 1506 Mantua)
um 1457/59
Holz; H 68 cm, B 30 cm
Inv. Nr. 301

Mantegna, Hauptmeister oberitalienischer Frührenaissance und selbst maßgeblich, praktisch wie theoretisch, an ihrer Ausbildung beteiligt, sah in der antiken Kunst das Vorbild für die wirklichkeitsgetreue Darstellung von Körper und Raum. So macht hier die fast wie eine Steinskulptur wirkende Aktfigur des römischen Märtyrers Sebastian durch ihre klare Modellierung Rundkörperlichkeit überzeugend erfahrbar, während der kunstvoll nach hinten fluchtende Bildraum bis in die weiteste Ferne mit Bruchstücken antiker Architektur bereichert wurde. Zuletzt weist auch Mantegnas griechisch geschriebene Signatur auf dem Pfeiler des Triumphbogens auf die Vertrautheit des Malers mit der Welt der Antike hin. M. H.

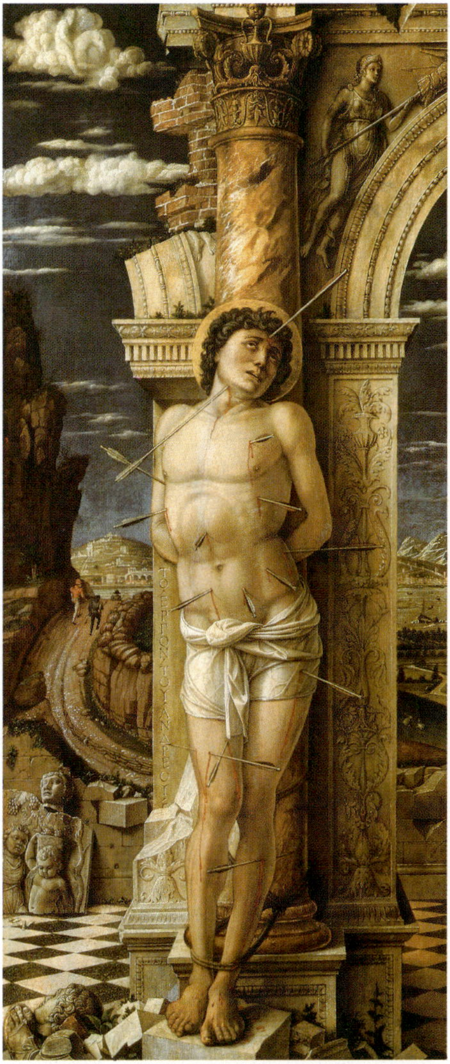

LEICHNAM CHRISTI VON ENGELN GEHALTEN ▽
Cosmè Tura
(Ferrara um 1430 – 1495 Ferrara)
um 1460/70
Holz; H 44,5 cm, B 86 cm
Inv. Nr. 1867

Cosmè Turas sehr eigenwilliges Werk ist zwar hinterfangen vom antikisierenden Geschmack Mantegnas (der in Padua sein Mitschüler bei Squarcione gewesen war), stärker wird es aber geprägt von der spätgotischen Malerei des Nordens (die durch Druckgraphik und die Anwesenheit Rogier van der Weydens 1449 in Ferrara Eingang gefunden hatte). In der wohl als Altarlünette gedachten Tafel mit einer Engelspietà springt die selbst vor Verzerrungen nicht zurückschreckende Überintensität des Ausdrucks ins Auge, die durch die metallisch-kalte Farbigkeit und das erregte Linienspiel eine zusätzliche Akzentuierung erhält. Die ornamental verrätselte Signatur am Sargdeckel spiegelt die Vorliebe der gebildeten Gesellschaft dieser Zeit für kryptische Inschriften wieder. M. H.

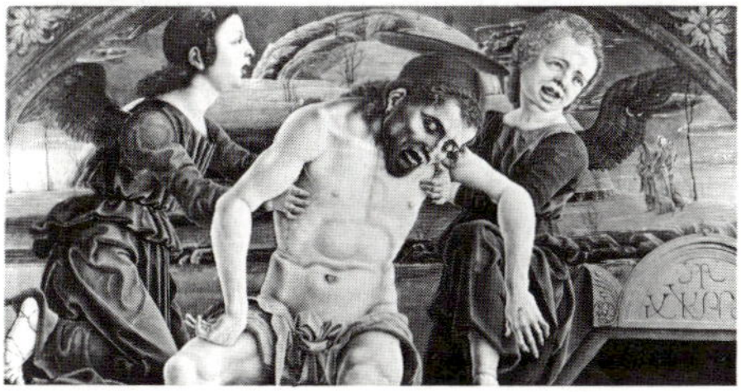

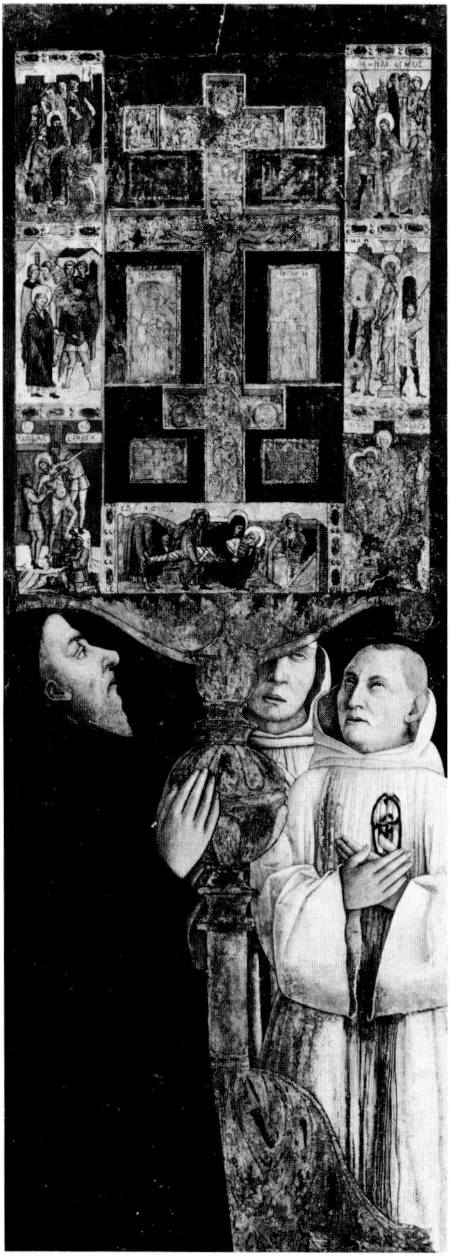

TABERNAKELTÜR
Gentile Bellini
(Venedig um 1431 – 1507 Venedig)
1472/73
Holz; H 102,5 cm, B 37 cm
Inv. Nr. 9109

1472 stiftete Kardinal Bessarion der *Scuola della Carità,* einer der sechs großen Bruderschaften Venedigs, ein aus seiner Heimat Byzanz stammendes Kreuzpartikel-Reliquiar. Im selben Jahr erhielt Gentile Bellini (Bruder des berühmteren Giovanni Bellini) den Auftrag, die Tür zu dessen hölzernem Gehäuse zu bemalen. Diese Holztafel nun gibt mit minutiösem Detailrealismus das Aussehen des früher dahinter befindlichen Reliquienbehälters wieder, der sich bis heute an seinem alten Platz in der Scuola (jetzt Accademia di Belle Arti) erhalten hat. Dem in Originalgröße dargestellten Reliquiar fügte Bellini, wohl wegen des gedrängten Raumes stark verkleinert, die knienden Portraitfiguren des Kardinals und zweier Ordensbrüder der *Carità,* als Auftraggeber des Werkes, bei. M. H.

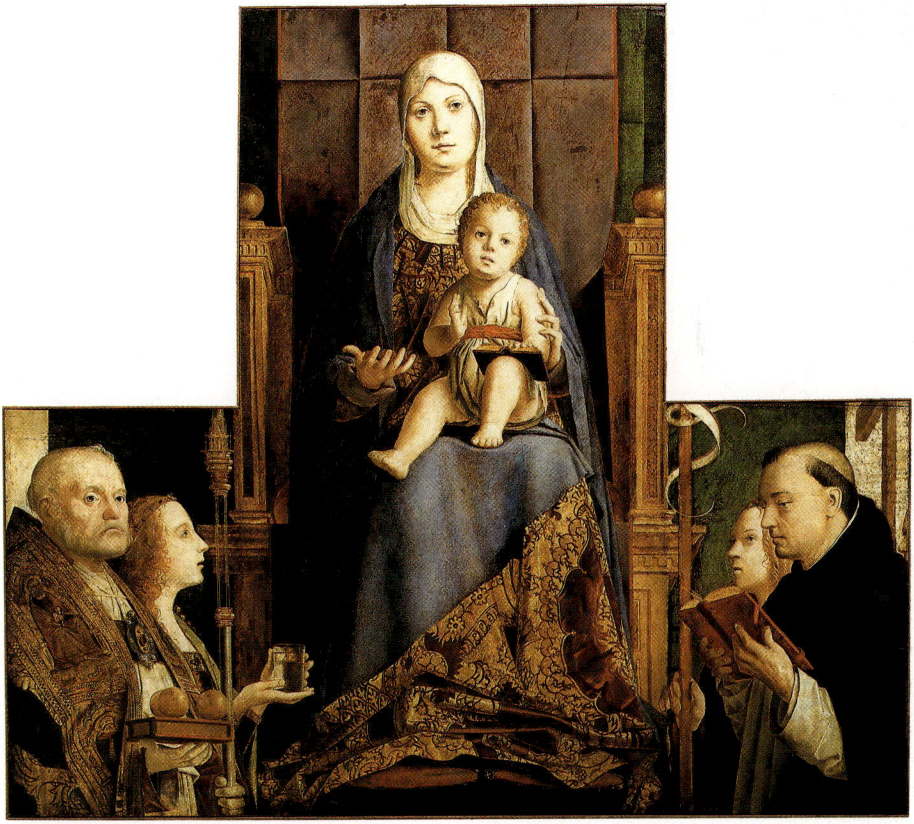

MADONNA MIT DEN HLL. NIKOLAUS VON BARI, ANASTASIA, URSULA UND DOMINIKUS
Antonello da Messina
(Messina um 1430 – 1479 Messina)
um 1475/76
Holz; H 115 cm, B 133 cm
Inv. Nr. 2574

Antonello war in Neapel, am Hof der Anjou-Könige, mit der franco-flämischen Malerei in Berührung gekommen und hatte dabei die in Italien unbekannte Öl-Technik (anstelle der üblichen Tempera-Technik) kennengelernt. Mit dem Altarbild, das er 1475/76 für die Kirche S. Cassiano in Venedig schuf, führte er die Ölmalerei auch in Oberitalien ein. Das heute nur mehr als Fragment erhaltene Bild war eine hochrechteckige Tafel, die ursprünglich acht ganzfigurige Heilige, links und rechts der Madonna zu einer *Sacra Conversazione* gruppiert, in einem Kircheninterieur zeigte. In der neuen Technik nahm die Modellierung mit Licht und Schatten den plastischen Formen die Härte, gab die subtil aufgetragene Farbe eine Vorstellung von der Stofflichkeit der Dinge. Die *Pala von S. Cassiano* wurde schon von Antonellos Zeitgenossen hochgelobt und übte nachhaltigen Einfluß auf die venezianische Malerei von Bellini bis Tizian aus.

M. H.

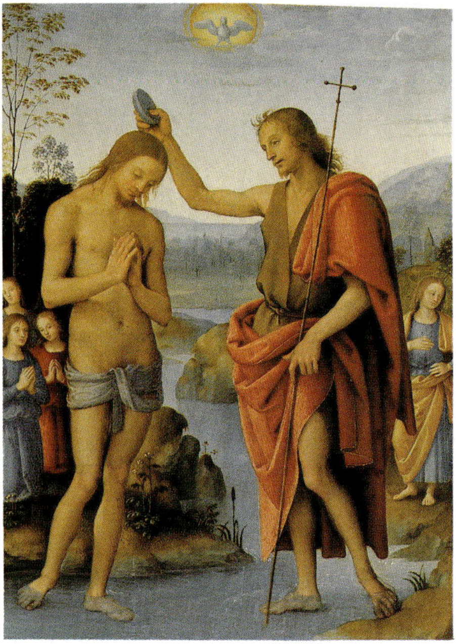

TAUFE CHRISTI
Pietro Vanucci, gen. Perugino
(Città della Pieve/Perugia um 1450 – 1523 Fontignano/Perugia)
um 1500
Holz; H 30 cm, B 23,3 cm
Inv. Nr. 139

Heute erscheint Peruginos Malerei als Inbegriff einer uns fremd gewordenen süßlich-faden „nazarenischen" Religiosität. Ihre Träger sind einander geschwisterlich ähnliche, geschlechtslose Menschen, die sich gemessen-zart, ohne deutliche Emotion, daher isoliert voneinander, in weiten durchlichteten Landschaften oder luftigen Architekturkulissen bewegen. Dieses negative Urteil trifft vor allem für die Werke der letzten zwanzig Jahre in Peruginos Karriere zu, wo die Vereinfachung der Kompositionen durch Reihung und Symmetriebildung zur puren Schematik verkommt. Die kleine *Taufe* jedoch nimmt einen fruchtbaren Kompositionseinfall aus der besten Zeit Peruginos auf: aus dem vielfigurigen Fresko in der Sixtinischen Kapelle in Rom von etwa 1482. Um 1500 tritt Raffael in Peruginos Werkstatt ein. Was er Perugino verdankt, vor allem dessen „umbrischen" Landschaften, welch tiefer Abstand die beiden trennt, mag ein Blick auf die rund 5 Jahre später entstandene *Madonna im Grünen* zeigen. W. P.

MADONNA IM GRÜNEN ▷
Raffael
(Urbino 1483 – 1520 Rom)
1505 oder 1506
Holz; H 113 cm, B 88,5 cm
Inv. Nr. 175

In dieser kurzen Zeitspanne, die wir als Hochrenaissance bezeichnen (es sind dies nicht mehr als etwa zwanzig Jahre), ist Raffaels *Madonna im Grünen* das klassische Beispiel für eine aus einer strengen geometrischen Form, dem gleichseitigen Dreieck bzw. der Pyramide, entwickelte Komposition. Innerhalb dieser scheinbar starren Form entfaltet sich eine lebhafte Handlung, jene mildernd und doch überall parallele oder kontrapunktische Bezüge schaffend. Auch die weite grüne und gegen den Hintergrund zu verblauende Landschaft mit ihren sanft schwingenden Hügelzügen trägt bei, zu harmonisieren und sämtliche Bildelemente durch Formverwandtschaft miteinander in Einklang zu bringen. Die Figurengruppe ist also zugleich regelmäßig und belebt, eine neue und ungewöhnliche Kombination kontrastierender Eigenschaften, die nichts von außen her aufgezwungen erscheinen läßt. Raffael, der in diesen Jahren auch unter dem Einfluß des um dreißig Jahre älteren Leonardo da Vinci stand, nimmt formale Experimente Leonardos mit Madonnenkompositionen auf: wichtig vor allem die organische Verkettung seelischer und körperlicher Bewegungsmotive in Reaktion und Gegenreaktion, die zu einer lebendigen Vereinheitlichung von formalen und inhaltlichen Momenten führen sollte. „Es ist nur die reinste Schönheit des Weibes und des Kindes, die den Gedanken an das Übernatürliche erweckt. Die Kunst ist nach anderthalb Jahrtausenden wieder einmal auf der Höhe angelangt, wo ihre Gestalten von selbst und ohne alle Zutaten als etwas Ewiges und Göttliches erscheinen" (Jacob Burckhardt). W. P.

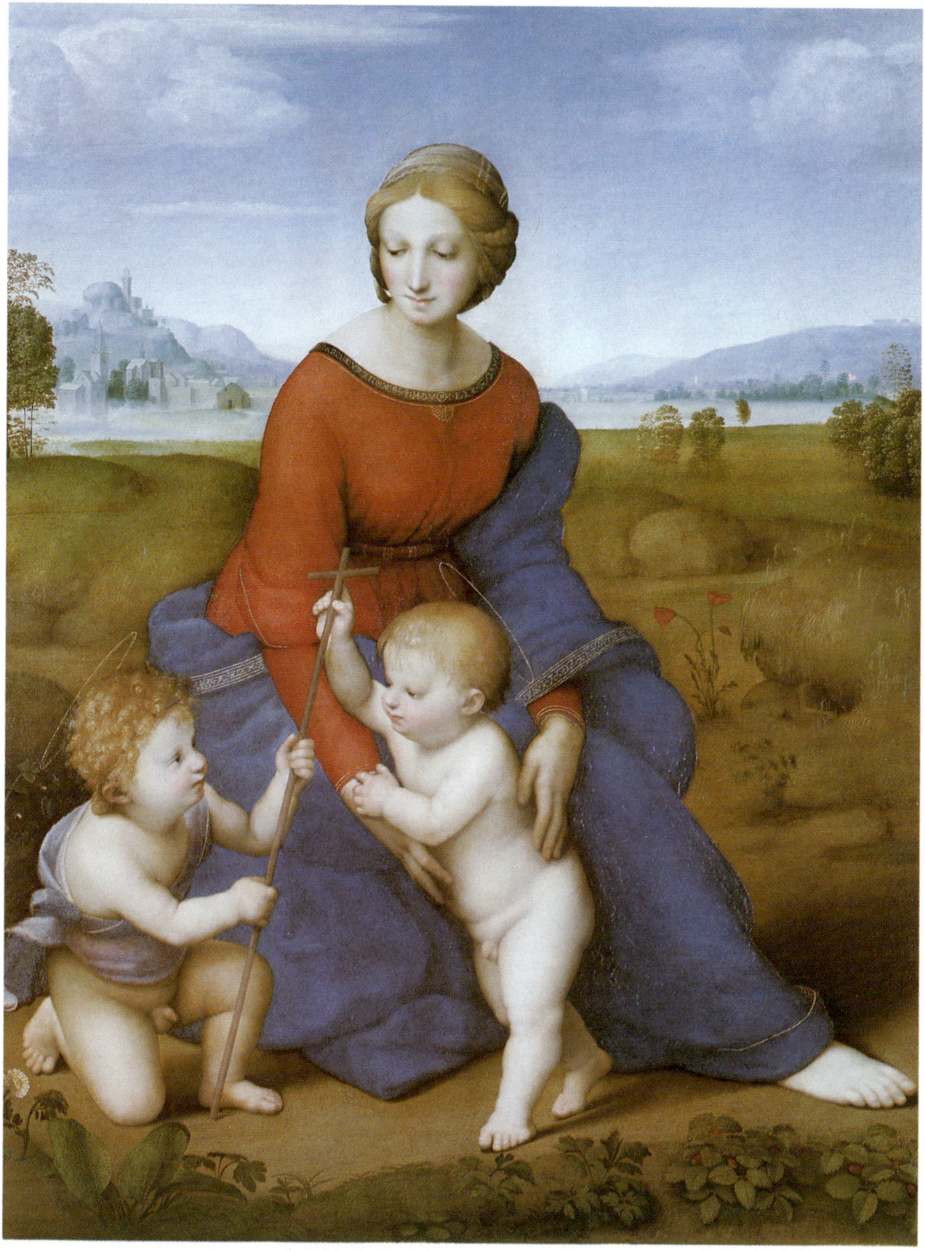

DARSTELLUNG CHRISTI IM TEMPEL
Baccio della Porta, gen. Fra Bartolomeo
(Florenz 1475 – 1517 Florenz)
1516
Holz; H 156 cm, B 159 cm
Inv. Nr. 207

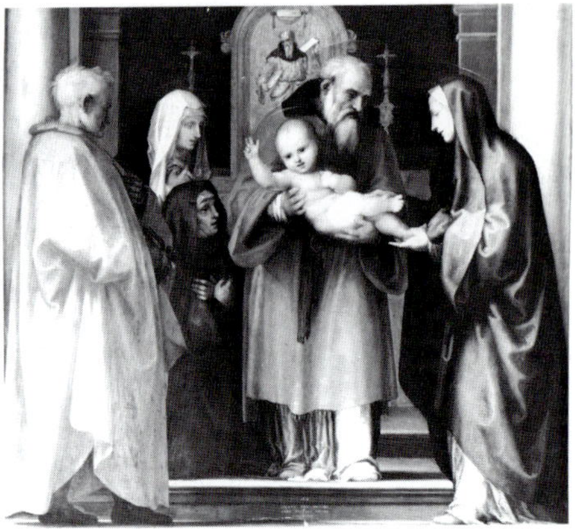

Fra Bartolomeo, der als Vollender der Malerei der Hochrenaissance in Florenz gilt, strebte in seinen zahlreichen Altarbildern von monumentaler Wirkung stets danach, dem Ideal menschlicher Würde und Vollkommenheit, in Einklang mit der Gesetzmäßigkeit göttlicher Ordnung, Ausdruck zu verleihen. Konsequent ist die Logik seiner Komposition, symmetrisch und tektonisch ihr Aufbau. Feierlicher Ernst und ruhige Gebärden einen seine in schwere Gewänder gehüllten Figuren. Angemessen dem tiefen Sinn und der allgemein gültigen Bedeutung des Geschehens, überwiegt der Eindruck von Zeitlosigkeit die erzählerische Vergegenwärtigung des Moments:
Der greise Simeon erkennt im Kind, das er auf seine Arme genommen hat, den Erlöser der Welt und sieht den Anbruch einer neuen Zeit – zu Maria gewandt, weissagt er ihr künftiges Leid. Die *Darstellung im Tempel* sollte in Florenz einen Altar von San Marco, der Kirche der Dominikaner, schmücken, deren Klostergemeinschaft der Maler selbst angehörte. G. H.

BEWEINUNG CHRISTI
Andrea d'Agnolo, gen. Andrea del Sarto
(Florenz 1486 – 1530 Florenz)
um 1519/20
Holz; H 99 cm, B 120 cm
Inv. Nr. 201

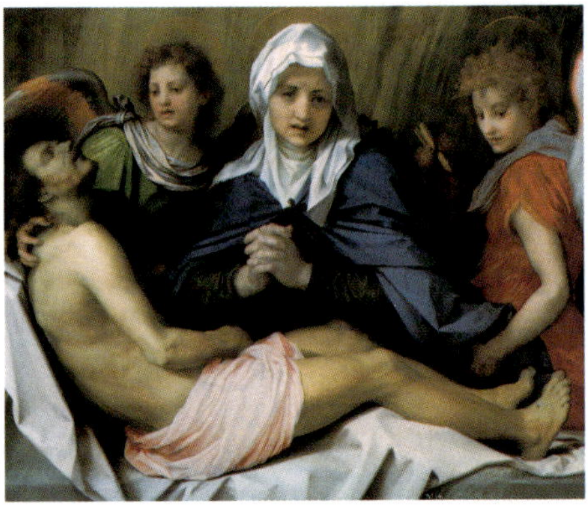

Andrea del Sarto war einer der Überwinder der Florentiner Hochrenaissance, ging über ihr Ideal in sich ruhender Harmonie zugunsten gesteigerter Empfindsamkeit hinaus. Eines seiner eindringlichsten Bilder ist diese *Pietà.* Mit geradezu aggressivem Pathos intensiviert er die physische und psychische Präsenz der Klagenden und rückt sie in unmittelbare Nähe des Betrachters. Obwohl Sarto am symmetrischen Bildaufbau der Klassik, an ihrem Gebot makelloser Schönheit festhält, wird die *Beweinung* zu einer Darstellung leidenschaftlichen Schmerzes und seelischer Zerrissenheit. Die drastische Zurschaustellung der Gefühle und die damit verbundene expressive Qualität, die räumliche Verknappung, vor allem aber die kühne Verkleinerung des Leichnams Christi sind neu und lassen die kommende Kunst des Manierismus ahnen. G. H.

JUPITER UND IO ▷
Antonio Allegri, gen. Correggio
(Correggio 1489/94 – 1534 Correggio)
um 1530
Leinwand; H 163,5 cm, B 74 cm
Inv. Nr. 274

ENTFÜHRUNG DES GANYMED ▷
um 1530
Leinwand; H 163,5 cm, B 74 cm
Inv. Nr. 276

Inspiriert von einem Werk der antiken Dichtung, von Ovids *Metamorphosen*, malte Correggio für ein kleines Gemach des herzoglichen Palasts von

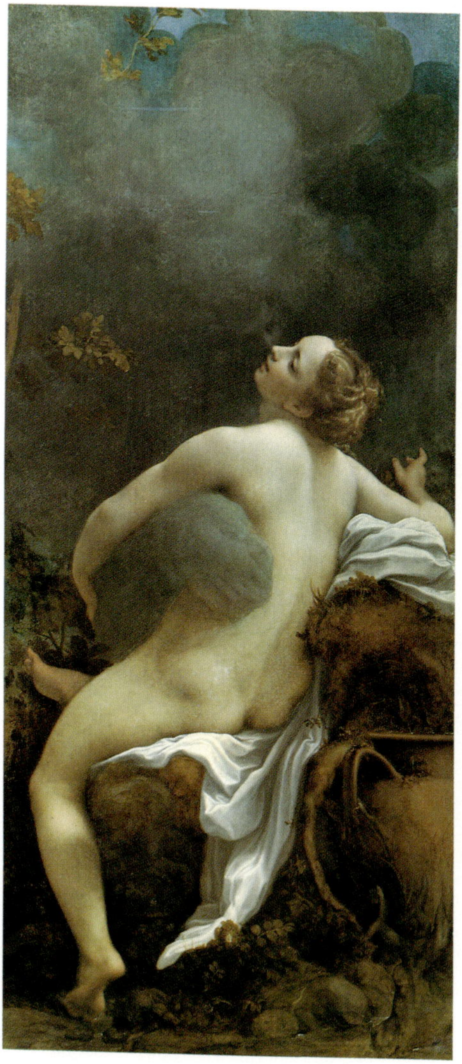

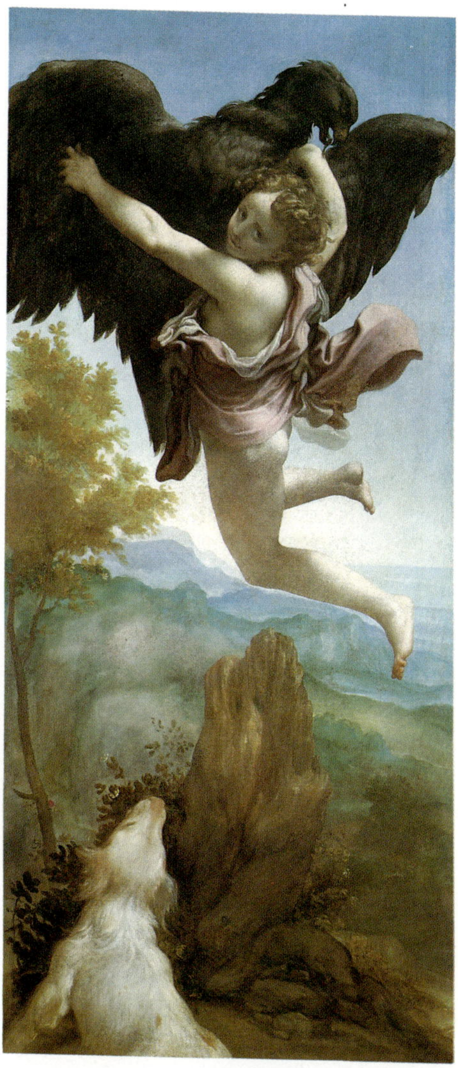

Mantua die Liebesabenteuer des Gottes Jupiter. Eines davon ist das Bild der schönen Nymphe *Io,* hingebungsvoll gefangen in der Umarmung des Gottes. Kaum erkennbar schimmern Jupiters Antlitz und seine Hand zart durch die grauen Nebelschleier, die er hatte aufsteigen lassen, um den fliehenden Schritt der Scheuen zu hemmen. Weiche Farbtöne, mildes Licht und helle Schatten durchdringen einander unmerklich, umspielen und modellieren den gelöst hinschmelzenden Frauenkörper und lassen die Wolke greifbar werden. In der Gestalt der Io, in der gefühlvollen Versinnlichung von Hingabe und Entzücken, schuf Correggio nicht nur eine Aktfigur von unübertroffener Anmut und subtiler Erotik, sondern verdichtete auch den tiefen Gehalt des Mythos, die Vereinigung belebter und unbelebter Natur zu einer Poesie von seltenem Zauber.

Das Bild des Hirtenknaben *Ganymed,* vom Göttervater in Adlergestalt auf den Olymp entführt, war für denselben Raum bestimmt, den auch die Nymphe Io schmücken sollte. In geschickter Nutzung des wohl vorgegebenen schmalen Bildformats erweckt Correggio hier mittels eines bravourösen Bewegungs- und Verkürzungsspiels den Eindruck schwerelosen Schwebens im freien, lufterfüllten Raum und gibt mit seiner Kunst sensualistischer Suggestion eine Vorahnung der Illusionsmalerei des Barock, deren Wegbereiter er wurde.

G. H.

SELBSTBILDNIS IM KONVEXSPIEGEL
Francesco Mazzola, gen. Parmigianino
(Parma 1503 – 1540 Casalmaggiore)
um 1523/24
Holzkugelkalotte; ∅ 24,4 cm
Inv. Nr. 286

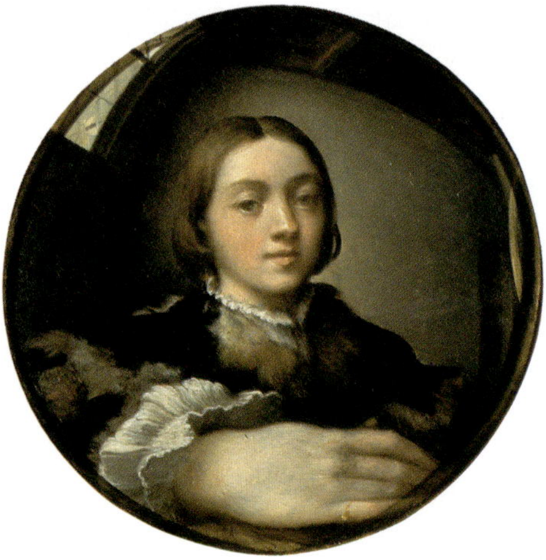

Wie sein Name sagt, stammt der Maler des kleinen Rundbildnisses aus der emilianischen Stadt Parma. Sein Selbstportrait zählt zu den berühmtesten und seltsamsten Bildern der Malerei des beginnenden Manierismus. Im Alter von 21 Jahren, „schön wie ein Engel" – so wurden seine körperlichen Vorzüge gerühmt –, stellt sich der hochbegabte junge Künstler im modischen Pelz dar und nutzt die Verformungen des konvexen Spiegels, in den er zu blicken vorgibt, um seine anmutige Hand, die so „vorzüglich zu malen und zu zeichnen wußte", ins rechte Licht zu rücken. Parmigianinos kluger Kopf ruht inmitten der gebogenen Reflexe; stolz auf seine brillante Idee, blicken seine Augen abschätzig. Um das Verwirrspiel „Bild oder Spiegel" zu vollenden, malte er nicht auf eine flache Tafel, sondern auf ein tatsächlich gewölbtes Holzstück. Mit diesem Meisterstück wollte er sich Papst Clemens VII. für Aufträge empfehlen. G. H.

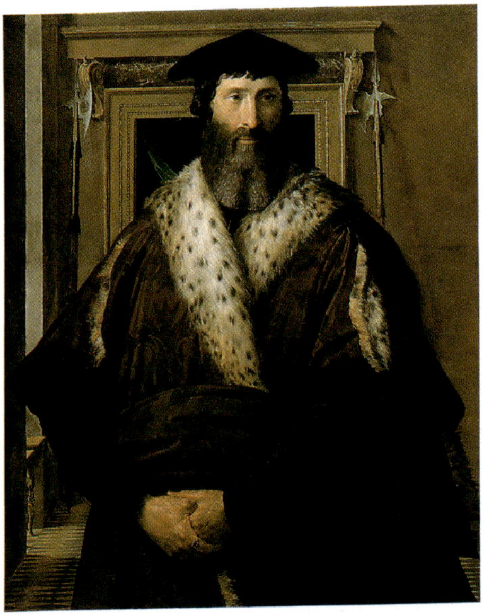

BILDNIS EINES MANNES
(CONDOTTIERE MALATESTA BAGLIONE?)
Francesco Mazzola, gen. Parmigianino
(Parma 1503 – 1540 Casalmaggiore)
um 1525/30
Holz; H 117 cm, B 98 cm
Inv. Nr. 277

Das Bildnis des imposanten Mannes zählt zu den eindruckvollsten Portraits des frühen Manierismus. Möglicherweise ist in der bedrohlich nahen Gestalt mit dem kleinen Kopf ein berühmter Florentiner Heerführer zu sehen, sind die beiden ihn flankierenden Hellebarden als Hinweis auf sein kriegerisches Handwerk zu deuten. Nicht idealer Vollkommenheit, nicht der Harmonie von Mensch und Raum, sondern vielmehr der Faszination von Spannung und Ambivalenz verdankt der mutmaßliche Condottiere seine Großartigkeit. Dissonante Raumeindrücke, gegensätzliche Momente wie sinnliche Stofflichkeit und abweisende Kälte, physische Präsenz und melancholische Umdüsterung, bindet der Maler in ein scharf umrissenes Formgebilde, in dem Diskrepanz und Unberechenbarkeit menschlichen Wesens ihren Ausdruck finden. G. H.

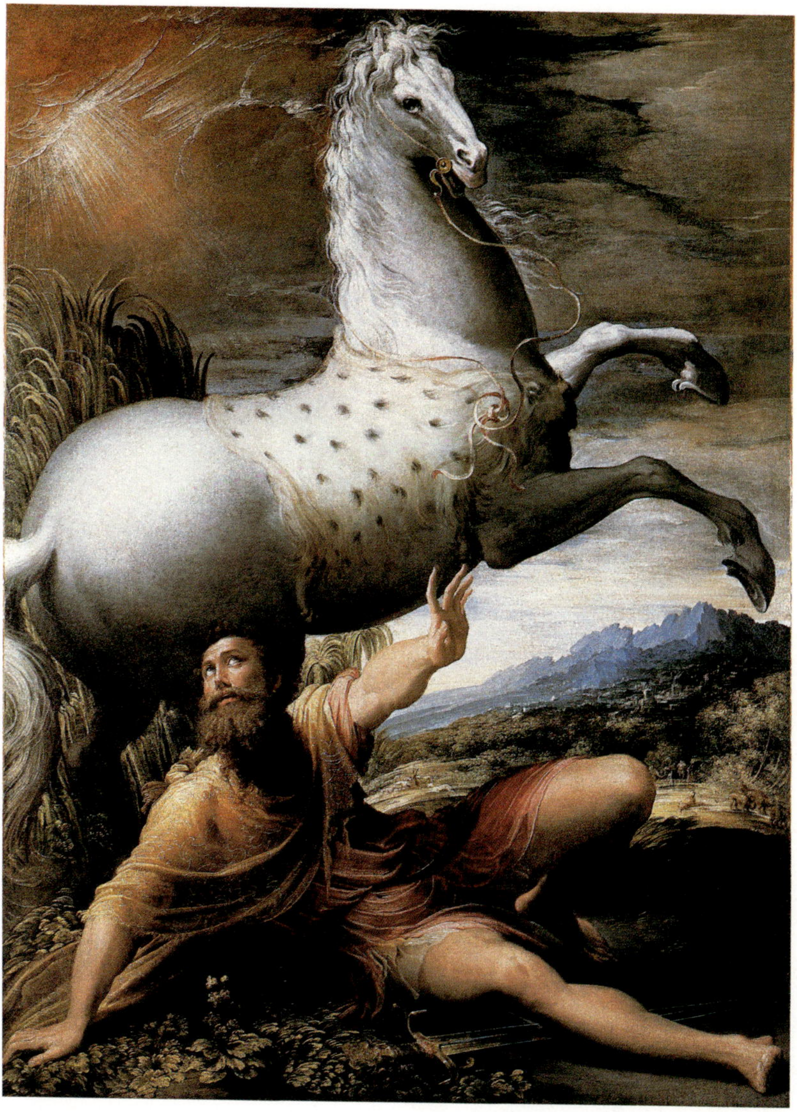

PAULUSSTURZ
Francesco Mazzola, gen. Parmigianino
(Parma 1503 – 1540 Casalmaggiore)
um 1527/28
Leinwand; H 177,5 cm, B 128,5 cm
Inv. Nr. 2035

In Parmigianinos religiösen Werken gelangten mit bis dahin unbekannter Subtilität ekstatische und visionäre Inhalte zur Darstellung. Bei der Veranschaulichung wunderbaren Geschehens galt dem innovativen Künstler die Suggestion von subjektiv-psychischer Empfindung mehr als die naturgetreue Wiedergabe der Wirklichkeit. Irreale Lichteffekte und willkürliche Perspektive, Überdehnung und Verzerrung bis hin zur Deformation, steigern den Ausdruck spiritueller Erregtheit angesichts von himmlischer Erleuchtung und innerem Wandel. Mit einer kühnen Proportionsveränderung läßt Parmigianino den jäh sich aufbäumenden Schimmel Hauptfigur und Spannungsträger werden: plötzliche Helligkeit und die aus den Wolken tönende Stimme Gottes hatten das Roß scheuen und seinen Reiter abwerfen lassen, der von nun an nicht mehr Christen verfolgen, sondern glühend den neuen Glauben verfechten wird. G. H.

BOGENSCHNITZENDER AMOR ▽
Francesco Mazzola, gen. Parmigianino
(Parma 1503 – 1540 Casalmaggiore)
um 1533/34
Holz; H 135 cm, B 65,3 cm
Inv. Nr. 275

Unverhohlen und explizit, wie in keinem anderen seiner Werke, stellt Parmigianino hier Erotik und Frivolität zur Schau. Lebensgroß und zum Greifen nahe, provozierend, jedoch mit unschuldig kokettem Blick, schnitzt *Amor* an einem neuen Bogen. Als Postament dienen ihm Folianten, über deren gelehrten Inhalt er zu triumphieren scheint. Seine gegrätschten Beine geben den Ausblick auf das Treiben zweier Putten frei: aus Furcht vor dem Feuer des Liebesgottes schreckt das kleine Mädchen zurück, ihn zu berühren. Im Wechselspiel von verschlüsseltem Inhalt und offener Anzüglichkeit wird das in seiner aufreizenden Wirkung raffiniert kalkulierte Bild zum Inbegriff eines Sammlerstückes dieser Zeit, mit dem Parmigianino den Geschmack eines elitären Publikums genau traf. G. H.

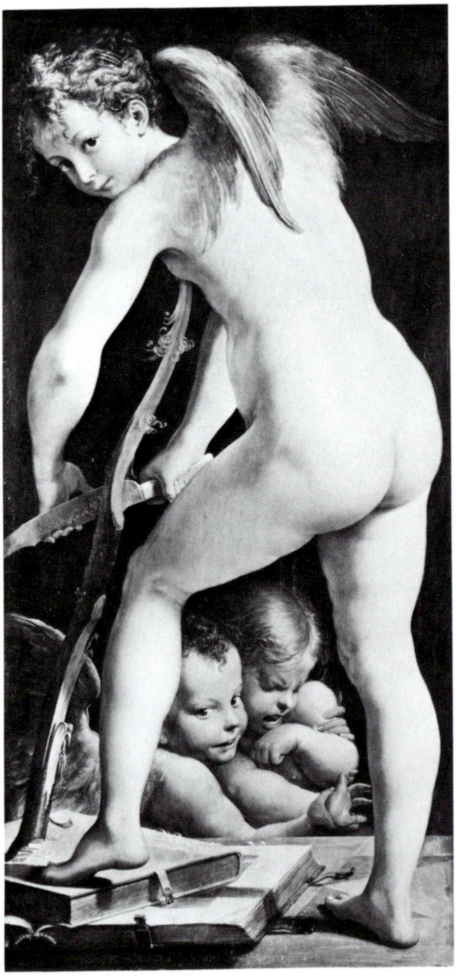

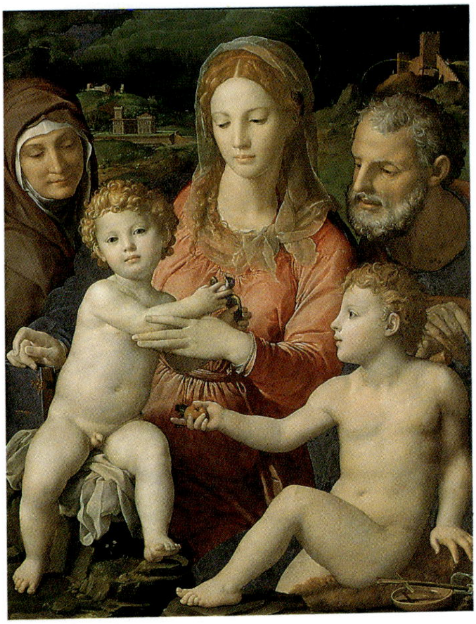

HL. FAMILIE MIT ANNA UND DEM JOHANNESKNABEN
Agnolo di Cosimo, gen. Bronzino
(Monticelli/Florenz 1503 – 1572 Florenz)
um 1545/46
Holz; H 124,5 cm, B 99,6 cm
Inv. Nr. 183

Bronzino schenkte seiner *Hl. Familie,* einem Meisterwerk des Florentiner Manierismus, die Illusion abtastbarer Steinskulptur, so als sollte die Malerei mit der Skulptur wetteifern. Kein zweiter Maler trieb das zu jener Zeit beliebte Wechselspiel von Natur und Künstlichkeit so weit wie er, fast bis an die Grenze zur Abstraktion, und erfüllte so in extremer Weise das Florentiner Gebot, in klarer Zeichnung und präzise definierter Form den höchsten Sinn der Kunst zu sehen. Aus dem Spannungsverhältnis zart angedeuteter Emotion und marmorner Kälte, familiärer Intimität und strenger Symmetrie, weich fließender Bewegung und erstarrter Form erzielt er ein Gebilde von irrealer Schönheit, das fahles Licht in eine unheilvolle Stimmung taucht. Bronzinos raffinierte Malkunst spiegelt die hohe Geschmackskultur, die ästhetisch geschulte Kennerschaft der Florentiner Patrizier, insbesondere der Medici, in deren Dienst er als Hofmaler stand. G. H.

JUNGE FRAU BEI DER TOILETTE
Giovanni Bellini
(Venedig um 1433 – 1516 Venedig)
1515
Holz; H 62 cm, B 79 cm
Inv. Nr. 97

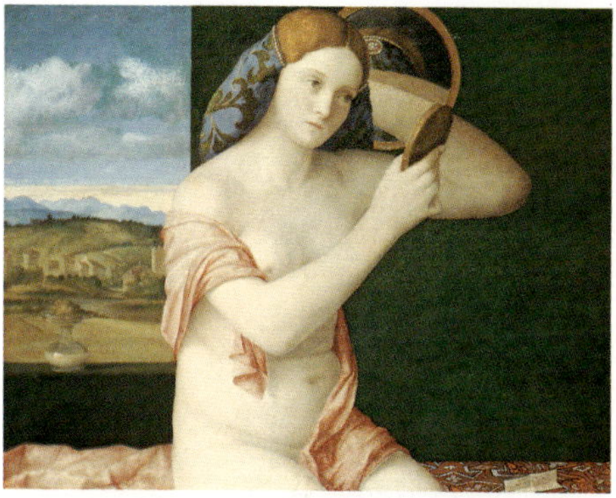

Dieses Spätwerk Bellinis ist eines der wenigen Bilder profanen Inhalts, die er gegen Ende seines Lebens schuf. Die Wahl des für ihn ungewöhnlichen Motivs, einer Aktfigur, verrät schon den Geschmack der folgenden Malergeneration, vor allem den seiner beiden großen Schüler Giorgione und Tizian. Bellinis Hauptinteresse galt hier dem – sehr venezianischen – Versuch, durch das Medium Farbe eine vereinheitlichende, Innen- und Außenraum, Mensch und Landschaft verbindende Stimmung zu schaffen. In diesem Sinn weist der Landschaftsausschnitt abgetönt all jene Farben auf, die schon das Hauptmotiv bestimmen und im Teppichmuster nochmals wiederkehren. Fast alle Schüler Bellinis übernahmen den grünlich-goldenen Grundton seiner späten Bilder, der damit zu einem Merkmal venezianischer Malerei im 16. Jh. wurde. M. H.

JUNGE FRAU (LAURA)
Giorgio da Castelfranco, gen. Giorgione
(Castelfranco Veneto um 1477 – 1510 Venedig)
1506
Leinwand; H 41 cm, B 33,6 cm
Inv. Nr. 31

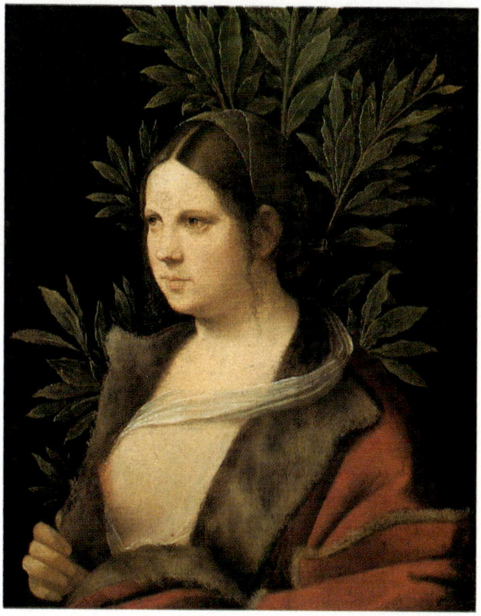

Giorgiones Brustbild einer jungen, halbbekleideten Frau im pelzverbrämten Mantel, vielleicht eine Kurtisane, ist eines der wenigen durch eine Inschrift auf der Rückseite gesicherten und datierten Werke. Der Lorbeerzweig *(lauro)* im Hintergrund kann als verschlüsselter Hinweis auf den Namen der Portraitierten oder als Attribut der Dichtkunst aufgefaßt werden. Da Lorbeer in venezianischen Doppelbildnissen von Liebes- oder Ehepaaren auch als Symbol der (gewünschten) Treue und Keuschheit galt, wäre als Gegenstück ein Portrait des auf der Rückseite genannten Auftraggebers „Herrn Giacomo" denkbar. Mit diesem Bildnis schuf Giorgione einen Prototyp für spätere Kurtisanen-Darstellungen in der venezianischen Malerei (Tizian, Palma, Bordone). Die Wirkung der für den Künstler typischen gedämpften Farbgebung mit den fließenden Übergängen der einzelnen Farbwerte wird durch den sinnlichen Reiz des weichen Pelzes auf der hellen Haut gesteigert. C. Z.

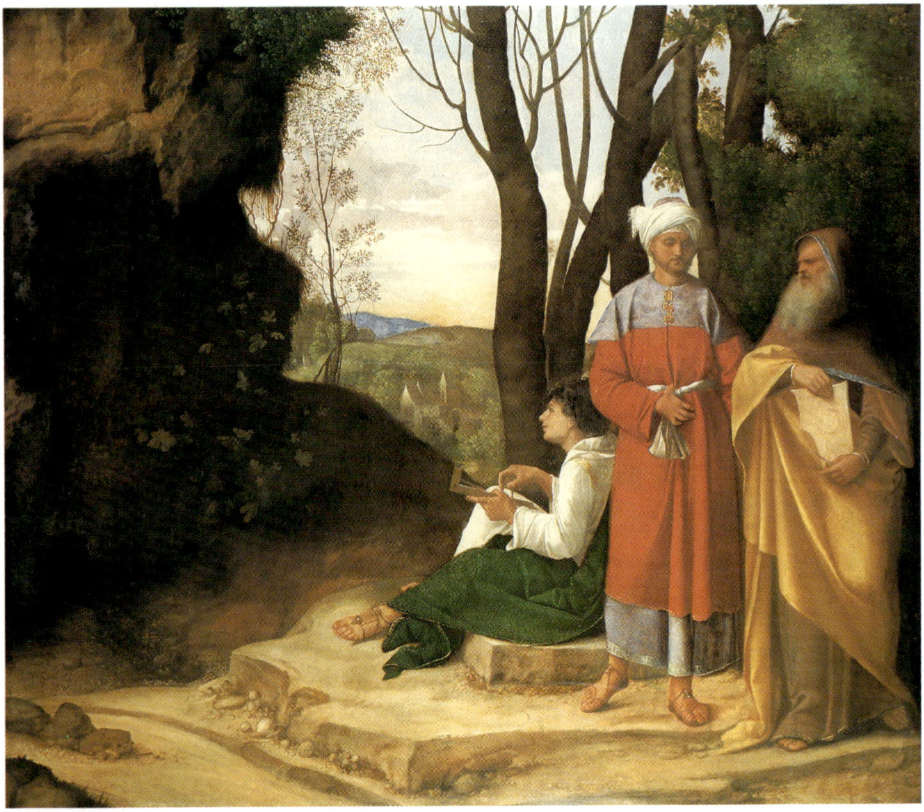

DREI PHILOSOPHEN
Giorgio da Castelfranco, gen. Giorgione
(Castelfranco Veneto um 1477 – 1510 Venedig)
um 1508/09
Leinwand; H 123,8 cm, B 144,5 cm
Inv. Nr. 111

So karg die Daten aus Giorgiones Leben überliefert sind, so prägend war der Einfluß seiner Werke auf die Malerei Venedigs zu Beginn des 16. Jh. Er wurde um 1477 in der venezianischen Provinz geboren, kam gegen 1500 nach Venedig, um wie fast alle großen Maler der Stadt im Atelier Giovanni Bellinis zu lernen und starb, knapp dreißigjährig, an der Pest.

Von den wenigen gesicherten, buchstäblich an den Fingern beider Hände abzuzählenden Bildern besitzt die Wiener Galerie zwei: das Bildnis der *Laura* und die *Drei Philosophen.* Über den Bildinhalt der *Drei Philosophen* wurde immer wieder spekuliert: ob es sich um die drei Lebensalter handelt, um die Vertreter dreier philosophischer Richtungen oder mathematischer Schulen oder aber um die Heiligen Drei Könige, bleibt schließlich ungeklärt, denn die quasi private, auf einen exklusiv denkenden Auftraggeber zugeschnittene Thematik entzieht sich uns durch eben ihre Verschlüsseltheit. Der alte, schon für 1525 bezeugte Titel *Drei Philosophen in einer Landschaft . . . mit jenen so wunderbar gemalten Felsen . . .* deutet jedoch das damals Neue, Ungewöhnliche in Giorgiones Werk an: Die Landschaft besitzt hier ebenso bildtragende Bedeutung wie die menschliche Figur. Neuartig war auch die hauptsächlich auf Farbwirkungen abzielende Malweise. Mit warmen, delikat abgestuften Farben auf relativ großen Flächen, mit dem fließenden Übergehen eines Tons in den anderen, farblich verwandten, erzielte Giorgione die Illusion eines von Luft und Stimmung erfüllten Landschaftsraumes. An die Stelle der geometrisch konstruierten Zentralperspektive setzte er die optische Erfahrung der „Luftperspektive", das *sfumato,* das räumliche Tiefe durch in der Entfernung verschwimmende Farben und Umrisse suggeriert. Die Neuartigkeit und Intensität von Giorgiones Ausdrucksmitteln – Farbe, Licht und Stimmung – zogen fast alle seiner venezianischen Zeitgenossen in ihren Bann und der „Giorgionismus" wirkte noch Jahre nach dem Tod seines Schöpfers in den Werken seiner Nachfolger weiter.

M. H.

BADENDE NYMPHEN
Jacopo Negretti, gen. Palma Vecchio
(Serina/Bergamo um 1480 – 1528 Venedig)
um 1525
Leinwand/Holz; H 77,5 cm, B 124 cm
Inv. Nr. 6803

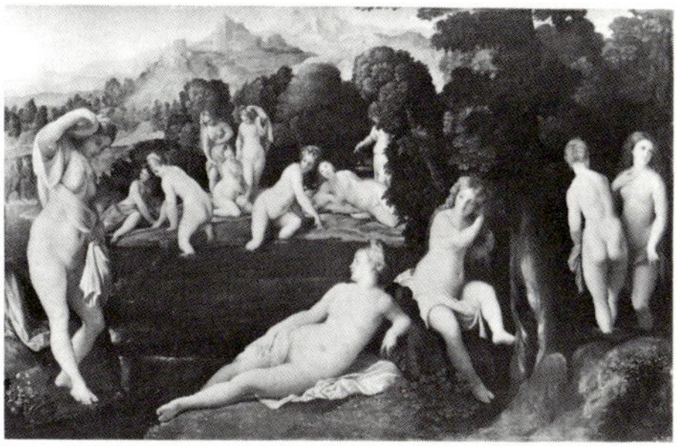

Beim *Bad der Nymphen* griff Palma unter dem losen Vorwand der Mythologie ein reizvolles, in der venezianischen Malerei seit Giorgione gängiges Thema auf: er setzte Frauenakte vor die Folie einer landschaftlichen Szenerie, um die stimmungsvolle Einheit von Mensch und Natur zu evozieren. Für die vielfältigen Posen der Nymphen entlehnte er Bewegungsmotive teils antiken Bildhauerarbeiten, teils dem Repertoire seiner manieristischen Zeitgenossen wie Rosso Fiorentino und Giulio Romano, deren Werke durch Stiche verbreitet worden waren. Aus seiner Heimat Bergamo brachte Palma die Vorliebe für helle, pastellfarbene Töne, mit denen er die mehr bräunliche Palette Venedigs kontrastierend durchsetzte.

M. H.

MARIA MIT DEM KIND UND HEILIGEN ▽
Jacopo Negretti, gen. Palma Vecchio
(Serina/Bergamo um 1480 – 1528 Venedig)
um 1520/25
Holz; H 133 cm, B 198 cm
Inv. Nr. 60

Palma, ab 1510 in Venedig nachweisbar, stand dort dem Kreis um Giovanni Bellini und Tizian nahe. Zu seinen bevorzugten Themen gehörten neben halbfigurigen Frauenbildnissen vor allem *Sacra Conversazione*-Darstellungen, wie sie dieses Andachtsbild zeigt. Palma übernahm dabei eine Bildidee Bellinis, das Beisammensein von um die Madonna versammelten Heiligen in eine Landschaft statt in ein Kircheninneres zu versetzen. Neu war seine Erfindung, die Personen der *Sacra Conversazione* (links Katharina, Cölestin; rechts Johannes d. T., Barbara) in ganzer Figur und in zwangloser, „vermenschlichter" Haltung darzustellen, so daß die bis dahin streng hierarchisch geordnete Szene einen intimen, fast profanen Charakter erhielt.

M . H.

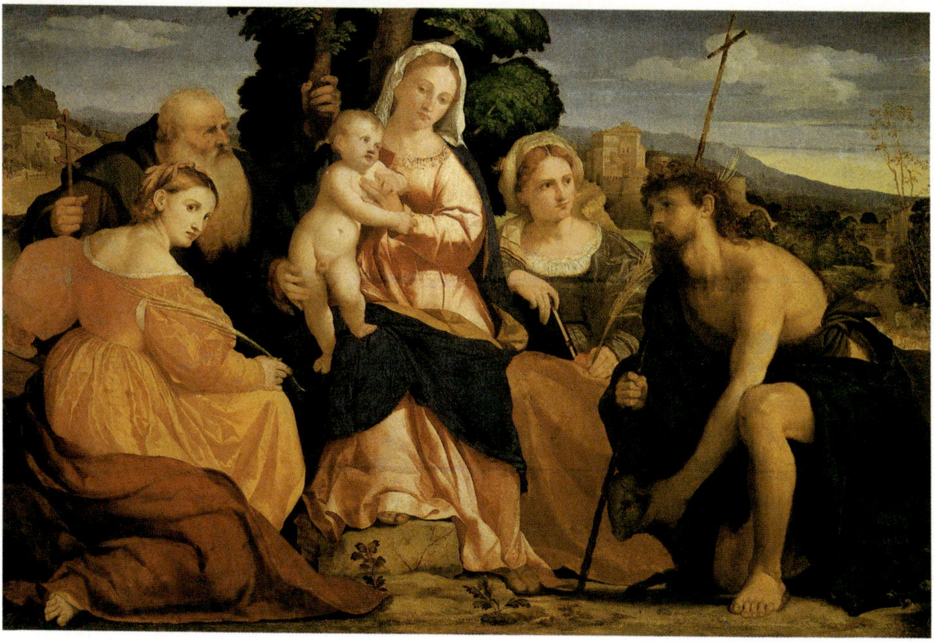

VIOLANTE
Tizian
(Pieve di Cadore um 1488 – 1576 Venedig)
um 1515/18
Holz; H 64,5 cm, B 50,8 cm
Inv. Nr. 65

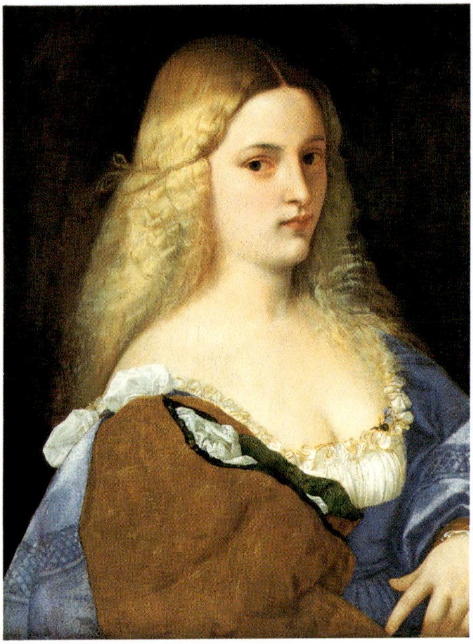

Tizians Bildnis der *Violante* gehört eng zu einer Reihe sogenannter Bella-Portraits, die in der ersten Hälfte des 16. Jh. ein Spezialgebiet venezianischer Maler waren. Das Thema dieser Kurtisanenbildnisse war die idealisierte Darstellung modischer Schönheiten, die in nur knapp bemessener Distanz dem Betrachter vors Auge geführt werden. Tizian wählte, um die glänzend helle Pracht dieser Frau darzustellen, den Farbakkord von Gelb, Blau und Rosa, der sich, subtil verdichtet, im Stiefmütterchen des Decolletés wiederfindet. Gleichzeitig bediente er sich einer raffinierten, einmal fein zeichnenden, einmal breit schwingenden Pinselführung, um den Oberflächenwirkungen von Haut, Haaren und Stoffen nachzugehen. Die Verbindung einer ins Allgemeine gehobenen Schönheitsvorstellung mit dieser fast körperlichen Tastbarkeit macht vorzüglich den großen Reiz dieses früher treffend *la bella gatta*, die schöne Katze, genannten Bildnisses aus. M. H.

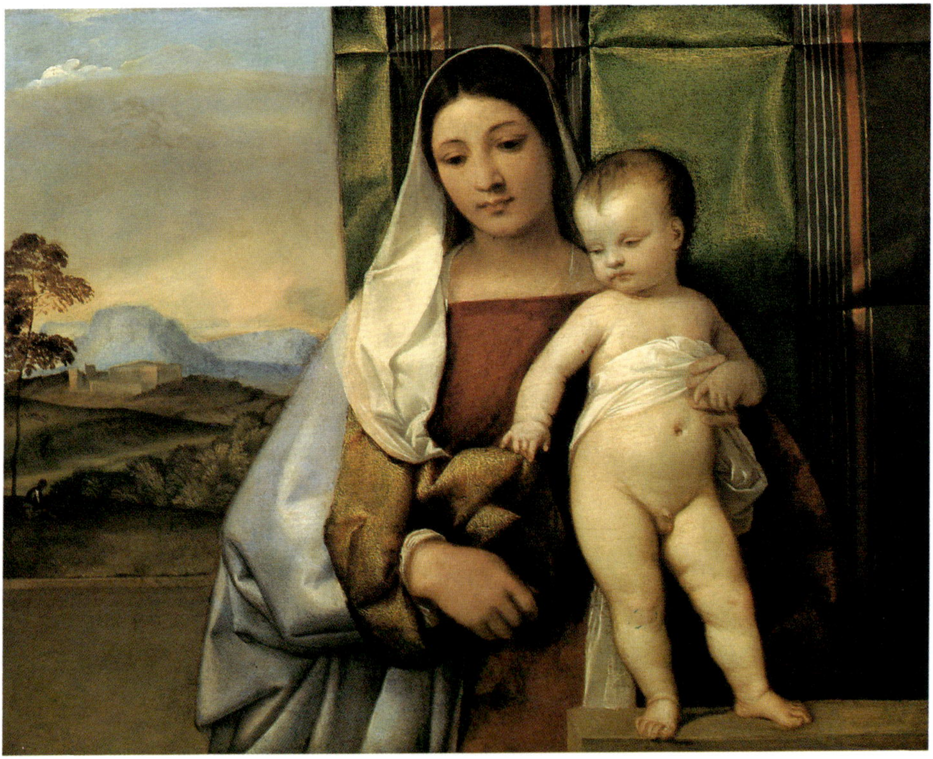

KIRSCHENMADONNA
Tizian
(Pieve di Cadore um 1488 – 1576 Venedig)
um 1516/18
Holz; H 81 cm, B 99,5 cm
Inv. Nr. 118

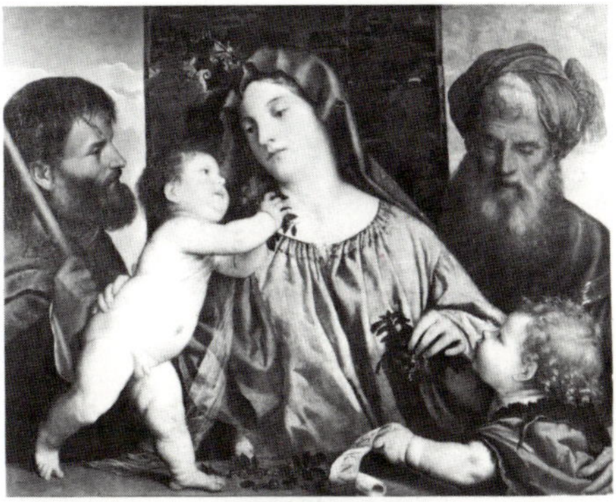

Bei der wenige Jahre nach der *Zigeunermadonna* entstandenen *Kirschenmadonna* griff Tizian wieder das Dreiecksmotiv auf, um die Madonna, das Jesuskind und den Johannesknaben zu einer großen, in sich ruhenden Form zusammenzuschließen. Darüber hinaus aber wagte er eine Dynamisierung der einzelnen Figuren, die sich nun aktiv, durch Bewegung und Blickkontakt, aufeinander beziehen und damit einen neuen, raumgreifenden Handlungsspielraum erhalten. (Die beiden heiligen Väter, Josef und Zacharias, wurden erst nach der Fertigstellung des Bildes, vielleicht auf Wunsch des Auftraggebers, in einem zweiten Malgang hinzugefügt, ohne aber das kompakte Figurengeflecht der zentralen Dreiergruppe zu zerstören). M. H.

BRAVO
Tizian
(Pieve di Cadore um 1488 – 1576 Venedig)
um 1520
Leinwand; H 77 cm B 66,5 cm
Inv. Nr. 64

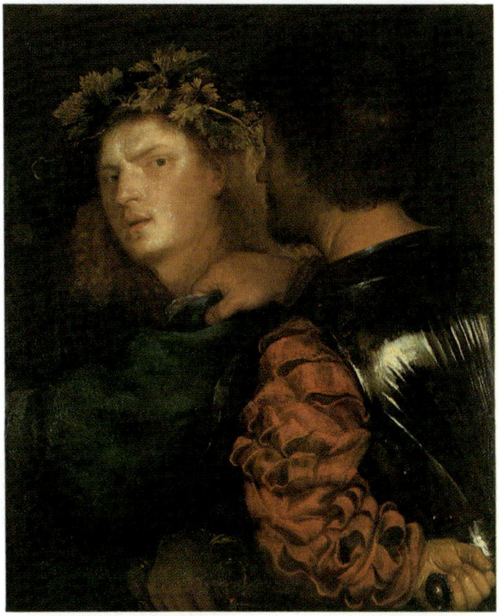

Dieses seit jeher berühmte Bild fasziniert gleichzeitig durch das Düster-Dramatische der Überfallsszene – *Bravo* hieß ein gedungener Mörder –, wie auch durch das Geheimnisvolle der Situation, deren Anlaß und Ausgang im Ungewissen bleiben. Auf knappstem Raum wird der Moment des Angriffs durch den Bravo zu einem gegenläufigen Spiel von Köpfen und Armen verdichtet. Aus diesem verwirrenden Ineinander der Gebärden schält sich erst durch das Gegeneinander der Farben die Rollenverteilung der Protagonisten heraus: aggressives Rot und Schwarz für den Angreifer, mildes Blau und Grün für den überraschten Jüngling. Für Tizians Autorschaft spricht neben der pointierten Spannung auch die subtile Charakterisierungskunst der Malweise, die heftig und pastos, mit deutlichen Lichteffekten den Bravo im Vordergrund, fein und lasierend, angehaucht von giorgioneskem *sfumato* den Jüngling im Hintergrund beschreibt M. H.

◁ **ZIGEUNERMADONNA**
Tizian
(Pieve di Cadore um 1488 – 1576 Venedig)
um 1510
Holz; H 65,8 cm, B 83,5 cm
Inv. Nr. 95

Das Andachtsbild mit der *Zigeunermadonna* – so benannt nach ihrem ungewöhnlich dunklen Typus – gehört zu Tizians frühesten Werken. Die harmonische Geschlossenheit des Bildaufbaus – die ausbalancierte Dreiecksform der Figurengruppe, die Wahl komplementärer, also einander ergänzender Farbakkorde, sowie die träumerische, zwischen Figur und Landschaft, Vorder- und Hintergrund vermittelnde Stimmung – zeigen den jungen Maler beeindruckt von den Gestaltungsprinzipien seines Lehrers Bellini und seines Mitschülers Giorgione. Die ebenso großzügige wie subtile Handhabung des Pinsels aber unterscheidet Tizian schon damals von allen seinen Zeitgenossen: mit kleinsten Farbabstufungen modelliert er plastisch das Volumen der Dinge und verleiht ihnen zugleich eine das Auge bestechende Schönheit der Oberfläche.

M. H.

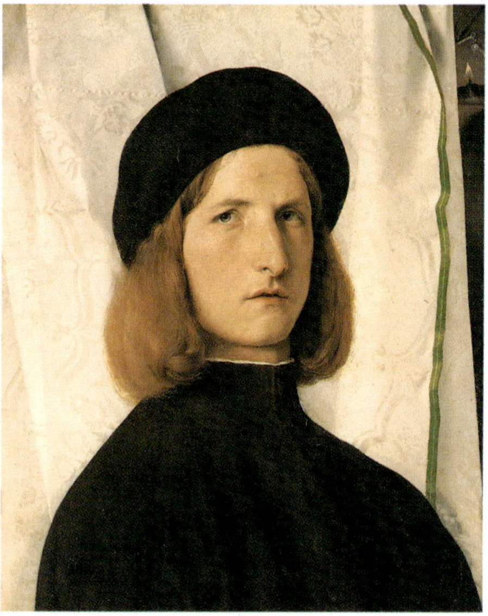

JÜNGLING VOR WEISSEM VORHANG
Lorenzo Lotto
(Venedig 1480 – 1556 Loreto)
um 1508
Holz; H 42,3 cm, B 35,5 cm
Inv. Nr. 214

Lottos frühe Bilder lassen in ihrem strengen Aufbau und der klar akzentuierenden Lichtführung den Einfluß seines Lehrers Bellini erkennen. Im akribischen Oberflächenrealismus hingegen zeigt sich Lottos Inspiration durch die nördliche Malerei, vor allem durch Dürer, der sich um die Jahrhundertwende in Venedig aufgehalten hatte. Anders als die der Hochrenaissance verpflichteten Idealbildnisse seiner Zeitgenossen, zielen Lottos Portraits auf das Sichtbarmachen auch psychischer Momente. Um die persönliche Eigenart, das innere Wesen des Dargestellten bildlich werden zu lassen, bediente sich Lotto einer nur dem Auftraggeber zugänglichen, heute kaum mehr auflösbaren Symbolsprache. Das Öllämpchen, das der wenig zur Seite geschobene Vorhang sehen läßt, ist ein solcher einstmals „sprechender" Hinweis. M. H.

GOLDSCHMIED IN DREI ANSICHTEN ▽
Lorenzo Lotto
(Venedig 1480 – 1556 Loreto)
um 1525/35
Leinwand; H 52 cm, B 79 cm
Inv. Nr. 92

So sonderbar dieses Bildnis mit drei Köpfen auf den ersten Blick anmuten mag, so einfach ist seine Erklärung: es ist die in Malerei umgesetzte Demonstration der Rundansichtigkeit einer Figur. Lotto legte der Konzeption des Portraits offenbar den *paragone* zugrunde, den während des ganzen 16. Jh. geführten Wettstreit zwischen Malern und Bildhauern, wer die Dreidimensionalität besser wiedergeben könne; er löste das Problem durch die simultane Wiedergabe verschiedener Ansichten ein und derselben Person. Da diese eine Schachtel mit Ringen hält, handelt es sich wohl um den mit Lotto eng befreundeten Goldschmied Bartolomeo Carpan aus Treviso, dem durch sein eigenes Künstlertum auch der Geschmack an solch einem Theorie und Praxis vereinenden „Kunststück" zuzutrauen ist. M. H.

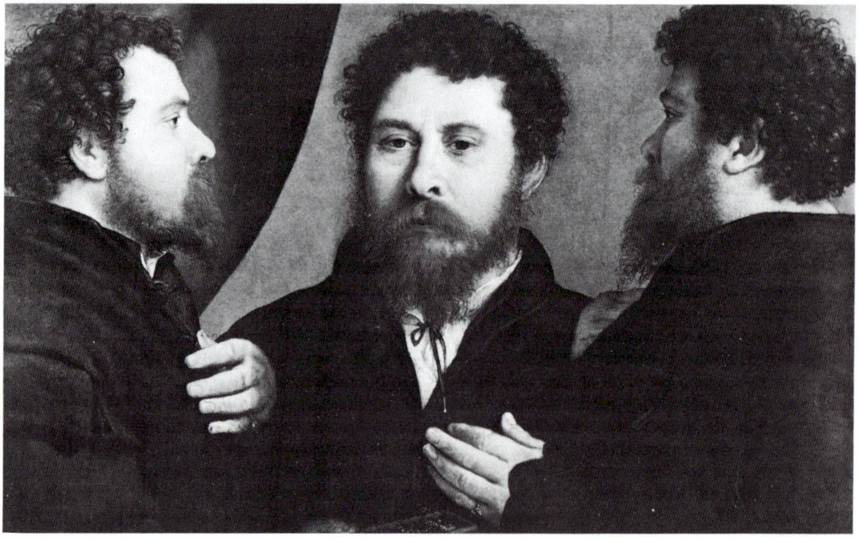

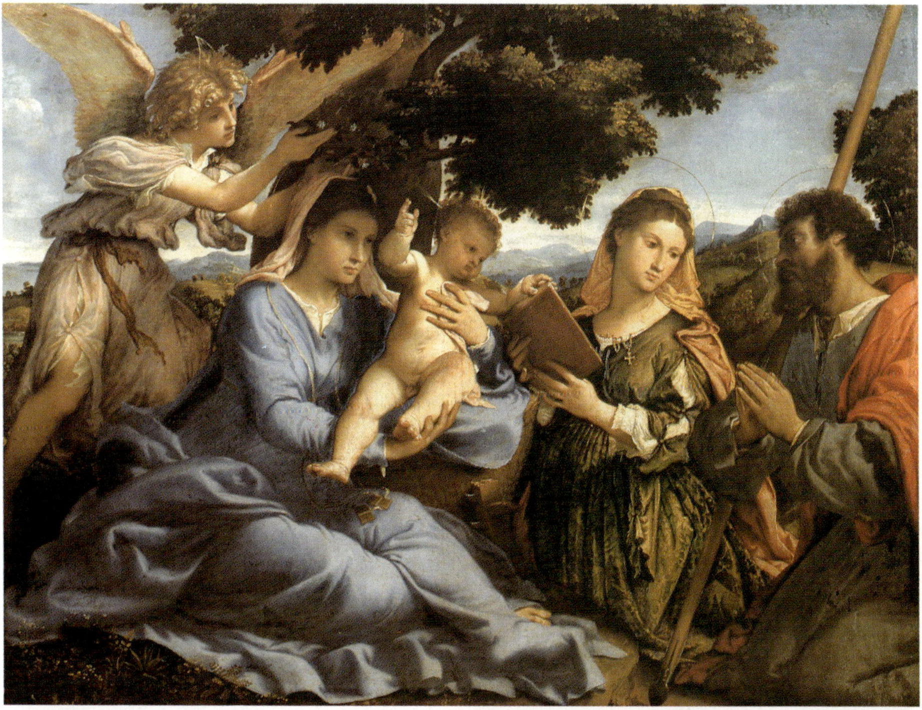

MARIA MIT KIND UND DEN HLL. KATHARINA UND JAKOBUS D. Ä.
Lorenzo Lotto
(Venedig 1480 – 1556 Loreto)
um 1527/1533
Leinwand; H 113,5 cm, B 152 cm
Inv. Nr. 101

Lotto, Generationsgenosse von Giorgione und Tizian, stand wie diese in seinen Anfängen dem Kreis um Giovanni Bellini in Venedig nahe. Ein Einzelgänger in persönlicher wie künstlerischer Hinsicht, hielt er sich auch später abseits des offiziellen venezianischen Kunstbetriebs, rastlos zwischen seiner Heimatstadt Venedig, Treviso, Bergamo und den Marken (Ancona, Recanati, Loreto) hin und her wechselnd. Aus all diesen Kunstlandschaften nahm er Anregungen in sein Werk auf, das insgesamt wenig von der Klassizität und Idealität der Hochrenaissance an sich hat, sondern durch eine stark subjektiv gefärbte Anschauung der Dinge zu prägnanten und eigenwilligen, oft ungewöhnlichen und ungewohnten Lösungen tendiert. In diesem Andachtsbild griff Lotto ein in der venezianischen Malerei seit Antonellos *Pala di S. Cassiano* äußerst beliebtes Motiv auf: eine *Sacra Conversazione*, die ein vertrautes Beisammensein von um die Madonna versammelten Heiligen darstellt. Lotto brach hier, ebenso wie bei seinen reifen Portraits, durch die ihm eigene Neigung zu einer menschlich-gelösten Haltung der Figuren, die ehemals hieratische Anordnung auf; er ließ die Madonna nicht mehr aus der figürlichen und landschaftlichen Umgebung thronend herausragen, sondern band sie durch Blicke, Gestik und Haltung darin ein. Das eng verschränkte Neben- und Miteinander von Figuren und Natur wurde durch wechselnde Hell-Dunkel-Effekte geheimnisvoll belebt und mit einer lyrisch getönten Stimmung erfüllt, die Himmlisches und Menschliches, innere Versenkung und äußere Bewegtheit zu einer suggestiven Einheit zusammenschloß. Die für einen Maler von venezianischer Schulung überraschend weit ins Helle gehende Farbigkeit ist wohl eine Anlehnung Lottos an den Kolorismus von Bergamo, wo er sich über zehn Jahre lang aufgehalten hatte.

M. H.

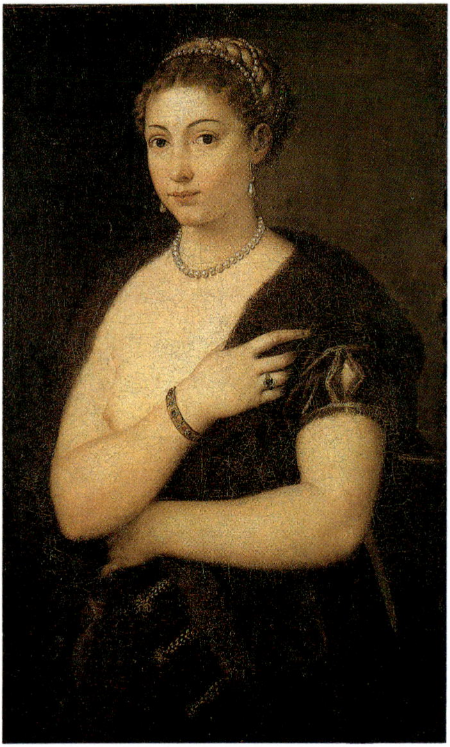

MÄDCHEN IM PELZ
Tizian
(Pieve di Cadore um 1488 – 1576 Venedig)
um 1535
Leinwand; H 95 cm, B 63 cm
Inv. Nr. 89

Die schöne junge Frau, die Tizian hier im kokett herabrutschenden Pelzmantel festhielt, war von ihm mehrmals, nackt und bekleidet, immer aber für den Herzog von Urbino gemalt worden. Der Hang des reifen Tizian zur Monumentalisierung führte, selbst bei einem so intimen Motiv, zur Darstellung im großen Format, das Gesicht, Büste und Körper zu einer die Wirklichkeit überhöhenden Wirkung brachte. Weit entfernt von der Vielfarbigkeit seiner Jugendwerke, beschränkte er das Kolorit auf einige wenige, miteinander verwandte Töne, auf alle Braunschattierungen – vom Elfenbeinweiß der Perlen bis zum Schwarzbraun des Mantels –, um die stoffliche Vielfalt von Haut, Haaren, Pelz und Schmuck zu einer durch helle und dunkle Zonen kunstvoll verschränkten, malerischen Einheit zu binden. M. H.

BENEDETTO VARCHI
Tizian
(Pieve di Cadore um 1488 – 1576 Venedig)
um 1540
Leinwand; H 117 cm, B 91 cm
Inv. Nr. 91

So sparsam und dennoch eindrucksvoll Tizian als Portraitist mit Gesten der Repräsentation und reinen Veräußerlichung umging, so genau traf er damit den hohen Ton aristokratischen Selbstverständnisses im 16. Jh. Mit der Aura vornehmer Zurückhaltung und selbstbewußter Würde, wie sie auch das *Bildnis Benedetto Varchis* in Ambiente und Pose spiegelt, schuf Tizian immer nur den allgemeinen Rahmen, in dem sich das individuell Besondere entfalten konnte. Hier ist es der nachdenklich-vergeistigte, von intensiver Aufmerksamkeit geprägte Gesichtsausdruck Varchis, der auf seine Intellektualität verweist. Benedetto Varchi (1503–1567), obwohl von seinen Neigungen her ein Gelehrter und Kunstfreund, lebte 15 Jahre im politischen Exil, u. a. in Venedig, da er Florenz, infolge der Spannungen bei der erneuten Machtergreifung durch die Medici, hatte verlassen müssen. M. H.

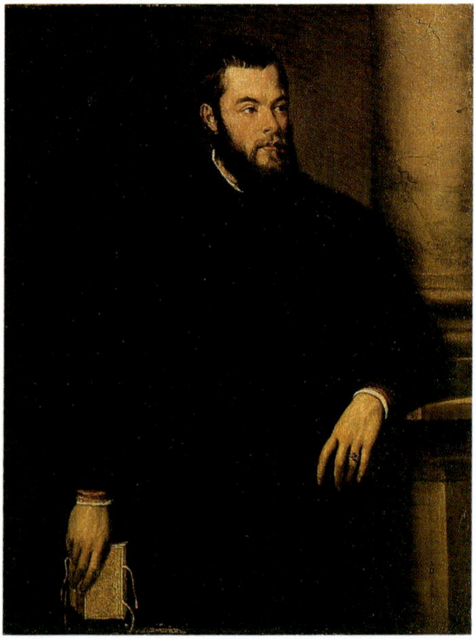

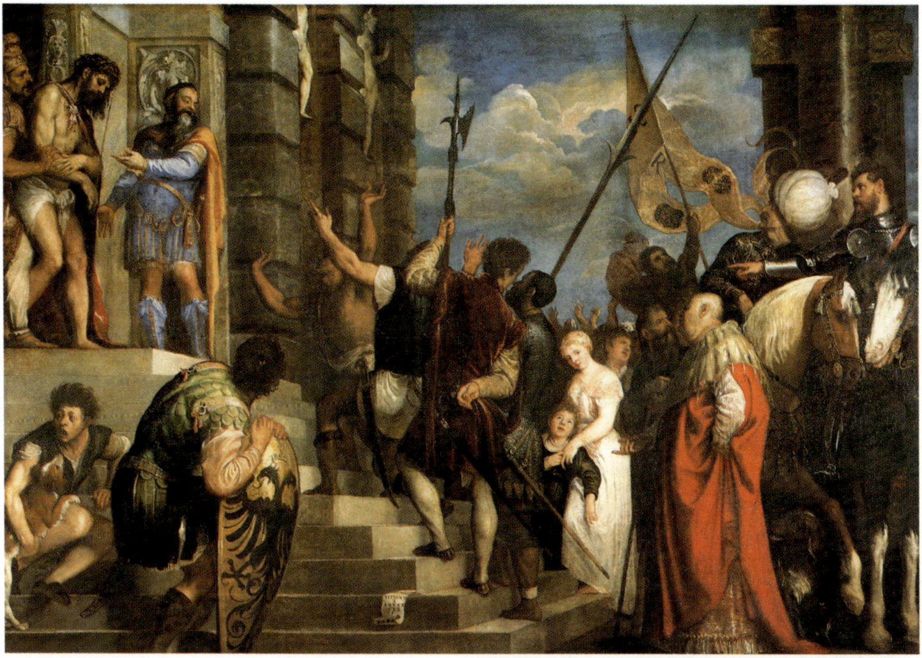

ECCE HOMO
Tizian
(Pieve di Cadore um 1488 – 1576 Venedig)
1543
Leinwand; H 242 cm, B 361 cm
Inv. Nr. 73

In den vierziger Jahren des 16. Jh. flossen die neuen Gestaltungsprinzipien des Manierismus, wie sie Michelangelo und sein Kreis in Florenz und Rom entwickelt hatten, auch in das Werk Tizians ein. Das 1543 datierte Bild *Ecce homo* mit seiner asymmetrischen Komposition – dem rasant von rechts unten nach links oben ziehenden Handlungsverlauf, der überraschenden Verschiebung der gewöhnlich zentralen Hauptfigur an den äußersten Bildrand –, mit den heftigen Bewegungsmotiven und der uneinheitlichen, teils stumpfen, teils aggressiven Farbigkeit belegt dieses bei Tizian nur wenige Jahre dauernde manieristische Zwischenspiel. Das Gemälde war für den am Canal Grande in Venedig gelegenen Stadtpalast des flämischen Kaufmanns Giovanni d' Anna (eigentlich: van Haanen) konzipiert worden, was die Wahl des in der italienischen Kunst unüblichen, im Norden aber gängigen Bildthemas erklären würde. Dargestellt ist jene hochdramatische und folgenschwere Szene (Joh. 19,4–16), bei der Pontius Pilatus, der römische Statthalter in Jerusalem, Christus nach seiner Vernehmung und Geißelung den jüdischen Priestern und deren Anhang vorführt mit den ahnungsvollen Worten *Ecce homo!* (Seht diesen Mann) und seine Freilassung anbietet. Statt dessen wird von der aufgebrachten Menge aber die Kreuzigung gefordert. Der historische Rahmen der altrömischen Kaiserzeit, in der das biblische Geschehen stattfand, bot Tizian die willkommene Gelegenheit, die Zeitebenen zu mischen und das aktuelle Kaiserhaus der Habsburger, deren geadelter Hofmaler er seit 1533 war, in das Bild einzubeziehen: Der habsburgische Doppeladler auf dem Schild und daneben der Zusatz zur Signatur *equeș ces(aris)* – kaiserlicher Ritter – sollten Tizians Hochachtung bezeugen.

M. H.

KURFÜRST JOHANN FRIEDRICH VON SACHSEN ▷
Tizian
(Pieve di Cadore um 1488 – 1576 Venedig)
1550/51
Leinwand; H 103,5 cm, B 83 cm
Inv. Nr. 100

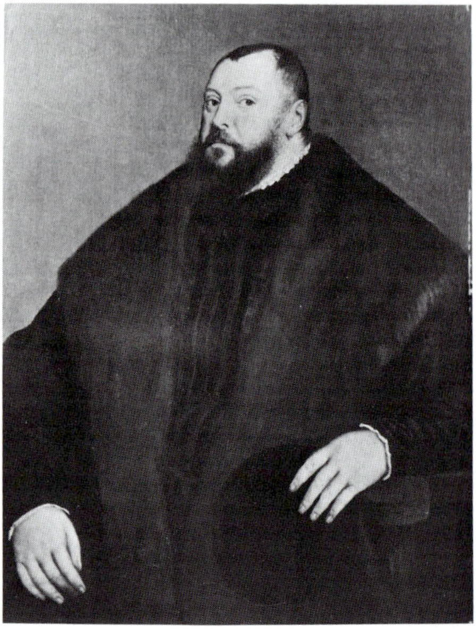

Kaiser Karl V. ließ anläßlich seines Sieges über die Protestanten in der Schlacht bei Mühlberg 1547 nicht nur sich und Mitglieder seines Hofstaates, sondern auch seinen prominentesten Widersacher, den Kurfürsten Johann Friedrich von Sachsen (1503–1554), malen. Dieser befand sich nach seiner Niederlage fünf Jahre lang in gegnerischem Gewahrsam in Augsburg, wo sein Portrait auch entstand. Mit psychologischem Scharfblick ging Tizian, am Höhepunkt seiner Portraitkunst stehend, den Weg malerischer Verknappung und Verdichtung, um, durch Verzicht auf ausschmückende Details, das Typische in Körperhaltung und Mienenspiel des Kurfürsten zu konzentriertester Ausformung zu bringen: seine fast monströse Körperlichkeit, die mißtrauisch brütende Ruhe, die unnahbare Würde scheinen aus der Zeit gerückt und zugleich unmittelbar präsent zu sein. M. H.

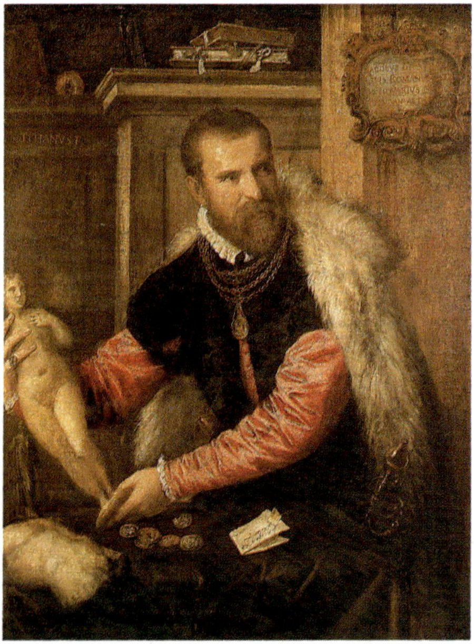

JACOPO STRADA
Tizian
(Pieve di Cadore um 1488 – 1576 Venedig)
1567/68
Leinwand; H 125 cm, B 95 cm
Inv. Nr. 81

Jacopo Strada (Mantua 1515 – 1588 Wien) war ein Universalgenie der Renaissance: Maler, Architekt und Goldschmied, Münz- und Sprachforscher, Kunstsammler und -händler, war er schließlich kaiserlicher *antiquarius* im Dienst der Habsburger. Am Gipfel seiner ehrgeizigen Karriere ließ er sich von niemand anderem als dem Portraitisten des Kaisers und des Papstes malen: von Tizian, mit dem er auch in Geschäftsverbindung stand. Dieser hielt die eindrucksvolle Vielseitigkeit und Beweglichkeit Stradas in einem außergewöhnlich bewegt komponierten „Berufsportrait" fest, das den Eindruck momentanen Auftretens vermitteln sollte. Das Bild zeigt schon alle Merkmale von Tizians spätem Malstil, der mit überbreiter, pastoser Pinselschrift die ehemals plastischen Formen in hellere und dunklere Farbflecken aufzulösen beginnt. M. H.

NYMPHE UND SCHÄFER ▷
Tizian
(Pieve di Cadore um 1488 – 1576 Venedig)
um 1570/75
Leinwand; H 149,6 cm, B 187 cm
Inv. Nr. 1825
(Text auf der gegenüberliegenden Seite oben)

▽ Zu den wenigen Werken aus Tizians allerspätester Zeit zählt das Bild *Nymphe und Schäfer.* Trotz des großen, repräsentativen Formats war diese letzte der von ihm so genannten „Poesien" oder „Fabeln" kein Auftragswerk. Tizian malte sie für sich selbst, ohne auf fremden Geschmack Rücksicht nehmen zu müssen. Unklar ist, ob er überhaupt ein bestimmtes mythologisches Thema, etwa Daphnis und Chloe, darstellen wollte. Denn wichtiger als ein konkreter erzählerischer Inhalt war ihm die Zustandsschilderung des Eingebundenseins von Menschen in eine geheimnisvoll anmutende Landschaft – eine Thematik, die er in seinen Jugendwerken, damals inspiriert von Giorgione, behandelt hatte. Im Abstand von sechzig Jahren und mit den komplexen Erfahrungen eines langen Malerlebens sah die malerische Umsetzung völlig anders aus: nun zählte für ihn ausschließlich das durch Farbe darstellbare Erscheinungsbild der Dinge. Er vernachlässigte deshalb die klare Linie, die fest umrissene und plastisch modellierte Form, er löste die glatt geschlossene Bildoberfläche auf, so daß aus dem dunklen Geflimmer der Luft, die er als erster „greifbar" malte, nur wenige Stellen als Lichtflecken hervorleuchten. Dieser aus dem gleichzeitig rauhen und subtilen Geflecht seiner überbreiten Pinselstriche – man berichtet, er hätte die Finger zu Hilfe genommen – sich erst langsam herausschälende Seh-Eindruck vermittelt in seiner Gesamtheit das Bild einer großartigen Vision, in der Mensch und Natur zu einer kosmischen Einheit verschmelzen. Die riesige Spanne malerischer Möglichkeiten beim Umgang mit Farbe und Pinsel, die Tizians Werk bietet, wurde schon von seinem Zeitgenossen Vasari, dem Florentiner Maler und Kunstschriftsteller (der ihm nicht gerade wohlwollend gesinnt war), treffend umrissen: „Die frühen (Bilder) sind mit Feinheit und unglaublicher Sorgfalt ausgeführt, daß man sie aus der Nähe und von weitem betrachten kann; die letzten sind grob und fleckig heruntergestrichen, so daß sie . . . erst aus der Entfernung vollkommen erscheinen". –

Voll Altersweisheit ließ Tizian seine späten Bilder nicht mehr Abbilder der Wirklichkeit, sondern Annäherungen an sie, bloße Empfindungen des Auges sein. M. H.

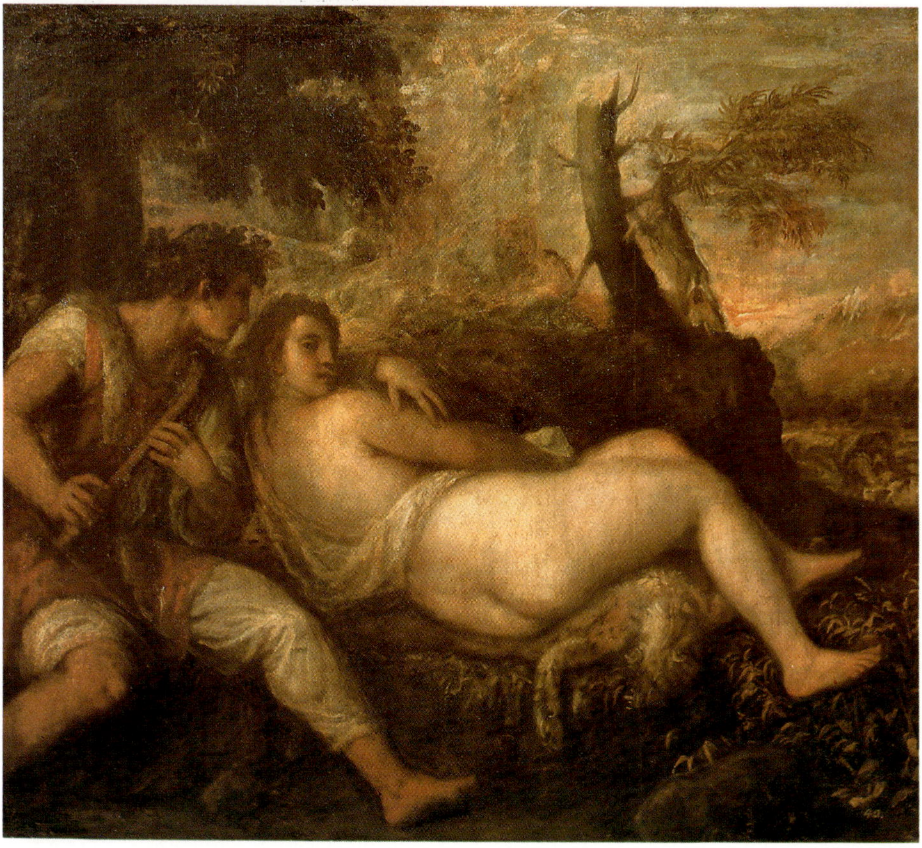

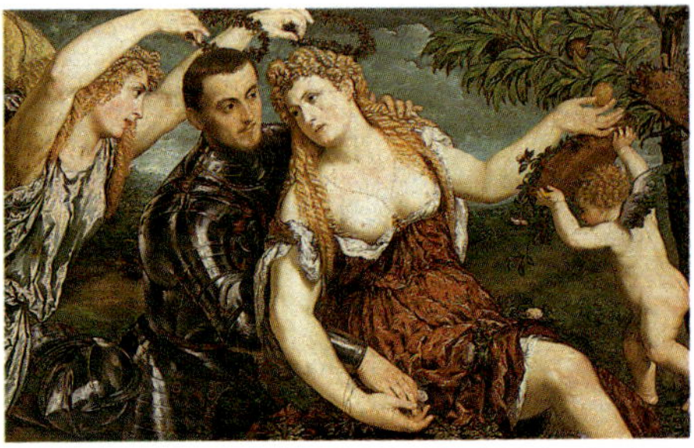

ALLEGORIE
Paris Bordone
(Treviso 1500 – 1571 Venedig)
um 1560
Leinwand; H 111,5 cm, B 174,5 cm
Inv. Nr. 120

Das Bild mit einem Liebespaar im Kostüm von Mars und Venus – bekrönt von einem Genius mit hochzeitlichen Myrthenkränzen, begleitet vom Liebesgott Cupido – gehört zu einer Reihe von Liebes- oder Eheallegorien, die Bordone wohl als Variationen dieses unerschöpflichen Themas malte. Bordone, ein Schüler Tizians, hatte sich in seiner Reifezeit dem Formen- und Farbgeschmack des mittelitalienischen Manierismus zugewandt. Vor allem die manchmal grelle, kühl und künstlich wirkende Farbigkeit, der monumentale Figurenstil und die labile Kompositionsstruktur weisen in diese Richtung, während die offene, lockere Pinselführung, mit einem stellenweise fast fleckigen Farbauftrag, deutlich an Bordones venezianische Herkunft gemahnt. M. H.

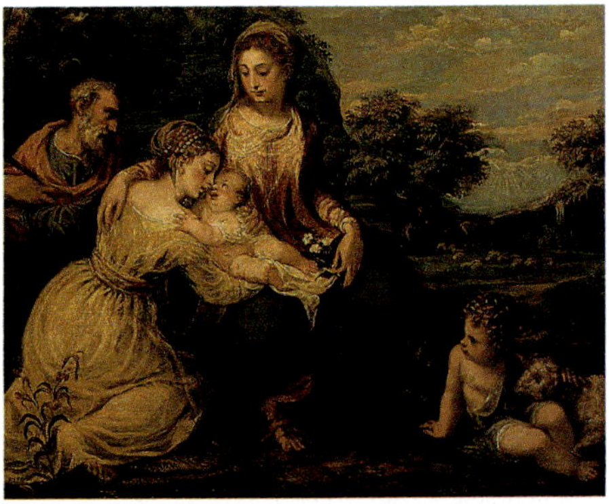

HL. FAMILIE MIT HL. KATHARINA UND DEM JOHANNESKNABEN
Andrea Meldolla, gen. Schiavone
(Skradin 1510/15 – 1563 Venedig)
um 1552
Leinwand; H 95 cm, B 118 cm
Inv. Nr. 325

Diese Darstellung einer *Sacra Conversazione,* eines Beisammenseins von Heiligen, ist nach venezianischem Geschmack eingebettet in eine überaus stimmungsreiche, von atmosphärischen Effekten belebte Landschaft. Auch die nuancenreiche Farbigkeit und der schwungvoll großzügige, mehr um das malerische Erscheinungsbild als um die fest umrissene Form bemühte Pinselstrich zeigen den von Dalmatien nach Venedig zugewanderten Schiavone fest verankert in den Maltraditionen dieser Stadt. Wie die meisten venezianischen Maler seiner Generation nahm Schiavone um die Jahrhundertmitte Einflüsse des aus Florenz und Rom kommenden Manierismus auf, die vor allem in der weichen, biegsamen Eleganz seiner an Parmigianino erinnernden Figuren zu Tage treten. Mittelitalienisches Formgefühl verband sich hier mit der Venedig eigenen Malkultur zu einer reizvollen Manierismus-Variante. M. H.

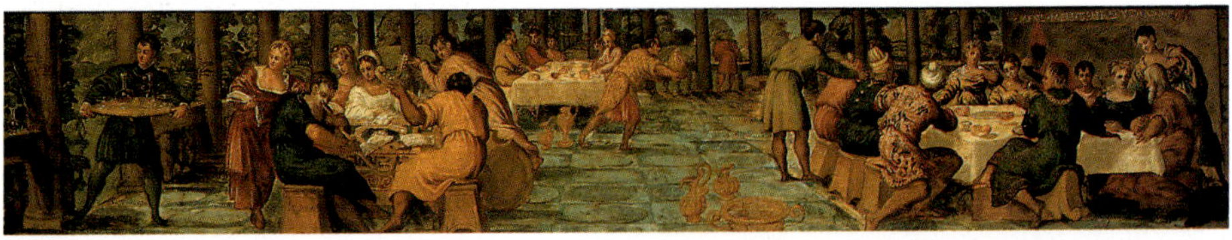

GASTMAHL KÖNIG BELSAZARS
Tintoretto
(Venedig 1518 – 1594 Venedig)
um 1543/44
Holz; H 29 cm, B 156 cm
Inv. Nr. 3829

Diese Darstellung des Gastmahls des Königs von Babylon, dem eben von Geisterhand mit den Worten *mene, tekel, upharsin* sein Untergang prophezeit wird, ist eine von sechs gleichgroßen Holztafeln mit Szenen aus dem Alten Testament. Ihr ungewöhnliches Format weist auf ihre Verwendung als Möbelmalereien hin. Solche *Casso-*

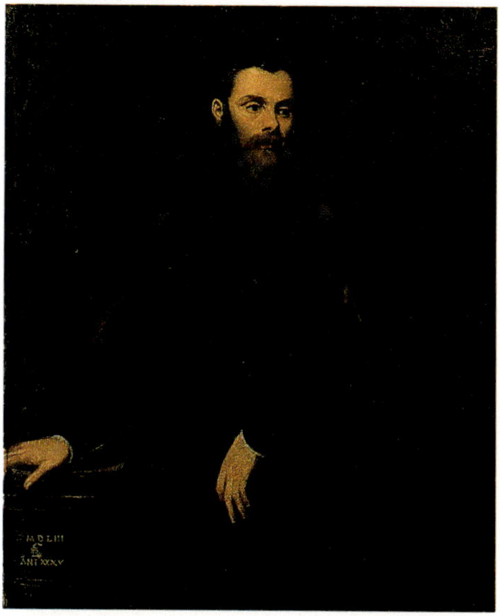

LORENZO SORANZO
Tintoretto
(Venedig 1518 – 1594 Venedig)
1553
Leinwand; H 116 cm, B 100 cm
Inv. Nr. 308

Tintoretto entfernte sich bei einigen seiner eindrucksvollsten Portraits radikal von der idealisierenden, auf formelle Repräsentation bedachten Darstellungsweise der Hochrenaissance. Ihm ging es, von einem moralisch-psychologischen Ansatzpunkt aus, um das Herausarbeiten der individuell-subjektiven Wesenszüge des Dargestellten, losgelöst von dessen sozialem Stand. Im *Bildnis des Lorenzo Soranzo,* eines venezianischen Patriziers und Ratsmitgliedes, fehlen deshalb auch alle äußeren Zeichen von Rang und Würde; nur sein Alter (35 Jahre) und seine Initialen wurden neben der Datumsangabe auf der Brüstung vermerkt. Die betont „unoffizielle" Lässigkeit seiner Haltung, das fast mystische Hervorleuchten von Gesicht und Händen aus dem ungreifbaren Dunkel, die deutlich zur Schau getragene Spiritualität, sollen Soranzos reines Mensch-Sein, sein Herausgelöstsein aus dem – üblicherweise allgegenwärtigen – sozial Allgemeinen betonen. M. H.

SEBASTIANO VENIER
Tintoretto
(Venedig 1518 – 1594 Venedig)
um 1571/72
Leinwand; H 104,5 cm, B 83,5 cm
Inv. Nr. 32

Bei offiziellen Portraitaufträgen, die an Tintoretto als Staatsmaler der Republik Venedig ergingen, war er verpflichtet, das Moment äußerlicher Repräsentation in den Vordergrund zu stellen. Sebastiano Venier (1496–1578), aus einer der alten Patrizierfamilien Venedigs stammend, war 1571 Oberbefehlshaber der venezianischen Flotte bei der Seeschlacht bei Lepanto. Anläßlich des entscheidenden Sieges der alliierten Flotten Venedigs, Spaniens und des Hl. Stuhls über die Türken entstand dieses Portrait, das Venier in der traditionellen Pose eines Admirals, in Rüstung und mit der Hand am Kommandostab, vor einem Ausblick auf die in Gang befindliche Schlacht zeigt. M. H.

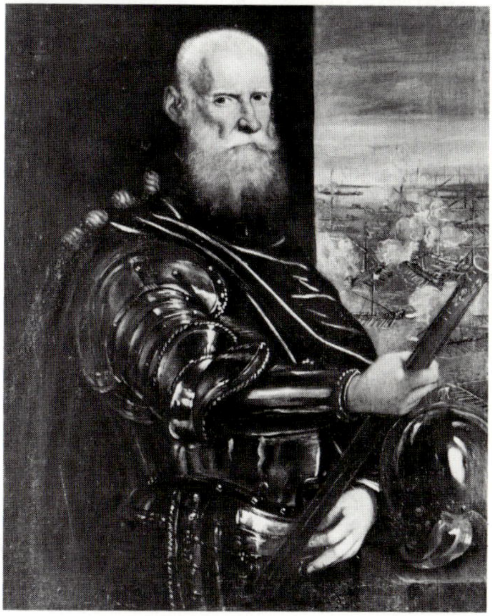

ni schmückten im 15. und 16. Jh. die Vorderseite von Truhen, Kästen oder Orgelbrüstungen oder waren in Wandvertäfelungen eingelassen. Die flüssige, skizzenhafte Malweise, die mit fast aquarellhafter Wirkung den hellen Malgrund durchscheinen läßt, wurde von den Möbelmalern wegen des raschen Produktionstempos häufig verwendet. Trotz ihres scheinbar improvisierten Charakters zeigen die Tafeln Tintorettos schon in der Frühzeit einsetzendes Bemühen um sorgfältig gebaute Kompositionen, in denen eine Vielzahl reich bewegter Figuren kunstvoll in die Tiefe fluchtende Architekturen und Landschaften belebt. M. H.

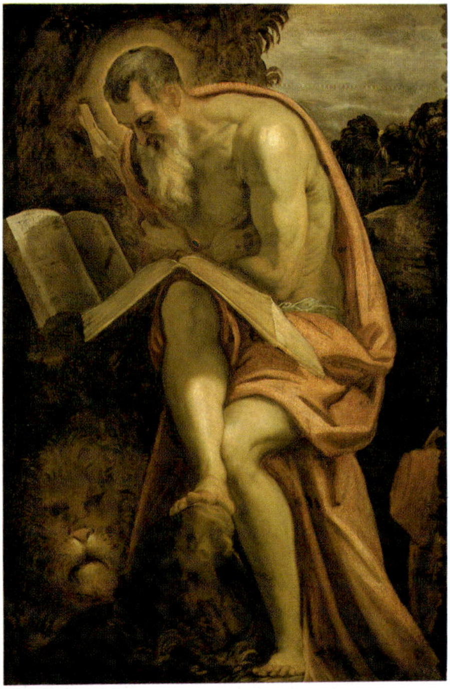

HL. HIERONYMUS
Tintoretto
(Venedig 1518 – 1594 Venedig)
um 1571/75
Leinwand; H 143,5 cm, B 103 cm
Inv. Nr. 46

Die von Tintoretto in immer wieder neuen Abwandlungen geübte Übersteigerung von Form, Farbe und Perspektive tritt in dem schon der Spätzeit zuzurechnenden *Hl. Hieronymus* als gewaltsame, bis an die Grenzen des anatomisch Möglichen gehende Verzerrung der menschlichen Figur und ihrer Beziehung zum Raum auf. Der Heilige erscheint hier lebensgroß am vordersten Bildrand, aber so gekrümmt, als fände seine monumentale Figur anders keinen Platz. Ebenso dient der farbliche Gegensatz zwischen dem in fahles, aber dennoch kräftig modellierendes Licht getauchten Hieronymus und der dunklen, mit wenigen Pinselstrichen nur angedeuteten Landschaft dem eindringlichen Hervorheben des büßenden Kirchenvaters mit seinen Attributen: der Bibelübersetzung, dem Kardinalsgewand und dem zahmen Löwen. M. H.

GEISSELUNG CHRISTI ▷
Tintoretto
(Venedig 1518 – 1594 Venedig)
um 1585/90
Leinwand; H 118,3 cm, B 106 cm
Inv. Nr. 6451

In seinen letzten Lebensjahren malte Tintoretto hauptsächlich Nachtstücke voll mystischer Expressivität. Farbigkeit, Körperhaftigkeit und Räumlichkeit erfuhren eine Entwertung bis zur Negation, so daß aus dem ungewissen Dunkel die Figuren wie Schemen, mit wenigen großzügigen Pinselstrichen voll geisterhaft flackernder Farbe nur angedeutet, hervorleuchten – mehr Darstellung einer Vision als greifbare Wirklichkeit. Damit aber gewann diese Passionsszene der *Geißelung Christi* jene mystische Ausdrucksqualität, die dem greisen Tintoretto zur Vermittlung der Geheimnisse des Glaubens als die einzig mögliche schien. M. H.

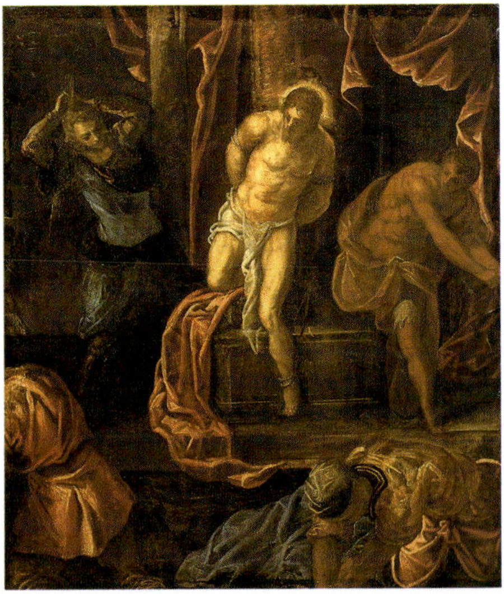

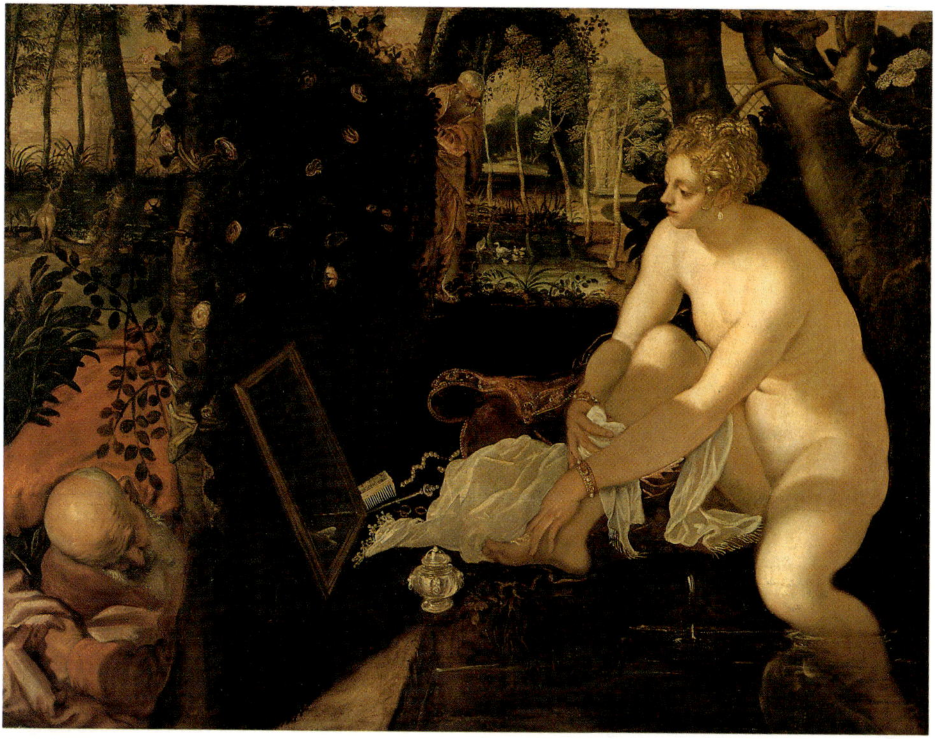

SUSANNA IM BADE
Tintoretto
(Venedig 1518 – 1594 Venedig)
um 1555/56
Leinwand; H 146,6 cm B 193,6 cm
Inv. Nr. 1530

Tintorettos *Susanna im Bade* kann als eines der Hauptwerke des venezianischen Manierismus gelten, der als eigene lokale Spielart aus der Synthese römisch-florentinischen Formempfindens mit der Malkultur Venedigs entstand. Tintoretto als sein Begründer und maßgeblicher Vertreter, setzte hauptsächlich die kunstvoll-gewaltsame Übersteigerung von Körper, Raum, Bewegung und Licht ein, um beim Betrachter Staunen, Verwunderung, auch Überwältigung auszulösen. Ein schon oft behandeltes Thema wie Susanna im Bade gewann nun durch den Einsatz manieristischer „Kunstgriffe", wie Überzeichnung, Verzerrung, Spiel mit Gegensätzen, eine noch nie dagewesene Note voll irritierender Herausforderung und bedrohlicher Doppelbödigkeit, die tatsächlich eine Dimension des Geschehens darstellt: das Alte Testament erzählt (Daniel 13), wie Susanna beim Bad im eigenen Garten von zwei heimlich eingedrungenen Männern unzüchtige Anträge erhält. Als sie sie abweist, verleumden diese sie aus Rache bei ihrem Mann. Erst der Schiedsspruch des weisen Propheten Daniel rettet Susanna vor der Todesstrafe, die über sie wegen vermeintlichen Ehebruchs verhängt wurde. Das der Badeszene innewohnende Moment dichter Spannung wird im scharfen Kontrast zwischen Hell und Dunkel, äußerster Nähe und weitester Ferne (die Ansicht Venedigs in der linken oberen Bildecke!), blendender Schönheit der Frau und karikaturhafter Häßlichkeit der Männer, vermeintlicher Geborgenheit und drohender Gefahr bildlich gefaßt und konzentriert. Diese formalen Brüche und Gegensätze treten jedoch nicht krude und unverhüllt zu Tage; sie werden vielmehr durch den Zauber venezianischer Malkultur mit ihren subtilen grünlich-bräunlichen Farbtönungen, mit ihrer Betonung des landschaftlichen und atmosphärischen Elements kunstvoll verschliffen, um den Augenblick der „Ruhe vor dem Sturm" in Schwebe zu halten. Erst der zweite Blick, auf alle sorgfältig ausgebreiteten erzählerischen und symbolhaften Details der Darstellung, offenbart die unvermutete, auch schokkierende Verbindung von Schönheit und Schrekken, aus der dieses Bild seine mehrdeutige Ausdruckskraft bezieht.
M. H.

ANBETUNG DER KÖNIGE

Veronese
(Verona 1528 – 1588 Venedig)
nach 1580
Leinwand; H 117 cm, B 174 cm
Inv. Nr. 1515

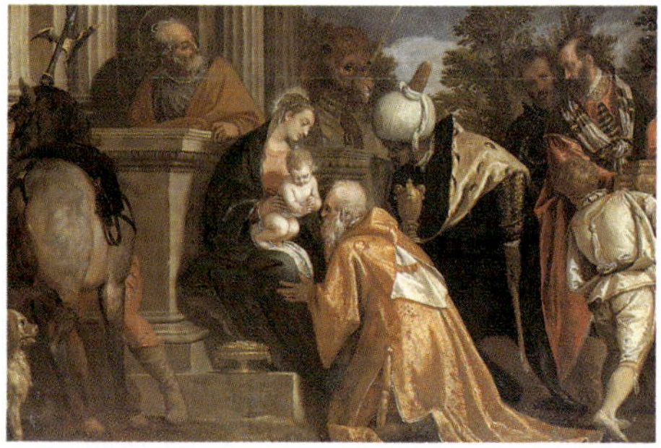

In Veroneses letzten • Schaffensjahren machte sich eine Lockerung der früher breit und bühnenhaft angelegten Kompositionen bemerkbar. Anstelle des gewohnten friesartigen, vielteilig verzahnten Handlungsablaufes traten, wie bei dieser späten Version der *Anbetung der Könige,* einige wenige Figuren, deren verhaltene Bewegungen sich zur Hauptperson im Zentrum des Bildes, zum Jesuskind, hin orientieren. Charakteristisch für Veroneses Spätstil ist auch das Ausbreiten einer dämmrigen Atmosphäre, die, vom landschaftlichen Hintergrund ausgehend, die Leuchtkraft der Farben aufzuzehren scheint und der an sich festlichen Begegnung der Heiligen Drei Könige mit dem göttlichen Kind eine melancholische Tönung verleiht. M. H.

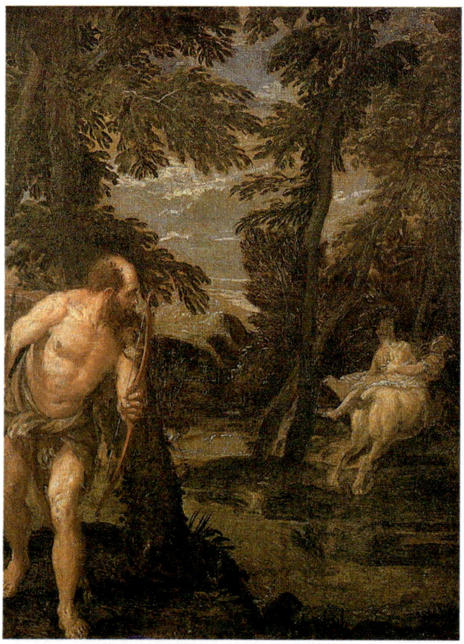

HERKULES, DEJANIRA UND NESSUS

Veronese
(Verona 1528 – 1588 Venedig)
nach 1586
Leinwand; H 68 cm, B 53 cm
Inv. Nr. 1525

Obwohl Veronese stets ein ausgesprochen „städtischer“ Maler gewesen war, beschäftigte er sich in seinen letzten Jahren mehr und mehr mit einer Thematik, die seit Giorgione in Venedig Tradition hatte – dem Verschmelzen von Figur und Landschaft zu einer poesievollen, atmosphärisch gestimmten Idylle. So ist in diesem kleinen Bild (einem Gegenstück zu *Venus und Adonis*) nicht die Entführung von Herkules' Frau Dejanira durch den Kentauren Nessus und dessen Verfolgung durch Herkules das eigentliche Thema, sondern nur der Anlaß, um das Eingebundensein von Menschen in das geheimnisvolle Reich der Natur zu beschreiben. An den gegen früher abgedunkelten, „herbstlichen“ Farben, auch an den überaus lockeren, offenen Pinselstrichen, die sich wie ein Geflecht über das Bild legen, läßt sich Veroneses Spätstil deutlich erkennen. M. H.

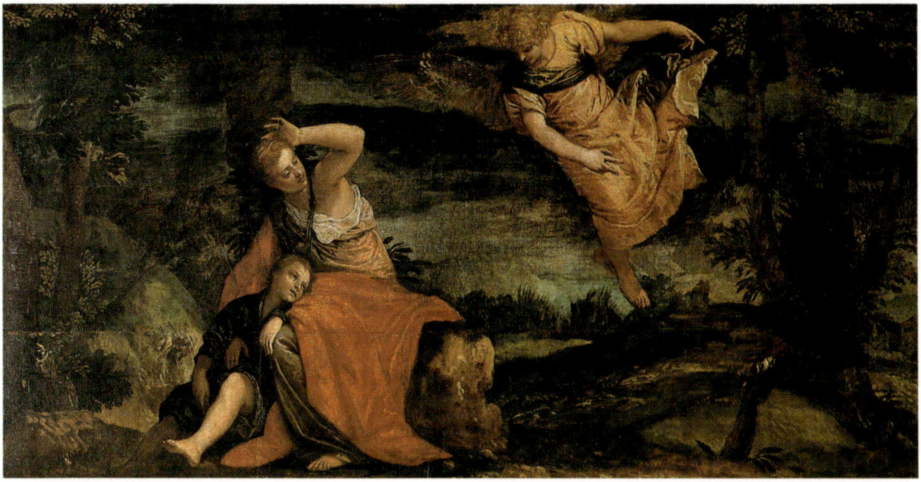

HAGAR UND ISMAEL IN DER WÜSTE
Veronese
(Verona 1528 – 1588 Venedig)
um 1585
Leinwand; H 140 cm, B 282 cm
Inv. Nr. 3673

Aus einer wohl friesartig gedachten Serie von (ursprünglich 10, jetzt noch 7) Gemälden mit Szenen aus dem Alten und Neuen Testament, Werken aus Veroneses Spätzeit, ist das mit *Hagar und Ismael* malerisch eines der eindruckvollsten: seine auf dem sonoren Akkord von Orange und Grün aufgebaute Farbigkeit, die bühnenhafte Gebärdensprache der Figuren, die mit reichen atmosphärischen Effekten belebte Landschaft vermitteln dieser Darstellung von Verzweiflung und Rettung ein hohes Maß an stimmungshafter Ausdruckskraft. Geschildert wird jene Episode aus dem Alten Testament, als Abrahams Nebenfrau Hagar und ihr Sohn Ismael, von der Eifersucht seiner Gattin Sara in die Wüste vertrieben, zu verdursten drohen und ihnen ein Bote Gottes eine Quelle weist, die den Ort zu einem fruchtbaren Lebensraum für die beiden verwandelt.

M. H.

ANBETUNG DER KÖNIGE
Jacopo da Ponte, gen. Jacopo Bassano
(Bassano um 1515 – 1592 Bassano)
um 1560/65
Leinwand; H 92,3 cm, B 117,5 cm
Inv. Nr. 361

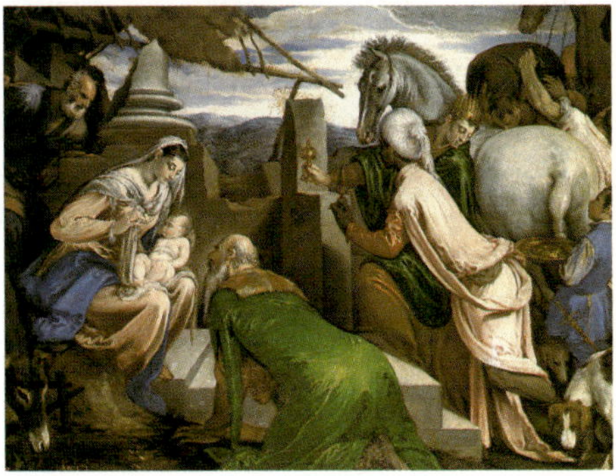

Obwohl Jacopo Bassano, nach Lehrjahren in Venedig, die Familienwerkstatt in der Provinzstadt Bassano weiterführte, zeigte er sich stets auf der Höhe des aktuellen Kunstgeschmacks. Die *Anbetung der Könige,* ein Werk seiner Reifezeit, trägt alle Züge der von ihm ausgeprägten Manierismus-Variante: das ausgeklügelte, die Figuren beinahe zu abstrakten Chiffren verwandelnde Spiel diagonaler Linien, das raffinierte Nebeneinander von kühner Vereinfachung und realistischer Detailzeichnung, die Verwendung grell aufeinanderstoßender, kalt und künstlich wirkender Farben, verleihen der altbekannten Szene eine eigenwillig-originelle Tönung, die genau der manieristischen Tendenz zu ungewöhnlichen, frappierenden Bilderfindungen entsprach. M. H.

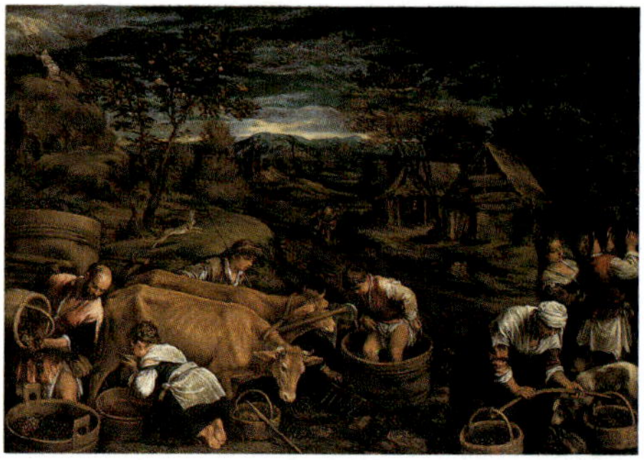

HERBST
Francesco da Ponte, gen. Francesco Bassano
(Bassano 1549 – 1592 Venedig)
um 1576
Leinwand; H 75,5 cm, B 109 cm
Inv. Nr. 4304

Zwar liegen den meisten seiner Gemälde Bilderfindungen des Vaters Jacopo zugrunde, doch trug auch Francesco Bassano maßgeblich zur Ausbildung des unverwechselbaren Werkstatt-Stils bei, indem er fast allen Themen, gleich ob religiös, mythologisch oder allegorisch, eine rustikal-zeitgenössische Umrahmung und Ausstattung gab. Bei den drei Darstellungen von *Frühling, Sommer* und *Herbst* – aus einer ursprünglich mehrere Bilder umfassenden Jahreszeitenserie – illustrierte Francesco den Stand des Jahres durch dafür typische ländliche Verrichtungen, die seine Neigung zu realistischer Beobachtung des Alltagslebens ausführlich in den Figuren- und Geräte-Arrangements des Vordergrundes zur Wirkung bringen. In die weiten, düster-romantischen Hintergrundlandschaften fügte er mit betont skizzenhafter Malweise Szenen aus dem Alten Testament (Vertreibung aus dem Paradies; Abraham opfert Isaak; Moses empfängt die zwölf Gebote), die mit ihrer ephemeren Erscheinung in merkwürdigem Kontrast zum handfesten Realismus der Bauernszenen stehen. M. H.

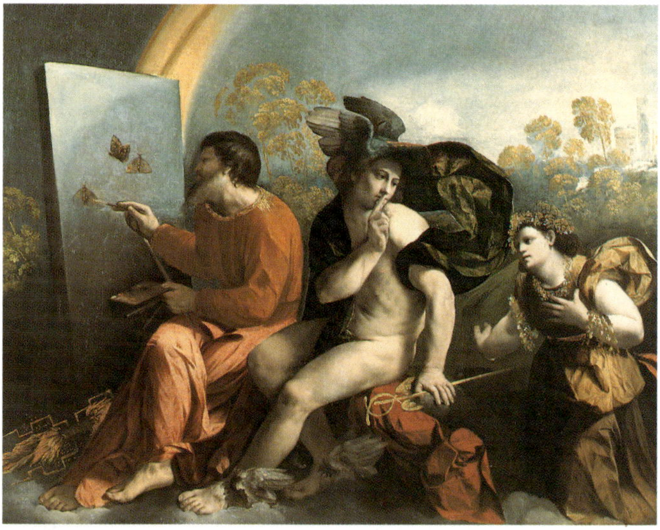

JUPITER UND MERKUR
Dosso Dossi
(Ferrara 1489 – 1542 Ferrara)
1529
Leinwand; H 112 cm, B 150 cm
Inv. Nr. 9110

Da Ferrara im Grenzbereich zweier verschiedener Kunstlandschaften lag, konnte sich Dosso einerseits nicht dem Zauber venezianischer Farbigkeit und Stimmung entziehen, andererseits stand er unter dem Eindruck Raffaels, Michelangelos und der Antike. Das Bild mit dem auf Wolken Schmetterlinge malenden Götterkönig Jupiter, der vom Götterboten Merkur bei der Arbeit beschirmt wird, hat eine antikisierende Fabel zur Grundlage. Darüber hinaus aber führt es in seiner inhaltlichen Vieldeutigkeit die Freude humanistischer Künstler und ihrer Auftraggeber an kunstvoll-geistreichen Verschlüsselungen vor; der malende Jupiter kann nämlich auch mit dem Künstler gleichgesetzt und damit das Bild zu einer Allegorie der Malkunst werden. Weiters könnte Dosso mit dem Maler sich selbst gemalt haben: nimmt man die Figuren wörtlich als die Planeten Jupiter und Merkur und das Sternbild der Jungfrau, so fügen sie sich mit seinem Geburtsjahr und dem Entstehungsjahr des Bildes, 1529, zu einem astrologischen Selbstportrait Dossos.
M. H.

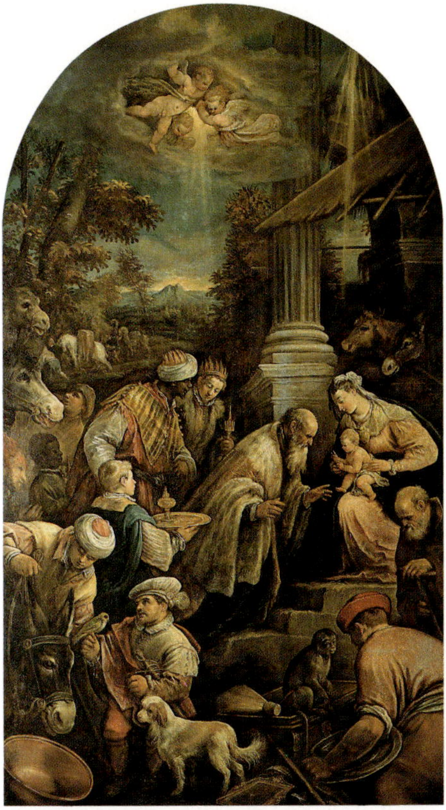

HL. JUSTINA, VON EINEM STIFTER VEREHRT ▽
Alessandro Bonvicino, gen. Moretto da Brescia
(Brescia um 1498 – 1554 Brescia)
um 1530
Leinwand; H 200 cm, B 139 cm
Inv. Nr. 61

Moretto malte eines der Hauptwerke der oberitalienischen Hochrenaissance. Selten gelangte die Verbindung eines religiösen Bildgegenstandes – der hl. Justina, der in Oberitalien weit verehrten Patronin von Padua, mit ihren Attributen Märtyrerpalme und Einhorn – mit der Figur des Auftraggebers zu einer so selbstverständlichen und innigen Einheit, daß das Andachtsbild die Stimmung eines Liebesidylls erhielt. Moretto verschmolz, mit lombardischem Realitätssinn, die legendäre Gestalt eines von Justina bekehrten Zauberers mit der Person des Stifters, der voll schwärmerischer Verehrung, von der selbst das Einhorn ergriffen zu sein scheint, zu ihr aufblickt. Diese träumerisch-elegische, die Figuren fest zusammenbindende Stimmung geht auf Einflüsse des venezianischen „Giorgionismus" zurück, der fast alle oberitalienischen Maler dieser Zeit im Bann hielt. Daneben verleugnete Moretto aber nicht seine Kenntnisse der römischen Hochrenaissance: In der statuarisch in sich ruhenden Gestalt der schönen Heiligen kommt Raffaels monumentale Formensprache zum Ausdruck. M. H.

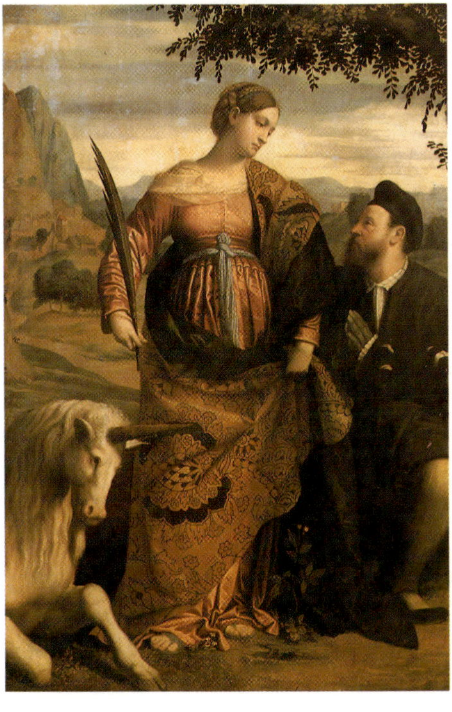

ANBETUNG DER KÖNIGE
Francesco da Ponte, gen. Francesco Bassano
(Bassano 1549 – 1592 Venedig)
1588/90
Leinwand; H 304 cm, B 178 cm
Inv. Nr. 5801

Da bestimmte Bilder Jacopo Bassanos, wie die *Anbetung der Könige,* sich großer Beliebtheit erfreuten, gingen sie in das Themenrepertoire seiner Werkstatt ein und wurden wieder und wieder, mit größeren und kleineren Veränderungen, von ihm selbst und seinen Söhnen gemalt. Dieses Altarbild, das Francesco, der älteste Sohn Jacopos, schuf, ist eine solche „freie" Wiederholung, die einzelne vom Vater geprägte Figurentypen mit ihren charakteristischen diagonalen Haltungen weiterverwendet, sie aber in einen zeitgenössisch rustikalen Rahmen setzt. Gerade durch die Fülle an realistisch gesehenem alltäglichen Beiwerk erhält die biblische Szene eine für die Bassano-Werkstatt des späten 16. Jh. typische Note von volkstümlicher Wirklichkeitsnähe, die schon den barocken Geschmack an „Sittenbildern" vorausahnen läßt. M. H.

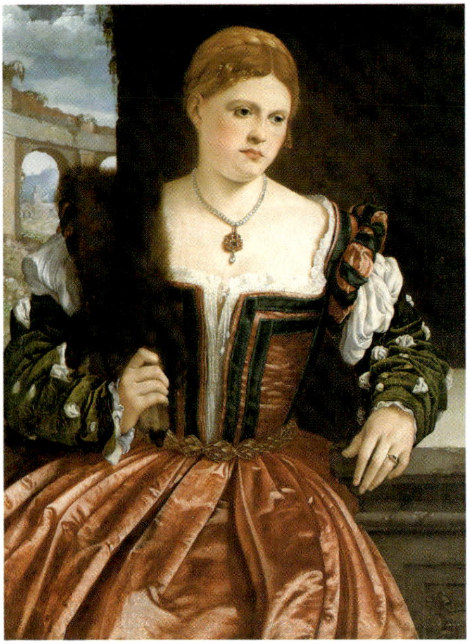

BILDNIS EINER JUNGEN DAME
Alessandro Bonvicino,
gen. Moretto da Brescia
(Brescia um 1498 – 1554 Brescia)
um 1540
Leinwand; H 101 cm, B 82 cm
Inv. Nr. 1914

Moretto stand, wie die meisten oberitalienischen Maler, im Bann zweier verschiedener künstlerischer Einflußbereiche, die die Ausbildung seines reizvollen zukunftsweisenden Portraitstils ermöglichten. Dem Frauenportrait, mit seiner gelassenen Zurschaustellung üppiger modischer Schönheit, liegen einerseits venezianische *Bella*-Bildnisse – Idealdarstellungen schöner junger Frauen – zugrunde; auch der versonnene Gesichtsausdruck weist auf die träumerische Stimmungshaftigkeit des „Giorgionismus" zurück. Auf der anderen Seite manifestiert sich in der unumwundenen Direktheit der Darstellung lombardischer Realitätssinn, der von Nüchternheit und Schärfe der Beobachtung geprägt ist, wie auch das leuchtende, ins Pastellfarben-Silbrige gehende Kolorit in brescianischer Tradition zur Schärfung und Präzision des Portraits beiträgt. M. H.

DER BILDHAUER ALESSANDRO VITTORIA
Giovanni Battista Moroni
(Albino/Bergamo 1520/24 – 1578 Bergamo)
1552
Leinwand; H 87,5 cm, B 70 cm
Inv. Nr. 78

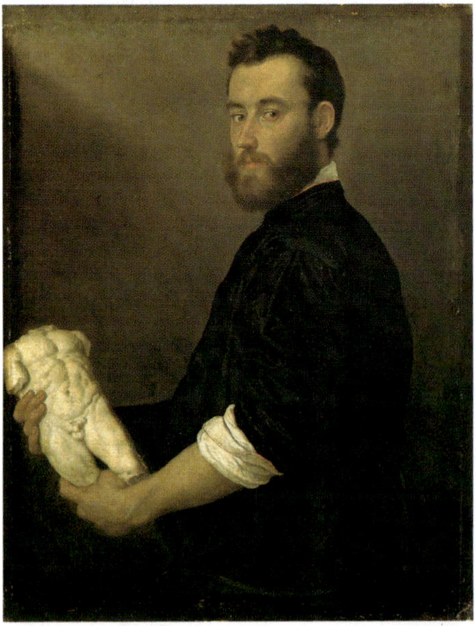

Moroni führte, mit der ihm eigenen Sachlichkeit und Präzision der Menschendarstellung, die oberitalienische Portraitmalerei zu solcher Höhe und Eigenständigkeit, daß davon nicht nur große zeitgenössische Portraitisten wie Tizian, sondern sogar noch Caravaggio und Van Dyck Impulse empfingen. Das Bildnis des bedeutendsten venezianischen Bildhauers des 16. Jh., Alessandro Vittoria (1525–1608), ist ein „Berufs-Portrait", das eine knappe Momentaufnahme aus dessen Alltag und gleichzeitig eine prägnante Formulierung seines Menschen- und Künstlertums bietet: im Arbeitskittel, mit aufgekrempelten Ärmeln, weist Vittoria den Torso einer antiken Statue vor, wie um sein eigenes Schaffen zu kommentieren. Trotz oder gerade wegen der Nüchternheit dieses Darstellungsgestus, der auch die sparsame Farbgebung entspricht, gewinnt Vittorias Gestalt eine so packende Überzeugungskraft und intensive Lebensnähe, daß die Distanz zum Betrachter augenblickshaft aufgehoben scheint. M. H.

INFANT DON CARLOS ▽
Alonso Sánchez Coello
(Alquería Blanca/Valencia 1531/32 – 1588 Madrid)
1564
Leinwand; H 186 cm, B 82,5 cm
Inv. Nr. 3235

Don Carlos (1545–1568), ältester Sohn Philipps II. von Spanien, war physisch wie psychisch schwer behindert: Sein labiler, zu heftigsten Wutausbrüchen neigender Charakter brachte den Prinzen in Konflikte mit seiner Umgebung, insbesondere mit seinem Vater, der auch den politischen Plänen des Infanten mißtraute. Er ließ ihn 1568 in Verwahrung nehmen, wo Carlos im selben Jahr am Fieber starb. Jedenfalls erlaubt die historische Person keine Heroisierung, wie sie uns durch Schillers Drama und Verdis Oper vertraut ist. Das Portrait war als Werbungsgeschenk an den Wiener Hof gedacht: 1564 ventilierte man Heiratspläne zwischen Carlos und seiner Cousine Anna, der Tochter Maximilians II. Zur vom höfischen Portrait geforderten Distanziertheit des Modells trägt die Raumlosigkeit des Ambientes, die physische Starre der Figur und die nüchterne trockene Malweise bei, die nirgends zu einer sinnlichen Identifikation des Betrachters anreizt. W. P.

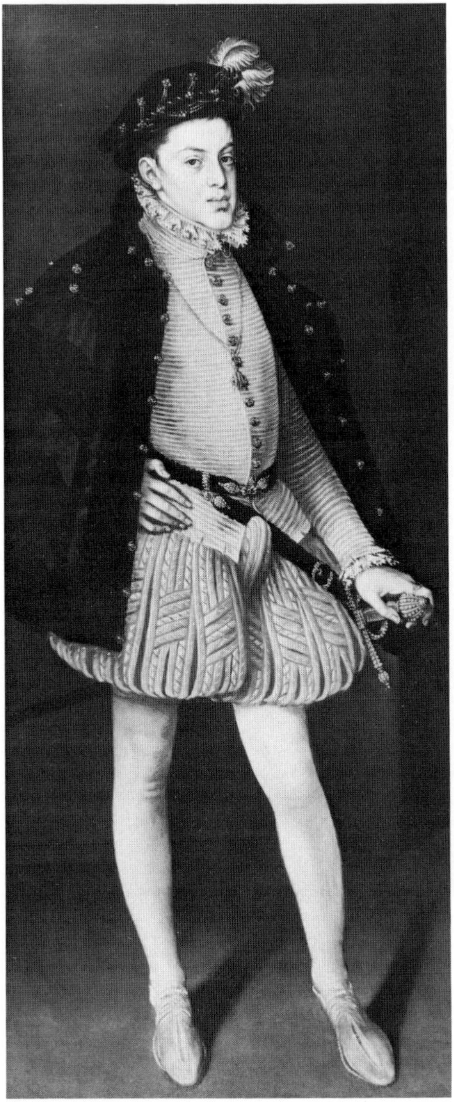

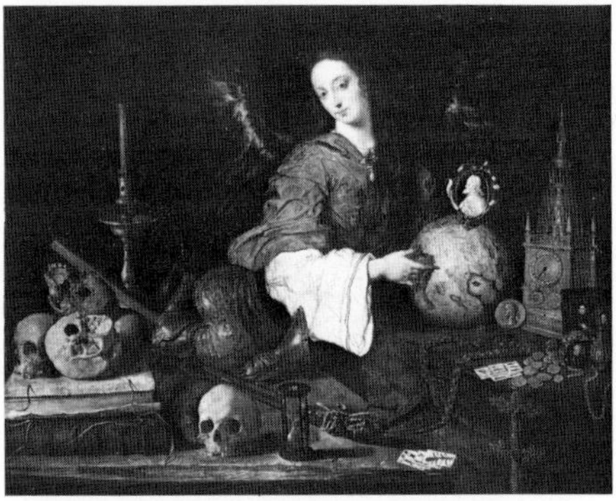

ALLEGORIE DER VERGÄNGLICHKEIT
Antonio de Pereda
(Valladolid 1611 – 1678 Madrid)
um 1634
Leinwand; H 139,5 cm, B 174 cm
Inv. Nr. 771

Wahrscheinlich gemalt, während Pereda als junger Mann vom Hof beauftragt wurde, zusammen mit der Elite der spanischen Maler den Salon de Reinos im Buen Retiro Palast in Madrid mit Bildern zur spanischen Geschichte auszustatten. Auch die *Allegorie der Vergänglichkeit* scheint ein Hofauftrag gewesen zu sein, hält der geflügelte Genius doch einen Kameo mit dem Portrait Kaiser Karls V. in der Linken, während die auf den Globus zeigende Rechte auf die Weltherrschaft der *Casa de Austria* anspielt und die antike Medaille mit dem Portrait des Augustus die Beziehung zum Römischen Reich bzw. dessen Herrschaftskontinuum deutlich machen soll. Den auf Reichtum, Macht und Glorie anspielenden Gegenständen rechts auf dem mit Samt bedeckten Podest ist der breitgestreckte rohe Tisch gegenübergestellt, auf dem die Symbole der Vergänglichkeit von Zeit, Glück, Kriegsruhm, Schönheit und Wissenschaft ausgebreitet sind. Alles ist nichts: *nil omne* – so steht es zwischen Stundenglas und Totenkopf geschrieben. W. P.

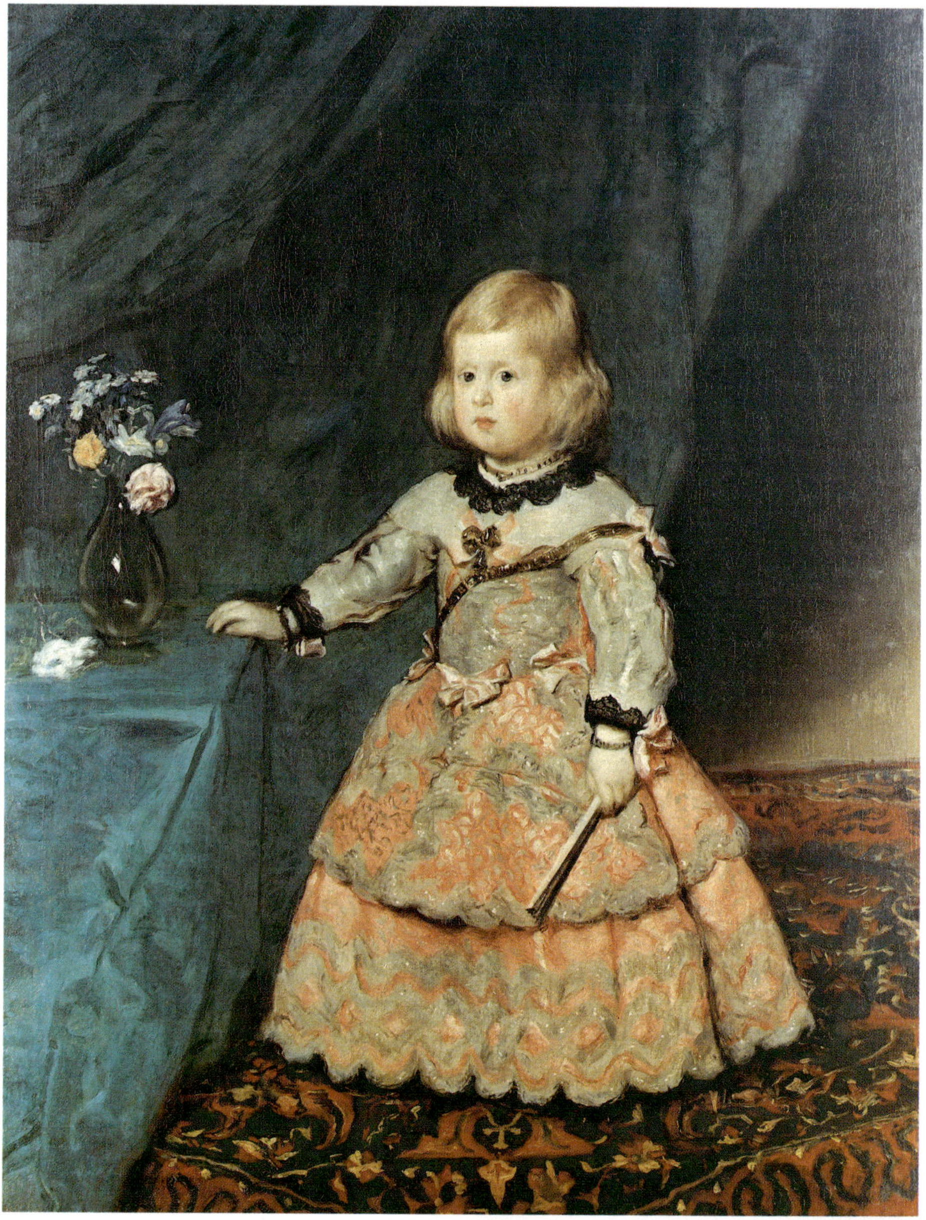

INFANTIN MARGARITA TERESA IN ROSAFARBENEM KLEID
Diego Rodriguez de Silva y Velázquez
(Sevilla 1599 – 1660 Madrid)
1653/54
Leinwand; H 128,5 cm, B 100 cm
Inv. Nr. 321

Seit Kaiser Karl V. die von seinem Großvater Maximilian I. geerbten habsburgischen Länder mit seinem Bruder Ferdinand I. geteilt hatte, war die *Casa de Austria* in eine spanische und eine österreichische Linie gespalten. Den engen, durch Heiraten stets erneuerten dynastischen Verbindungen zwischen dem Madrider und dem

Wiener Hof verdankt die Gemäldegalerie die berühmten Infantenportraits des spanischen Hofmalers Velázquez. König Philipp IV. von Spanien (1605–1665), Sohn Philipps III. und Erzherzogin Margaretes von Österreich, verwitwet und nach dem frühen Tod des Infanten Balthasar Carlos ohne Thronfolger, vermählte sich 1649 in zweiter Ehe mit seiner Nichte, der 14jährigen Erzherzogin Maria Anna von Österreich (1635–1696), Tochter Ferdinands III., die zuvor mit seinem Sohn Balthasar Carlos verlobt gewesen war. Als erstes Kind dieser Ehe wurde 1651 die Infantin Margarita Teresa geboren, die schon früh ihrem Cousin und Onkel, dem nachmaligen Kaiser Leopold I. (1640–1705), versprochen wurde. Bevor die Hochzeit 1666 stattfand, übersandte der Madrider Hof in regelmäßigen Abständen Portraits der Infantin nach Wien, so daß die Gemäldegalerie drei Bildnisse der Prinzessin in verschiedenen Altersstufen besitzt. Das erste Portrait dieser Serie, die *Infantin in rosafarbenem Kleid,* zeigt die Prinzessin im Alter von zwei oder drei Jahren. Auch in diesem Bildnis folgte Velázquez formal dem konventionellen, aus dem 16. Jh. tradierten Typus des höfischen Repräsentationsportraits, das durch Bildformat, Haltung der Dargestellten und Charakterisierung des Ambientes (Vorhang, Tisch) bestimmt wird. In ästhetisch höchst reizvollem Kontrast dazu steht der unvergleichliche malerische und farbliche Reichtum des Bildes und der an den großen Venezianern des 16. Jh. geschulte freie Pinselduktus, der virtuos zwischen breiten Farbflächen und aufgesetzten Farbtupfen differenziert. C. Z.

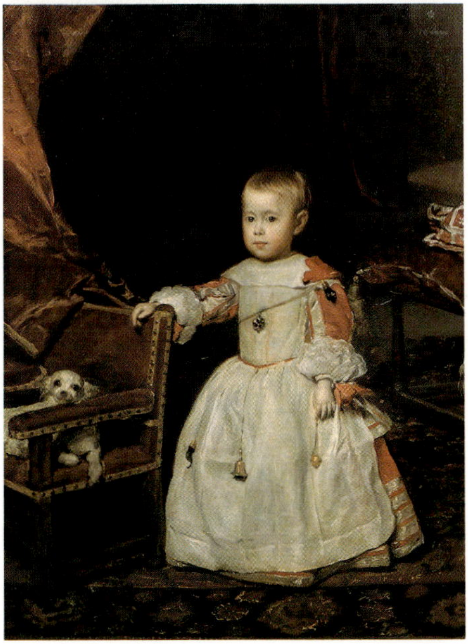

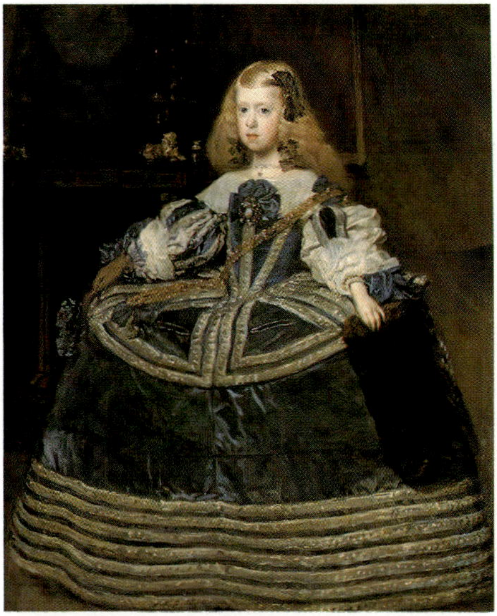

INFANTIN MARGARITA TERESA IN BLAUEM KLEID
Diego Rodriguez de Silva y Velázquez
(Sevilla 1599 – 1660 Madrid)
1659
Leinwand; H 127 cm, B 107 cm
Inv. Nr. 2130

Ein Jahr vor seinem Tod schuf Velázquez das Bildnis der achtjährigen *Infantin Margarita Teresa in blauem Kleid.* Die oben beschnittene Komposition wird von dem mächtigen, blau-silbrigen Rock bestimmt, der für die spanische Mode des 17. Jh. charakteristisch ist. Dieser ursprünglich kegelförmige Reifrock gewinnt seine weit ausladende Breite durch Einlage mehrerer Drahtstreifen. Die Farbigkeit und die für den Spätstil des Künstlers typische differenzierende Malweise, die den Beschauer erst aus gewisser Entfernung die geschlossene Körperlichkeit des Modells ahnen läßt, geben dem Bild seine Lebendigkeit. Der lasierende, dünne Farbauftrag an den Kopf- und Handpartien wandelt sich an den prächtigen Ärmeln zu kräftigerer Pastosität. Das kühle, metallisch-glänzende Gewand bildet einen zarten Kontrast zum Inkarnat der Prinzessin und zum bräunlichen, nur teilweise ausgeführten Hintergrund.
C. Z.

◁ **INFANT PHILIPP PROSPER**
Diego Rodriguez de Silva y Velázquez
(Sevilla 1599 – 1660 Madrid)
1659
Leinwand; H 128,5 cm, B 99,5 cm
Inv. Nr. 319
(Text auf folgender Seite)

Im selben Jahr wie das Portrait der *Infantin Margarita in blauem Kleid* entstand als eines der letzten Werke von Velázquez das *Bildnis des Infanten Philipp Prosper* (1657–1661), das ebenfalls unverzüglich als Geschenk an den kaiserlichen Hof nach Wien gesandt wurde. Es zeigt den zweijährigen, früh verstorbenen Bruder der Infantin, in den, als einzigen Erben der Krone, alle Hoffnungen der spanischen Habsburger gesetzt wurden. Der traditionellen, höfischen Portraithaltung entsprechend, stützt das Kind eine Hand auf die Rückenlehne eines rotsamtenen Kindersessels, auf dem ein zierlicher Hund liegt. Der kränkliche Prinz trägt über seinem roten Kleid eine weiße, mit Glöckchen und „schützenden" Amuletten behängte Schürze. Das Portrait, dessen Farbigkeit sich aus vielfach variierten Rot- und Weißtönen entwickelt, ist ein eindrucksvolles Zeugnis der malerischen Virtuosität und des psychologischen Einfühlungsvermögens des Künstlers.

C. Z.

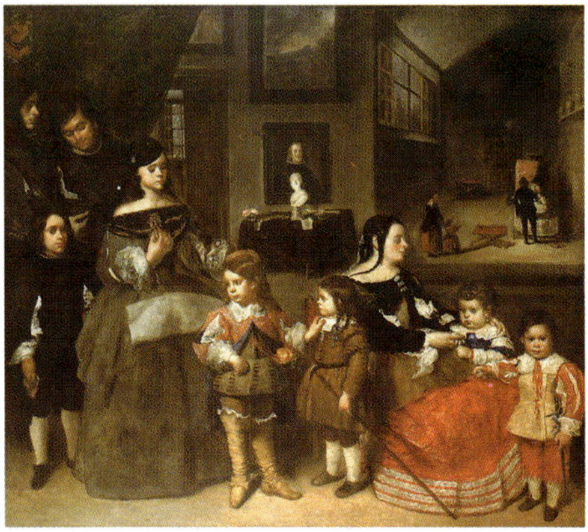

DIE FAMILIE DES KÜNSTLERS
Juan Bautista del Mazo
(Beteta/Cuenca 1612/16 – 1667 Madrid)
1664/65
Leinwand; H 148 cm, B 174 cm
Inv. Nr. 320

Dargestellt ist die Familie des spanischen Hofmalers, Schwiegersohns und Nachfolgers von Velázquez, Juan Bautista del Mazo. Links, dunkel gekleidet, die vier Kinder aus Mazos erster Ehe mit Francisca Pacheco, rechts seine zweite Frau mit ihren vier Kindern. Am Wandpfeiler im Mittelgrund ein Velázquezsches Portrait Philipps IV. von Spanien. Die Atelierszene im Hintergrund, mit einem Maler (Velázquez? Mazo?) vor einem Bildnis der Infantin Margarita Teresa bzw. mit einer Frau und einem ihr entgegenlaufenden Kind, ist inhaltlich nicht geklärt. Sowohl in der Anlage als auch mit dem Portrait des Königs in der Mitte bezieht sich Mazo auf die *Meninas* seines Schwiegervaters, auf das berühmte königliche Familienbildnis im Prado. Auf diese Weise entstand eine subtile, ins Private gewendete, mit dem Beziehungsreichtum des höfischen Portraits versehene „Hommage" an den größten spanischen Maler.

W. P.

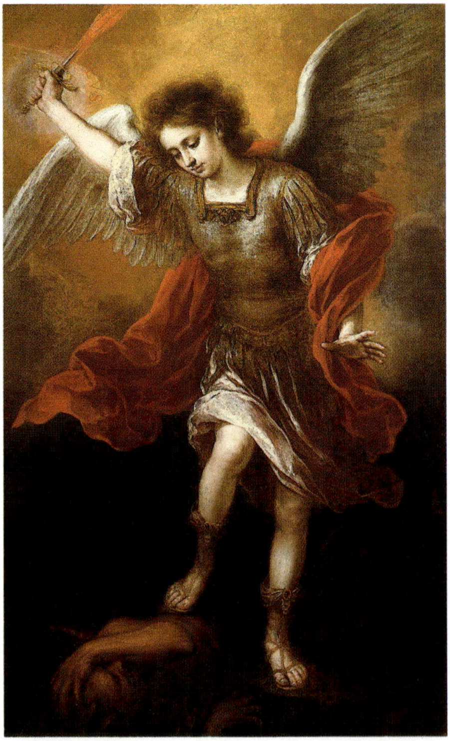

HL. MICHAEL
Bartolomé Esteban Murillo
(Sevilla 1617/18 – 1682 Sevilla)
Leinwand; H 169,5 cm, B 110,3 cm
Inv. Nr. 9821

Murillo stand am Höhepunkt seines Ruhmes, als er für die Kapuzinerkirche seiner Heimatstadt Sevilla einen Zyklus von Gemälden schuf – darunter den *hl. Michael.* Das Bild des himmlischen Kriegers in seinem windgeblähten Mantel, leicht untersichtig gemalt, sollte erhöht, über dem Eingang zum Chor, seinen Platz finden. Murillo

MARIA MIT DEM LEICHNAM CHRISTI
Annibale Carracci
(Bologna 1560 – 1609 Rom)
um 1603/04
Kupfer; H 41 cm, B 60,8 cm
Inv. Nr. 230

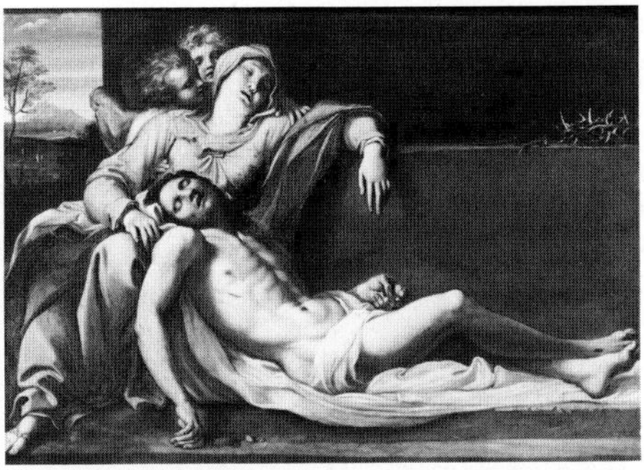

Annibale hatte zusammen mit seinem Bruder Agostino und seinem Vetter Ludovico Carracci Mitte der achtziger Jahre des 16. Jh. in Bologna eine Kunstakademie gegründet, deren Hauptziel es war, die Natur wieder als Ausgangspunkt künstlerischen Schaffens anzuerkennen, die Schüler der Akademie zum Zeichnen nach der Natur anzuhalten. Daneben galten die großen Venezianer Tizian, Tintoretto und Veronese als Vorbilder, in denen die Natur gleichsam aufgehoben schien. Als Annibale 1595 nach Rom berufen wurde, um den Familienpalast der Farnese auszumalen, änderte sich sein Stil allmählich unter dem Einfluß der Antike und der Kunst Raffaels und Michelangelos im Sinne römischer *gravitas*. In Annibales kleiner *Pietà*, entstanden kurz vor dem Ausbruch seiner psychischen Krankheit, ist dieser Weg zur klassischen Strenge ausgeschritten: Askese, Ökonomie, vollkommene Übereinstimmung von inhaltlicher und formaler Wirkung, Zurückdrängen der Farbe fast bis zur Monochromie übertragen auch dieser kleinformatigen Komposition den Charakter heroischer Größe. W. P.

DAVID MIT DEM HAUPT DES GOLIATH
Michelangelo Merisi da Caravaggio
(Mailand 1571 – 1610 Port' Ercole)
1606/07
Holz; H 90,5 cm, B 116 cm
Inv. Nr. 125

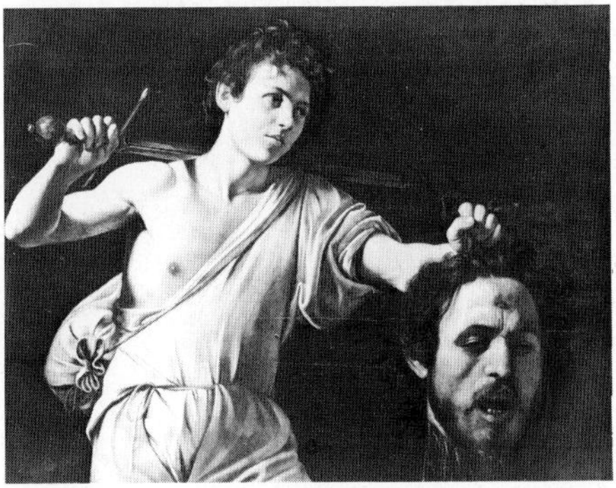

Caravaggios Wiener *David* hat in der Forschung kontroverse Meinungen hervorgerufen. Es mag mit dem für Caravaggio außergewöhnlichen Bildträger Holz zusammenhängen, daß die Oberfläche des Bildes glatter, „polierter“ erscheint, als wir sie von seinen Leinwandbildern her kennen. Man spürt jedoch die stilistische Nähe zur *Rosenkranzmadonna* und anderen neapolitanischen Werken des Meisters. Caravaggio faßt die biblische Erzählung vom ungleichen Kampf zwischen dem Knaben David und dem riesigen Philister Goliath (1. Samuel 17,41–51) siglenhaft zusammen und interpretiert sie auf sehr persönliche Weise: nicht der strahlende Triumphator über das Böse ist vor Augen gestellt, sondern ein melancholischer Sieger, der über sich und sein Opfer nachzudenken scheint. W. P.

gestaltet das überaus beliebte Thema, den Triumph des Glaubens über die Häresie, als empfindsamen Dialog zwischen Engel und Widersacher, aber auch als Sieg des Lichtes über die Finsternis, in die der jugendliche Gottesstreiter hinabgestiegen ist. Mit der für Murillo charakteristischen, luftigen Malweise nimmt er dem Kampf jegliche Schwere, löst das idealisierte Geschehen auf in weiche, farbige Nebel, in Sinnlichkeit und Intimität, und schenkt dem Engel jenen sanften Charme, der ein Merkmal seiner gefühlvollen Kunst und wohl auch der Schlüssel zu seiner Popularität ist. G. H.

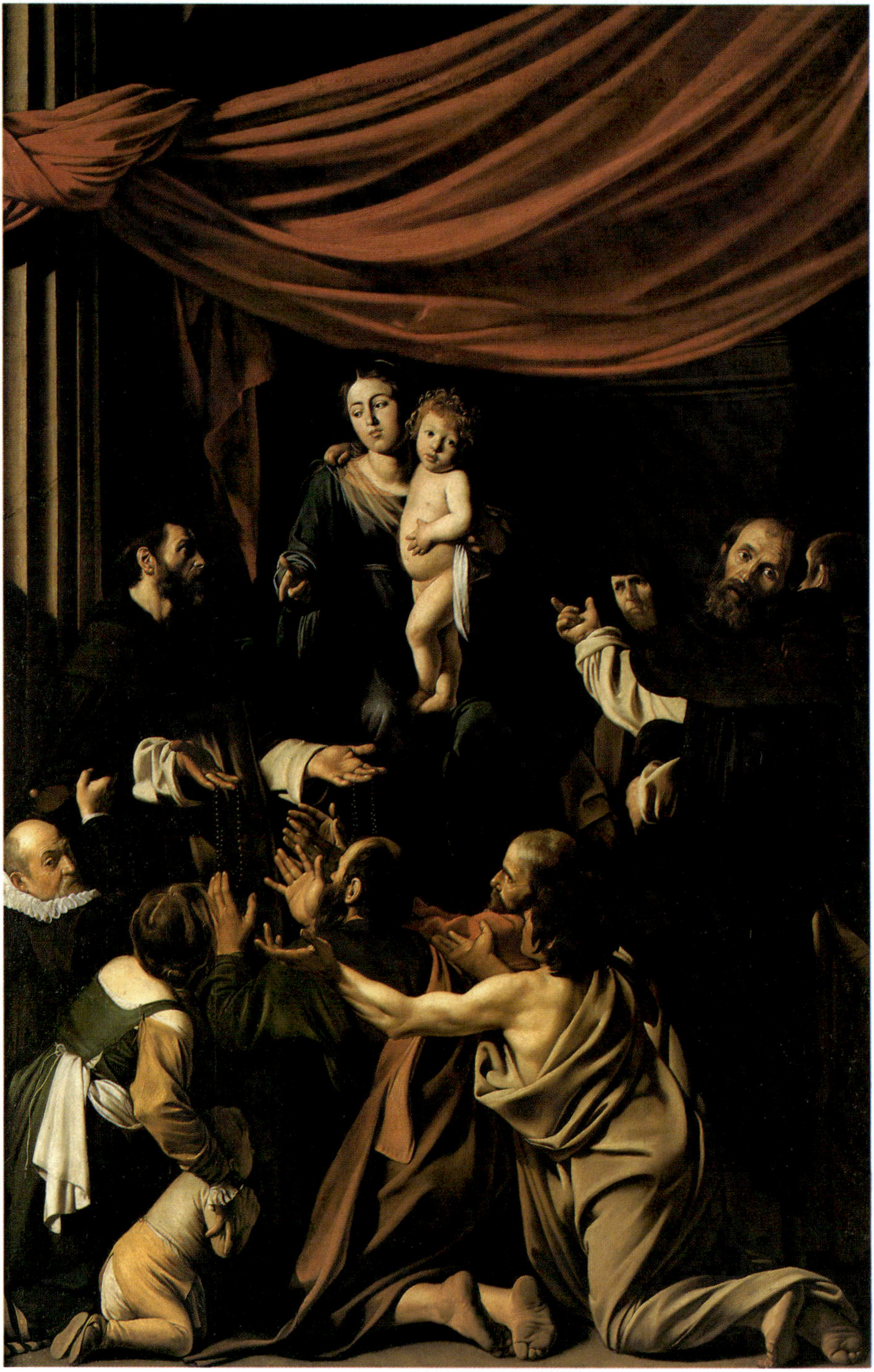

◁ **ROSENKRANZMADONNA**
Michelangelo Merisi da Caravaggio
(Mailand 1571 – 1610 Port' Ercole)
1606/07
Leinwand; H 364 cm, B 249 cm
Inv. Nr. 147

Caravaggio war ebenso in seinem turbulenten, gewalttätigen Leben wie durch seine Malerei ein Revolutionär. In bewußtem Gegensatz zur vorangehenden Epoche erreicht er die von der Gegenreformation geforderte, intensive Wirkung auf den Betrachter durch die überwältigende Gegenwärtigkeit der handelnden Personen. Künstlerische Mittel sind die vehementen Hell-Dunkel-Kontraste, die die Figuren und Gegenstände tastscharf, damit von nie erreichter physischer Präsenz werden lassen, und eine kaum je ins Ideale überhöhende Wiedergabe des Geschauten. Dieser Realismus, trivial wie er Caravaggios zahlreichen Gegnern erschienen sein mag, ist allerdings von der Spiritualität subtilen Kunstverstandes gelenkt. Die thronende Madonna befiehlt Dominikus, an das gegen den Heiligen drängende Volk Rosenkränze zu verteilen. An dem übernatürlich-natürlichen Ereignis sind nicht nur die im Bild dargestellten Personen beteiligt; der Betrachter wird durch den weisenden Appell des Petrus Martyr rechts und die Aufforderung des Stifters links, sich ebenfalls unter den Schutzmantel des Dominikus zu begeben, in das Geschehen einbezogen. Während das Volk im Bild nur den Heiligen sieht, erfährt der vor dem Bild stehende Gläubige in der irdischen Wirklichkeit das greifbare Wirken der übernatürlichen Gnade: er wird auf Christus, den Ausgangspunkt der Erlösung – der Knabe steht genau in der Mittelachse des Bildes –, und auf die Mittler Maria und Dominikus hingewiesen.
Die genauen Entstehungsumstände, der Stifter und der ursprünglich geplante Aufstellungsort sind weiterhin unbekannt. Das Bild ist wahrscheinlich in Neapel entstanden und kam um 1620 als Stiftung einer Künstlergemeinschaft, darunter Rubens und Jan Brueghel, in die Dominikanerkirche nach Antwerpen. 1781 wurde es für die kaiserliche Gemäldegalerie angekauft. W. P.

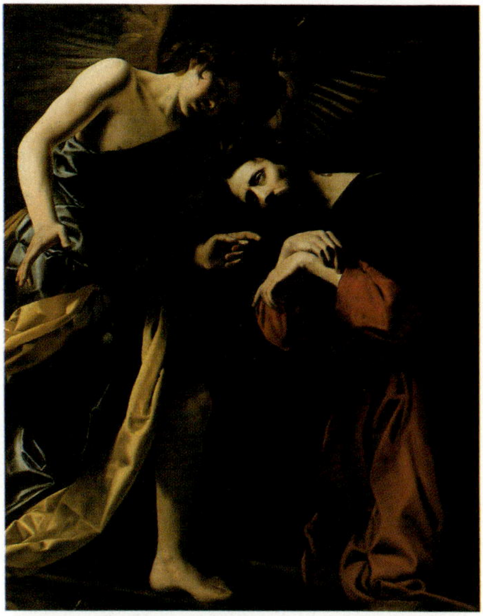

CHRISTUS AM ÖLBERG
Giovanni Battista Caracciolo, gen. Battistello
(Neapel 1578–1635 Neapel)
um 1615/17
Leinwand; H 148 cm, B 124 cm
Inv. Nr. F 17

Caracciolo, der wichtigste Nachfolger Caravaggios in Neapel, verbindet wörtliche Beachtung der biblischen Erzählung über das angsterfüllte Gebet Christi am Ölberg und die tröstende Erscheinung des Engels mit einem intensiven Appell an den über das ganze Passionsgeschehen meditierenden Gläubigen: er verleiht Christus mit den übereinandergelegten Händen und den geschlitzten Augen die traditionellen Züge eines Schmerzensmannes. Die Bedeutung liegt in der Kombination statisch-repräsentativer und erzählender Darstellungsweisen, die die seit der Gegenreformation geforderte Klarheit der Beziehung von Bildinhalt und Betrachter sowie die gemüthafte Ergriffenheit des Andächtigen besonders fördert. Andererseits verleihen das scharfe, dramatisch eingesetzte Hell-Dunkel, die vergleichsweise kühle Farbigkeit und die undurchdringlichen, porzellanenen Körperoberflächen dem Frühwerk Caracciolos besondere Strenge. W. P.

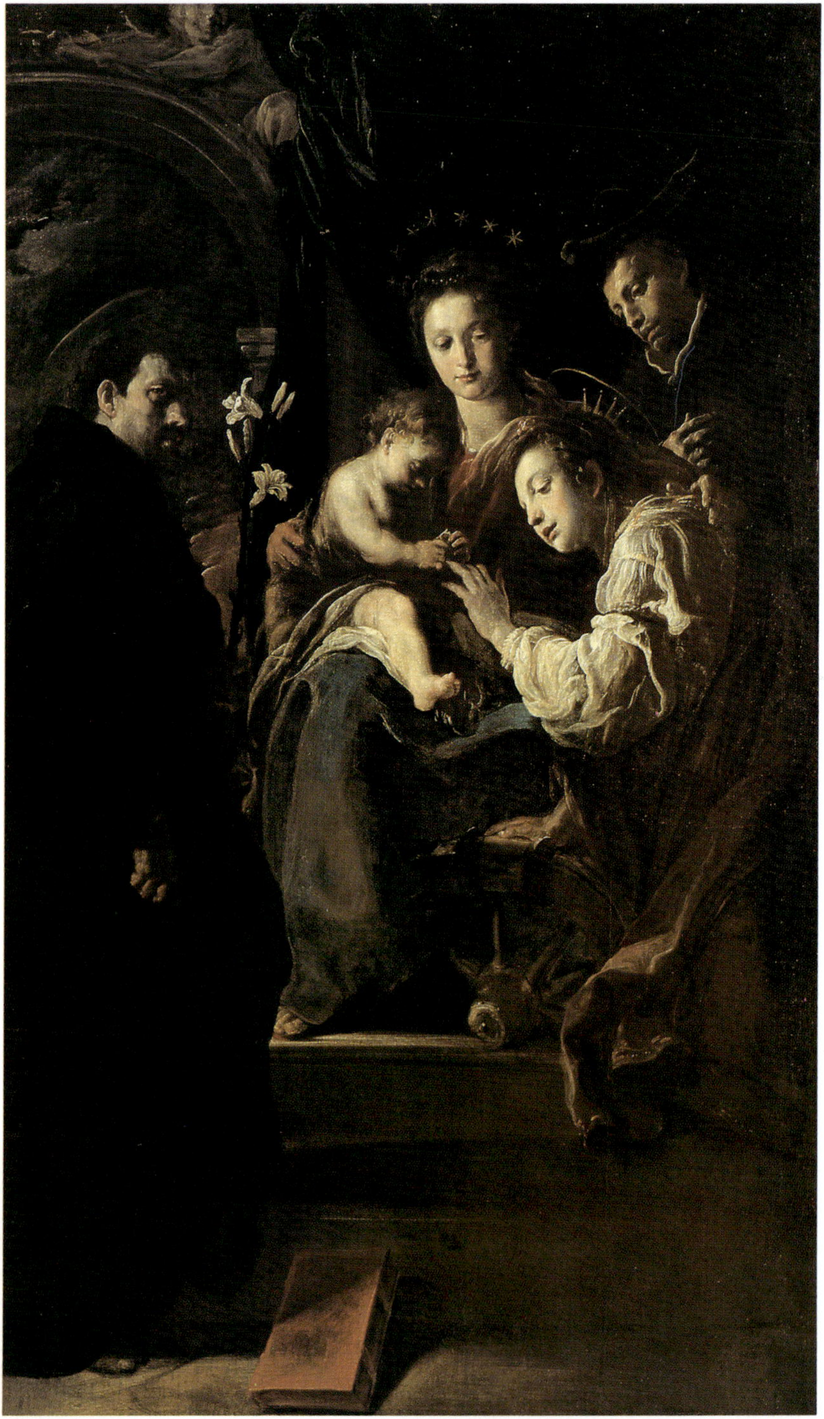

◁ **MYSTISCHE VERLOBUNG DER HL. KATHARINA UND DIE HLL. DOMINIKUS UND PETRUS MARTYR**
Domenico Fetti
(Rom um 1588/90 – 1623 Venedig)
um 1613/14
Leinwand; H 229,5 cm, B 140,5 cm
Inv. Nr. 167

Obwohl selbst nur wenige Monate in Venedig tätig, brachte Fetti der venezianischen Seicento-Malerei fruchtbare Impulse. Wohl in dominikanischem Auftrag entstand das Altarbild mit der *Mystischen Verlobung der hl. Katharina.* Es schildert die Vision der hl. Katharina von Alexandrien, einer Königstochter von Zypern, die unter Kaiser Maxentius den Märtyrertod starb. Nach spätmittelalterlichen Legenden erschien Katharina im Traum das Jesuskind, das ihr einen Verlobungsring an den Finger steckte. In Fettis Gemälde wird die vor einem dunkelgrünen Vorhang thronende Madonna von den beiden Heiligen Dominikus (links, mit dem Stern auf der Stirn, weißen Lilien in seiner Linken als Symbol der Reinheit) und Petrus Martyr (rechts, kenntlich an dem im Kopf steckenden Beil) flankiert. Das fragmentierte Rad und das am Boden liegende Buch verweisen auf Katharinas Martyrium bzw. ihre Gelehrtheit. Fettis Malweise reicht von ziemlich geschlossenen Partien (Gesichter) bis zur virtuosen Entfaltung des Pinselduktus, besonders eindrucksvoll in den weißen Gewandteilen. Die unheimliche, dem mystisch-visionären Thema der Darstellung entsprechende Stimmung des Bildes wird durch die bewußt im unklaren belassene räumliche Disposition, das fahle Licht, die Substanzlosigkeit der Körper, die reduzierte Farbskala und die besondere Hell-Dunkel-Malerei Fettis hervorgerufen. Im Unterschied zu Caravaggio, dessen gerichtetes Licht kraftvoll modellierend auf die Körper auftrifft, erfüllt das diffus schimmernde Licht Fettis kaum die Aufgabe des Modellierens, es läßt an keine äußere Lichtquelle denken. C. Z.

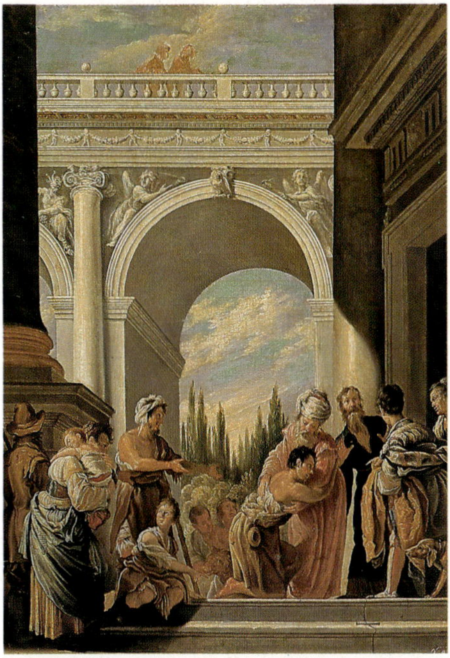

RÜCKKEHR DES VERLORENEN SOHNES
Domenico Fetti
(Rom um 1588/90 – 1623 Venedig)
um 1620/23
Holz; H 61 cm, B 44,5 cm
Inv. Nr. 9799

Die für Fettis Spätzeit charakteristische Serie biblischer Gleichnisse umfaßt insgesamt 14 Parabeln, von denen er einige mehrfach wiederholte. Sie illustrieren textgetreu Heilswahrheiten, die schon Christus im biblischen Text durch Begebenheiten aus dem täglichen Leben illustriert hatte. Fetti übersetzt die Parabeln in lebendig beobachtete, genrehafte Szenen des alltäglichen Lebens. So auch im *Gleichnis vom Verlorenen Sohn,* in dem der in der Fremde gescheiterte und reumütig zurückkehrende Sohn vor seinem Vater kniet, der ihn freudig in die Arme schließt (Lukas 15, 11– 24). Eine in der venezianischen Tradition (Palladio, Veronese) stehende Palastarchitektur hinterfängt die Szene. C. Z.

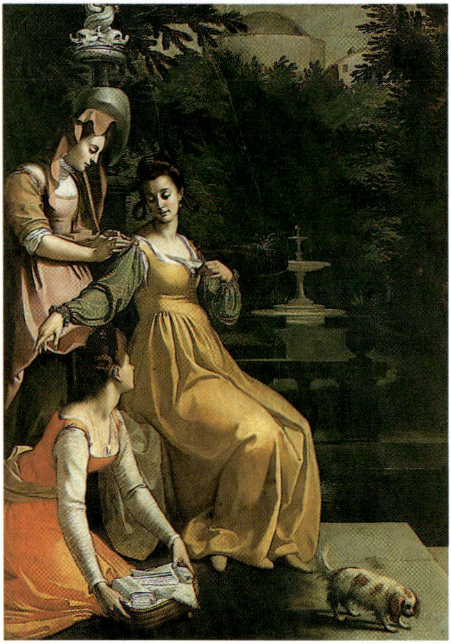

SUSANNA IM BADE
Jacopo Chimenti, gen. da Empoli
(Florenz um 1551 – 1640 Florenz)
1600
Leinwand; H 229 cm, B 172 cm
Inv. Nr. 1518

Wie die Bibel erzählt, war Susanna in ihren Garten gegangen, um in seiner Abgeschiedenheit ein Bad zu nehmen. Zwei Männer belauerten die Schöne und wollten sie verführen. Susanna blieb jedoch standhaft und ging in die Geschichte ein als Heldin der Keuschheit und des Gottvertrauens. Empolis *Susanna* zählt zu den seltenen Darstellungen, die die Tugendhafte bekleidet, erst bei der Vorbereitung zu ihrer Toilette zeigen. Stets um würdevolle Ruhe in seinen Bildern bestrebt, inszeniert der Florentiner Maler die packende Geschichte nicht als Drama, sondern als friedliche Idylle. Raffiniert häusliche Intimität mit aristokratischer Noblesse verbindend, fügt er die eleganten Gestalten am Brunnen zu einer beschaulichen Szene – die lüsternen Alten verbirgt er durch farbige Angleichung an die Parkkulisse beinahe vor unserem Blick. G. H.

ERZHERZOGIN CLAUDIA FELICITAS
Carlo Dolci
(Florenz 1616 – 1668 Florenz)
1672
Leinwand; H 90,5 cm, B 69,5 cm
Inv. Nr. 3352

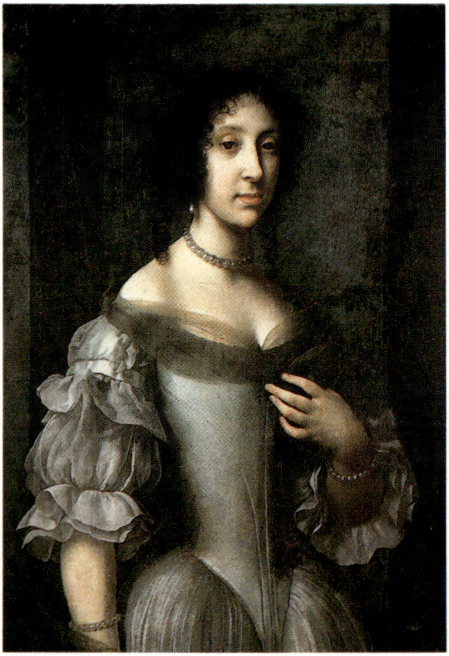

Enge Familienbande zwischen den österreichischen Erblanden und Florenz, insbesondere Heiraten zweier aufeinanderfolgender Generationen von Habsburgern der Tiroler Linie mit Prinzessinnen aus dem Hause Medici, ließen nicht nur zahlreiche Kunstwerke über die Alpen gelangen, sondern führten auch Künstler nach Innsbruck, wo die höfische Bildnismalerei geradezu eine Domäne der Florentiner wurde. Carlo Dolci wurde eigens berufen, um die neunzehnjährige Erzherzogin, mütterlicherseits eine Medici, zu porträtieren. Ein Jahr darauf sollte sie die zweite Gemahlin von Kaiser Leopold I. werden. Der vor allem für seine brillant und kostbar gemalten Andachtsbilder berühmte Dolci schuf ein Bildnis von auffallender Stille und verhaltenem, sinnlichem Reiz. Präzise definierte Formen mit glatten Oberflächen, insbesondere aber das raffinierte Kolorit – fahles Blaugrün klingt mit der Blässe des von dunklem Haar gerahmten Gesichts zusammen –, verleihen der kaiserlichen Braut jenen melancholischen Zauber, die verträumte Eleganz, die ein Charakteristikum vieler Florentiner Bilder dieser Zeit sind. G. H.

CHRISTUS ERSCHEINT DEN APOSTELN PETRUS UND PAULUS
Giovanni Battista Crespi, gen. Cerano
(Busto Arsizio 1567/70 – 1632 Mailand)
um 1626/28
Leinwand; H 274 cm, B 184 cm
Inv. Nr. 273

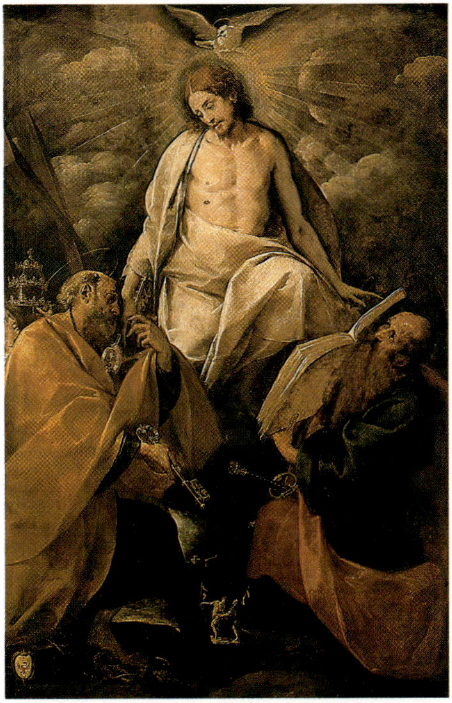

Die Forderungen der Gegenreformation an die Malerei in der Lombardei, unter der geistlichen Führung des Hauses Borromeo besonders streng beobachtet, gingen in drei Richtungen: Wiedergabe religiös erregter Gemütszustände, nüchterne Übersetzung der biblischen Geschichte in eine Bilderzählung, die uns glauben macht, es könnte sich wirklich so abgespielt haben, und Darstellung visionärer Erscheinungen, die ans Gemüt appellieren und gleichzeitig dogmatisch belehren. In diesem Spätwerk des vielfach für die Borromeo tätigen Malers und Architekten – es kommt aus der mailändischen Kirche S. Pietro dei Pellegrini – zeigt sich der verklärte, „entmaterialisierte" Christus gleich zweimal: in der für ein Altarbild repräsentativen Form erscheint er im Vordergrund den mit ihren kanonischen Attributen wohl versehenen Apostelfürsten in einer farblich raffinierten Vision; klein im Hintergrund begegnet er als Vision dem Titelheiligen der Kirche, der ihm, auf der Flucht aus den römischen Kerkern, die berühmte Frage: „Domine, quo vadis" stellt.
W. P.

RUHE AUF DER FLUCHT NACH ÄGYPTEN
Orazio Gentileschi
(Pisa 1563 – 1639 London)
um 1626/28
Leinwand; H 138,5 cm, B 216 cm
Inv. Nr. 180

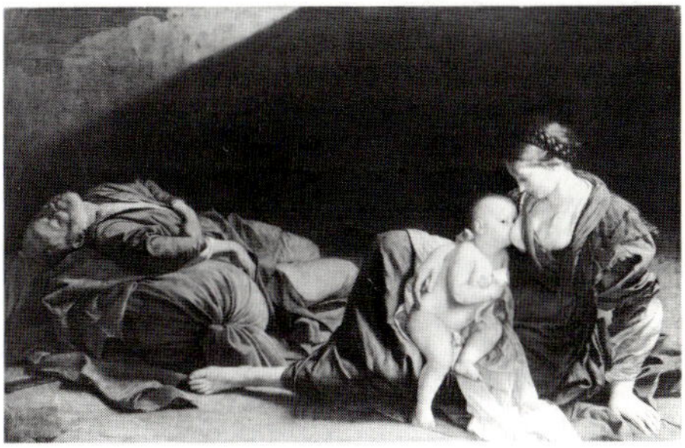

Gentileschi, Freund und früher Nachfolger Caravaggios, beschloß seine biographisch abwechslungsreiche Karriere ab 1626 als Hofmaler in England. Für den 1628 ermordeten Herzog von Buckingham malte Orazio die Wiener Version der mehrmals wiederholten Komposition. Kennzeichnend sind die dem Toskaner eigene sichere Zeichnung, die helle, vom Werk Caravaggios vor 1602 abzuleitende Farbigkeit und eine Zartheit der Farbabstufungen, die sich gerade bei der Wiedergabe des Stofflichen der Kleider, der Haare bewährt. Vor allem in der Auffassung des Themas: wie die „natürliche" Wahrheit einer Familie auf der Flucht, mit der stillenden Mutter und dem ohne alles Dekorum auf dem Reisesack hingestreckt schlafenden Vater, ausgesprochen wird, ist das mächtige Vorbild Caravaggios spürbar; „technisch" natürlich auch in der Lichtführung und der Gestaltung der Hintergrundmauer. Die gleichsam vornehme Kleidung der Madonna mit den eleganten Accessoires steht in offenem Widerspruch zur „Gewöhnlichkeit" des Ambientes, ein Widerspruch, der Gentileschis ganze Karriere durchzieht.
W. P.

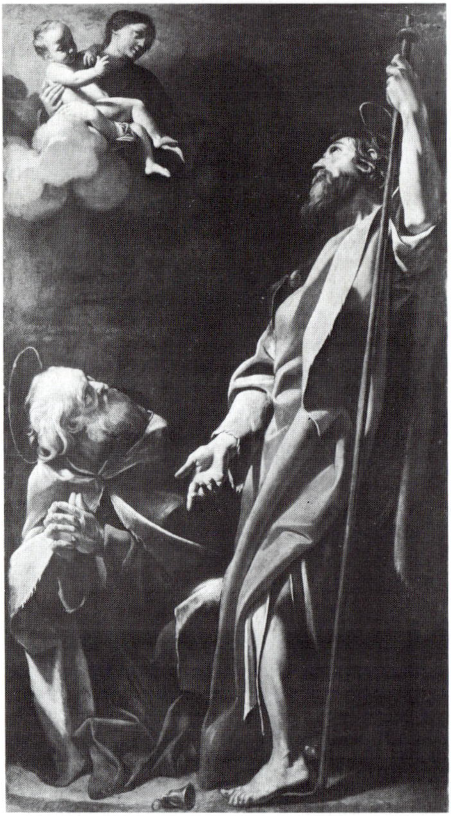

DIE MADONNA ERSCHEINT DEN HEILIGEN JAKOBUS UND ANTONIUS ABBAS
Giovanni Lanfranco
(Parma 1582 – 1647 Rom)
um 1624
Leinwand; H 220 cm, B 127,5 cm
Inv. Nr. 223

Um Kühnheit und Fortschrittlichkeit von Lanfrancos Gemälde vors Auge zu führen, muß man dessen abrupte Kraft auf sich wirken lassen, das großzügige Schalten mit der Perspektive akzeptieren, sich der malerischen Illusion jenseits der Wahrscheinlichkeit überlassen. Asymmetrie, Ungleichgewichtigkeit der Massen, willkürlicher Wechsel der Größenmaßstäbe und des Blickwinkels, souveränes Beiseite-Schieben des Gewohnten, Schicklichen: die Madonna ist, weil weit entfernt, klein, besonders klein im Vergleich zum riesigen, fast die ganze Bildhöhe einnehmenden hl. Jakobus, hält aber ein unverhältnismäßig großes Kind in Armen. Eine raumdurchkreuzende Diagonalkomposition, unruhige Lichtführung und die robuste, rasche Mache vermitteln dem Beschauer Emotionalität, Dramatik und den Eindruck pathetischer Bewegtheit. W. P.

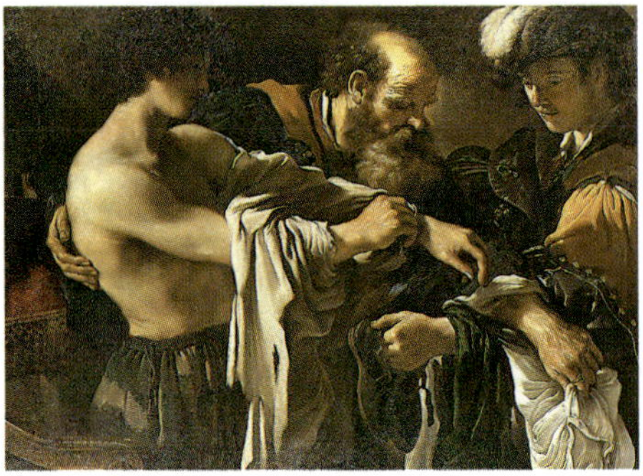

HEIMKEHR DES VERLORENEN SOHNES
Giovanni Francesco Barbieri, gen. Il Guercino
(Cento 1591 – 1666 Bologna)
um 1619
Leinwand; H 107 cm, B 143,5 cm
Inv. Nr. 253

Die Szene illustriert ein Gleichnis Jesu: es erzählt vom Erbarmen Gottes reuigen Sündern gegenüber (Lk 15,11–32). Der Jüngere von zwei Söhnen verläßt das Vaterhaus und verpraßt sündig sein Erbteil. Arm und elend geworden entschließt er sich, zum Vater zurückzukehren: dieser nimmt ihn voll Erbarmen wieder auf und kleidet ihn neu ein. Das Bild, gemalt für den päpstlichen Legaten in Ferrara, Jacopo Serra, ist ein brillantes Beispiel aus Guercinos Frühwerk, das vor allem von dem in Bologna verbliebenen Mitglied der Carracci-Familie, Ludovico, ausgeht. Gleichsam spontan erfundene, oft asymmetrische Kompositionen mit sich überschneidenden Figuren, unruhiges, die Körperformen fragmentierendes, „wischendes" Licht, ein tiefes dunkles Kolorit sind Kennzeichen eines Stils, der sich nach Guercinos Aufenthalt in Rom (1621/23) zu ruhiger Ausgewogenheit und klassischem Ebenmaß entwickeln wird. W. P.

EROBERUNG JERUSALEMS DURCH KAISER TITUS ▷
Nicolas Poussin
(Les Andelys 1594 – 1665 Rom)
1638
Leinwand; H 148 cm, B 199 cm
Inv. Nr. 1556

Der Stoff ist dem *Jüdischen Krieg* des Flavius Josephus entnommen. Der auf einem Schimmel herbeireitende Titus, der Sohn des regierenden römischen Kaisers, sieht ergriffen, wie sich, gegen seinen Willen, die alttestamentliche Prophezeiung von der Zerstörung des salomonischen Tempels erfüllt. Die Chaotik des dramatischen Vorwurfs wird von Poussin in ein wohlgeordnetes

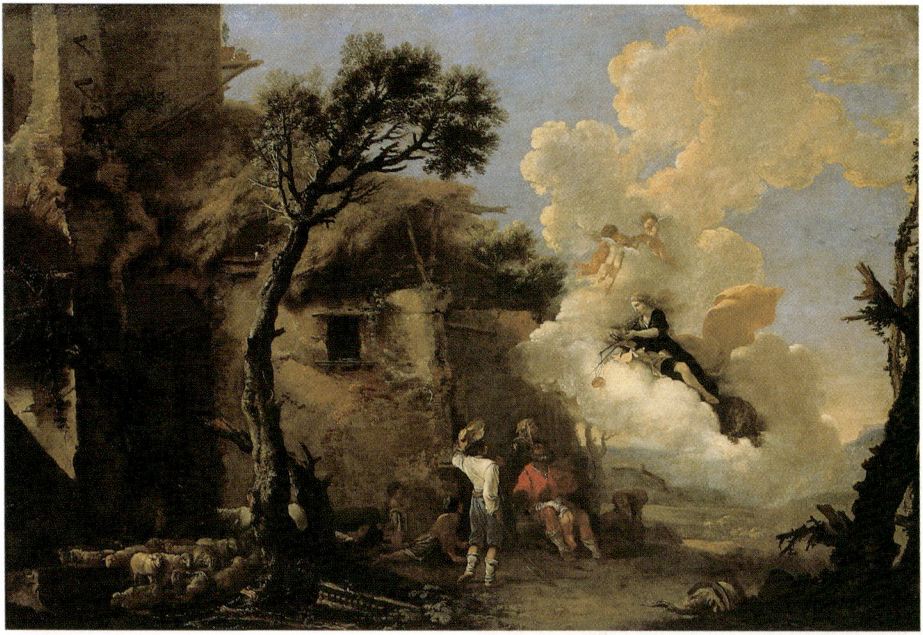

RÜCKKEHR DER ASTRÄA
Salvator Rosa
(Neapel 1615 – 1673 Rom)
um 1640/45
Leinwand; H 138 cm, B 209 cm
Inv. Nr. 1613

Die jungfräuliche Asträa, Göttin der Gerechtigkeit, erscheint, begleitet von einem Löwen, am Himmel und überreicht den aufgeschreckten Landleuten ihre Attribute Waage und Schwert. Rosa hat diese Ankündigung des Goldenen Zeitalters, in dem wieder Friede und Gerechtigkeit herrschen werden, Vergil entnommen: den *Georgica,* wo geschildert wird, wie Asträa, bevor sie als letzte der Götter die verderbte Erde verließ, bei den gerechten und friedlichen Landleuten wohnte, und der *4. Ekloge,* der Beschwörung des neuen augustäischen Goldenen Zeitalters, als dessen Ankündigerin die Jungfrau genannt wird. Neben dem Sinn, das Regime der Medici zu verherrlichen, die traditionell den Mythos vom Goldenen Zeitalter zur Legitimierung ihrer Herrschaft herangezogen und dieses Bild während Rosas Florentiner Aufenthalt bestellt haben, mag aber auch, den Auftrag motivierend, Friedenssehnsucht am Ende des Dreißigjährigen Krieges eine Rolle gespielt haben. Rosa, auch literarischer Verfasser einer leidenschaftlichen Anklage gegen den Krieg, wird daher umso lieber seine gelehrte Phantasie in den Dienst der Aufgabe gestellt haben, mit der poetisch-spielerisch die Dialektik von Idylle und Kriegsgreuel ins Bild zu bringen war. W. P.

Bildgefüge übersetzt. In der Strenge der Gestaltung, in der Klarheit des Raumes, in dem jedes Ding seinen ihm angemessenen Platz hat, ist dieses Werk Zeugnis für die entscheidende Wende Poussins zu einem strengen Klassizismus, zu reliefartigen Kompositionen, nüchterner Farbigkeit, zu einer präzisen Erfassung der Körper im Raum. Poussin schuf das Bild im Auftrag des Kardinalnepoten Francesco Barberini, der es dem kaiserlichen Gesandten als Geschenk des Papstes an Ferdinand III. übergab. Wollte man lobend an den Sieg Ferdinands über die Protestanten bei Nördlingen (1634) anspielen oder kritisch an die Eroberung und Plünderung Mantuas durch kaiserliche Truppen erinnern (1627)? W. P.

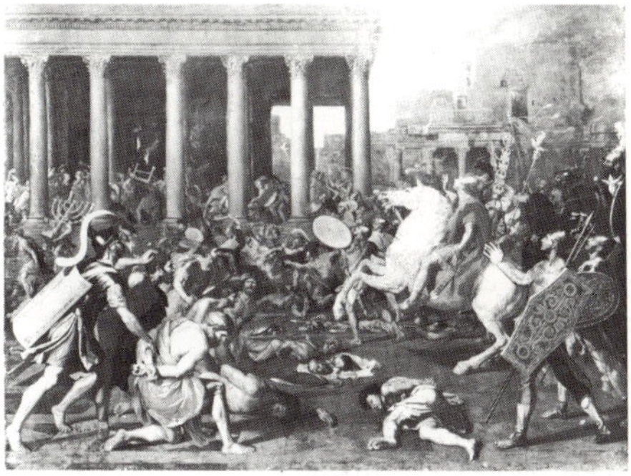

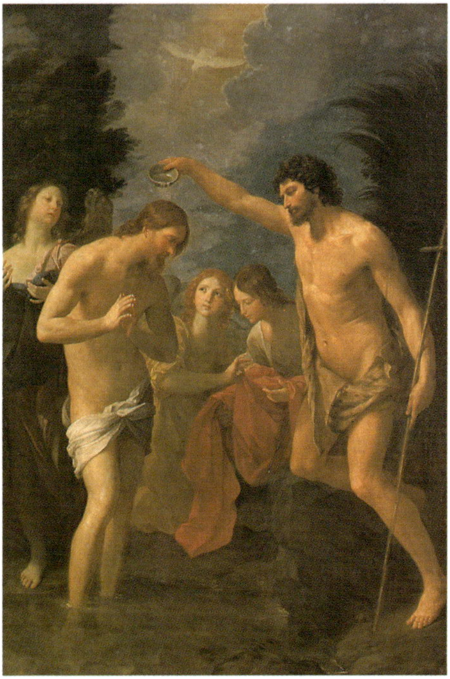

TAUFE CHRISTI
Guido Reni
(Bologna 1575 – 1642 Bologna)
vor 1623
Leinwand; H 263,5 cm, B 186,5 cm
Inv. Nr. 222

Die *Taufe Christi* macht uns empfänglich für die Tugenden dieses dem klassischen Ideal besonders nachstrebenden Meisters. An einer künstlerischen Wegscheide stehend, ist in ihr Früheres zusammengefaßt und das Spätwerk eingeleitet. Höchst kunstvoll werden die kompositionellen, farblichen, psychologischen Gegensätze und Bewegungen zum Ausgleich gebracht: der männliche, dunkle, handelnde Johannes gegenüber dem demutsvoll-zarten, hellhäutigen Christus, ihre Blickzwiesprache, die in den beiden Engeln in der Mitte ein Echo findet, der subtile Kontrast zwischen den „unfarbigen" Figuren vorne und den farbig leuchtenden Engeln im Mittelgrund (die feierliche Sinnlichkeit des Ganzen!). In der venezianisch-carraccesken Farbigkeit steht die *Taufe* noch in der bolognesischen Schultradition, schon aber kündigt sich im silbrig-kühlen Licht des Vordergrundes der helle Ton von Renis Spätzeit an. W. P.

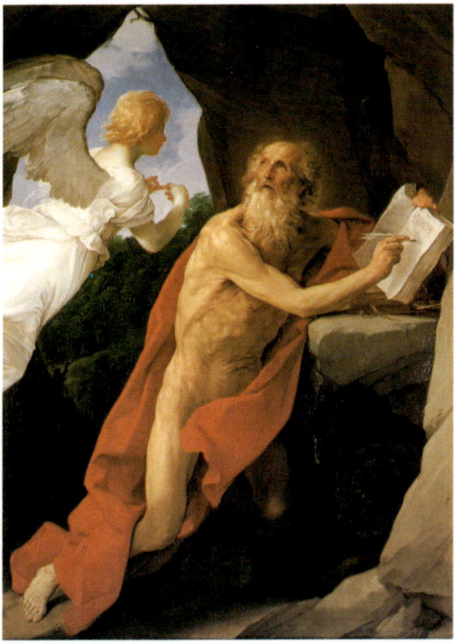

HL. HIERONYMUS
Guido Reni
(Bologna 1575 – 1642 Bologna)
um 1635
Leinwand; H 278 cm, B 238 cm
Inv. Nr. 9124

In der „Nachfolge" des Evangelisten Matthäus schreibt der Heilige, inspiriert von seinem Engel, an der Übersetzung der Bibel ins Lateinische. Renis Spätwerk zeichnet sich vor allem durch das helle silbrige Licht aus, aus dem raffiniert gesetzte starke Farben umso intensiver hervorleuchten. Die überlegt um eine Diagonale entwickelte Komposition, die lebendige, gestochen präzise Kontur, die reiche Binnenzeichnung, die ihren Höhepunkt in jener „Urlandschaft von welker Haut" beim Heiligen findet, das kunstvoll gehandhabte Wechselspiel von Folie und Form sind charakteristisch für ein Bild, in dem Renis Konflikte: Natürlichkeit und Künstlichkeit, Virtuosität und Einfachheit, Grazie und Tiefe, Leichtigkeit und Ernst, Eleganz und moralischer Anspruch, Licht und Materie vollkommen versöhnt scheinen. W. P.

HEIMKEHR DER HAGAR
Pietro Berettini da Cortona
(Cortona 1596 – 1669 Rom)
um 1637
Leinwand; H 123,5 cm, B 99 cm
Inv. Nr. 153

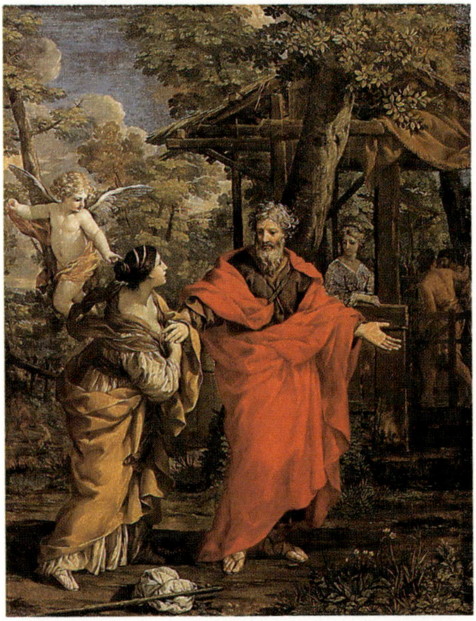

Der Engel des Herrn befiehlt der von Abraham schwangeren Hagar, die vor der Eifersucht von Abrahams Frau Sara geflohen war, umzukehren und sich unter deren Joch zu beugen. Abraham begrüßt die demütig Heimkehrende und scheint zwischen den beiden Frauen vermitteln zu wollen. Cortona, als Maler, Architekt und Kunsttheoretiker neben Bernini der umfassendste Künstler des römischen Hochbarock, hatte den Salon des Palazzo Barberini in Rom mit einem riesigen illusionistischen Deckengemälde versehen, bevor er 1637 nach Florenz berufen wurde, um einen Raum im Palazzo Pitti zu freskieren – hier sind auch die nächsten Parallelen zur *Heimkehr der Hagar,* vor allem in der Landschaftsdarstellung. Die Menschen selbst und ihre Draperien, obwohl allgemein dem Kanon antiker Gewandfiguren, Raffaels und Annibale Carraccis folgend, sind bewegter, vielgestaltiger, in ihrem Schwung Ausdruck des charakteristischen, gemessen erhöhten Lebensgefühls der Epoche. W. P.

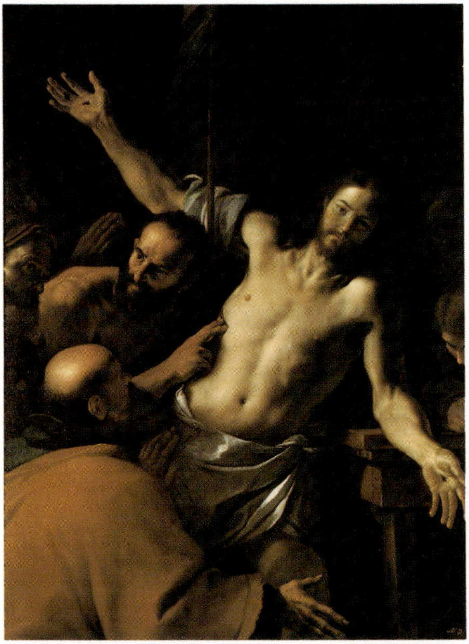

UNGLÄUBIGER THOMAS
Mattia Preti
(Taverna/Kalabrien 1613 – 1699 Malta)
um 1660/65
Leinwand; H 187 cm, B 145,5 cm
Inv. Nr. 259

Der Bildinhalt ist dramatische Erzählung und gleichzeitig Appell an den Gläubigen, sich, ebenso wie der ungläubige Jünger Thomas und die anderen, durch Berühren oder Betrachten der Wundmale von der physischen Auferstehung Christi zu überzeugen. In charakteristisch barokker Weise sind statische, ikonale mit labilen, narrativen Elementen verschränkt: der frontal gegebene, den Betrachter fixierende Christus mit der Fahne der Auferstehung und den „vorgewiesenen" Wundmalen (gleichsam wie in einem Andachtsbild) ist selbst Achse einer ausfahrenden Diagonalkomposition, deren begleitende Seitenteile in dramatisch bewegten, vom Bildrand angeschnittenen Halbfiguren verkörpert sind. Das unruhige Licht verstärkt allerdings den dramatischen Impetus, schwächt das repräsentativ-dogmatische Lehrstück. W. P.

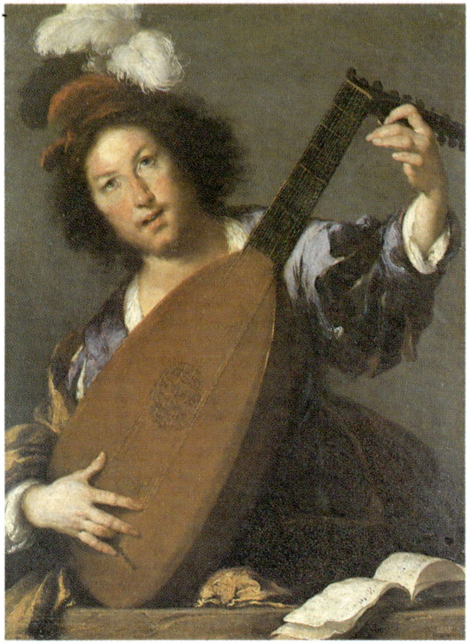

LAUTENSPIELER
Bernardo Strozzi, gen. Il Capuccino
(Genua 1581 – 1644 Venedig)
um 1640/44
Leinwand; H 92 cm, B 76 cm
Inv. Nr. 1612

Strozzi, genuesischer Kapuzinerpater und später Weltpriester in Venedig, verarbeitet in seiner Kunst mannigfaltige stilistische Strömungen. Er schafft hier eine besonders poetische Version eines Themas, das in der venezianischen Kunst des frühen 16. Jh., aber auch bei Caravaggio und seinen Nachfolgern populär war: der Lautenspieler, der sich und den Tönen zuhört, aufmerksam und doch von der Realität abgehoben, inspiriert und sich in Stimmung versetzend. In Strozzis später Zeit wird sein Pinselstrich immer freier, manchmal extrem pastos, auch „patzig", fleckig, manchmal aber auch besonders fein abschattierend, flaumig, konturverwischend. W. P.

GALATEA UND POLYPHEM ▽
Domenico Fetti
(Rom um 1588/90 – 1623 Venedig)
um 1620/23
Holz; H 41 cm, B 97 cm
Inv. Nr. 172

Zu den originellsten Schöpfungen Fettis gehören die in seinen letzten Lebensmonaten in Venedig entstandenen kleinformatigen Bilder mythologischen oder biblischen Inhalts. *Galatea und Polyphem,* ursprünglich vielleicht mit *Andromeda und Perseus* (Inv. Nr. 7722) und *Hero und Leander* (Inv. Nr. 160) in einer Wandvertäfelung oder in Möbel eingelassen, schildert das tragische Ende einer Liebesgeschichte: Die Meergöttin Galatea, die schönste der fünfzig liebreizenden Töchter des Nereus, entflieht auf ihrem von Delphinen gezogenen Muschelwagen wehklagend dem ungeheuren, einäugigen Zyklopen Polyphem, der sie vergeblich mit schmachtender Liebe verfolgt und voll rasender Eifersucht ihren Geliebten Acis mit einem riesigen Felsblock erschlagen hat. Die poetisch-märchenhafte Stimmung des Bildes entsteht durch den Einsatz reicher malerischer Mittel, sie entfaltet sich besonders in den schimmernden, im atmosphärischen Licht gleichsam aufgelösten Farbtönen von Himmel und Wasser. C. Z.

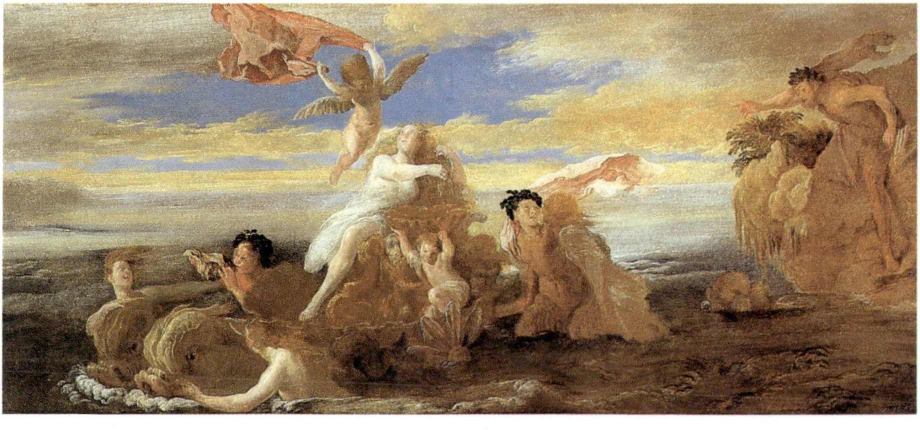

DER PROPHET ELIAS UND DIE WITWE VON SAREPTA
Bernardo Strozzi, gen. Il Capuccino
(Genua 1581 – 1644 Venedig)
Spätwerk
Leinwand; H 106 cm, B 138 cm
Inv. Nr. 258

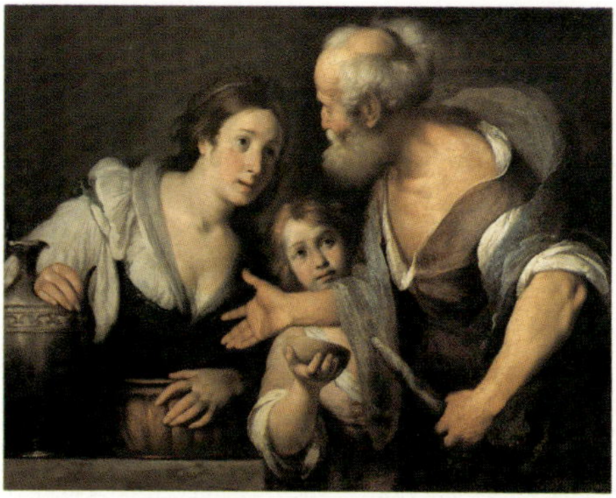

Zwei Momente aus der Erzählung vom Besuch des Propheten bei der Witwe aus dem von Hungersnot heimgesuchten Sarepta (1. Kön. 17, 9 ff.) sind auf ungewöhnliche, weil den Betrachter in eine suggestive Position zwingende Weise zusammengefaßt: Auf Elias' anfängliche Bitte um Wasser wird ihm vom Sohn der Witwe mit andächtig-staunendem Blick ein Napf gereicht; gleichzeitig, in der biblischen Erzählung jedoch erst in der Folge, wird der Betrachter – seine Augenhöhe fällt mit der Höhe der Tischplatte zusammen, auf der Ölkrug und „Mehlkasten" plaziert sind – Zeuge des prophetischen Versprechens. Mit der freigebigen Geste der offenen Hand nimmt Elias der ihre Armut und Not beklagenden Witwe die Angst: nie soll ihr Mehlkasten leer werden und dem Ölkrug soll nicht mangeln. So wie die Witwe und ihr Sohn zum greisen Propheten gläubig aufblicken, soll der Betrachter zur Gruppe der drei biblischen Gestalten aufschauen, sie gleichzeitig aber durch ihre massive körperliche Entfaltung über den Bildrand hinweg als gegenwärtig empfinden. W. P.

ANBETUNG DER KÖNIGE
Bernardo Cavallino
(Neapel 1616 – 1656 Neapel)
um 1640
Leinwand; H 101,5 cm, B 127 cm
Inv. Nr. 6764

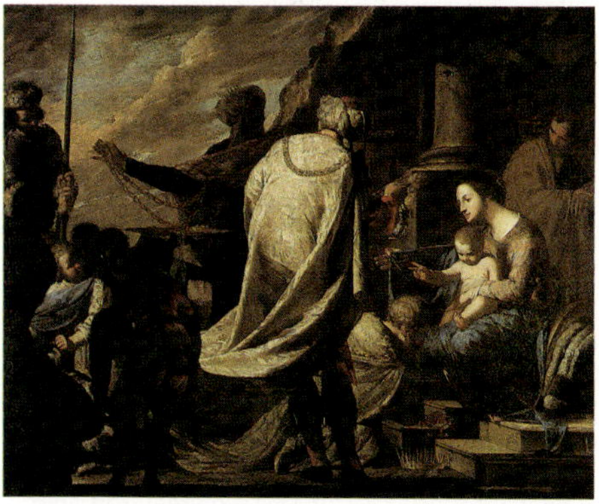

Cavallino ist der einzige unter den manchmal großsprecherischen Neapolitanern, der seinen Darstellungen immer einen Fabelton, den lyrischen Ton des Lächelns oder der leisen Trauer mitzugeben versteht. Seine malerische Raffinesse, Inbegriff einer verfeinerten Kabinettmalerei für den Kenner, ist niemals ostentativ laut, immer äußerst sensibel. Analog finden sich, von der Erzählhaltung her, in seinen Bildern häufig Szenen, in denen die Protagonisten der Handlung oder Zuschauer des Ereignisses zart und voll Einfühlungsvermögen miteinander umgehen. Für die vergleichsweise frühe *Anbetung der Könige* ist, zusammengefaßt, die Stilcharakterisierung noch immer gültig, die der neapolitanische Künstlerhistoriograph Bernardo De Dominici 1742/43 von Cavallinos Kunst gab: Sein Stil ist schön und gelehrt, bedeutend und dekorativ zugleich. Zartheit, Grazie und Delikatesse verbinden sich mit dem kräftigen, tiefen Hell-Dunkel, welches, Auswirkung einer gewöhnlich einzigen Lichtquelle, der dramatischen Zuspitzung der Handlung in der Bildmitte dient. W. P.

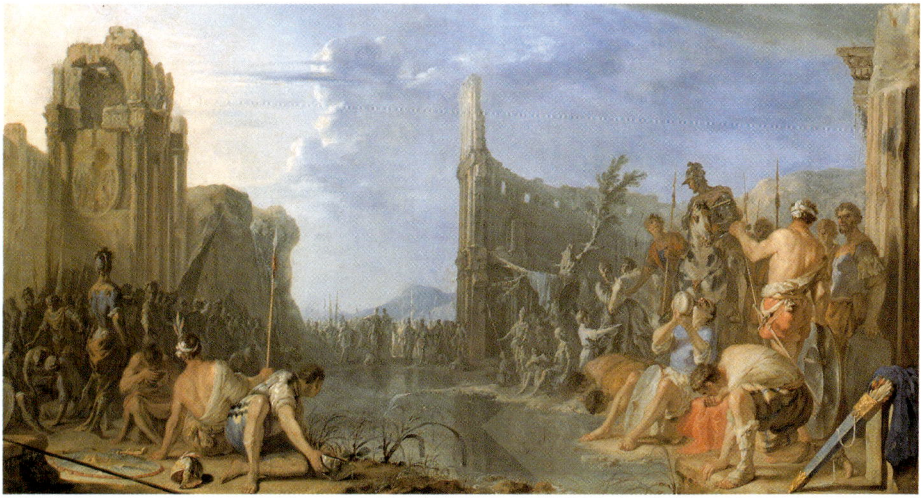

GIDEON PRÜFT SEIN HEER
Johann Heinrich Schönfeld
(Biberach 1609 – 1683/84 Augsburg)
um 1640/45
Leinwand; H 99 cm, B 179 cm
Inv. Nr. 1143

Schönfelds Stil zeigt sich hier in einer eigentümlichen Mischung: Eine manieriert-elegante Figurenauffassung, in der seine nordische Schulung, seine Beschäftigung mit dem französischen Stecher Callot ebenso spürbar ist wie die Auseinandersetzung mit den neapolitanischen Zeitgenossen Micco Spadaro und Cavallino, ist kombiniert mit römisch-klassischen Architekturversatzstükken, etwa dem Kolosseum rechts im Hintergrund; das Ganze ist in ein irreales bläuliches Licht getaucht, als ob das Alte Testament ein romantisch-ritterliches Märchen wäre. Der Schwabe Schönfeld arbeitete ab der zweiten Hälfte der dreißiger Jahre bis etwa 1649 in Neapel, nachdem er sich seit 1633 in Rom im Kreis der französischen und niederländischen Künstler um Poussin, Claude Lorrain und Poelenburgh aufgehalten hatte. Das Thema des Bildes ist dem Buch der Richter entnommen (7,5 ff.) und erzählt eine Episode aus Gideons Krieg gegen die Midianiter: Zu viele Freiwillige hatten sich gemeldet; Gott befahl Gideon, nur jene auszuwählen, die „das Wasser (des Jordan) mit der Zunge lecken, wie der Hund leckt". W. P.

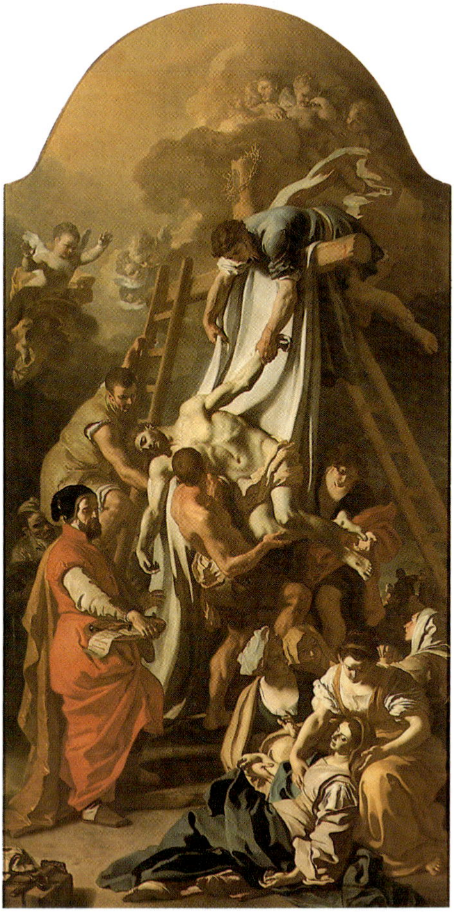

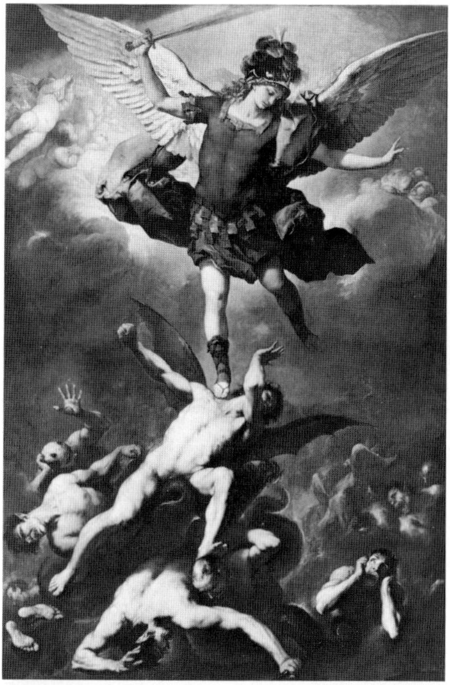

DER HL. MICHAEL STÜRZT DIE ABTRÜNNIGEN ENGEL IN DEN ABGRUND
Luca Giordano
(Neapel 1634 – 1705 Neapel)
um 1655
Leinwand; H 419 cm, B 283 cm
Inv. Nr. 350

Das Œuvre Luca Giordanos, das sich durch außerordentliche Spannweite und eine ungewöhnliche Fähigkeit zur Aufnahme und eigenständigen Verarbeitung unterschiedlichster stilistischer Richtungen auszeichnet, ist Abschluß der hochbarocken Dekorationskunst und steht zugleich – vor allem durch das Interesse an koloristischen Problemen – am Anfang der italienischen Malerei des 18. Jh. Der Michaelsaltar, von der Familie Patalotti in die Wiener Minoritenkirche gestiftet und seit 1796 in der kaiserlichen Galerie nachweisbar, stammt aus der Frühzeit Giordanos, deren Prägung durch den krassen Verismus Riberas sich besonders in den verzweifelt schreienden, verzerrten Gesichtern der besiegten Engel-Teufel erweist. Auch in der raffinierten Farbigkeit des Michael ist das Werk von der neo-venezianisch getönten Palette Riberas bestimmt. Gleichwohl spürt man hinter der elegant und mühelos fliegenden Gestalt des Erzengels das klassische Vorbild Guido Renis aus S. Maria della Concezione in Rom. W. P.

◁ KREUZABNAHME
Francesco Solimena
(Canale di Serino/Avellino 1657 – 1747 Barra/ Neapel)
1730/31
Leinwand; H 398 cm, B 223 cm
Inv. Nr. 3507

Während der österreichischen Herrschaft in Neapel (1707–1734) arbeiteten die bedeutendsten Künstler der Stadt für die österreichische Hocharistokratie, für den Kaiserhof und für den Prinzen Eugen von Savoyen. Für diesen, d. h. für die Schloßkapelle des Oberen Belvedere in Wien, schuf Francesco Solimena eine *in situ* verbliebene *Auferstehung Christi* und die *Kreuzabnahme.* Man begreift, warum Solimena zu einem der gerade für die mitteleuropäische Rokokokunst einflußreichsten und schulbildenden Malern werden mußte, unterlegte er doch dem schweren, düster-expressiven Stil des neapolitanischen 17. Jh. eine dekorative, auf reichem Licht- und Schattenspiel und sicher gesetzten farblichen Akzenten beruhende Struktur. Im Gegensatz zu Luca Giordanos visionär-phantastischer, offener Malerei erhält Solimena in seinen Kompositionen bei aller überbordender Bewegtheit immer ein strenges formales Gerüst und vermittelt den Figuren plastische Konkretheit sowie eine moderierte Expressivität. W. P.

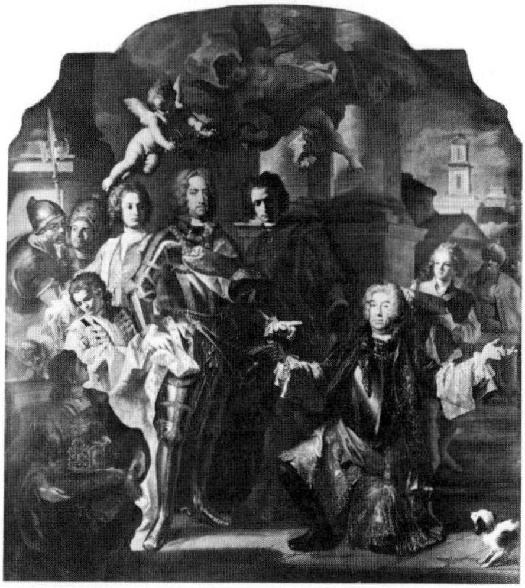

KAISER KARL VI. UND GRAF GUNDAKER ALTHANN
Francesco Solimena
(Canale di Serino/Avellino 1657 – 1747 Barra/ Neapel)
1728
Leinwand; H 309 cm, B 284 cm
Inv. Nr. 1601
(Text auf folgender Seite)

Karl VI. hatte angeordnet, den auf verschiedene Schlösser, auf die Prager Burg und die Stallburg in Wien verteilten habsburgischen Gemäldebesitz zu vereinigen und die Bilder in der Stallburg neu aufzustellen. Um die für den Kaiser offensichtlich bedeutsame Unternehmung abzuschließen, ließ Karl VI. ein dreibändiges Bildinventar anfertigen und gab beim Haupt der neapolitanischen Malerschule, Francesco Solimena, das vorliegende Dedikationsbild in Auftrag. Auf diesem Schaustück barocken Herrscherlobs überreicht der kaiserliche Baudirektor, Gundaker Althann, dem Kaiser das Inventar seiner Sammlung – dazu verkündet Fama den Kunstsinn Karls VI. in alle Welt. Obwohl Neapel zu dieser Zeit zur *monarchia austriaca* gehörte und Bildnisse der Darzustellenden sicher verfügbar gewesen wären, hat Solimena die Portraits nicht selbst ausgeführt: der Wiener Hofmaler Johann Gottfried Auerbach malte sie über die schon vorhandenen, portraitunähnlichen und bewegt plazierten Köpfe. Wahrscheinlich erfüllten die ikonal-starr aus dem Bild blickenden Bildnisse von Auerbach eher das höfische Bedürfnis nach feierlicher Repräsentation. W. P.

SELBSTMORD DER KLEOPATRA
Guido Cagnacci
(San Arcangelo di Romagna 1601 – 1663 Wien)
1659/63
Leinwand; H 140 cm, B 159,5 cm
Inv. Nr. 260

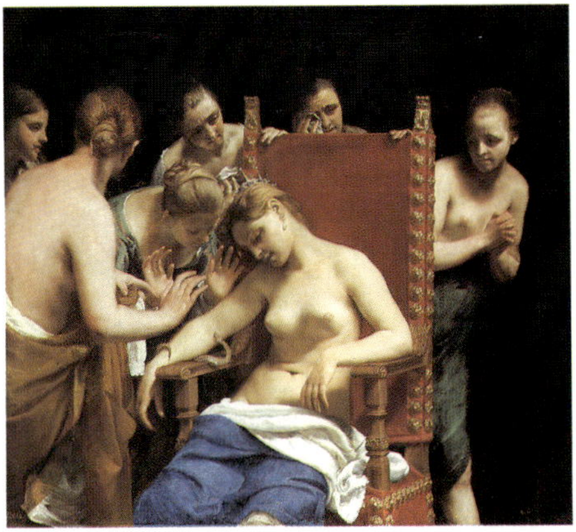

Kleopatra VII. (51–30 v. Chr.), die letzte Königin Ägyptens, ließ sich durch den Biß einer Giftschlange töten, um der Schmach zu entgehen, im Triumphzug des Octavianus Augustus durch Rom geführt zu werden. Cagnacci, Hofmaler in Wien, der seine Schulung im Umkreis Guido Renis nie verleugnet hat und durch seine römischen Aufenthalte auch mit der Malerei Caravaggios und seiner Nachfolger, vor allem Orazio Gentileschis, vertraut war, hat in diesem Hauptwerk der bolognesischen Barockmalerei beide stilistischen Konzepte zu vereinigen gesucht: Ein scharf beobachtender Realismus in der expressiven Körpersprache der weinenden, aufgeregten Dienerinnen kontrastiert seltsam mit der Klassik der ruhig-gelöst sitzenden Kleopatra. Die Figuren sind in weiches *correggeskes* Licht getaucht, das die Tonwerte ineinandergleiten läßt und der Szene einen überaus sinnlichen Charakter verleiht. W. P.

DER KENTAUR CHIRON LEHRT ACHILL DAS BOGENSCHIESSEN ▷
Giuseppe Maria Crespi
(Bologna 1665 – 1747 Bologna)
um 1695
Leinwand; H 126 cm, B 124 cm
Inv. Nr. 270

Achill wird von seiner Mutter Thetis dem weisen Kentaur Chiron zur Erziehung übergeben. Die Haupthandlung begleitend liegen deshalb Bücher und Geräte zum astronomischen Unterricht auf dem Boden. Schon die Quellen berichten (teilweise kritisierend), Crespi habe Chiron darstellen wollen, wie er den jungen Achill mit einem Huftritt für einen Fehlschuß bestrafte. Prinz Eugen von Savoyen bestellte bei Crespi dieses und dann vier weitere bolognesische Bilder für sein Stadtpalais in der Wiener Himmelpfortgasse. Mitte der zwanziger Jahre des 18. Jh. waren der *Achill* und sein Pendant, Crespis *Aeneas und die Sibylle* als *Supraporten* im „Parade-Zimmer" des Prinzen verwendet. In Crespi kulminiert noch einmal die große malerische Tradition der bolognesischen Kunst. Zwar kann er in der „Klarheit seines Kompositionsgedankens" seine künstlerische Herkunft aus Bologna nicht verleugnen, jedoch zeigt er in der „Umwertung des primär zeichnerischen Bildaufbaus in einem malerischen den Beginn einer neuen Ära" an (Heinz). W. P.

TOD DES KONSULS L. J. BRUTUS
Giovanni Battista Tiepolo
(Venedig 1696 – 1770 Madrid)
um 1728/30
Leinwand; H 383 cm, B 182 cm
Inv. Nr. 6798

Tiepolo schuf in den späten zwanziger Jahren für den Hauptsaal des Palazzo Dolfin bei S. Pantalon in Venedig einen zehnteiligen Zyklus von Leinwandbildern, der heroische Ereignisse aus der römischen Geschichte nach Titus Livius verbildlicht. Gezeigt ist hier der Tod des L. J. Brutus, des ersten römischen Konsuls, der in den Kämpfen der Römer mit den Etruskern im Zweikampf mit dem Sohn des gestürzten letzten Königs, mit Aruns fiel, in einem Zweikampf, der auch Aruns das Leben kostete. Es mag, hält man sich die politisch und militärisch desolate Lage Venedigs im 18. Jh. vor Augen, ans Lächerliche rühren, daß sich venezianische Aristokraten dieser Zeit römisch-republikanischer Tugenden rühmten. Gleichwohl müssen die riesigen, stürmisch-dramatischen Bilder Tiepolos in ihrem machtvollen Hell-Dunkel, der gleißenden Farbigkeit und der kräftigen raumgreifenden Plastizität einen überwältigenden Eindruck gemacht haben. W. P.

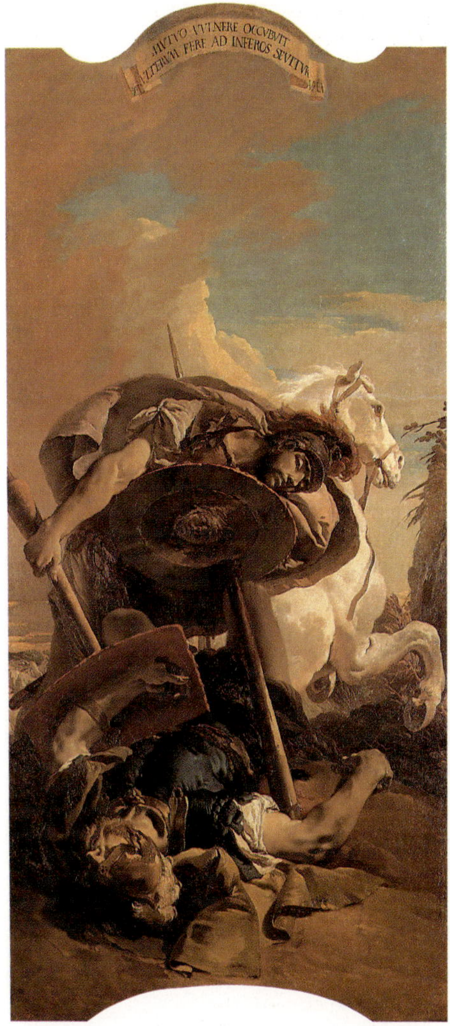

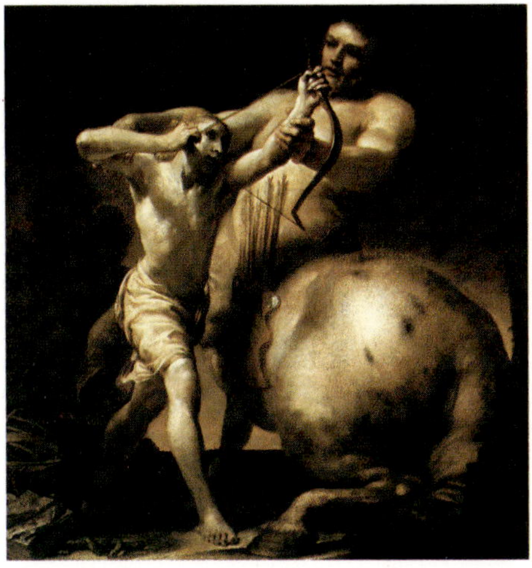

WUNDER EINES DOMINIKANERHEILIGEN
Francesco Guardi
(Venedig 1712 – 1793 Venedig)
1763
Leinwand; H 122 cm, B 172 cm
Inv. Nr. 6811

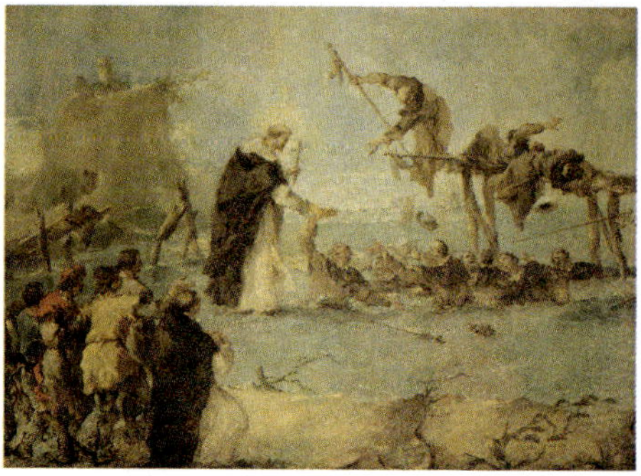

Das für die Kapelle des hl. Dominikus der Kirche S. Pietro Martire auf Murano gemalte Bild schildert das wundertätige Wirken eines Dominikanermönchs: dieser rettet beim Einsturz einer Brücke, selbst durch ein Wunder auf dem Wasser Halt findend, seine Mitbrüder vor dem Ertrinken. Wie durch einen Blitzschlag fahl erhellt, erscheint das Geschehnis voll schwankender Umrisse, mit verschwimmenden Grenzen zwischen festem Land, Wasser und Luft. Mit expressiv zuckendem Pinselstrich löste Guardi die körperhaften Formen zu rein farbig-atmosphärischen Erscheinungen auf – mehr Vision als greifbare Wirklichkeit. Aller dargestellten Dramatik zum Trotz erhält die Szene durch die bizarr verbogenen Konturen und das pastellfarbene Kolorit eine spielerische, rokokohafte Tönung. M. H.

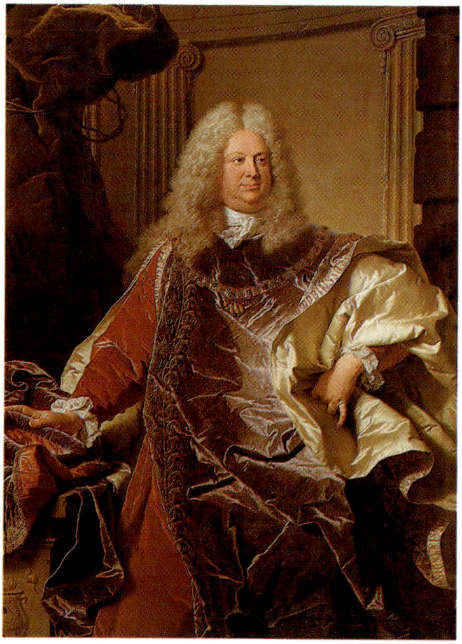

PHILIPP WENZEL GRAF SINZENDORF
Hyacinthe Rigaud
(Perpignan 1659 – 1743 Paris)
1728
Leinwand; H 166 cm, B 132 cm
Inv. Nr. 9010

Der im Ornat des Ordens vom Goldenen Vlies wiedergegebene Diplomat in kaiserlichen Diensten nahm 1728 an den Verhandlungen der Konferenz von Soissons teil, wo ihn Rigaud, der Schöpfer des französischen Hofportraits unter Ludwig XIV., malte. Sinzendorf (1671–1742) war der Sohn des berüchtigten Hofkammerpräsidenten Georg Ludwig S., der wegen Unterschlagungen hoher, für die kaiserliche Armee bestimmter Geldsummen des Landes verwiesen worden war. Trotzdem machte der Sohn Karriere: als Reichshofrat, Gesandter in Frankreich, wirklicher geheimer Rat, Bevollmächtigter des Kaisers in den Niederlanden, oberster Hofkanzler und Direktor der orientalischen Handelskompanie. Auftrumpfend „lautes" Präsentieren von Staats- und Machtsymbolen gehört zu dieser französischen Portraitauffassung ebenso wie die physische Vergrößerung und Dynamisierung des Dargestellten durch hochbewegte Draperien. W. P.

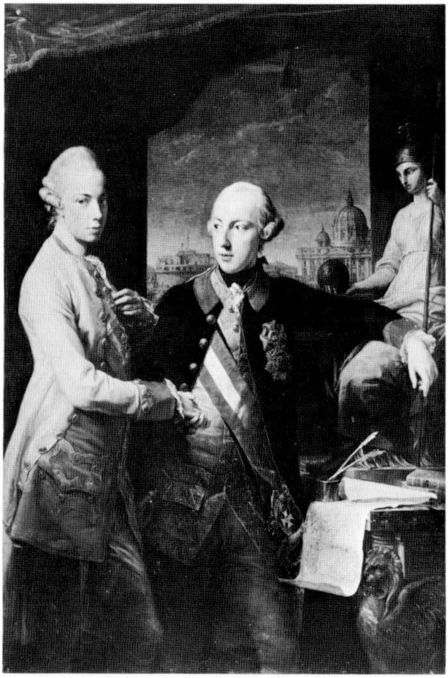

KAISER JOSEF II. MIT GROSSHERZOG PIETRO LEOPOLDO VON TOSKANA
Pompeo Batoni
(Lucca 1708 – 1787 Rom)
1769
Leinwand; H 173 cm, B 122 cm
Inv. Nr. 1628

Aristokraten auf ihrer *Grand tour* ließen sich in Rom vornehmlich von Pompeo Batoni porträtieren. Das Doppelportrait (im Originalrahmen) zeigt Josef II. (1741–1790, Kaiser 1765), den ältesten Sohn Maria Theresias, und seinen Bruder Peter Leopold (1747–1792, Großherzog von Toskana 1765, Kaiser 1790). Das Bildnis, das anläßlich einer Zusammenkunft der beiden Brüder in Rom entstand, spiegelt die klassizistische Portraitauffassung des Künstlers wie auch die Maximen der Aufklärung, auf die besonders durch Montesquieus *L'esprit des lois* auf dem Tisch verwiesen wird. Die einfache, auf Prunk und Pomp verzichtende Komposition, die trotzdem der Rangordnung und Würde der Dargestellten Rechnung trägt, entspricht ihrem Selbstverständnis als aufgeklärte Monarchen. Durch das auf Rom anspielende Ambiente sind die beiden Fürsten zugleich als gebildete Italienreisende dargestellt. C. Z.

CHRISTOPH WILLIBALD VON GLUCK
Josèphe-Sifrède Duplessis
(Carpentras 1725 – 1802 Versailles)
1775
Leinwand; H 99,5 cm, B 80,5 cm
Inv. Nr. 1795

Christoph Willibald von Gluck (1714–1787), der große Erneuerer der Oper im Sinne des dramatischen Musiktheaters, erlebte in Paris in der Mitte der siebziger Jahre seine entscheidenden Erfolge: 1774 die Aufführung der *Iphigénie en Aulide* und die der französischen Fassung des *Orpheus,* 1776 die der *Alceste.* Auch Duplessis, seit 1774 Mitglied der *Academie* in Paris, stand auf dem Höhepunkt seiner Karriere. Er stellt uns den Komponisten „inszeniert" am Clavicin vor Augen, offiziell, mit Perücke, im Dienst gleichsam. Gleichwohl entstand das wohl überzeugendste Musikerportrait der Geschichte: Das an sich häßliche, blatternarbige Gesicht mit den großen Augen nach oben gerichtet, die Linke abwartend erhoben, hält Gluck im Augenblick der musikalischen Inspiration inne. So sind, seltener Fall, Seelisches, Ergriffenheit, Begeisterung in ein „Standesportrait" eingeflossen. W. P.

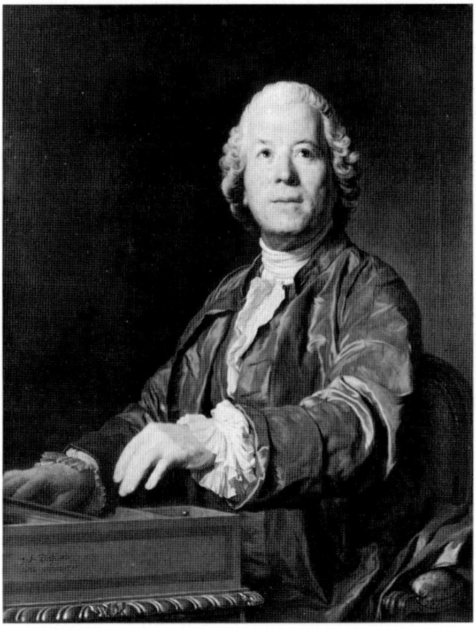

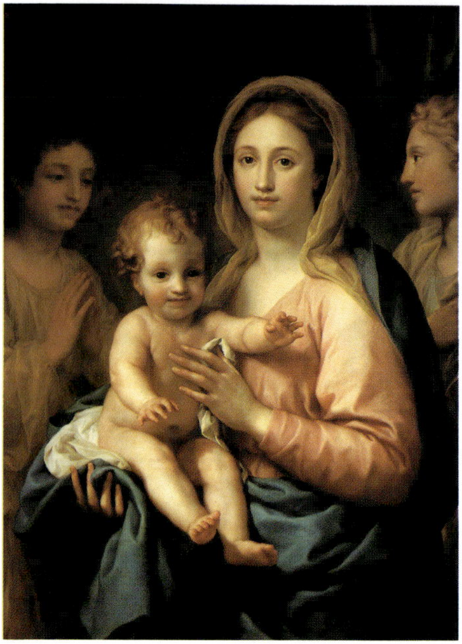

MADONNA MIT KIND UND ZWEI ENGELN
Anton Raphael Mengs
(Aussig 1728 – 1779 Rom)
um 1770/73
Holz; H 112 cm, B 86 cm
Inv. Nr. 126

Zur Malerei Mengs' haben wir erst wieder in den letzten Jahrzehnten ästhetischen Zugang zu gewinnen angefangen; seinerzeit war er einer der höchstangesehenen, gesuchtesten Künstler in Europa: er wurde zwischen Dresden, Rom und Madrid als neuer Raffael gefeiert, als Überwinder des schlechten Barockgeschmacks, als Erneuerer der Malerei im Geist der (durch Winckelmann gefilterten) Antike und der Hochrenaissance. Differenzierter gesehen zeigt sich, daß Mengs' Quellen aus verschiedenen Richtungen fließen, daß sein Klassizismus zuzeiten gemildert, sinnlicher, viel malerischer ist als der seiner „klassischen" Vorbilder. In der Wiener Madonna, entstanden wohl nach seinem ersten Aufenthalt am Madrider Hof, wo er u. a. neben Tiepolo an der Ausmalung des königlichen Palastes arbeitete, ist es weniger Raffael als Carlo Maratta, der den Typus prägte. Marattas Madonnen sind allerdings strenger, umrißbetonter, majestätischer. Nie hüllt er seine Figuren in jenes weiche atmosphärische *sfumato* ein, wie es Mengs, der Bewunderer Correggios, hier tut. W. P.

ERZHERZOGIN MARIE CHRISTINE
Johann Zoffany
(Frankfurt am Main 1733 – 1810 Strand-on-the-Green)
1776
Leinwand; H 131 cm, B 94 cm
Inv. Nr. 1809

Zoffany war im höfischen Milieu als Portraitmaler erfolgreich aufgrund seiner Fähigkeit, in der Menschendarstellung unter Beibehaltung der Bildnisähnlichkeit, ein Ideal konfliktfreier Heiterkeit zu vermitteln und das wertvolle Aussehen von Stoffen zu steigern, deren Oberflächen er überdeutlich charakterisiert und sie glänzend und kostbar erscheinen läßt. Um die Mitte der siebziger Jahre hielt er sich in Florenz auf, wo er im Auftrag von Kaiserin Maria Theresia neben dem großen Bild der Familie ihres Sohnes, des Großherzogs Leopold von Toskana, ein Bildnis ihrer Lieblingstochter Marie Christine malte, die sich mit ihrem Gemahl Herzog Albrecht von Sachsen-Teschen auf einer mehrmonatigen Kunstreise durch Italien befand, an deren Ende Giacomo Durazzo die im Auftrag Albrechts angelegte Graphiksammlung, den Grundstock der Albertina, übergeben konnte. K. S.

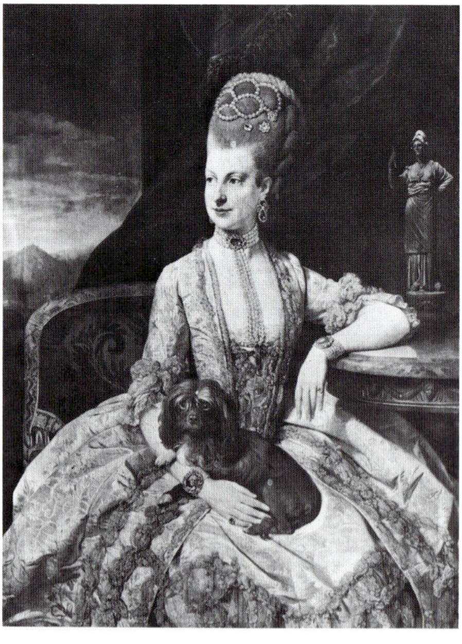

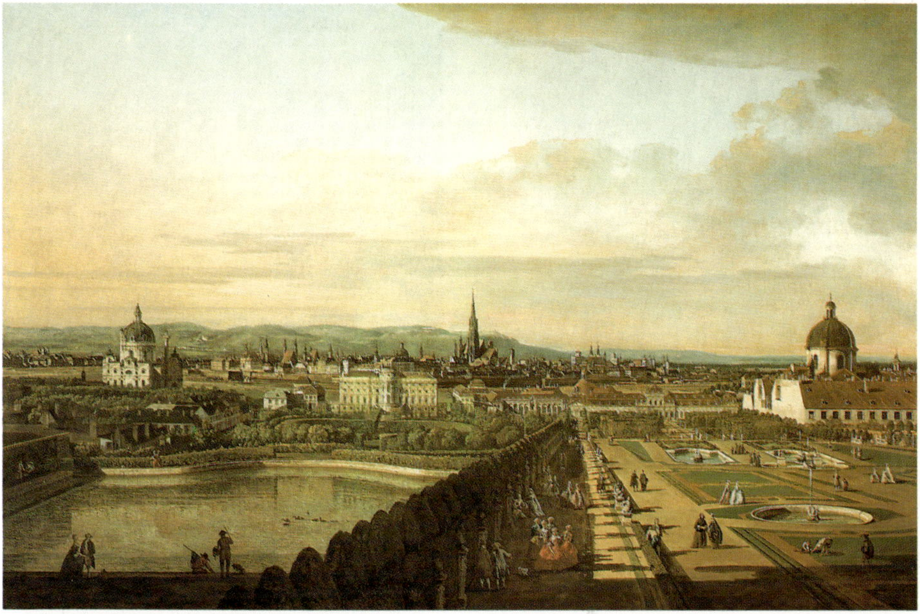

WIEN, VOM BELVEDERE AUS GESEHEN
Bernardo Bellotto, gen. Canaletto
(Venedig 1721 – 1780 Warschau)
1758/61
Leinwand; H 136 cm, B 214 cm
Inv. Nr. 1669

Im Zusammenhang mit der steigenden Zahl der Bildungsreisenden entwickelte sich im Venedig des 18. Jh. die Vedutenmalerei, eine Sonderform der Landschaftsmalerei, die sich topographisch genauer Stadtansichten annahm. Einer ihrer Hauptvertreter ist Bernardo Bellotto, Neffe und Schüler Antonio Canals, der wie dieser den Beinamen Canaletto trägt. Als gesuchter Spezialist arbeitete Bellotto an den Fürstenhöfen in Dresden, Wien, München und Warschau, wodurch er die Vedutenmalerei weit über die Grenzen Venedigs hinaustrug. Der Blick auf Wien vom Belvedere aus, gehört zu einer Serie von 13 Ansichten Wiens und kaiserlicher Schlösser, die der Künstler 1758/61 im Auftrag Maria Theresias schuf. Von dem auf einer Anhöhe südlich von Wien gelegenen Schloß bietet sich ein weiter Blick über die Stadt bis zu den Hügeln des Wienerwaldes. Die perspektivische Konstruktion entwickelt sich von den beiden Gärten des Palais Schwarzenberg und des Belvedere im Vordergrund zu einer Reihe repräsentativer barocker Palast- und Kirchenbauten in der mittleren Bildebene, die die rege Bautätigkeit in Wien nach der 2. Türkenbelagerung 1683 bezeugen. Eingerahmt von den monumentalen Kuppeln der Karlskirche (links) und der Kirche des Salesianerinnenklosters (rechts), die zugleich die Bildkomposition tragen, sind das Gartenpalais Schwarzenberg und das Untere Belvedere mit der Orangerie zu sehen. Umschlossen von den Befestigungsmauern und überragt vom Turm des Stephansdomes in der Bildmitte, liegt hinter dem Streifen des Glacis die Innenstadt. Ihre Silhouette erscheint mit den Dächern, Türmen und Kuppeln, die über die Häuser ragen, äußerst bewegt. Trotz der verblüffenden topographischen Exaktheit und Detailtreue nahm Bellotto, zugunsten der Geschlossenheit des kompositionellen Aufbaus, entscheidende Veränderungen der Wirklichkeit vor, wie etwa die Verringerung der Distanz zwischen den beiden Kuppelkirchen. Besonderen Reiz erhält das Gemälde durch die effektvoll komponierten Perspektiven, die feine malerische Kultur und die mit Bedacht gewählte Lichtsituation: Das warme Licht eines Sonnenuntergangs läßt die Alleebäume und Staffagefiguren lange Schlagschatten werfen und Fassaden, Dächer und Häuser als wechselnde Farbzonen erscheinen. C. Z.

FREYUNG IN WIEN: ANSICHT VON SÜDOSTEN
Bernardo Bellotto, gen. Canaletto
(Venedig 1721 – 1780 Warschau)
1758/61
Leinwand; H 116 cm, B 152 cm
Inv. Nr. 1654

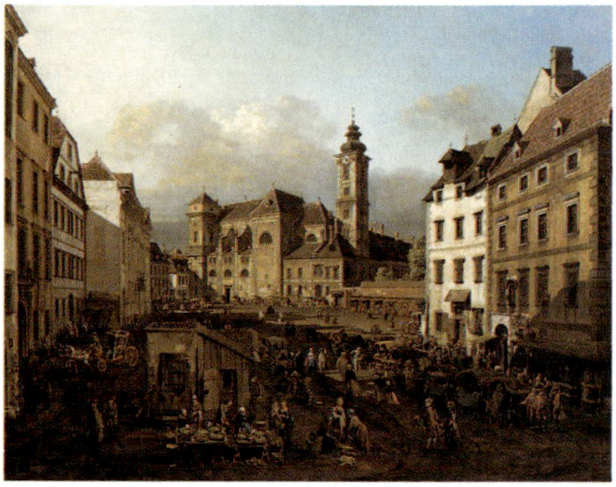

Das Gemälde gehört zu einer Reihe von sechs Ansichten der Wiener Innenstadt; jedesmal wählte Bellotto größere Plätze oder platzartige Straßenzüge, die von einem barocken Kirchen- oder Palastbau beherrscht werden. Diese Bilder sind kleineren Formats als die großen repräsentativen Schloßveduten. Ähnlich einem mit genrehaft-dekorativen Staffagefiguren belebten Bühnenraum entwirft der Künstler eine Ansicht des Marktes auf der Freyung, die im tiefen Mittelgrund vom Massiv der Schottenkirche abgeschlossen wird. Unter den Gebäuden sind links das Palais Harrach und das Palais Kaunitz hervorzuheben. Neben dem starken Hell-Dunkel-Kontrast und dem effektvollen Einsetzen großer Schattenzonen beruht die künstlerische Wirkung des Bildes auf dem kalten Kolorit, in dem Olivgrün als Grundton dominiert. C. Z.

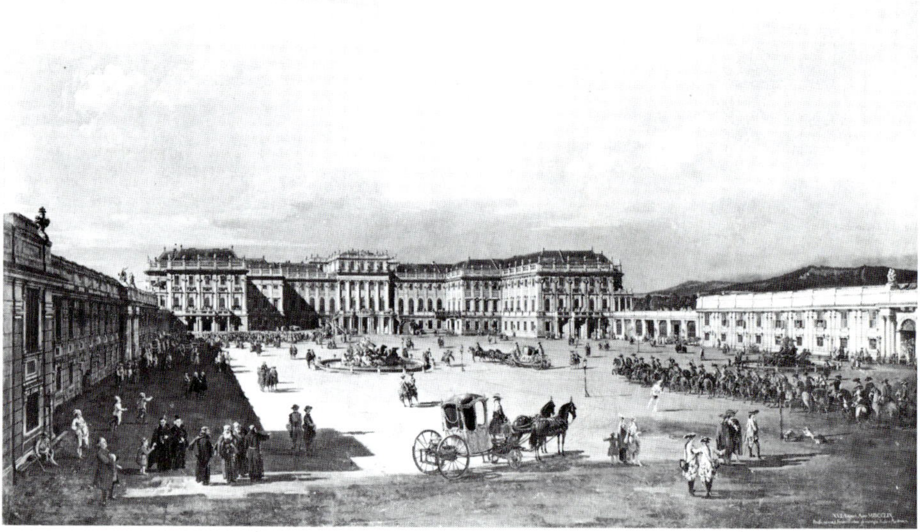

KAISERLICHES LUSTSCHLOSS SCHÖNBRUNN: HOFSEITE
Bernardo Bellotto, gen. Canaletto
(Venedig 1721 – 1780 Warschau)
1758/61
Leinwand; H 135 cm, B 235 cm
Inv. Nr. 1666

Die repräsentative Schloßvedute zeigt panoramaartig die ganze innere Anlage Schönbrunns mit dem Hauptgebäude, den Seitenpavillons und dem großen Ehrenhof. Das Gemälde entstand nach Abschluß der unter Kaiserin Maria Theresia durchgeführten umfangreichen Umbauten und Erweiterungen ihrer Sommerresidenz. Auch diese Ansicht wurde vom Künstler mit Hilfe der *camera obscura,* einer einfachen Lochkamera, zeichnerisch exakt vorbereitet. Es handelt sich um das einzige Bild der Wiener Serie, das zusätzlich ein konkretes historisches Ereignis festhält: am 16. August 1759 erwartete Maria Theresia auf dem Balkon der Beletage die Ankunft des Spezialgesandten Graf Joseph Kinsky, der die Nachricht vom Sieg der vereinten russisch-österreichischen Armeen über Friedrich den Großen bei Kunersdorf überbrachte. C. Z.

ZWEITEILIGES ALTÄRCHEN
Meister von Heiligenkreuz
(tätig in Frankreich um 1395–1420)
um 1410
Holz; je H 72 cm, B 43,5 cm
Inv. Nr. 6523, 6524

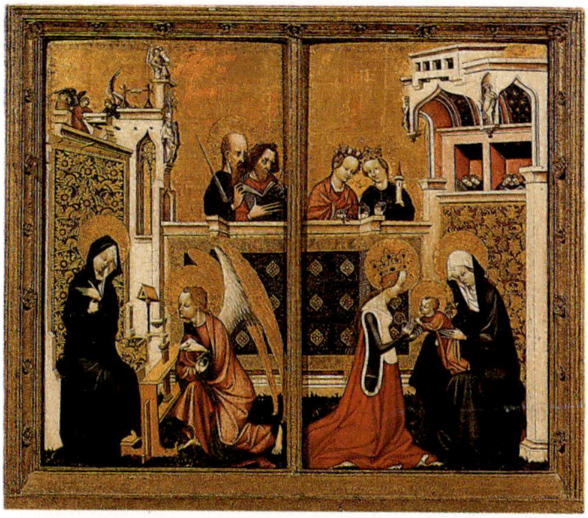

Dieses Diptychon mit der Verkündigung an Maria auf dem linken und der Mystischen Verlobung der hl. Katharina mit dem Jesuskind auf dem rechten Flügel – die Außenseiten sind mit Einzelfiguren der Madonna bzw. der hl. Dorothea bemalt – stammt von einem unbekannten Maler, der nach der Herkunft dieses Altärchens aus dem Stift Heiligenkreuz seinen Namen erhielt. Die dekorative Füllung des Bildfeldes mit langen, schmalen, in stark farbige, schwingende Kleider gehüllten Figuren, die in unmaßstäblichen Architekturmotiven vor einem raumlosen Goldgrund stehen, läßt die Zugehörigkeit des Altars zum „Weichen Stil" um 1400 erkennen. Typisch für diese höfisch-elegante Malerei ist ihr internationaler Charakter, in dem sich französische Züge mit Elementen der böhmischen und deutschen Kunst mischen. K. S.

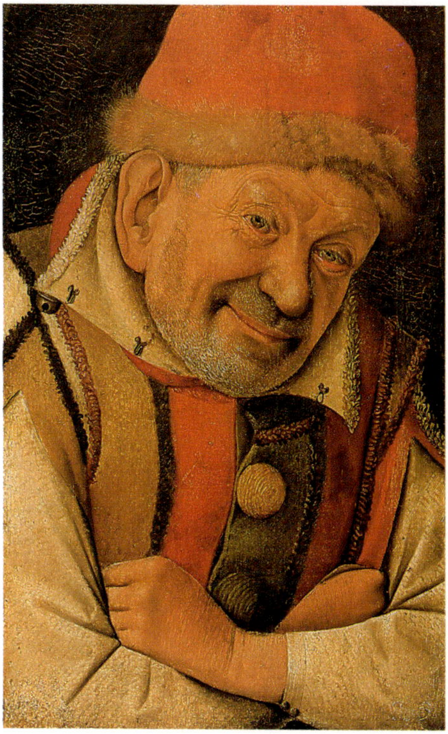

DER FERRARESISCHE HOFNARR GONELLA
Jean Fouquet
(Tours 1415/20 – 1481 Tours)
um 1440 – 45
Holz: H 36,5 cm, B 26 cm
Inv. Nr. 1840

Trotz der Bezeichnung als Bildnis des Narren Gonella im Inventar der Sammlung Erzhg. Leopold Wilhelms blieb dieses Portrait eines verschmitzten Alten, der mit eng verschränkten Armen und geneigtem Kopf in das Bildfeld gepreßt erscheint, rätselhaft. Die Präzision der Bildniskunst Jan van Eycks bildet die Voraussetzung für die detailgenaue portraithafte Wiedergabe eines Gesichts mit Hautrunzeln, Bartstoppeln und geröteten Augen. Zugleich ist aber ein Typus dargestellt; der Narr spielt die Rolle des einfältigen Bauern, der durch derben Witz oder in grober Form vorgebrachte Weisheiten die Hofgesellschaft erheitert. Das farbige Streifenmuster des Narrenkostüms offenbart ein für die altniederländische Malerei fremdartiges Kompositionsschema, das ebenso wie die Gestaltung der plastisch gewölbten Form im Werk Jean Fouquets wiedererkannt werden konnte. Der französische Maler porträtierte Gonella, den zu seiner Zeit berühmten Hofnarren im Dienst von Niccolò d'Este, als er auf dem Weg nach Rom in Ferrara Station machte. K. S.

KARDINAL NICCOLÒ ALBERGATI
Jan van Eyck
(Maaseyck um 1390 – 1441 Brügge)
um 1435
Holz; H 34,1 cm, B 27,3 cm
Inv. Nr. 975

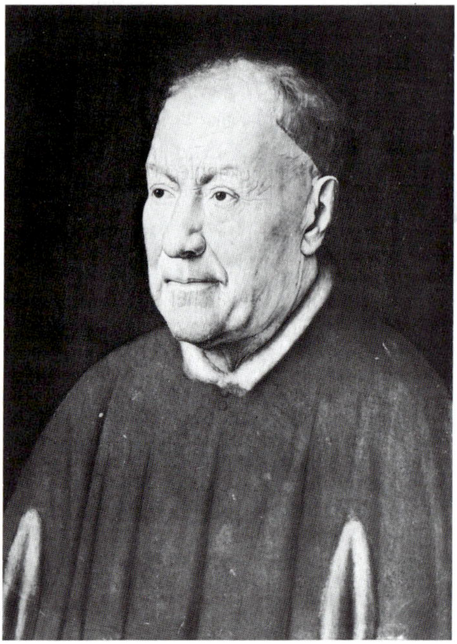

Jan van Eyck gilt als einer der Begründer und führenden Meister altniederländischer Tafelmalerei. Sein Portrait zeigt den Kardinal und Ordensgeneral der Kartäuser, Niccolò Albergati, der 1431 in päpstlicher Mission an die Höfe von England, Frankreich und Burgund reiste, um durch Einleitung von Friedensverhandlungen den Hundertjährigen Krieg zwischen England und Frankreich zu beenden. Jan van Eyck, als Hofmaler Herzog Philipps des Guten am burgundischen Hof tätig, schuf damals in einer Portraitsitzung eine Silberstiftzeichnung (Dresden) als Vorlage für das Ölgemälde. Trotz der wirklichkeitsnahen, auf präziser Beobachtung beruhenden Schilderung der Altersspuren im Antlitz des alten Mannes strahlt das Portrait würdevolle Ruhe aus.
C. Z.

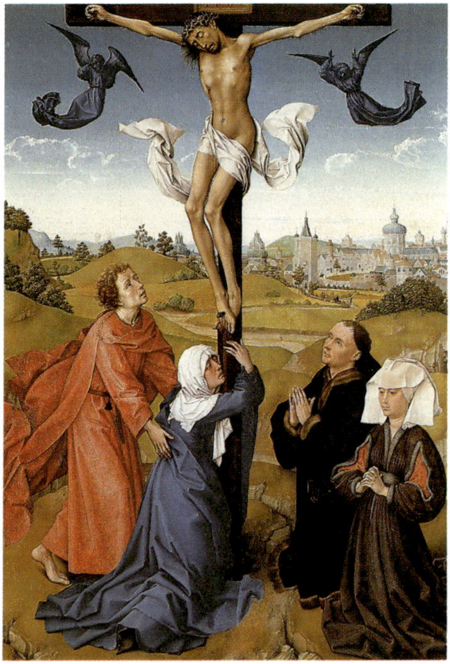

KREUZIGUNGSTRIPTYCHON
Rogier van der Weyden
(Tournai 1399/1400 – 1464 Brüssel)
um oder kurz nach 1440
Holz; Mittelbild: H 96 cm, B 69 cm; Flügel: je H 101 cm, B 35 cm
Inv. Nr. 901

Neben Jan van Eyck galt Rogier van der Weyden schon zu Lebzeiten als der größte Maler der Niederlande. Als Erfinder eindrucksvoller Motive übertrifft er ihn sogar an Bedeutung für die Entwicklung der spätgotischen Tafelmalerei. Die auf drei Tafeln eines Flügelaltars verteilte Darstellung der Kreuzigung Christi beschränkt sich auf die wichtigsten Hauptfiguren, Maria und Johannes unter dem Kreuz und das als formales Motiv ihnen ebenbürtige Stifterpaar. Auf den Flügeln sind Maria Magdalena und Veronika dargestellt. Alle drei Tafeln sind als Einheit mit einem durchgehenden Landschaftsgrund komponiert und nur durch schmale Rahmen, auf den Flügeln als gemalte Scheinrahmung, getrennt. Der Stil Rogiers ist von expressivem Pathos erfüllt, die Intensität des Gefühls steigt von stiller Trauer zum dramatischen Ausbruch an und kommt nicht nur in den von Schmerz erschütterten Körpern zur Darstellung, sondern auch in den wie vom Sturmwind bewegten Gewändern und ihren tief gefurchten und vielfach gebrochenen Falten.
K. S.

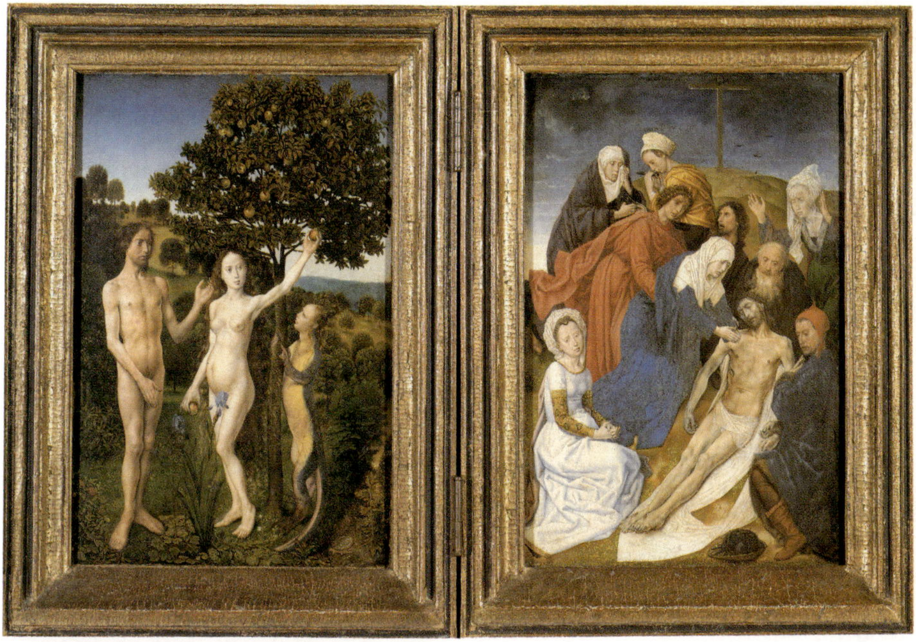

DIPTYCHON VON SÜNDENFALL UND ERLÖSUNG
Hugo van der Goes
(Gent um 1440 – 1482 Rode Klooster bei Brüssel)
um 1470/75
Holz; H 32,3 cm, B 21,9 cm bzw. H 34,4 cm, B 22,8 cm
Inv. Nr. 945, 5822

Zwei sehr unterschiedliche und auf den ersten Blick nicht zusammengehörig erscheinende Bilder formen dieses Diptychon. Auf der linken Seite ist in einer weiten, parkartigen Landschaft der Sündenfall dargestellt; die miniaturartig feine Wiedergabe der Bäume und blühenden Kräuter bis in die einzelnen Blätter, auf die der Sonnenschein seinen Glanz wirft, erinnert an den ins Übermaß geschärften Blick, mit dem Jan van Eyck die Dinge sah und wiedergab. Ebenso läßt das erste Menschenpaar, das von der Schlange in Gestalt einer großen Echse mit Frauenkopf zum Sündenfall verführt wird, an die Aktfiguren Eycks denken. Während der linke Flügel ganz in der Tradition dieses Gründers der altniederländischen Malerei steht, erinnert die starke Gefühlsbewegung, von der alle Figuren der Beweinung Christi auf dem rechten Flügel erfaßt sind, an die expressive Tradition der Werke Rogier van der Weydens. Die heftige Bewegung von Maria und Johannes, die auf den Leichnam Christi zustürzen, findet im lebhaften, vielfach gebrochenen Faltenwurf ihren Widerhall. Gegen die paradiesische Landschaft links bildet der kahle Hügel von Golgatha einen extremen Gegensatz, der dem Inhalt des Diptychons, der Erlösung des tief gefallenen Menschengeschlechts durch den Kreuzestod Christi, entspricht. Dieses frühe Werk des Hugo van der Goes läßt deutlich die starke Spannung erkennen, die nicht nur das gesamte Werk, sondern auch das Leben des Malers beherrschte, der sich schließlich gemütskrank und an seinem eigenen unerfüllbaren künstlerischen Anspruch gescheitert, ins Kloster zurückzog.
Bei geschlossenem Zustand sah man ursprünglich auf der Außenseite des Klappaltärchens die hl. Genoveva grau in grau wie eine Steinfigur in einer Nische gemalt. Die Rückseite ist heute abgetrennt und gesondert ausgestellt.

K. S.

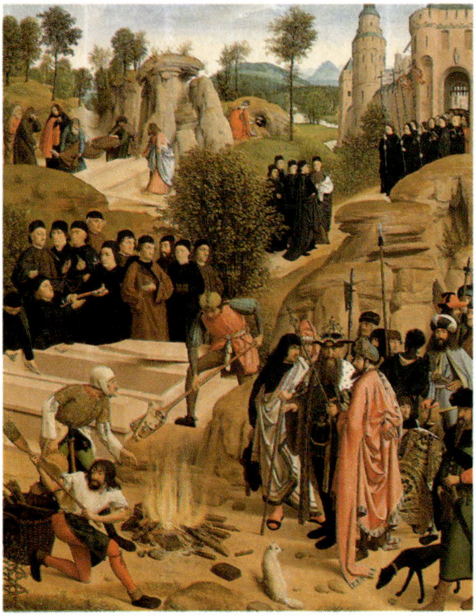

SCHICKSAL DER IRDISCHEN ÜBERRESTE JOHANNIS DES TÄUFERS
Geertgen tot Sint Jans
(Leiden? 1460/65 – nach 1490 Haarlem)
nach 1484
Holz; H 172 cm, B 139 cm
Inv. Nr. 993

Geertgen, der in Haarlem tätige Hauptmeister der holländischen Malerei des 15. Jh., schuf bald nach 1484 sein Hauptwerk, den Johannesaltar für die Kapelle des Haarlemer Johanniterordens. Anlaß zur Stiftung des Altars war 1484 die Übergabe von Johannesreliquien durch den türkischen Sultan an den Orden. Der Flügelaltar wurde bei der Belagerung von Haarlem 1573 zerstört; erhalten blieb ein beidseitig bemalter (jetzt auseinandergesägter) Seitenflügel mit der *Beweinung Christi* (ebenfalls KHM) und dem *Schicksal der irdischen Überreste Johannis des Täufers.* In einheitlicher Landschaft schildert diese Tafel historisch auseinanderliegende Szenen: im Hintergrund die getrennte Bestattung von Haupt und Leichnam, im Vordergrund die Exhumierung und Verbrennung der Leiche auf Geheiß Kaiser Julian Apostatas 362 sowie die Wiederauffindung der nicht verbrannten Überreste und ihre Überbringung in die Johanniterburg St. Jean d'Acre im 13. Jh. Portraitgruppen von Haarlemer Johannitern des späten 15. Jh. verbinden die Zeitebenen und Bildepisoden. Geertgen schuf damit das früheste Beispiel der Bildgattung Gruppenportrait, die in der holländischen Malerei des 17. Jh. (Rembrandt, Hals) eine besondere Blüte erfuhr.

C. Z.

KREUZTRAGUNG CHRISTI ▽
Hieronymus Bosch
(Hertogenbosch um 1450 – 1516 Hertogenbosch)
um 1480/90
Holz; H 57 cm, B 32 cm
Inv. Nr. 6429

Unter den altniederländischen Malern wirkt der im Norden Brabants tätige Bosch als genialer Einzelgänger, dessen Werke sich in der symbolischen Auffassung der Themen stark von denen seiner Zeitgenossen unterscheiden. Die hier ausgestellte doppelseitig bemalte Tafel bildete einst den linken Flügel eines kleinen Altars. Geteilt in eine

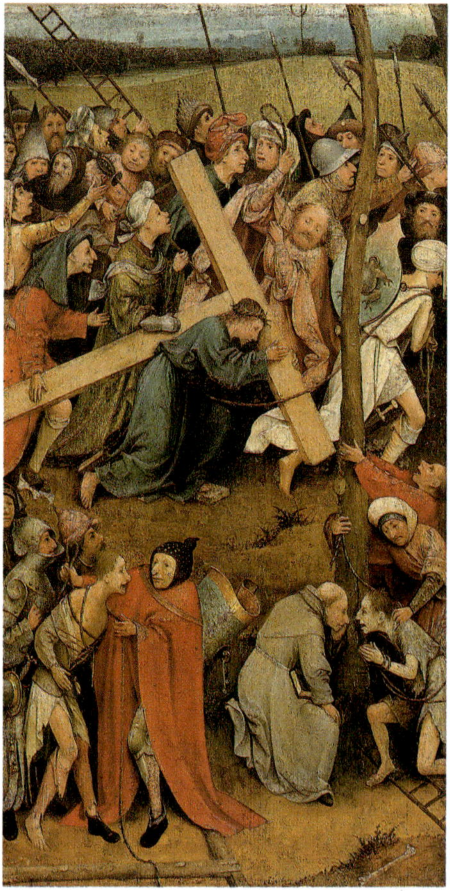

obere und untere Hälfte wird auf der Innenseite die Kreuztragung Christi dargestellt; oben wird in einem dichten Gedränge von Schergen und Neugierigen die unter dem schweren Kreuz gebeugte Figur Christi vorwärts geschoben, unten bereut der gute Schächer seine Sünden in der Beichte, während der Unbußfertige schreiend seine Hinrichtung erwartet. Bosch erhebt die Szene in die Zeitlosigkeit der eigenen Gegenwart, um dem Betrachter einen Spiegel der Bösartigkeit der Welt vorzuhalten. Auf der Rückseite ist auf einer Kreisfläche ein Kind mit Windrad und Laufstuhl dargestellt, dessen Unschuld und Unverstand den Kontrast zur Vorderseite bilden.

K. S.

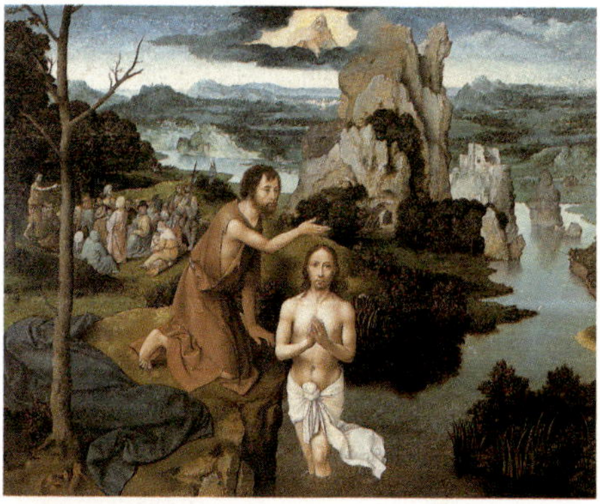

TAUFE CHRISTI
Joachim Patinier
(Bouvignes 1475/85 – 1524 Antwerpen)
um 1515
Holz; H 59,7 cm, B 76,3 cm
Inv. Nr. 981

Die religiöse Szene im Vordergrund und die weite Landschaft sind bei diesem Bild gleich wichtig. Noch benötigt die Landschaft, deren Darstellung sichtlich die eigentliche Liebe des Malers gilt, die gegenständliche Motivation durch die Taufe Christi im Vordergrund. Aber die bizarre, vom Jordan umflossene Felsformation im Mittelgrund zieht den Blick des Betrachters ebenso auf sich wie die Figuren vorne. Sie schließt eine breite Landzunge ab, die sich von links ins Bild schiebt und die Predigt des Täufers aufnimmt, der in der Wüste – wie es in der Bibel heißt – eine große Zahl von Menschen um sich sammelte und taufte. In einer dritten Raumschicht weitet sich der Blick in einer „Weltlandschaft“ bis zu fernen Gebirgen, deren farbiger Eindruck vom Phänomen der Luftperspektive und dem Umschlagen aller Farben zu verschieden hellen Blautönen beherrscht wird.

K. S.

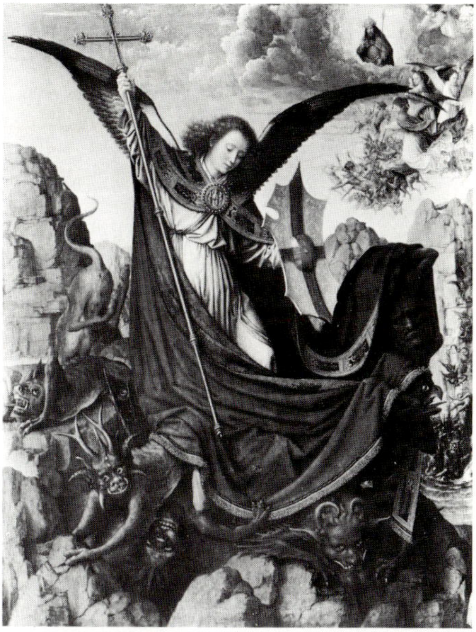

MICHAELSALTAR
Gerard David
(Oudewater um 1460 – 1523 Brügge)
um 1510
Holz; Mittelbild: H 66 cm, B 53 cm; Flügel: je H 66 cm, B 22,5 cm
Inv. Nr. 4056

Die Mitteltafel des Altars stellt den Erzengel Michael im Kampf mit den Dämonen dar, die Flügel zeigen den hl. Hieronymus als Kardinal und den hl. Antonius von Padua, die Außenseiten den hl. Sebastian und eine weibliche Heilige mit einem Knaben. Die Apokalypse (12,7) berichtet vom endzeitlichen Kampf der Engelsscharen unter der Führung Michaels gegen die Engel des Satans. Dieser auch im Zusammenhang der Schöpfungsgeschichte als Sturz der abtrünnigen Engel geschilderte Kampf findet hier in einer kleinen Nebenszene rechts im Hintergrund statt. Michael als Sieger über die abgefallenen Engel wurde in der altniederländischen Kunst in einer im Original verlorenen Komposition Jan van Eycks dargestellt, in der den Dämonen zum ersten Mal die unheimliche Realistik teuflischer Mischwesen verliehen wurde. Ihre Siebenzahl läßt an die Verkörperung der sieben Todsünden denken.

K. S.

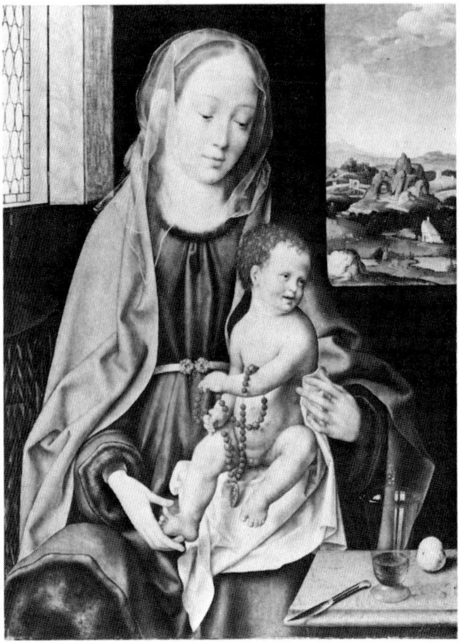

MARIA MIT DEM KIND
Joos van Cleve
(Kleve? um 1485 – 1540 Antwerpen)
um 1530
Holz; H 74,3 cm, B 56 cm
Inv. Nr. 836

Als sich am Beginn des 16. Jh. die altniederländische Maltradition der entwicklungsgeschichtlich breitere Perspektiven eröffnenden italienischen Renaissance unterlegen erwies, kam es in der flämischen Malerei zu formal wie inhaltlich reizvollen Mischungen. Von den zahlreichen in Antwerpen, dem neuen wirtschaftlichen und kulturellen Zentrum der Niederlande, tätigen Malern, die ihre Bilder mit modernen Dekorations- und Architekturmotiven schmückten, blieb Joos van Cleve zwar der traditionellen Form der Bildaufgaben treu, ließ sich in seiner weichen Malweise, die scharfe Konturen unter der Wirkung eines milden Lichts auflöst und verschwimmen macht, von oberitalienischen Vorbildern in der Art des Leonardo da Vinci, der das *sfumato* der weichen, tonigen Übergänge erfunden hatte, anregen. K. S.

THOMAS- UND MATTHIAS-ALTAR
Bernaert van Orley
(Brüssel 1488 – 1541 Brüssel)
um 1515
Holz; H 140 cm, B 180 cm
Inv. Nr. 992

Um 1512 erhielt Bernaert van Orley von der Zunft der Maurer und Zimmerleute den Auftrag, für die Kirche Notre Dame du Sablon in Brüssel einen Altar mit Darstellungen aus der Legende der Apostel Thomas und Matthias, der Schutzheiligen der Zunft, anzufertigen. Die Mitteltafel des Flügelaltars (die zugehörigen Seitenflügel sind in Brüssel) wird durch einen reich verzierten Pfeiler in zwei Hälften getrennt. Überwölbt von prächtigen Phantasiearchitekturen ist links das Martyrium des hl. Thomas, der von einem indischen Götzendiener mit dem Schwert durchbohrt wird, dargestellt, rechts die Berufung des Matthias zum Apostelamt; im Hintergrund weitere Begebenheiten aus den Apostellegenden. Charakteristisch

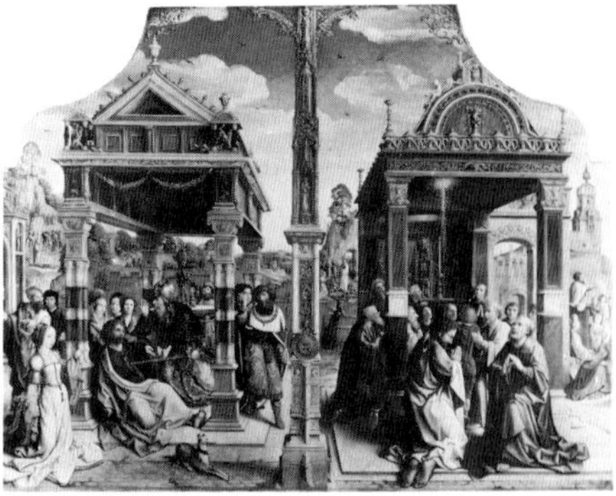

für die niederländische Malerei des frühen 16. Jh. ist die Verschmelzung der realistischen „kostbaren" Malweise, des kleinteiligen Formenreichtums mit Anregungen der italienischen Renaissance, die besonders in der Architekturornamentik sinnfällig werden. C. Z.

DARBRINGUNG CHRISTI IM TEMPEL
Jan van Scorel
(Schoorl 1495 – 1562 Utrecht)
um 1528/30
Holz; H 114 cm, B 85 cm
Inv. Nr. 6161

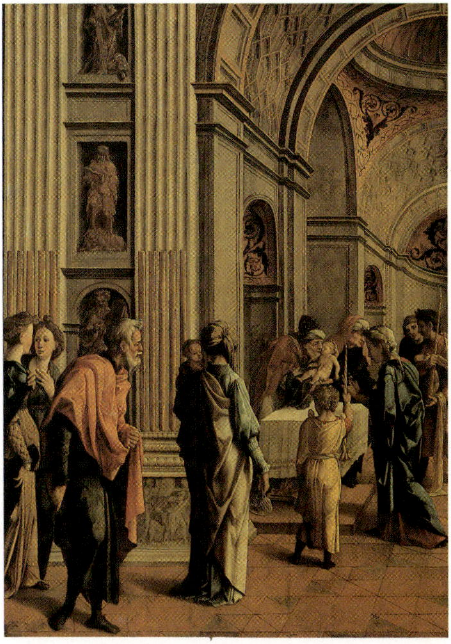

Mit den Grundlagen der humanistischen Bildung versehen, unternahm der junge Maler Scorel eine mehrjährige Bildungsreise nach Deutschland und Italien, die ihren Höhepunkt in der Bestellung zum Aufseher über die päpstliche Antikensammlung durch seinen Landsmann Papst Hadrian VI. fand. An den Werken der klassischen Antike und der zeitgenössischen Künstler der Hochrenaissance geschult, kehrte er als Romanist in die Niederlande zurück. In seiner bald danach entstandenen *Darbringung im Tempel* ist der römische Charakter der an den Bauten Bramantes geschulten Architektur unverkennbar. Die hohen Pfeiler vorne, der diagonale Blick in eine Abfolge niedrigerer, mit kassettierten Tonnengewölben geschlossener Räume läßt den Eindruck eines unermeßlich hohen und weiten Raumes entstehen, in den die Figuren wie Statuen eingefügt sind. K. S.

DER HL. LUKAS MALT DIE MADONNA
Jan Gossaert, gen. Mabuse
(Maubeuge um 1478 – 1532 Middelburg)
um 1520
Holz; H 109,5 cm, B 82 cm
Inv. Nr. 894

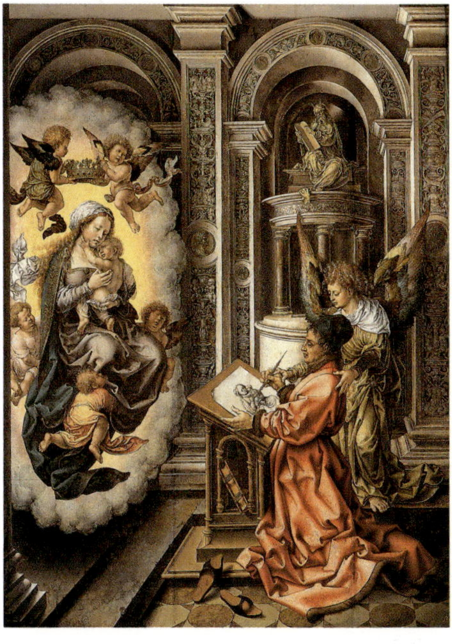

Nach der Legende porträtierte der Evangelist Lukas die Muttergottes. Die in der nördlichen Malerei der Gotik beliebte Szene hat häufig den Charakter einer realen Portraitsitzung. Der in Antwerpen tätige Gossaert löst sich hier bewußt von der ikonographischen Tradition, indem er die von Licht, Wolken und Engeln umgebene Himmelskönigin als visionäre Erscheinung darstellt. Kompositionell durch die phantasievoll ausgeschmückte Hintergrundarchitektur getrennt, deren kühle Monochromie sich deutlich von der Buntfarbigkeit der Figuren abhebt, kniet der Evangelist vor der himmlischen Erscheinung, die er mit Hilfe eines Engels zeichnet. Gossaert, der sich 1508/09 in Italien aufhielt, ist einer der führenden Vertreter des Romanismus im frühen 16. Jh.: der reiche, dekorative Schmuck der Architektur weist auf italienische Renaissance-Vorbilder, der Detailrealismus und die malerische Brillanz auf die niederländische Tradition. C. Z.

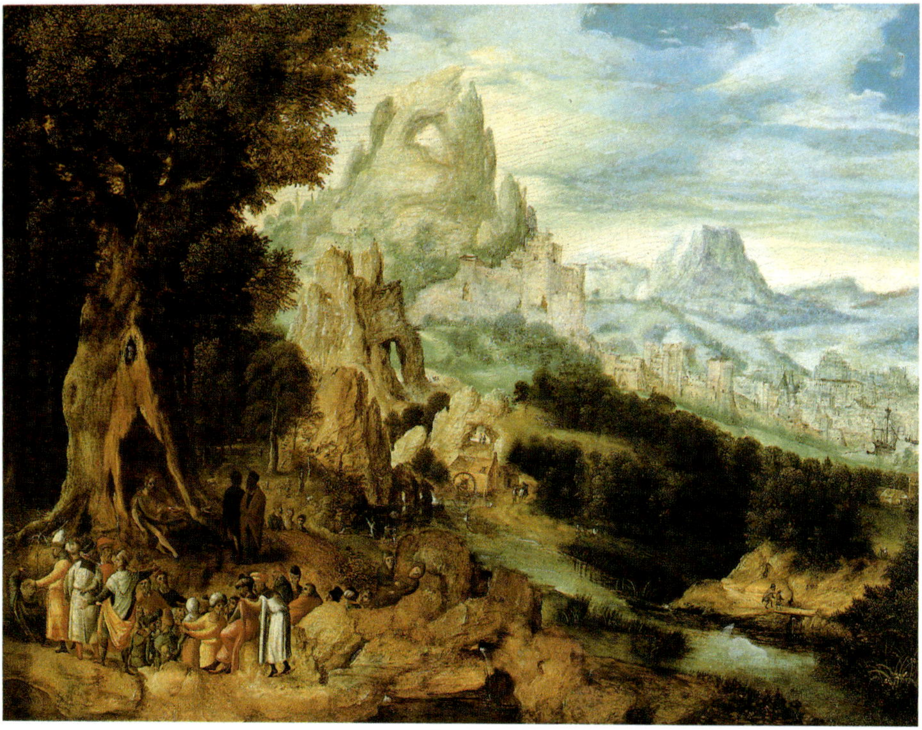

LANDSCHAFT MIT DER PREDIGT JOHANNIS DES TÄUFERS
Herri met de Bles
(Dinant um 1510 – um 1555)
um 1535/40
Holz; H 29 cm, B 39 cm
Inv. Nr. 1004

Das von Patinier geschaffene Modell der Landschaftsdarstellung weiterentwickelnd, schuf eine Generation später Herri met de Bles (ein Spitzname, er hieß in Wirklichkeit Herri Patinier und war vielleicht ein Neffe des Joachim) eine große Anzahl kleiner Bilder, in denen das religiöse Motiv nur mehr aus winzigen Figuren am Bildrand besteht und die Landschaft zur Hauptsache wird. Diese Landschaften sind keineswegs Darstellungen der Realität, sondern aus pittoresken Einzelmotiven zusammengesetzte Panoramen, die nach einem gleichbleibenden Kompositionsschema aufgebaut sind. Wie Kulissen hintereinander gestellt, folgen braune, grüne, ockerfarbige und hellblaue Raumzonen. Schon zu Lebzeiten des Malers stellten seine miniaturartig kleinen Bilder beliebte Sammlerstücke dar.

K. S.

VULKAN ZEIGT MARS UND VENUS IM NETZ DEN GÖTTERN
Maerten van Heemskerck
(Heemskerck 1498 – 1574 Haarlem)
um 1540
Holz; H 96 cm, B 99 cm
Inv. Nr. 6395

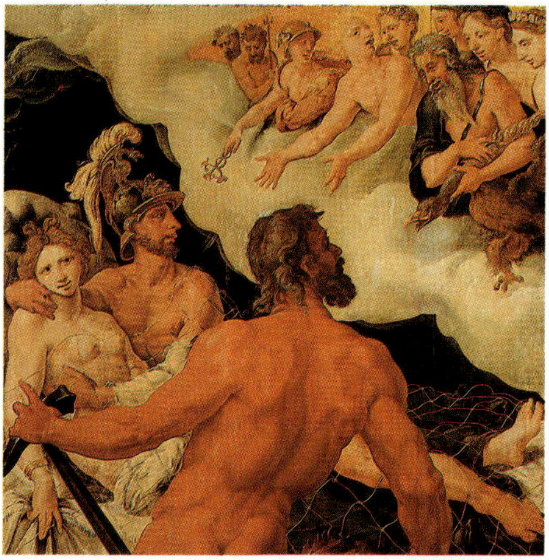

Die antike Mythologie berichtet, daß Venus, die Göttin der Schönheit und Liebe, ihren Gemahl Vulkan, den hinkenden Gott des Feuers, der seine Tage in einer unterirdischen Schmiede verbringt, mit dem Kriegsgott Mars betrügt. Vom Sonnengott, der alles sieht, verraten, wird das Liebespaar vom betrogenen Ehemann in einem feingesponnenen, unsichtbaren Metallnetz gefangen und dem Gespött der übrigen Götter im Olymp preisgegeben. Dieses Bild und sein Gegenstück, auf dem Vulkan Thetis den kunstvollen Schild für ihren Sohn Achill übergibt, bildeten die Flügel eines „mythologischen Triptychons", auf dessen Mittelbild (heute in Prag) Venus und Amor in der Schmiede des Vulkan dargestellt waren. Heemskerck bediente sich damit für diese profanen Themen der Form des Altars, nicht ohne diesem Bild eine moralisierende Bedeutung zu geben, daß nämlich böse Taten nicht unentdeckt bleiben. K. S.

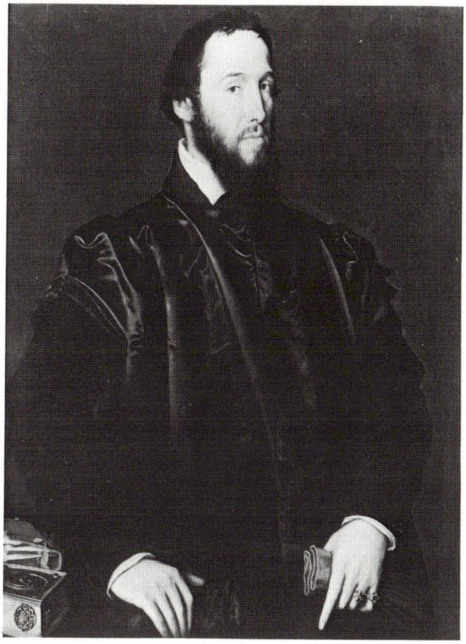

ANTON PERRENOT DE GRANVELLA
Anthonis Mor
(Utrecht 1517/20 – 1576/77 Antwerpen)
1549
Holz; H 107 cm, B 82 cm
Inv. Nr. 1035

Mor verkörperte in seinen Portraits der höfischen Gesellschaft den ideal gedachten politischen Menschen, der die edlen Prinzipien herrscherlicher Tugend auch in der individuellen und oft häßlichen physiognomischen Erscheinung erkennen läßt. Dazu befähigten ihn seine Ausbildung in der niederländischen Maltradition, eine einmal weiche, dann wieder ganz präzise zeichnerische Technik sowie sein psychologisches Einfühlungsvermögen in Verbindung mit einem betonten Formwillen, der Haltung und Ausdruck der Dargestellten strengen Prinzipien unterwarf. Noch am Anfang seiner malerischen Karriere begegnete Mor seinem späteren Gönner Granvella (1517–1586), der als Sohn des mächtigen Staatsministers Karls V. von Jugend an das Leben am Hof kennengelernt hatte und selbst der führende spanische Politiker in den Niederlanden werden sollte. Er ist hier als frühzeitig gealterter Zweiunddreißigjähriger in der schwarzen Tracht des Gelehrten dargestellt. K. S.

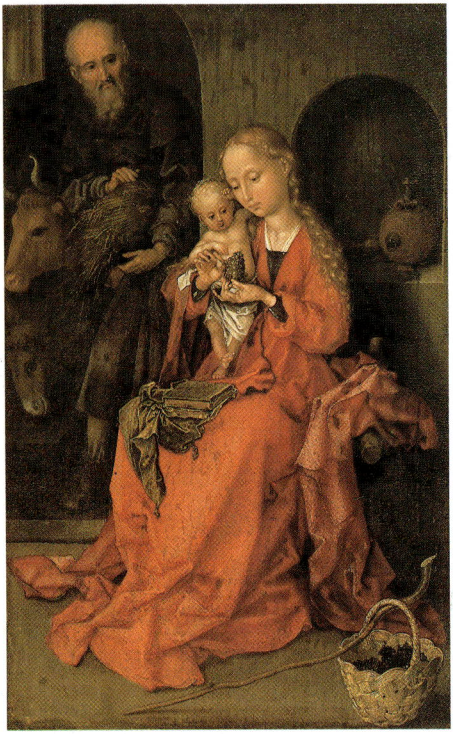

HEILIGE FAMILIE
Martin Schongauer
(Colmar um 1450 – 1491 Breisach)
um 1480
Holz; H 26 cm, B 17 cm
Inv. Nr. 843

Martin Schongauer wurde vor allem durch seine Kupferstiche, die schon seine Zeitgenossen wegen ihrer reichen Formerfindung und der technisch präzisen Ausführung bewunderten und nachahmten, zum bekanntesten deutschen Künstler der Spätgotik vor Albrecht Dürer. Seine kleinen, gemalten Bilder, die den zeichnerischen Charakter der Druckgraphik mit der farbigen Leuchtkraft einer an altniederländischen Vorbildern geschulten Maltechnik verbinden, sprechen vor allem das Gefühl des Betrachters an. In seiner *Heiligen Familie* vermittelt Schongauer den Eindruck stillen Familienglücks und verleiht den unscheinbaren Dingen des Alltags, wie Strohbündel und Weintrauben, die tiefere Bedeutung der christlichen Heilsgeschichte. K. S.

ALLERHEILIGENBILD ▷
Albrecht Dürer
(Nürnberg 1471 – 1528 Nürnberg)
1511
Holz; H 135 cm, B 123,4 cm
Inv. Nr. 838

1501 hatte der Nürnberger Patrizier Matthäus Landauer das „Zwölfbruderhaus" gestiftet, ein Asyl, in das zwölf alte Handwerker, die unverschuldet in Not geraten waren, aufgenommen werden sollten. 1508 erteilte Landauer Albrecht Dürer den Auftrag, für die Allen Heiligen geweihte Kapelle seiner Stiftung ein Altarbild zu malen mit der Anbetung der Heiligen Dreifaltigkeit durch die Gemeinschaft der Heiligen mit allen Christen, wie sie sich nach der Vorstellung des hl. Augustinus über die letzten Dinge als Gottesstaat nach dem Jüngsten Gericht vollenden soll. Die Dreieinigkeit in der Mitte, der auf dem Regenbogen thronende Gottvater mit Christus am Kreuz und der Taube des Hl. Geistes darüber, wird von konzentrischen Ringen der Verehrenden umgeben. Auf den innersten Kreis geflügelter Engelsköpfe, die vom Betrachter am weitesten entfernt sind, folgen Engel mit den Leidenswerkzeugen, darunter kommen die Patriarchen, Propheten und Könige des Alten Testaments auf der rechten Seite, von denen Moses mit den Gesetzestafeln, König David als Psalmist mit der Harfe und Johannes d. Täufer besonders hervorgehoben sind. Ihnen entspricht auf der linken Seite die Gruppe der heiligen Jungfrauen und Märtyrerinnen, hervorgehoben sind u. a. Barbara mit Kelch, Katharina mit Rad und Schwert, Dorothea mit Blumenkorb und Agnes mit Lamm, die von Maria geführt werden. Johannes und Maria bilden zugleich die traditionelle Fürbittgruppe vor Christus als Weltenrichter. Die unterste Reihe stellt die Gemeinschaft der im Weltgericht gerechtfertigten Christen dar, deutlich geschieden in eine geistliche Hälfte links, mit Papst, Kardinal, Mönch und Nonne und eine weltliche rechts, die Kaiser, König, Fürsten, Ritter, Bürger und Bauer mit Dreschflegel umfaßt. Zwischen Kardinal und Bettelmönch fand Matthäus Landauer selbst als Stifter im pelzverbrämten Mantel Platz; der Ritter im goldenen Harnisch stellt Wilhelm Haller, den Schwiegersohn Landauers, dar. In der weiten Landschaft darunter hat sich Dürer selbst mit einer Inschrifttafel, die ihn selbstbewußt als Schöpfer des Bildes bezeichnet, abgebildet. Albrecht Dürer entwarf die Bildtafel und den Rahmen, der oben das Jüngste Gericht zeigt (der in der Gemäldegalerie ausgestellte Rahmen ist eine moderne Kopie nach dem Original im Germanischen Nationalmuseum in Nürnberg), als Einheit in Form einer modernen Altartafel nach italienischem Vorbild und nicht als den üblichen spätgotischen Flügelaltar. Dem entspricht die am venezianischen Vorbild geschulte Malweise. K. S.

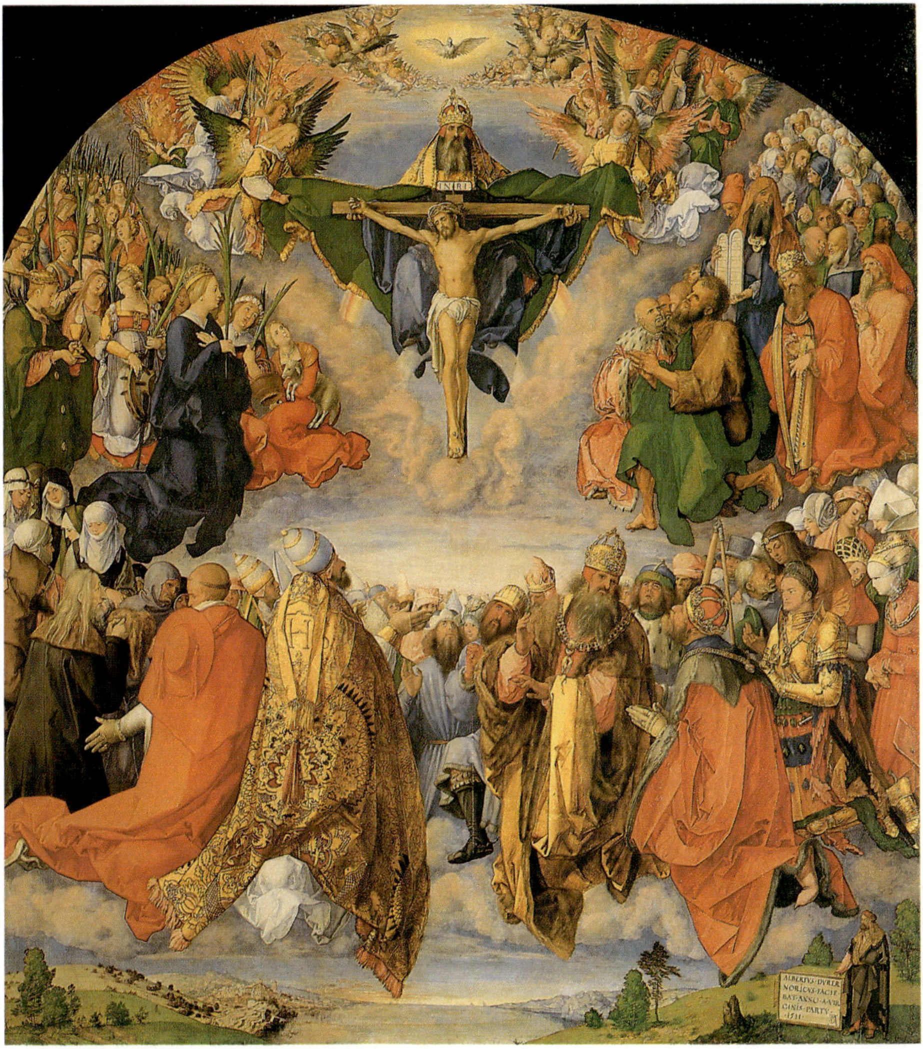
ALBERTVS·DVRER
NORICVS·FACIE·
BAT·ANNO·A·VIR
GINIS·PARTV·
·1511·

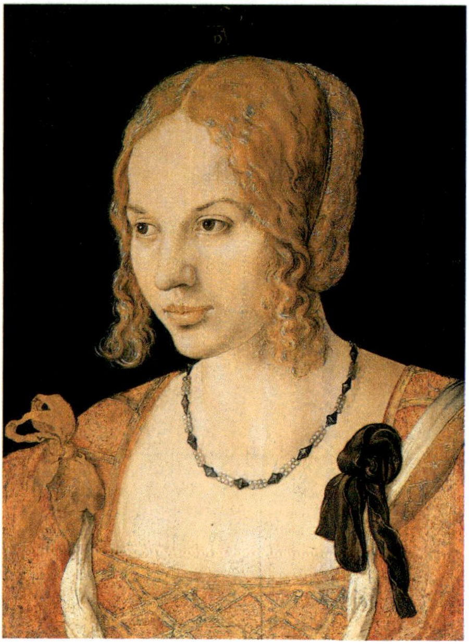

JUNGE VENEZIANERIN
Albrecht Dürer
(Nürnberg 1471 – 1528 Nürnberg)
1505
Holz; H 32,5 cm, B 24,5 cm
Inv. Nr. 6440

Albrecht Dürers entwicklungsgeschichtliche Tat war die Überwindung der deutschen Spätgotik durch das Vorbild der gleichzeitigen italienischen Malerei. Während seines zweiten Aufenthalts in Venedig entstand 1505 jenes *Bildnis einer unbekannten jungen Venezianerin,* das Dürers neugewonnene Fähigkeit zeigt, die Härte der mit Linien fest umgrenzten, zeichnerisch gesehenen Form durch helles Licht, das die Farben zum Leuchten bringt, in malerische Weichheit aufzulösen. Die Schärfe der Konturen wird dadurch gemildert, ohne daß die feste Sicherheit der Zeichnung verlorenginge. Die junge Dame trägt die venezianische Mode des frühen 16. Jh. mit hinten aufgestecktem und von einem Netz gehaltenen blondem Haar – der Ruhm der Venezianerinnen – und seitlich herabfallenden Locken. K. S.

MARTER DER ZEHNTAUSEND CHRISTEN
Albrecht Dürer
(Nürnberg 1471 – 1528 Nürnberg)
1508
Leinwand; H 99 cm, B 87 cm
Inv. Nr. 835

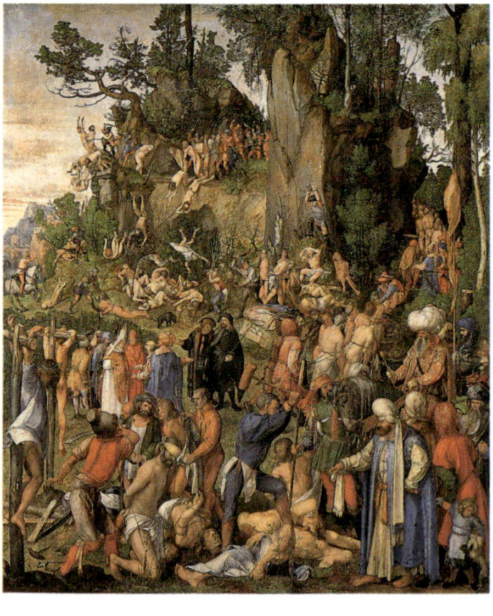

Nach einer im hohen Mittelalter entstandenen Legende sandten die römischen Kaiser Hadrian und Antoninus ein Heer unter der Führung von Achatius zu einem Feldzug nach Kleinasien. Durch die Erscheinung hilfreicher Engel zum Christentum bekehrt, errangen sie zwar den Sieg, erlitten aber unter König Sapor von Persien das Martyrium am Berg Ararat, indem sie gekreuzigt, gesteinigt und über Felsen in Dornengestrüpp gestoßen wurden. Kurfürst Friedrich der Weise von Sachsen gab 1508 das Bild bei Dürer für seine große Reliquiensammlung in der Wittenberger Stiftskirche in Auftrag, die alljährlich am Allerheiligenfest ausgestellt wurde (einige Jahre später verbot dies Martin Luther). In der Bildmitte fallen zwei schwarzgekleidete Männer auf, Dürer selbst, der auf einem gespaltenen Stab einen Zettel mit seiner Signatur trägt und sein kurz zuvor verstorbener Freund, der Humanist Konrad Celtes. K. S.

MARIA MIT DEM KIND MIT DER BIRNENSCHNITTE
Albrecht Dürer
(Nürnberg 1471 – 1528 Nürnberg)
1512
Holz; H 49 cm, B 37 cm
Inv. Nr. 848

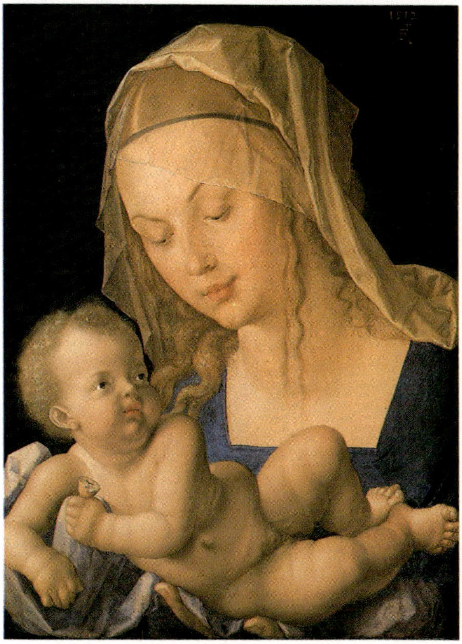

Von den zahlreichen Darstellungen Dürers von Maria mit dem Kind – kein anderes Thema hat er so häufig gewählt – gehört diese zu den bekanntesten. Das Bild ist auf wenige Farben und große Formen konzentriert: das Schwarz des Hintergrundes, das schöne Blau des Mantels und die mit dem hellen Schleier der Madonna korrespondierende Hautfarbe. Der Bildausschnitt ist eng gewählt, die Komposition beschränkt sich auf den zum Jesusknaben geneigten Kopf Mariens und das liegende Kind. In fast übertrieben deutlicher Modellierung ist der Körper des Knaben in seiner bewegten, raumgreifenden Drehung herausgearbeitet. Die schwere Monumentalität erinnert an italienische Vorbilder, an Werke Michelangelos. Im Gegensatz dazu steht die graphische Durchdringung der Form im Gefältel des Schleiers, der wie ein Rückgriff auf die Spätgotik wirkt. K. S.

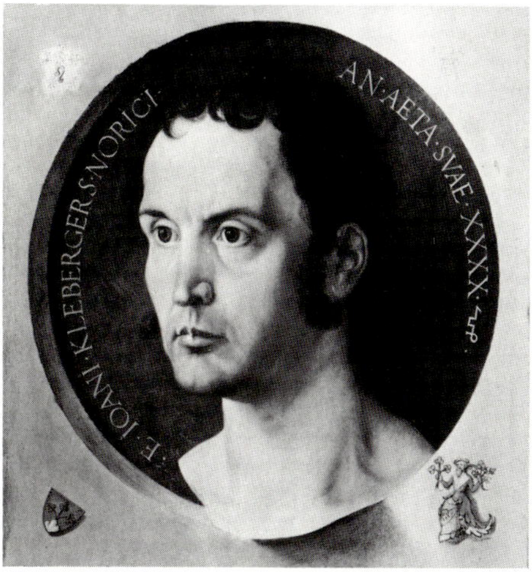

JOHANN KLEBERGER
Albrecht Dürer
(Nürnberg 1471 – 1528 Nürnberg)
1526
Holz; H 37 cm, B 36,6 cm
Inv. Nr. 858

Das seltsame Bild eines seltsamen Menschen: Johann Kleberger, von einfacher Herkunft, hatte seine Heimat Nürnberg verlassen und kehrte einige Jahre später als Besitzer eines ungeheuren Vermögens zurück. 1518 heiratete er eine Tochter des bekannten, mit Dürer befreundeten Humanisten Pirckheimer gegen dessen Willen, verließ sie aber aus unerklärlichen Gründen nach kurzer Zeit, um sich in Lyon niederzulassen, wo er als Wohltäter sein großes Vermögen unter den Armen verteilte. Dürer malte das Bildnis Klebergers acht Jahre nach dessen Verschwinden als Erinnerungsbild. Die Ferne des Dargestellten kommt in der Bildnisform zum Ausdruck, der an antike Portraitmedaillen erinnernde Kopf ist nicht als Relief gedacht, sondern schwebt räumlich unbestimmt in der kreisrunden Öffnung einer Mauerplatte, in deren Ecken Wappen und Helmzier Klebergers, das Sternzeichen des Löwen und die Signatur des Künstlers angebracht sind, während der wie Marmor wirkende Hintergrund die Inschrift trägt. K. S.

KAISER MAXIMILIAN I.
Albrecht Dürer
(Nürnberg 1471 – 1528 Nürnberg)
1519
Holz; H 74 cm, B 61,5 cm
Inv. Nr. 825

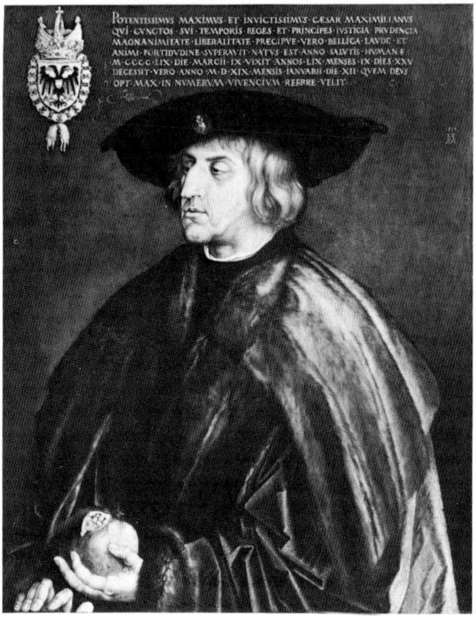

Durch seine Heirat mit Maria von Burgund erweiterte Maximilian I. als erster das habsburgische Herrschaftsgebiet, dessen Ausdehnung ungefähr dem heutigen Österreich entsprochen hatte, nach Westeuropa. Er setzte seine politischen Ansprüche nicht nur mit moderner Kriegstechnik durch, sondern bediente sich der Künste zur Rechtfertigung seiner Handlungen und zur Sicherung seines Nachruhms. Unter den vielen für Maximilian I. tätigen Malern, Bildhauern und Holzschneidern war Albrecht Dürer der führende. 1518 porträtierte er den Kaiser auf dem Augsburger Reichstag in einer Kreidezeichnung, die als Vorlage für das erst nach dem Tod des Kaisers vollendete Bildnis diente. Maximilian ist nicht im kaiserlichen Ornat, sondern als vornehmer Privatmann in einem pelzbesetzten Mantel wiedergegeben. In der Hand hält er anstelle des Reichsapfels einen Granatapfel als Symbol von Macht und Reichtum. K. S.

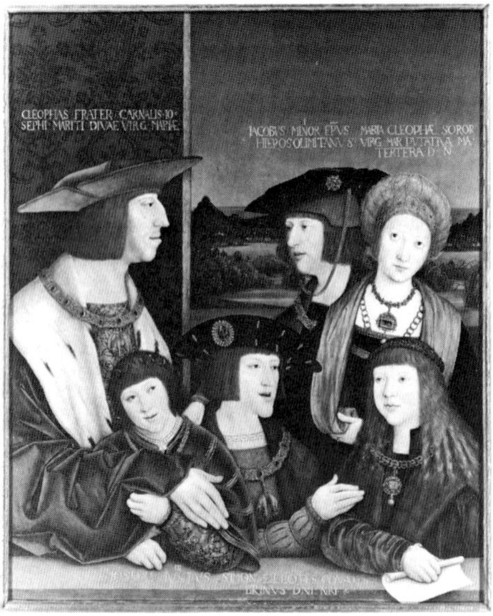

FAMILIE KAISER MAXIMILIANS I.
Bernhard Strigel
(Memmingen um 1460 – 1528 Memmingen)
1516
Holz; H 72,8 cm, B 60,4 cm
Inv. Nr. 832

Dieses Bild ist ein Beispiel dafür, wie Maximilian seine Familie zur Durchführung politischer Pläne einsetzte und seine Absichten in Kunstwerken dokumentieren ließ. Dargestellt sind Kaiser Maximilian I. selbst, seine erste, 1482 verstorbene Gemahlin Maria von Burgund, sein 1506 verstorbener Sohn Philipp und dessen Söhne Karl und Ferdinand sowie der 1515 von Maximilian als Adoptivsohn angenommene Ludwig, der Erbe der Königreiche Ungarn und Böhmen. Das Bild nimmt damit auf die Wiener Doppelverlobung von 1515 Bezug, in der die Verbindung der Habsburger mit dem ungarisch-jagellonischen Königshaus beschlossen wurde. Johannes Cuspinian, Humanist und Berater Maximilians I., an den Verhandlungen von 1515 beteiligt, erhielt die Tafel und ließ sie von Strigel zu einer Darstellung der Hl. Sippe erweitern; auf der heute abgetrennten Rückseite ließ er den Hauptzweig der Hl. Sippe, auf einer zweiten Tafel (Privatbesitz) seine eigene Familie, als einen anderen Zweig der Hl. Sippe, darstellen. K. S.

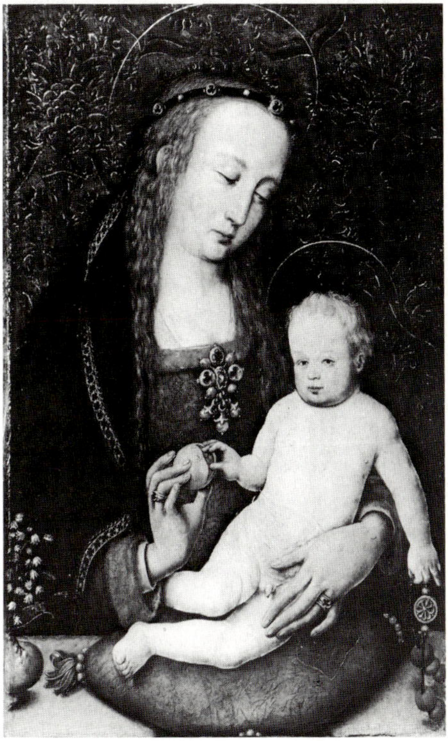

MARIA REICHT DEM KIND EINEN GRANATAPFEL
Hans Holbein d. Ä.
(Augsburg um 1465 – 1524 Isenheim)
um 1510/12
Holz; H 42,2 cm, B 27 cm
Inv. Nr. 6503

Der in Augsburg tätige Hans Holbein d. Ä. begründete als der bedeutendste der spätgotischen Maler Schwabens die künstlerische Vorherrschaft dieser durch Fernhandel und Bankwesen aufstrebenden Stadt in Süddeutschland. Der gleichen Generation wie Albrecht Dürer angehörig, vollzog er nach dessen Vorbild den Schritt von der Spätgotik zur Renaissancemalerei. Die Gemäldegalerie besitzt zwei Werke von seiner Hand, beides Darstellungen der Madonna mit dem Kind, die ohne niederländische Vorbilder nicht denkbar wären. Bei der hier abgebildeten, jüngeren Tafel geht das Figurenmotiv, die Art, wie Maria das Kind hält und ihm einen Granatapfel überreicht, auf Hans Memling zurück. Die schwingenden Linien der Formbegrenzungen und die Farbigkeit, der koloristische Eindruck der vielen kleinen glänzenden Dinge, Schmuckstücke, Perlen und Stickerei sind ebenfalls niederländisch beeinflußt. K. S.

KREUZIGUNG CHRISTI
Lucas Cranach d. Ä.
(Kronach 1472 – 1553 Weimar)
um 1500/01
Holz; H 58,5 cm, B 45 cm
Inv. Nr. 6905

Die Darstellung der Kreuzigung Christi mit zahlreichen Begleitfiguren gehörte zu den häufigsten Bildaufgaben der spätgotischen Malerei des 15. Jh. Vor allem in der süddeutschen Kunst wurde das Geschehen mehr und mehr mit bizarren oder grausamen Details versehen, um die Ausdrucksstärke der Darstellung zu steigern. Wie allerdings der junge, aus dem Fränkischen nach Wien zugezogene Lucas Cranach in seinem Bild, dem frühesten seiner bekannten Werke überhaupt, die Kreuzigung darstellte, übertraf in dieser Richtung alles bisher Dagewesene. Christus ist mit Blut und Wunden übersät, das Kreuz ein roher Baumstamm, die Figuren der Soldaten ins Groteske verzerrt und abenteuerlich gekleidet, die Landschaft wild zerklüftet, mit zerzaustem Baumwuchs, das Ganze in heftigen Farben fetzig gemalt. Cranach wurde mit diesem und ähnlichen gleichzeitig entstandenen Werken zu einem der Gründer der Donauschule. K. S.

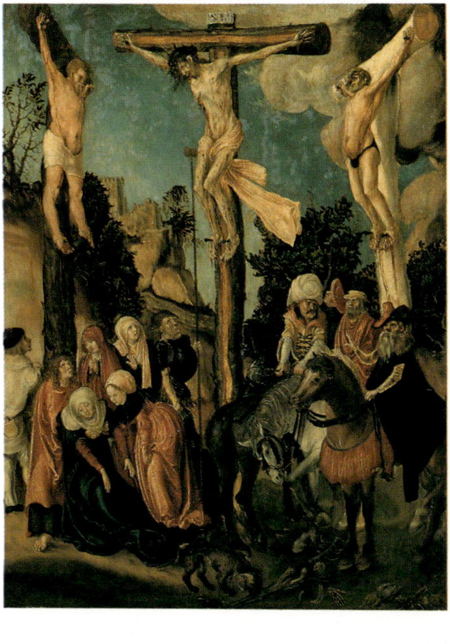

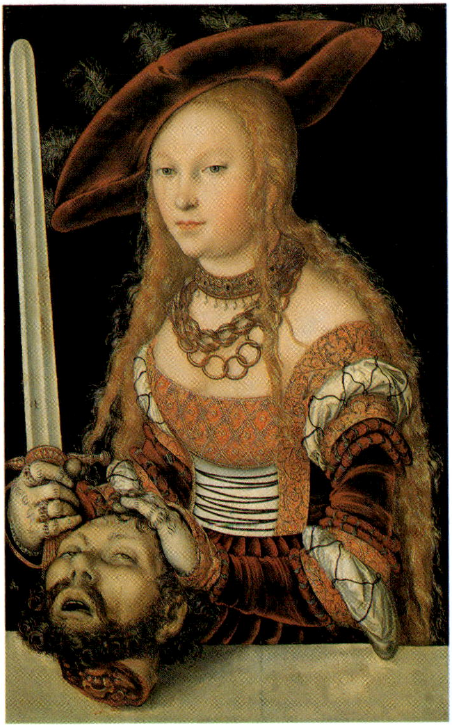

JUDITH MIT DEM HAUPT DES HOLOFERNES
Lucas Cranach d. Ä.
(Kronach 1472 – 1553 Weimar)
um 1530
Holz; H 87 cm, B 56 cm
Inv. Nr. 858

Nachdem Lucas Cranach 1504 von Kurfürst Friedrich dem Weisen als Hofmaler nach Wittenberg berufen worden war, wandte er sich sehr rasch von der Donauschule ab und errang einen unverwechselbaren Stil, der als persönliche „Manier" vom Manierismus der Zeit deutlich absticht. Er ist durch raumlos-flächige Kompositionen von starker farbiger und dekorativer Wirkung sowie ein beschränktes, oftmals wiederholtes Themenrepertoire, das zwischen verschiedenen Bildtypen schwankt, gekennzeichnet. Die in mehreren Fassungen überlieferte halbfigurige Darstellung der alttestamentarischen Heldin Judith, die den liebestollen feindlichen Feldherrn Holofernes in seinem Zelt trunken machte, tötete und damit ihre Heimat rettete, ist gleichzeitig biblische Historie, Bildnis einer vornehmen Dame des sächsischen Hofes und Kostümbild. K. S.

HIRSCHJAGD DES KURFÜRSTEN FRIEDRICH DES WEISEN
Lucas Cranach d. Ä.
(Kronach 1472 – 1553 Weimar)
1529
Holz; H 80 cm, B 114 cm
Inv. Nr. 3560

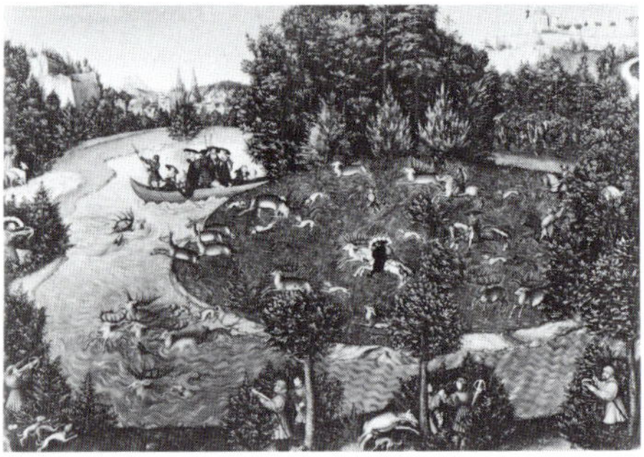

Zu den Pflichten eines fürstlichen Hofmalers, eine Position, die Cranach bis zu seinem Tode im Dienst der sächsischen Kurfürsten innehatte, gehörte die Versorgung des Hofes mit Bildern im weitesten Sinne, wozu nicht nur Portraits der fürstlichen Familie, sondern auch gemalte Festdekorationen zählten. Auch die Erinnerung an festliche Ereignisse wollte festgehalten werden. Die Darstellung einer großen Treibjagd, bei der eine maßlose Zahl von Hirschen ins Wasser gehetzt wird, um von der fürstlichen Gesellschaft mit Armbrüsten leichter erlegt zu werden, gibt ein bereits drei Jahrzehnte zurückliegendes Ereignis wieder, an dem Friedrich der Weise, Kaiser Maximilian I. und Kurfürst Johann d. Beständige, die im Vordergrund in Begleitung von Jagdgehilfen zu erkennen sind, gemeinsam teilnehmen. K. S.

DIE DREI LEBENSALTER UND DER TOD
Hans Baldung Grien
(Schwäbisch Gmünd um 1485 – 1545 Straßburg)
1509/10
Holz; 48,2 cm, B 32,5 cm
Inv. Nr. 2636

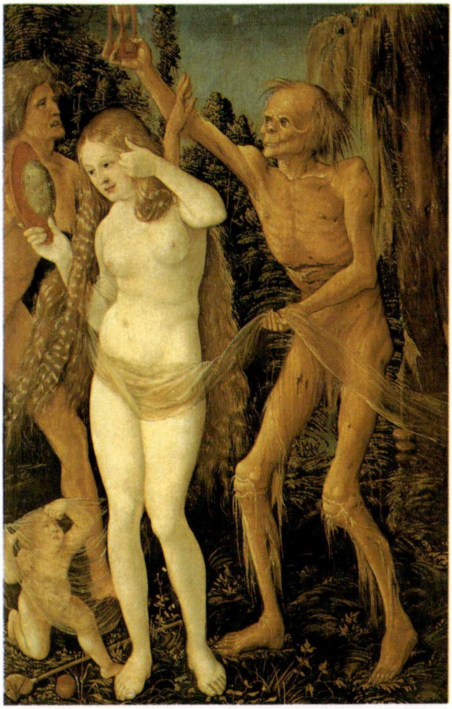

Hans Baldung Grien, der seine wesentliche künstlerische Schulung bei Albrecht Dürer erhielt, aber auch den Einflüssen der Donauschule offenstand, wie die Landschaft mit dem flechtenbewachsenen Baum zeigt, schuf mit diesem Werk eine sinnbildhafte Darstellung der verschiedenen Lebensalter und ihrer Stellung zur Allgegenwart des Todes. Während die junge Frau, deren nackter weißer Körper zur halb verwesten Figur des Todes heftig kontrastiert, ihr langes blondes Haar im Spiegel, einem Symbol der Vergänglichkeit, betrachtet und dem Tod, der die Sanduhr emporhält und schon nach ihrem Schleier greift, keine Aufmerksamkeit schenkt, tritt ihm die Alte energisch entgegen und versucht vergeblich ihn abzuwehren. Der kleine Knabe mit Steckenpferd am Boden hingegen erblickt, als Verkörperung des ersten unreifen Lebensalters, die Welt noch undeutlich durch einen Schleier. K. S.

HL. GEORG IM KAMPF MIT DEM DRACHEN
Leonhard Beck
(Augsburg um 1480 – 1542 Augsburg)
um 1515
Holz; H 134,5 cm, B 116 cm
Inv. Nr. 5669

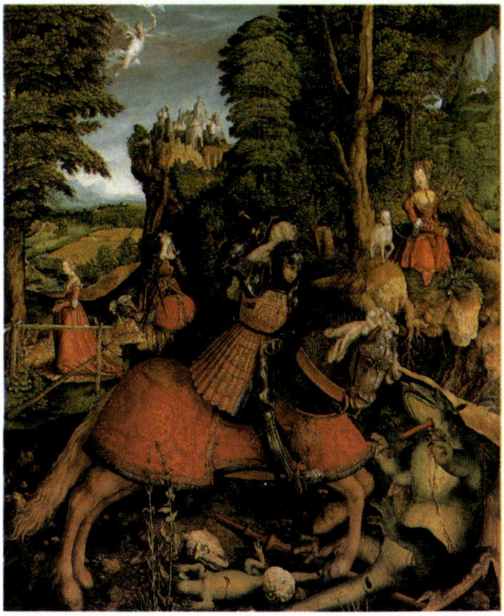

Leonhard Beck gehört neben Hans Burgkmair, Albrecht Altdorfer, Hans Springinklee u. a. zu jenen Künstlern, die ab etwa 1510 als Zeichner von Holzschnitten für die zahlreichen druckgraphischen Unternehmungen Kaiser Maximilians I. tätig waren. Innerhalb der in ihrer künstlerischen Qualität großen Schwankungen unterworfenen malerischen Produktion Becks stellt der Drachenkampf des hl. Georg, durch die Dekorativität seiner Komposition und die reiche Farbigkeit, ein seine übrigen Bilder weit überragendes Meisterwerk dar. Der Künstler inszeniert den legendären Drachenkampf des hl. Georg wie ein Rittermärchen in einer Waldlandschaft. Das Hauptmotiv vorne wird links und rechts im Hintergrund von Nebenszenen, die vorher und nachher spielen, begleitet. K. S.

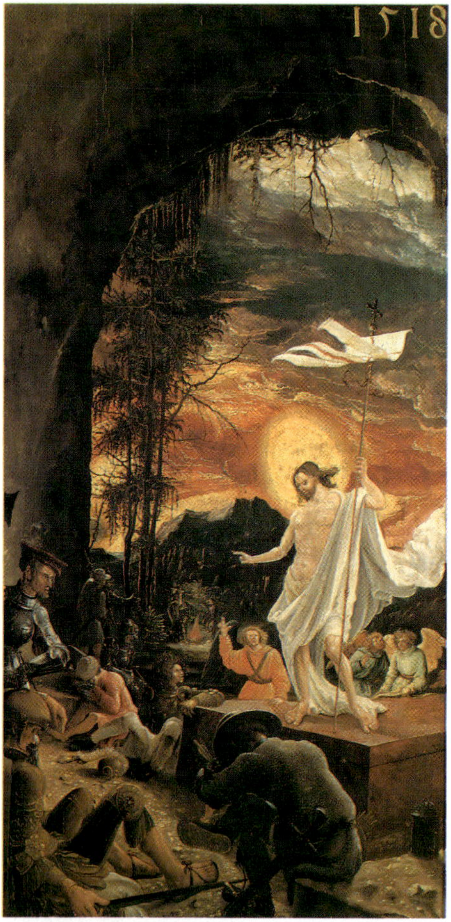

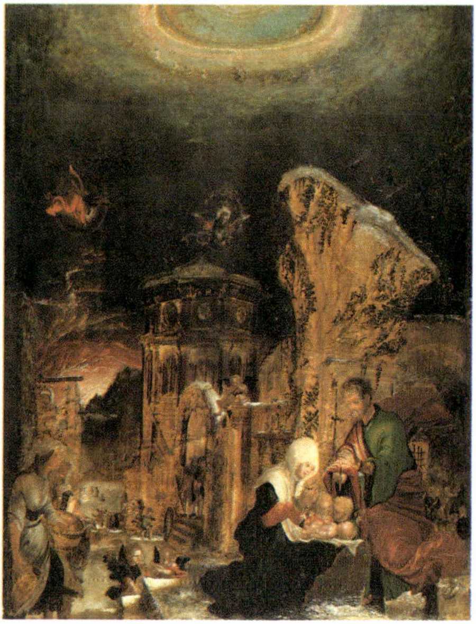

DIE HEILIGE NACHT
Albrecht Altdorfer
(Regensburg um 1480 – 1538 Regensburg)
um 1520
Holz; H 44 cm, B 36 cm
Inv. Nr. 2716

Unter freiem Himmel, ein wenig frisch gefallener Schnee bedeckt den Boden, lagert die Heilige Familie. Es ist Nacht und viele geheimnisvoll leuchtende Lichtquellen erhellen die Finsternis. Überall haben sich musizierende Engel niedergelassen, von jedem geht ein Lichtschein aus. Sie alle aber überstrahlt der wunderbare Glanz des neugeborenen Kindes. Es beleuchtet die hinter der Familie aufragende mächtige Ruine, einen massigen Pfeiler mit Gewölbeansatz und die weiter entfernten Bauten. Der übernatürliche Charakter der Beleuchtung will das Wunderbare der Geburt Christi zum Ausdruck bringen und den Begriff von Christus als „Licht der Welt", wie er in der mystischen Andachtsliteratur formuliert vorlag, auch im gemalten Bild anschaulich machen. In der Mischung von Stimmungsvollem und Dramatischem, von Verfall und überwuchernder Natur, von Altem und erregendem Neuen erscheint dieses Bildchen als kennzeichnendes Werk der Donauschule. K. S.

AUFERSTEHUNG CHRISTI
Albrecht Altdorfer
(Regensburg um 1480 – 1538 Regensburg)
1518
Holz; H 70 cm, B 37 cm
Inv. Nr. 6796

Der große, 1518 vollendete Flügelaltar Albrecht Altdorfers für Stift St. Florian mit der Passion Christi und der Legende des hl. Sebastian ist eines der Hauptwerke der Donauschule. Zwei Tafeln der Predella mit Grablegung und Auferstehung Christi, die die Passion abschließenden Szenen gelangten in das KHM, die übrigen Tafeln blieben in St. Florian erhalten. Beide Predellenbilder zeigen eine ähnliche Komposition, einen Blick aus der dunkel rahmenden Öffnung einer Felsenhöhle in eine weite Landschaft. Die Auferstehung ist ein Nachtbild, vom Auferstandenen geht ein gleißender Lichtschein aus, der die in dumpfer Betäubung liegenden Grabwächter beleuchtet, sie wie ein riesiger Brand rot und gelb verfärbt und bis in die düsteren Wolken des Himmels reicht, Licht und Farbe legen sich über alle Formen und verzerren sie zu bizarren Gebilden, in denen das Unbelebte lebend und das Lebende erstarrt erscheint. K. S.

DER MALER HANS BURGKMAIR UND SEINE FRAU ANNA
Laux (Lukas) Furtenagel
(Augsburg 1505 – nach 1548 Augsburg)
1529
Holz; H 60 cm, B 52 cm
Inv. Nr. 924

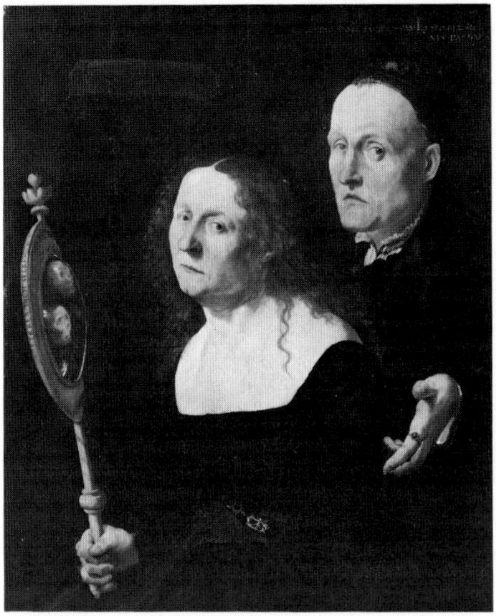

Dieses halbfigurige Doppelbildnis eines älteren Ehepaares ist zugleich eine Allegorie des Todes. Die beiden schauen nicht in den Konvexspiegel, aus dem ihnen zwei Totenköpfe entgegensehen, sondern blicken direkt auf den Betrachter, für den die Mahnung an den bevorstehenden Tod ebenso gilt und in der Aufforderung „Erken dich selbst" des Spiegels zum Ausdruck kommt. Die Inschrift „Sollche Gestalt unser baider was, im Spiegel aber nix dan das" deutet an, daß die beiden in Selbsterkenntnis gefaßt dem Tod entgegensehen. Das Spruchband links schließlich nennt ihre Namen, den Augsburger Maler Hans Burgkmair und seine Frau Anna, geborene Allerlai. Lange Zeit, bis zur Aufdeckung der kleinen Signatur rechts oben, galt das Bild als Werk Burgkmairs selbst, dem allein und nicht seinem sonst wenig bekannten Schüler man ein derartiges, vom Inhalt wie der malerischen Form gleichermaßen erstaunliches Werk zutrauen wollte. K. S.

DER HUMANIST JAKOB ZIEGLER
Wolf Huber
(Feldkirch? um 1485 – 1553 Passau)
nach 1544
Holz; H 58,5 cm, B 44,3 cm
Inv. Nr. 1942

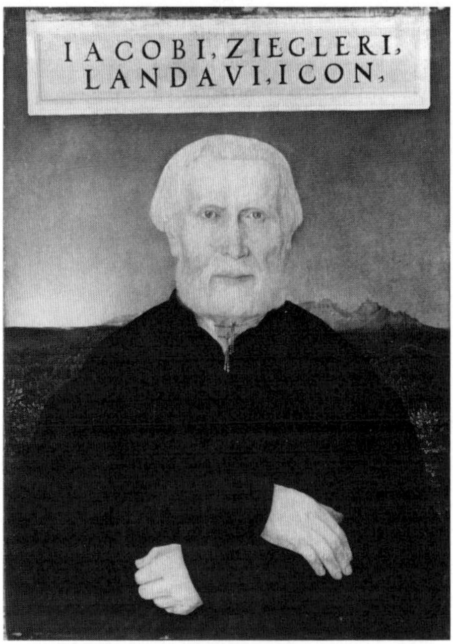

Dieses Bildnis stellt den in Landau an der Isar geborenen Humanisten Jakob Ziegler (1470/71–1549) dar, der nach seinem Studium in Ingolstadt an verschiedenen Orten als Mathematiker, Geograph und Astronom wirkte, aber auch mit theologischen Werken hervortrat. 1544, fünf Jahre vor seinem Tod, ließ er sich in Passau nieder, wo Wolf Huber als bischöflicher Hofmaler tätig war. Das Portrait vereint den malerischen Reichtum der Donauschule, wie er sich in der weiten Landschaft und dem Blick in die Ferne äußert, mit klassischer Formenstrenge des Bildaufbaus. Die antikisierende Inschrifttafel nennt Namen und Herkunft des Gelehrten wie eine Grabschrift; in Verbindung mit der immateriellen Erscheinung des Kopfes gab sie zu der Vermutung Anlaß, Huber könnte hier ein Erinnerungsbild nach dem Tod Zieglers geschaffen haben. K. S.

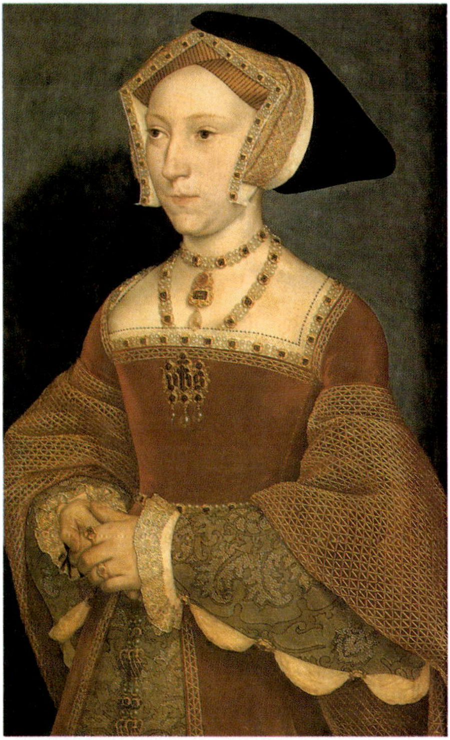

JANE SEYMOUR, KÖNIGIN VON ENGLAND
Hans Holbein d. J.
(Augsburg 1497 – 1543 London)
1536
Holz; H 65,4 cm, B 40,7 cm
Inv. Nr. 881

Seit 1536 befand sich Holbein als Hofmaler im Dienst König Heinrichs VIII. von England. Eines der ersten Bilder, das er in seiner neuen Funktion malte, stellt die Königin Jane Seymour dar. 1513 geboren, war sie 1530 an den Hof gekommen, wo sie nacheinander den Königinnen Katharina von Aragon und Anne Boleyn als Hofdame diente, bis sie unmittelbar nach der Hinrichtung ihrer Vorgängerin 1536 die dritte Gemahlin des Königs wurde. Sie starb bereits im darauffolgenden Jahr nach der Geburt ihres Sohnes Edward. Durch die genaue, in ihrer Flächigkeit altertümlich wirkende Darstellung der kostbaren Stoffe des Hofkleides sowie die unbeteiligt erscheinende Objektivität in der Wiedergabe der Gesichtszüge der Königin nähert sich Holbein dem Ideal des Fürstenportraits, das die überhöhende Distanz des Betrachters zum Poträtierten verlangt. K. S.

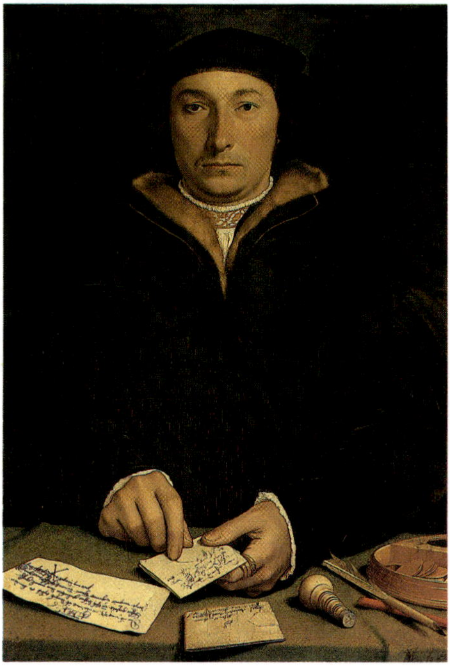

DER DUISBURGER KAUFMANN DIRCK TYBIS
Hans Holbein d. J.
(Augsburg 1497 – 1543 London)
1533
Holz; H 47,7 cm, B 34,8 cm
Inv. Nr. 903

Hans Holbein d. J. war neben Dürer der einzige deutsche Maler des 16. Jh., der über das engumgrenzte Milieu seiner Heimat hinauswuchs und zu internationalem Ansehen gelangte. Nach der Ausbildung in der Werkstatt seines Vaters in Augsburg und längerer Tätigkeit in Basel ließ er sich 1531 für dauernd in England nieder. Vor allem als Bildnismaler tätig, porträtierte er in den ersten Jahren die in London ansässige deutsche Kaufmannschaft, die ihren Sitz im Stahlhof, der von der Hanse gegründeten Handelsniederlassung, hatte. Der Bildnisstil Holbeins ist durch die Verbindung monumentaler Form, auch in kleinem Format, mit unbestechlicher Detailgenauigkeit in höchster malerischer Präzision gekennzeichnet.
K. S.

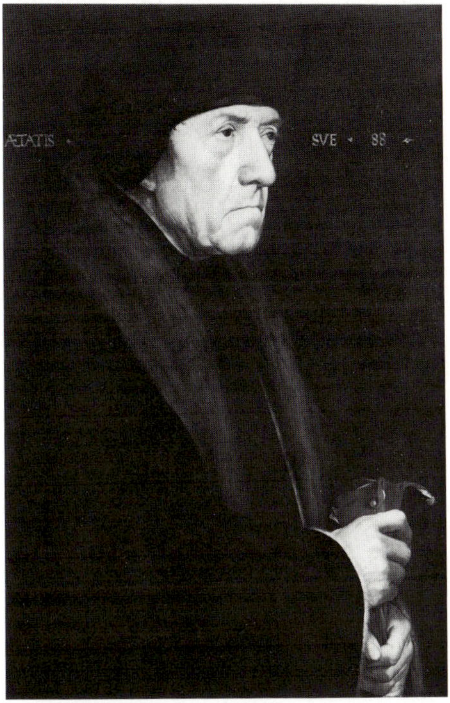

DR. JOHN CHAMBERS, LEIBARZT KÖNIG HEINRICHS VIII.
Hans Holbein d. J.
(Augsburg 1497 – 1543 London)
1543
Holz; H 58 cm, B 39,7 cm
Inv. Nr. 882

Das Bildnis von Dr. John Chambers, Kleriker und Leibarzt Heinrichs VIII., ist eines der letzten, das Holbein schuf. Die später erneuerte Inschrift im Hintergrund nennt sein Alter fälschlicherweise mit 88 Jahren (in Wirklichkeit war er dreiundsiebzig, als er von Holbein für ein Gruppenbild der Ärzte Heinrichs VIII. und dieses Einzelbildnis porträtiert wurde). Vereinfachung der Komposition und Monumentalisierung ist aufs äußerste getrieben, der Blick des Betrachters konzentriert sich ganz auf die unverwechselbare Physiognomie, die durch den bestimmten, im Lauf eines langen Lebens gereiften Ausdruck des Alters gesteigert erscheint. K. S.

CHRISTOPH BAUMGARTNER
Christoph Amberger
(Augsburg um 1500 – 1561/62 Augsburg)
1543
Holz; H 83 cm, B 62,5 cm
Inv. Nr. 889

Kein anderer deutscher Maler der Generation nach Dürer hat sich in der farbig harmonischen Malweise und einer in sich ruhenden Bildnisauffassung so dem Vorbild der Venezianer angenähert wie Christoph Amberger.
Von seinem umfangreichen Œuvre blieben vor allem die Bildnisse, die er im Auftrag Kaiser Karls V. und des städtischen Patriziats schuf, erhalten. 1543 porträtierte Amberger den Nürnberger Patrizier Christoph Baumgartner anläßlich dessen Erhebung in den Adelsstand auf dem Reichstag und brachte in der Haltung des Porträtierten das gelassene Selbstbewußtsein des Erfolgreichen zum Ausdruck. Während die Bildform mit dem fensterartigen Ausblick in eine ferne Landschaft traditionellen Vorbildern der nordischen Portraitmalerei folgt, läßt der koloristische Reichtum der temperamentvoll offenen Malweise diese weit hinter sich. K. S.

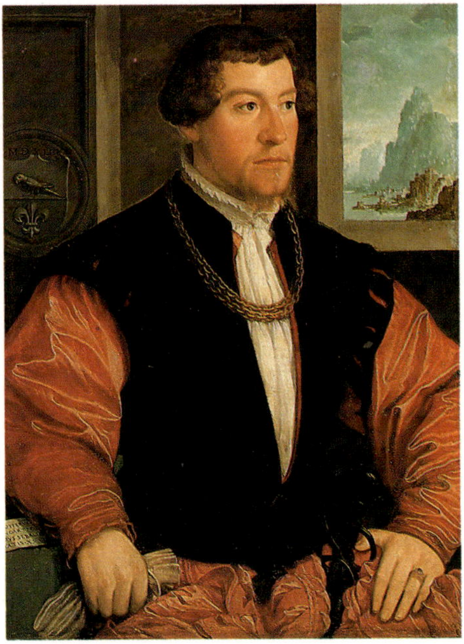

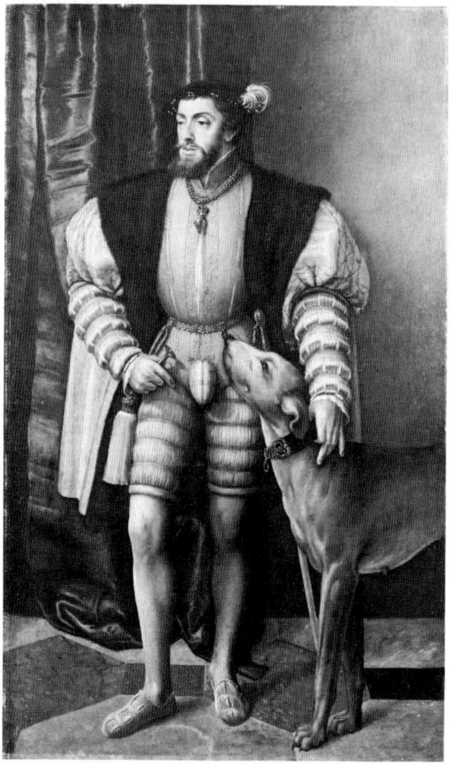

KAISER KARL V.
Jakob Seisenegger
(Niederösterreich 1505 – 1567 Linz)
1532
Leinwand; H 203,5 cm, B 123 cm
Inv. Nr. A 114

Der österreichische Maler Seisenegger, der seit 1531 als Hofkünstler Ferdinands I. arbeitete, erwarb sich durch seine ganzfigurigen Portraits – vorher war nur das Brustbild üblich gewesen – internationales Ansehen zu Lebzeiten sowie kunsthistorische Bedeutung als Nachruhm. Die individuellen Züge wurden in seinen Bildnissen bis auf die Angabe einiger physiognomischer Charakteristika zugunsten der Darstellung vornehmen Auftretens, das keiner äußeren Anzeichen der Würde bedarf, unterdrückt. Ferdinand I. ließ 1532 seinen älteren Bruder Karl V. (1500–1558) in Bologna, wo dieser zwei Jahre zuvor zum Kaiser gekrönt worden war, von seinem Hofmaler porträtieren. Seisenegger schuf mit diesem Bildnis ein vielfach nachgeahmtes Muster, das unter anderem Tizian zum Vorbild für ein eigenes, berühmter gewordenes Werk (heute im Prado in Madrid) diente. K. S.

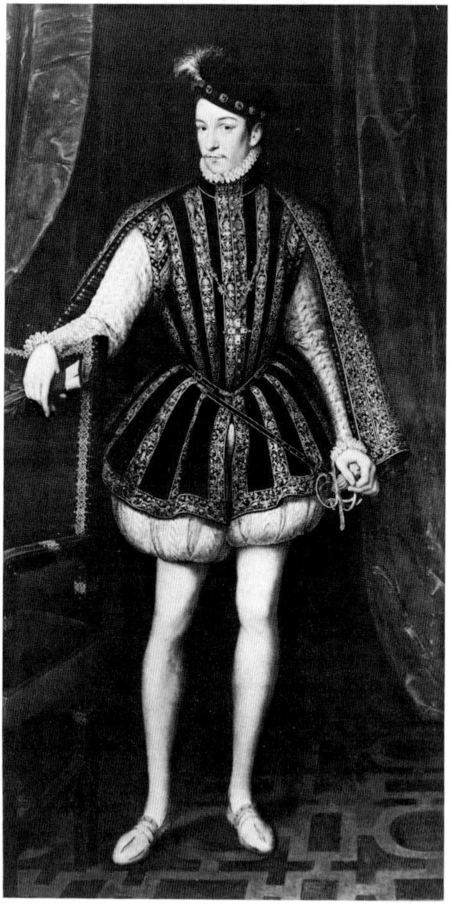

KÖNIG KARL IX. VON FRANKREICH
François Clouet
(Tours um 1510/20 – 1572 Paris)
1569
Leinwand; H 222 cm, B 115 cm
Inv. Nr. 752

François Clouet diente seit 1541 dem französischen Königshaus als Portraitmaler. In seinen offiziellen Bildnissen vereinte er genaue Portraitwiedergabe, die er mit Hilfe zweifarbiger Kreidezeichnungen vorbereitete, mit dem von Anthonis Mor und Seisenegger für die Habsburger entwickelten Schema des ganzfigurigen höfischen Bildnisses. Der zwanzigjährige König Karl IX. (1550–1574) ließ sich bei seiner Vermählung mit Erzherzogin Elisabeth von deren Onkel Erzherzog Ferdinand II. vertreten und überreichte ihm dafür eine Reihe kostbarster Ehrengeschenke, darunter den Hofbecher Herzog Philipps des

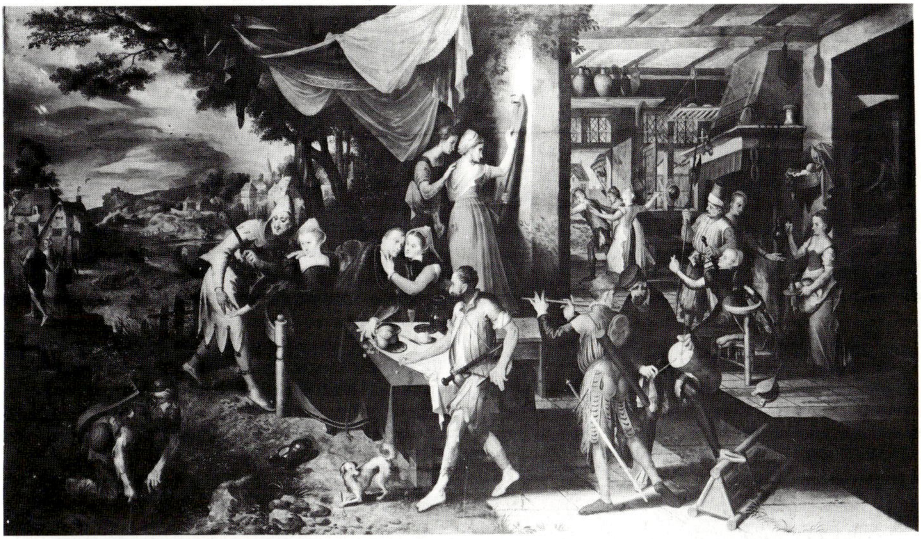

GESCHICHTE DES VERLORENEN SOHNES
Meister des Verlorenen Sohnes
(tätig in Antwerpen um 1530 – 1560)
nach 1550
Holz; H 128 cm, B 214,5 cm
Inv. Nr. 986

Das Gemälde, nach dem ein anonymer Antwerpener Meister benannt wird, stellt das Gleichnis vom Verlorenen Sohn in verschiedenen figurenreichen Episoden dar (Lukas 15,11–32). Im Vordergrund sitzt der Verlorene Sohn in prachtvollen Gewändern zwischen zwei Dirnen am gedeckten Tisch. In der rechten Bildhälfte wird er verarmt aus einer Herberge getrieben, die durch den Vogelkäfig außen über der Tür als Bordell gekennzeichnet ist. In der Hintergrundslandschaft links hütet er die Schweine, sitzt reuevoll auf einer Brücke und wird schließlich vom Vater wieder aufgenommen. Durch die breite Schilderung der Verschwendung des Vermögens unter den Dirnen und beim Spiel wird das Gemälde zum Sittenbild, dessen moralisierende Belehrung Schilderungen in der zeitgenössischen volkstümlichen Literatur entspricht.

C. Z.

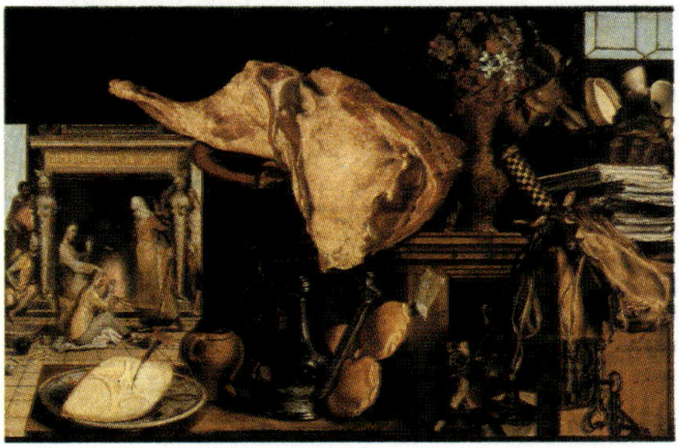

Guten von Burgund, das berühmte Salzfaß Benvenuto Cellinis und den Michaelsbecher sowie wahrscheinlich dieses Bildnis. Der König erlangte traurigen historischen Ruhm durch die Hugenottenkriege, die 1572 in der Bartholomäusnacht gipfelten, in der in ganz Frankreich 30.000 Protestanten getötet wurden. K. S.

◁ **CHRISTUS BEI MARIA UND MARTHA**
Pieter Aertsen
(Amsterdam 1508/09 – 1575 Amsterdam)
1552
Holz; H 60 cm, B 101,5 cm
Inv. Nr. 6927

In kräftigen Farben und mit sorgfältiger Differenzierung der Oberflächen ist scheinbar zufällig und doch in wohlüberlegter Komposition eine Fülle von Gegenständen im Vordergrund vor dem Beschauer ausgebreitet. Sehr irdische Vorbereitungen für ein Festmahl sind getroffen, dessen Anlaß im Hintergrund in hellen und gebrochenen Farben, in skizzenhafter, vom Stilleben vorne abweichender Malweise geschildert wird: der Besuch Jesu im Haus von Maria und Martha, eine geistige Welt, in der Maria den Worten des Herrn lauscht, während die emsige Martha Maria wegen ihrer Untätigkeit schilt. Doch der Herr spricht: „Martha, du sorgst und beunruhigst dich um viele Dinge. Doch weniges ist notwendig. Maria hat den besseren Teil erwählt, der wird ihr nicht genommen werden." (Lukas 10,38–42) K. S.

KINDERSPIELE
Pieter Bruegel d. Ä.
(um 1525/30–1569 Brüssel)
1560
Holz; H 118 cm, B 161 cm
Inv. Nr. 1017

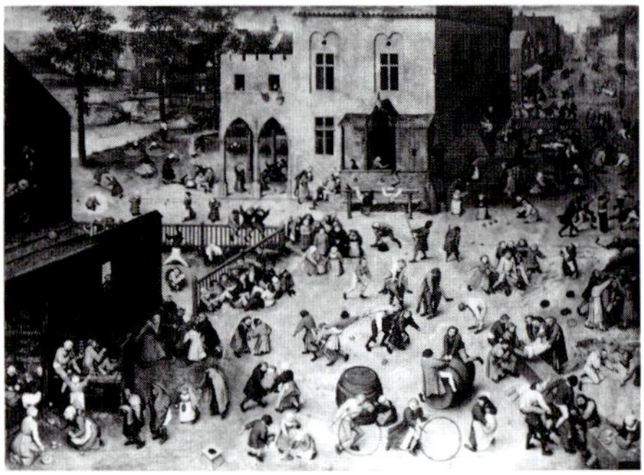

Die Anlage des Bildes mit der steilen Aufsicht auf einen weiten, mit vielen kleinen Figuren übersäten Platz entspricht dem bekannten Schema des *Kampfs von Fasching und Fasten* ebenso wie dem Bildgedanken der enzyklopädischen Zusammenschau verschiedener, durch ein einigendes Thema verbundener Handlungen. Hier werden von über 230 Kindern 90 verschiedene Spiele, von denen viele heute noch bekannt sind, dargestellt. Eine Vielzahl moderner Deutungen versuchte darüber hinaus einen tieferen, verborgenen Bildsinn zu finden, der in Form einer moralisierenden Allegorie das scheinbar nutzlose Treiben der Kinder als Gleichnis für die Sinnlosigkeit und Torheit, ja Sündhaftigkeit menschlichen Handelns veranschaulichen sollte. Vorausgesetzt wird dabei anstelle der in allen Werken Bruegels merkbaren humanistischen eine zutiefst pessimistische Weltschau des Künstlers. K. S.

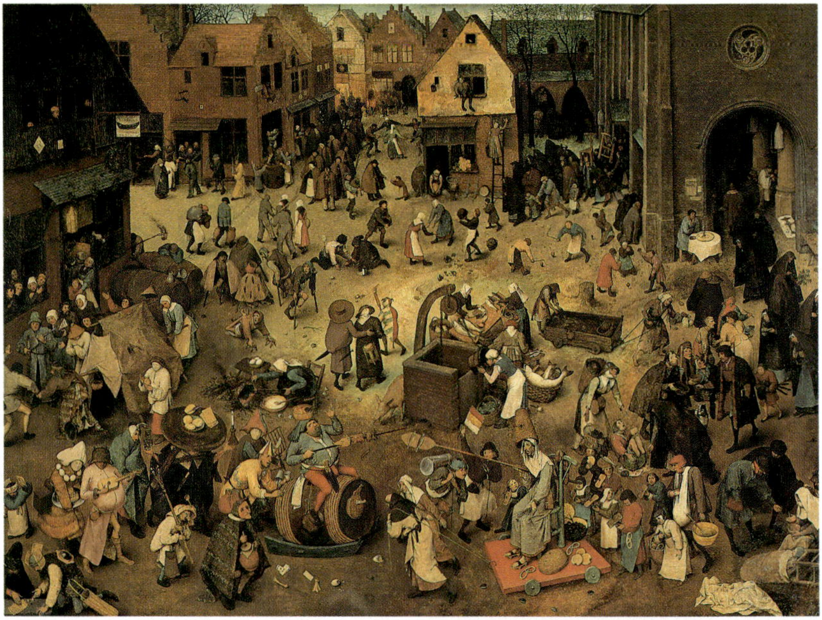

KAMPF ZWISCHEN FASCHING UND FASTEN
Pieter Bruegel d. Ä.
(um 1525/30 – 1569 Brüssel)
1559
Holz; H 118 cm, B 164,5 cm
Inv. Nr. 1016

Der Bildtitel bezieht sich auf die im Vordergrund hervorgehobene Hauptszene, die in Form eines Turniers den Streit der beiden Jahresabschnitte Fasching und Fasten abbildet, wie er als Kampf zwischen Prinz Karneval und Frau Fasten mit ihrem Gefolge seit dem späten Mittelalter im Volksschauspiel, besonders in Form der Fastnachtsaufzüge der Karnevalsbruderschaften, tatsächlich dargestellt wurde. Darüber hinaus fügt der Maler eine Schilderung flämischer Volksbräuche der Zeit von Dreikönig bis Ostern, Stegreiftheater, Mummenschanz und die Darstellung kirchlicher Gebräuche als Summe vieler Einzelszenen in den gemeinsamen Raum eines von Wirtshaus und Kirche begrenzten Marktplatzes und macht damit das zeitliche Nacheinander der Episoden durch ein örtliches Nebeneinander unmittelbar anschaulich.

K. S.

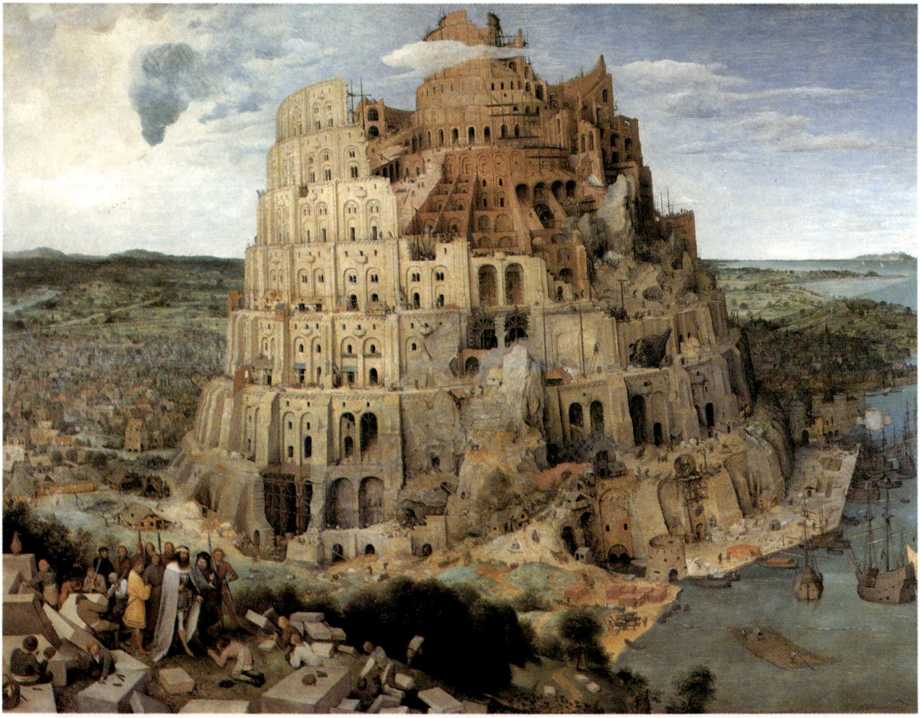

TURMBAU VON BABEL
Pieter Bruegel d. Ä.
(um 1525/30–1569 Brüssel)
1563
Holz; H 114 cm, B 155 cm
Inv. Nr. 1026

Die Bibel erzählt im Buch Genesis im Zusammenhang mit der Sintflut vom Bau des bis in den Himmel reichenden Turms von Babel, den die Menschen nicht nur aus Sorge vor einer neuerlichen Flut, sondern vor allem „um sich einen Namen zu machen" errichten wollten. Als Strafe Gottes erfolgte die babylonische Sprachverwirrung, so daß keiner mehr den anderen verstehen konnte und der Bau unvollendet blieb. Für die didaktische Bibelauslegung des Mittelalters diente der biblische Mythos als Symbol des bestraften menschlichen Hochmuts. Bruegel verstärkte diese moralisierende Grundbedeutung durch die realistische Auffassung des Bildvorwurfs, die, vom archäologischen Interesse des 16. Jh. für die Denkmäler der Vorzeit geleitet, das großangelegte Unternehmen zwar möglich erscheinen läßt, zugleich aber seine Undurchführbarkeit vor Augen führt. Aufs erste wirkt der Turm äußerst solide, er steht auf breiter Basis, ein Felsmassiv bildet den Kern, seine riesigen Dimensionen werden durch die zwergenhaft kleinen Häuser der umgebenden Stadt und das Gewimmel der vielen winzigen Figuren recht deutlich. Beim näheren Hinsehen zeigt sich nicht nur die Planlosigkeit der Arbeiten – ein Nebeneinander von fertiggestellten und noch in der Sockelzone unvollendeten Teilen –, sondern das letztlich undurchführbare Konzept des Bauwerks. Bruegel ließ sich von der Konstruktionsidee und der Form des Kolosseums in Rom – für das christliche Denken als Schauplatz vieler Christenverfolgungen seit je ein Sinnbild antiker Hybris – anregen, stellte aber die nach innen gewendete Projektion des Baus dar. So führen die ansteigenden tonnengewölbten Gänge alle zur Mitte des Turms und sind damit in ihrer Funktion sinnlos. Dazu kommt ein zweiter Widerspruch in der Konstruktion: Die Stockwerksgliederung der radialen Gänge konkurriert mit der aufsteigenden Schneckenrampe des Mantels. Alle Vertikalen sind auf die scheinbare Horizontale der Rampe bezogen, der ganze Turm steht dadurch schief. Der Bau ist absichtsvoll als unmöglich und damit unvollendbar dargestellt, enthüllt sein Geheimnis aber erst nach und nach, weil der Betrachter zuvor durch viele rationale Details der an römische Vorbilder angelehnten und damit vertrauenserweckenden Konstruktion getäuscht werden soll. Bruegels Bild wird damit über seine ursprüngliche Bedeutung als Symbol des Hochmuts hinaus zu einem Sinnbild des Scheiterns bloßer Rationalität.

K. S.

KREUZTRAGUNG CHRISTI
Pieter Bruegel d. Ä.
(um 1525/30–1569 Brüssel)
1564
Holz; H 124 cm, B 170 cm
Inv. Nr. 1025

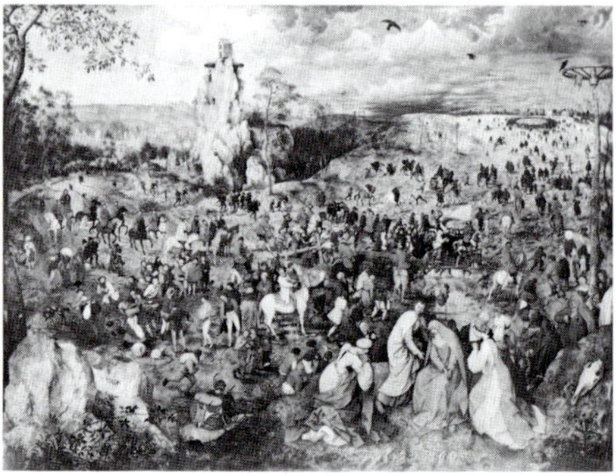

Kein anderes Bild Bruegels zeigt so deutlich seine Abhängigkeit von der Tradition der altniederländischen Malerei. Die Kompositionsidee, die Kreuztragung Christi als figurenreichen, halbkreisförmigen Zug mit Nebenszenen in einer weiten Landschaft darzustellen, geht bis auf Jan van Eyck zurück und wurde in zahlreichen Fassungen bis ins 16. Jh. weiterentwickelt. Bruegel versetzte die biblische Erzählung in seiner Version in die Gegenwart und machte sie damit nicht nur für seine Zeitgenossen unmittelbar erlebbar, sondern gleichzeitig zu einer allgemeingültigen Schilderung menschlicher Handlungsweisen. Der am Anfang und am Ende rasche Zug stockt beim Sturz Christi unter dem Kreuz in der Bildmitte; in einer ausführlichen Nebenszene wird Simon von Kyrene zur Hilfeleistung genötigt. Im Vordergrund, räumlich weit abgerückt als isolierte Gruppe, die trauernden Frauen um Maria und Johannes.
K. S.

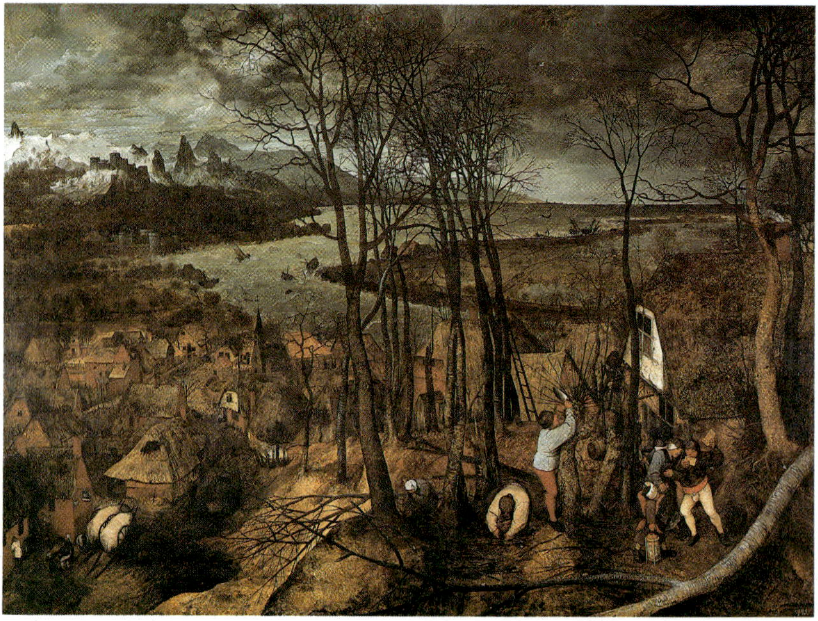

DÜSTERER TAG (VORFRÜHLING)
Pieter Bruegel d. Ä.
(um 1525/30–1569 Brüssel)
1565
Holz; H 118 cm, B 163 cm
Inv. Nr. 1837

Das einleitende Bild von Bruegels Jahreszeitenserie stellt den Übergang der Natur vom Winter zu ihrem Wiedererwachen im Vorfrühling dar. Wie in den anderen Bildern der Serie geht der Blick von einem erhöhten Standpunkt am Dorfrand in die Ferne, auf eine Flußmündung im Tiefland, das von spätwinterlichen Katastrophen, Stürmen, Deichbruch und Überschwemmung heimgesucht wird. Die jahreszeitlich typischen bäuerlichen Tätigkeiten sind an den rechten Bildrand, der weiter in die gesamte Bildfolge hinführenden Seite zu, gerückt: Holzsammeln, Weidenrutenschneiden, Ausbesserung der Hauswand. Die Kinder mit Papierkronen und Waffeln stehen als Faschingsgruppe für die im Vorfrühling üblichen Volksbräuche.
K. S.

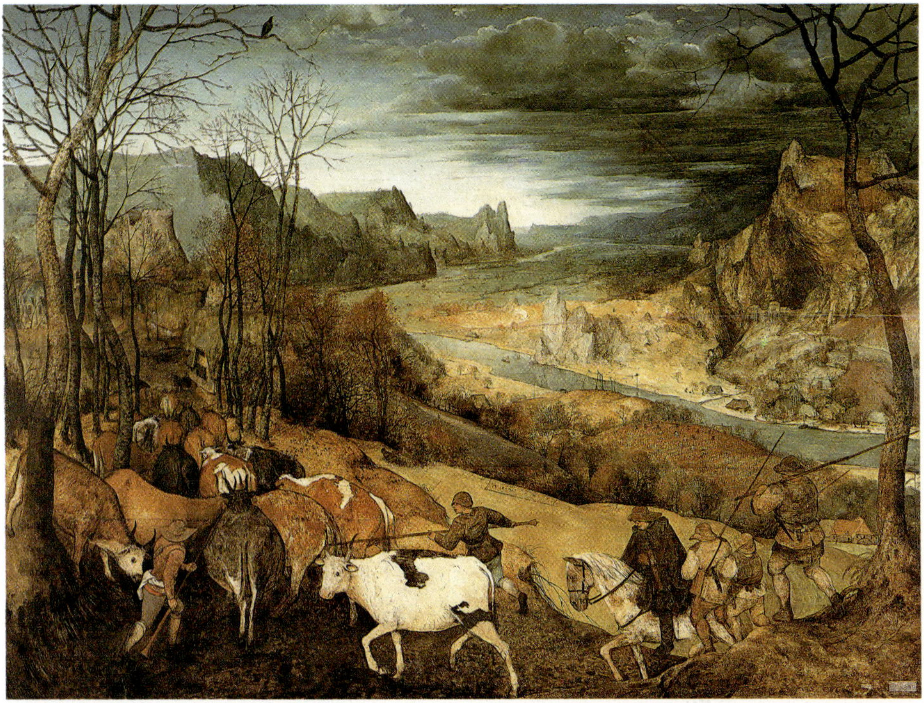

HEIMKEHR DER HERDE (HERBST)
Pieter Bruegel d. Ä.
(um 1525/30–1569 Brüssel)
1565
Holz; H 117 cm, B 159 cm
Inv. Nr. 1018

Die 1565 gemalte Folge von sechs Bildern – fünf sind noch erhalten, davon drei im KHM –, die den Wandel der Jahreszeiten und die mit ihnen verbundenen bäuerlichen Tätigkeiten in der freien Natur schildern, stellt nicht nur den Höhepunkt von Bruegels malerischem Schaffen dar, sondern bildet gleichzeitig den Abschluß der bis in die Spätantike zurückreichenden Entwicklung der Kalenderlandschaft. Der Zyklus teilt den Jahresablauf nicht nach dem starren Schema gleich großer Einheiten, von Monaten oder Doppelmonaten, vielmehr ist jedes einzelne Bild von der Idee einer Jahreszeit beherrscht, wobei Bruegel vom älteren Konzept einer Teilung des Jahres in sechs Zeiten ausging. Die Serie, die man sich ursprünglich in Form eines fortlaufenden Frieses vorzustellen hat, beginnt mit dem Vorfrühling *(Düsterer Tag)*, entsprechend dem alten Jahresanfang im März. Das nächste, bereits seit dem 17. Jh. verlorene Bild stellte den Frühling dar; es folgen die *Heuernte* (Frühsommer) und die *Kornernte* (Spätsommer), beide ehemals in der kaiserlichen Galerie, heute in der Nationalgalerie Prag bzw. im Metropolitan-Museum, New York. Abgeschlossen wird die Serie von der *Heimkehr der Herde* (Herbst) und den *Jägern im Schnee* (Winter). Jede Darstellung bildet eine für sich abgeschlossene Komposition und steht gleichzeitig im größeren Zusammenhang der Gesamtfolge, die sich zu einer farbigen Ordnung, beginnend mit Braunschwarz *(Düsterer Tag)* über vermutlich Blau (Frühling), Grün *(Heuernte)*, Gelb *(Kornernte)*, Ocker *(Heimkehr der Herde)* zu Weiß *(Jäger im Schnee)* reiht.

Der Übergangscharakter der Herbstlandschaft ist durch den Bewegungszug der heimkehrenden Herde von rechts nach links in einer Diagonalen in die Tiefe, dem Dorf zu, der gewohnten Leserichtung gegenläufig sowie die Trennung in eine linke, noch sonnige, und eine rechte, von aufziehenden Wolken mit Sturm beherrschte Bildhälfte gekennzeichnet. Die im Hintergrund geschilderte Weinlese ist dagegen nur ein ergänzendes Detail, ebenso wie die allerorten gegenwärtigen Richtstätten mit Rad und Galgen die unruhigen Zeiten widerspiegeln.

K. S.

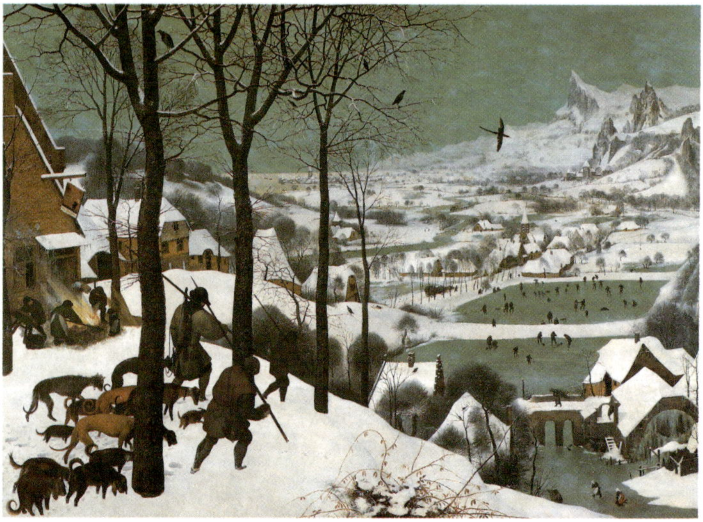

JÄGER IM SCHNEE (WINTER)
Pieter Bruegel d. Ä.
(um 1525/30–1569 Brüssel)
1565
Holz; H 117 cm, B 162 cm
Inv. Nr. 1838

Das abschließende (nicht einleitende!) Bild der Jahreszeitenfolge Bruegels ist aufgrund seiner unvergeßlichen Formerfindung und Farbwirkung die weitaus bekannteste und populärste Komposition der ganzen Serie. Die mit magerer Beute dem tieferliegenden Dorf zustrebenden Jäger, hinter denen die Hundemeute einhertrottet, wenden uns den Rücken zu; ebenso wie die perspektivische Baumreihe führen sie den Blick hinab in die ferne Tiefe und damit gleichsam aus dem ganzen Zyklus hinaus bis zu dem unnahbaren eisbedeckten Gebirge am Horizont. Die eigentliche Monatsillustration im herkömmlichen Sinn, die für den Winter charakteristische Tätigkeit des Schlachtens, tritt als Nebenszene in den Hintergrund; vor dem Haus am linken Bildrand, durch das Wirtshausschild gekennzeichnet, wird ein Schwein gesengt. Ebenso spielen sich die Wintervergnügungen auf dem Eis als Gewimmel kleiner Figuren in der Ebene ab.

K. S.

BAUER UND VOGELDIEB
Pieter Bruegel d. Ä.
(um 1525/30–1569 Brüssel)
1568
Holz; H 59,3 cm, B 68,3 cm
Inv. Nr. 1020

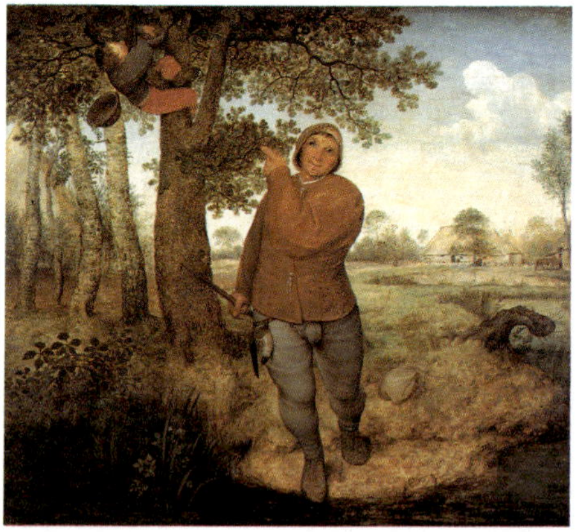

Eine sehr schön gemalte Landschaft dehnt sich in die ebene Tiefe des Bildes; Wiesen, Felder und ein Bauernhof mit Pferden in der Ferne, ein Bach mit Bäumen im Vordergrund – kein anderes Bild Bruegels kommt der Naturwiedergabe holländischer Landschaften des 17. Jh. so nahe. Doch dies ist nur der Rahmen für ein rätselhaftes Geschehen, dessen Bedeutung wir nicht mehr kennen und das befriedigend zu erklären bis heute nicht gelungen ist. Ein Bauer kommt nah an den Bildrand heran, er blickt auf den Betrachter und deutet auf einen Knaben, der einen Baum erklettert hat und ein Vogelnest plündert. Will er uns zeigen, daß der Junge, dem die Mütze vom Kopf gefallen ist, sich nicht halten wird können? Doch dabei merkt er nicht, daß er selbst mit dem nächsten Schritt in den Bach stürzen wird. Zweifellos ist wie so oft bei Bruegel die Darstellung eines Sprichwortes gemeint, doch da uns der Schlüssel dazu fehlt, bleibt die Bedeutung des Bildes ungelöst.

K. S.

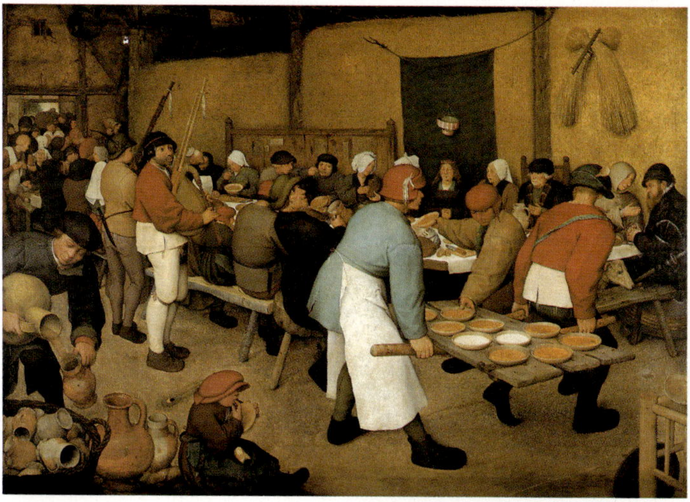

BAUERNHOCHZEIT
Pieter Bruegel d. Ä.
(um 1525/30–1569 Brüssel)
um 1568/69
Holz; H 114 cm, B 164 cm
Inv. Nr. 1027

Kein anderes Bild hat zum Ruhm Bruegels als Schilderer flämischen Bauernlebens mehr beigetragen, und es hat ihm zudem den populären Beinamen „Bauernbruegel" eingebracht. Der Künstler hat auf den erhöhten Standpunkt, der eine Überschau ermöglicht, verzichtet und führt uns mitten in eine reiche Bauernhochzeit. Die Hochzeitstafel ist schräg in die Tiefe führend in der Tenne, dem größten Raum des Bauernhauses, aufgeschlagen, im Hintergrund türmt sich die Strohwand der eingebrachten Ernte. Über der Braut, die in der Mitte der Tafel sitzt, hängt die Brautkrone aus Papier, daneben im hohen Lehnstuhl der für die Aufstellung des Heiratskontraktes notwendige Notar, oben am Tisch der spanisch gekleidete Gutsherr. Der Bräutigam fehlt, er wurde mit der Braut erst am Abend der Hochzeit zusammengeführt. Zwei Dudelsackspieler, die Speisenträger und der Schankbursch vorne verleihen der Szene lebensvolle Natürlichkeit, die nirgends ins Komische oder derb Karikierende verfällt, wie es eine mißverständliche Deutung des bäuerlichen Genres von Bruegel fälschlicherweise erwartet.

K. S.

BAUERNTANZ
Pieter Bruegel d. Ä.
(um 1525/30–1569 Brüssel)
um 1568/69
Holz; H 114 cm, B 164 cm
Inv. Nr. 1059

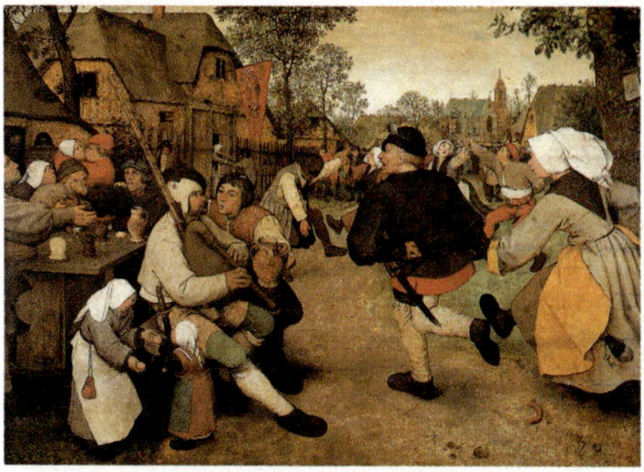

Der Bauerntanz, das zweite großfigurige späte Wiener Bild Bruegels, bildet wohl kein unmittelbares Gegenstück zur *Bauernhochzeit,* entstand aber in enger gegenständlicher und stilistischer Nähe. Wiederum ist ein ländliches Fest, den flämischen Brauch des 16. Jh. getreu wiedergebend, dargestellt. Diesmal läßt sich sogar ein bestimmter Moment im Festablauf erkennen, nämlich die Eröffnung der Dorfkirchweih durch die Vorführung eines traditionell von zwei Paaren ausgeführten Springtanzes. Da wir als Betrachter auf dem gleichen Boden wie die Figuren stehen, ist der Ablauf nicht leicht zu erkennen: Das große Paar im Vordergrund eilt zum Tanz herbei, erst dahinter die beiden tanzenden Paare, noch weiter hinten zieht einer vor einer dichten Reihe von Zuschauern seine noch widerstrebende Tänzerin aus dem fahnengeschmückten Haus. Kompliziert auch die Nebenszene am Tisch: von ganz links tritt ein Bettler heran, dem der Gegenübersitzende die Hand entgegenstreckt und damit seinen vorgebeugten dümmlichen (oder blinden?) Sitznachbarn trifft.

K. S.

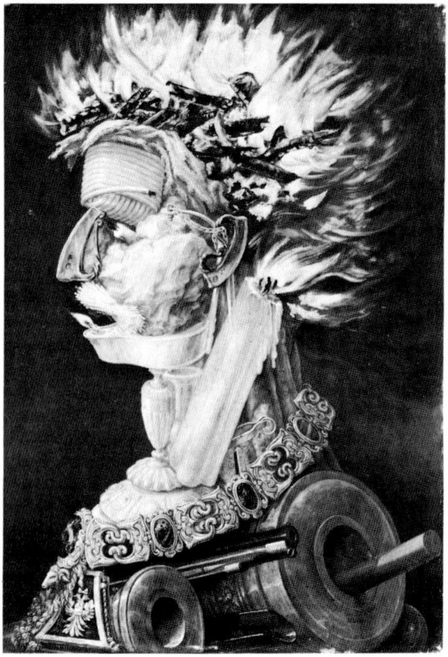

FEUER
Giuseppe Arcimboldo
(Mailand 1527–1593 Mailand)
1566
Holz; H 66,5 cm, B 51 cm
Inv. Nr. 1585

Im Dienste der Kaiser Ferdinand I., Maximilian II. und Rudolf II. war Arcimboldo 1562 bis 1587 als Hofmaler tätig. In Form von Profilbüsten, die aus symbolischen Gegenständen zusammengesetzt sind, schuf er 1563 und 1566 zwei Zyklen mit allegorischen Darstellungen der Jahreszeiten und Elemente. Das *Feuer* besteht aus brennenden Holzscheiten, Kerzen, Docht, Lunte, Öllampe, Feuersteinen und -eisen sowie aus Pistole und Kanonenrohren. Neben der mehrdeutigen Interpretation von *Feuer* und der versinnbildlichten Abhängigkeit der menschlichen Errungenschaften von den Naturkräften enthält das Bild, durch die Ordenskette des Goldenen Vlieses und das Medaillon mit dem habsburgischen Doppeladler bedingt, Anspielungen auf die Habsburger. Damit wurde wohl weniger ein bestimmter Herrscher gemeint als die Allmacht des Hauses Habsburg schlechthin. C. Z.

FRÜHLINGSLANDSCHAFT (MAI) ▽
Lucas van Valckenborch
(Löwen um 1535–1597 Frankfurt a. M.)
1587
Leinwand; H 116 cm, B 198 cm
Inv. Nr. 1065

Im Auftrag von Erzherzog Matthias schuf sein Kammermaler Valckenborch um 1587 einen Zyklus von zwölf Monatsbildern, von denen sieben erhalten sind (fünf im KHM). In der *Frühlingslandschaft* (Mai) verwendet der Künstler den traditionellen Bildtypus der „Ausblickslandschaft" mit hochgelegenem, nahem Vordergrund. Das figürliche Geschehen konzentriert sich auf der rechten Bildhälfte in der Waldlandschaft, wo eine vornehme Gesellschaft beim Picknick versammelt ist. Eingefügt in die weite Hintergrundlandschaft erkennt man links den Herzogspalast von Brüssel. Während die übrige Landschaft nicht der Umgebung Brüssels entspricht, ist die Schloß-Vedute nach einem Stich topographisch genau dargestellt.

C. Z.

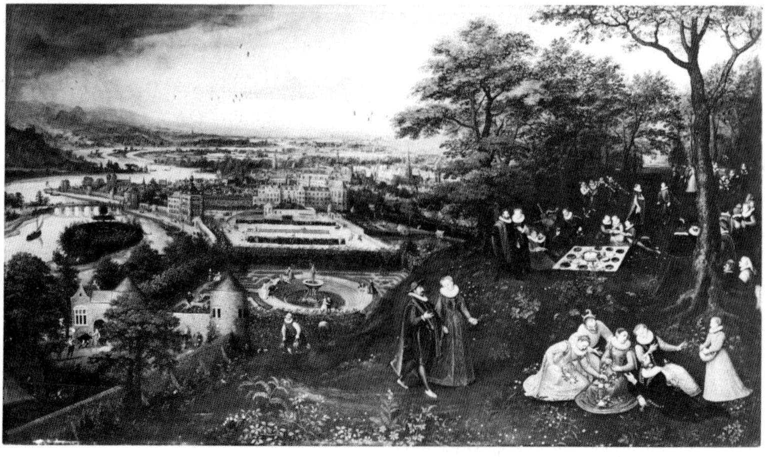

MINERVA ALS SIEGERIN ÜBER DIE UNWISSENHEIT ▷
Bartholomäus Spranger
(Antwerpen 1546–1611 Prag)
um 1591
Leinwand; H 163 cm, B 117 cm
Inv. Nr. 1133

Bartholomäus Spranger empfing seine malerische Ausbildung in Antwerpen und war anschließend mehrere Jahre in Frankreich, Oberitalien und Rom tätig. Wie kein zweiter mit allen künstlerischen Strömungen seiner Zeit vertraut, schien er prädestiniert, Hofmaler Kaiser Rudolfs II. zu werden, der mit sicherem künstlerischem Urteil an den Schöpfungen seiner Hofkünstler persönlichen Anteil nahm und deren Form und komplizierte Thematik bestimmte. In diesem Bild wird mit dem Personal der antiken Mythologie der abstrakte Gedanke des Sieges der Weisheit über die Unwissenheit in allegorischer Form anschaulich gemacht. Minerva, die kriegerische Beschützerin der Künste und der Wissenschaft, setzt triumphierend ihren Fuß auf den besiegten und gefesselten eselsohrigen Vertreter der Unwissenheit. Umgeben von den Musen und den Personifikationen der Künste, demonstriert die Göttin die Macht der Herrschertugenden des Kaisers in Krieg und Frieden. K. S.

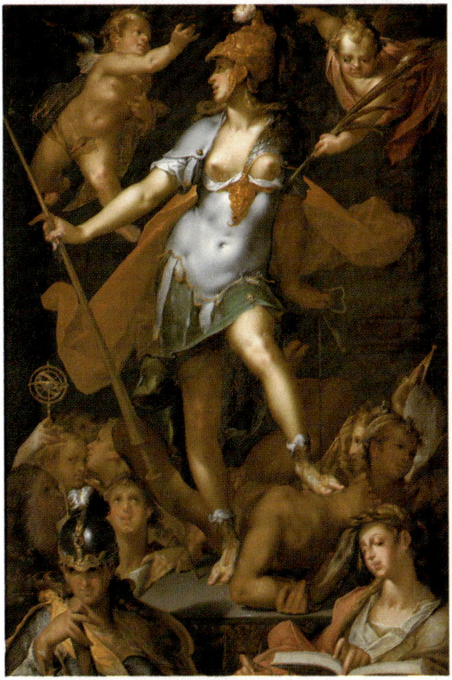

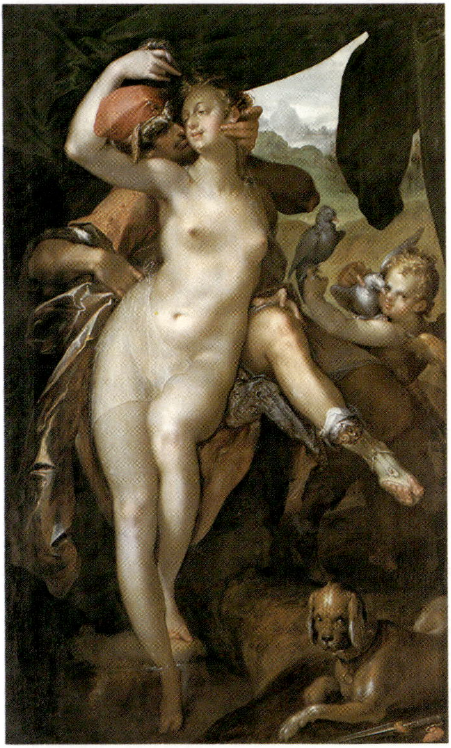

◁ **VENUS UND ADONIS**
Bartholomäus Spranger
(Antwerpen 1546–1611 Prag)
um 1597
Leinwand; H 163 cm, B 104,3 cm
Inv. Nr. 2526

Ovid erzählt in seinen Metamorphosen den uralten Mythos der Liebe von Venus und Adonis, einem sterblichen jungen Hirten und Jäger. Venus versucht voll böser Vorahnung, ihren Geliebten von der Jagd auf wilde Tiere abzuhalten. Vergeblich, Adonis wird von einem wilden Eber angefallen und stirbt. Spranger stellt in dieser großen, im Auftrag Rudolfs II. gemalten Komposition den Abschied des Jägers von Venus dar. Wie die Liebesgöttin, die Linke auf das Knie ihres Geliebten gestützt, von überirdischem Licht aus dem Inneren der Grotte bestrahlt, in leichter Drehung die unverhüllte Schönheit ihres göttlichen Körpers zeigt und damit die erotische Spannung des Inhalts mit der formalen Spannung der kunstvollen Komposition korrespondieren läßt, das entsprach dem verfeinerten Geschmack des Kaisers. K. S.

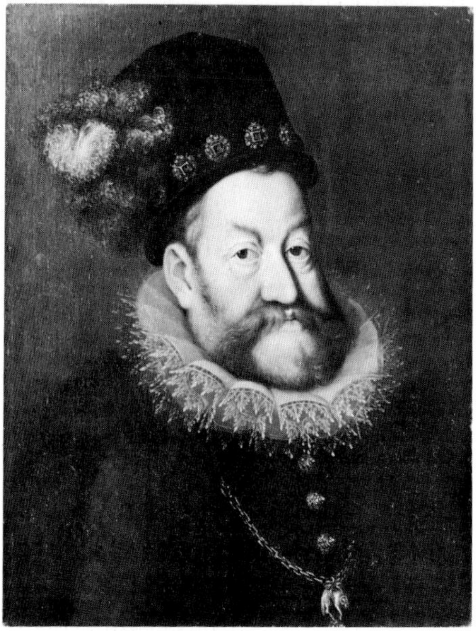

KAISER RUDOLF II.
Hans von Aachen
(Köln 1551/52–1615 Prag)
um 1606/08
Leinwand; H 60 cm, B 48 cm
Inv. Nr. 6438

Unter den Malern des rudolfinischen Hofes war Hans von Aachen der bedeutendste Portraitist. Sein beinahe freundschaftliches Verhältnis zu Rudolf II. (1552–1612) brachte ihm eine vertraute Kenntnis des Äußeren und der Psyche des Kaisers und ermöglichte dieses Portrait, das jede Idealisierung vermeidet und den schwierigen Charakter des hochbegabten und gebildeten Herrschers zum Ausdruck bringt. Die zwischen Zielstrebigkeit und Lethargie schwankende Politik Rudolfs II. führte zum „Bruderzwist" mit dem minder begabten, aber ehrgeizigen Matthias, der ihn 1608 weitgehend entmachtete. Unumstritten ist hingegen Rudolfs Rolle als Förderer der Wissenschaften und Künste, der Prag durch die Berufung von Gelehrten und Künstlern zum kulturellen Zentrum Mitteleuropas machte. Ebenso groß ist seine Bedeutung als Kunstsammler; seine Kunstkammer ist trotz der großen Verluste im Dreißigjährigen Krieg eine der wichtigen Quellen des KHM. K. S.

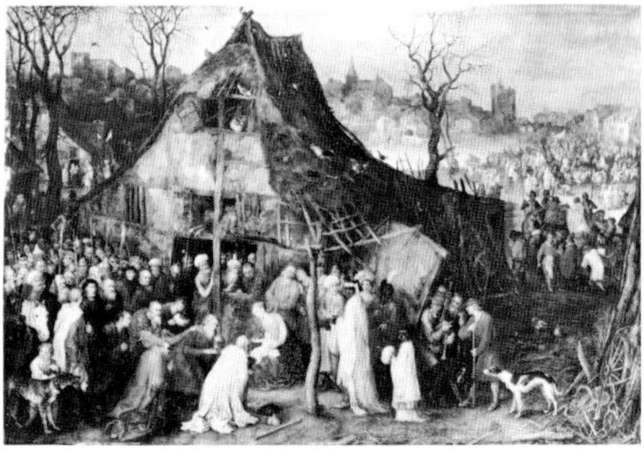

JUDITH ZEIGT DEM VOLK DAS HAUPT DES HOLOFERNES ▽
Abraham Bloemaert
(Gorinchem 1564–1651 Utrecht)
1593
Holz; H 34,5 cm, B 44,5 cm
Inv. Nr. 6514

Abraham Bloemaert ist ein charakteristischer Vertreter des holländischen Spätmanierismus, der mit Hilfe kunstvoller und präzis gezeichneter Kompositionen beim Betrachter Verblüffung hervorrufen wollte. Das Thema der siegreichen Heldin Judith, die nach ihrer Rückkehr aus dem feindlichen Lager dem Volk ihrer belagerten Heimatstadt Bethulien den Kopf des von ihr getöteten Feldherrn Holofernes vorweist, gestaltete Bloemaert zu einem Kabinettstück der Darstellung von Lichteffekten, wie sie sich aus dem zuckenden Widerschein nächtlicher Fackelbeleuchtung ergeben. Über lebhaft bewegte und in extremen Verkürzungen sich windende Figuren flackern mit tiefen Schatten gemischte Schlaglichter, die der biblischen Szene den Charakter des außergewöhnlichen Ereignisses verleihen, dessen Aufregungen sich in den Gebärden der Einwohner Bethuliens spiegeln. K. S.

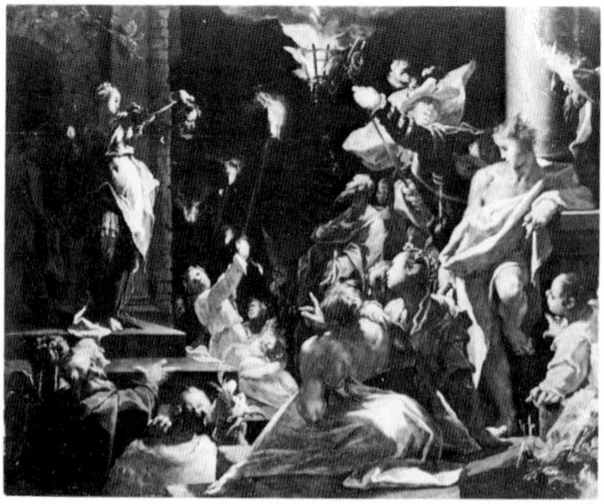

◁ **ANBETUNG DER KÖNIGE**
Jan Brueghel d. Ä.
(Brüssel 1568 – 1625 Antwerpen)
1598
Kupfer; H 33 cm, B 48 cm
Inv. Nr. 617

Wie so oft, nahm sich Jan Brueghel auch für die figurenreiche Ankunft der drei Weisen aus dem Morgenland Kompositionen desselben Themas zum Vorbild, die sein Vater Pieter Bruegel d. Ä. gemalt hatte. Allerdings kopierte Jan nie sklavisch die väterlichen Erfindungen. In einem virtuosen, versatzartigen Spiel mit Dimensionen, Kunstvorlagen und Naturbeobachtung schuf er durch Verkleinern, Ausschmücken und Abwandeln etwas unverkennbar Eigenes, dessen Charme und Poesie ihn losgelöst von der tiefgründigen Wirklichkeitsschau des Vaters zeigt. Die minutiös gezeichnete Fülle zierlicher Figürchen, pittoreske Details und der emailartige Glanz frischer, bunter Farben verleihen dem Kabinettstück nicht nur den preziösen Charakter eines Kleinods, sondern schenken der Weihnachtsgeschichte den Zauber des Unwirklichen und verwandeln sie in ein Märchen voll Anmut und Romantik. G. H.

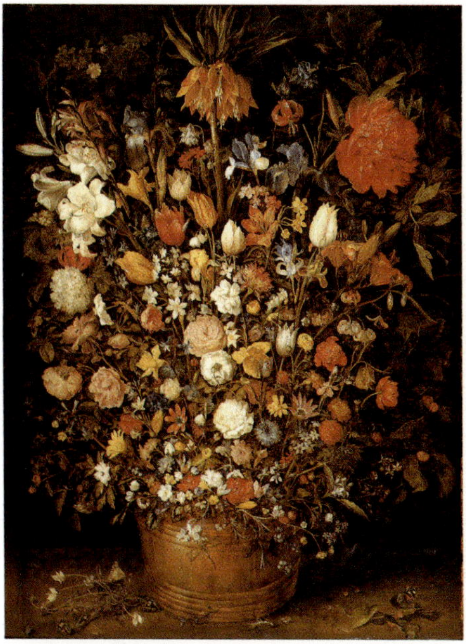

GROSSER BLUMENSTRAUSS IN EINEM HOLZGEFÄSS
Jan Brueghel d. Ä.
(Brüssel 1568 – 1625 Antwerpen)
um 1606/07
Holz; H 98 cm, B 73 cm
Inv. Nr. 570

Jan Brueghel erntete schon zu Lebzeiten seinen größten Ruhm für seine nahsichtig und brillant gemalten Blumenstilleben, die als kostbare Raritäten nördlich und südlich der Alpen begehrte Sammlerstücke waren. Einem Mikrokosmos gleich, brachten sie die Schönheit und Vielfalt der Schöpfung, sich spiegelnd in den kleinen und kleinsten Dingen, in die Abgeschiedenheit der Kunstkammer. Wildwachsende und Gartenpflanzen, heimische und exotische, Frühlings- und Sommergewächse, „so viele seltene und mannigfache, wie sie noch niemand mit soviel Fleiß gemalt hat", in Farben, deren Leuchtkraft, nach Jans eigenen Worten, „fast die Natur erreicht", steckt er zu riesigen, raffiniert komponierten Sträußen zusammen, in deren paradiesischer Fülle künstlerisches Ingenium und das Wunder der Natur sich glücklich verbinden. G. H.

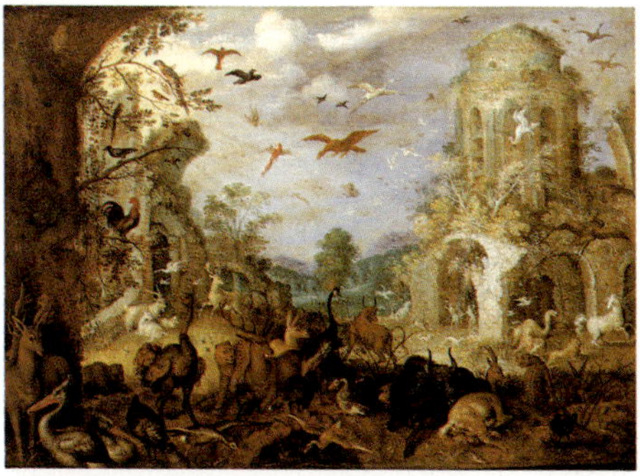

LANDSCHAFT MIT TIEREN
Roelant Savery
(Kortrijk 1576 – 1639 Utrecht)
um 1618
Holz; H 35 cm, B 49 cm
Inv. Nr. 1091

Savery war sowohl Landschafts- wie Tier- und Stillebenmaler. In seinen meist kleinformatigen, miniaturartig feinen Bildern vereint er phantastische Elemente der Landschaft und Architektur mit genau beobachteten realistischen Tierdarstellungen. Diese Mischung entsprach den Vorstellungen seiner Auftraggeber, der Kaiser Rudolf II. und Matthias, die in der Prager Kunstkammer Wunder der Natur und kostbarste Kunstwerke nebeneinander besaßen. Die Schilderung verschiedener Tiere, unter die zahlreiche exotische Gattungen gemischt sind, wie sie als Folge der überseeischen Entdeckungen nach Europa gelangten und hier das Bedürfnis nach wissenschaftlich beschreibender Wiedergabe weckten, besitzt allein noch keine Bildwürdigkeit. Savery verleiht sie ihnen in oberflächlicher Weise durch eine kleine Szene im Hintergrund, hier durch Orpheus, dessen Musik die Tiere bezaubert hatte und der von den thrakischen Mänaden zerrissen wird. K. S.

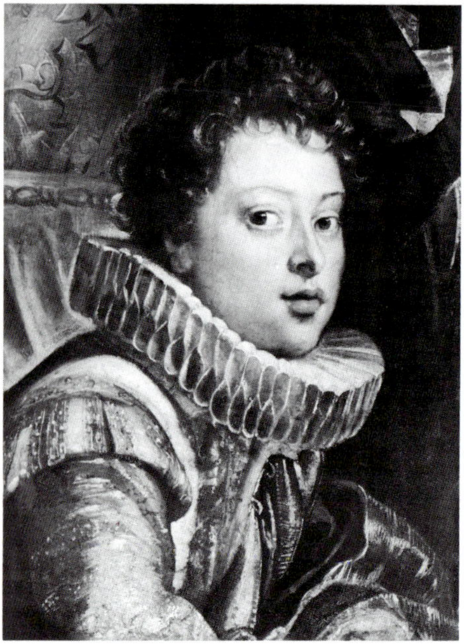

VINCENZO II. GONZAGA, PRINZ VON MANTUA
Peter Paul Rubens
(Siegen 1577 – 1640 Antwerpen)
um 1604/05
Leinwand; H 67 cm, B 51,5 cm
Inv. Nr. 6084

Der Vorstellung von der Laufbahn eines anspruchsvollen jungen Künstlers folgend, zog Rubens 1600 von Antwerpen nach Italien und fand als Hofmaler bei Herzog Vincenzo I. Gonzaga von Mantua eine Stellung, die ihm genug Freiheit gab, um Reisen zu unternehmen und fremde Aufträge auszuführen. Von Vincenzo I. erhielt er nur einen großen Auftrag, das dreiteilige Altarwerk für die Jesuitenkirche in Mantua, dessen Mittelbild die Anbetung der Heiligen Dreifaltigkeit durch das herzogliche Paar, seine drei Söhne und zwei Töchter, sowie die bereits verstorbenen Eltern des Herzogs darstellte. Nach der Einnahme Mantuas durch Napoleon wurde das Bild zerschnitten, ein Fragment mit dem überlebensgroßen Kopf des knienden Sohnes Vincenzo II. (1594–1627) wurde vor 80 Jahren aus dem Kunsthandel erworben. Die pastos breite, auf die Betrachtung aus größerer Entfernung berechnete Malweise, im Kolorit dem venezianischen Vorbild verpflichtet, läßt das barocke Pathos der späteren Werke des Künstlers erkennen. K. S

VERKÜNDIGUNG AN MARIA
Peter Paul Rubens
(Siegen 1577 – 1640 Antwerpen)
1609
Leinwand; H 224 cm, B 200 cm
Inv. Nr. 685

Rubens malte das Altarbild der vom Antwerpener Jesuitenkolleg geleiteten Gelehrtenkongregation unmittelbar nach seiner Rückkehr von seinem achtjährigen Italienaufenthalt. Mit vehementem Schwung ist der Engel Gabriel in das enge Gemach der Jungfrau eingedrungen: physisches Erschrecken vor dem elementaren Einbruch des Engels in die irdische Sphäre, nicht bescheiden – ungläubige Abwehr scheint die traditionelle Geste Mariens zu bedeuten. Beide reagieren mit leidenschaftlicher Bewegung auf das spirituelle Geschehen. Jedoch ist der verführerische Charme des Engels mit den golddurchwirkten Locken, die warme, kostbar changierende „venezianische“ Farbigkeit seines Gewandes der Strenge, der Zurückhaltung, dem kanonisch-einfachen Blau-Weiß der Madonna gegenübergestellt. W. P.

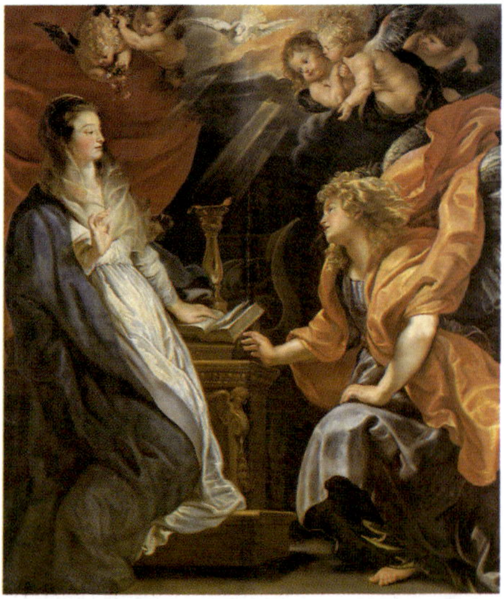

HIMMELFAHRT MARIENS
Peter Paul Rubens
(Siegen 1577 – 1640 Antwerpen)
um 1611/14
Holz; H 458 cm, B 297 cm
Inv. Nr. 518

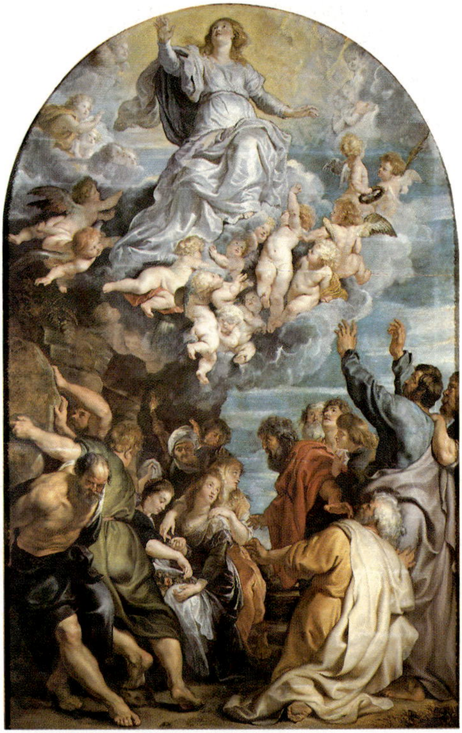

Rubens malte im Laufe seiner Karriere mindestens zwölf Himmelfahrten Mariens: das Wiener Exemplar ist das erste monumentale Altarbild der Reihe. Ursprünglich gedacht als (das dann erst 15 Jahre später gemalte) Hochaltarbild der Antwerpener Kathedrale, schmückte es von etwa 1621 bis 1776 die Marienkapelle der dortigen Jesuitenkirche. Rubens hat offenbar die Komposition im Laufe der langen Planungsgeschichte umgearbeitet: Die ursprünglich den Hintergrund versperrende Figurenmauer aus Jüngern und Frauen wurde geteilt und gibt nun den Blick in die Tiefe frei; außerdem wurde das Bild rundbogig beschnitten. Stilistische Züge, die gegen den Anfang von Rubens' 2. Antwerpener Zeit weisen, wie die herkulischen Apostelfiguren oder die changierende Farbigkeit der Frauengewänder, stehen neben anderen: der kühlen Farbigkeit, glatten Inkarnate, strafferen Bewegung, die an Werke aus der Mitte des Jahrzehnts erinnern. Im gesamten wirkt das Bild additiver, detailreicher, statischer als die etwas späteren Fassungen in ihrer fließenden Dynamik und der in der Diagonale sich entwikkelnden Dramatik. W. P.

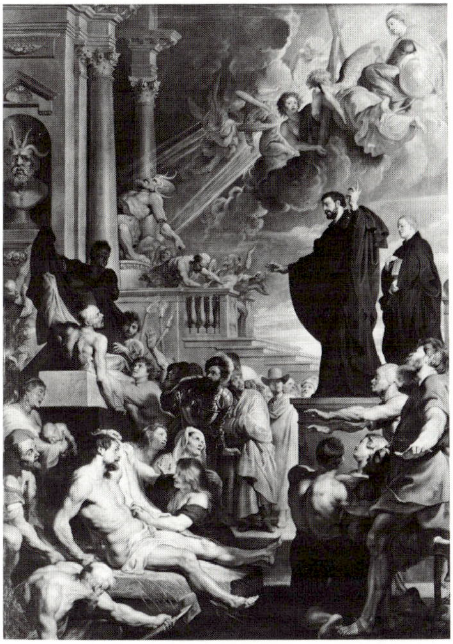

DIE WUNDER DES HL. FRANZ XAVER
Peter Paul Rubens
(Siegen 1577 – 1640 Antwerpen)
um 1616/19
Leinwand; H 535 cm, B 395 cm
Inv. Nr. 519

Vor 1776, abwechselnd mit den *Wundern des hl. Ignatius von Loyola,* ebenfalls im KHM, als Hochaltarbild der Jesuitenkirche in Antwerpen verwendet. Beschützt von der Personifikation des Glaubens, ist Franz Xaver als Missionar Asiens vorgestellt: Er predigt den Heiden, erweckt Tote, heilt Lahme und Blinde, läßt Götzenbilder stürzen. Synchronisierend wird das Repertoire jedes nach Heiligkeit Strebenden vorgeführt (Franz Xavers Kanonisierung erfolgte erst 1622). Rubens bereitete sein großes, weitgehend von der Werkstatt ausgeführtes Altarbild sorgfältig durch eine Ölskizze (ebenfalls im KHM) und Zeichnungen vor: Es ist ein Weg zur (auch inhaltlichen) Klärung, zur Steigerung der Mimik und zur Individualisierung; Figurenballungen, Überschneidungen werden eliminiert – dies alles, um den lehrhaft-propagandistischen Charakter des Bildes, seine Botschaft für den Gläubigen, der es im weiten Kirchenraum aus der Ferne betrachtet, deutlicher zu machen. W. P.

BEWEINUNG CHRISTI
Peter Paul Rubens
(Siegen 1577 – 1640 Antwerpen)
1614
Holz; H 40,5 cm, B 52,5 cm
Inv. Nr. 515

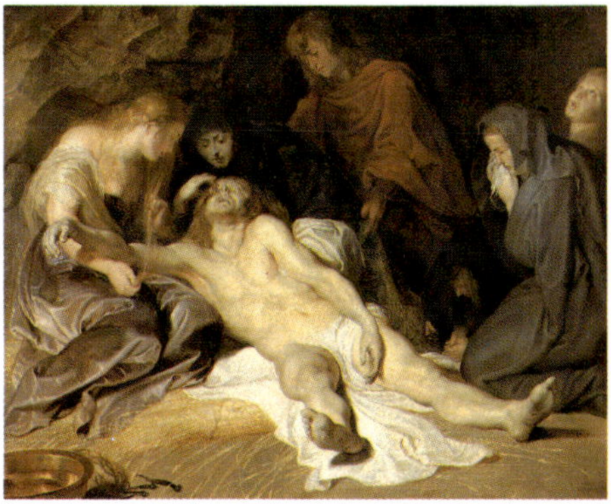

Wie in einem Brennspiegel konzentrieren sich die Leidensgeschichte und die Erlösungstat in der *Beweinung.* Der Gläubige, der dieses für die private Andacht geschaffene Bild anschaut, kann, von Gegenstand zu Mensch, zu Gegenstand weiterwandernd, jede dieser sinnlich anziehend gemalten Einzelheiten zum Ausgangspunkt für die nachvollziehende Betrachtung der Passion machen. Bewundernswert ist die Übereinstimmung des gedanklichen Programms von der anleitenden Funktion der religiösen Malerei in der Gegenreformation mit dem künstlerischen Konzept einer Verbindung von Idealität und Illusion greifbarer Wirklichkeit. Ideal ist die klassische Form der Komposition. Natürlich und wirklich werden Rubens' Gestalten, weil sie von warmem Leben erfüllt sind: greifbar, aber auch ergriffen von den Leidenschaften. W. P.

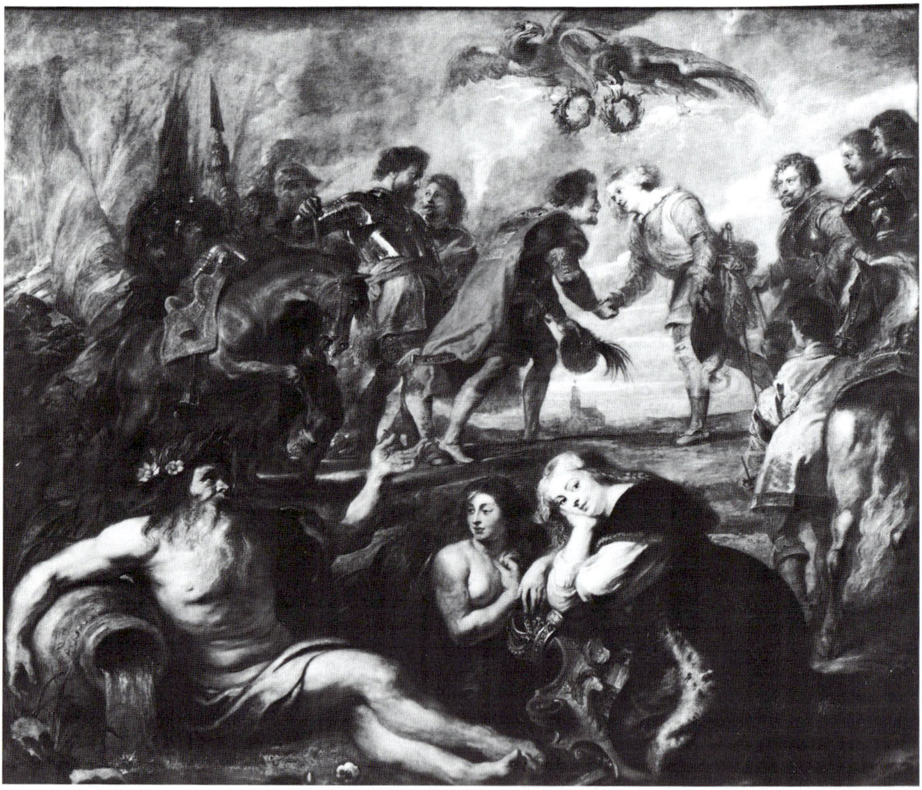

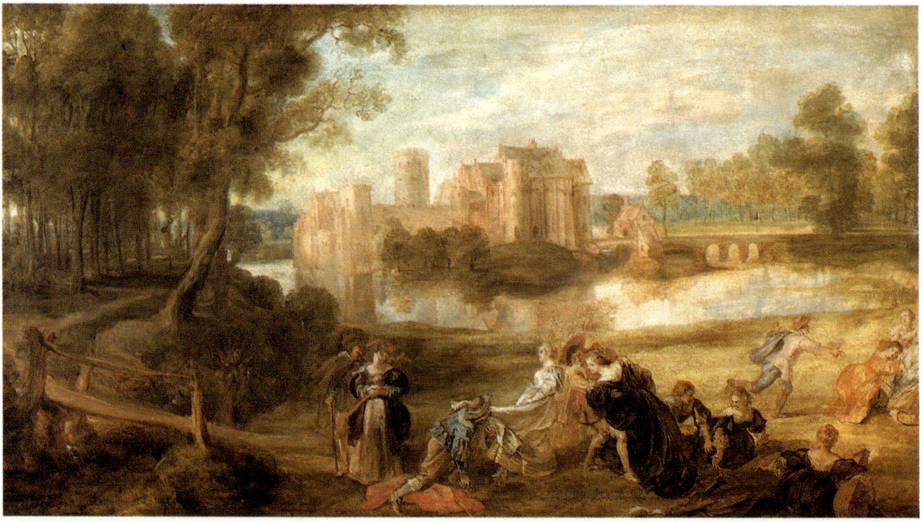

SCHLOSSPARK
Peter Paul Rubens
(Siegen 1577 – 1640 Antwerpen)
um 1632/35
Holz; H 52,5 cm, B 97 cm
Inv. Nr. 696

Immer wieder hat Rubens, dessen Hauptinteresse zweifellos großangelegten Figurenkompositionen galt, sich auch der Darstellung von Natur und Landschaft gewidmet. Aus seiner Spätzeit stammt das kleine Bild der vom scherzhaften Treiben einer ausgelassenen Gesellschaft erfüllten Parklandschaft. Frei von der Schwere jeglichen Pathos, malt Rubens in skizzenhafter Leichtigkeit, in zarten, durchschimmernden Pastellfarben Wiese und Baumgruppen, scherzende und musizierende Menschen – er selbst und seine junge Frau stehen etwas abseits dabei – und das sich im Wasser spiegelnde, feenhafte Schloß. In der heiteren, unbeschwerten Stimmung der spielerisch-amourösen Unterhaltung im Freien gelang dem schon betagten Künstler eine Vorwegnahme der galanten Feste, die ein Jahrhundert später zum Lieblingsthema der Rokokomaler wurden.

G. H.

◁ BEGEGNUNG KÖNIG FERDINANDS VON UNGARN MIT DEM KARDINALINFANTEN FERDINAND VOR DER SCHLACHT VON NÖRDLINGEN
Peter Paul Rubens
(Siegen 1577 – 1640 Antwerpen)
1634/35
Leinwand; H 328 cm, B 388 cm
Inv. Nr. 525

Zum feierlichen Einzug des neuen Statthalters der Niederlande, des Kardinalinfanten Ferdinand, eines Bruders Philipps IV. von Spanien, ließ die Bürgerschaft von Antwerpen, wie bei solchen Anlässen üblich, ihre Stadt mit Triumpharchitekturen schmücken. Die künstlerische Leitung des Unternehmens wurde Rubens übertragen. Eines der vom Meister eigenhändig ausgeführten Gemälde ist die *Begegnung von Nördlingen,* die eine Schauwand schmückte. Zur Darstellung gelangt ein der *entrée joyeuse* des Kardinalinfanten vorausgegangenes Ereignis: die Vereinigung seiner Truppen mit denen des habsburgischen Vetters, des künftigen Kaisers Ferdinand III. Gemeinsam hatten sie bei Nördlingen über den schwedischen Feind einen Sieg errungen. Zwischen den Donau und Germanien verkörpernden allegorischen Gestalten und den vom Himmel schwebenden Adlern Jupiters wird das Zusammentreffen der beiden Heerführer zu einem Geschehen von überzeitlicher Bedeutung überhöht. Mit der malerischen Pracht seines bewegten, atmosphärischen Spätstils glorifiziert Rubens das Haus Habsburg, seiner Einmut ein Denkmal setzend.

G. H.

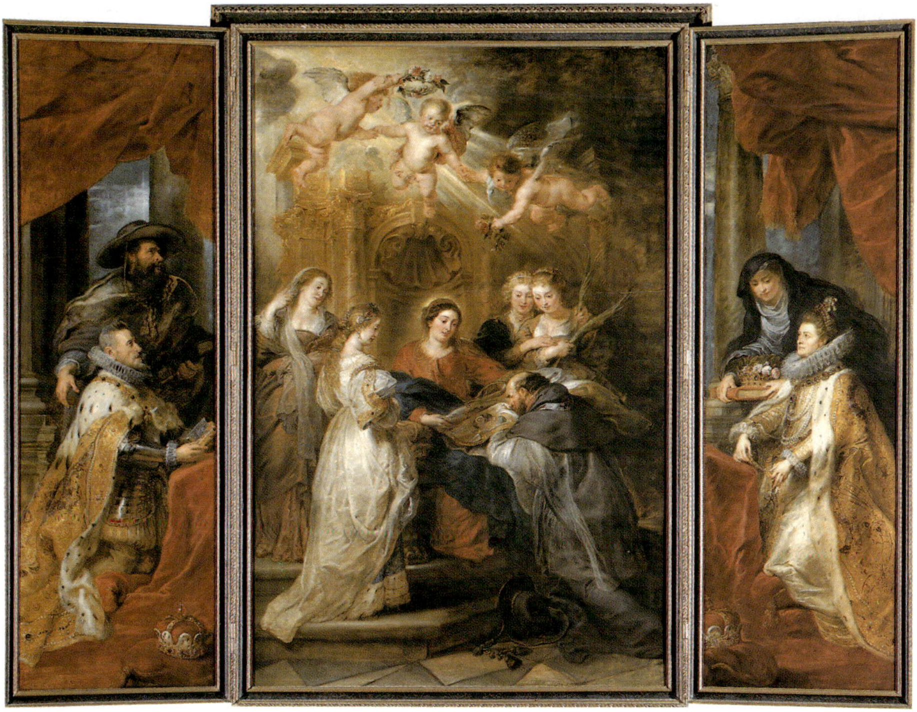

ILDEFONSO-ALTAR
Peter Paul Rubens
(Siegen 1577 – 1640 Antwerpen)
um 1630/32
Holz; Mittelbild H 352 cm, B 236 cm; Flügel je H 352 cm, B 109 cm
Inv. Nr. 678

Der *Ildefonso-Altar* ist das Hauptwerk aus Rubens' später Schaffenszeit, als der auch als Diplomat und politischer Ratgeber vielbeschäftigte Maler den, wie er selbst sagte, „goldenen Knoten des Ehrgeizes" durchschnitten und sich von seinen öffentlichen Aufgaben zurückgezogen hatte, um sich ausschließlich seiner Kunst zu widmen. Wie so oft griff Rubens auch bei diesem Altar, den die Regentin der Niederlande, die Infantin Isabella Clara, im Gedenken an ihren verstorbenen Gemahl, Erzherzog Albrecht, für die Kirche der Ildefonsobruderschaft in Brüssel gestiftet hatte, auf den im Spätmittelalter gebräuchlichen Typus des Flügelaltars zurück. War der Altar geschlossen, bot seine Außenseite den Anblick eines irdischen Idylls in freier Natur, in dem die Heilige Familie im Grünen, unter einem Apfelbaum Platz genommen hatte. Geöffnet, entfaltet sich in seinem Inneren ein Schauspiel von solenner Pracht, vorwiegend in goldbraunen und roten Tönen. Von der Darstellung fürstlichen Prunks an den Flügeln führt Rubens zum Inneren des Triptychons, in die sakrale Sphäre von Wunder und Vision. Beschützt von seinen Namenspatronen, kniet das erzherzogliche Paar, im Gebet gleichsam Zeugen des himmlischen Geschehens: im dämmrigen Halbdunkel einer Kirche ist dem hl. Ildefonso die Muttergottes erschienen. Umringt von heiligen, jungen Frauen schenkt sie dem frommen Mann ein kostbares Meßgewand, das dieser voll Inbrunst und Demut an seine Lippen drückt. Rubens' bewegt-flüssige, sinnliche und zugleich formauflösende, abwechselnd transparente und kompakte Malweise erreicht im atmosphärischen Schimmer, in der farbig-stofflichen Vibration eine nie zuvor gekannte Freiheit und Brillanz. Er hat seine so gegensätzlichen Vorbilder zu einer vollkommenen Synthese gebracht: die illusionierende Farbkunst der von ihm sein Leben lang verehrten Venezianer mit der emailartigen, nahsichtigen Schönheit der Körper und Oberflächen festhaltenden Malerei der Altniederländer, dem Erbe seiner flämischen Heimat. Ein Höhepunkt der Malerei schlechthin, erscheint der *Ildefonso*-Altar gleichzeitig iridisch und überirdisch, nahe und entrückt, als eine Farb- und Lichtvision, in der sich die Verherrlichung fürstlich-katholischen Mäzenatentums mit Verinnerlichung und kontemplativer Stille vereint.

G. H.

GEWITTERLANDSCHAFT MIT PHILEMON UND BAUCIS ▽
Peter Paul Rubens
(Siegen 1577 – 1640 Antwerpen)
um 1620/25
Holz; H 146 cm, B 208,5 cm
Inv. Nr. 690

Zwei der antiken Literatur entnommene Konzepte zur Schilderung einer Naturkatastrophe stehen hinter Rubens' Wiener *Gewitterlandschaft,* wobei die mythologische Legitimierung des elementaren Ereignisses erst in einer zweiten Arbeitsschicht vorgenommen worden zu sein scheint – die sorglos angestückten Bretter an allen vier Seiten geben materielles Zeugnis von der Erweiterung des ursprünglichen Konzeptes. Ovid erzählt in den *Metamorphosen* (VIII, 620 ff.) von dem alten Ehepaar Philemon und Baucis, die, als einzige unter den Menschen, den auf Erden inkognito wandelnden Göttern Jupiter und Merkur gastliche Aufnahme gewährt hatten. Während Jupiter die herzlos-verderbte Menschheit zur Strafe in Sümpfen versinken läßt, werden Philemon und Baucis verschont und dürfen sich einen gemeinsamen Tod wünschen: sie werden in Bäume verwandelt. Sowohl die gastliche Aufnahme der Götter bei Philemon und Baucis als auch deren Ende sind häufig verbildlicht worden. Die Flut selbst und die Bitte um Errettung sind allein bei Rubens thematisiert. Das in der Philemon-Stelle der Metamorphosen nur angedeutete Motiv einer Wasserflut kommt wohl aus einer anderen Stelle in Ovids *Metamorphosen* (I, 262 ff.): Rubens hatte diese klassische, die verkommene Menschheit strafende „Sintflut" im Auge (aus der allein Deukalion und Pyrrha überleben), als er seine eigene elementare Naturkatastrophe konzipierte. Eigentliches Subjekt des Bildes ist aber nicht der Mythos, repräsentiert in der Staffage, sondern die Natur selbst in ihrer Urgewalt, die in ihrer „höchsten Aktivität gefaßte Natur in ihrem größten menschlichen Aspekt, dem der Zerstörung" (K. Demus). In dieser allgemeinen Katastrophe aus berstendem Himmel, Wolkenbrüchen, Sturzbächen, Blitzen, aus verzweifelt Ertrinkenden und Ertrunkenen, sind nur zwei Teile der Landschaft ausgenommen: die besonnte, paradiesische Ebene im Hintergrund hoch oben links und die beschienene, von den Göttern beschützte, bewaldete Felszunge rechts im Mittelgrund. Sie bilden das Gleichgewicht zu dem in der Diagonale von rechts oben nach links unten sich steigernden Sturz der Vernichtung. Zwar steht Rubens auch für diesen Typus der Weltlandschaft: die Unwetterlandschaft – er hat deren mehrere gemalt –, in einer niederländischen Tradition (als frühes Beispiel sei auf Pieter Bruegels *Düsteren Tag* in der Wiener Gemäldegalerie verwiesen), zwar liegen stilistische Voraussetzungen in Venedig: von Tizian, Tintoretto zu den Bassani, bei dem von Rubens so bewunderten Deutsch-Römer Elsheimer, auch bei den Carracci. Wie immer bei Rubens jedoch sind die Vorbilder als solche kaum mehr zu erkennen, sind ganz aufgesogen und in Eigenstes verwandelt. W. P.

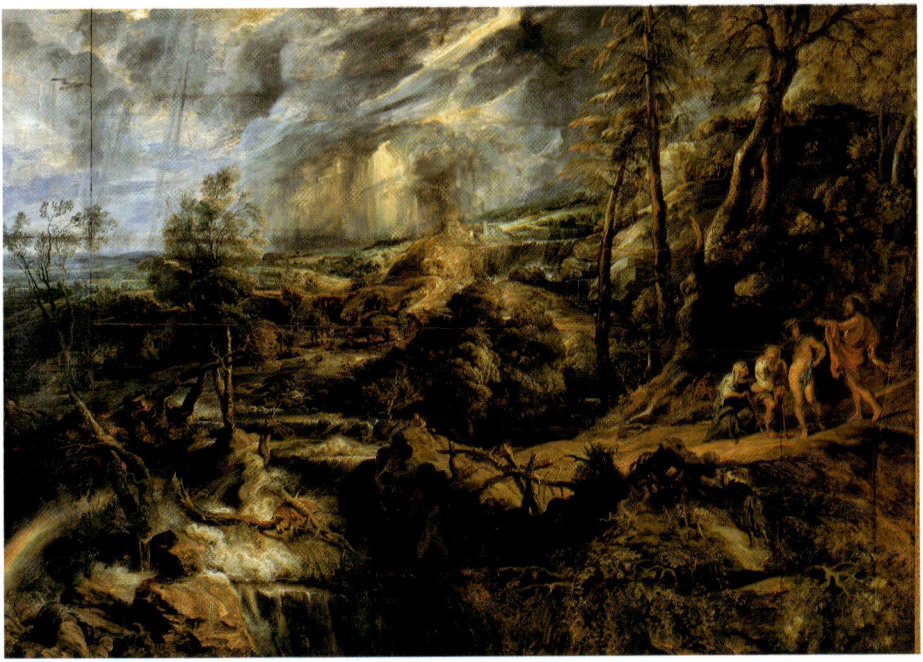

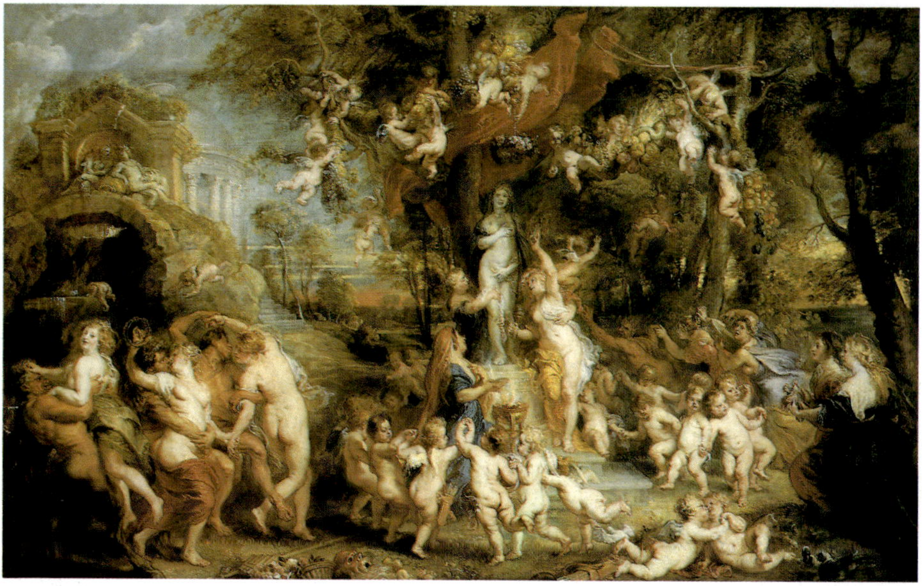

VENUSFEST
Peter Paul Rubens
(Siegen 1577 – 1640 Antwerpen)
um 1636/37
Leinwand; H 217 cm, B 350 cm
Inv. Nr. 684

Das *Venusfest* führt den weiten humanistischen Bildungshorizont, die Fähigkeit von Rubens vor Augen, mannigfaltige literarische und bildkünstlerische Anregungen von außen durch „freies Weiterphantasieren" (Jacob Burckhardt) vollkommen umzuformen und zu einem ganz Eigenen und Individuellen, wenngleich Vielansichtigen, zu verschmelzen. Ausgangspunkt ist eine Beschreibung der *Liebesgötter*, eines Gemäldes in den *Eikones* Philostrats des Jüngeren. Diese Sammlung aus dem 3. Jh. „katalogisiert" in 65 rhetorischen Bildbeschreibungen tatsächlich existierende Gemälde in einer antiken neapolitanischen Pinakothek: In der Nähe einer Felsgrotte, aus der Wasser zu den Bäumen fließt, mit einem von Nymphen geschmückten Kultbild der Liebesgöttin Aphrodite, ist ein Obstgarten beschrieben, in dem geflügelte Eroten tanzen, Äpfel pflücken, sich balgen und küssen. Nach dem Text der *Eikones* malte Tizian um 1518/19 im Auftrag des ferraresischen Herzogs Alfonso I. d'Este (für dessen *Camerino d'alabastro*) seine *Huldigung an Venus*, heute im Prado in Madrid, ein Bild, das Rubens kopierte (Stockholm). In mehreren, jeweils die Konzeption erweiternden Anläufen – materiell sichtbar an den Anstückungen der Leinwand links, rechts und oben – hat Rubens nun dieses antik-moderne, die Allmacht der Liebe feiernde Vorbild umgestaltet. Rubens hat das Thema gleichzeitig präziser und allgemein gefaßt: nicht mehr die unspezifisch gehaltene Beschreibung Philostrats ist Grundlage, sondern, durch Rubens' antiquarisch-archäologische Interessen gefördert (siehe den Tempel und das Nymphäum links oder den Dreifuß vor der Venus-Statue), eine moderne Interpretation des römischen Festes der Venus Verticordia. Bei diesem Fest zu Beginn des Venus-Monats April (von Ovid in den *Fasti* und in den *Immagini de gli dei* des Vincenzo Cartari im 16. Jh. beschrieben) brachten die Frauen Latiums, auch die Dirnen und Bräute, der ungeordnete Begierden abwendenden Venus Blumen und andere Opfergaben (u. a. ihre Puppen, Spiegel und Kämme), reinigten das Kultbild und vollzogen an sich selbst kultische Waschungen – daher bei Rubens auch die wasserdurchflossene Architektur links. Auf der anderen Seite sind die Putten, Nymphen, Satyrn und Faune als allgemein dem Venus-Bereich zugehörige Mischwesen zu begreifen, auf die triebhafte Sphäre anspielend, die der Abwenderin der Begierden noch entzogen ist. Es ist vor allem der malerische Stil von Tizians Spätwerk, dem sich Rubens in seinen letzten Jahren – die Verwandtschaft der malerischen Probleme erkennend – immer mehr annäherte. Der offene Pinselstrich, die reich differenzierte farbige Wirkung, die die atmosphärische Leuchtkraft der Töne, in abendlicher Sonne verschwimmend, mit der bewegten Vielgestaltigkeit des Vordergrundes zu einer Einheit verbinden, all dies ist ein Bekenntnis zum späten Tizian. Die plastische Präsenz, die ekstatische, orgiastische Intensität im Wiedererleben einer als ganz gegenwärtig empfundenen Antike, das wiederum ist Rubens' Tat. W. P.

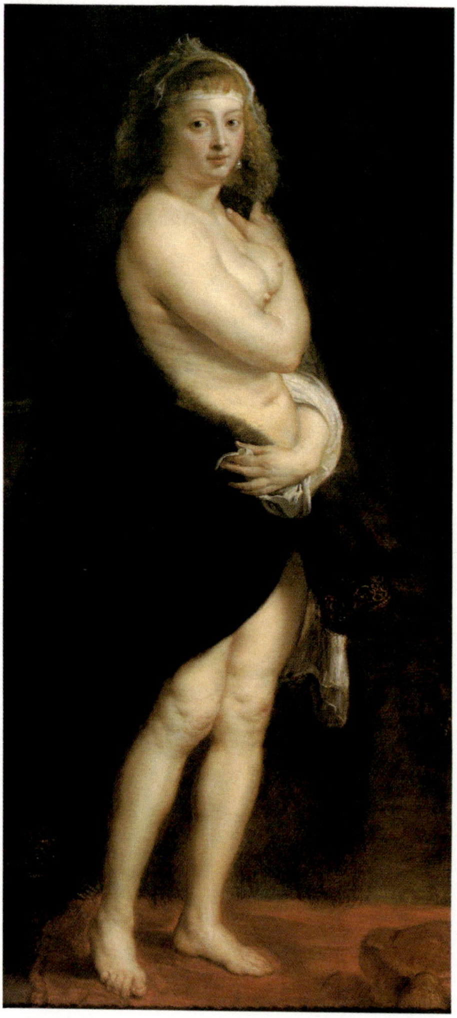

SELBSTBILDNIS
Peter Paul Rubens
(Siegen 1577 – 1640 Antwerpen)
um 1638/40
Leinwand; H 109,5 cm, B 85 cm
Inv. Nr. 527

In stolzer Pose und vornehmer Kleidung, mit Handschuh, Degen und Hut, tritt uns der alternde Malerfürst im spätesten seiner seltenen *Selbstportraits* als Edelmann entgegen. Vom englischen König in den Adelsstand erhoben, viele Jahre als Diplomat und politischer Ratgeber im Dienste der habsburgischen Statthalter der Niederlande, geziemte es Sir Peter Paul durchaus, sich höfischer Formen für seine Selbstdarstellung zu bedienen. So distanzierend auch seine Haltung, so repräsentativ die Inszenierung, sein abschätzend beobachtender Blick verrät ihn als den Künstler selbst, der beim Malen in den Spiegel blickt. G. H.

„DAS PELZCHEN“
Peter Paul Rubens
(Siegen 1577 – 1640 Antwerpen)
um 1635/40
Holz; H 176 cm, B 83 cm
Inv. Nr. 688

Das von Rubens selbst so genannte *Pelzchen* ist wohl sein intimstes Bildnis von Hélène Fourment, die der schon alternde Künstler in zweiter Ehe zur Frau genommen und deren Aussehen er häufig in seinem Spätwerk festgehalten hatte. Wirklichkeit und mythologische Überhöhung, Privates und Allgemeingültiges durchdringen einander in seltener Subtilität: die junge Frau voll Natürlichkeit und Anmut, wie überrascht am Weg zum Bad, ist gleichzeitig – ihre Haltung legt es nahe – als antikklassische Liebesgöttin, als *Venus pudica* (schamhafte Venus), zu deuten. Zwischen Schreiten und Innehalten, Sehen und Gesehenwerden, Enthüllen und Verhüllen, wählt Rubens einen Moment von besonderem Reiz und verbindet sinnliche Vergegenwärtigung mit der Flüchtigkeit des Augenblicks in dieser Huldigung an die Schönheit seiner Frau. G. H.

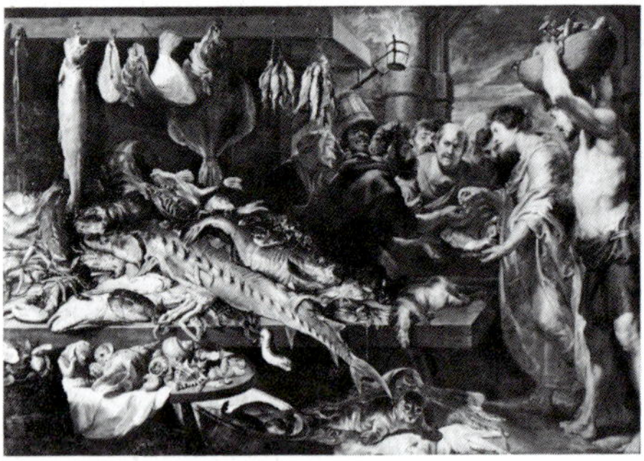

FISCHMARKT
Frans Snyders
(Antwerpen 1579 – 1657 Antwerpen)
um 1618
Leinwand; H 253 cm, B 375 cm
Inv. Nr. 383

Snyders, Rubens' Generationsgenosse, malte seine überlebensgroßen, barock-opulenten Stillleben wohl als Ausstattungsstücke, die als Dekoration weiter Räume großen Anklang fanden. Er arbeitete als gesuchter Spezialist lebensvoller und sinnlicher Tierdarstellungen im Rubens-Atelier mit, griff aber seinerseits bei seinen Marktstücken auf die Mithilfe von Figurenmalern zurück. Hinter den in verschwenderischer Fülle ausgebreiteten Meerestieren, deren schimmernde und glitzernde Leiber gleichsam voll Eigenleben pulsieren, fügte der junge van Dyck die biblische Geschichte vom Zinsgroschen hinzu.

G. H.

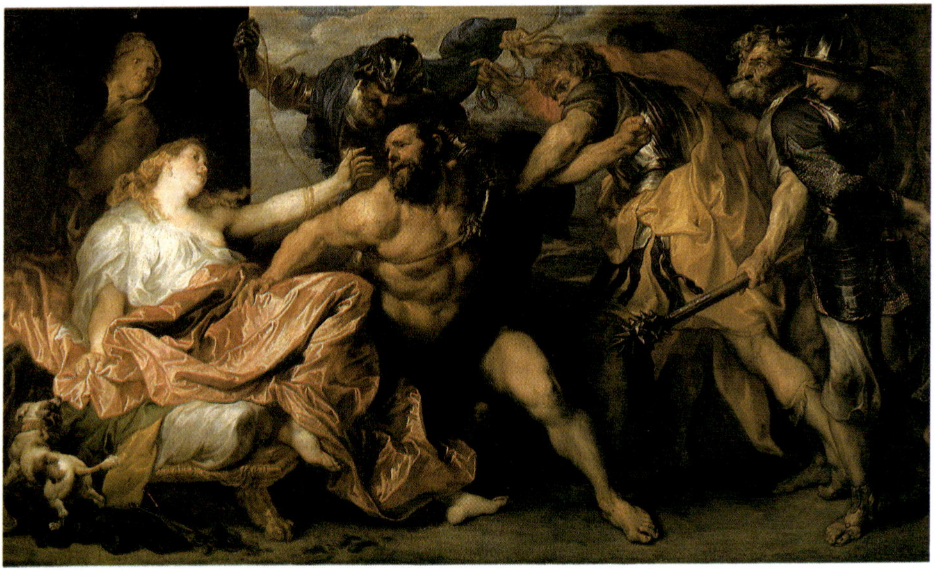

GEFANGENNAHME SIMSONS
Anton van Dyck
(Antwerpen 1599 – 1641 London)
um 1628/30
Leinwand; H 146 cm, B 254 cm
Inv. Nr. 512

Im Alten Testament wird die Geschichte des jüdischen Helden Simson erzählt (Richter 16,4–21). Seine Geliebte Delila hatte dem Schlafenden die langen Haare abschneiden lassen, die ihm übermenschliche Kräfte verliehen, und ihn damit den feindlichen Philistern ausgeliefert. Vor allem dem Vorbild Rubens' folgend, wandelt van Dyck jedoch die Komposition seines Lehrers in charakteristischer Weise um: statt des heroischen, aggressiven Abwehrkampfes rückt der entdeckte Betrug, der wehmütige Abschied des Verratenen von der geliebten Verräterin, die zwiespältige Zuneigung der Delila zu ihrem verräterisch überwundenen Liebhaber in den Mittelpunkt. Dieser Sentimentalisierung des Bildinhalts entspricht die im Vergleich zu Rubens labile, exzentrische Komposition, die sich bildparallel entwickelt, in der die Bildfläche ungleichmäßig, gitterartig mit Darstellungsgegenständen überspannt ist.

W. P.

STUDIENKOPF EINER AUFBLICKENDEN FRAU
Anton van Dyck
(Antwerpen 1599 – 1641 London)
um 1620
Papier; H 49,2 cm, B 45,9 cm
Inv. Nr. 514

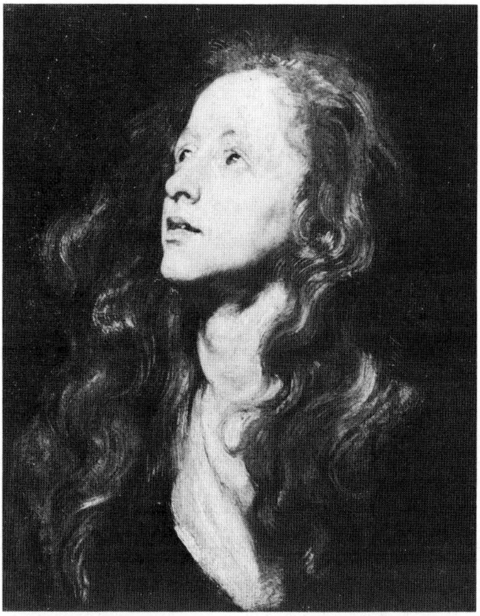

Im Vergleich zu seinem Lehrer Rubens hat van Dyck nur wenige Studienköpfe gemalt. Meist während des Vorbereitungsprozesses für vielfigurige Kompositionen entstanden, sind sie gleichweit entfernt von einer Naturaufnahme wie von der endgültigen Verwendung im abgeschlossenen Bild. Die Physiognomie der Naturvorlage: eine junge aufblickende Frau, wird auf einen ikonographisch stärker geprägten Typus, hier etwa eine hl. Maria Magdalena, projiziert – das lange Haar und der emphatische Blick sind die determinierenden Faktoren. Wird der Studienkopf dann in einem Bild verwendet, tritt, oft durch Zwischenschaltung neuer prägender Vorbilder, eine weitere Ausdruckserhöhung ein. Van Dyck brauchte den *Studienkopf* in diesem Fall für die halbohnmächtige, todbedrohte Frau auf dem Bild *Moses und die Eherne Schlange* (Madrid). In der nun in den erzählenden Kontext transferierten Figur hat, die Expressivität noch steigernd, Wahnsinn die gemessene Emphase ersetzt. Allerdings ließ der wirre, „zerraufte" Strich des jungen van Dyck mit der rauh aufgetragenen Farbe, der nervös, oft grob, allein um gezielte Expression besorgt ist, die Ausdruckssteigerung schon ahnen. Der reife van Dyck wird das Hilfsmittel des Studienkopfes kaum mehr gebrauchen. W. P.

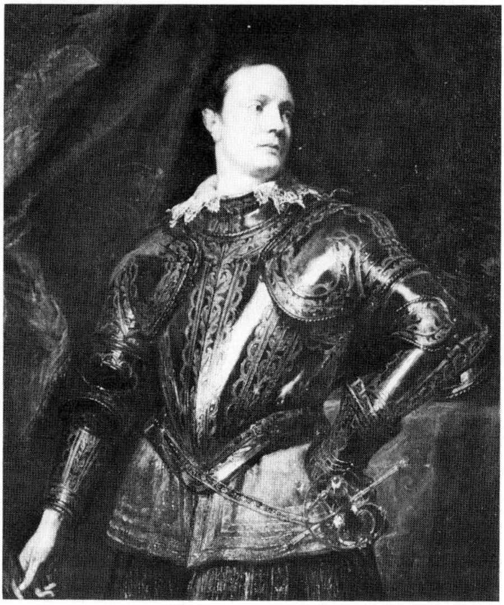

BILDNIS EINES JUNGEN FELDHERRN
Anton van Dyck
(Antwerpen 1599 – 1641 London)
um 1624
Leinwand; H 115,5 cm, B 104 cm
Inv. Nr. 490

Dem Vorbild seines Lehrers Rubens folgend, verbrachte van Dyck mehrere Jahre in Italien. Die während seines Aufenthalts im Süden entstandenen Werke, wie das *Bildnis eines Unbekannten in seinem Prunkharnisch,* spiegeln unmittelbar die Bewunderung des jungen Flamen für die venezianische Malerei: für die Noblesse ihrer Portraitauffassung, für die weiche Harmonie abgestufter Farben, für locker-bewegte Pinselführung, frei und kühn gesetzte Lichter und atmosphärische Verschmelzung. Wirkungsvoll verband der junge van Dyck die Anregungen der großen Venezianer mit seiner eigenen sensiblen Charakterisierungskunst. Mit der ihn auszeichnenden psychologischen Einfühlungsgabe, seinem seltenen Sinn, latenter Unruhe und verborgenem Zwiespalt nachzuspüren, legt er die Spannung zwischen imponierender Pose und Zurückweichen, Arroganz und melancholischer Umschattung seines feingliedrig-eleganten und keineswegs kriegerischen Modells bloß. G. H.

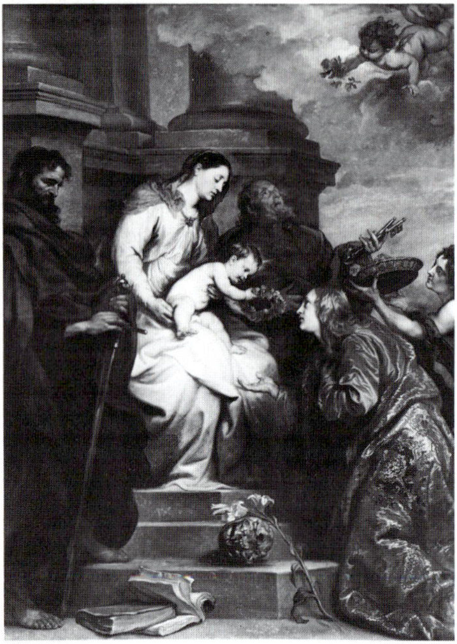

MARIA MIT KIND UND DEN HEILIGEN ROSALIA, PETRUS UND PAULUS
Anton van Dyck
(Antwerpen 1599 – 1641 London)
1629
Leinwand; H 275 cm, B 210 cm
Inv. Nr. 482

Kapellen-Altarbild der Laienbruderschaft der unverheirateten Männer im Profeßhaus der Jesuiten in Antwerpen; van Dyck war selbst Mitglied der Konfraternität. Die Bruderschaft hatte 1629 Reliquien der hl. Rosalia von Palermo erworben, deren Verehrung während der Pestzeiten besonders von den Jesuiten propagiert wurde. Daß die „römischen" Apostelfürsten Petrus und Paulus in einem jesuitischen Altarbild prominent plaziert werden, stimmt mit den programmatischen Anliegen des gegenreformatorischen Ordens überein: Marienverehrung, Verehrung der Heiligen in ihrer Vermittlerfunktion, Rom- bzw. Papsttreue. Van Dyck lehnt sich in der Anlage der bewegten Diagonalkomposition an venezianische Vorbilder Tizians und Veroneses an. Charakteristisch aber sind der ekstatische, inbrünstige Ton, die Hingabe der Heiligen an ihre Aufgabe sowie die manchmal ans Hysterische grenzende „Sentimentalisierung" des Ausdrucks. W. P.

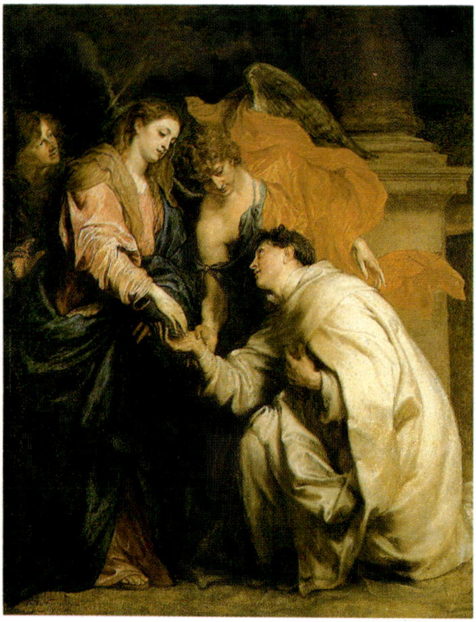

MYSTISCHE VERLOBUNG DES SELIGEN HERMANN JOSEPH MIT MARIA
Anton van Dyck
(Antwerpen 1599 – 1641 London)
1630
Leinwand; H 160 cm, B 128 cm
Inv. Nr. 488

Das zweite Altarbild van Dycks für die Bruderschaft der Ungetrauten läßt uns an einer Vision teilhaben, einem Ereignis, dessen bildliche Vergegenwärtigung des Malers eigenartigen Talenten der Menschendarstellung entgegenkommen mußte. Seine Kunst, die sich oft psychischen Grenzbereichen zuwendet, ist hier imstande, einen in der Gegenreformation kaum je gehörten Ton von Zartheit, Charme und seelischer Gelöstheit anzuschlagen. Im Mittelpunkt der Komposition steht die physische Berührung der Hand von Madonna und Prämonstratensermönch. Van Dyck ist fähig, Zuneigung, Hingegebenheit physisch überzeugend auszudrücken; die Menschen streben zueinander, sind in der Bildkomposition so ineinandergeschoben, daß ein Herauslösen kaum denkbar scheint. Folgerichtig rücken die künstlerisch entscheidenden Ausdrucksfelder an die „Oberfläche", an die physische Peripherie: in die Hände, die Augen, die Haare, in die Kontur des Gewandes. W. P.

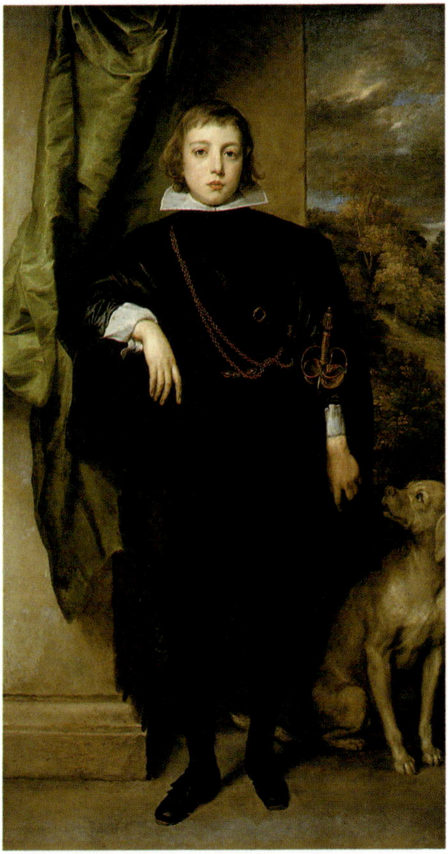

PRINZ RUPRECHT VON DER PFALZ
Anton van Dyck
(Antwerpen 1599 – 1641 London)
1631/32
Leinwand; H 175 cm, B 95,5 cm
Inv. Nr. 484

Ruprecht (1619–1682) war ein Sohn des protestantischen Kurfürsten von der Pfalz und späteren Königs von Böhmen, Friedrichs V., der mit seiner Familie nach dem Verlust Böhmens und der Kurwürde nach Holland emigrierte, wo van Dyck die beiden Söhne des „Winterkönigs" porträtierte. Van Dyck hatte immer ein scharfes Auge für das Spezifische eines bestimmten Alters. Zwar posiert der Knabe wie vorgeschrieben als Erwachsener (die alten Requisiten des höfischen Portraits sind in die „Handlung" einbezogen), über dem weiten Kragen sehen wir jedoch ein Gesicht, in dem sich Kindsein und Erwachsenwerden in aller Widersprüchlichkeit spiegeln. Die Gestalt selbst wirkt labil, stabilisiert sich jedoch an der traditionellen Architektur. Bewegung und Ruhe, Pose und Handlung sind so miteinander verzahnt, daß uns jenes Bild hochmütig-müheloser Eleganz vor Augen tritt, das allgemein bis heute die Vorstellung vom Aristokratischen prägt.
W. P.

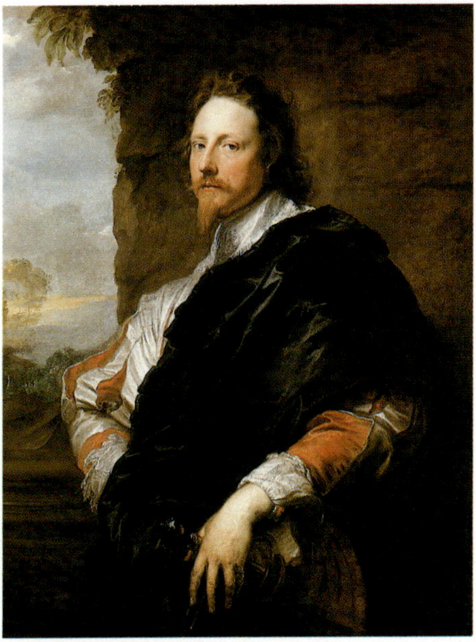

NICHOLAS LANIER
Anton van Dyck
(Antwerpen 1599 – 1641 London)
um 1628/29
Leinwand; H 111 cm, B 87,6 cm
Inv. Nr. 501

Noch in Antwerpen, ehe er von Karl I. nach London berufen wurde, malte van Dyck das brillante Bildnis des Hofmusikmeisters und Kunstberaters des englischen Königs. Sieben Tage lang soll Nicholas Lanier, der selbst auch Maler war, van Dyck Modell gesessen sein. Mit der unnachahmlichen Leichtigkeit seines virtuosbeweglichen Pinselstrichs schildert er den Glanz der Seiden, die Weichheit der Haut und entwirft das Bild des Höflings mit seiner selbstverständlichen Eleganz, dem verfeinerten Äußeren, aber auch der psychischen Situation eines auf seine Wirkung Bedachten, eines Ehrgeizigen und Gehetzten. Portraits wie dieses überliefern uns nicht nur eine lebendige Vorstellung vom Aussehen der englischen Hofgesellschaft unter dem kunstsinnigen Stuartkönig, sie prägten auch den Typus des Adelsportraits, wie er für die gesamte weitere englische Malerei verbindlich werden sollte. G. H.

VENUS UND ADONIS
Abraham Janssens
(Antwerpen 1575 – 1632 Antwerpen)
um 1620
Leinwand; H 200 cm, B 240 cm
Inv. Nr. 728

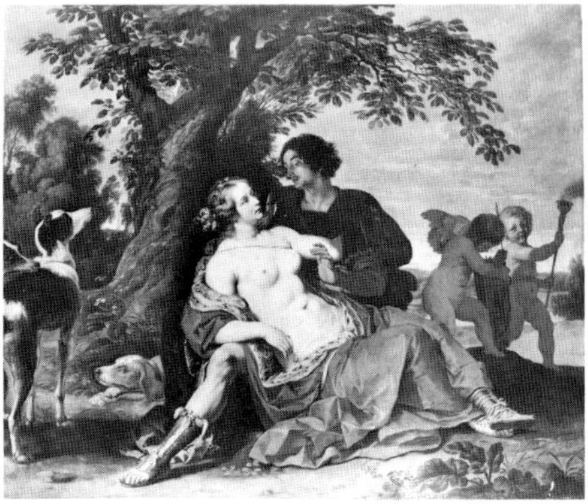

Unter Rubens' flämischen Zeitgenossen war der Antwerpener Maler Abraham Janssens der einzige, der weitgehend von der überschäumend-lebensvollen Kunst des großen Meisters unberührt blieb. Janssens hielt an hart modellierter Körperauffassung und scharf gezeichneter Konturierung fest, wofür ihm Caravaggio und die elegante Kunst der Bolognesen, die er auf einer Italienreise kennengelernt hatte, als Vorbild dienten. Marmorne Glätte und statuenhafte Posen verleihen der regelhaften Komposition von *Venus und Adonis* geradezu klassizistische Kühle. Auf reizvolle Weise wirkt sie mit der angedeuteten Abschiedsstimmung des Liebespaares vor dem Aufbruch zur Jagd, auf der der schöne Jüngling seinen Tod finden sollte, zusammen. Die Gestaltung des weiten Hintergrundes überließ Janssens, der in den Niederlanden häufig geübten Praxis künstlerischer Zusammenarbeit folgend, einem andern: dem auch für Rubens tätigen Landschaftsspezialisten Jan Wildens. G. H.

BEWEINUNG CHRISTI
Gaspar de Crayer
(Antwerpen 1584 – 1669 Gent)
1649/56
Leinwand; H 208 cm, B 266 cm
Inv. Nr. 801

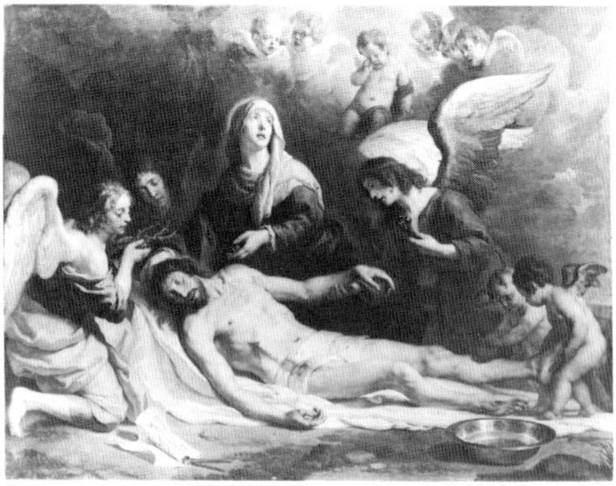

Ganz im Sinne gegenreformatorischer Betrachterfrömmigkeit, die auf eine affektive Anteilnahme des Gläubigen zielte, malte Crayer seine großfigurige *Pietà* als wirkungsvolles Spektakel und stellt körperliches und seelisches Leid theatralisch zur Schau. Hatte Rubens, als dessen Mitarbeiter Crayer zeitweise tätig war, mit seiner dramatischen, jedoch stets idealisierenden Kunst den Weg gewiesen, schlägt Crayer in der Drastik seiner Darstellung, der krassen Schilderung von Schmerz, der naturalistischen Wiedergabe des blutbesudelten Leichnams Christi und den episodenhaften, sentimentalen Details volkstümliche Töne an. Die gesteigerte Expressivität seiner schlanken Gestalten, aber auch das auf vorwiegend blaue und lila Töne gestimmte Kolorit in grauer Brechung verraten, daß nunmehr nicht nur Rubens, sondern auch der jüngere van Dyck künstlerisches Vorbild wurde. G. H.

KELCH UND HOSTIE, UMGEBEN VON FRUCHTGIRLANDEN ▷
Jan Davidsz de Heem
(Utrecht 1606 – 1683/84 Antwerpen)
1648
Leinwand; H 138 cm, B 125,5 cm
Inv. Nr. 571

Die Bewunderung für virtuose, auf dem Reiz feinster Detailschilderung beruhende Malerei und gegenreformatorische, jesuitische Frömmigkeit führten zur Ausbildung einer für die katholischen Niederlande charakteristischen Form des Gnadenbildes, dem geistlichen Stilleben: Blumen und Früchte in leuchtenden Farben, zu Kränzen und Gebinden geflochten, ranken sich um ein Bild christlicher Devotion. Hier weisen Kornähren und Trauben auf das Wunder der Eucharistie, Blut und Leib des Herrn in Gestalt von Brot und Wein. Brillante Gestaltung sollte das Auge des gläubigen Betrachters vom Entzücken an der Vielfalt und Schönheit der Natur hinlenken zu Kontemplation und spiritueller Erkenntnis. Mit einer Inschrift in lateinischer Sprache widmete de Heem sein *Girlandenbild* Erzherzog Leopold Wilhelm, dem kunstsinnigen und frommen Statthalter, dessen besondere Liebe dem geistlichen Stilleben galt. G. H.

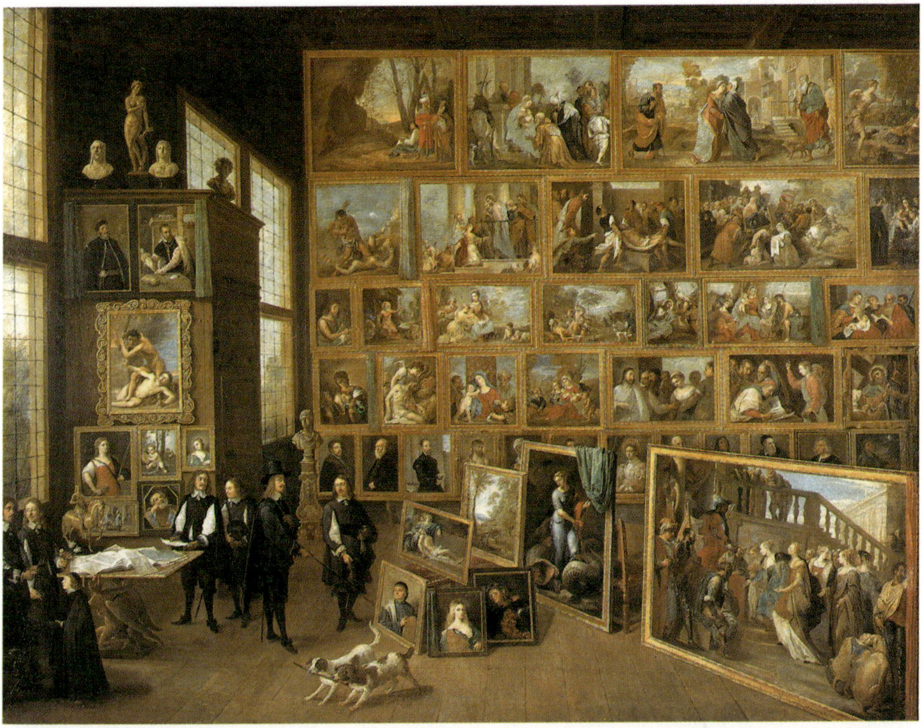

ERZHERZOG LEOPOLD WILHELM IN SEINER GALERIE IN BRÜSSEL
David Teniers d. J.
(Antwerpen 1610 – 1690 Brüssel)
um 1651
Leinwand; H 123 cm, B 163 cm
Inv. Nr. 739

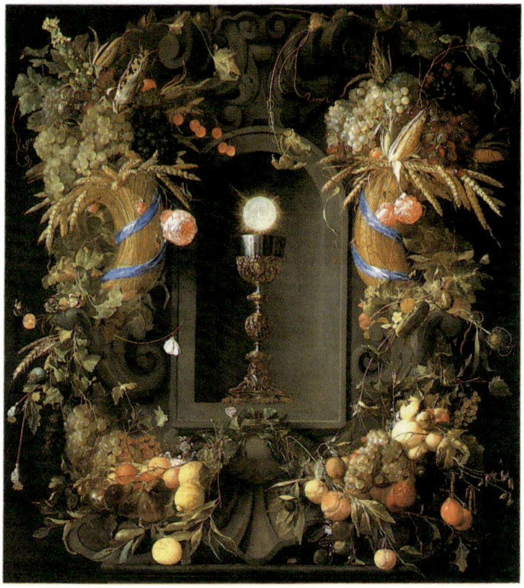

Leopold Wilhelm (1614–1662), der wichtigste habsburgische Bildersammler, brachte seine Galerie von etwa 1400 Gemälden vorwiegend während seiner Statthalterschaft in den Niederlanden (1647–56) zusammen. Die Zeiten waren günstig, denn durch den Fall der englischen Monarchie 1648 kam der Bilderbesitz des englischen Königs und zahlreicher britischer Aristokraten auf den Markt. Leopold Wilhelm wird beim Besichtigen seiner Sammlung geschildert, sein Galeriedirektor Teniers und weiteres Gefolge begleiten ihn. Diese „Galeriebilder" – ein in den Niederlanden traditioneller Bildtypus – mit (wohl fiktiven) Einblicken in die Sammlungsräume wurden an befreundete fürstliche Bildersammler gesendet; das vorliegende besaß Leopold Wilhelms Bruder, Kaiser Ferdinand III., in Prag. Fast alle der im Größenmaßstab häufig veränderten 51 italienischen Gemälde auf dem Bild – vermittelt werden sollte der Eindruck dekorativ arrangierter Fülle – befinden sich heute im KHM. W. P.

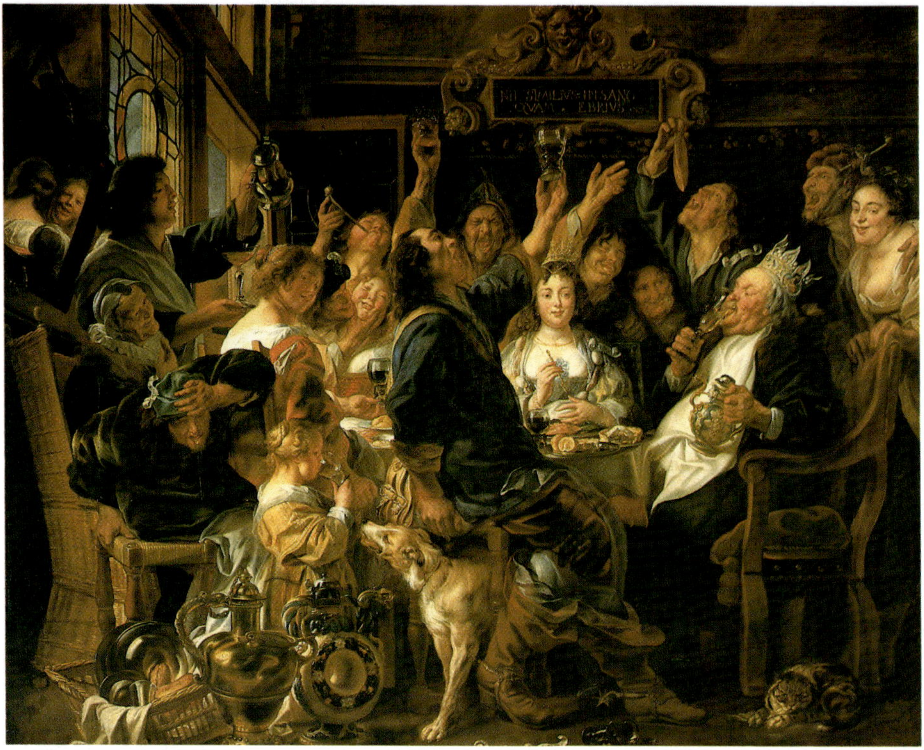

FEST DES BOHNENKÖNIGS
Jacob Jordaens
(Antwerpen 1593 – 1678 Antwerpen)
vor 1656
Leinwand; H 242 cm, B 300 cm
Inv. Nr. 786

Jordaens war, neben van Dyck, der einzige der zahlreichen flämischen Maler, dem es glückte, über eine Assimilierung der neuen Kunst, die Rubens geschaffen hatte, hinauszugehen und eine unverwechselbar eigenständige Malerei hervorzubringen. Zweifellos sind auch Jordaens' vor Vitalität überschäumende Gemälde ohne das Vorbild Rubens' undenkbar. Ist jedoch bei Rubens die sinnlich gesteigerte Lebensfülle stets überhöht und im klassischen Sinn idealisiert, schlägt Jordaens den beim großen Meister ansatzweise vorgezeichneten Weg in Richtung der Wiedergabe einer prallen, oft burlesken Wirklichkeit ein. Seine temperamentvolle und saftige Sicht des derb-deftig Volkstümlichen ließen ihn zum Inbegriff „flämischer Sinnenfreude" werden. Anders als Rubens, dessen unmittelbare Lebensbeobachtung meist in religiöse oder mythologische Zusammenhänge eingebunden ist, malt Jordaens auch Genrebilder. Der *Bohnenkönig* steht in der Tradition der seit Bruegel in Flandern beliebten, bewegten Szenen von Schenken, Kirmes und ausartenden Mahlzeiten. Bei der Wiener Version handelt es sich um die vierte, die späteste Fassung der oft wiederholten Komposition, die der Maler für dieses Thema fand. Wie auch oft bei Werken von Rubens zu beobachten, erweiterte Jordaens im Zug der Arbeit das anfänglich kleiner konzipierte Gemälde zur reichsten und ausladendsten Schilderung des Volksbrauchs vom Dreikönigstag: der Finder der in einen Kuchen eingebackenen Bohne wird zum König des Festes, die schönste Frau zur Königin, die Tafelrunde zu seinem Hofstaat, dessen einzelne Ämter in diesem Fall kleine Zettelchen benennen. Mit überquellender Üppigkeit malt Jordaens das ausgelassene Beisammensein. Trinkend und grölend drängten sich Alt und Jung, Männer und Frauen in einem das Bild zu sprengen scheinenden Bewegungsreichtum zum Genuß. Maßlos und wüst das Treiben in der von schlechter Luft geschwängerten Stube: jedoch Durcheinander und Chaos sind nur scheinbar, denn wohlausgewogen und streng ist die fast symmetrische Komposition. Durch das Fenster flutendes, weiches Licht verleiht der dichtgedrängten Szene nicht nur menschliche Wärme und Intimität, sondern ordnet gruppierend die lärmende Gesellschaft, über der in lateinischer Sprache als Moral zu lesen ist: „keiner ist dem Narren ähnlicher als der Betrunkene."

G. H.

PREDIGT JOHANNIS DES TÄUFERS
Esaias van de Velde
(Amsterdam um 1591 – 1630 Haag)
um 1615
Holz; H 69 cm, B 96 cm
Inv. Nr. 6991

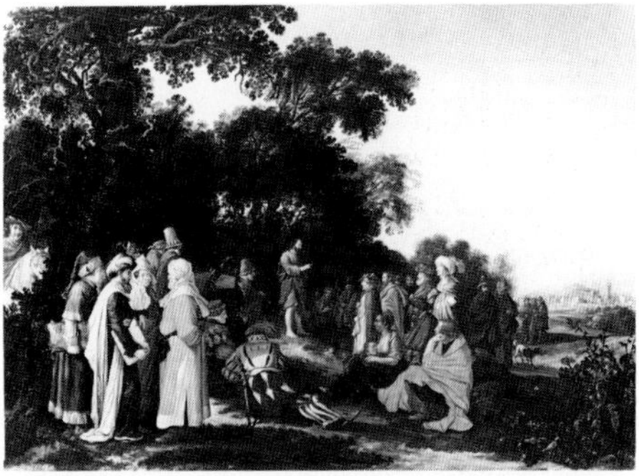

Seit dem frühen 16. Jh. und besonders gefördert durch die Reformation entwickelte sich die Darstellung der Predigt Johannis des Täufers zu einem beliebten Thema der niederländischen Malerei, das die Möglichkeit zur Landschaftsdarstellung bot. Esaias van de Velde entwickelt als Schüler von Gillis van Coninxloo die flämischen kulissenhaften Waldlandschaften mit ihrer dekorativen Wiedergabe des Blattwerks zu einer mehr realistischen Beschreibung der Bäume mit festen Blättern aus tiefen Grüntönen und kräftigem Braun. Dieser plastischen Auffassung von Form und Farbe folgen auch die Figuren mit ihrer akzentuierten Körperlichkeit und den lebhaft bunten Farben, die in der Sonne hell aufleuchten und sich kräftig von den Schattenpartien absetzen.

K. S.

MÄNNLICHES BILDNIS
Frans Hals
(Antwerpen 1581/85 – 1666 Haarlem)
um 1654/55
Leinwand; H 108 cm, B 79,5 cm
Inv. Nr. 9091

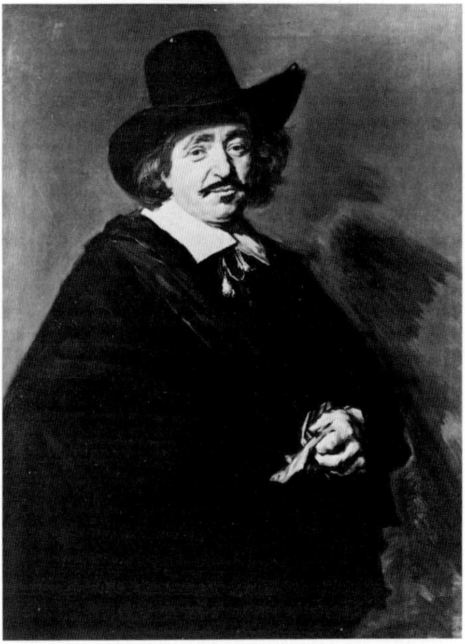

Frans Hals, der älteste der großen holländischen Maler, schuf in der langen Zeit seiner künstlerischen Tätigkeit fast ausschließlich Portraits, mit denen er ein treffendes, durch völlige Lebenswahrheit überzeugendes Bild seiner Mitbürger vermittelt. Das Charakteristikum seiner Bildniskunst besteht in der Erfassung eines augenblicklichen Zustandes, sein Instrument ist eine unerhört kühne Maltechnik, die schnell geführte Pinselstriche unverbunden nebeneinander setzt, einmal mit breitem, flüssigem Pinsel, dann wieder mit kurzen, heftigen und scheinbar ungeordneten Strichen arbeitet, die sich erst aus einiger Entfernung zu einem geschlossenen Bild zusammenfügen. Zugleich handhabt er in souveräner Weise die Farbigkeit seiner Bilder, die vorwiegend auf dem tiefen Schwarz und leuchtenden Weiß der Kleidung aufbaut; Farben, die er in virtuoser Weise mit einer Unzahl von Grauabstufungen in ihrer Oberflächenwirkung lebendig werden läßt.

K. S.

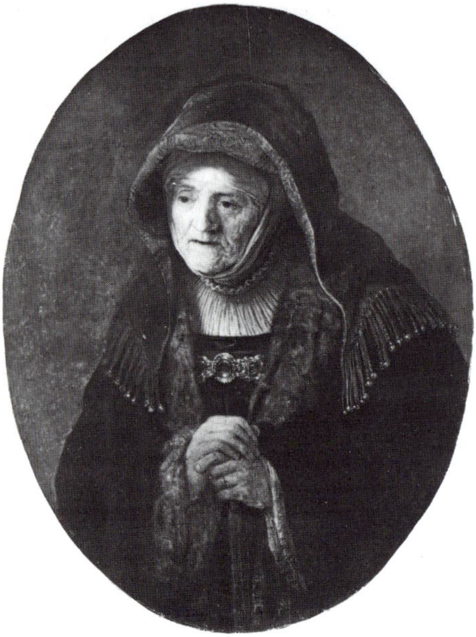

MUTTER DES KÜNSTLERS ALS PROPHETIN HANNA
Rembrandt Harmensz van Rijn
(Leiden 1606 – 1669 Amsterdam)
1639
Holz; H 79,5 cm, B 61,7 cm
Inv. Nr. 408

Die Bildnisse Rembrandts gehören nicht nur zu den Höhepunkten der holländischen Kunst des 17. Jh., sondern auch zu den bedeutendsten Schöpfungen der europäischen Malerei. Das Portrait seiner Mutter, die Rembrandt mehrfach als Modell diente, entstand ein Jahr vor ihrem Tod in einer Zeit intensiver künstlerischer Entfaltung und raschen gesellschaftlichen Aufstiegs des Künstlers. Die halbfigurige, leicht gekrümmte Gestalt der greisen Frau, die ihre Hände auf einen Krückstock stützt, ist in schwere, kostbare Kleidung gehüllt. Der jüdische Gebetsmantel charakterisiert sie als Prophetin Hanna aus dem Lukasevangelium. Die bräunlichen, rötlich-gelben Farben und tonigen Farbabstufungen des Hell-Dunkels sind mit kleinteiligem, fein-pastosem Pinselstrich aufgetragen, wie er für Rembrandts mittlere Schaffenszeit charakteristisch ist. C. Z.

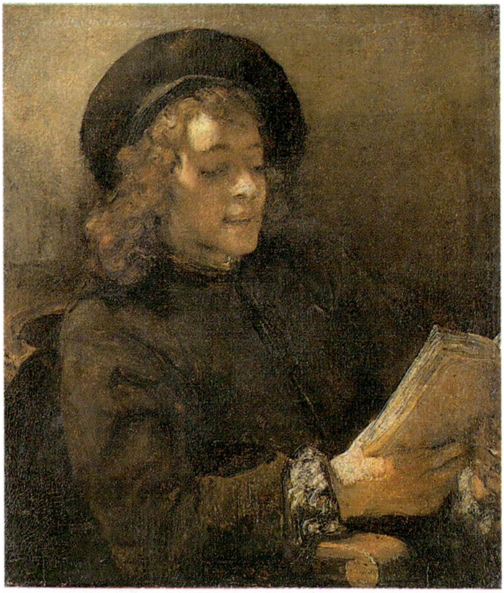

TITUS VAN RIJN, DER SOHN DES KÜNSTLERS, LESEND
Rembrandt Harmensz van Rijn
(Leiden 1606 – 1669 Amsterdam)
um 1656/57
Leinwand; H 70,5 cm, B 64 cm
Inv. Nr. 410

Titus van Rijn wurde 1641 als viertes Kind Rembrandts und seiner ersten Frau Saskia geboren. Der Künstler schuf etwa zehn Darstellungen seines Sohnes, der als einziges der Kinder das Erwachsenenalter erreichte. Das Bildnis entstand in einer Zeit zunehmender finanzieller Schwierigkeiten Rembrandts, der mit Titus und Hendrickje Stoffels zurückgezogen sein Amsterdamer Haus bewohnte. Der Blick des in einem Lehnstuhl sitzenden, von schräg vorn gesehenen Jünglings fällt auf das Buch in seinen Händen. Durch die leicht geöffneten Lippen wird der augenblickshafte Charakter der Situation betont. Der breite, vereinheitlichende Pinselstrich und die gezielte Lichtführung modellieren Stirn, Schläfe, Nase und Hände plastisch und heben sie gegenüber dem im Schatten liegenden Oberkörper hervor. Das Licht wird als ausdruckssteigerndes, den Moment der intimen Beschäftigung mit der Lektüre hervorhebendes Mittel verwendet. C. Z.

GROSSES SELBSTBILDNIS
Rembrandt Harmensz van Rijn
(Leiden 1606 – 1669 Amsterdam)
1652
Leinwand; H 112 cm, B 81,5 cm
Inv. Nr. 411

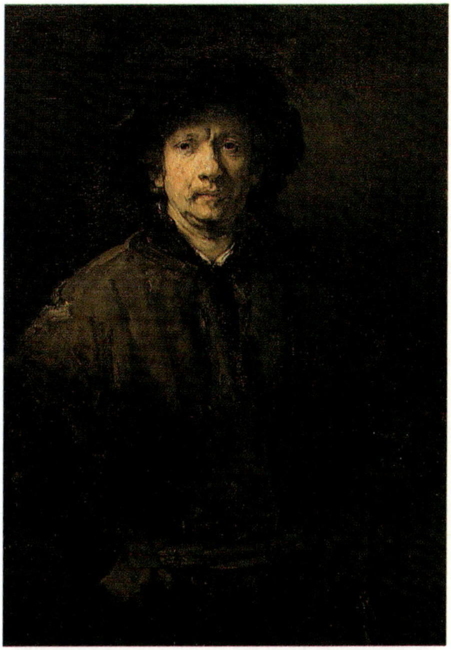

In Dreiviertelansicht, die Arme in die Hüften gestemmt, die Daumen in den Gürtel eingehakt, steht Rembrandt im *Großen Selbstbildnis*, das im Jahr der beginnenden wirtschaftlichen Schwierigkeiten des Malers entstand, dem Betrachter frontal gegenüber. Anders als in früherer Zeit, in der sich der Künstler meist in prachtvollen Gewändern oder verkleidet darstellte, trägt er hier einen schlichten Malkittel. Die für die Frühzeit Rembrandts typische, kühle graue Farbigkeit und der kleinteilige Pinselstrich sind einer subtil abgestuften, nuancenreichen braunen Tonigkeit und einem breit-pastosen, die Formen vereinheitlichenden Pinselduktus gewichen, der Gewand, Hände und Hintergrund kaum mehr unterscheidet. Nur das Gesicht wird durch den kräftig modellierenden Pinselstrich und die Lichtführung hervorgehoben. C. Z.

KLEINES SELBSTBILDNIS
Rembrandt Harmensz van Rijn
(Leiden 1606 – 1669 Amsterdam)
um 1657
Holz; H 48,8 cm, B 40,6 cm
Inv. Nr. 414

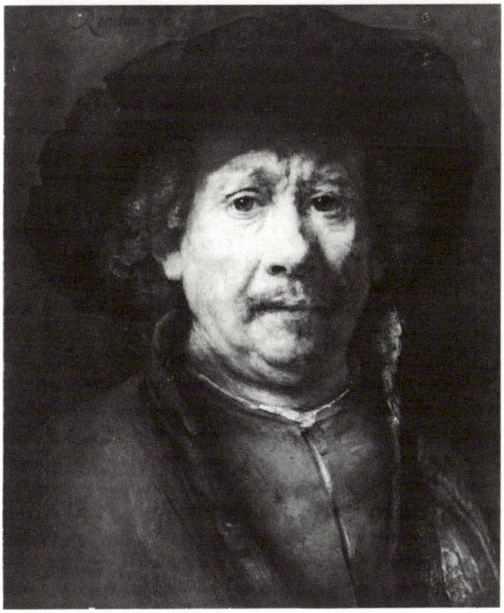

Der Gattung des Selbstportraits kommt in Rembrandts Werk besondere Bedeutung zu. Insgesamt schuf der Künstler über 60 gemalte Selbstbildnisse, die sowohl die äußeren Lebensumstände als auch seine künstlerische und persönliche Entwicklung dokumentieren. Im *Kleinen Selbstportrait*, das Rembrandt im Jahr seines finanziellen Ruins, der Zwangsversteigerung seines Besitzes, schuf, wird die Wirkung der Gesichtszüge durch den knappen, nahen Bildausschnitt aufs äußerste gesteigert. Der dramatische Ausdruck wird durch die gezielte Einsetzung des Lichts verstärkt, das der „Meister des Hell-Dunkels" in seiner reifen Schaffensperiode fast ausschließlich zur physiognomischen und psychologischen Charakterisierung verwendet. Farbigkeit und Pinselduktus sind mit dem *Großen Selbstportrait* vergleichbar. C. Z.

LANDSCHAFT MIT PLANKENZAUN
Salomon van Ruysdael
(Naarden 1600/03 – 1670 Haarlem)
1631
Holz; H 37,8 cm, B 54,2 cm
Inv. Nr. 6972

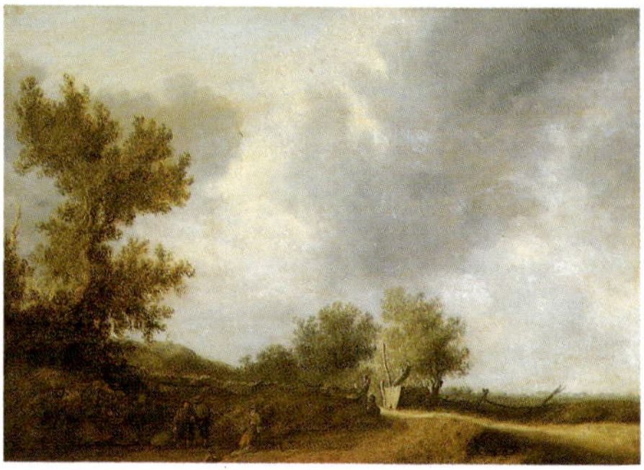

Diese für die frühen Werke Salomon van Ruysdaels typische Ansicht eines Fahrwegs in den Dünen, der von einem rohen Plankenzaun und einigen Bäumen begleitet wird, bringt das Kennzeichnende der holländischen Landschaftsmalerei vollkommen zum Ausdruck: den unheroischen, anspruchslosen Blick in die nicht verschönte, unmittelbare ländliche Umgebung. Die Palette beschränkt sich auf erdige Töne, das gebrochene Grün des Blattwerks und ein vielfach abgestuftes Graublau des weiten Wolkenhimmels. Allein die Verteilung von Licht und Schatten läßt dramatische Wirkung entstehen, der Weg und die an seinem Rand rastenden Bauern bleiben ganz im Schatten der Dünen, nur in der Bildmitte strömt ein Streifen hellen Lichts durch eine Öffnung im Zaun und setzt einen kompositorischen Akzent gegen den sanft in die Tiefe führenden dunklen Weg. K. S.

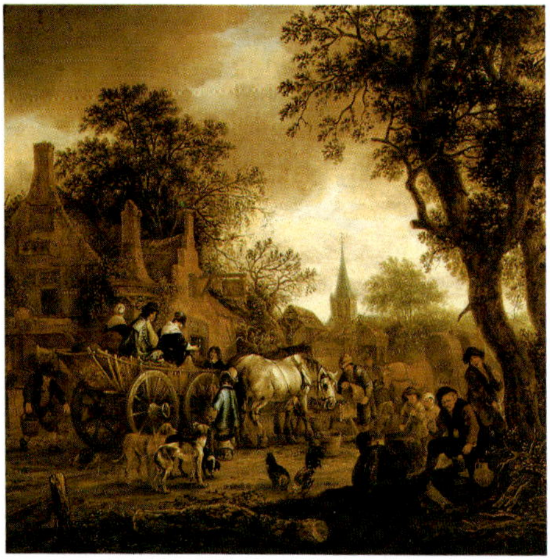

HALT VOR DEM WIRTSHAUS
Isack van Ostade
(Haarlem 1621 – 1649 Haarlem)
1646
Holz; H 50,5 cm, B 53 cm
Inv. Nr. 9098

Isack van Ostade, der jüngere Bruder und wohl auch Schüler des vielproduzierenden Genremalers Adriaen van Ostade, verband in seinen Schilderungen des Lebens im Dorf Landschafts- und Sittenbildmalerei zu einer neuen Einheit. In seiner kurzen, kaum zehnjährigen Karriere stellte er mit Vorliebe Szenen vor Bauernhöfen oder Wirtshäusern mit Fuhrwerken und Pferden dar. Wie fast immer in diesen Bildern folgt auch hier die Komposition einem Diagonalschema, das von der bildeinwärts führenden Straße, dem Wirtshaus am Wegrand und der von großen Bäumen beschatteten dunklen Zone im Vordergrund gebildet wird. Kräftige Hell-Dunkel-Kontraste und einige Farbakzente bedeuten eine Abkehr von der monochromen Tonigkeit, die die holländische Landschaftsmalerei einige Jahre zuvor dominierte. K.S.

FLUSSLANDSCHAFT MIT KELLEREINGANG ▷
Jakob van Ruisdael
(Haarlem 1628/29 – 1682 Amsterdam)
1649
Holz; H 69,8 cm, B 92 cm
Inv. Nr. 9807

Die zahlreichen Kanäle und Flüsse, die Holland durchziehen, bestimmen weitgehend den Charakter des Landes. Es ist somit nicht weiter verwunderlich, daß die Darstellung von Kanälen und Aulandschaften in der Landschaftsmalerei eine große Rolle spielte. In diesem Frühwerk Jakob van Ruisdaels sind alle dominanten Landschaftselemente auf der rechten Bildseite konzentriert, im Gegensatz dazu ist die linke Seite, auf der der Blick über die Windungen eines Flusses frei wird, betont leer. Die starke Tonalität, die die Bilder vor der Jahrhundertmitte gekennzeichnet hatte, ist aufgegeben, in den nahsichtig gemalten Pflanzen finden sich vielfach abgestufte Grüntöne, die mit dem kräftigen Zinnober kontrastieren. J. R.

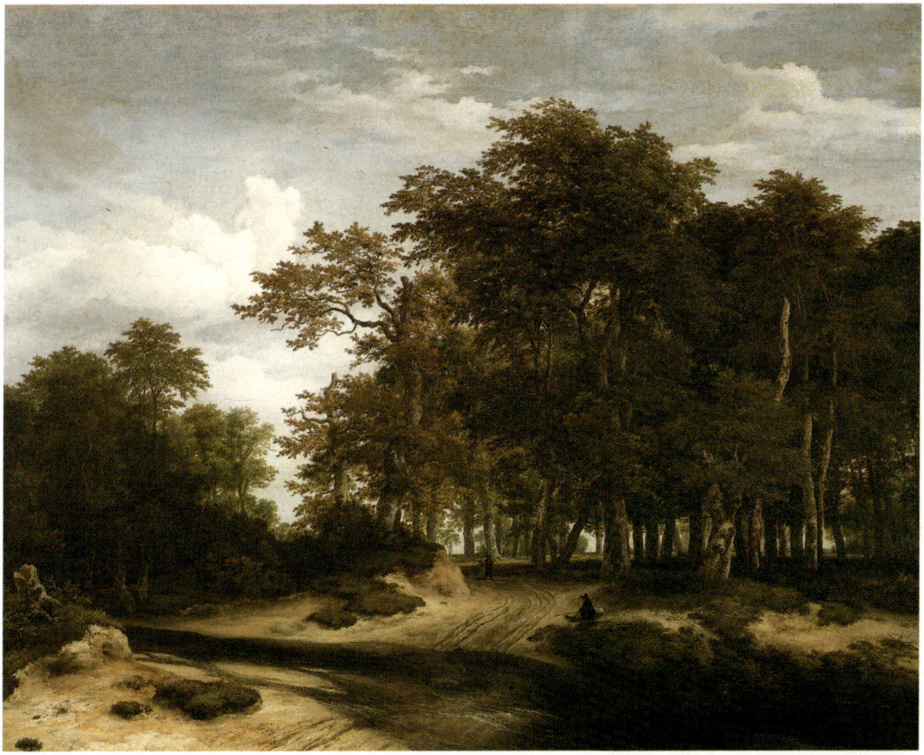

„DER GROSSE WALD“
Jakob van Ruisdael
(Haarlem 1628/29 – 1682 Amsterdam)
um 1655/60
Leinwand; H 139 cm, B 180 cm
Inv. Nr. 426

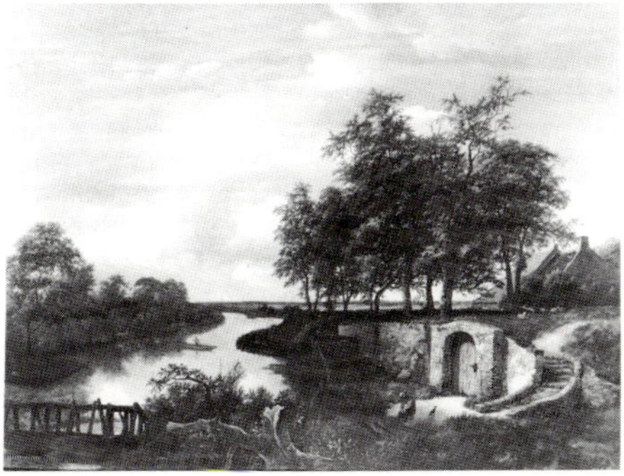

Nachdem niederländische Landschaftsbilder des 16. Jh. weniger Abbild, als vielmehr additives Nebeneinander von verschiedenen Erscheinungsformen der Natur waren, begann um 1600 eine Entwicklung zu einer stärkeren Einheitlichkeit und Vereinfachung. Bereits die Gemälde des nach Holland emigrierten Flamen Gillis van Coninxloo (1544–1606) zeigten einsame Waldstükke unter Verzicht auf jegliche Staffage. Stand bei ihm aber noch geheimnisvolles bizarres Dickicht im Vordergrund, so ist bei dem um ein halbes Jh. jüngeren Jacob van Ruisdael das Unterholz aus einer sicheren Distanz gesehen, nicht mehr eine Vielzahl von Bäumen, sondern Wald. Die Komposition ist einer einfachen, klaren Gliederung unterworfen, in deren Mitte das dichte Geäst der Bäume im Hintergrund durchscheinend wird, der Weg ins Freie führt. Waren bei dem Flamen noch einzelne Blätter gobelinhaft herausgearbeitet, so sind hier die Farben großflächig verteilt, im Ton aufeinander abgestimmt. Der Größe der Natur steht der Mensch unscheinbar gegenüber, erst bei genauerer Betrachtung entdeckt man in der Bildmitte einen rastenden Wanderer und ein Paar, das sich der Furt nähert. Aus all dem wird verständlich, warum sich Ruisdaels Bilder zu Beginn des 19. Jh., im Zeitalter der beginnenden Romantik, besonderer Beliebtheit erfreuten. J. R.

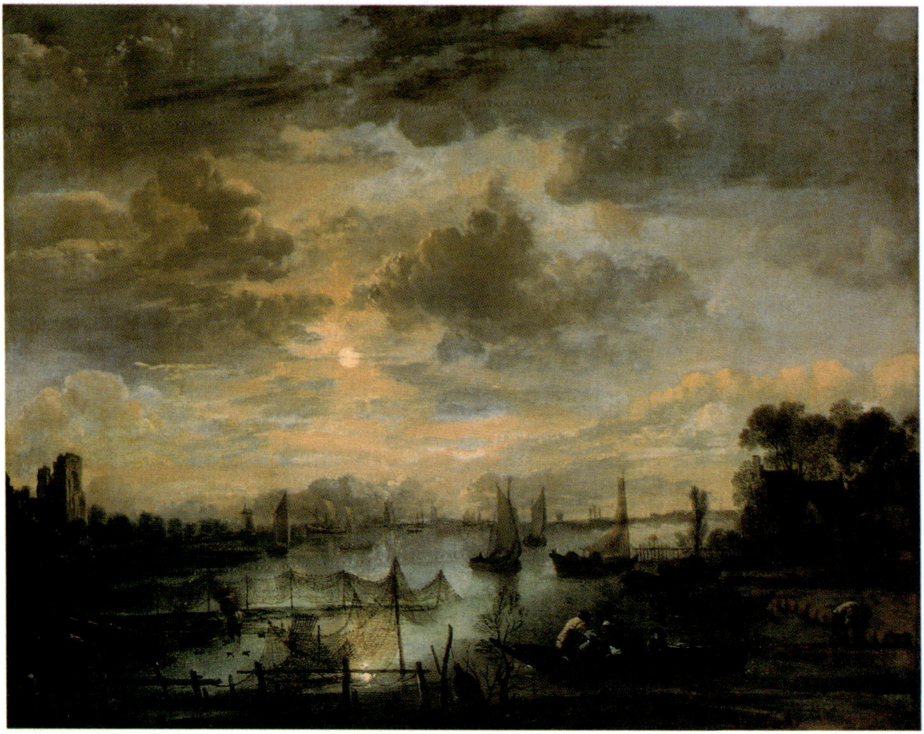

FISCHFANG BEI MONDSCHEIN
Aert van der Neer
(Amsterdam 1603/04 – 1677 Amsterdam)
um 1669
Leinwand; H 66,5 cm, B 86,5 cm
Inv. Nr. 6487

Im 17. Jh. beschäftigten sich viele Maler mit der Darstellung des Lichtes; Aert van der Neer wurde vor allem durch seine Mondlandschaften berühmt. Die verwirrende Vielfalt von Dingen, die auf dem Gemälde dargestellt ist, dient vor allem dazu, die Wirkung des Lichtes zu zeigen, die Lokalfarbigkeit ist weitgehend unterdrückt. Ausgehend von der Mondscheibe, die sich fast im Zentrum der Komposition befindet, nimmt die Helligkeit in subtilen Farbnuancen zwischen Hellocker und Blaßviolett gegen den Rand zu ab, das Ufer liegt weitgehend im Dunkel. Betonte Gegenlichteffekte in den Wolken und Spiegelungen im Wasser beleben das Bild und verleihen ihm die romantisch-poetische Note. J. R.

DER HAFEN VON AMSTERDAM
Ludolf Backhuyzen
(Emden 1631 – 1708 Amsterdam)
1674
Leinwand; H 170 cm, B 210 cm
Inv. Nr. 473

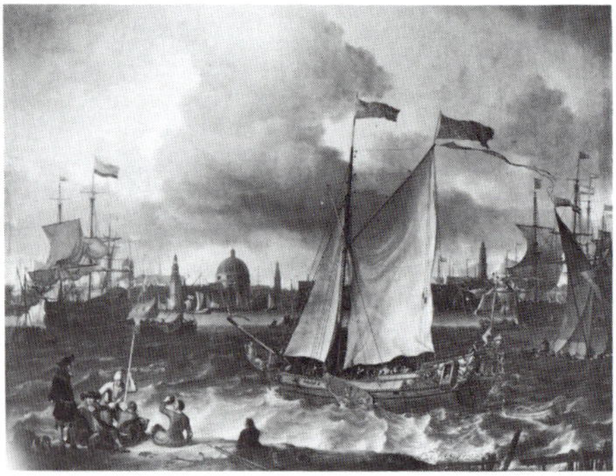

Ludolf Backhuyzen malte zahlreiche Bilder, die das Gewirr von Schiffen im Amsterdamer Hafen zeigen. Auffällig an diesem Bild ist das Reportageartige der Darstellung; nicht irgendeine Jacht fährt in den Hafen ein, sondern das 1669 für König Karl IX. von Schweden in der Stadt gebaute Schiff „Lejonet"; das niederländische Schiff am linken Bildrand schießt Salut, ein Maler hält im Vordergrund den denkwürdigen Besuch fest. Auch die Stadtansicht hält sich an die Tradition holländischer Vedutenmalerei, die ihre Fortsetzung in den Venedigbildern Antonio Canals (1697–1768) fand. J. R.

ALLEGORIE DER EITELKEIT
Leonard Bramer
(Delft 1596 – 1674 Delft)
um 1640/45
Holz; H 80 cm, B 61,3 cm
Inv. Nr. 413

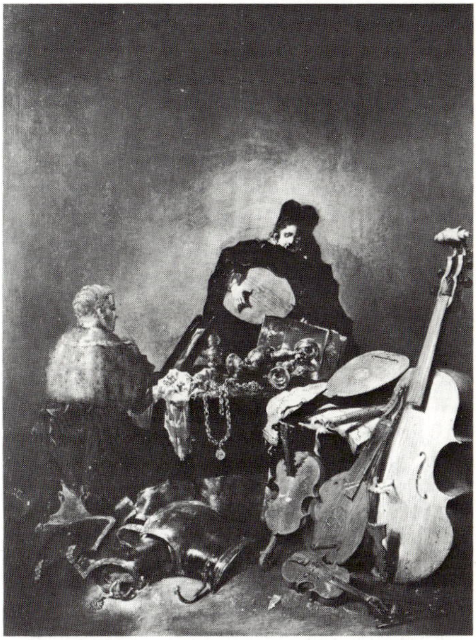

Den sowohl im holländischen Genrebild wie im Stilleben immer gegenwärtigen Gedanken von der Vergänglichkeit des Irdischen hat Bramer in zwei symbolbeladenen Gegenstücken, einer *Allegorie der Eitelkeit* und einer *Allegorie der Vergänglichkeit,* deutlich gemacht. Die Gegenüberstellung einer Frau, die sich inmitten von achtlos hingeworfenen prunkvollen Gefäßen und Ketten, am Boden liegenden Harnischteilen und Musikinstrumenten im Spiegel beschaut mit einem Gerippe, das unter Verfall und Moder einen Totenschädel betrachtet, soll den Menschen von seinem Hochmut, der Quelle aller anderen Sünden, zur Demut bekehren und sein Herz von der Liebe zu den vergänglichen irdischen Gütern zur Betrachtung der Ewigkeit des Jenseits wenden. K. S.

APFELSCHÄLERIN
Gerard ter Borch
(Zwolle 1617 – 1681 Deventer)
um 1661
Leinwand auf Holz; H 36,3 cm, B 30,7 cm
Inv. Nr. 588

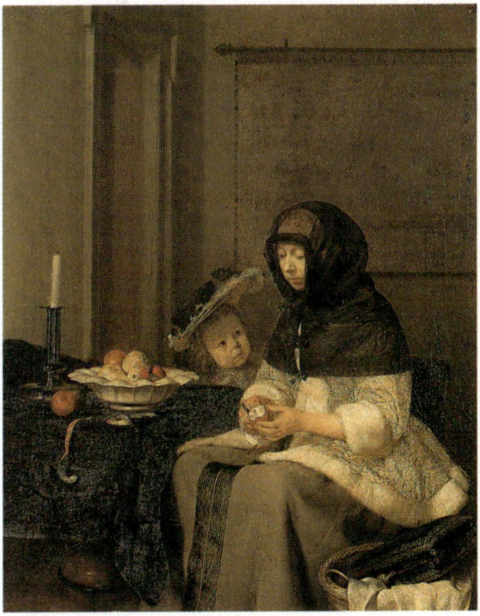

Die holländische Genremalerei, jene Kunstgattung, die in realistischer Weise Sitten und alltägliche Begebenheiten schildert, erreichte mit den um die Mitte des 17. Jh. entstandenen Werken ter Borchs eine klassische Phase. In diesen Bildern herrscht nicht laute Geselligkeit, sondern Stille; so scheint auch die häusliche Szene, in der ein kleines Mädchen aufmerksam auf seine apfelschälende Mutter blickt (für die, wie häufig in Bildern ter Borchs, seine Schwester Gesine als Modell diente), trotz des anheimelnden Themas von stiller Melancholie erfüllt. Sorge und Verantwortung der Eltern für ihre Kinder bilden den häufigen Inhalt der holländischen Genremalerei und finden ihre Entsprechung in den moralisierenden Sinngedichten und Emblemen, die immer wieder als Anregung für Gemälde herangezogen wurden. K. S.

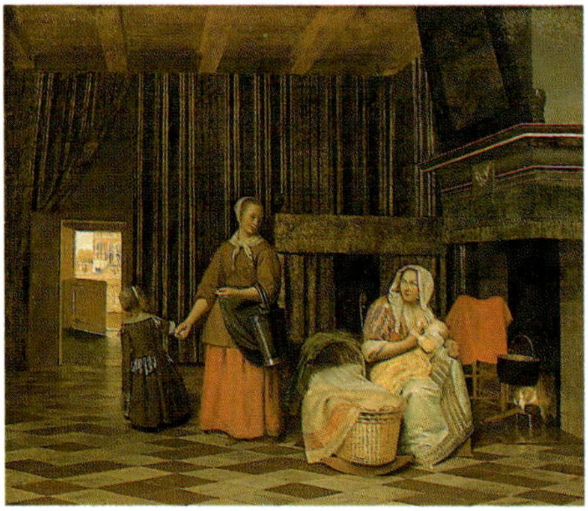

FRAU MIT KIND UND DIENSTMAGD
Pieter de Hooch
(Rotterdam 1629 – 1684 Amsterdam)
um 1663/65
Leinwand; H 64 cm, B 76 cm
Inv. Nr. 5976

Pieter de Hooch stellte das bürgerlich städtische Leben Hollands in behaglich geordneten Häusern und sonnenhellen Hinterhöfen dar. Mit Vorliebe wählte er geräumige Zimmer mit Durchblicken ins Freie, deren überzeugende Raumillusion durch überraschende Lichtwirkungen gesteigert wird. Durch eine halbgeöffnete Tür im Hintergrund, die den Blick auf Häuser jenseits eines Kanals entläßt, fällt dem Betrachter Licht entgegen und bewirkt lebhafte Kontraste der beleuchteten Partien zu den dunklen Raumschatten. Bevorzugtes Thema de Hoochs sind häuslich-familiäre Szenen, die seine Bilder mit freundlichem Leben erfüllen und uns einen überzeugenden Bericht aus Hollands „Goldenem Zeitalter" überliefern.

K. S.

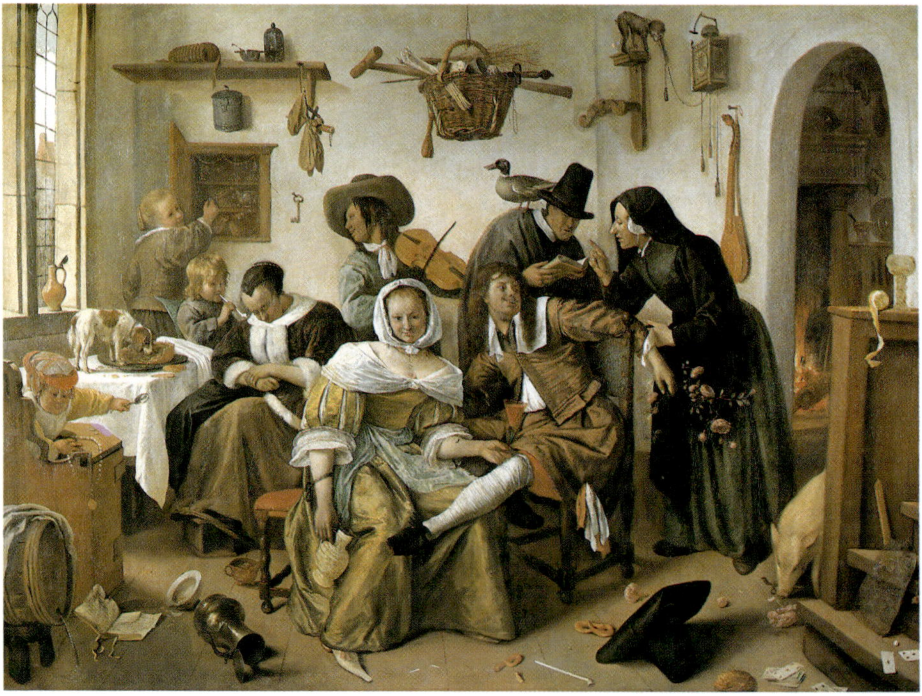

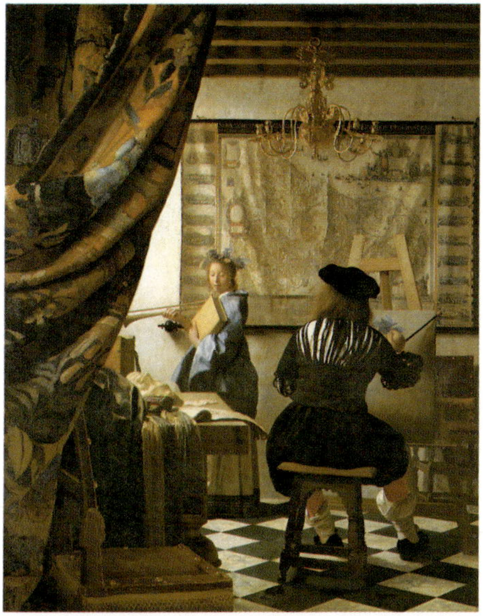

◁ **„DIE VERKEHRTE WELT"**
Jan Steen
(Leiden 1625/26 – 1679 Leiden)
1663
Leinwand; H 105 cm, B 145 cm
Inv. Nr. 791

Als Humorist erweitert Jan Steen das holländische Genrebild, in dem moralische Wahrheiten dargestellt werden sollen, zu blutvollen Erzählungen voll komischer Drastik, in denen sich die handelnd-realistische und die belehrende Ebene völlig vermischen. In der (traditionell, aber nicht ganz zutreffend so bezeichneten) *Verkehrten Welt* schildert er einen liederlichen Haushalt: Während die Hausfrau am Tisch eingeschlafen ist, machen sich rings um sie Beispiele der Zügellosigkeit breit, die anschaulich durch niederländische Sprichwörter und Redensarten illustriert werden. Den Schlüssel liefert die Inschrift auf der Schiefertafel rechts unten mit dem ersten Teil eines holländischen Sprichworts „In weelde siet toe", das heißt: im Wohlleben seht euch vor, zu ergänzen: und fürchtet die Rute, nämlich die Folgen und die Bestrafung – die schon drohend mit Degen und Krückstock in einem Korb von der Decke hängt. K. S.

DIE MALKUNST
Johannes Vermeer „van Delft"
(Delft 1632 – 1675 Delft)
um 1665/66
Leinwand; H 120 cm, B 100 cm
Inv. Nr. 9128

Vermeer erhob das holländische Genrebild zum Rang der höchsten Kunst, indem er in seinen Bildern eine vollkommene Einheit von Bildinhalt und ausgewogener Bildform, an der kein Element verändert werden kann, ohne das Gesamtgefüge der Komposition empfindlich zu stören, schuf und damit das für die Genremalerei sonst charakteristische Element des Zufälligen ganz ausschaltete. Die Personen seiner Bilder scheinen in ihrer Tätigkeit nachdenklich innezuhalten, die Fülle der von ihnen ausgehenden Empfindungen ruft eine dichte poetische Stimmung hervor. Da Vermeer beim Malen seiner Bilder die *camera obscura* als technisches Hilfsmittel benutzte, diente nicht die unmittelbare räumliche Erscheinung, sondern ein Flächenbild als Vorlage, was den stillebenhaften Charakter seiner Kompositionen mit erklären mag.
Mit der Darstellung des Malers im Atelier überhöht Vermeer das Genrebild zu einem bedeutungsvollen Sinnbild, zu einer Allegorie der Malkunst im doppelten Sinn, die mit dem gesamten allegorischen Rüstzeug der Barockkunst operiert und uns aber doch nicht überzeugen könnte, wäre sie nicht gleichzeitig ein wunderbares Stück Malerei. Aus einem dunklen Raum, an einem zurückgeschlagenen Vorhang vorbei, der mit dem übergroß im Vordergrund erscheinenden Stuhl die Tiefenwirkung sehr bewußt als Ausdrucksmittel einsetzt, sieht man in die Helle des Ateliers. Der reich, aber seltsam altertümlich gekleidete Maler an der Staffelei wendet uns den Rücken zu, sein Modell posiert als Klio, die Muse der Geschichte, wie ihre Attribute Lorbeerkranz, Trompete und Buch zu erkennen geben. In die Deutung der Allegorie sind das Stilleben auf dem Tisch, Malereitraktat, Maske oder Bildhauermodell und Skizzenheft, sowie die groß und bedeutungsvoll an der Rückwand hängende Landkarte, auf der die 17 Provinzen der Niederlande vor ihrer 1581 erfolgten Teilung zu sehen sind, einzubeziehen. Wahrscheinlich ist die Allegorie, in der Schein und Wirklichkeit ineinanderfließen, in mehreren Schichten aufzulösen: die Muse der Geschichte inspiriert den Maler und verkündet gleichzeitig den Ruhm der Malkunst der alten Niederlande, den sie im Buch der Geschichte verewigt.
Aus der Versteigerung des Nachlasses Vermeer, in dem das Bild bereits als *Malkunst* bezeichnet wird, gelangte es über die Sammlungen Gottfried van Swietens und der Grafen Czernin in das KHM. K. S.

LANDSCHAFT IN SUFFOLK
Thomas Gainsborough
(Sudbury 1727 – 1788 London)
um 1750
Leinwand; H 66 cm, B 95 cm
Inv. Nr. 6271

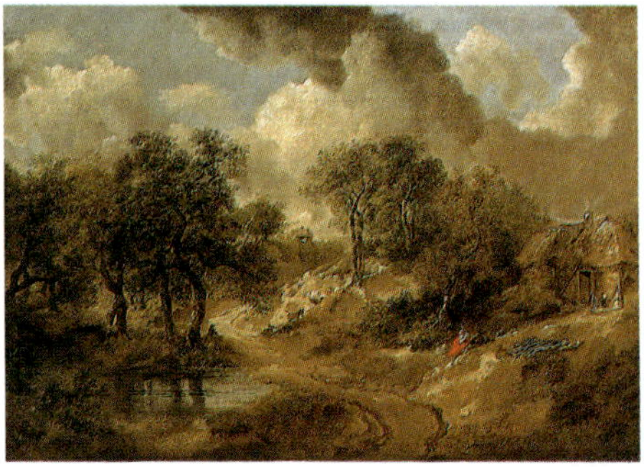

Jene Landschaften, die der junge Gainsborough um die Jahrhundertmitte, zumeist im heimatlichen Suffolk, malte, zeigen ihn bei der Motivwahl – hier eines sich zwischen sandigen Abhängen in die Ferne schlängelnden Karrenweges – und im Bildaufbau, mit sich zur Mitte hin türmenden Bäumen und Wolken, der holländischen Landschaftskunst des 17. Jh. verpflichtet. Das fest gebaute Gefüge des barocken Vorbilds erfährt jedoch durch die unregelmäßig verteilten Lichtflecken, durch die kurvigen Umrißlinien des Weges, des Tümpels, der Baumstämme und der Wolken, sowie durch die graziösen Staffagefiguren eine Wendung zu rokokohafter Bewegtheit und Leichtigkeit, der auch der locker schwingende Pinselstrich und das sanfte, honigfarbene Kolorit entsprechen. M. H.

REVEREND BASIL BURY BERIDGE
Joseph Wright, gen. Wright of Derby
(Derby 1734 – 1797 Derby)
um 1780–90
Leinwand; H 127 cm, B 101 cm
Inv. Nr. 6237

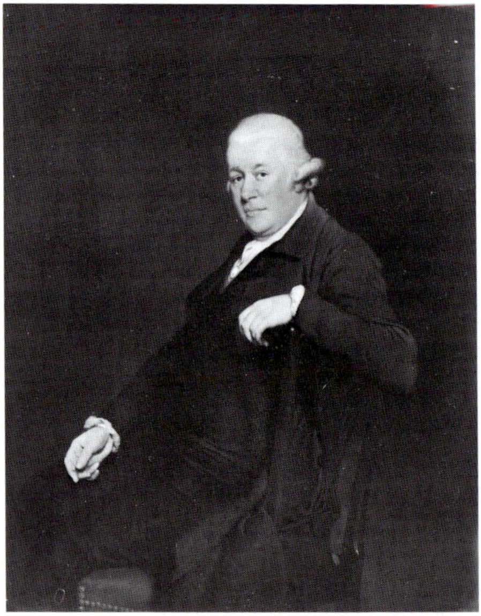

Die bedeutendsten Leistungen der englischen Malerei des 18. Jh. liegen auf dem Gebiet der Portraitkunst und geben damit ein treffendes Bild des lebenspraktischen Realitätssinns, der für das in dieser Zeit erfolgreiche und blühende Land typisch ist. Joseph Wright, gleichzeitig mit Reynolds und Gainsborough tätig, widmete sich nicht ausschließlich der Bildnismalerei, sondern wurde vor allem durch seine nächtlichen Genreszenen mit virtuosen Beleuchtungseffekten berühmt. Nach einer Reise nach Italien und einem anschließenden zweijährigen Aufenthalt in London, der nicht den erhofften Erfolg brachte, kehrte er 1777 in seine Heimat zurück, wo er vor allem die erfolgreichen Träger der rasch wachsenden nordenglischen Industrialisierung porträtierte. In diesem Umkreis entstand das *Bildnis von Reverend Basil Bury Beridge,* Pfarrer in Algarkirk (Lincolnshire), charakteristisch in seinem Gleichgewicht zwischen Konzentration, gefördert durch neutralen Hintergrund und dunkle Kleidung, und dem Betrachter zugewandter Lässigkeit. K. S.

MÜNZKABINETT

Das Interesse an alten Münzen geht weit zurück. Gehobene Schatzfunde waren für den Landesherrn, wenn es sich um Münzen aus Edelmetall handelte, ein willkommener Zuwachs an Gold und Silber. Entweder wurden die Stücke eingeschmolzen und das Metall wiederverwendet, oder sie kamen zu dem fürstlichen Schatz. Aus diesem Bestand gingen zum Teil die späteren Kunstsammlungen hervor. Die alten Münzen sprachen aus dynastischen und herrschaftspolitischen Gründen immer besonders an, waren sie doch Zeugnisse von Vorfahren und Amtsvorgängern. Damit gehören Münzsammlungen zu den ältesten aller musealen Einrichtungen. So das Wiener Münzkabinett, das aus der habsburgischen Sammlung hervorgegangen ist. Die Sammlung wurde kontinuierlich weitergeführt und mit Geprägen späterer Zeiten ausgebaut. Im Laufe der Jahrhunderte wuchs die Sammlung auf etwa 500.000 Objekte an und gehört nun zu den größten und bedeutendsten Münzkabinetten der Welt.

Spätestens seit Kaiser Maximilian I. läßt sich das Interesse am eigenen Münzbild und an Münzen früherer Zeiten nachweisen. Unter Ferdinand I. wurde 1547 ein Sammlungsinventar mit Münzen angelegt, das noch erhalten ist. Auch sein Sohn Erzherzog Ferdinand, Landesfürst von Tirol, der ein begeisterter Sammler von Kunstgegenständen war, hatte eine Münzsammlung. Seine Münzschränke existieren noch und befinden sich im Wiener Münzkabinett sowie im Schloß Ambras.

Im 18. Jahrhundert konnte sich die Wiener Sammlung einer besonderen Förderung erfreuen. Kaiser Karl VI. hatte einerseits ein großes persönliches Interesse an der Numismatik, andererseits griff er verbessernd in die künstlerischen und prägetechnischen Belange des rezenten Münzwesens ein. Er berief den Schweden Carl Gustav Heräus zum Antiquitäteninspektor und betraute ihn mit der Reorganisation des Münz- und Medaillenkabinetts. Zahlreich sind die Initiativen und auch Entwürfe von Heräus für neue Medaillen auf historische und dynastische Anlässe. Ein erhaltenes handschriftliches Erwerbsjournal des Heräus ist ein wichtiges Zeugnis für die sammlungsgeschichtliche Entwicklung des Münzkabinetts.

Wie groß das Interesse Karls als Sammler für die Numismatik war, geht aus der Tatsache hervor, daß sich der Kaiser einen buchförmigen Münzbehälter (Numothek), gleichsam ein barockes Münzalbum, anfertigen ließ, um eine

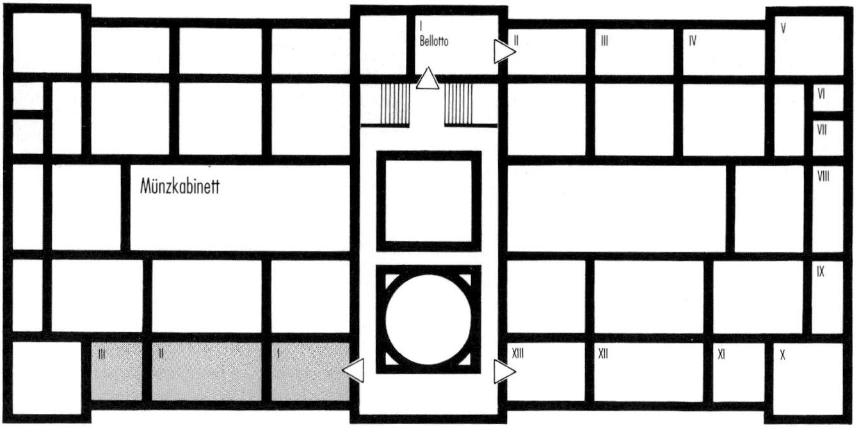

Anzahl seiner geliebten Münzen auf Reisen mit sich führen zu können.
Karls Schwiegersohn, Franz Stephan von Lothringen, war ein bedeutender Sammler zeitgenössischer Münzen. Seine kaiserliche Stellung hat ihm sicher einige Quellen für seine Sammlungszugänge an seltenen Stücken erschlossen. In dem aus Lothringen stammenden Valentin Jamerai Duval fand er einen vortrefflichen Kustos für seine Sammlung. In zwei großen zeitgenössischen Buchbänden ist die Sammlung Franz Stephans katalogartig festgehalten. Auch eine Tochter Maria Theresias und Franz Stephans, Maria Anna, beschäftigte sich mit Numismatik. Sie verfaßte ein Werk über die Medaillen auf ihre Mutter, das anonym herausgegeben wurde. Nach dem Tod des Kaisers ließ Maria Theresia dessen Sammlung mit den habsburgischen Münz- und Medaillenbeständen vereinigen. Damit war die Konstituierung des Kaiserlichen Münzkabinetts in seiner späteren Form vollzogen. An dessen Spitze standen von nun an stets gelehrte und wissenschaftlich ausgebildete Männer. Joseph Hilarius Eckhel war der erste in dieser Reihe. Er stellte die antike Numismatik auf eine neue wissenschaftliche Basis, deren Regeln noch heute Geltung haben.
Die Auswirkung der historischen Wissenschaften und das Hinzutreten neuer Schwerpunkte im 19. Jahrhundert haben die Numismatik als Wissenschaft verändert. Die Geldgeschichte, die Funktion aller Zahlungsmittel, trat neben die rein deskriptive Numismatik. Damit erweiterte sich die Sammlungstätigkeit. Neue Sammlungsbereiche traten hinzu. So umfassen sie heute neben Münzen und Medaillen auch Papiergeld und Wertpapiere, Naturalgeld, Stempelmarken, Wertmarken, Siegel und Siegelstempel, Münzwaagen und -gewichte, Orden, Abzeichen sowie historische Münz- und Medaillenprägestempel. Daneben ist das Münzkabinett eine Sammelstelle von allen Dokumenten und Dokumentationen, die Geld in allen seinen Formen und Funktionen darstellen, wobei künstlerische und technische Aspekte natürlich eingeschlossen sind.
Der Gliederung der Ausstellung in drei Säle mit rund 4.500 Objekten, also etwa 1 Prozent des Bestandes der Sammlung, liegt folgendes Konzept zugrunde:
In Saal I wird das Natural- sowie das Münz- und Papiergeld von seiner Entstehung bis in die neueste Zeit dargeboten. Die Zusammenfassung geschieht nach historischen Perioden (Griechen, Römer, Byzantiner) und nach Münznominalen (Pfennig, Taler, Goldmünzen, Talerteilstücke und kleiner Nominale). In einem Abschnitt wird der Geldumlauf in Österreich von den Kelten bis heute dokumentiert. Barrengeld, Zeichengeld (Wertmarken, Notgeld) und Beispiele aus dem Gebiet des Gewichtswesens komplettieren diesen Ausstellungsbereich.
Der Saal II ist dem Medaillenwesen vom Beginn bis zum Ende des 19. Jahrhunderts gewidmet. Die Gliederung erfolgt nach Stilperioden, territorialen Einheiten sowie kulturhistorischen Themen.
In Saal III wird die Medaille des 20. Jahrhunderts präsentiert. Der Bereich Orden und Auszeichnungen wird an Hand älterer Orden und der jetzt von der Republik Österreich verliehenen Auszeichnungen belegt. Die frühere Prägetechnik wird mittels einiger Prägewerkzeuge und Beispiele vorgestellt.

H. J.

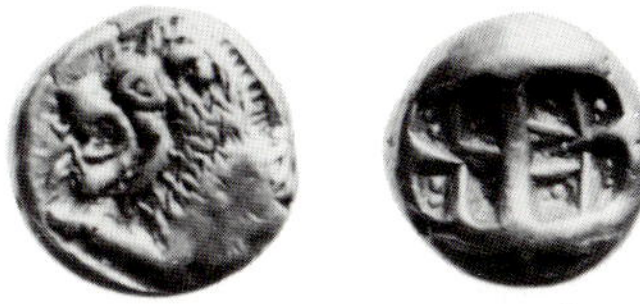

STATER
Lydien
7./6. Jh. v. Chr.
Elektron, 4,73 g; ∅ 13 mm
Inv. Nr. 34.140

Bald nach der „Erfindung" der Münze im ausgehenden 7. Jh. v. Chr. (in Kleinasien) griffen die Lyderkönige auf sie zurück und prägten Münzen, die in einer natürlich anstehenden Gold-Silber-Legierung, dem sog. Elektron, ausgebracht wurden. Der letzte Lyderkönig, Kroisos (561–546), brachte als erster reine Gold- und Silbermünzen aus. Auf der Vorderseite des *Staters* ist das Wappentier der Lyderkönige, eine nach links gerichtete Löwenprotome, abgebildet; die Rückseite ist noch bildlos und besteht aus zwei sog. *quadrata incusa*, die den Prägevorgang technisch unterstützten. G. D.

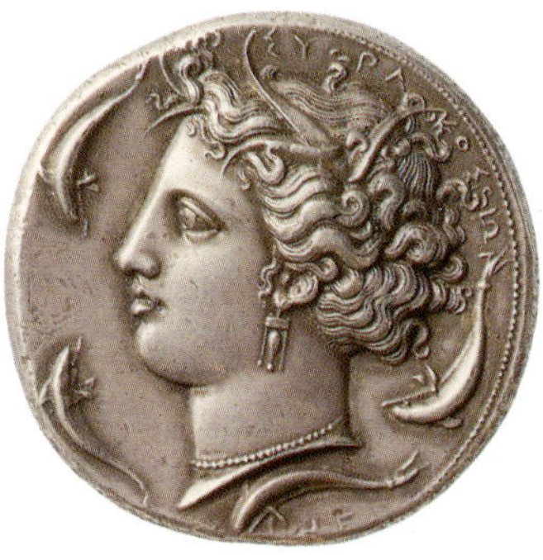

DEKADRACHME
Sizilien, Syrakus
Stempelschneider: Euainetos
um 420 v. Chr.
Silber, 43,11 g; ∅ 36 mm
Inv. Nr. 6.807

Im ausgehenden 5. Jh. v. Chr. erreicht die Münzkunst in Syrakus mit den beiden Stempelschneidern Kimon und Euainetos einen Zenit: Prunkmünzen im Wert von 10 Drachmen werden von beiden Künstlern geschaffen. Die Vorderseite der *Dekadrachme* zeigt den Kopf der Nymphe Arethusa, einen Ährenkranz im Haar und kostbares Geschmeide an Ohr und Hals, umgeben von Delphinen, die das Meer symbolisieren. Auf der Rückseite wird der siegreiche Lenker eines Viergespanns von der über ihm fliegenden Nike bekränzt; der Münzabschnitt zeigt den Preis für den Sieger: eine komplette Kriegerrüstung. G. D.

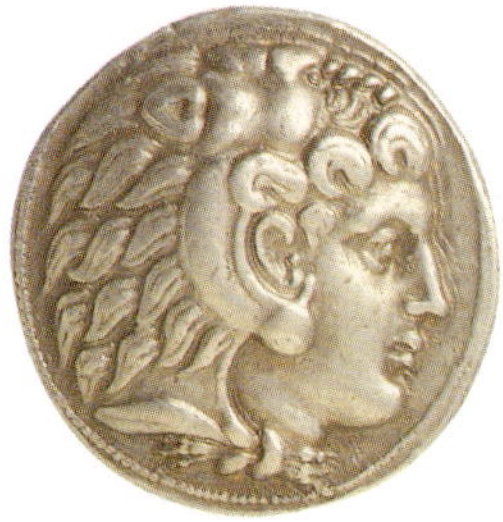

TETRADRACHME
Makedonien, Alexander III.
Silber, 16,86 g; ∅ 28 mm
Inv. Nr. 35.760

Mit Alexander III. d. Großen (336–323) kommt es in Zusammenhang mit seinen politischen und militärischen Eroberungen zum erstenmal auch zu einer Vereinheitlichung des Geldwesens in der griechischen Welt: seine Leitwährung stellen in Gold der Stater, in Silber die *Tetradrachme* dar. Auf der Vorderseite ist der Kopf des Herakles, des mythischen Ahnherrn der Dynastie, in einem Löwenskalp zu erkennen, wobei deutlich portraithafte Züge hervortreten. Auf der Rückseite finden sich das Bild des thronenden Zeus mit Adler und Szepter, die Nennung Alexanders und verschiedene Beizeichen. G. D.

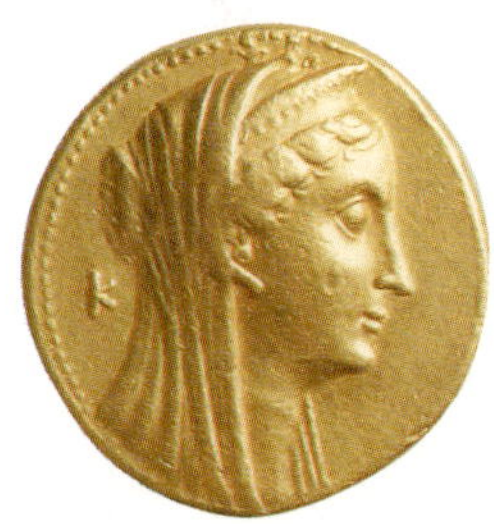

OKTODRACHME
Ägypten, Arsinoe II. Philadelphos
Gold, 27,80 g; ∅ 27 mm
Inv. Nr. 23.662

Die Nachfolger Alexanders in seinen verschiedenen Reichsteilen setzen bereits ihre Portraits auf Münzen. So auch die Ptolemäer, die für Festprägungen wahre Prunkstücke im edelsten Metall ausbringen, wie etwa Ptolemaios II. für seine Frau und Schwester Arsinoe II. (285–246). Die Büste der Königin auf der Vorderseite der *Oktodrachme* zeichnet sich nicht nur durch das hervorragende Portrait, sondern auch durch die Freude am Detail und vor allem durch das hohe Relief aus; die Rückseite zeigt ein Doppelfüllhorn, das von der Königin aus purem Gold einem Tempel geopfert worden war. Die Aufschrift nennt die im Avers Dargestellte. G. D.

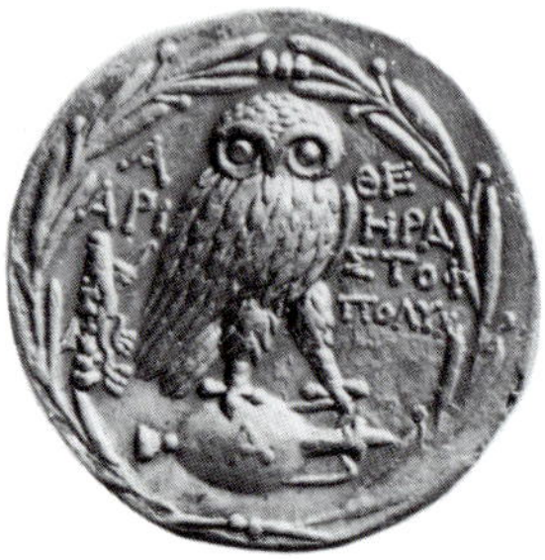

TETRADRACHME
Attika, Athen
168–167 v. Chr.
Silber, 16,77 g; ∅ 31 mm
Inv. Nr. 35.263

Die Münzen Athens zeigen ab dem ausgehenden 6. Jh. v. Chr. auf der Vorderseite den Kopf der Stadtgöttin Athena, im Revers die zu ihr gehörende Eule. Nach einer durch makedonische Besetzung erzwungenen Prägepause im 3. Jh. beginnt Athen ab 196 v. Chr. Münzen „neuen Stils“ zu prägen. Die Vorderseite der *Tetradrachme* zeigt den Kopf der Athena Parthenos, behelmt nach rechts, die Rückseite: In einem Lorbeerkranz steht eine Eule auf einer liegenden Amphore; links von ihr: Keule und Köcher; die Aufschrift nennt außer der Stadt *ATHEN* auch Magistratsbeamte. G. D.

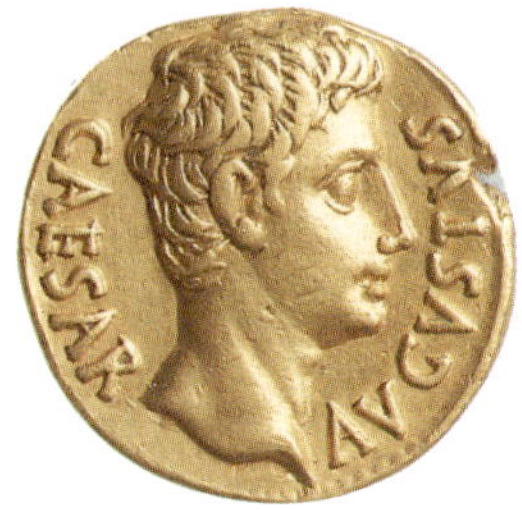

AUREUS
Rom, Augustus; Münzstätte in Spanien
19 v. Chr.
Gold, 7,81 g; ∅ 19 mm
Inv. Nr. 4.632

Der erste römische Kaiser, Augustus (27 v.–14 n. Chr.), wußte – nach dem Scheitern von Cäsars Versuch – die richtigen Schritte für die Installierung der Monarchie zu setzen. Das drückt sich auch ganz deutlich in seinem Münzprogramm aus, in dem er Neues gegen Altüberliefertes setzt, wie das etwa auch das vorliegende in einer spanischen Münzstätte erzeugte Stück demonstriert. Die Vorderseite nennt den Herrscher schlicht mit seinen Titeln *CAESAR, AUGUSTUS* und zeigt einen leicht idealisierten Kopf; im Revers wird zur Legende *IOV-TON* (= Iovi[s] Ton[anti]) eine sechssäulige Tempelfront mit dem Kultbild des Jupiter gezeigt. G. D.

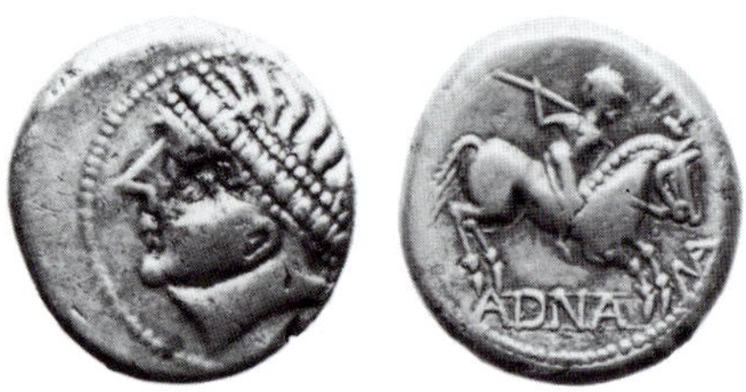

TETRADRACHME
Kelten, Noricum, Adnamat
1. Jh. v. Chr.
Silber, 9,9 g; ∅ 22 mm
Inv. Nr. 26.732

Die keltischen Münzen ahmen zunächst griechische Originalprägungen, vor allem solche der Makedonenkönige, nach. Es kommt zu immer stärkeren „Verwilderungen“ des Bildes. Das norische Königreich (heute Kärnten und Slowenien) prägt Groß- und Kleinsilbermünzen, wobei eine Zeitlang auf den Großmünzen Königsnamen aufscheinen, wie etwa *ECCAIO, SUICCA u. a.* Der Avers bildet einen nach links gerichteten, mit einem Kranz geschmückten Männerkopf ab, der Revers einen nach rechts auf seinem Pferd galoppierenden Lanzenreiter. Im Abschnitt wird *ADNAMAT* als König genannt. G. D.

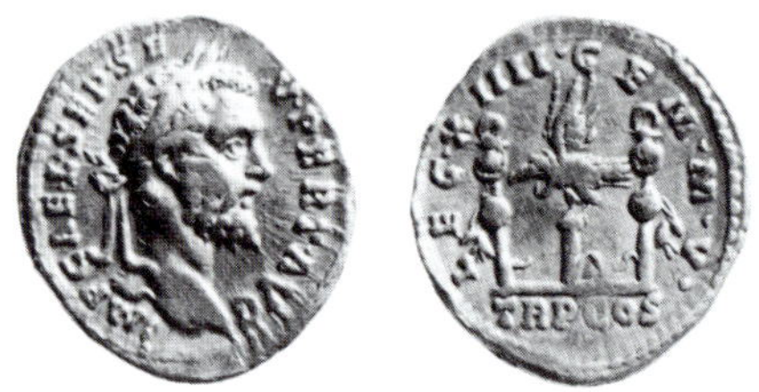

AUREUS
Rom, Septimius Severus
193–194
Gold, 7,05 g; ∅ 21 mm
Inv. Nr. 14.129

Septimius Severus (193–211) war zur Zeit der Ermordung des Kaisers Commodus Statthalter von Oberpannonien in Carnuntum gewesen. Dort hatte ihn die Haustruppe, die 14. Legion, zum Kaiser ausgerufen. Mit ihm beginnt die Periode der sog. Soldatenkaiser. Die Vorderseite des *Aureus* zeigt zur Nennung des Kaisernamens den mit einem Lorbeerkranz geschmückten Kopf des Herrschers; auf der Rückseite wird die 14. Legion genannt (*LEG XIIII GEM M V* = Legio XIV Gemina Martia Victrix) dazu ist zwischen den beiden für diese Legion typischen Feldzeichen ein Legionsadler abgebildet. G. D.

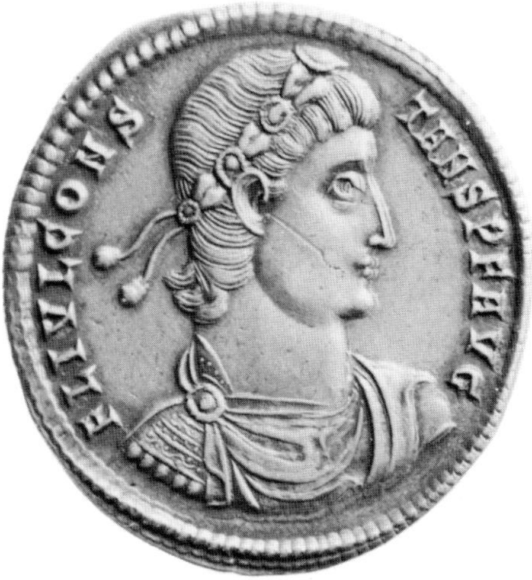

4 SILIQUEN
Rom, Constans; Münzstätte Siscia
340–350
Silber, 13,22 g; ∅ 38 mm
Inv. Nr. 32.383

Die Münzen werden gegen Ende der römischen Kaiserzeit monoton. Silber wird neben dem öfter anzutreffenden Gold und den zahllosen Münzen aus unedlem Metall selten ausgeprägt, größere Nominale, die man eigentlich als Medaillons bezeichnen sollte, sind eine Rarität. Die sehr flache Vorderseite zeigt Constans (337–350) mit einem Perlendiadem im Haar, bekleidet mit Küraß und Paludamentum; im Revers wird der Herrscher ganzfigurig in ähnlicher Adjustierung dargestellt, er hält in der Linken ein Szepter, in der Rechten ein Vexillum. Die Umschrift *TRIVMPHATOR GENTIVM BARBARVM* ist eher ein Wunsch denn eine historische Aussage. G. D.

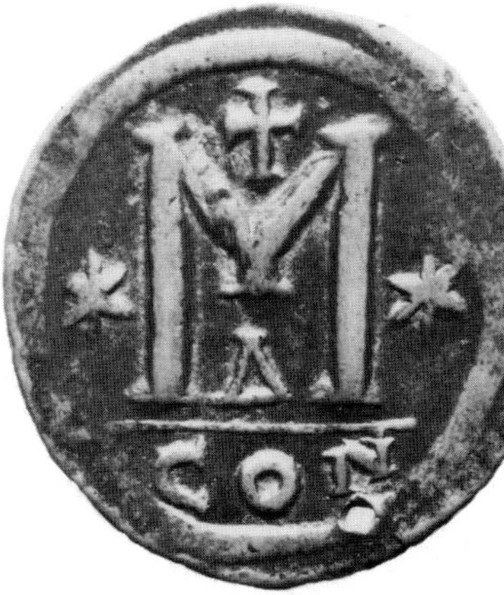

40 NUMMIA
Byzanz, Anastasius I.; Münzstätte Constantinopolis
512–517
Kupfer; ∅ 35 mm
Inv. Nr. 203.911

Zwei große Kupfergeldreformen Byzanz' fallen in die Zeit des Anastasius (491–518). 498 fand die Einführung des mehrfachen Nummien-Stückes statt. 512 wurden durch einen neuen Münzfuß die Stückgewichte verdoppelt. Die nicht besonders schöne Münze sprach die Masse der Menschen damaliger Zeiten aber unmittelbar an. Sie war für den täglichen Münzumlauf bestimmt. Von der Geldfunktion her gesehen ist auf dem Stück alles enthalten: das lapidare Brustbild des Kaisers, im Revers die Wertzahl *M* (= 40 Nummia), die Buchstaben *CON* als Zeichen für die Münzstätte Constantinopolis, ein △ für die Offizin (Prägetisch), die das Stück prägte, sowie Sterne als Zeichen der Emission. H. J.

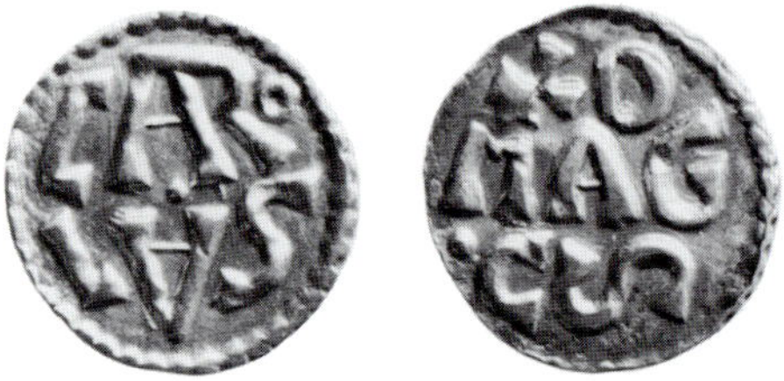

DENAR
Franken, Karl der Große; Münzstätte Mainz?
Silber, 1,12 g; ∅ 17 mm
Inv. Nr. 165.636

König Pippin der Kurze beseitigte die Doppelwährung von Gold- und Silbermünzen im fränkischen Reich. Seit 755 wurde nur mehr eine Silbermünze, der *Denar,* ausgeprägt. Karl der Große (768–814) erhöhte allmählich das Gewicht des Denars, so daß schließlich 240 Stücke auf das Karlspfund gingen. Alle alten Münzen wurden eingezogen. Die neuen, mit dem Monogramm des Königs, sollten ohne Rücksicht auf die Prägestätte überall gelten und von jedermann angenommen werden. Der Denar, er erhielt später die Bezeichnung Pfennig, trägt auf der Vorderseite den Herrschernamen *CARO/LVS.* Auf der Rückseite steht *KD/MAG/C* . Damit wird die Münzstätte genannt. H. J.

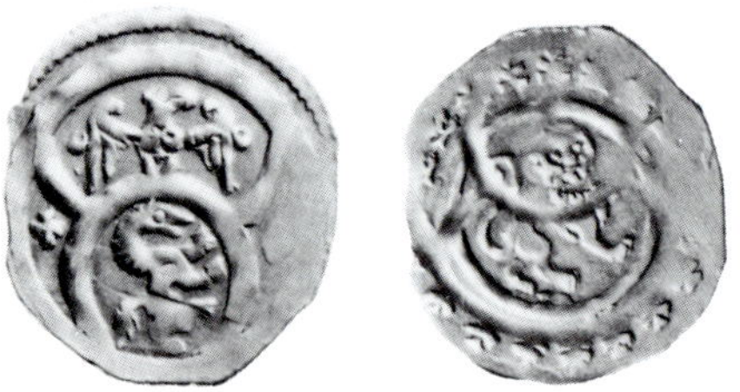

PFENNIG
Österreich, Leopold VI.; Münzstätte Wien
ca. 1210–1230
Silber, 0,90 g; ∅ 20 mm
Inv. Nr. 168.855

Die Babenberger begannen mit der Münzprägung 1110/20 in Krems. Die Verlagerung des Herrschaftsgebietes nach dem Osten, das Einlangen von Silber als Lösegeld für Richard Löwenherz und der Umstand, daß die Steiermark 1192 an die Babenberger fiel, dürften 1193 oder 1194 zur Errichtung der Wiener Münzstätte geführt haben. Die *Pfennige,* die zumeist keine Legende aufweisen, können nur durch die Bearbeitung von Münzfunden gereiht und zugeordnet werden. Die vielfältigen Darstellungen schließen das gesamte Bildvokabular des Mittelalters ein. In diesem Fall sind auf einer Seite ein Panther und ein Adler in Bogeneinfassung dargestellt, auf der anderen ein leopardierter Löwe. H. J.

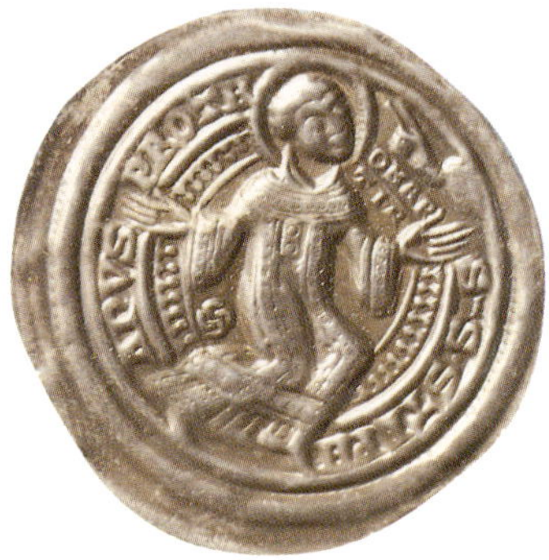

BRAKTEAT (HOHLPFENNIG)
Halberstadt, Bischof Ulrich von Reinstein
Silber, 0,87 g; ∅ 31 mm
Inv. Nr. 214.988

Künstlerisch und technisch wurde in der zweiten Hälfte des 12. Jh. der Höhepunkt der *Brakteaten*prägung erreicht. Unter den vielen Stücken gibt es hervorragende Beispiele romanischer Kleinstplastik. So dieser *Brakteat* des Bistums Halberstadt unter seinem Bischof Ulrich von Reinstein (1149–1160). Halberstadt, die Abtei Quedlinburg, die Herren von Falkenstein und Arnstein sowie die Grafen von Anhalt bildeten mit ihrem Münzwesen ein südliches Zentrum der Brakteatenprägung, das am silberreichen Harz gelegen war. Der einseitige Hohlpfennig hat die Legende *S-S.STEPH-A n VS-PROTH-OMAR/TIR.* Der heilige Stephan, Erzmärtyrer der katholischen Kirche, in halb schwebender, halb kniender Haltung, blickt mit seitlich geneigtem Haupt gegen den Himmel. H. J.

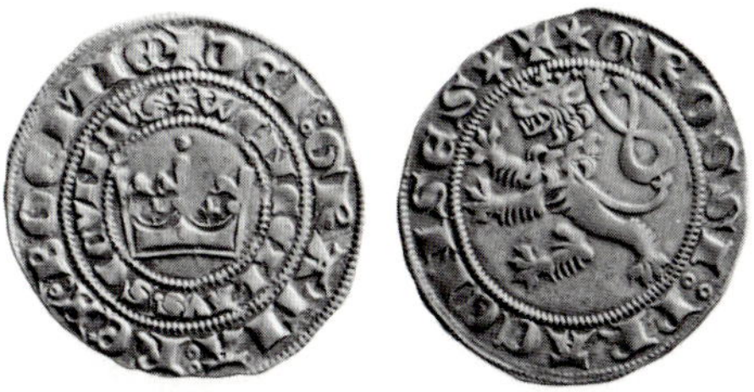

PRAGER GROSCHEN
Böhmen, Wenzel II.; Münzstätte Kuttenberg
Silber, 3,71 g; ∅ 27 mm
Inv. Nr. 165.004

Die sinkende Kaufkraft des Pfennigs und der durch den anwachsenden Handel erhöhte Geldbedarf führten zur Ausprägung von Pfennigvielfachen. Als Folge entstanden der venezianische Matapan und der französische Gros Tournois. 1300 schuf man unter König Wenzel II. (1278–1305) nach dem französischen Vorbild den *Prager Groschen.* Die ergiebigen böhmischen Silbergruben erlaubten eine starke Ausprägung dieser Münzsorte, die auch Eingang in den Münzumlauf der Nachbarländer fand. Die Prägung dieses Nominales fand erst unter dem Habsburger Ferdinand I. ein Ende. Das Münzbild ist von der Turnose beeinflußt: Um die Wenzelskrone ein doppelter Schriftkreis mit Name und Titel des Königs. Auf der Rückseite *GROSSI: PRAGENSES* und der gekrönte böhmische Löwe. H. J.

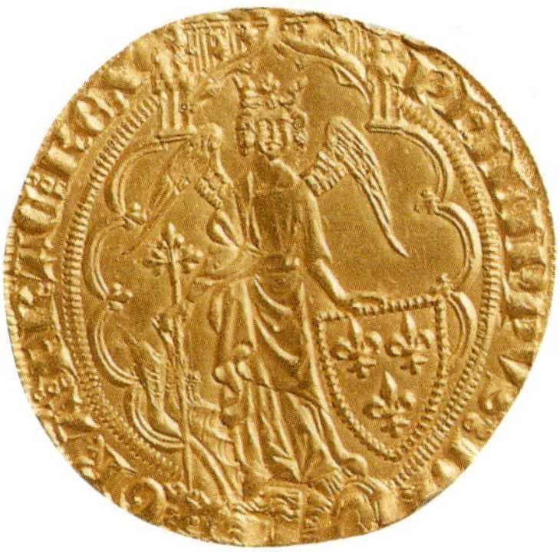

ANGE D'OR
Frankreich, Philipp VI.
1341
Gold, 6,32 g; ∅ 32 mm
Inv. Nr. 21.551 aα

Der *Ange d'or* wurde zum ersten Mal unter König Philipp VI. (1328–1350) 1341 ausgeprägt. Seinen Namen erhielt er nach der Vorderseitendarstellung: der hl. Michael auf dem Drachen stehend. Mit einer Hand stützt er sich auf einen Schild mit drei Lilien. Es war das erste Mal, daß auf einer französischen Münze der Lilienschild dargestellt wurde. Die Rückseite ist ornamental gestaltet: ein Blumenkreuz in einem Vierpaß, in den Winkeln vier kleine Kronen. Die Legende *XPC* (Christus) *VINCIT XPC REGNAT XPC IMPERAT* wird auf französischen Goldmünzen lange beibehalten. Der *Ange d'or* zählt zu den Spitzenleistungen mittelalterlicher Münzkunst in Europa. H. J.

FIORINO D'ORO ▷
Italien, Florenz
1323
Gold, 3,51 g; ∅ 20 mm
Inv. Nr. 26.782 aα

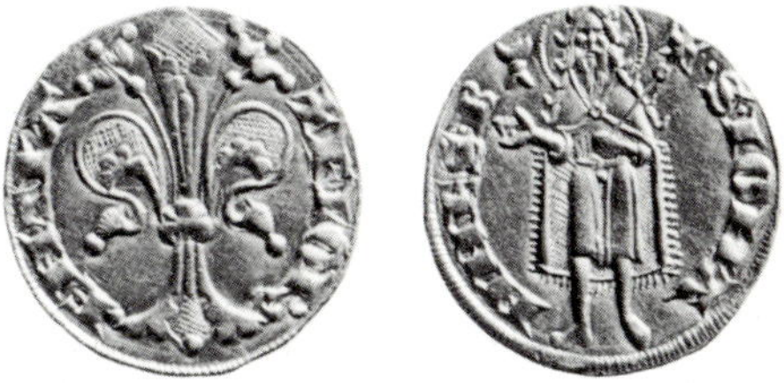

Nach der karolingischen Münzreform wurde der Geldumlauf zunächst in weiten Teilen Europas vom Denar beherrscht. Das Absinken der Kaufkraft des Denars, ein erhöhter Geldbedarf und der Osthandel bewirkten, daß Florenz 1252 die Goldmünzprägung aufnahm. Als Münzbild verwendete man die Lilie, das Florentiner Stadtwappen, und Johannes den Täufer, den Stadtpatron. Der Name der Münze rührt von der Wappendarstellung (flos = Lilie) her. Datiert wird die Florene durch das Münzmeisterzeichen Kelch, Zeichen des Giano Albizzi, der 1323 Münzmeister der Goldmünzprägung war. Der *Fiorino d'oro* wurde im Lauf der Zeit von vielen Münzherren nachgeahmt. Besondere Verbreitung erlangte er auch in Deutschland. H. J.

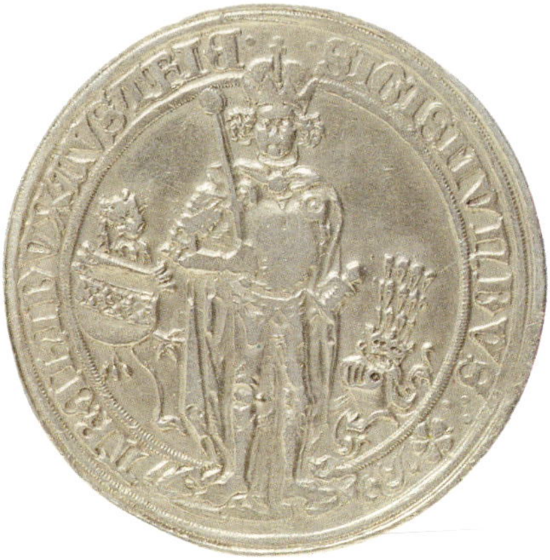

GULDINER (UNZIALIS)
Tirol, Sigmund; Münzstätte Hall
Stempelschneider: Wenzel Kröndl
1486
Silber, 31,94 g; ∅ 42 mm
Inv. Nr. 164.828

Die Haupthandelsmünze jener Zeit war der Goldgulden. Tirol, das an einer bedeutenden Nordsüdhandelsverbindung lag, prägte diese Goldmünze unter Sigmund (1439–1490) selbst aus. Die Goldprägung war jedoch nicht einträglich, da im eigenen Land kein Gold gefunden wurde. Der Finanzverwalter Sigmunds, Anthoni vom Roß, hatte die geniale Idee, das Äquivalent des Goldguldens in Silber auszuprägen; so konnte das im Lande reichlich vorkommende Silber dafür verwendet werden. Künstlerisch ist der Stempelschnitt eine hervorragende Leistung gotischer Graveurkunst. Auch prägetechnisch wurde eine besondere Leistung vollbracht, mußte doch ein relativ großes und dickes Metallstück beprägt werden. H. J.

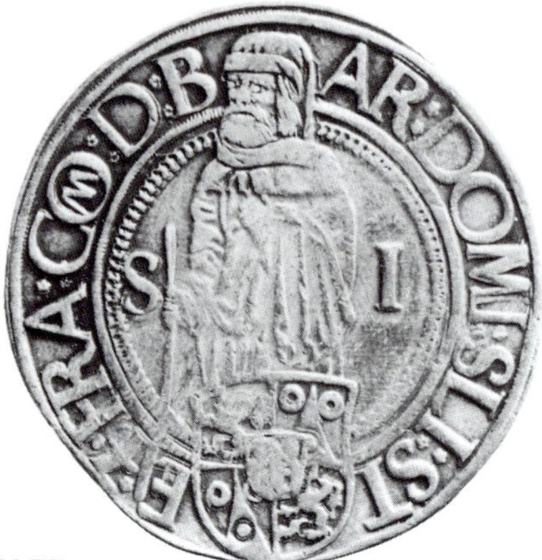

TALER
Böhmen, Stefan Schlick und seine Brüder; Münzstätte Joachimstal
Stempelschneider: Melchior Peuerlein?
um 1523
Silber, 28,97 g; ∅ 41 mm
Inv. Nr. 5.887 bα

Die in Böhmen ansässigen Grafen Schlick (Stefan Schlick gest. 1526) begannen 1520 aufgrund eines umstrittenen Münzprivilegs in Joachimstal im böhmischen Erzgebirge Münzen nach dem Muster des benachbarten Sachsen zu prägen. Dort wurden seit kurzem nach dem Vorbild von Hall in Tirol sog. Guldengroschen geprägt. Wegen der außergewöhnlich hohen Prägemenge der Schlickschen Münzen und der raschen Verbreitung durch den florierenden Handel mit Sachsen wurden diese *Joachimstaler* zu einem Begriff weit über ihren Entstehungsort hinaus. Es entwickelte sich daraus der Münzname *Taler.* Auf der Urform des Talers der Schlick ist auf der Vorderseite über dem Wappen der hl. Joachim, Schutzpatron der Bergstadt Joachimstal, dargestellt. K. Sch.

„GULDINER“ ▷
Österreich, Maximilian I.; Münzstätte St. Veit
1518
Silber, 26,63 g; ∅ 41 mm
Inv. Nr. 164.261

Maximilian I. (1493–1519) hat viel zur Durchsetzung des neuen Münzwesens, das von Tirol seinen Ausgang genommen hatte, beigetragen. Mit der Jahreszahl 1515 gibt es die ersten Prägungen der Kärntner Münzstätte St. Veit. Am stärksten war die Ausprägung von Batzen, Halbbatzen und Pfennigen. Die St. Veiter *Guldiner* müssen als Schaumünzen betrachtet werden, da die Stückgewichte für eine richtige Münze zu unterschiedlich sind. In der Kärntner Großsilbermünzprägung ist die Gotik bereits überwunden, die Stilauffassung der Renaissance hat Eingang gefunden. H. J.

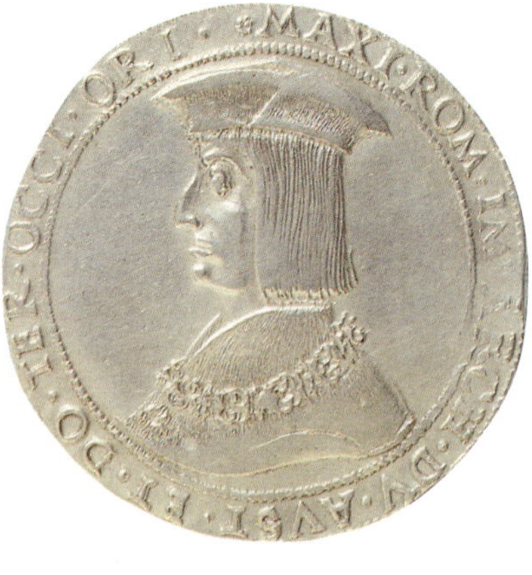

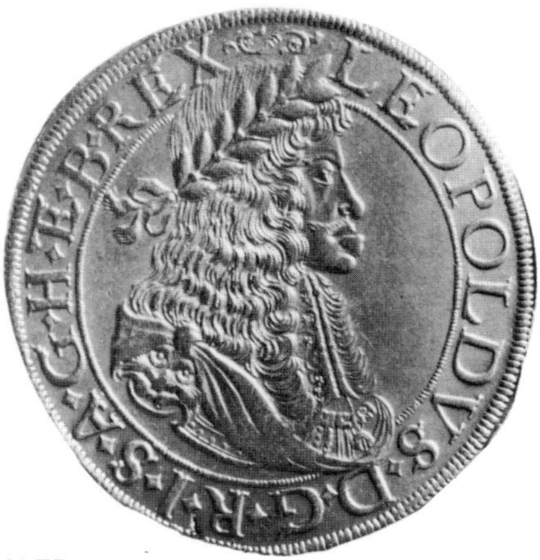

TALER
Österreich, Leopold I.; Münzstätte Wien
1670
Silber, 28,60 g; ∅ 44 mm
Inv. Nr. 726 bα

Das Münzwesen unter Leopold I. (1657–1705) ist vom „Münzeinrichtungswerk" des Jahres 1659 geprägt. Es handelt sich um eine Münzordnung, die neue Münzsorten einführte, die für den Münzherrn bei geringsten Kosten den höchsten Gewinn brachten. Kriege gegen die Türken bewirkten eine Finanz- und Geldkrise, die als die kleine Kipperzeit bezeichnet wird. Dieser Wiener *Taler* kann als Beispiel für eine schöne, noch nicht so perfektionierte Barockmünze genommen werden. Jede Münzstätte hatte noch ihre künstlerisch und technisch spezifischen Eigenheiten. Die Taschenwerkprägung, eine Weiterentwicklung der Walzenprägung, war damals in der Münzstätte Wien eingeführt worden. H. J.

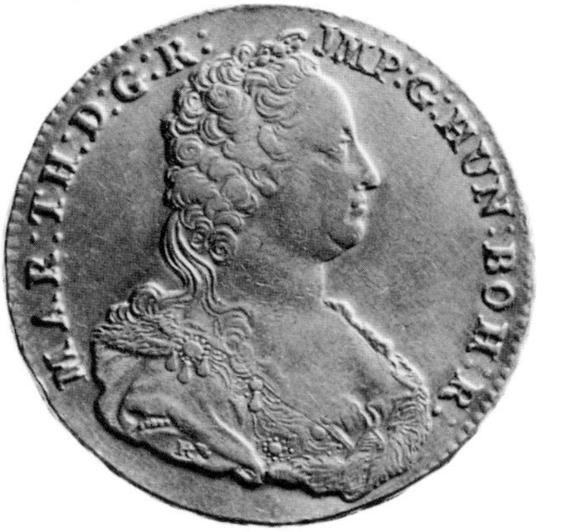

DUKATON
Österreich, Maria Theresia; Münzstätte Brügge (Flandern)
Stempelschneider: Jacques Roettiers
1754
Silber, 33,12 g; ∅ 41 mm
Inv. Nr. 170.760

1714 wurde mit dem Frieden von Rastatt der Spanische Erbfolgekrieg beendet. Danach kamen u. a. die Spanischen Niederlande an die Habsburger. Der *Dukaton* wurde 1618 dort eingeführt und sollte das Silberäquivalent des Dukaten sein. Er war eine der hochwertigsten Großsilbermünzen seiner Zeit. 1755 wurde die Prägung dieser Münzsorte eingestellt. Der Stempelschneider Roettiers signierte seine Arbeit am Armabschnitt des anmutigen Brustbildes Maria Theresias. Auf der Rückseite das gekrönte Wappen mit Lorbeerzweigen auf einem Baumkreuz aufgelegt. Der kleine Löwe darunter ist das Münzstättenzeichen von Brügge. H. J.

DOPPELTER VEREINSTALER ▷
Österreich, Franz Joseph I.; Münzstätte Wien
Stempelschneider: Vs. J. Tautenhayn, Rs. F. Gaul
1866
Silber, 36,94 g; ∅ 41 mm
Inv. Nr. 129.209

Die unter Maria Theresia 1753 eingeführte Conventionswährung bestand in Österreich bis 1857. Österreich und Liechtenstein schlossen 1857 mit den deutschen Zollvereinsstaaten einen Münzvertrag ab. Demnach sollten in allen Vertragsländern gleiche Vereinsmünzen geprägt werden: Goldkrone, halbe Goldkrone, Doppeltaler und Taler. Da die Währungen der drei großen Währungsgebiete des früheren deutschen Reiches in ein günstiges Wechselverhältnis zueinander gebracht werden sollten, senkte Österreich seinen Münzfuß gering ab und nannte ihn die österreichische Währung. Der Graveur arbeitete flach und exakt, das Portrait des Kaisers Franz Joseph

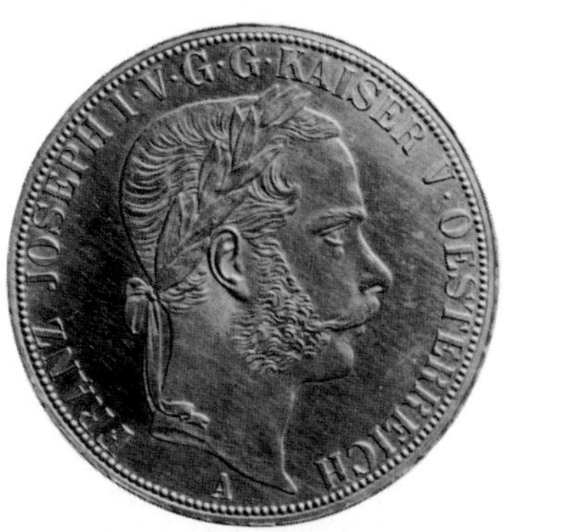

(1848–1916) war für alle Münzämter genormt, als Randschrift wurde die Devise des Kaisers *(MIT VEREINTEN KRAEFTEN)* verwendet. Die Ringprägetechnik verleiht dem Stück einen exakten Rand. H. J.

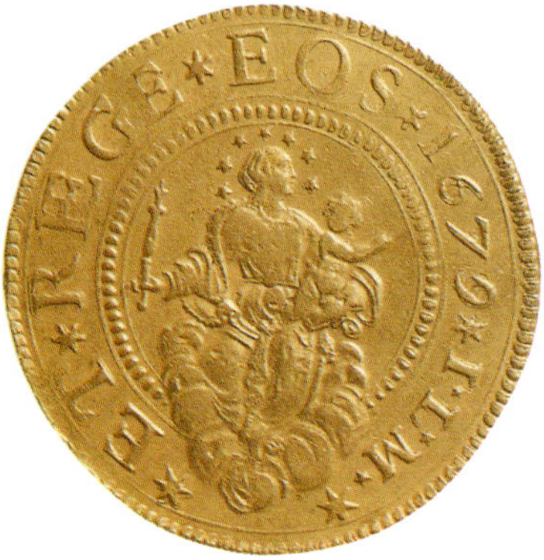

DA 5 DOPPIE
Italien, Genua
1679
Gold, 33,30 g; ∅ 43 mm
Inv. Nr. 6.463 bα

Die Republik Genua wurde von 1528 bis 1797 von den Dogi biennali und Governatori regiert, die aber auf den Münzen nicht namentlich genannt werden. Auf der Münze selbst stehen nur die Initialen des für das Münzwesen Verantwortlichen. In diesem Fall *ILM* (= Ioannes Lucas Maiolus). Die *Doppia* entspricht der spanischen Pistole (2 Escudos), die im europäischen Handel eine bedeutende Rolle spielte. Auf der einen Seite ist die Madonna mit Kind und Szepter auf Wolken thronend (sie ist die Patronin von Genua), auf der anderen ein Blumenkreuz mit Vierblättern in den Winkeln dargestellt. Mit der Casa di San Giorgio besaß Genua eine der ersten öffentlichen Banken, die zeitweise sogar Silbermünzen ausgab.
H. J.

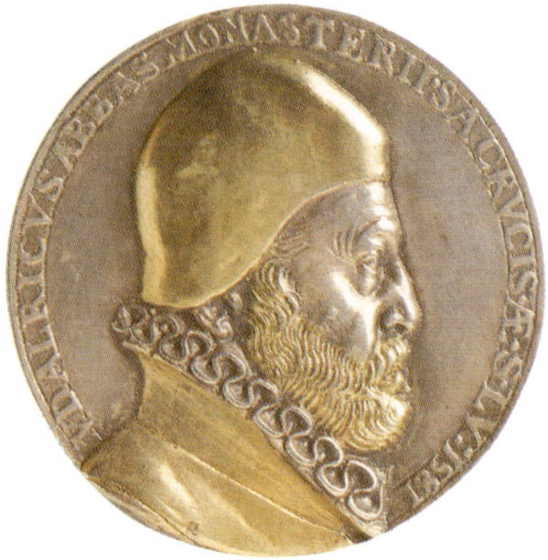

MEDAILLE AUF ULRICH II. MOLITOR
Medailleur: Rafael Ranghieri
(Verona ? – nach 1595 Prag?)
1581
Silber-Guß, teilw. vergoldet, 54,21 g; ∅ 53 mm
Inv. Nr. 12.818 bβ

Der Künstler dürfte in den sechziger Jahren des 16. Jh. nach Österreich gekommen sein. Er vertrat gemeinsam mit Antonio Abondio die italienische Richtung der österreichischen Medaille in Wien bzw. Prag. Ihre Medaillen zeichnen sich durch hohe Portraitkunst und feine Ziselierung aus. Ulrich Molitor (1526–1585), Abt des Stiftes Heiligenkreuz, ist auf der Medaille im Alter von 55 Jahren dargestellt. Er stammte aus Überlingen am Bodensee und wurde 1558 zum Abt gewählt, nachdem er 1548 in das Zisterzienserkloster Heiligenkreuz eingetreten war. Unter seiner Leitung gelang es, den wirtschaftlichen Verfall des Klosters aufzuhalten.
K. Sch.

MEDAILLE AUF ISOTTA DEGLI ATTI ▷
Medailleur: Matteo de' Pasti
(Verona um 1420 – um 1490 Rimini)
1446
Bronze-Guß; ∅ 85 mm
Inv. Nr. 435 bβ

Matteo de' Pasti hatte seinen Mitbürger Antonio Pisano (Pisanello) zum Vorbild, der den ersten, fast aus dem Nichts entstandenen Höhepunkt der oberitalienischen Renaissancemedaille darstellt. Pasti, der auch Bildhauer und Architekt war, fand in Rimini in Sigismondo Malatesta einen kunstverständigen Auftraggeber, den er auf Medaillen mehrmals porträtierte. Die Dichterin Isotta degli Atti (1432/33–1474) war schon seit ihrer Jugend die Geliebte Malatestas, des Herrn von Rimini, was auch die beiden zusammengehörigen Medaillen des Paares aus dem Jahr 1446 bezeugen. Wenn Isottas Geburtsjahr richtig überliefert ist, wäre sie im Alter von 13 Jahren dargestellt. 1456 heiratete sie Sigismondo Malatesta.
K. Sch.

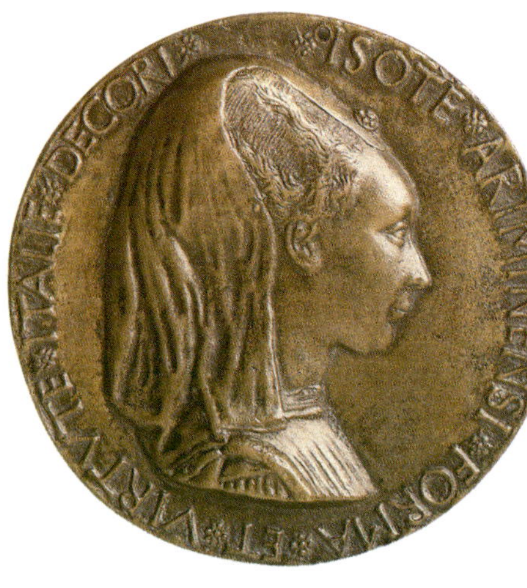

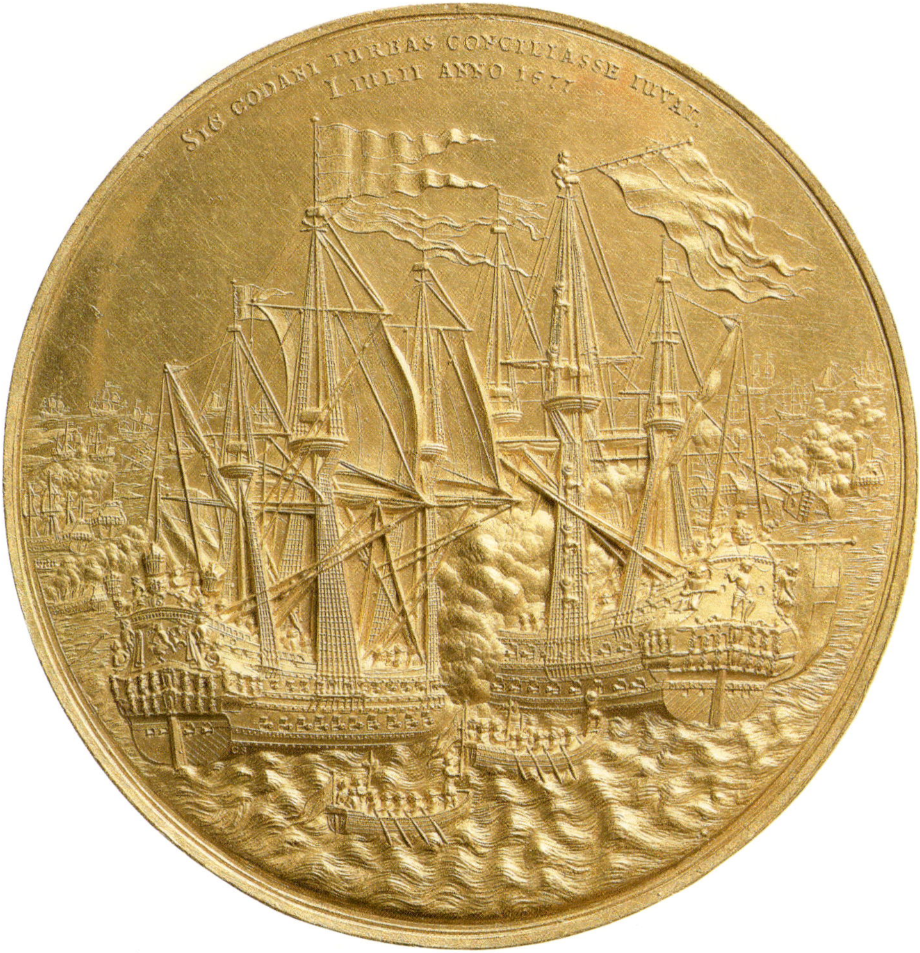

MEDAILLE AUF DEN SEESIEG DER DÄNEN IN DER KØGEBUCHT
Stempelschneider: Christoph Schneider
(Deutschland ? – 1701 Dänemark)
1677
Gold, 1258,8 g; ∅ 128 mm
Inv. Nr. 249 bβ

Bei dieser Medaille handelt es sich um eine beachtliche technische Leistung in Anbetracht des für eine Prägemedaille ungewöhnlich hohen Reliefs. Der wahrscheinlich aus Deutschland stammende Medailleur Christoph Schneider arbeitete in Kopenhagen als Stempelschneider. Er erreichte durch den Gegensatz zwischen den plastischen Schiffen im Vordergrund und dem flacheren Stempelschnitt im Hintergrund eine starke Tiefenwirkung. Er zeichnet sich überdies durch eine große Liebe zum Detail aus. Die Medaille feiert die drei Seesiege Dänemarks unter König Christian V. über die feindliche schwedische Flotte in den Jahren 1676 und 1677, im besonderen den letzten in der Køgebucht am 1. Juli 1677. Dieser skandinavische Krieg, der seine Ursache im Gegensatz zwischen Frankreich und Brandenburg hatte, wurde aber erst im Jahr 1679 durch den Frieden von Lund beendet.

K. Sch.

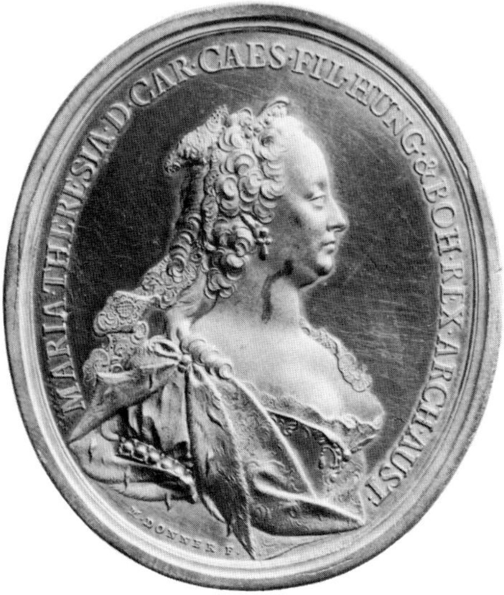

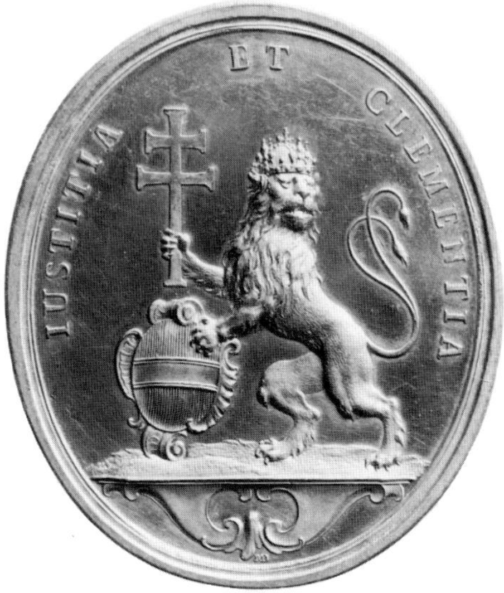

GNADENMEDAILLE MARIA THERESIAS
Stempelschneider: Matthäus Donner
(Eßling, heute Wien, 1704 – 1756 Wien)
1743
Silber, 87,65 g; oval 68/60 mm
Inv. Nr. 1.854 bβ

Gnadenmedaillen wurden – ähnlich unseren heutigen Orden – von Herrschern und Landesfürsten als Auszeichnungen oder für Verdienste verliehen. Waren sie in früheren Zeiten häufig gegossen, so setzte sich in Österreich ab Kaiser Karl VI. die geprägte Gnadenmedaille durch. Sie wurde in Edelmetall, häufig in Gold, samt einer Kette oder an einem Band vergeben, oft war sie in früherer Zeit durch einen Edelmetallrahmen und Edelsteine verziert. Verschiedene Rangstufen wurden durch unterschiedliches Metall und Größe ausgedrückt.
Unter Maria Theresia gab es in der ovalen Form drei Größen. Bald wurden aber nur mehr runde Medaillen ausgegeben. Die vorliegende Gnadenmedaille gehört zur 1. Größe im Gewicht von 5 Lot. Die Stempel schnitt Matthäus Donner, ein Bruder des berühmten Bildhauers Raphael Donner, dem er auf seinem Gebiet durchaus ebenbürtig war. Die Gnadenmedaille zeigt üblicherweise auf der Vorderseite das Portrait des Herrschers mit dem Titel in der Umschrift. In unserem Fall wird Maria Theresia – da die Medaille vor 1745 entstanden ist – noch nicht als Kaiserin, sondern als Tochter Kaiser Karls, wohl aber als Königin von Ungarn und Böhmen sowie als Erzherzogin von Österreich bezeichnet. Die Rückseite trägt den Wahlspruch und das Symbolum Maria Theresias. Es besteht aus den Sinnbildern für ihre drei Herrschaftsbereiche: dem Bindenschild für die österreichischen Länder, dem böhmischen Löwen und einem aus dem ungarischen Wappen entlehnten Patriarchenkreuz. K. Sch.

MEDAILLE AUF DIE TAUFE DES KÖNIGS VON ROM ▽
Stempelschneider: Bertrand Andrieu
(Bordeaux 1761 – 1822 Paris)
1811
Silber, 180,96 g; ∅ 68 mm
Inv. Nr. 135.168

Napoleon I. hält seinen Sohn, der den Titel eines Königs von Rom führte und später als Herzog von Reichstadt am Wiener Hof lebte, über ein Taufbecken, davor lehnt eine Bibel. Der Kaiser steht vor einem Thron, der von geflügelten Löwen gebildet wird und das Emblem Napoleons trägt. Der Entwurf zu dieser Darstellung stammt von dem französischen Zeichner und Maler Louis Lafitte, die Stempel schuf Bertrand Andrieu, einer der fruchtbarsten Stempelschneider der napoleonischen Ära, aber auch noch unter Ludwig XVIII. Er verarbeitete sonst durchaus eigene Medaillenentwürfe. Die Rückseite der Medaille trägt die Namen von 50 Städten des französischen Reiches, die sie ihrem Kaiser widmeten. K. Sch.

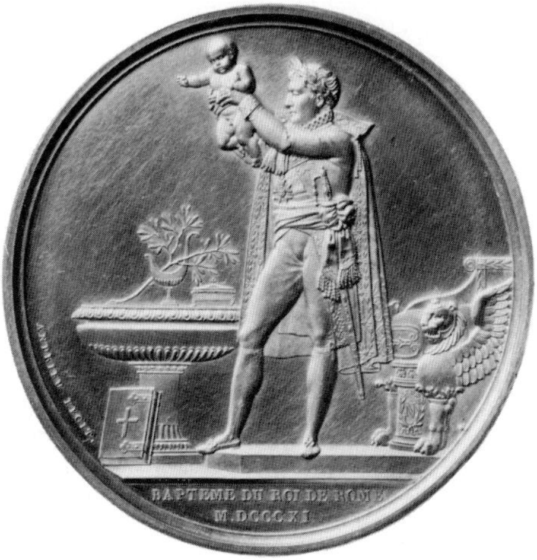

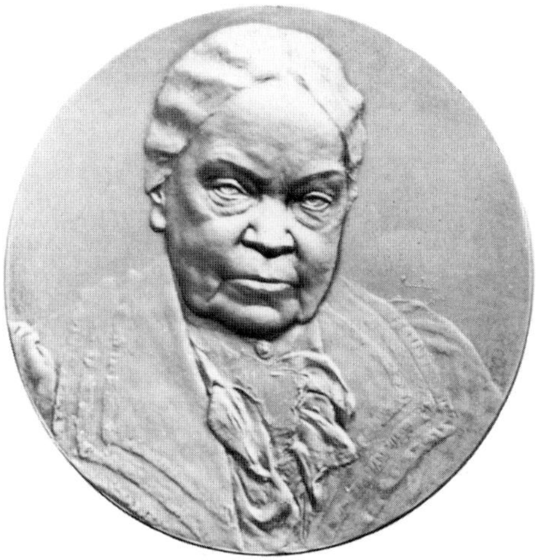

MEDAILLE AUF MARIE VON EBNER-ESCHENBACH
Medailleur: Rudolf Marschall
(Wien 1873 – 1967 Wien)
1900
Silber, 70,2 g; ∅ 57 mm
Inv. Nr. 19.953/1914 B

Gegen Ende des 19. Jh. hatte von Frankreich aus eine Erneuerung der Medaille stattgefunden, die Wiener Medaille erhielt davon ebenfalls neue Impulse. So hatte auch Rudolf Marschall seine Fähigkeiten in Frankreich vertieft. Das zeigt sich bei diesem Beispiel an der Randlosigkeit der Medaille und der gegenüber früher etwas flacheren Modellierung, die mit ihrem Untergrund gleichsam eine Verbindung eingeht. Trotz realistischer Gestaltung des Portraits wird kein Wert mehr auf Detailtreue gelegt. Ungewöhnlich für jene Zeit ist die Darstellung en face. Die Medaille wurde der Dichterin (1830–1916) anläßlich ihres 70. Geburtstages gewidmet. K. Sch.

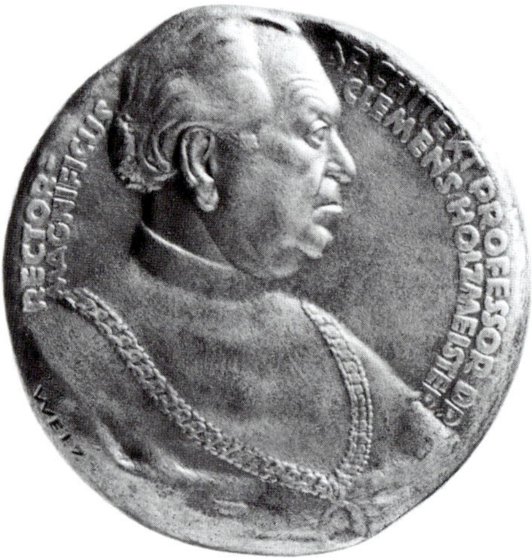

MEDAILLE AUF CLEMENS HOLZMEISTER

Medailleur: Ferdinand Welz
(Wien, geb. 1915)
1961
Bronze-Guß; ∅ 110 mm
Inv. Nr. 41.931/1914 B

Die österreichische Medaille der Gegenwart verdankt wesentliche Impulse dem Wiener Künstler Ferdinand Welz. Für ihn wurde wieder die Gußmedaille ein wichtiges Ausdrucksmittel, nachdem sie längere Zeit gegenüber der Prägemedaille in den Hintergrund getreten war. Sie bietet dem Medailleur eine freiere Entfaltungsmöglichkeit als die strenge Prägemedaille. So verläßt Welz in seinen Arbeiten gerne die kreisrunde Form, die Darstellung sprengt gleichsam den Rahmen. Beeinflußt ist diese Gestaltungsart von seiner Ausbildung als Bildhauer. Der weltberühmte Architekt Clemens Holzmeister (1886–1983) ist auf dieser Medaille als Rektor der Akademie der bildenden Künste dargestellt. K. Sch.

MEDAILLE AUF „20 JAHRE F.I.D.E.M.“ ▽

Medailleur: André Galtié
(Paris 1908 – 1983 Issy-les-Moulineaux)
1957
Bronzc, ∅ 67 mm
Inv. Nr. 47.744/1914 B

Im Jahr 1937 wurde die Fédération Internationale des Éditeurs de Médailles gegründet, eine Vereinigung der Medaillenherausgeber. Diese veranstaltet im Abstand von mehreren Jahren internationale Kongresse, die mit Ausstellungen über moderne Medaillen verbunden werden. Der 7. Kongreß dieser Art fand im Jahr 1957 zum 20-Jahr-Jubiläum der F.I.D.E.M. in Paris statt. Die offizielle Gedenk-Medaille dazu wurde vom französischen Medailleur Galtié geschaffen. Er liebt es, den Medaillenhintergrund bewegt, also nicht ganz plan darzustellen, was die moderne Prägetechnik auch bei geprägten Medaillen ermöglicht. Damit wird eine äußerliche Annäherung an die Gußmedaille erzielt. K. Sch.

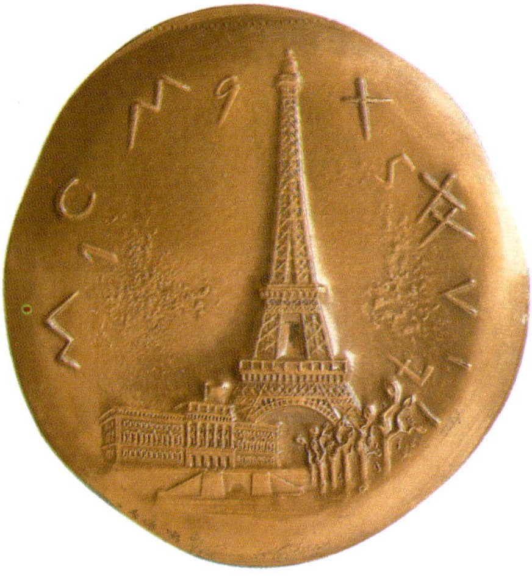

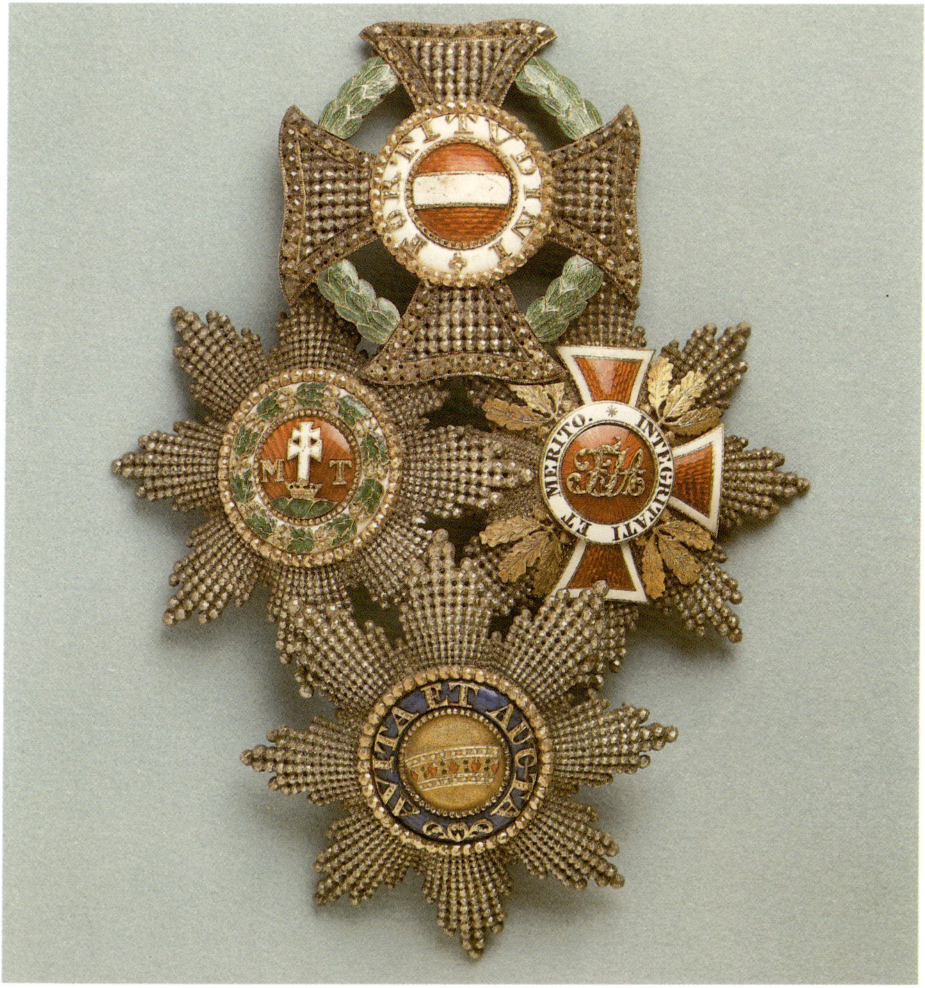

KOMBINATION DER GROSSKREUZSTERNE DER ÖSTERREICHISCHEN HAUSORDEN
um 1840
Silber, teilw. vergoldet und emailliert; H 150 mm, B 114 mm
Inv. Nr. 308 E

Im 18. Jh. fand der Übergang der Orden von der älteren Form der Ordensgemeinschaft, wie der Orden vom Goldenen Vlies eine war, zum Verdienstorden statt, als welcher der Militär-Maria-Theresien-Orden 1757 von Kaiserin Maria Theresia gegründet wurde. Als Königin von Ungarn stiftete sie 1764 den Königlich-Ungarischen Ritterorden vom heiligen Stephan, bei dem der Charakter der Ordensgemeinschaft wieder mehr betont wurde. Kaiser Franz I. stiftete im Jahr 1808 den Österreichisch-kaiserlichen Leopold-Orden und 1816 den Österreichisch-kaiserlichen Orden der Eisernen Krone, die mehr als Verdienstorden konzipiert waren. Der Regierende des Hauses Habsburg war von Amts wegen der Großmeister all dieser Orden, weshalb sie gemeinsam mit dem Orden vom Goldenen Vlies als österreichische Hausorden bezeichnet wurden. Da der Kaiser als Souverän dieser Orden bei offiziellen Angelegenheiten alle Bruststerne der Orden zu tragen hatte, wurde als weniger feierliche Form eine eigene Kombination der vier Sterne des Maria-Theresien-Ordens, des Stephans-Ordens, des Leopold-Ordens und des Ordens der Eisernen Krone geschaffen, bei der sich die Spitzen der einzelnen Sterne zum Teil überschneiden. In der vorliegenden Form wurden diese Sterne von Kaiser Ferdinand I. (1835–1848) getragen. K. Sch.

SAMMLUNG ALTER MUSIKINSTRUMENTE

Die Sammlung alter Musikinstrumente des Kunsthistorischen Museums nimmt im Vergleich zu ähnlichen Sammlungen in anderen Ländern eine Sonderstellung ein. Sie ist in zehn Sälen der Neuen Burg aufgestellt – prunkvollen Räumlichkeiten, über die sonst kein Instrumentenmuseum der Welt verfügt. Die großzügige Anlage des Bauwerks und die hohen Fenster, die auch die Umgebung einbeziehen, ermöglichen es, vom Einzelobjekt ausgehend in größeren Zusammenhängen zu empfinden: Über das originale Musikinstrument findet der Besucher Zugang zur klanglichen Vielfalt und von dort zur Musik der betreffenden Zeit, gleichzeitig ist er in nächster Nähe der Staatsoper, des Musikvereins, der Musiksammlung der Österreichischen Nationalbibliothek und der Hofburgkapelle, im Zentrum der Musikstadt Wien.

Was die Exponate selbst betrifft, so ist die Sammlung auf dem Gebiet der Renaissance-Instrumente die bedeutendste der Welt. Diese Sonderstellung trifft auch für das Sammelgebiet der Renaissance-Laute zu, die damals als wichtigstes Instrument angesehen und in ihrer Bedeutung mit dem Klavier des 19. Jh. verglichen werden kann. An der Ausprägung des Klangideals in der Wiener Klassik war der Wiener Klavierbau maßgeblich beteiligt, der sonst nirgends besser als hier zu belegen ist. Ein besonderer Anziehungspunkt für musikinteressierte Besucher sind die zahlreichen Instrumente, die von berühmten Musikern und Komponisten gespielt worden waren.

Die Geschichte der Sammlung beginnt bei den beiden wichtigsten Beständen aus den Schlössern Ambras bei Innsbruck und Catajo bei Padua im 16. Jh. In Ambras erfüllten die Musikinstrumente in der durch den musikliebenden Erzherzog Ferdinand von Tirol eingerichteten Kunst- und Wunderkammer die Funktion außergewöhnlicher Schaustücke – Kriterium war somit der künstlerische Anspruch oder die Rarität. Es handelt sich hier also nicht um die in der Renaissance im allgemeinen verwendeten In-

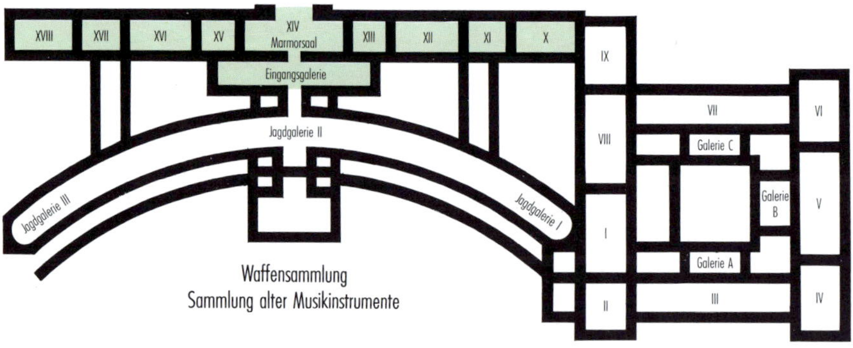

Neue Burg · Heldenplatz

Eingangsgalerie: Blechblasinstrumente, Schlaginstrumente · Saal X: Holzblasinstrumente, Orgeln · Saal XI: Clavichorde, Spinette, Cembali · Saal XII: Zupfinstrumente (Lauten, Gitarren) · Saal XIII: Streichinstrumente · Saal XIV, Marmorsaal: Prunkstücke, Instrumente bedeutender Musiker · Saal XV: Hammerklaviere des 18. Jh. · Saal XVI und XVII: Hammerklaviere des 19. Jh. · Saal XVIII: Hammerklaviere des 19. und 20. Jh.

strumente, dye eyn ietlicher paur mag kennen. *Dagegen gewähren die Instrumente der Sammlung des Hauses Este aus Schloß Catajo einen guten Einblick in das gebräuchliche Instrumentarium des 16. Jh. Die Instrumente aus späterer Zeit stammen entweder aus dem österreichischen Kaiserhaus oder kamen durch Ankauf oder Schenkung in Staatsbesitz. Wertvolle Leihgaben ergänzen diesen Bestand. Einige Streichinstrumente im Originalzustand sind Leihgaben der Wiener Hofmusikkapelle. Wie besonders prunkvoll ausgeführte Objekte der Sammlung Rothschild sowie anderer öffentlicher und privater Leihgeber zeigen sie die Vielfalt der Exponate.*

Nur in manchen Fällen sind Musikinstrumente für das Auge als Kunstwerke zu erkennen. Im übrigen liegt die Leistung des Künstlers vielmehr in der Herstellung eines Instruments, bei dem das klangliche Ergebnis, das der Realisierung von Musik dient, dem Anspruch als Kunstwerk genügt.

Als Aufstellungsprinzip wurde das der Tonerzeugung gewählt (z. B. Streichinstrumente, Klaviere, Holzblasinstrumente etc.). Dadurch werden Gemeinsamkeiten aufgezeigt, die auf den jeweiligen Klang hinweisen. Auf Musik bezogene Bilder der Gemäldegalerie sowie von Leihgebern dokumentieren die Aufführungspraxis der jeweiligen Epochen. Die wohl beste Art der klanglichen Präsentation von Musikinstrumenten erfolgt bei den im Marmorsaal der Sammlung fallweise stattfindenden Matineen.

G. S.

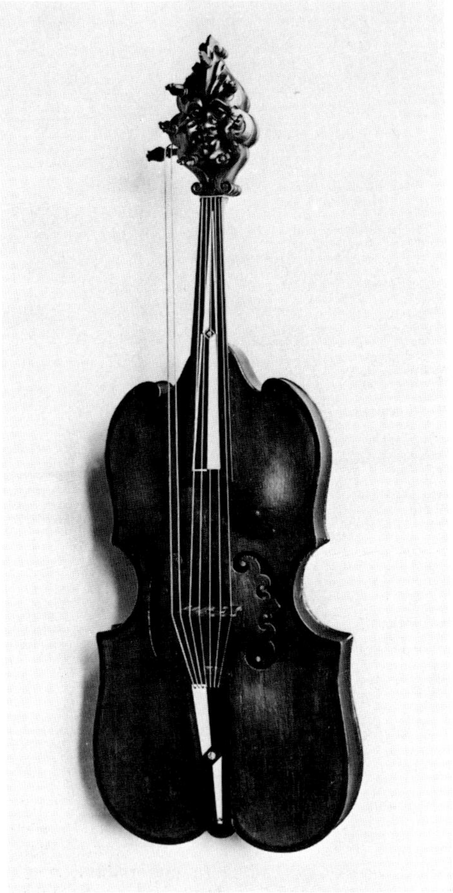

LIRA DA BRACCIO
Joannes Andrea
Verona
1511
CL 51 cm, GL 80,5 cm
Inv. Nr. 89

Unter den wenigen erhaltenen Liren der Renaissance, einem in Armhaltung gespielten Streichinstrument, gilt die in Wien befindliche als das schönste Exemplar. Untersuchungen, die vor kurzem abgeschlossen wurden, bestätigen, daß die Decke tatsächlich aus dem Anfang des 16. Jh. stammt. Die Art ihrer Wölbung entspricht den Formen des weiblichen Körpers – ein Hinweis auf die Nähe von Liebe und Musik. Besonders kunstvoll und in dieser Art sonst auf der Welt nirgends mehr erhalten sind die c-förmigen Schallöcher, die in der nach innen offenen Anordnung ihre Abstammung vom runden Schalloch, wie es die Gitarre noch heute aufweist, erkennen lassen.
G. S.

GROSSBASSGAMBE ▽
Ventura Linarol
Padua
1585
CL 100 cm, GL 173 cm
Inv. Nr. 73

Die Großbaßgambe ist ein tiefes Instrument jener Familie von Streichinstrumenten, die zwischen den Knien gehalten werden und fallende Schultern aufweisen. Erst durch Zusammenfügen einzelner Holzteile, die sogenannte Zargenbauweise, wurde es möglich, derart große Instrumente herzustellen. Was diese Bauart betrifft, ist sie ein Nachfahre der mittelalterlichen Fidel. Die Schallöcher erinnern in ihrer f-Form bereits an die Violine, die von Italien aus ihren Siegeszug antrat. Die in einem breiten Modell gearbeitete Gambe ist vorzüglich erhalten und erscheint in allen Teilen original.
G. S.

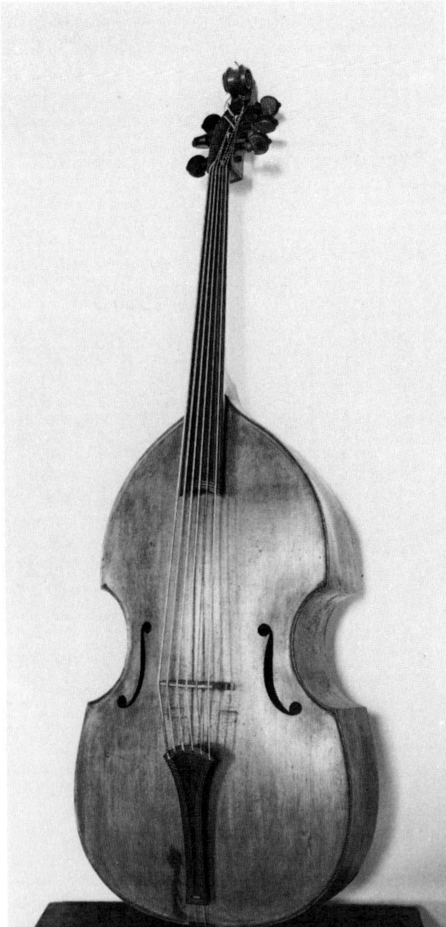

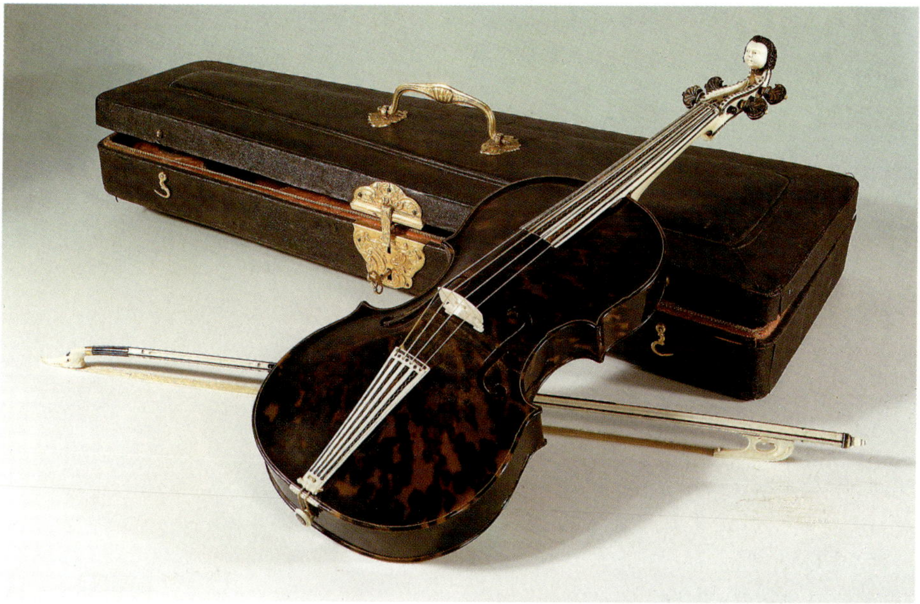

SCHILDPATTVIOLINE
MIT BOGEN UND FORMKASTEN
Wenzel Kowansky
Wien
1749
CL 35 cm, GL 57 cm
Inv. Nr. 638

Kaiserin Maria Theresia kaufte die aus dem seltenen, durchscheinenden Material verfertigte Violine am 6. März 1749 für die Schatzkammer. Wenzel Kowansky, der nur als Erzeuger von Schatullen nachgewiesen werden kann, hat dieses Schaustück wohl in Zusammenarbeit mit einem der Wiener Geigenmacher hergestellt. Da kein Holz verwendet wurde, ist es als Tonwerkzeug zwar ungeeignet, zeigt jedoch in vielen Details den Typus der Barock-Geige. Die Randeinlagen des Körpers sind aus Gold, die der Elfenbeinteile (Hals, Wirbelkasten, Griffbrett und Saitenhalter) aus Gold und Schildpatt. Auch der Bogen ist ähnlich ausgeführt und steht wie die Geige in farblichem Kontrast zum roten Samtfutter des Formkastens aus schwarzem, gekröntem Leder.
G. S.

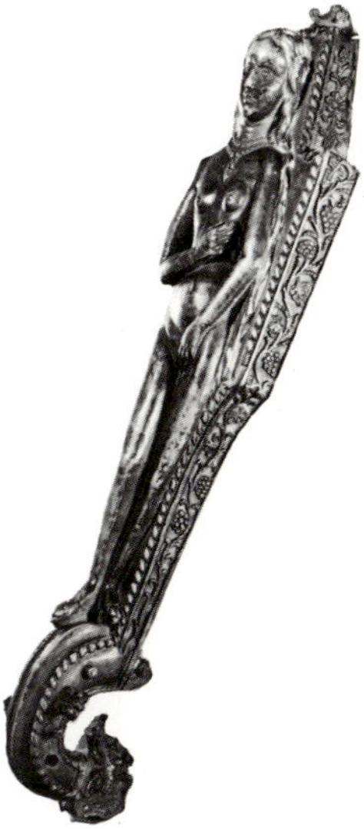

REBEC
Venedig
15. Jh.
GL 37 cm
Inv. Nr. 433

Bei der Trogbauweise wird der Körper aus einem Stück Holz hergestellt – ähnlich wie dies bei einem Futtertrog oder Einbaum geschieht. Das Ergebnis ist ein verhältnismäßig kleines, aber schweres Instrument. Derart kleine Geigen wurden noch im vorigen Jahrhundert bei uns gespielt und als „Trögl" bezeichnet. Das Corpus dieses Rebecs ist als Venuskörper gestaltet. Es wurde dadurch zu einem Kunstwerk und hat sich – obwohl als Instrument nur mehr ein Fragment – als eines der wenigen erhalten.
G. S.

VIOLINE
Johann Georg Thir
(Prem 1710 – nach 1781 Wien)
um 1780
CL 35,4 cm
Inv. Nr. 580

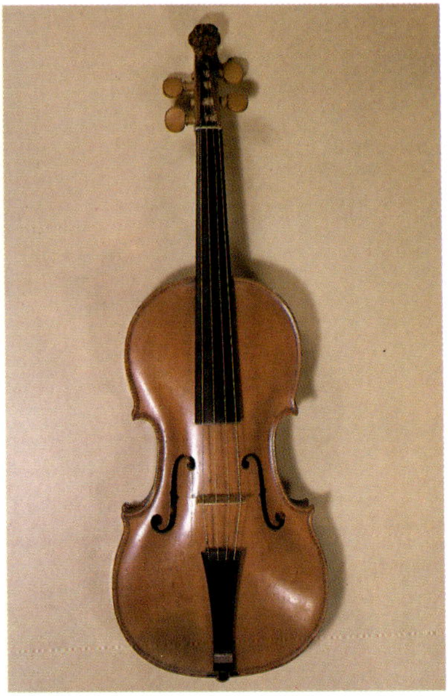

Johann Georg Thir gilt seit seiner Zeit als der beste Wiener Geigenbauer des ausgehenden 18. Jh. Wie viele seiner Kollegen stammt er aus Füssen im Allgäu, einem der wichtigsten Zentren des Geigenbaus. Der geschnitzte Löwenkopf, der den Wirbelkasten abschließt, ist ein archaisches Element der Füssener Geigenbautradition. Dieser wird auch in Wien – durch den zunehmenden italienischen Einfluß – allmählich von der Schnekke verdrängt. Der Lack der Violine ist vorzüglich erhalten, auch die Adjustierung stammt noch aus dem 18. Jh. G. S.

GEIGE JOSEPH LANNERS ▽
Franz Geissenhof
(Füssen 1753–1821 Wien)
1817
CL 35,6 cm
Inv. Nr. 713

Franz Geissenhof baute nach dem Stradivari-Modell von 1716 und gilt auch noch heute als der beste Wiener Geigenbauer des 19. Jh. Bereits zu Beginn des 19. Jh. waren Geissenhof-Geigen verhältnismäßig teuer und sehr beliebt. Johann Strauß Vater und Sohn, die als Hauptrepräsentanten der Wiener Tanzmusik gelten, spielten auf solchen Violinen. Ihre Geigen sind seit dem Kriegsende verschollen. Die Geige Joseph Lanners, des eigentlichen Begründers der Wiener Tanzmusik, ist dagegen noch heute in unverändertem Zustand erhalten und wurde bei Museumsmatineen mit großem Erfolg gespielt. Die Tonansprache des Instruments ist sehr gut, der Klang selbst – dem Wiener Klangideal entsprechend – zart und süß. G. S.

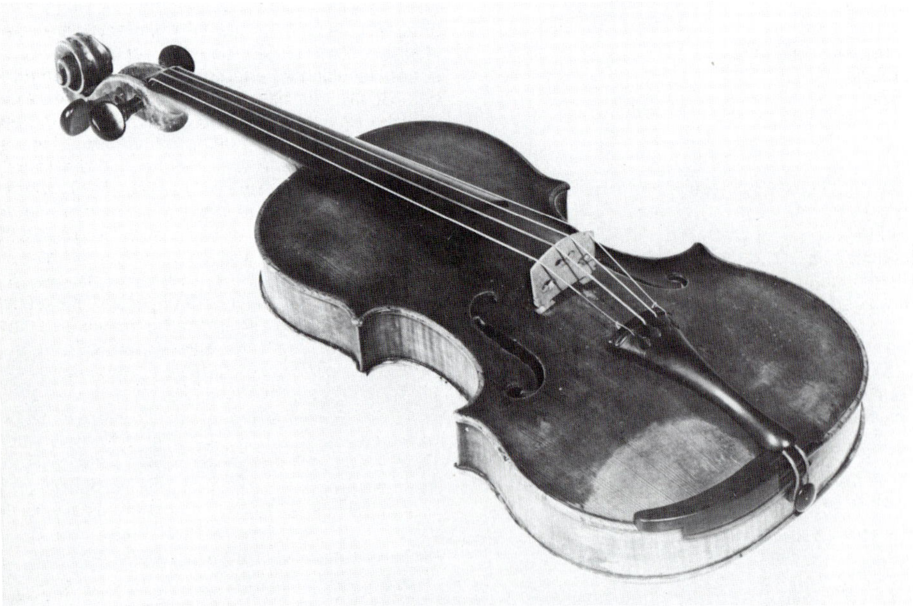

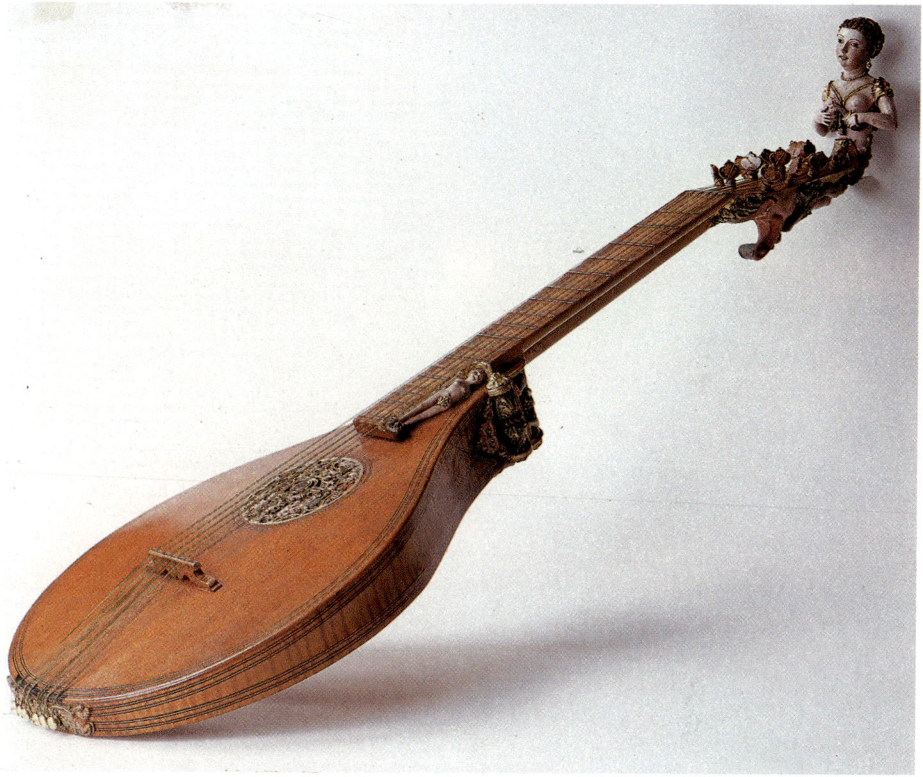

CISTER ERZHERZOG FERDINANDS VON TIROL
Girolamo de Virchi
Brescia
1574
CL 35 cm, GL 73,5 cm
Inv. Nr. 56

Das unbestrittene Hauptstück der Wiener Instrumentensammlung besticht durch ideale Vereinigung von zweckmäßiger Konstruktion und künstlerischer Ausstattung. Die Cister, oder in der alten Bezeichnung „Zitter" – ihr Zusammenhang mit der alpenländischen Zither ist auffällig –, wird mit einem Plektrum, ähnlich der Mandoline, gespielt. Die Verarbeitung bester Klanghölzer ergibt im vorliegenden Fall ein vorzüglich gearbeitetes, sehr gut klingendes Instrument. Die prachtvolle Gestaltung vieler Details trug wohl dem Wunsche des Bestellers Rechnung. Dadurch wurde es zum beispielhaften Objekt einer Wunderkammer der Renaissance. Die aus sehr regelmäßig gewachsener Haselfichte verfertigte Decke trägt ein rundes Schalloch, das in einer ornamental reich gestalteten Rosette durchbrochen ist. Der Boden ist aus Spänen verschieden geflammten Ahorns zusammengesetzt und besticht durch die Transparenz des altitalienischen Lackes. Typisch manieristisch ist die Kombination verschiedenster Elemente der Renaissance, wie Karyatiden, Putti und Akanthusblätter am Halsansatz und unteren Ende des Griffbretts. Am aufwendigsten wurde die Rückseite und die Bekrönung der Wirbelplatte gestaltet: Die für die Cister typische Nase ist hier in ein großes Narrengesicht einbezogen – das nackte, naturalistisch gefaßte Frauenfigürchen stellt den Tod der Lukretia dar.

G. S.

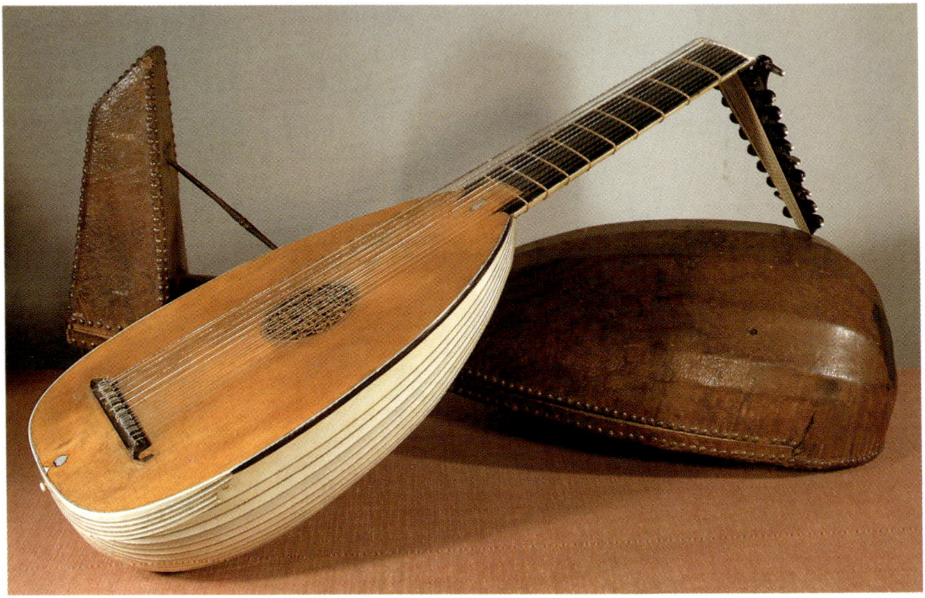

LAUTE MIT ETUI
Vendelinus Venere
Venedig
1626
CL 53 cm, GL 94 cm
Inv. Nr. 616

Nach neuesten Forschungen handelt es sich bei Vendelinus Venere wahrscheinlich um den aus Füssen im Allgäu stammenden Wendelin Tiefenbrucker. Die in der Resonanzdecke eingelegten Herzen aus Elfenbein gelten als Baumerkmal, das für die Füssener Bautradition typisch ist. Das Corpus ist aus sehr dünnen Elfenbeinspänen zusammengefügt und für die leichte Ansprache dieser sehr harmonisch proportionierten Laute verantwortlich. Auch das dazugehörige originale Formetui wurde ähnlich einer Laute gefertigt und ist mit geprägtem Leder überzogen. G. S.

LAUTE ▽
Blasius Weigert
(gest. 1765 Linz)
1740
CL 51,6 cm, GL 88 cm
Inv. Nr. 719

Die erst kürzlich erworbene Laute Linzer Provenienz verfügt, der Bauart des Spätbarock entsprechend, über ein birnenförmig gebauchtes Corpus. Das ursprünglich vielsaitige Instrument wurde vermutlich noch von Blasius Weigert selbst geänderten Spielanforderungen angepaßt und zu einem Gallichone umgebaut, dessen Saitenstimmung (sechs Saitenchöre) jener der heutigen Gitarre (sechs einzelne Saiten) schon sehr ähnlich ist. Bei der Gestaltung der Rosette, dem einzigen ornamental gestalteten Detail, wurden seit dem Mittelalter gültige Formen tradiert. G. S.

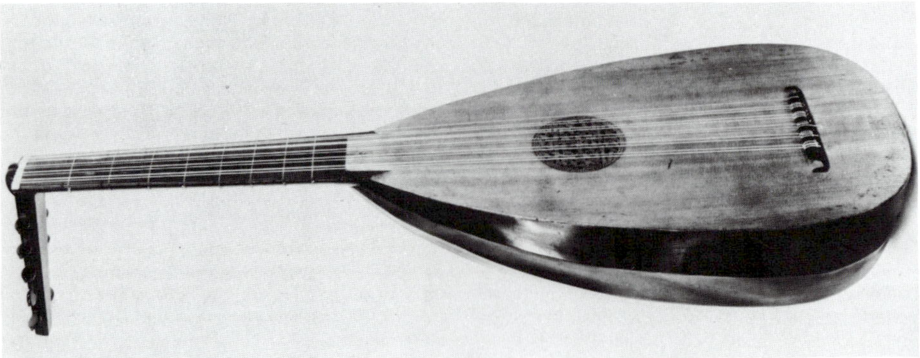

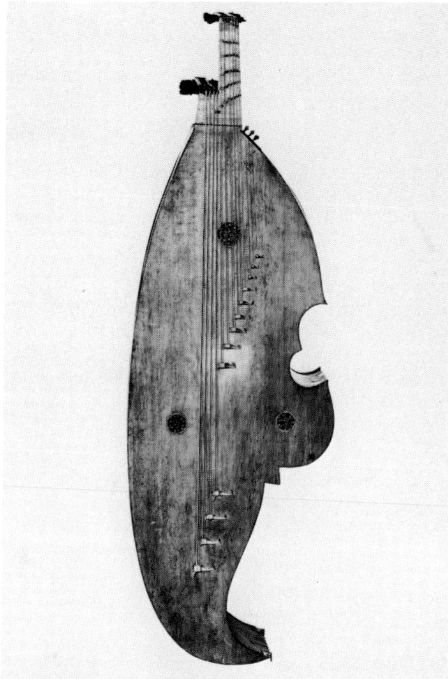

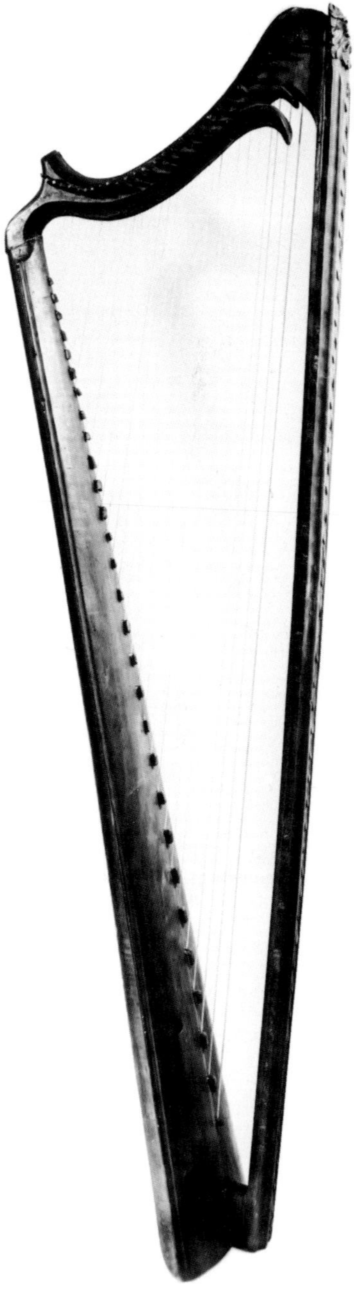

BASSLAUTENCISTER
Deutsch
um 1500
GL 175,5 cm
Inv. Nr. 55

Die Lautencister ist im Ambraser Inventar von 1596 als *grosse selczame lauten mit zween krägen und drei stern* angeführt, galt also schon damals als außergewöhnlich. Tatsächlich ist sie auch heute noch ein Unikat. Merkmale der Laute sind die Knickhälse und die Spielweise, während von der Cister die flache Bauart übernommen wurde. Die Kombination von beiden Typen verschiedener Zupfinstrumente in Baßlage ergibt ein sehr großes, asymmetrisches Instrument mit phantastischem Umriß, dessen drei Schallöcher spätgotisches Maßwerk zeigen. G. S.

HARFE ▷
Italienisch
16. Jh.
GL 140 cm
Inv. Nr. 64

Die aus vielen Tafelbildern des Mittelalters bekannte Form der Harfe wird noch in der Renaissance verwendet. Wegen der schwierigen statischen Verhältnisse kamen indes nur wenige Exemplare des 16. Jh. auf unsere Zeit. Die mit einem Maskaron und einem Akanthusornament gezierte Baronstange dieser diatonisch gestimmten Harfe trägt die Last der Saitenspannung, das Corpus ist aus zwei schalenförmigen Holzteilen zusammengefügt. G. S.

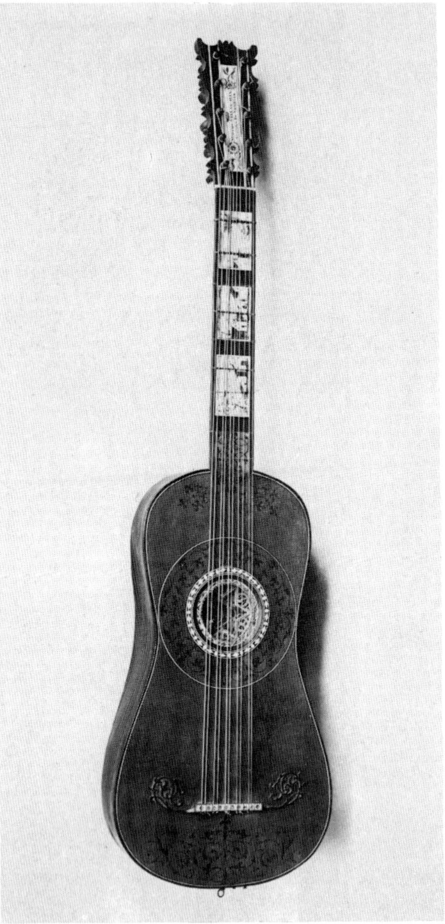

GITARRE
Matteo Sellas
Venedig
1. Hälfte 17. Jh.
CL 47 cm, GL 98,5 cm
Inv. Nr. 47

Während die im allgemeinen eher schlicht ausgeführte Laute für den Musiker erschwinglich sein mußte, war die Gitarre auch das Instrument des Musikliebhabers, der bereit war, für eine sehr kunstvolle Ausführung mehr zu bezahlen. Beim vorliegenden Instrument sind jene Stellen, an denen dies keine klangliche Beeinträchtigung verursacht, mit Elfenbein intarsiert. Die ins Griffbrett eingravierten Landschaften weisen auf Italien als Ursprungsland hin. Matteo Sellas, der als der berühmteste Gitarrenmacher des Barock gilt, stammt jedoch, wie viele andere italienische Geigenbauer, aus Füssen, wo er noch Matthäus Seelos hieß.

G. S.

DOPPELGITARRE ▽
Alexandre Voboam
Paris
1690
CL 45 cm und 26 cm, GL 95 cm und 63,5 cm
Inv. Nr. 53

Spielt man auf einer Gitarre in Tonarten, die von der Grundstimmung weiter entfernt sind, so bereitet dies in zunehmendem Maße Schwierigkeiten. Alexandre Voboam löste dieses Problem auf originelle Art, indem er der gewöhnlichen Gitarre eine um eine Terz höher gestimmte anfügte, wodurch sich der Spieler den zeitraubenden Wechsel zwischen zwei Instrumenten erspart. Die Doppelgitarre ist in dieser Konzeption einmalig und besticht durch den aus Elfenbein- und Ebenholzteilen hergestellten Schnurrand sowie die feine Ausarbeitung der beiden Stufenrosetten.

G. S.

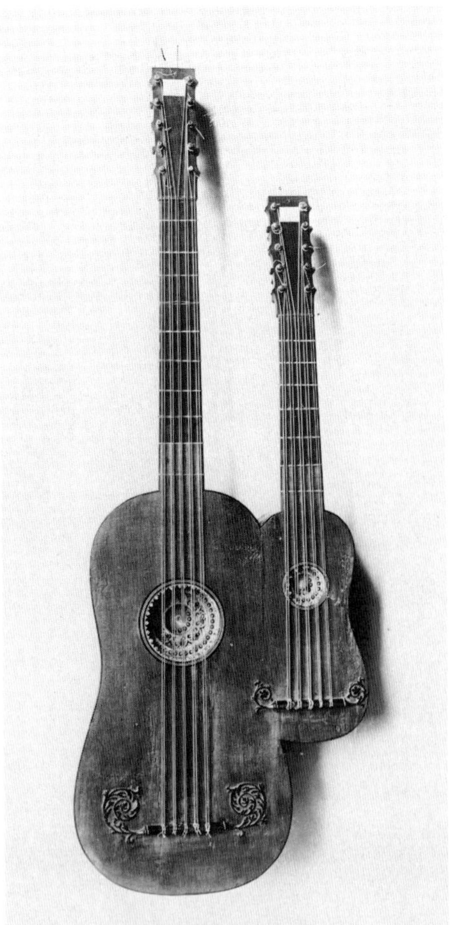

CEMBALO
Joseph Salodiensis
Venedig
1559
8',8',C/E-c^3
GL 184 cm
Inv. Nr. 630

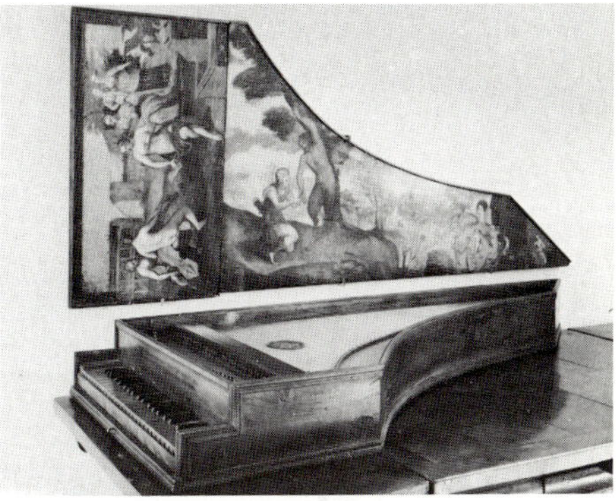

Der Maler Friedrich Amerling entdeckte das vorliegende Instrument im Jahre 1882 in Venedig. Es verfügt über zwei Register in Achtfußlage und ist, wie viele italienische Kielinstrumente, aus klanglichen Gründen sehr dünnwandig aus Zypressenholz gebaut. Zu seinem Schutze war ein Überkasten notwendig, von dem noch der um 1580 bemalte Deckel erhalten ist. G. S.

CEMBALO ▽
Joannes Daniel Dulcken
Antwerpen, 1745
8', 8', 4', F_1–f^3
L 260 cm
Inv. Nr. 726

Johann Daniel Dulcken gilt neben der Familie Ruckers als bedeutendster Vertreter des flämischen Cembalobaus. Im Gegensatz zu den meisten italienischen sind die flämischen Cembali in ein stabiles Gehäuse eingebaut. Der Resonanzboden des prunkvollen, zweimanualigen Instruments ist mit Streublumen in Gouache verziert, das Corpus mit goldenen Rocaillen und Blumengirlanden auf rotem Grund bemalt. Das Deckelgemälde aus der zweiten Hälfte des 18. Jh. entstand vermutlich erst in Österreich. G. S.

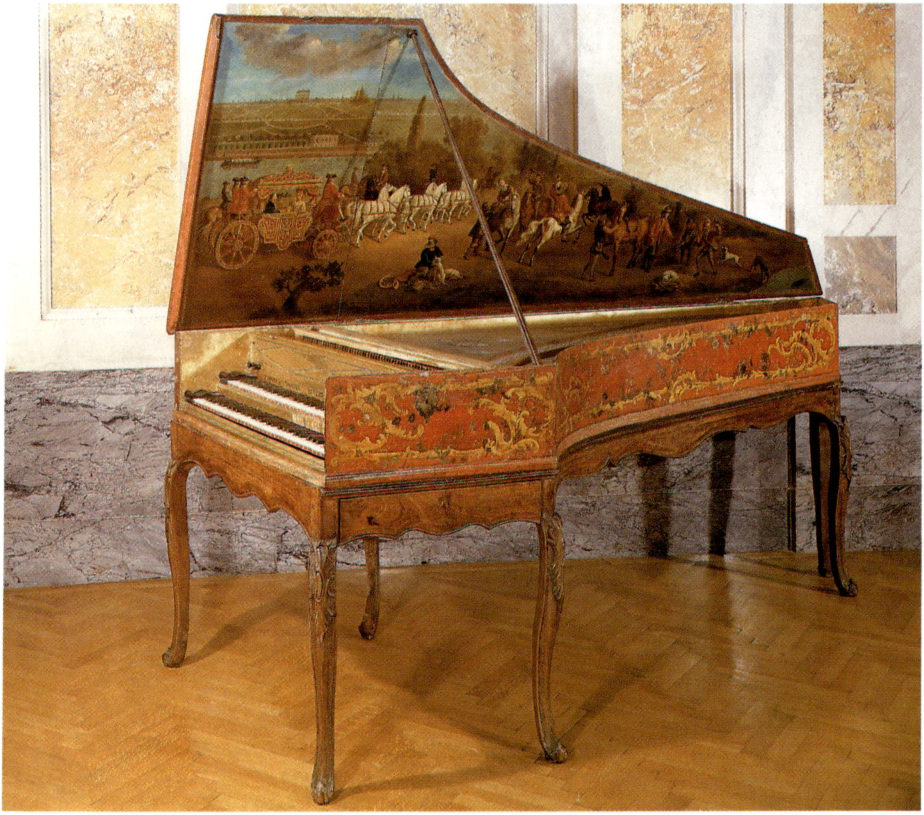

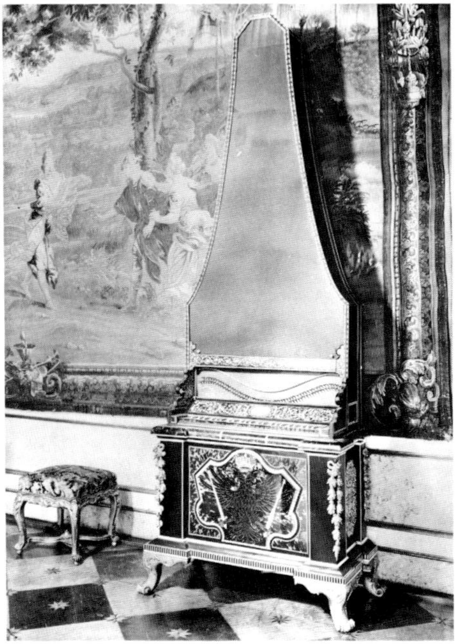

CLAVICITHERIUM
AUS DEM BESITZ KAISER LEOPOLDS I.
Martin Kaiser
Düsseldorf
Ende 17. Jh.
8', 8', C_1–c^3
H 282 cm, B 103 cm, T 51,5 cm
Inv. Nr. 377

Im Gegensatz zum Cembalo, bei dem die Saiten horizontal verlaufen, sind sie beim Clavicitherium vertikal angeordnet. Der Düsseldorfer Orgelmacher Martin Kaiser, vermutlich der Geigenmacherfamilie Kaiser aus Füssen entstammend, hat bei dem für den österreichischen Kaiserhof bestimmten Kielinstrument einen symmetrischen Umriß gewählt, der eine komplizierte Mechanik verlangt, die der einer Orgel ähnlich ist. Das prunkvolle, in Ebenholz, Schildpatt, Perlmutt und Elfenbein furnierte und intarsierte Instrument wurde von Kaiser Leopold I., der auch als österreichischer Komponist große Bedeutung erlangte, verwendet. G. S.

ORGELKLAVIER ▷
Franz Xaver Christoph
Wien
um 1785
F_1–f^3
H 93 cm, B 163 cm, T 70 cm
Inv. Nr. 625

Nachdem der Florentiner Bartolommeo Cristofori anfangs des 18. Jh. in ein Cembalo eine Hammermechanik eingebaut hatte, war der Weg der Entwicklung vom *clavicembalo* über das *gravicembalo col piano e forte* zum Pianoforte und schließlich zum modernen Konzertflügel vorgezeichnet. Man verfügte nun über ein besaitetes Tasteninstrument, das dem Cembalo in seiner Klangintensität nicht nachsteht, aber dennoch dynamische Nuancierungen erlaubt, die man am Clavichord schätzt. Die Erfindung wurde in Frankreich, England, Deutschland und Österreich, hier vor allem in Wien, begeistert aufgegriffen. Die Erzeugnisse der Wiener Klavierbauer des späten 18. und frühen 19. Jh. wurden von den Vertretern der Wiener Klassik bevorzugt verwendet und erlangten dadurch Weltruhm. Auch Franz Xaver Christoph zählte zu jenen Wiener Orgelmachern, die sich der Herstellung dieser neuen Art von beliebten Tasteninstrumenten widmeten, wie die seltene Kombination von Hammerklavier und Orgelpositiv zeigt. In einem Konzert vor einem größeren Zuhörerkreis wurden Klaviere in Flügelform bevorzugt, für das Musizieren im Heim erschien die Tafelform besser geeignet. Das zweiteilige, truhenförmige Corpus des vorliegenden Instruments ist mit Mahagoni furniert und teilweise mit gotisierenden Motiven durchbrochen. Typisch für das Ende des 18. Jh. ist die Gestaltung der Klaviatur: die Untertasten sind aus Ebenholz, die Obertasten aus Elfenbein gefertigt. Dies ergibt – im Gegensatz zu heute – eine verhältnismäßig dunkle Klaviatur und ist geeignet, durch Kontrastwirkung die helle Hautfarbe der klavierspielenden Frauenhände besser zur Geltung zu bringen. Das Bildnis Marie Antoinettes (Österreich, um 1770, GG 7084) zeigt sie beim Spiel eines Tafelklaviers dieser Art. G. S.

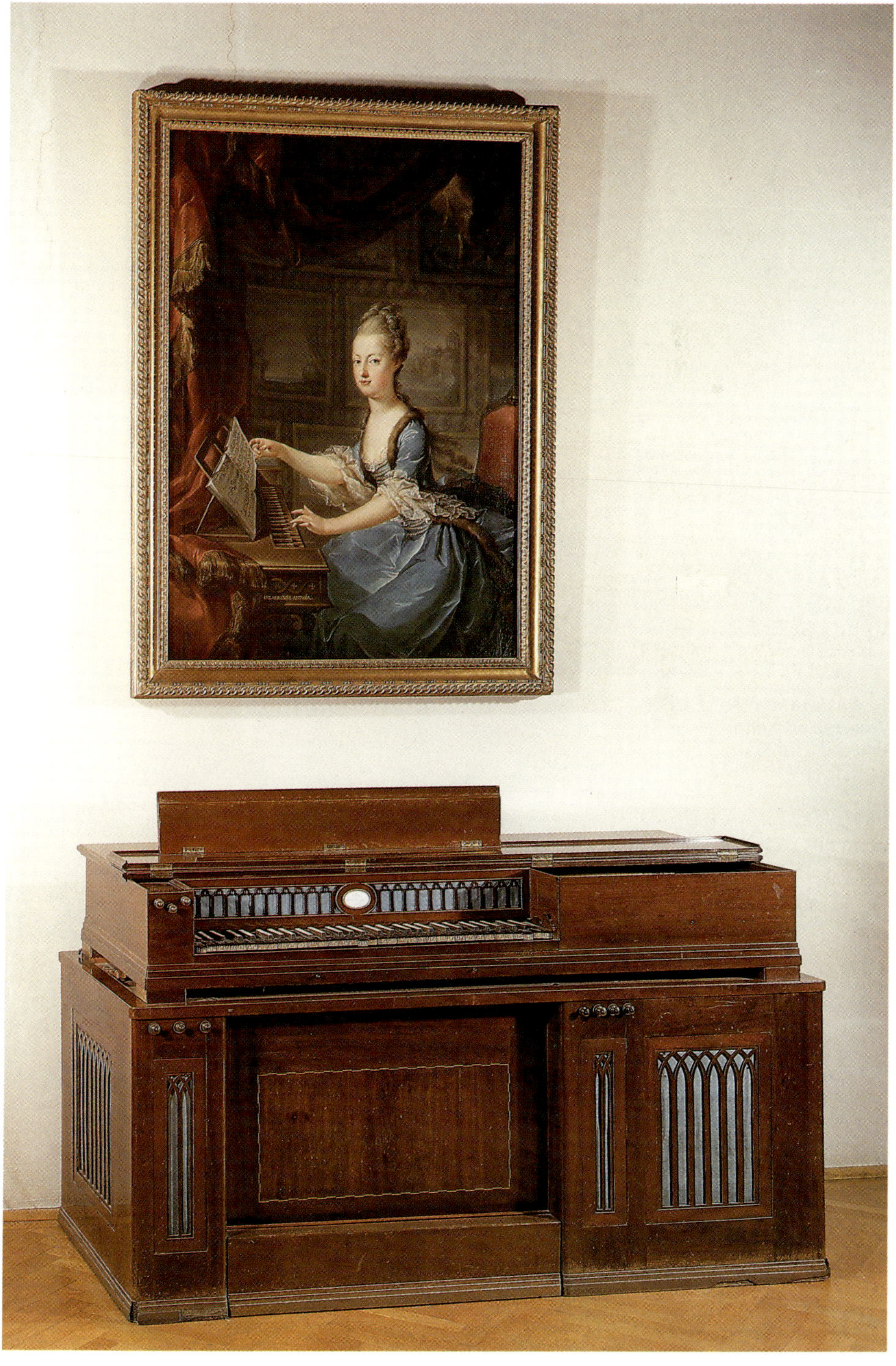

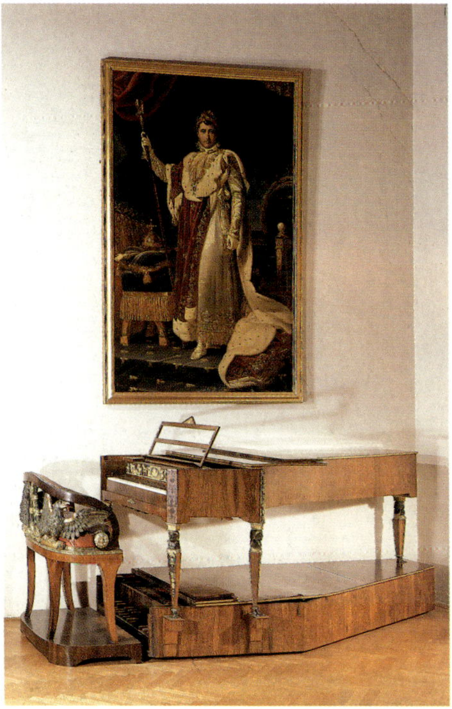

PEDAL-HAMMERFLÜGEL
Josef Brodmann
Wien, um 1825
C_1–f^4
H 106 cm, GB 125 cm, GL 240 cm
Inv. Nr. 646

Es war das Vorbild der Kirchenorgel, das dem Hammerklavier zu einer eigenen Pedalklaviatur verhalf. Indes sind nur sehr wenige Instrumente dieser Art erhalten. Wolfgang Amadeus Mozart hat ein Pedalklavier besessen, Robert Schumann komponierte einige Werke dafür. Jenes von Josef Brodmann, einem wichtigen Glied in der Kette der Wiener Klavierbautradition, verfertigte Instrument ist in aufwendigem Empirestil ausgeführt. Napoleon I. ist auf dem dahinter befindlichen Ölgemälde von François Gerard (GG 2030) von Möbeln umgeben, die ähnlich gestaltet sind. G. S.

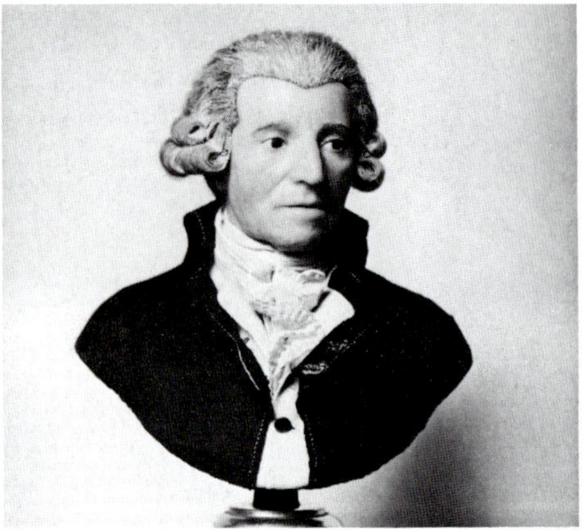

BÜSTE JOSEPH HAYDNS
Franz Thaler
Wien, um 1800
GH 30 cm
Inv. Nr. 350

Kein Bildnis kann die Erscheinung Joseph Haydns so lebensecht vor Augen führen, wie dies die von der Hand Franz Thalers angefertigte, vollplastische Büste imstande ist. Sie wurde noch zu Lebzeiten Haydns aus gefärbtem Bienenwachs unter Verwendung von Menschenhaaren hergestellt. Das kostbare Erinnerungsstück war einst im Besitz des Fürsten Metternich. G. S.

CLAVICHORD ▷
Deutsch
Ende 17. Jh.
C/E–c^3
B 32,5 cm, L 103 cm
Inv. Nr. 650

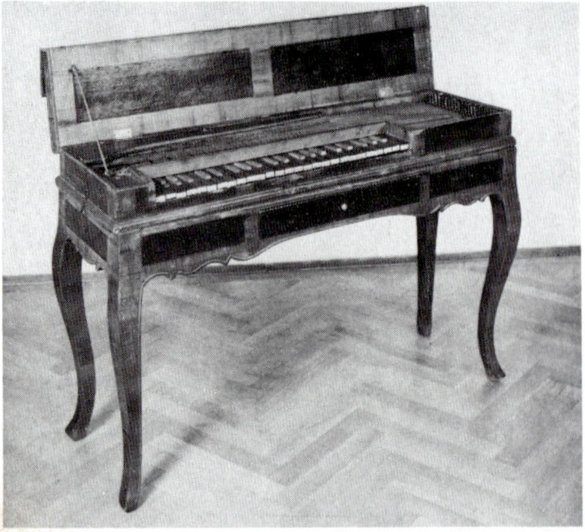

Beim Clavichord werden die Saiten an bestimmten Stellen verkürzt und gleichzeitig angeschlagen. Der Spieler ist dadurch in der Lage, durch verschieden starken Anschlag die Lautstärke innerhalb enger Grenzen zu variieren. Das Clavichord kann daher als ein Vorläufer des späteren Hammerklaviers angesehen werden. Die sogenannten gebundenen Instrumente des 17. Jh. sind selten und klingen infolge ihrer geringen Saitenzahl und kleinen Bauart besser als die späteren, größeren Modelle. Das gezeigte Clavichord ist sehr zart gebaut und ruht auf einem im 18. Jh. dafür eigens angefertigten Gestell. G. S.

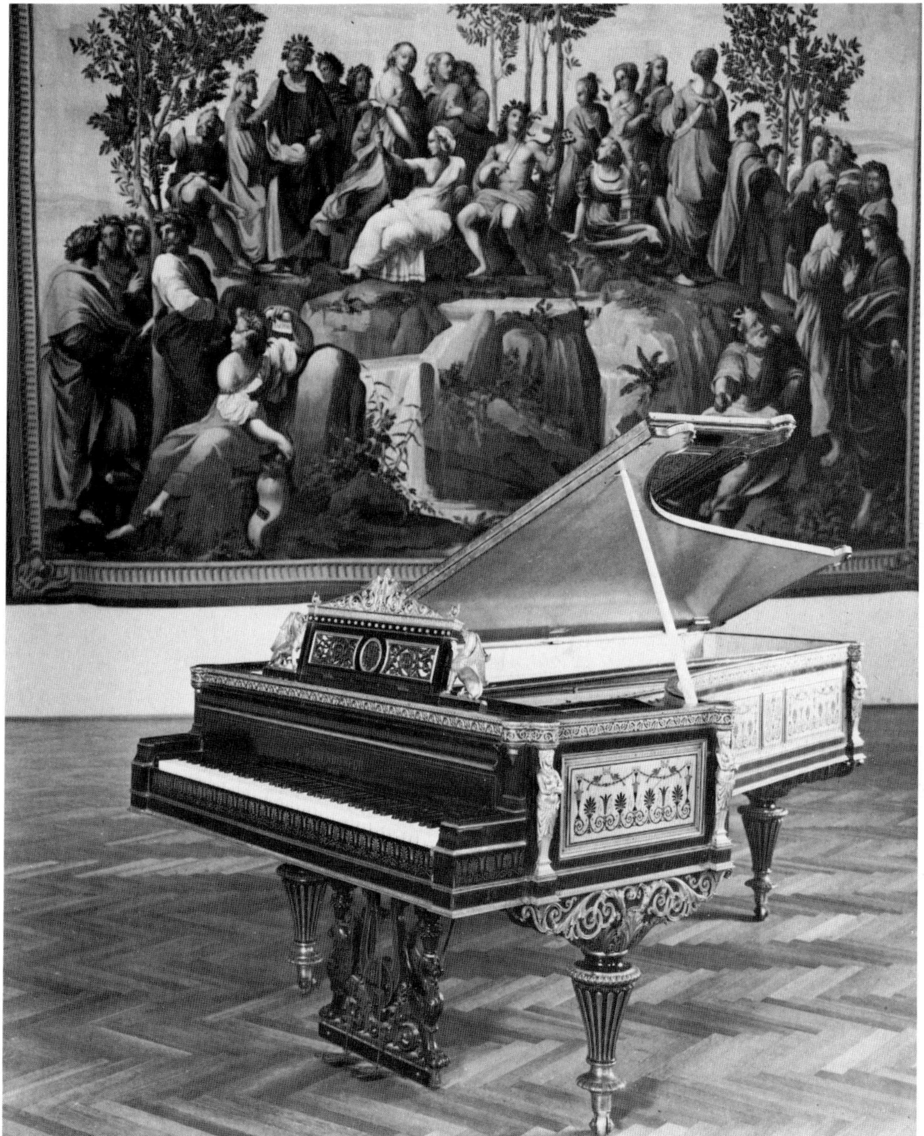

HAMMERFLÜGEL
Ludwig Bösendorfer
Wien, um 1875
A_2–a^4
H 97 cm, B 147 cm, L 244 cm
Inv. Nr. 387

Ignaz Bösendorfer war Schüler von Josef Brodmann und Begründer der Klavierfabrik Bösendorfer. Sein Sohn Ludwig schuf das mit Ebenholz furnierte und mit verschiedenen Edelhölzern und Metall reich intarsierte Klavier nach Entwürfen Theophil Hansens, des Erbauers des Wiener Musikvereinsgebäudes. Tatsächlich erinnern viele dekorative Details, so insbesondere die an den Klavierzargen angebrachten Karyatiden, an die Ausstattung des großen Musikvereinssaales. Das Prunkinstrument soll von Kaiser Franz Joseph I. bestellt worden sein, worauf der in der Pultbekrönung angebrachte Doppeladler hinzuweisen scheint.

G. S.

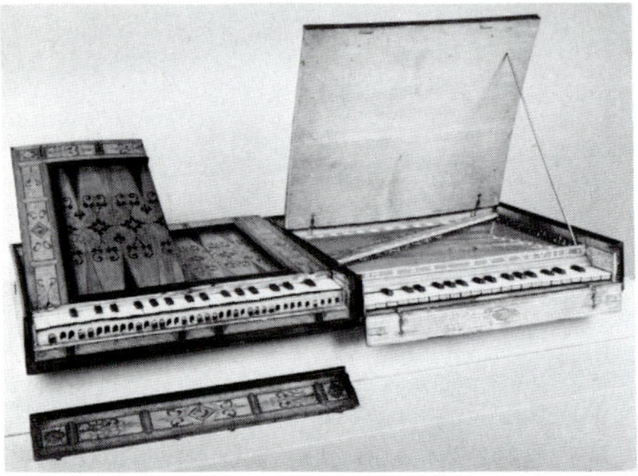

SPINETT UND REGAL IN FORM EINES SPIELBRETTES
Anthonius Meidting
Augsburg, 1587
F–a^2
H 7,4 cm, L 45,5 cm und 45,5 cm, T 45,1 cm
Inv. Nr. 119

Die auf die Dockenleiste des Spinetts gemalte Devise Kaiser Ferdinands I. *SIC TRANSIT GLORIA MUNDI* mag sich hier auch auf die Vergänglichkeit des erklingenden Tons der Musik beziehen. Andererseits zeigt die seltene Kombination von Spielbrett und Musikinstrument den im Leben der Renaissance wichtigen Bereich des Spiels: zu den Spielen (Mühle, Schach und TricTrac) gehört auch das Spiel der Musikinstrumente, die hier durch ein Spinett (ein kleines Kielinstrument) sowie ein Regal (eine tragbare Orgel mit Zungenstimmen) vertreten sind. G. S.

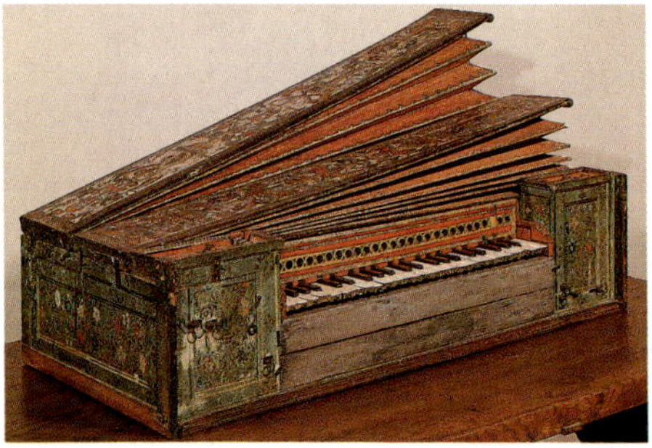

CLAVIORGANUM
Süddeutsch
2. Hälfte 16. Jh.
C/E–c^3
H 25 cm, T 49 cm, L 102 cm
Inv. Nr. A 132

Das bereits 1596 nachgewiesene Claviorganum ist das früheste erhaltene und stellt in der Verbindung von Orgelpositiv, Regal und Spinett eine Meisterleistung süddeutscher Orgelbaukunst dar. Durch die vielen Möglichkeiten, die Klänge der geblasenen Lippenpfeifen, der schnarrenden Regalstimmen und der angerissenen Saiten zu kombinieren, konnten die verschiedenen Klangfarben des großen Instrumentariums der Renaissance mit einem Instrument realisiert werden. Die eingebauten Scherzregister wie *fröschdanz* und *voglgesang* erzielen zusätzliche Effekte. Die Keilbälge und das Gehäuse des aus Ambras stammenden Instruments sind – ähnlich dem Spanischen Saal dieses Schlosses – mit Groteskenmalerei versehen.

G. S.

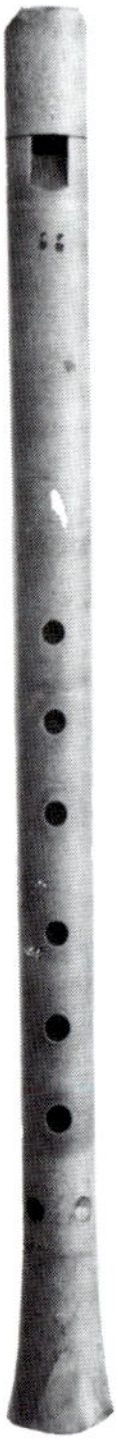

BLOCKFLÖTE
Italienisch
16. Jh.
GL 45,5 cm
Inv. Nr. 140

Die Blockflöte der Renaissance besticht durch ihre zweckmäßige und zugleich elegante Form. Aus einem Stück Buchsbaumholz auf der Drehbank hergestellt, erhielt sie als einziges dekoratives Element eine Zierrille. Die Grifflöcher sind in einer Reihe angeordnet, die beide Haltungen erlaubt – die heute übliche Rechtshaltung hatte sich noch nicht durchgesetzt. Dies zeigen auch die zwei Grifflöcher für den kleinen Finger der unteren Hand, von denen das nicht benötigte mit Wachs verschlossen werden mußte. G. S.

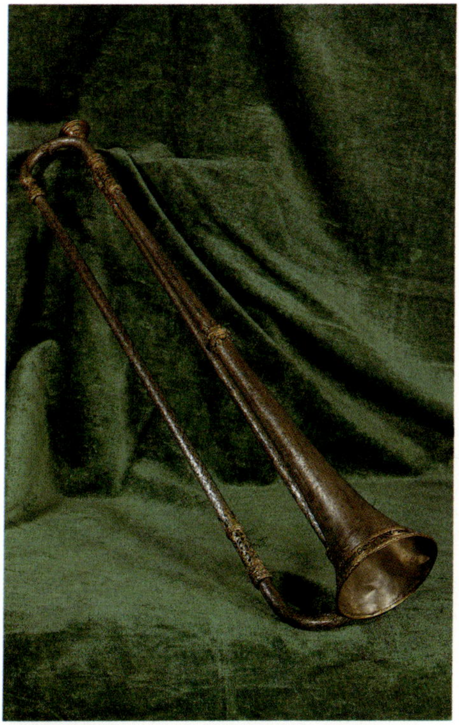

TROMPETE
Anton Schnitzer
Nürnberg, 1581
Versilbertes Messing, teilweise vergoldet;
L 70,5 cm, RL 206 cm
Inv. Nr. 248

Nürnberg war seit der Renaissance wichtigstes Zentrum für den Blasinstrumentenbau. Hier schuf Anton Schnitzer die wohl prunkvollste Trompete der Welt. Das versilberte Messingrohr ist mit Gravierungen, die Musen mit Musikinstrumenten darstellen, geziert und an den Zwingen, dem Knauf und der Stürze vergoldet. Eine Seltenheit ist das originale Mundstück. Sein tiefer Kessel und die lange Stürze bewirken einen dunkel gefärbten Klang dieses aus Ambras kommenden Instruments. G. S.

JAGDHORN ▷
Italienisch
16. Jh.
Leder mit Zinnmontierungen;
GL 25 cm, RL 40 cm
Inv. Nr. 242

Für die Jagd erweist sich ein Signalinstrument als notwendig. Zunächst aus einem Tierhorn hergestellt, behält es noch später die gebogene Form bei, auch wenn es – wie beim vorliegenden seltenen Exemplar – aus zwei Schichten, außen goldgeprägten Leders, geformt ist. Mundstück und unteres Ende sind aus Zinn gefertigt. Das aus Schloß Catajo stammende Jagdhorn wurde mit einer Lederschnur getragen. G. S.

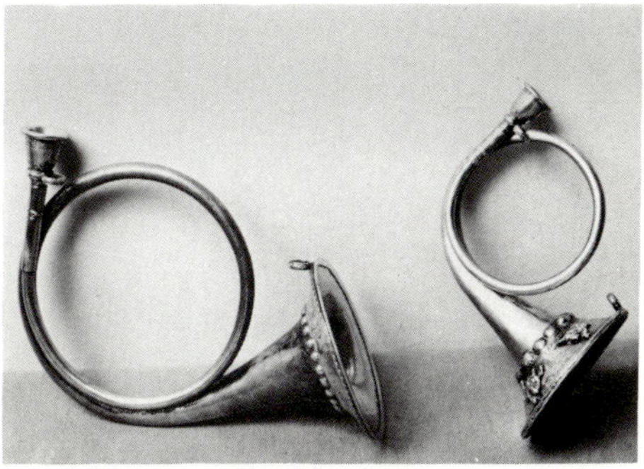

KLEINES JAGDHORN
Anton Kerner
Wien, 1771
Silber, teilweise vergoldet; GL 24 cm
Inv. Nr. 644

KLEINES JAGDHORN
Michael Leichamschneider
Wien, 1713
Silber, teilweise vergoldet; GL 19 cm
Inv. Nr. 598

Kleine Jagdhörner haben den Vorteil, handlich zu sein und trotz prunkvoller Ausführung erschwinglich zu bleiben. Die beiden gezeigten Instrumente stammen aus Wien und sind aus massivem Silber mit teilweiser Vergoldung hergestellt. Die originalen Mundstücke sind in beiden Fällen erhalten. Derart kleine Signalhörner waren im 19. Jh. nur mehr in schlichter Messingausführung als Posthörner bekannt. G. S.

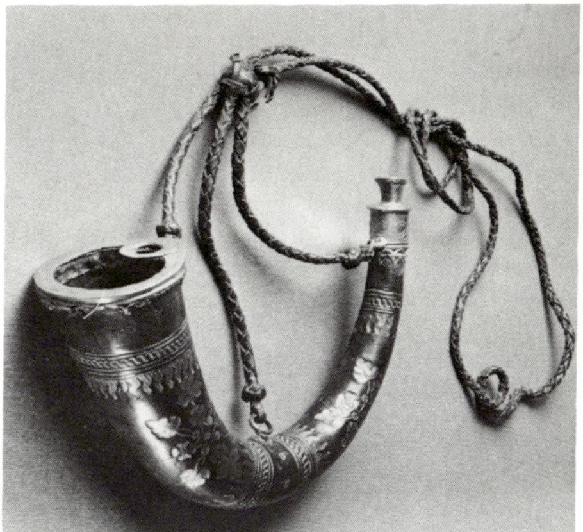

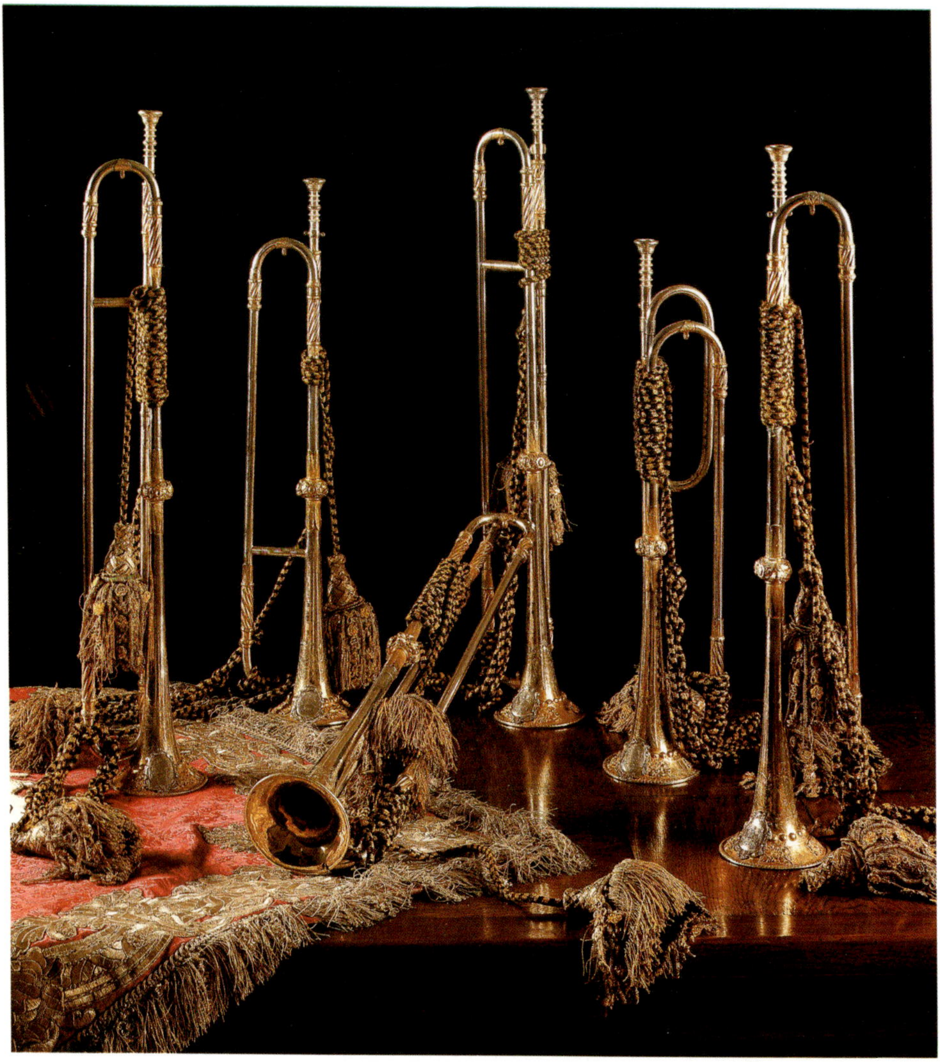

SECHS TROMPETEN
Franz und Michael Leichamschneider
Wien, 1741 und 1746
Silber, teilweise vergoldet; L 54 cm bis 70 cm, RL 156 cm bis 207 cm
Inv. Nr. 401 bis 406

Zunächst Attribut des Herrschenden, fand die Trompete Eingang in die Hofhaltung, in den Kult und auch das Heerwesen, wo sie noch heute als Fanfare der Repräsentation gilt. Der schmetternde Klang und die kostbaren Materialien Silber und Gold waren besonders geeignet, den Glanz des barocken Kaiserhofes zu dokumentieren. Kaiserin Maria Theresia kaufte den Satz von sechs Silbertrompeten für die Wiener Hofmusikkapelle, wo sie bis zum Ende des 19. Jh. in Verwendung standen. Während ihres langen Gebrauchs von über 150 Jahren mußten sie den verschiedensten musikalischen Anforderungen genügen. Stellten sie zunächst ein Ensemble von gleichgestimmten Barocktrompeten dar, so wurden einige später verkürzt und erhielten Zusatzbögen, um in verschiedenen Stimmungen, die in der Wiener Klassik gefordert wurden, spielen zu können. Die prunkvolle vergoldete Ausführung der spiralförmig gedrehten Zwingen, der profilierten Knäufe und der reich verzierten Stürzenränder sowie die originalen Schnüre mit den Quasten blieben dabei unverändert. G. S.

PAUKEN ▽
Wien
18. Jh.
Kupferkessel; Ø 72 und 68 cm
Inv. Nr. 618 und 619

PAUKENSCHLÄGEL
Österreichisch
Ende 18. Jh.
Zwetschkenholz; L 30,5 cm
Inv. Nr. 741 a, b

PAUKENFAHNEN
Wien
18. Jh.
Seidenbrokat; B 112 cm, L 143 cm
Inv. Nr. 401

Neben den sechs Trompeten der Wiener Hofmusikkapelle sind auch die beiden dazugehörigen Barock-Pauken erhalten. Der flache Kupferkessel war beim Gebrauch im allgemeinen durch die am oberen Rand befestigte Paukenfahne verdeckt. Diese zeigt in gelbem Reinseidenduchesse das Wappen Kaiser Franz I. Stephans. Die Pauken wurden damals noch mit Holzschlägeln gespielt und ergaben in deutlichen Schlägen den Baß zum Trompetenensemble. Die Filzköpfe der Paukenschlägel bewirken heute einen weicheren Klang.
G. S.

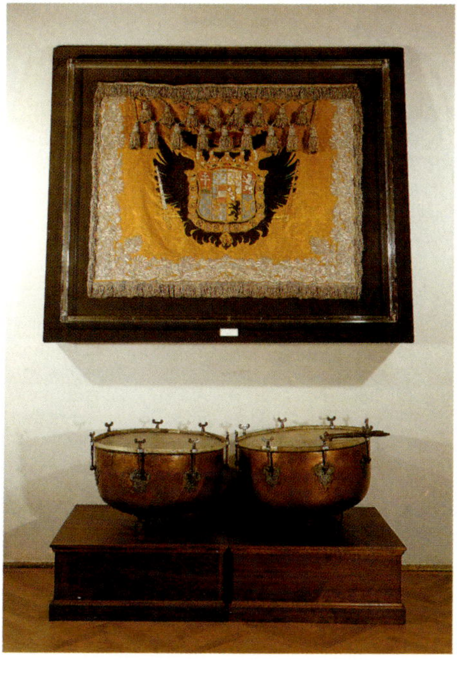

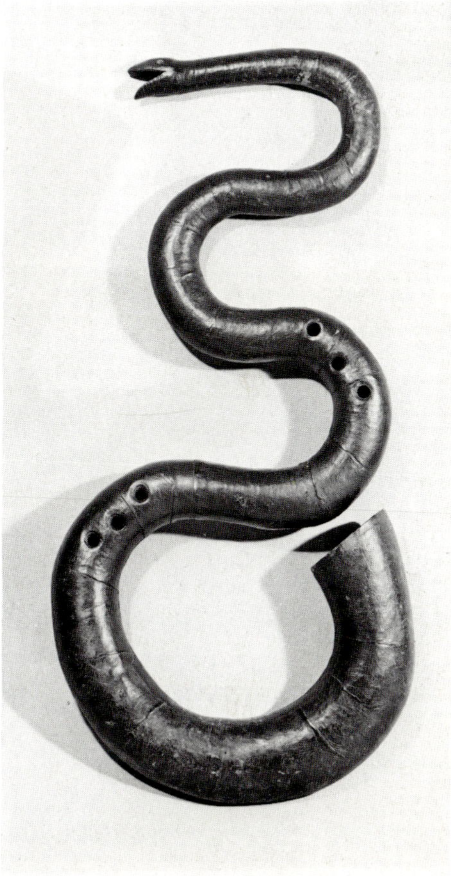

SERPENT
Italienisch
16. Jh.
Nußholz, mit schwarzem Leder überzogen; H 79 cm, L 180 cm
Inv. Nr. 237

Das Corpus dieses Blasinstruments hat die Gestalt einer Schlange, bei der im vorliegenden seltenen Fall sogar der Kopf ausgebildet ist. Diese Form entspringt der Notwendigkeit, die sechs Grifflöcher in Reichweite des Spielers anzubringen. Serpente wurden als wichtige Baßinstrumente in Österreich noch zur Zeit Joseph Haydns gespielt, bis sie nach der Erfindung der Ventile zu Anfang des 19. Jh. von den tiefen Blechblasinstrumenten verdrängt wurden. Das zum Spiel notwendige Kesselmundstück mit darauffolgendem Bogen wird im obenstehenden Photo nicht gezeigt.
G. S.

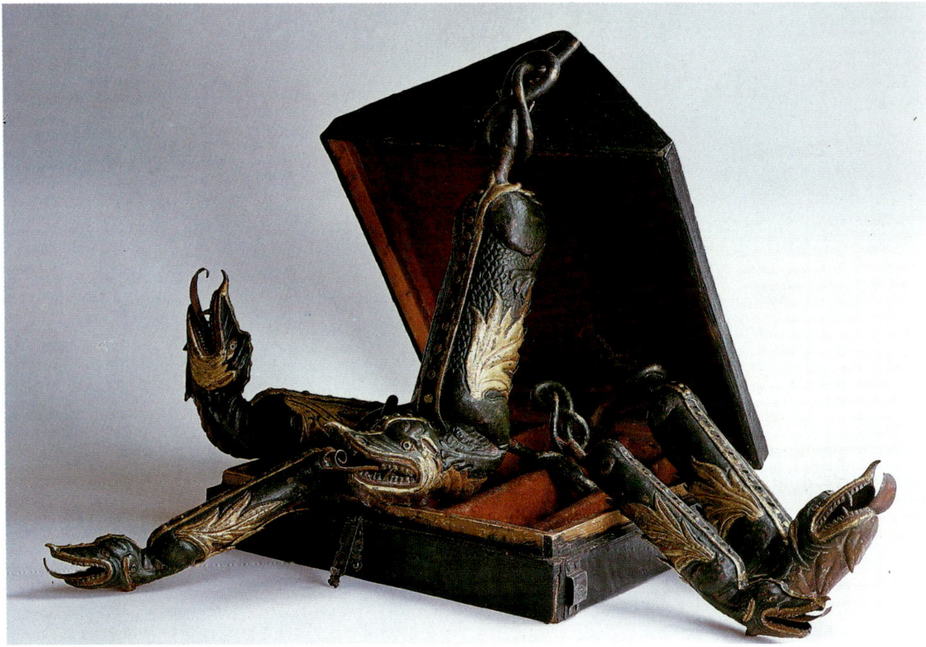

SECHS TARTÖLTEN (DRACHENSCHALMEIEN) MIT ETUI
Italienisch oder süddeutsch
16. Jh.
Kupfer und Messing; L 20 cm bis 60 cm
Inv. Nr. 208 bis 211

In der Renaissance galt es als vorrangiges Ziel, den Klang der menschlichen Stimme mit den Musikinstrumenten nachzuahmen. Dementsprechend wurde jeder Typus, den Stimmlagen der Sänger entsprechend, zu einer Familie ausgebaut. Die sechs Drachenschalmeien gehören zu solch einer Familie und sind – was ihre Bauart betrifft – Unika. Das Doppelrohrblatt wird auf das Schwanzende gesteckt. Das konische Metallrohr ist im Inneren des Tierkörpers spiralförmig gewunden und ermöglicht die kurze Bauart des tief klingenden Instruments. Es kann vermutet werden, daß ähnliche Instrumente am Hofe Kaiser Maximilians I. verwendet wurden, wenn z. B. bei Theateraufführungen oder Mummereien neben akustischen auch optische Effekte erwünscht waren. G. S.

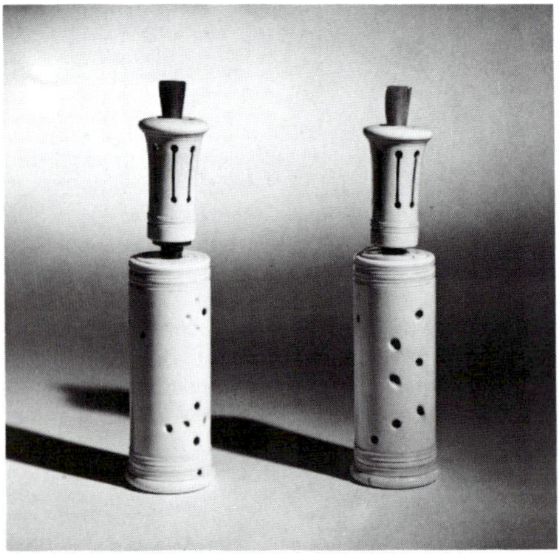

ZWEI RACKETTE
Deutsch
16. Jh.
Elfenbein; L 12 cm, RL 103,5 cm
Inv. Nr. 213 und 214

Zu den technischen Fortschritten im Holzblasinstrumentenbau des 16. Jh. gehört die Fähigkeit, ein Stück Holz oder Elfenbein mit mehreren parallelen Bohrungen zu versehen. Dies schafft die Möglichkeit, ein Baßinstrument in handlichen Abmessungen herzustellen. Während der doppelt gebohrte Dulzian zum heutigen Fagott führt, bleibt das Rackett auf Renaissance und Barock beschränkt. Die neun Bohrungen im Elfenbeinzylinder schaffen für das nur 12 cm hohe Instrument eine neunmal so lange Luftsäule. Da der Bohrungsdurchmesser relativ eng ist, ergibt dies einen Klang *gar stille, fast wie man durch einen Kam bläset.* G. S.

WAFFENSAMMLUNG

Als man im 19. Jahrhundert nahezu alle Rüstkammern des österreichischen Zweiges der Habsburger in Wien vereinigte, entstand die heute weltweit bedeutendste Sammlung ihrer Art. Damals erhielt sie den nicht sehr glücklich gewählten Namen „Waffensammlung“, der auch heute noch zu dem Irrtum Anlaß gibt, es handle sich um historische Militärausrüstung. Der überwiegende Teil der hier gezeigten Rüstungen und Waffen diente jedoch fürstlicher Repräsentation und höfischem Sport. Da Qualität und Schönheit der Waffen den gesellschaftlichen Rang ihres Trägers zeigten, war eine fürstliche – und besonders eine kaiserliche – Rüstkammer vom Prunk ihrer Objekte her eine Ansammlung des erlesensten Kunsthandwerkes, ähnlich einer Kunstkammer.

In ihrer heutigen Anordnung sind es im wesentlichen drei große Bestände, durch deren Zusammenlegung diese Sammlung in ihrem Reichtum an Objekten von jeweils höchster künstlerischer, technischer oder historischer Bedeutung zu einem einzigartigen Museum europäischer Geschichte wird. Den Grundstock bildete die kaiserliche Rüstkammer in Wien, die sich mit heute noch erhaltenen Objekten bis auf Friedrich III. (1425–1493) zurückverfolgen läßt. Den Großteil stellte der reiche Harnisch- und Waffenbesitz Kaiser Maximilians II. (1527–1576), der im 18. Jahrhundert um die Grazer Rüstkammer seines Bruders Karl II. von Inneröstereich (1540–1590) vermehrt wurde. Obwohl durch persönliche Prunkwaffen und Objekte aus der Türkenbeute der folgenden Herrscher bereichert, blieb die kaiserliche Rüstkammer als Ganzes bis zur Mitte des 18. Jahrhunderts weitgehend unverändert. Unter Kaiserin Maria Theresia (1717–1780) wurde schließlich der gesamte Bestand zwischen 1759 und 1771 in das kaiserliche Zeughaus in der Renngasse übertragen, wo man ihn zusammen mit militärischen Gebrauchswaffen als eine barocke Ruhmeshalle der österreichisch-habsburgischen Geschichte museal präsentierte. Nach den

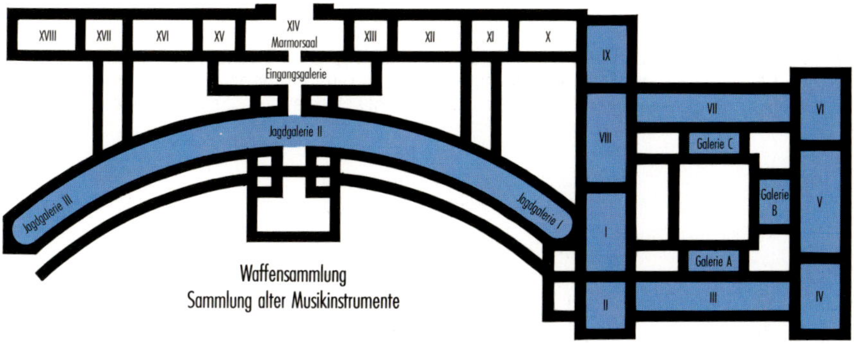

Neue Burg · Heldenplatz

Saal I: Mittelalter 500–1480 · Saal II: Letzte Spätgotik 1480–1500 · Saal III: Hochrenaissance 1500–1530 · Galerie A: Turnier 1480–1530 · Saal IV: Renaissance 1530–1547 · Saal V: Beginnender Manierismus 1545–1555 · Galerie B: Erzherzog Ferdinand II. 1545–1566 · Saal VI: Manierismus und Orientalische Kunst 1550–1566 · Saal VII: Manierismus 1560–1580 · Galerie C: Erzherzog Ferdinand II. und Söhne 1566–1600 · Saal VIII: Frühbarock 1620–1630 · Saal IX: Letzte Blüte des Manierismus 1595–1618 · Jagdgalerie I: Frühbarock 1620–1660 · Jagdgalerie II: Hochbarock 1660–1710 · Jagdgalerie III: Spätbarock bis zum Historismus 1710–1914

Plünderungen von 1805 und 1848 wurde das Zeughaus 1859 abgetragen und die Sammlung in dem 1863 als „k. k. Hof-Waffensammlung" neu errichteten Arsenal, vermehrt um Prunkstücke aus dem kaiserlichen Lustschloß Laxenburg bei Wien, neu aufgestellt. 1888 erfolgte die Übertragung in den Neubau des Kunsthistorischen Museums, wobei die dynastischen Rüstkammern und Prunkwaffen weitgehend herausgelöst wurden, während im Arsenal die verbleibenden Teile 1891 als „k. u. k. Heeresmuseum" eröffnet wurden.

Einen gewaltigen Zuwachs erhielt die Sammlung durch Übernahme der Ambraser Rüstkammern, die in der Hauptsache auf Erzherzog Ferdinand (1529–1595) zurückgingen. 1564 hatte er im Erbwege die Regentschaft über Tirol und die Vorlande übernommen. Nach 19jähriger Statthalterschaft in Böhmen war Ferdinands persönliches Waffengut in verpacktem Zustand auf 347 Zentner Gewicht angewachsen, das 1565 von Prag nach Innsbruck übersiedelt wurde. Ab 1580 stellte er seine kostbare Leibrüstkammer im Unterschloß von Ambras auf, in unmittelbarer Nachbarschaft seiner berühmten Kunstkammer. Etwa gleichzeitig, ab 1576, begann er nach einem einzigartigen kulturhistorischen Konzept, seine berühmte „Heldenrüstkammer" aufzubauen. Mit Unterstützung seines Sekretärs, Jakob Schrenck von Notzing, sammelte er die Harnische und Waffen aller berühmten Kriegsleute seiner Zeit und des vorhergehenden Jahrhunderts. Ursprünglich umfaßte die „ehrliche (d. h. vornehme) Gesellschaft" 125 „Helden". 1601 erschien gleichsam als gedruckter, illustrierter Katalog das „Armamentarium Heroicum" in lateinischer Sprache, dem 1603 eine deutsche Ausgabe folgte. Ferdinands Erbe, Karl von Burgau (1560–1618), verkaufte 1606 an Kaiser Rudolf II. (1552–1612) die gesamten Sammlungen von Schloß Ambras, die somit kaiserlicher Besitz wurden. Rudolf II. hatte die Absicht, diese mit seiner Kunstkammer in Prag zu vereinen. Glücklicherweise kam dies nicht zustande, und so verblieben sie bis 1806 in Tirol. Dieses wurde von Bayern besetzt, und die Sammlungen daher als kaiserliches Privateigentum nach Wien gebracht. Seit 1814 im Unteren Belvedere ausgestellt, wurden sie 1888 mit den Beständen des Kunsthistorischen Museums vereinigt.

Als letzte Teile kamen nach dem Ende der Monarchie die zahlreichen ehemals in den kaiserlichen Hofstallungen in Wien untergebrachten Objekte aus der Hof-Jagd-Gewehrkammer, der Hof-Sattelkammer, sowie die zahlreichen Stangenwaffen aus dem Depot der Trabanten-Leibgarde hinzu.

Mit diesen Zuwächsen entsprach die Aufstellung im Hochparterre des Kunsthistorischen Museums den ästhetischen Anforderungen nicht mehr, weshalb die Sammlung 1934–1936 in die weitläufigeren Schauräume der Neuen Burg übertragen wurden. Heute zeigt die Waffensammlung in 9 Sälen und 6 Galerien mehr Objekte als jemals zuvor. *C. B.*

PRANKHER TOPFHELM ▷
Österreichisch
Mitte 14. Jh.
Stahl, Leder; H 74 cm
Inv. Nr. B 74

Der *Prankher Helm* befand sich bis 1878 als Funeralhelm über der Grabstätte der Herrn von Prankh in der Stiftskirche von Seckau in der Steiermark. Derartige Topfhelme waren im 13. Jh. entwickelt worden, um den Kopf besser zu schützen, seiner beachtlichen Schwere wegen (6,8 kg) war der vorliegende Helm nur als Turnierhelm in Verwendung. Zudem erschwerte der geschlossene Helm Atmung und Sicht, auch die Unterscheidung der Kontrahenten war nur mehr durch heraldische Zeichen möglich. Von den ungefähr fünfzehn erhaltenen Topfhelmen haben aber nur der *Prankher Helm* und der des „Schwarzen Prinzen" (gest. 1376) in der Kathedrale von Canterbury eine passende Helmzier. J. R.

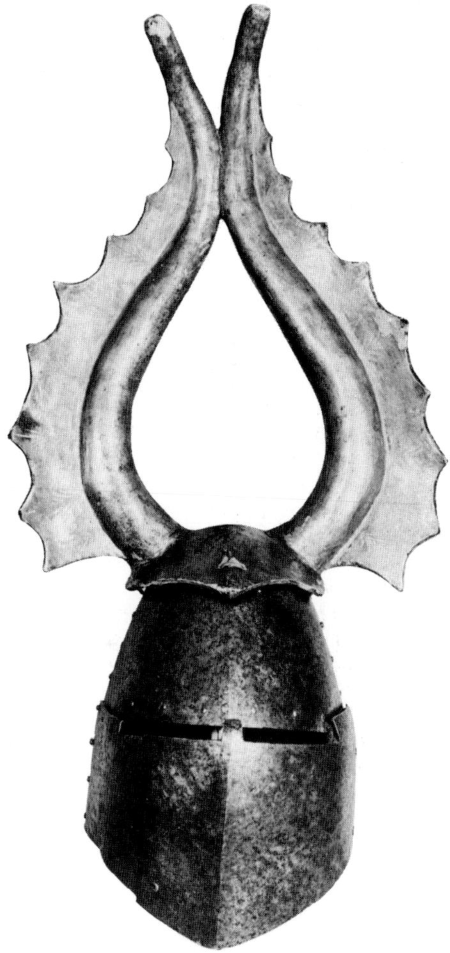

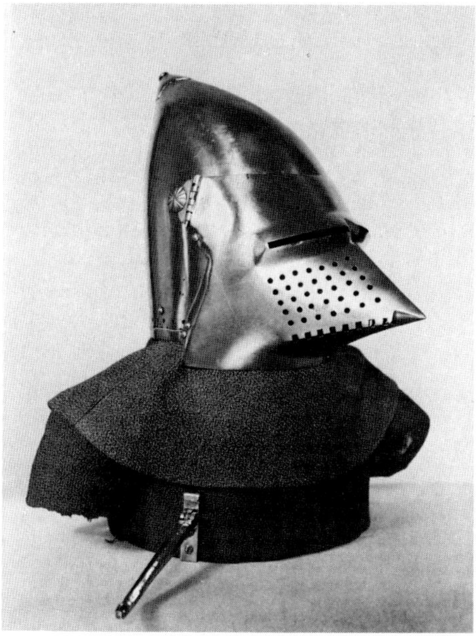

HUNDSGUGEL
Oberitalienisch
um 1400
Stahl; H 31 cm
Inv. Nr. A 24

Der vorliegende Helm stammt vermutlich aus dem Besitz Herzog Ernsts von Österreich (1327–1424), dem Vater von Kaiser Friedrich III. Die Unhandlichkeit der Topfhelme veranlaßte im 14. Jh. viele Ritter dazu, auf den schweren Helm zu verzichten und statt dessen eine sogenannte Kesselhaube zu tragen. Den Gesichtsschutz gewährleistete dabei ein aufklappbares hundeschnauzenförmiges Visier. Der Name dieses Helmtyps leitet sich von seiner Ähnlichkeit mit der Gugel, einer Zipfelkapuze aus Stoff, ab. Obgleich es vermutlich eine große Zahl an *Hundsgugeln* gegeben haben muß, haben sich dennoch nur etwa vierzig davon erhalten, da viele der Helme später von Fußsoldaten weiterverwendet wurden.
J. R.

KÜRISS (= REITERHARNISCH) ▽
Tomaso Missaglia und Werkstatt
(Mailand erw. 1430–1452)
um 1450
Stahl; H 189 cm
Inv. Nr. A 2

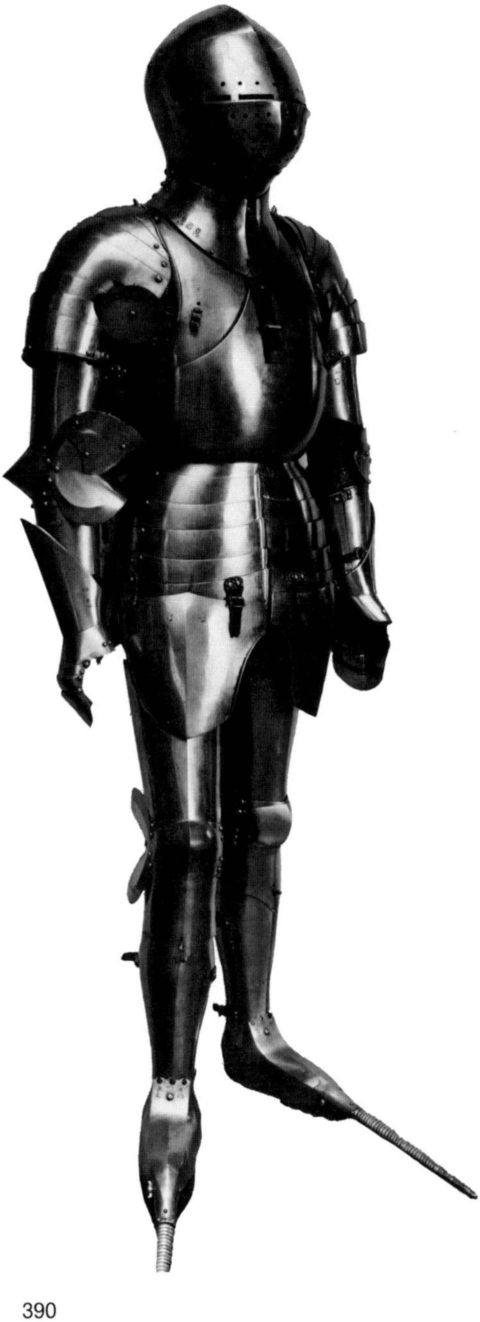

1451 bestellte Kurfürst Friedrich von der Pfalz (1425–1476) anläßlich seines Regierungsantritts einen Harnisch bei der damals führenden Werkstatt der Familie Missaglia in Mailand. Bereits vor 1300 hatte man dort schrittweise begonnen, den Körper durch Stahlplatten zu schützen, um 1400 war die Entwicklung zum Plattenharnisch abgeschlossen. Der Friedrich-Küriß vermittelt als typischer italienischer Quattrocentoharnisch den Eindruck von Wucht und Massigkeit. Allerdings erhielt Kurfürst Friedrich, dem französischen Geschmack entsprechend, überlange Schnabelschuhe, einen großen Helm mit Rundvisier (*Grand Bacinet*), symmetrische Schultern und Scheiben zum Schutz der Achseln. J. R.

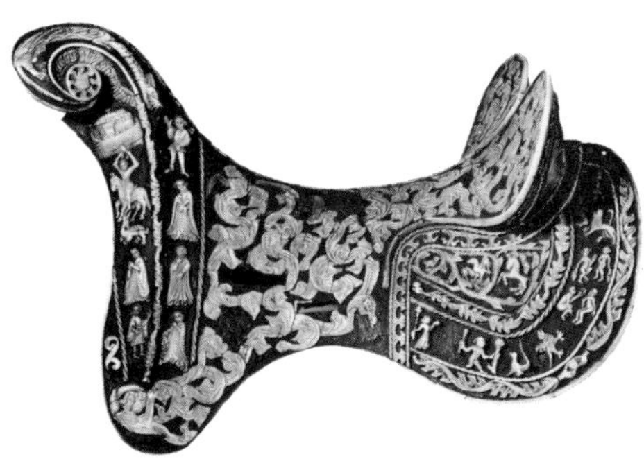

PRUNKSATTEL
Südostdeutsch
1438–1439
Holz, Bein; H 40 cm
Inv. Nr. A 73

Dieser Sattel wurde für den römisch-deutschen König Albrecht II. (1397–1439) geschaffen, den ersten Habsburger, der nicht nur König im Reich, sondern auch in Böhmen und Ungarn war. Die Wappen dieser Länder sind auch im Dekor des Sattels dargestellt. Auf der Volute des Vorderstegs ist auf beiden Seiten ein Drachen angebracht, das Symbol des 1408 zur Verteidigung der Christenheit gegründeten Drachenordens. Der Stil der Verzierungen mit vielen kleinen Einzelfiguren und dem Rahmen aus gewundenen Distelblättern orientiert sich an süddeutschen Textilarbeiten der Zeit um 1430. Die beiden Schlitze in der Sitzfläche dienten zur Anbringung von Steigriemen, Sattelgurt und Sitzpolster. J. R.

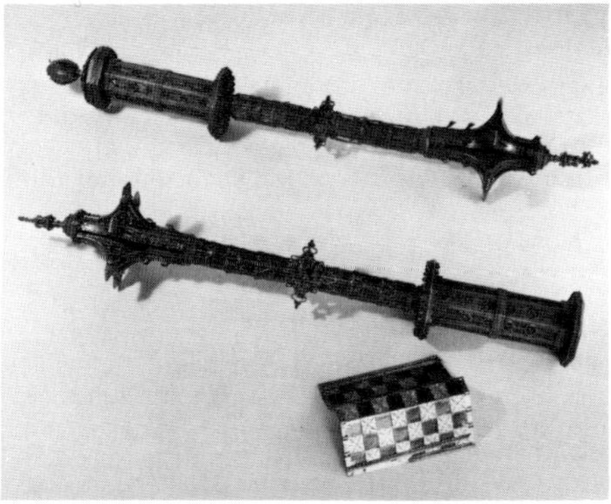

PRUNKSTREITKOLBEN
Deutsch
um 1474
Messing; L 65 cm
Inv. Nr. A 153 und A 162

1474 belagerte Herzog Karl der Kühne von Burgund die Festung Neuß. Zu ihrem Entsatz zog dem Herzog ein Heer des Römischen Reichs entgegen, das von Kaiser Friedrich III. (1415–1493) und dessen 16jährigem Sohn Maximilian, dem späteren Kaiser, geführt wurde. Für diesen Anlaß dürften die beiden gleichartigen Streitkolben entstanden sein. Diese Waffe ist als Rangabzeichen schon im alten Ägypten nachzuweisen, von ihr stammen Szepter und Marschallstab ab. Die zierlich bizarren Formen der beiden Streitkolben zeigen deutlich, daß an eine Verwendung als Waffe nicht gedacht war. Im hohlen Schaft war je ein Spielbrett mit Steinen untergebracht. J. R.

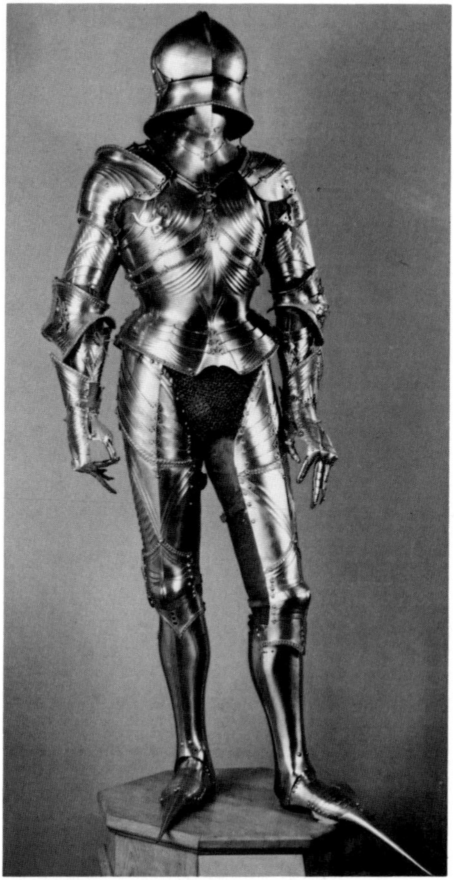

KÜRISS (= REITERHARNISCH)
Lorenz Helmschmied
(Augsburg erw. 1467–1516)
um 1485
Stahl, Messing; H 172 cm
Inv. Nr. A 62

1484 heiratete Herzog Siegmund von Tirol (1427–1496) Katharina von Sachsen. Zu diesem Anlaß erhielt der Bräutigam diesen Küriß Lorenz Helmschmieds als kaiserliches Geschenk. Der Augsburger Meister war der bevorzugte Plattner der Kaiser Friedrich III. und Maximilian I., Augsburg wurde ein Zentrum der Erzeugung von Prunkharnischen. Deutlich unterscheidet sich der deutsche Harnisch vom *Missaglia*-Küriß. Der burgundischen Mode folgend, sind die Proportionen überaus schlank, die Taille betont eng. Den Kopf schützte der Schaller, eine Form des Eisenhuts. Der organische Aufbau der Rüstung wird durch zahlreiche Ränder mit Kreuzblumen verunklärt, Grate und Kehlen verstärken den spitzen und bizarren Eindruck. J. R.

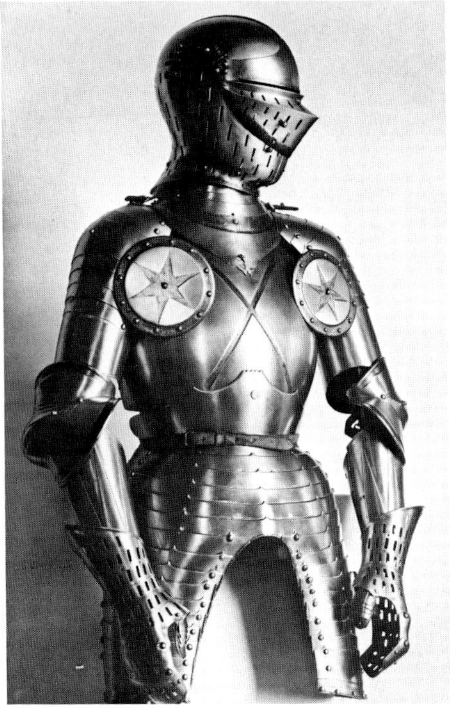

KÜRISS (= REITERHARNISCH)
Lorenz Helmschmied
(Augsburg erw. 1467–1516)
um 1495–1500
Stahl; H 109 cm
Inv. Nr. A 7

Da dieser Küriß Lorenz Helmschmieds im Skizzenbuch des Meisters nicht unter den Harnischen Kaiser Maximilians aufscheint, dürfte er vermutlich König Philipp I. (1478–1506) gehört haben. Dieser Sohn des „letzten Ritters" erbte nach dem Tod seiner Mutter, Maria von Burgund, die Länder seines Großvaters, Karl des Kühnen. Die Dekoration des Küriß bezieht sich dementsprechend auf Burgund und den Orden des Goldenen Vlieses. Auf Brust und Rücken ist das Andreaskreuz eingeätzt, der goldgeschmelzte Oberrand trägt gleichfalls Ordensembleme, Feuereisen, Flammen und Andreaskreuz. Durch die Hochzeit mit Juana, der Tochter König Ferdinands von Aragon, wurde Philipp zum Begründer der spanischen Linie der Habsburger. J. R.

KÜRISS (= REITERHARNISCH) ▽
Meister I P
Italienisch
1490/1500
Stahl; H 167 cm
Inv. Nr. A 5

Dieser Harnisch gehörte König Ferdinand von Aragon (1452–1516), dem Großvater Kaiser Karls V., der die Grundlage des spanischen Weltreiches legte. Der Küriß entspricht weitgehend dem italienischen Quattrocentoharnisch, zum Unterschied vom am französischen Geschmack orientierten Küriß Friedrichs von der Pfalz schützte den Kopf des Königs der sogenannte Armet, ein steilwandiger Visierhelm. Der stilistischen Entwicklung folgend, ist dem Ferdinand-Küriß die betonte Schwere des älteren Harnisches genommen. Der spanische Geschmack des Auftraggebers zeigt sich vor allem in der fischschwanzförmigen Brustschiftung und den arabisch beeinflußten Zierbeschlägen an den Rändern. J. R.

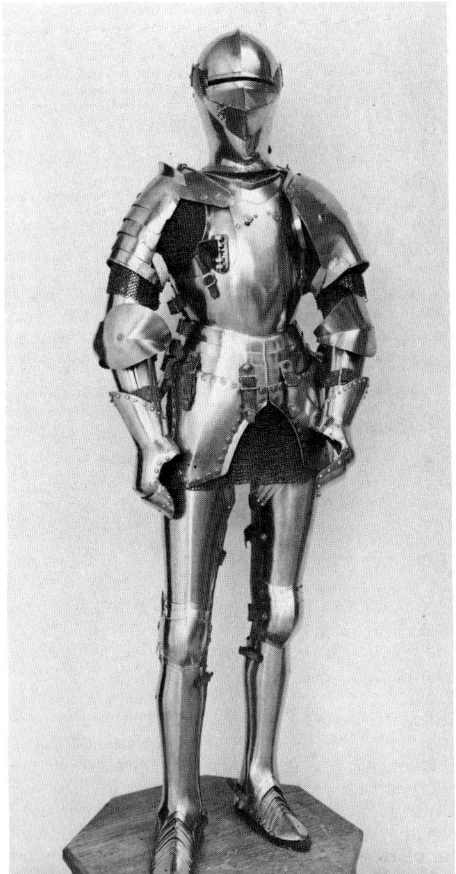

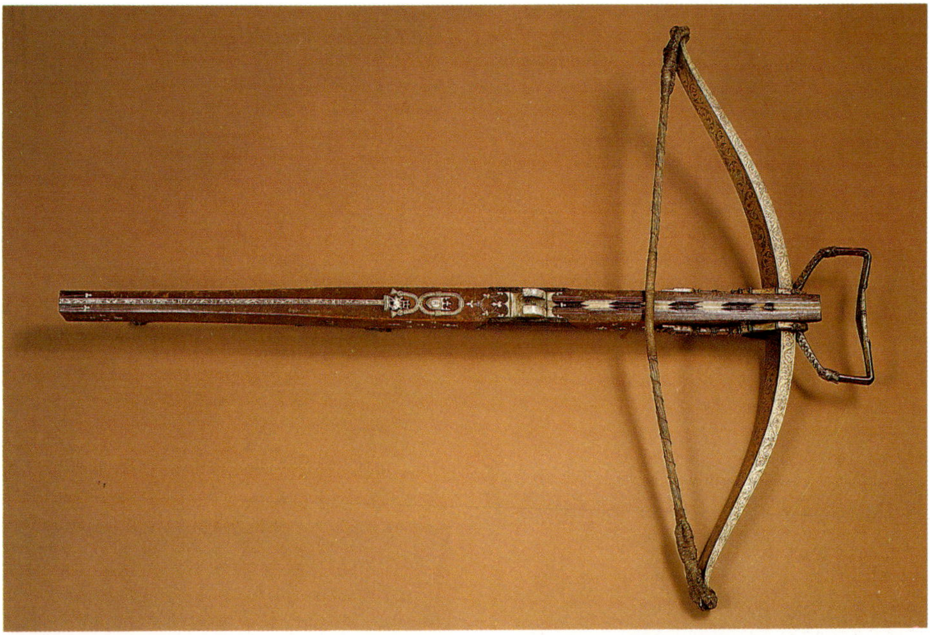

JAGDARMBRUST
Spanisch
1499–1514
Stahl, Holz, Bein; L 104 cm
Inv. Nr. D 1

Die Dekoration des Schaftes mit dem Stachelschwein, dem Ordenssymbol König Ludwigs XII. (1462–1515), zeigt deutlich, daß diese Waffe für den französischen König gedacht war. Schon seit der Antike war die Armbrust als wirkungsvolle, fern wirkende Waffe im Felde und bei der Jagd weit verbreitet, ihre große Durchschlagskraft führte zur Entwicklung des Plattenharnisches. Während man zunächst den Bogen mit Hilfe des Gürtelhakens spannte, bediente man sich mit Aufkommen der Stahlbogen anderer Hilfsmittel, im Westen vor allem der Winde. Die als Geschenk gedachte Jagdarmbrust wurde wegen politischer Spannungen nicht aus Spanien abgeschickt und kam über König Philipp an die habsburgische Rüstkammer. J. R.

FALKENHÄUBCHEN UND FEDERSPIEL
Mailand
1494–1508
Leder; H 6 cm bzw. 13 cm
Inv. Nr. D 6, D 44, D 46

Zwischen 1494 und 1508 wurde das vorliegende Falkenzeug für Kaiser Maximilian und seine zweite Frau, Bianca Maria, in Mailand verfertigt. Von allen Formen der Jagd galt die Beize als die vornehmste, weil sich bei ihr das Tier dem Willen des Menschen unterordnet. Das Falkenhäubchen diente dazu, den Vogel seiner Sicht zu berauben, so daß er still auf der Faust des Falkners saß. Die Stickereien des Federspiels erinnern daran, daß der Falke ein gängiges Symbol der höfischen Liebeslyrik bildete. Durch das Schwingen dieser Vogelattrappe lockte man den Falken zurück. Zur Ausrüstung des Falkners gehörte überdies eine Jagdtasche, von deren Inhalt der Raubvogel nach erfolgreicher Jagd gefüttert wurde. J. R.

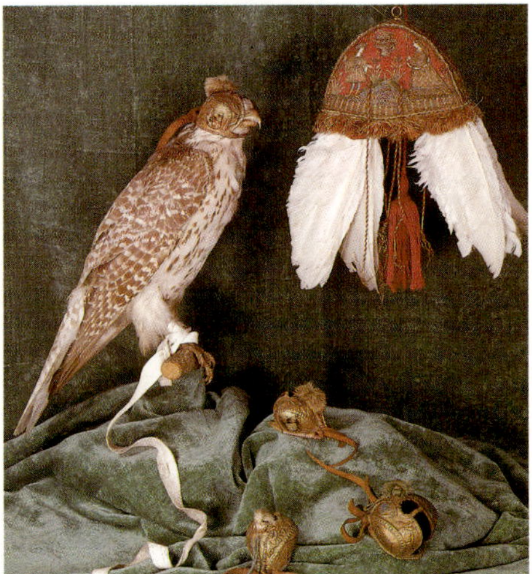

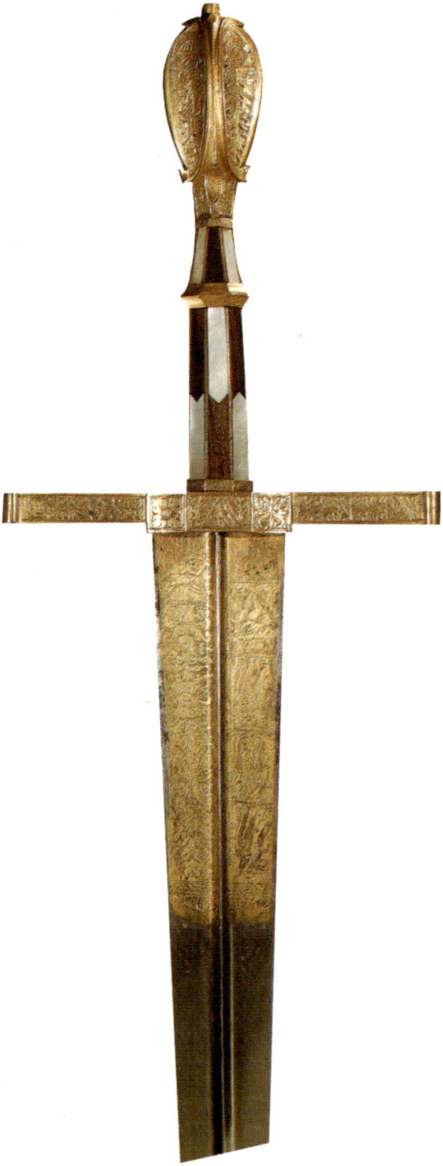

ADARGA ▽

Spanisch/Maurisch
vor 1492
Leder; H 92 cm
Inv. Nr. C 195

1492 fiel mit Granada der letzte maurische Stützpunkt in Spanien, die „Reconquista“ hatte ihren Abschluß erhalten. Zu der Beute, die König Ferdinand von Aragon in die Hände fiel, zählte auch die ausgestellte *Adarga,* ein Lederschild, der vermutlich Boabdil IV., dem letzten König von Granada, gehört hatte. Über Ferdinands Schwiegersohn, König Philipp, dem Sohn Kaiser Maximilians I., kam das Beutestück vermutlich in die kaiserliche Rüstkammer. Die *Adarga* gehörte ursprünglich zur Ausrüstung der leichten Reiterei. Als köngliche Prunkwaffe ist sie freilich auf der Innenseite mit Seidenstickerei und Federkielarbeit kostbar verziert. Diese Ornamentkunst beeinflußte im 16. Jh. stark das Kunsthandwerk der Renaissance. J. R.

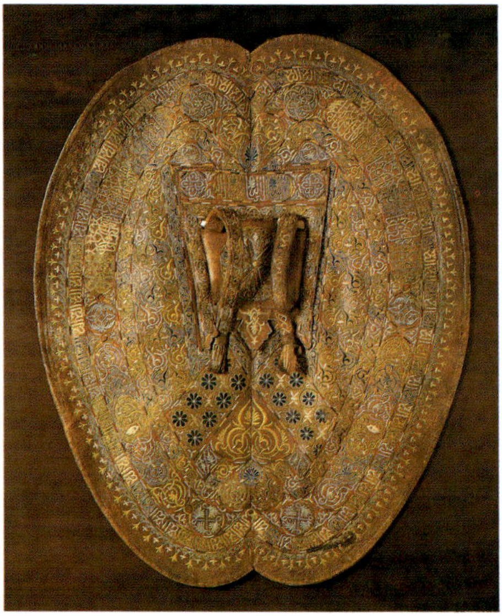

PRUNKSCHWERT

Mailand
1494
Stahl; L 108 cm
Inv. Nr. A 170

1494 heiratete Kaiser Maximilian I. (1459–1519) in zweiter Ehe Bianca Maria, die Tochter Herzog Galeazzo Maria Sforzas von Mailand. Zu diesem Anlaß dürfte er das kostbare Mailänder Schwert erhalten haben. Das Schwert galt selbst zu den Zeiten, in denen es als Waffe keine Rolle mehr spielte, als das Symbol des Ritters. Die vergoldete Ätzung spielt deutlich auf Liebe und Hochzeit an. Die breite Klinge mit der starken Mittelrippe ist charakteristisch für italienische Schwerter, während der Griff mit dem ovalen Knauf und den Perlmuttereinlagen an deutsche Arbeiten erinnert. Das entspricht der geographischen Lage Mailands, das in Italien liegt, aber zum Römisch Deutschen Reich gehörte.

J. R.

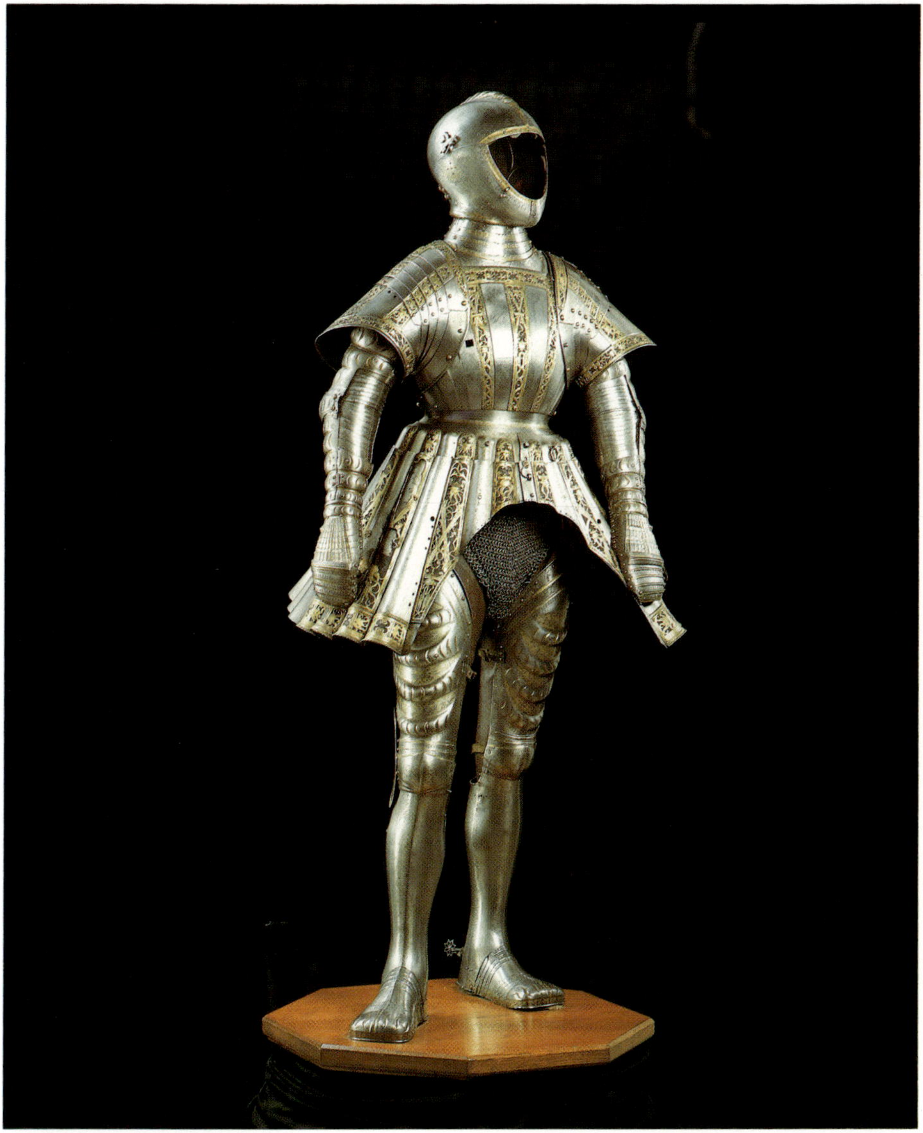

KNABEN-KOSTÜMHARNISCH
Konrad Seusenhofer
(Innsbruck erw. 1500–1517)
1512/14
Stahl; H 142 cm
Inv. Nr. A 109

1512 bestellte Kaiser Maximilian I. bei seinem Innsbrucker Hofplattner Konrad Seusenhofer einen *Faltenrockharnisch* für seinen Enkel, den späteren Kaiser Karl V. (1500–1558), der 1514 geliefert wurde. Seusenhofer war vermutlich der Erfinder dieses Harnischtypus, der die zeitgenössische Tracht in Stahl imitierte. Ursprünglich gehörte zum Helm wohl auch ein Maskenvisier, das aber offenbar dem Geschmack des Infanten nicht entsprach; denn um 1514 wurde dem Harnisch ein einfaches Visier hinzugefügt, das sich in der Waffensammlung erhalten hat. Die Dekoration mit streifenförmigen Auflagen aus durchbrochenem vergoldetem Silber, die in raffinierter Weise aufgenähte Stoffborten nachahmt, sowie die Ätzung erfolgten in Augsburg.

J. R.

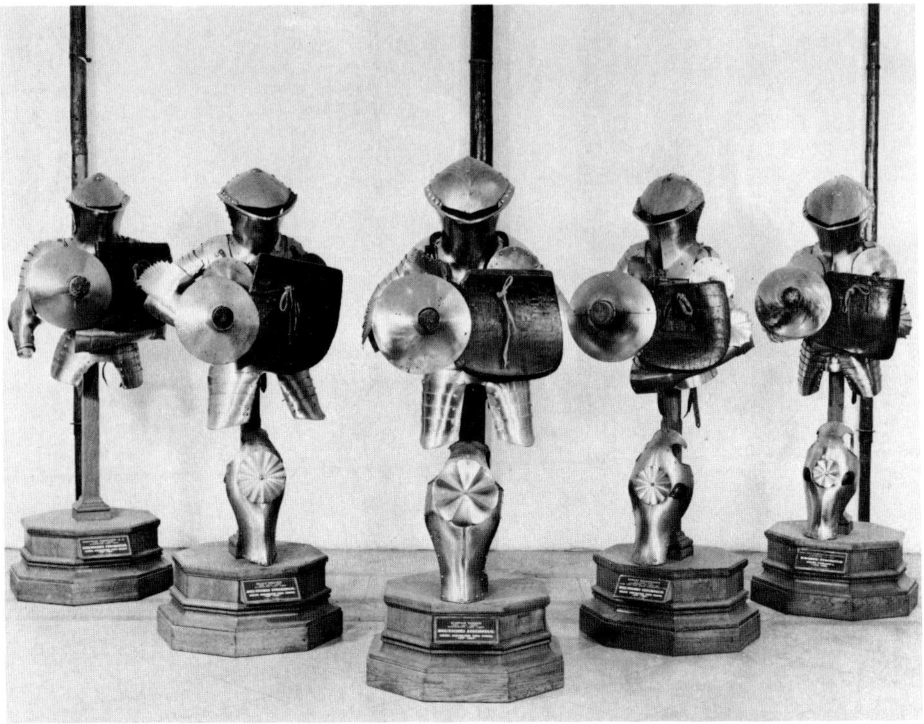

STECHZEUG
Kaspar Rieder
(Innsbruck erw. 1455–1499)
1483/84
Stahl; H 103 cm
Inv. Nr. S VIII

1484 bestellte Erzherzog Siegmund von Tirol anläßlich seiner zweiten Hochzeit eine größere Anzahl von Turnierharnischen beim Innsbrucker Plattner Kaspar Rieder. Gegen Ende des 15. Jh. wurden für die verschiedenen Varianten des ritterlichen Turniers Spezialausrüstungen entwikkelt. Beim Stechen kam es darauf an, den Gegner durch die Wucht des Stoßes aus dem Sattel zu heben. Hals, Kinn, Brust, linke Schulter und beide Hände waren dabei besonders gefährdet. Diese Körperteile wurden durch das *Stechzeug* besonders geschützt. Der Helm, der mit der Harnischbrust fest verbunden ist, erinnert stark an den Topfhelm des 14. Jh. Die schwere Lanze mit der charakteristischen dreistrahligen Spitze, dem Krönig, lag auf dem Rüsthaken auf, am Rücken diente ein Rasthaken als Widerlager; die Brechscheibe schützte die rechte Hand des Reiters. Der Schild, die Stechtartsche, war nur durch einen Hanfstrick mit der Brust verbunden. Besonders schwierig war es, geeignete Pferde zu finden, obgleich die Roßstirn ohnedies keine Augenlöcher hatte, um ein Scheuen der Tiere zu verhindern. Manche Turniere mußten sogar abgebrochen werden, weil die Pferde verweigerten.

J. R.

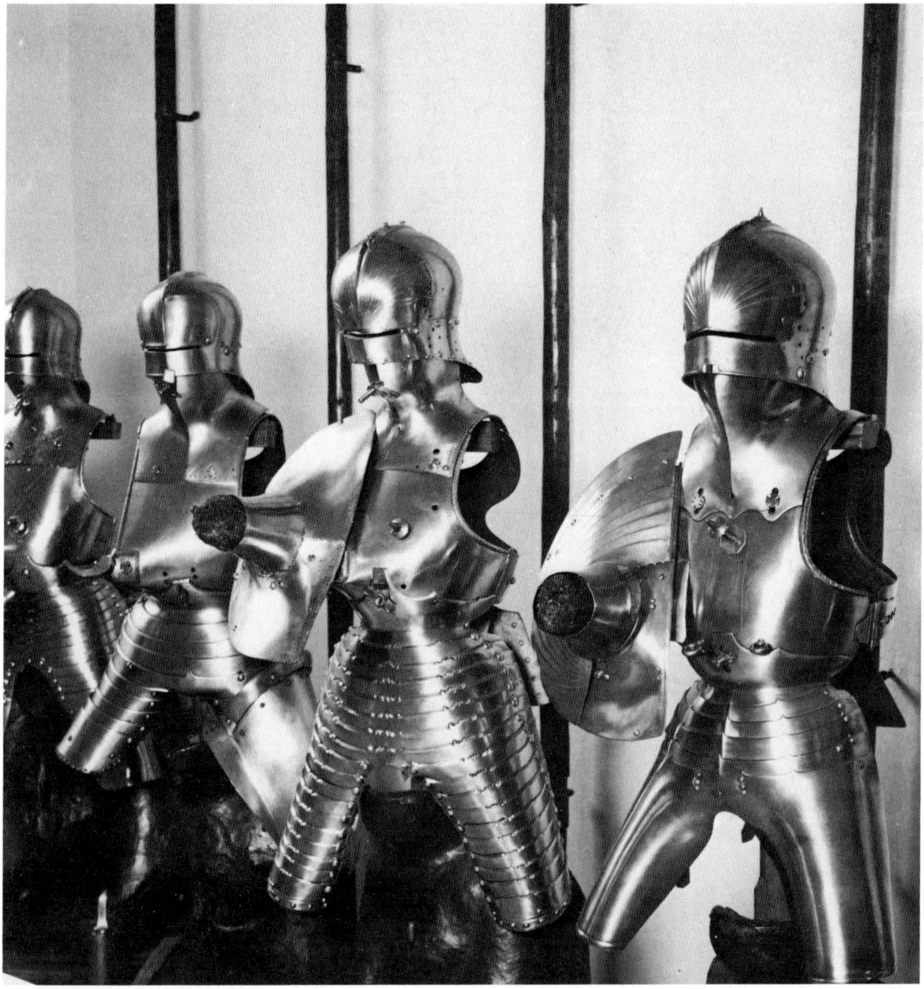

RENNZEUG
Matthes Deutsch
(Landshut erw. 1485–1495)
1498
Stahl; H 114 cm
Inv. Nr. R IV

1498 veranstaltete Kaiser Maximilian I. in Innsbruck ein Rennen zu Ehren Herzog Johanns von Sachsen. Das Rennzeug dürfte für diesen Anlaß vom Landshuter Plattner Matthes Deutsch für den sächsischen Fürsten gefertigt worden sein. Das Rennen war neben dem Stechen die zweite Form des ritterlichen Turniers zu Pferd. Dabei ging es weniger darum, den Gegner aus dem Sattel zu stoßen, sondern um den Beweis der Treffsicherheit mit der eingelegten Lanze. Die Ausrüstung erinnert stark an den *Feldharnisch,* der große Schild und die halbkreisförmige Brechscheibe machten das Armzeug unnötig. Die Schenkel wurden durch zwei große Platten, die sogenannten Dilgen, geschützt, Beinzeug wurde zumeist nicht getragen. Kaiser Maximilian erfand zahlreiche Varianten dieser Turnierart, deren unterschiedliche Ausrüstungen die um 1512 fertiggestellte Holzschnittfolge von des Kaisers „Triumph" genau wiedergibt. Beim *Geschiftscheibenrennen* erzielte beispielsweise ein gelungener Stoß die Wirkung, daß Keile, die in einem Mechanismus über der Rennbrust angebracht waren, durch den Druck einer Feder nach allen Richtungen flogen. Ein dafür erforderlicher Mechanismus hat sich in der Wiener Waffensammlung erhalten. J. R.

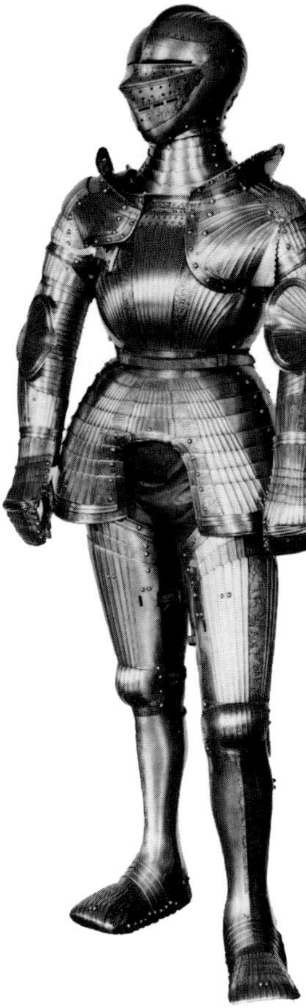

RIEFELHARNISCH
Lorenz Helmschmied
(Augsburg erw. 1467–1516)
1516
Stahl; H 169 cm
Inv. Nr. A 239

Der Augsburger Plattner Lorenz Helmschmied fertigte in seinem letzten Lebensjahr diesen Harnisch für den späteren Kurfürsten Otto Heinrich von der Pfalz (1512–1559). War der dreißig Jahre zuvor entstandene Küriß Erzherzog Siegmunds noch in den Formen der Spätgotik, so orientiert sich diese Arbeit des Meisters bis in Details an dem klassischen Harnisch, den sein Sohn Colman vor 1511 für Andreas von Sonnenburg angefertigt hatte. Es dominieren runde Formen, die Proportionen sind dem menschlichen Körper angepaßt. Ab etwa 1510 wurde die Oberfläche durchgehend mit feinen Graten dekoriert. Bei dieser Riefelung dürfte es sich um einen modischen Einfall gehandelt haben, denn sie wird nach 1530 wieder aufgegeben. J. R.

KOSTÜMHARNISCH ▽
Braunschweig
um 1526
Stahl; H 188 cm
Inv. Nr. A 78

1526 heiratete Albrecht von Brandenburg, Hochmeister des Deutschen Ritterordens (1490–1568), Dorothea von Dänemark, das Ordensland Preußen wurde säkularisiert. Zu diesem Anlaß entstand vermutlich in Braunschweig der ausgestellte *Faltenrockharnisch* nach Innsbrucker Vorbild, das Ätzmuster auf dem Rücken, das ein Brautpaar darstellt, spielt eindeutig auf dieses Ereignis an. Die Plattnerarbeit ist bei weitem nicht so subtil und aufwendig wie bei den Arbeiten Seusenhofers. Deutlich dominieren bizarre und phantastische Formen, von den überbreiten Kuhmaulschuhen bis hin zum Helm, der mit einem grotesken Maskenvisier und Flügeln dekoriert ist.
J. R.

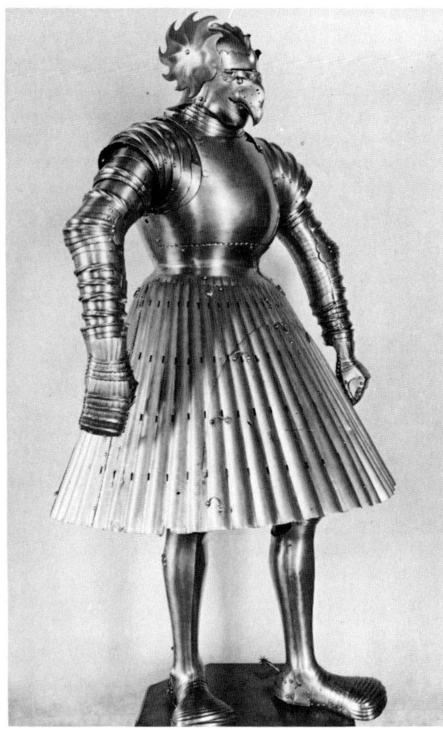

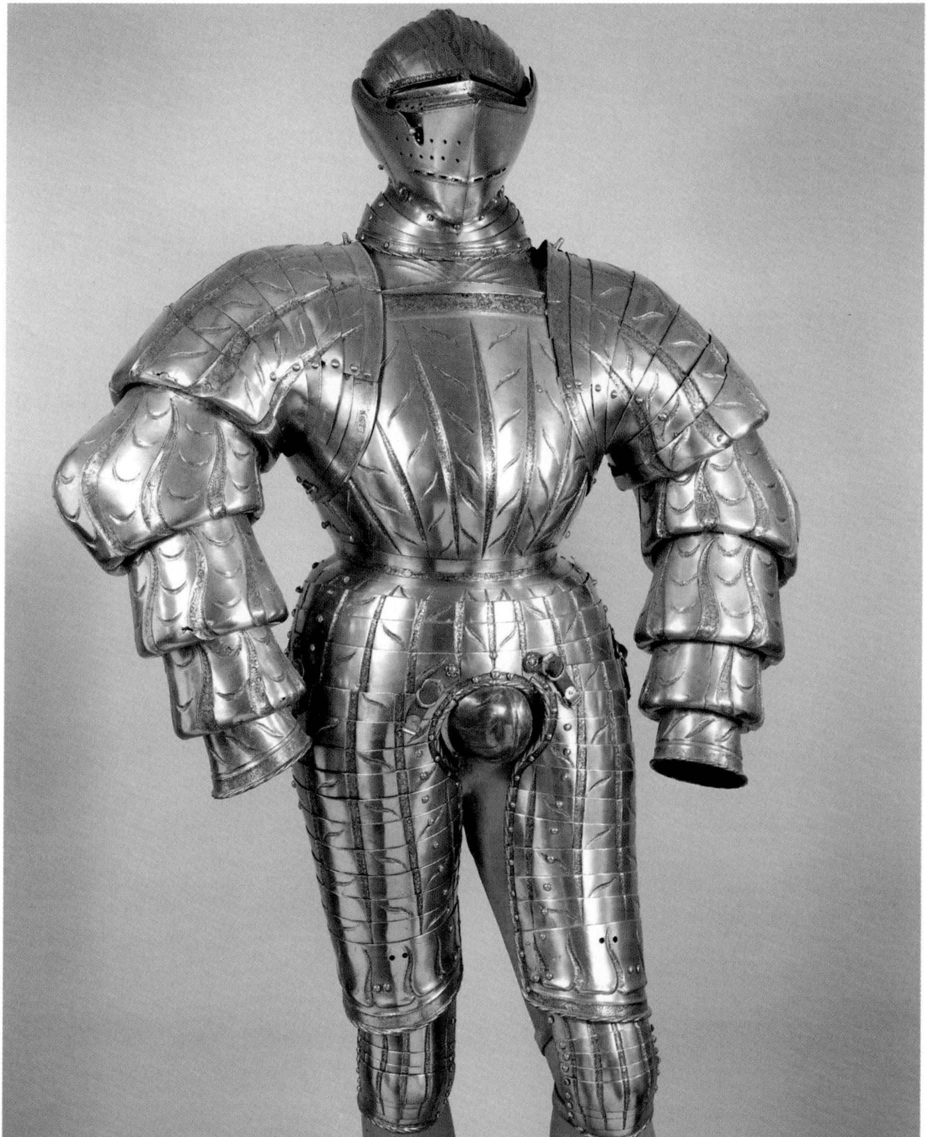

KOSTÜMHARNISCH
Colman Helmschmied
(Augsburg 1471–1532)
um 1525
Stahl; H 134 cm
Inv. Nr. A 374

Wilhelm von Roggendorf (1481–1541) erhielt diesen Harnisch während seines Aufenthalts in Spanien 1522 bis 1529 als Zeichen der Anerkennung von Kaiser Karl V.; Roggendorf hatte als Feldherr des Kaisers und Hauptmann der Leibgarde einige Siege gegen die Mauren errungen. Der Harnisch war Teil einer Garnitur, die auf Grund stilistischer Kriterien Colman Helmschmied aus Augsburg geschaffen haben dürfte. In raffinierter Weise ahmt der Plattner das Kostüm der Landsknechte mit den charakteristischen Puffärmeln in Stahl nach. An den Stellen, an denen beim Vorbild das andersfarbige Futter durch Schlitze durchscheint, sind in den blanken Stahl dunkel geätzte Vertiefungen getrieben. J. R.

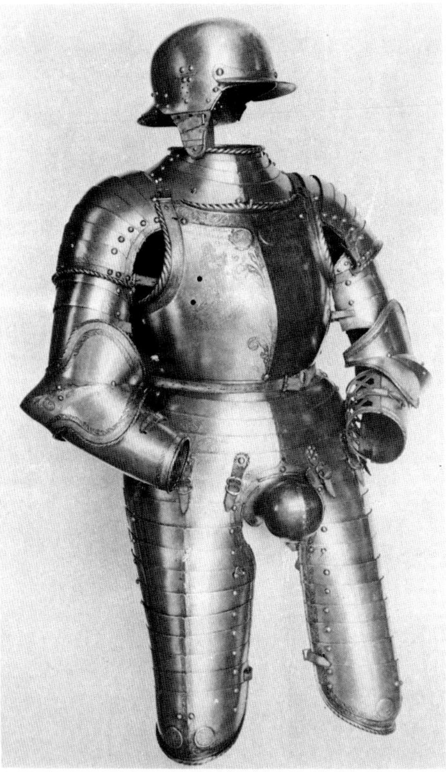

HALBHARNISCH „ALLA ROMANA" ▽
Filippo Negroli
(Mailand erw. 1532–1545)
1532
Stahl, Leder; H 90 cm
Inv. Nr. A 498

Der *Halbharnisch* des Herzogs von Urbino, Francesco Maria della Rovere-Montefeltre (1490–1538), ist die früheste datierte Arbeit des berühmten Mailänder Treibkünstlers Filippo Negroli. Dem Repräsentationsanspruch italienischer Renaissancefürsten entsprach es, sich als legitime Nachfolger antiker Helden zu fühlen. Dem entsprechend bediente er sich auch antikisierender Prunkharnische, die wie hier halb nach römischem und orientalisch-mamlukischem Vorbild gefertigt werden konnten. Die Offene Sturmhaube formte Negroli als lockigen Mohrenkopf mit naturalistischen Ohren. Im Nacken signierte und datierte er sein Werk. Den Rumpfpanzer bilden Lamellenstreifen, die Bänder aus Ringelgeflecht zusammenhalten. C. B.

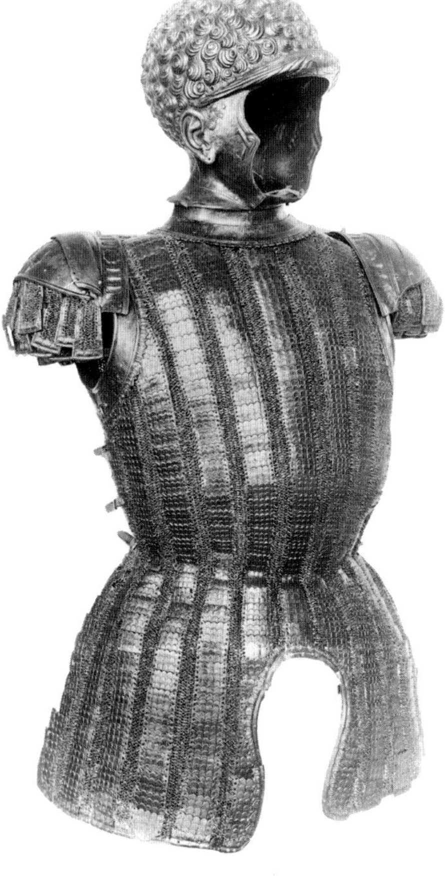

FELDKÜRISS
Wolfgang Großschedel
(Landshut erw. 1517–1562)
um 1535–1540
Stahl, Leder; H 128 cm
Inv. Nr. A 376

Für Konrad von Bemelberg und Boyneburg (1494–1567), einem der bedeutendsten Landsknechtführer Karls V., wurde dieser Küriß vom Landshuter Plattner Wolfgang Großschedel geschlagen. Dem Typus nach ein *Landsknechtharnisch,* hat dieser eine Offene Sturmhaube und bis zu den Knien reichende Schöße. Die höchst qualitätsvolle Ätzung signierte der in München und Landshut tätige Ambrosius Gemlich (erw. 1527–1542), der in Art der deutschen Renaissance christliche und antike Themen vermischt. So finden sich auf dem Bruststück neben einem vor dem Gekreuzigten in Anbetung knienden Landsknecht Medaillons mit den Portraits antiker Helden sowie Fabelwesen und Grotesken. C. B.

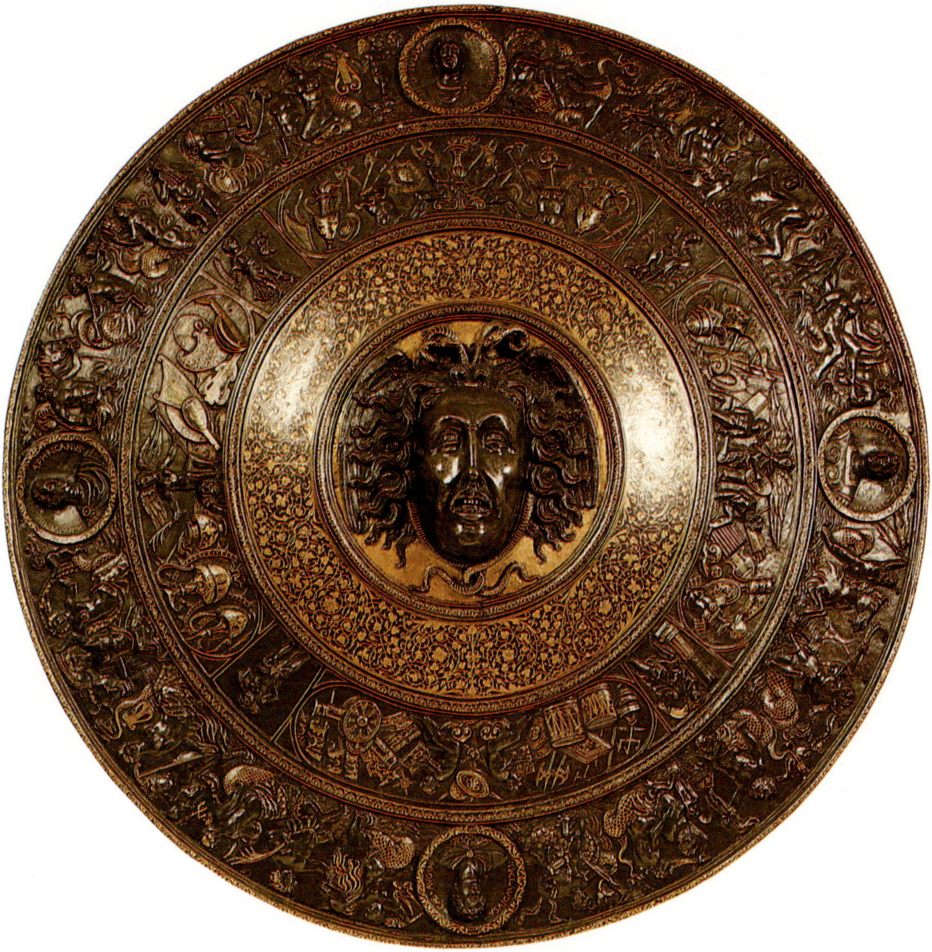

MEDUSENSCHILD UND STURMHAUBE
Filippo Negroli
(Mailand erw. 1532–1545)
Mailand
1541
Gebläutes Eisen; ∅ 80 cm, H 35 cm
Inv. Nr. A 693

Nach der Inschrift auf dem Rundschild erhielt Karl V. (1500–1558) dieses prachtvolle Ensemble von seinem Bruder Ferdinand I. (1503–1564) als Erinnerung an seinen 1541 geführten Feldzug nach Algier geschenkt. Von dort aus beunruhigte der berühmt-berüchtigte Chaireddin Barbarossa (gest. 1547), als Vasall der Hohen Pforte auch mit Frankreich im Bündnis, mit großem Erfolg die christliche Seefahrt im Mittelmeer. Die beiden Prunkwaffen sind eine Arbeit des Mailänder Treibkünstlers Filippo Negroli, der in dem reichen, oft goldtauschierten Figurenschmuck immer wieder auf das Ereignis und den Besitzer Bezug nimmt. So wurde das Helmvisier zum Haupt des nemeischen Löwen geformt und damit der Träger des Helmes zu einem neuen Herkules. Kämpfende, reitende oder musizierende Tritonen und Nereiden auf dem Helm wie am Schild spielen auf die Schiffahrt nach Algier an. Am äußeren Figurenfries des Rundschildes finden sich zwischen diesen Wesen Rundmedaillons mit den Büsten der vier römischen Afrikahelden: Scipio, Caesar, Augustus und Claudius, als deren Nachfolger Karl V. mit dem im Zentrum des Schildes getriebenen Medusenhaupt – wie Perseus – seine Gegner zu Stein erstarren läßt. C. B.

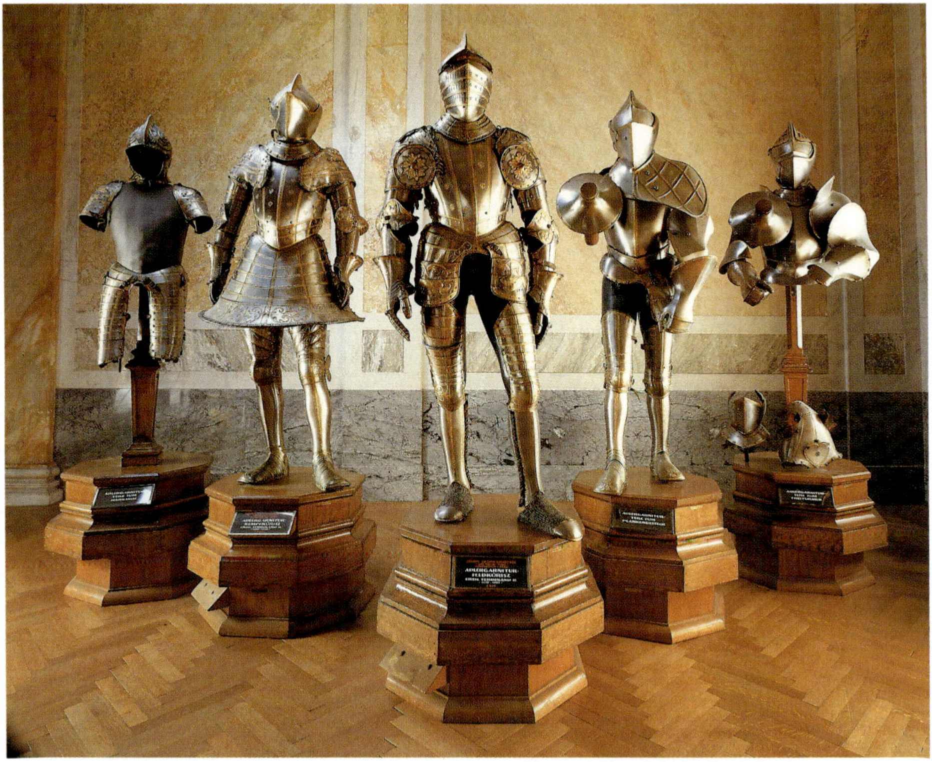

ADLERGARNITUR
Jörg Seusenhofer
(Innsbruck erw. 1528–1580)
1547
Stahl; H 180 cm
Inv. Nr. A 638

1546 bestellte der spätere Kaiser Ferdinand I. (1503–1564) für seinen Sohn, Erzherzog Ferdinand von Tirol (1525–1595), diese nach ihrer Dekoration benannte Harnischgarnitur bei dem Innsbrucker Plattner Jörg Seusenhofer, die die ungeheure Summe von 1258 Gulden, das 12fache Jahresgehalt eines hohen Hofbeamten, kostete. Für die Vergoldung wurden weitere 463 Gulden ausgegeben. Die Ätzung dieser in einzigartiger Vollständigkeit erhaltenen Garnitur erfolgte durch Hans Perckhammer (erw. 1527–1557). In der ersten Hälfte des 16. Jh. versuchte man durch Wechselstücke der Entwicklung von Spezialharnischen unter Beibehaltung möglichst vieler Teile der Grundeinheit gerecht zu werden. Diese Grundeinheit ist für Harnische, die einen Rüsthaken zum Auflegen der Lanze benötigen, der *Feldküriß* (Bildmitte), der Harnisch der schweren Reiterei. Für alle Turnierarten zu Pferd mußte dazu die linke, dem Kontrahenten zugewandte, Seite entsprechend verstärkt werden (Rüstung zum Plankengestech und Freiturnier). Der *Kempfküriß* mit seinem charakteristischen Tonnenrock war die Rüstung zum Fußturnier, er benötigte daher keinen Rüsthaken. Die restlichen rüsthakenlosen Harnischtypen für leichte Reiterei und Fußtruppe *(Harnasch, leichter Reiterharnisch, knechtlicher Harnisch)* konnten durch Kombination der verschiedenen Teile zusammengestellt werden.

J. R.

KÜRISS (= REITERHARNISCH) ▽
Desiderius Helmschmid
(Augsburg 1513–1579)
1544
Stahl, Leder; H 141 cm
Inv. Nr. A 547

Bei seinem Hofplattner Desiderius Helmschmid bestellte Karl V. diesen Küriß als Teil einer prachtvollen *Großen Garnitur* für seinen Sohn Philipp II. von Spanien (1527–1589). Als 1572 der Küriß von Madrid an die Heldenrüstkammer in Schloß Ambras geschenkt wurde, verwechselte man den zugehörigen Helm, der sich – wie der Großteil dieser 1544 datierten Garnitur – heute noch in Spanien befindet. Äußerst fein dekorierte der Augsburger Ätzmaler Ulrich Holzmann (erw. 1539–1568) den Harnisch mit breiten, schwarzgeätzten Längsstreifen in Form eines Zopfmusters aus verflochtenem Ranken- und Blattwerk, die schmale, goldgeätzte Streifen begleiten.
C. B.

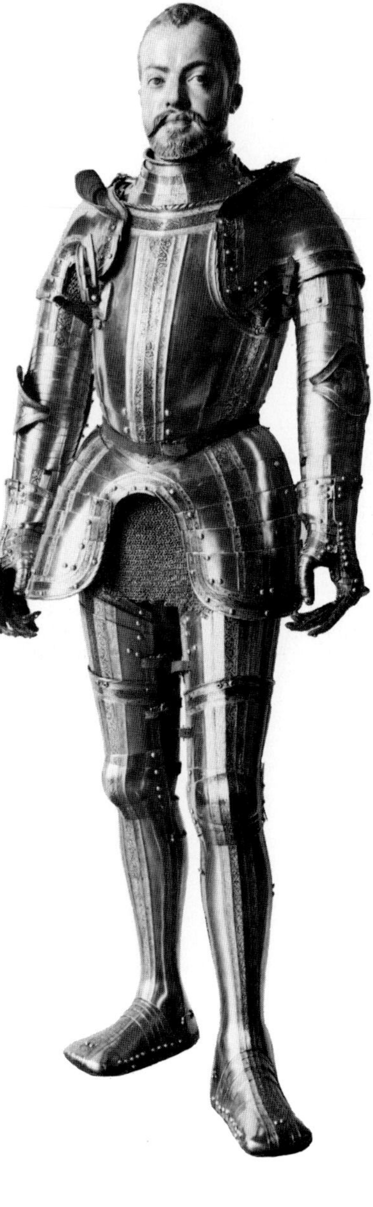

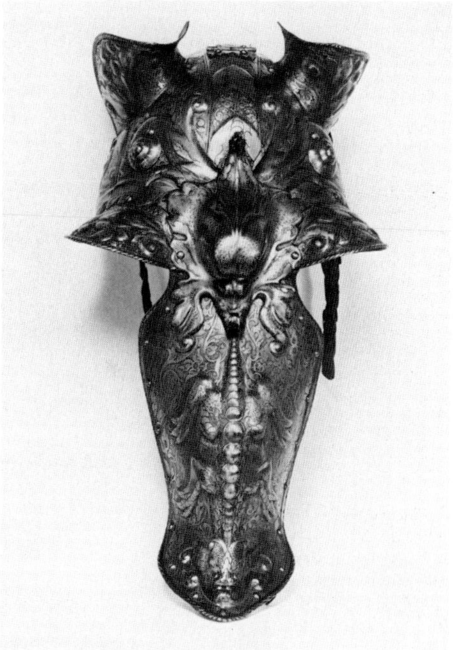

ROSS-STIRN UND KANZ
Art des Desiderius Helmschmid
Augsburg
um 1555
Stahl; H 70 cm
Inv. Nr. A 639

Ihrem manieristischen Ideenreichtum ließen hier der Desiderius Helmschmid (1513–1579) nahestehende Plattner und der gleichfalls in Augsburg tätige Ätzer Jörg T. Sorg (um 1522–1603) freien Lauf. In der Mitte der *Roßstirn* erhebt sich ein vollplastisch getriebener Delphinkopf, der von Laubwerk und Blattspiralen umgeben ist. Unter ihm kriecht entlang des Nasenrückens ein getriebener Drache hervor. Die ganze Fläche zieren getriebenes Laubwerk und geätzte Ranken. Am Scheitelstück sind mittels Schanieren schuppenartige Halsspangen montiert, die wie der Mähnenpanzer mit wechselndem Ätzmuster verziert sind.
C. B.

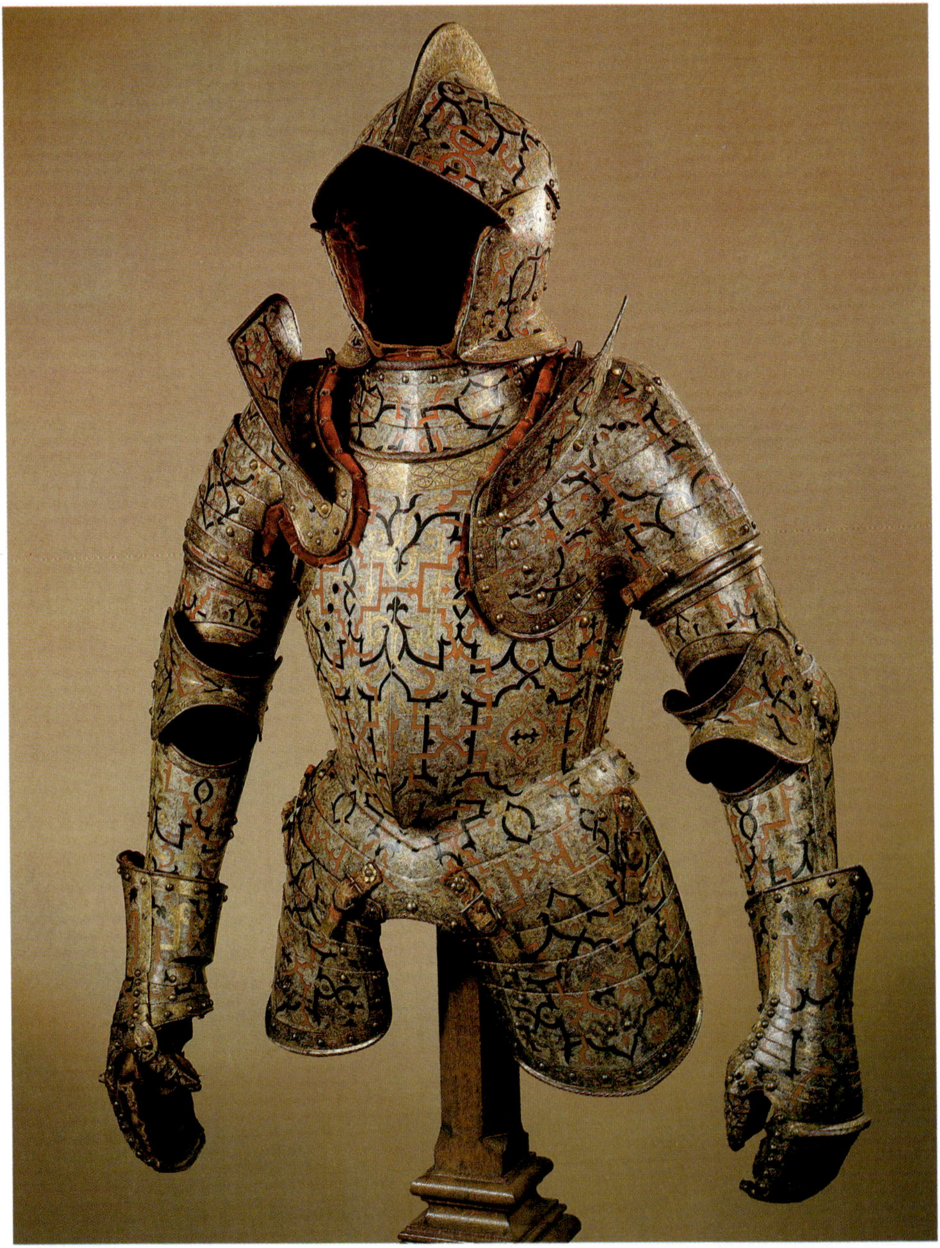

HALBHARNISCH
Kunz Lochner
(Nürnberg um 1510–1567)
um 1555
Stahl, Leder; H 103 cm
Inv. Nr. A 1412

Um 1555 schuf der berühmte Plattner Kunz Lochner für den Großkanzler und Marschall von Litauen, Nikolaus IV. Radziwill (1515–1565), eine prachtvolle Garnitur für Feld und Turnier. Erhalten hat sich nur mehr der halbe *Doppelküriß*, der durch Montage verschiedener Wechselstücke als Feld-, Turnier- oder Gestechharnisch verwendet

KEMPFKÜRISS ▽
M. Frauenpreiß d. Ä.
(Augsburg um 1505–1549)
1549
Stahl, Leder; H 178 cm
Inv. Nr. B 73

Als 1548 beim Augsburger Reichstag feststand, daß Maximilian II. (1557–1576) im darauffolgenden Jahr zum König von Böhmen gewählt werden sollte, bestellte man beim Plattner Matthäus Frauenpreiß d. Ä. einen *Kempfküriß* für das Fußturnier. Letzterer ist mit seinem geschweiften Tonnenrock und den gepufften Beinzeugen ein Meisterwerk der Plattnerkunst. Nicht minder erlesen ist die überaus feine Goldätzung: breite mit Grotesken, Fabelwesen und Trophäen gefüllte Rankenmusterstreifen, die der Ätzmaler Jörg T. Sorg (um 1522–1603) erst 1550 vollendete. C. B.

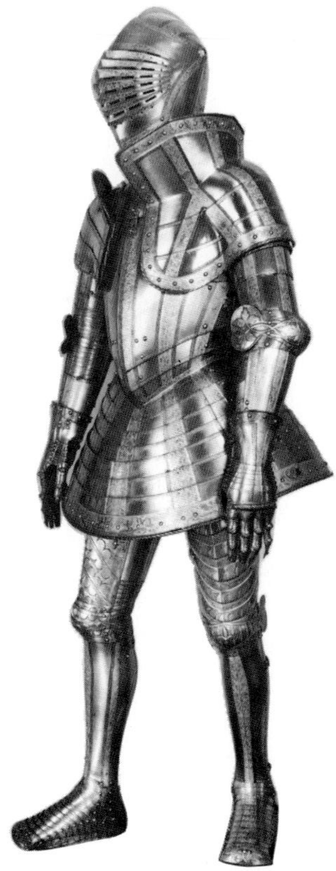

werden konnte. Die überaus bunte, teppichartige Verzierung in Ätz- und Kaltemailmalerei entsprach dem östlichen Geschmack. Offensichtlich zum selben Anlaß bestellte nämlich der polnische König Sigismund II. (1520–1572) eine völlig gleich dekorierte Garnitur bei Kunz Lochner, die sich in Stockholm erhalten hat. C. B.

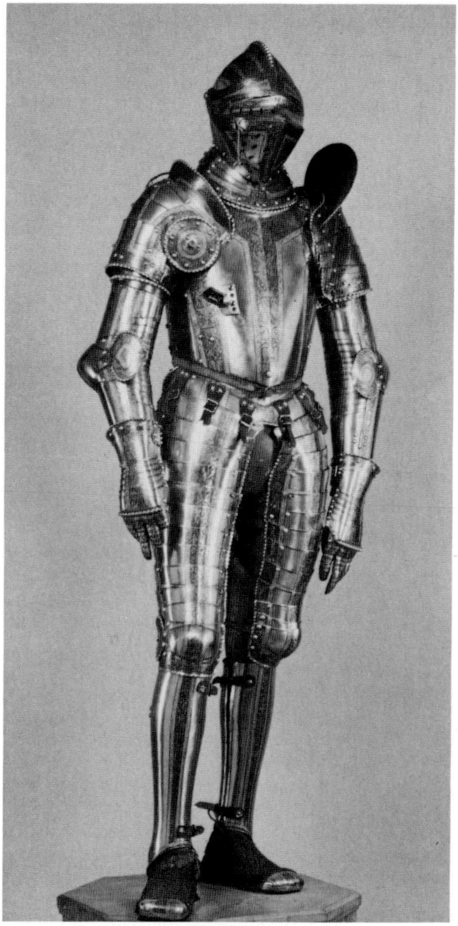

FELDKÜRISS (= REITERHARNISCH)
M. Frauenpreiß d. J.
(Augsburg erw. 1555–1573)
1551
Stahl, Leder; H 177 cm
Inv. Nr. A 500

In der Thun-Hohensteinschen Fideikommißbibliothek befand sich bis 1945 eine Plattnerhandschrift, die seit der Mitte des 16. Jh. als eine Art Musterbuch durch die Hände mehrerer Augsburger Plattnermeister ging. Unter den Werken des Matthäus Frauenpreiß d. J. war dort dieser prunkvolle *Feldküriß,* als 1551 für den „Pryntzen de Asz Gully" (= Ascoli) geschlagen, abgebildet. Vermutlich handelt es sich um Luis de Leiva, den ältestens Sohn des Fürsten von Ascoli, Antonio de Leiva. Unbekannt ist leider der Ätzmaler, der den Harnisch mit einem prachtvollen Streifenmuster dekorierte, in dem Grotesken mit eingestreuten Figuren, Tieren und Trophäen wechseln. C. B.

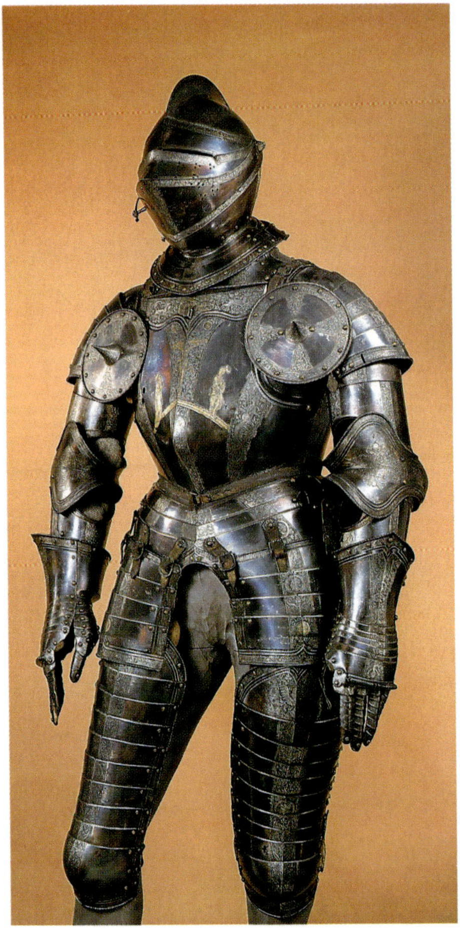

FELDKÜRISS (= REITERHARNISCH)
Niederdeutsch (Braunschweig)
1559
Stahl, Leder; H 135 cm
Inv. Nr. A 400

Leider kennen wir weder den Plattnermeister noch den Ätzmaler dieses hervorragenden Feldharnisches, von dem aber gesichert ist, daß ihn Heinrich von Rantzau (1526–1598) am Dietmarscher Feldzug von 1559 trug. Besonders schön wirkt die zum Teil vergoldete Ätzung auf dem gebläuten Metall: Fabelwesen, Tiere, Rundmedaillons umgeben von Laubwerk bilden Ätzstreifen, in denen immer wieder vergoldet das Monogramm des Besitzers *HR* vorkommt. Auf Brust und Rücken flankieren, goldgeätzt und auf einem Bogen stehend, Maria und Johannes den Gekreuzigten, beziehungsweise Adam und Eva den Baum der Erkenntnis, von dem das Schlangenweib Adam den Apfel reicht. C. B.

„BLAUE RÜSTUNG" ▷
Oberitalien (Mantua)
um 1550/55
Eisen, Leder, Stoff; H 250 cm
Inv. Nr. A 1398

Die *Blaue Rüstung* ist eine von fünf verschiedenfarbig bestickten Prunkrüstungen für Mann und Roß, die Ferdinand II. (1529–1595) als Vizekönig von Böhmen für seine festlichen Aufzüge verwendete. Da sich mit einem so reich gestickten Rock des Männerkostüms und einer ebensolchen Roßdecke, der Caperation, unter Umständen sogar die aufwendigste Treibarbeit an Prunk überbieten ließ, sind für Ferdinand II. noch eine *Aschgraue, Rote, Schwarze und Weiße Rüstung* belegt. Auch die Sturmhauben waren mit Samt überzogen und wurden bei den Festlichkeiten von Pagen getragen, die ihren Herrn in einem gleichfarbigen, aber einfacher gestickten Kostüm zu Pferd begleiteten. Die Treibarbeit beschränkte sich auf Roßstirn und Sattelbleche, die bei der *Blauen Rüstung* aus teils versilberten oder vergoldeten Hopfenranken und Maskarons auf blauem Grund bestand. Zaumzeug, Steigbügel, Sporen und wenn vorhanden das Schwert wiederholten die Muster in Eisenschnitt über jeweils passend gefärbtem Grund. Den Meister der Treibarbeit vermutet man in der Nachfolge des Mantuaner Meisters Caremolo Modrone (1498–1543), wie auch ein Giovanni Battista Ligoza 1565 als Mantuaner Seidensticker am Hofe Ferdinands II. erwähnt wird. Wenn auch nur fragmentarisch erhalten, ist diese Reihe gestickter Prunkrüstungen auf der Welt einzigartig und vermittelt bestens den Eindruck des Prunkes eines Renaissancefürsten. C. B.

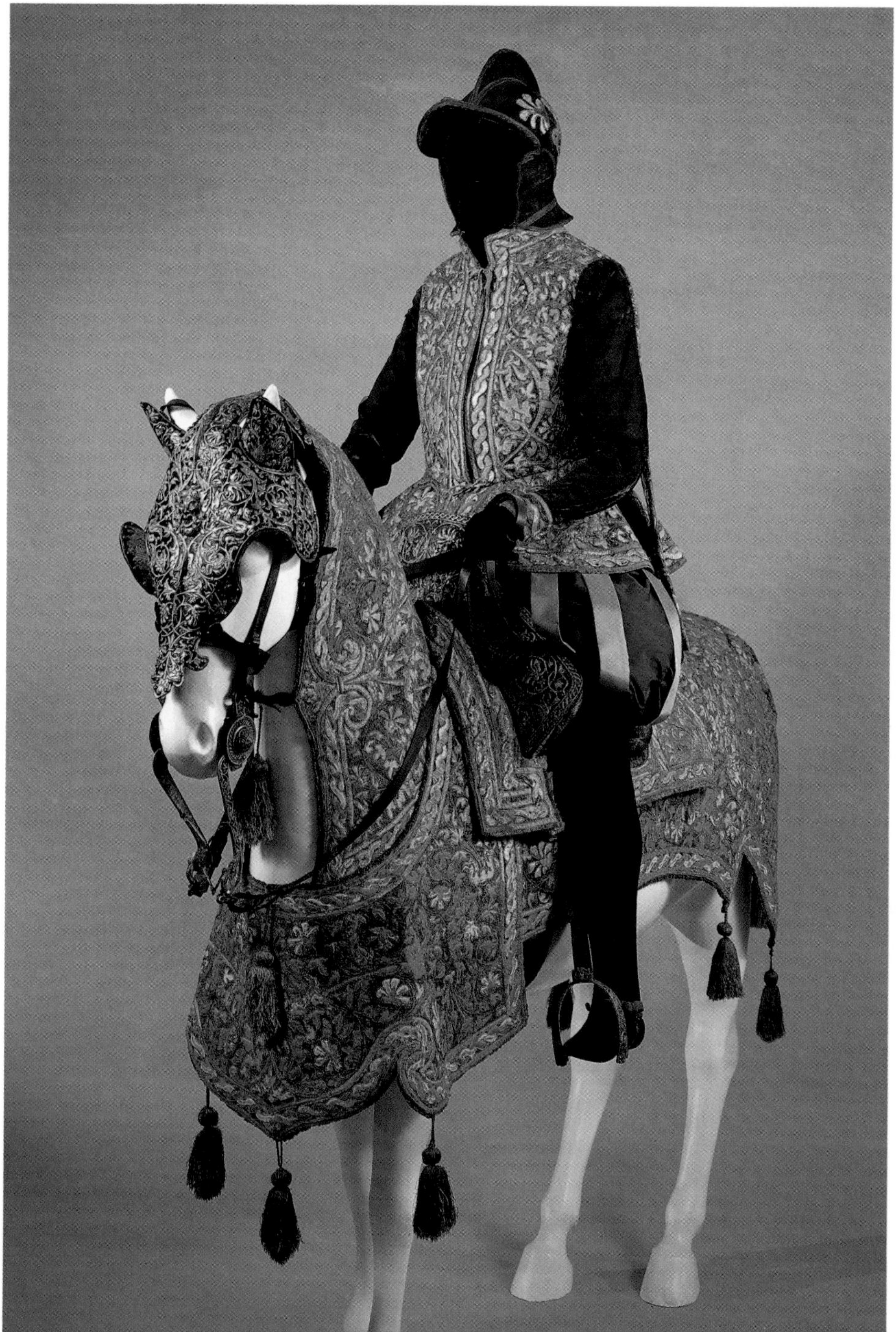

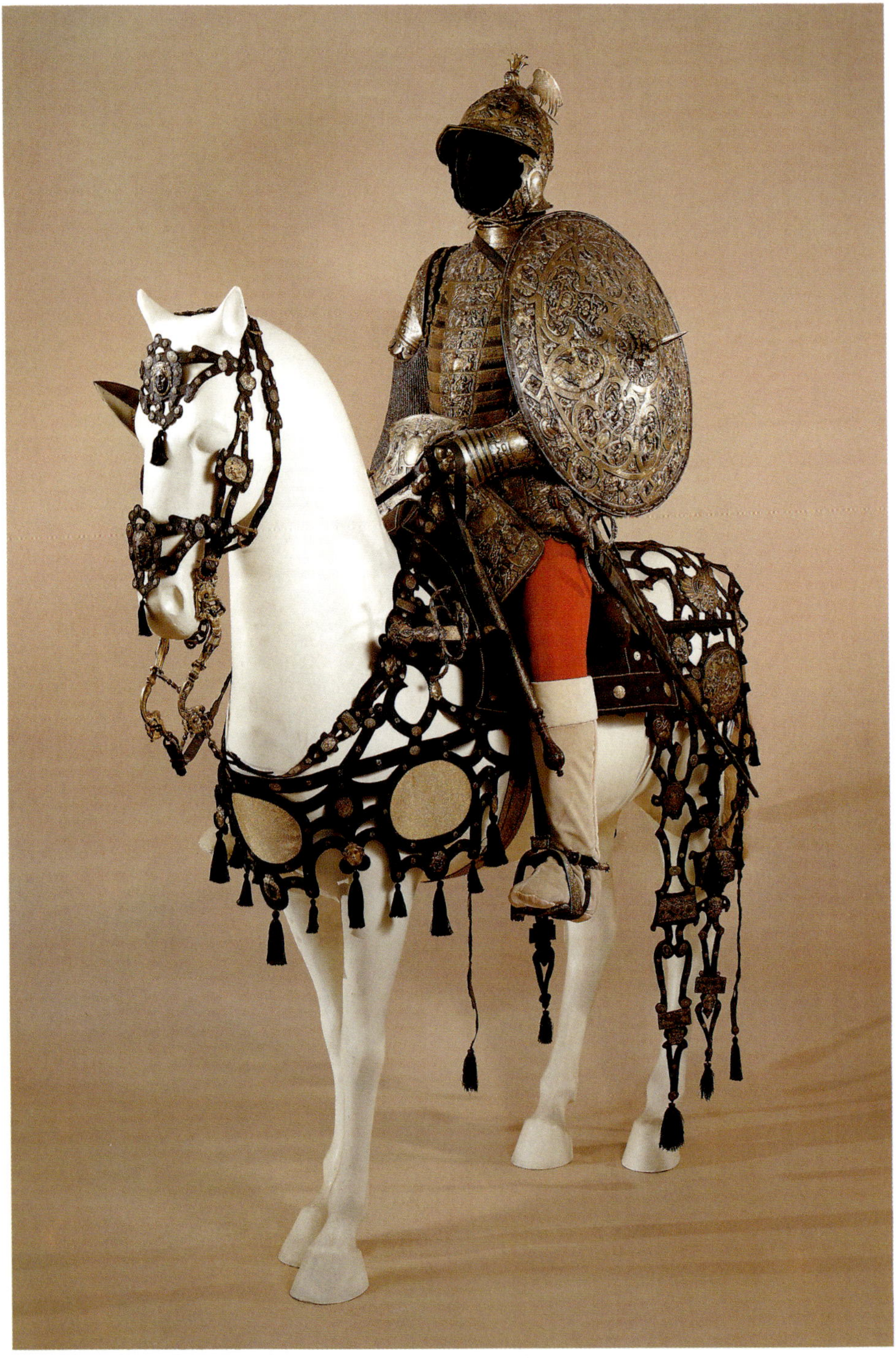

◁ **„MAILÄNDER RÜSTUNG"**
Giovanni B. Serabaglio
(Mailand erw. 1560–1592)
1559
Stahl, Leder; H 250 cm
Inv. Nr. A 785

Selten ist ein Kunstwerk so gut dokumentiert wie die berühmte *Mailänder Rüstung* Ferdinands II. (1529–1595). Dank der Rechnung kennen wir den Treibkünstler, den Tausiator, den Preis, das Entstehungsjahr und den Besteller der wohl vollständigst erhaltenen italienischen Prunkrüstung für Mann und Roß. Giovanni Battista Serabaglio ist als Treibkünstler gesichert, der Marc Antonio Fava für die zahlreichen überaus feinen Gold- und Silbertauschierungen hinzuzog. Der enorme Kaufpreis betrug 2.400 welsche Kronen, eine Summe, für die man 1560 in Wien 120 Ochsen kaufen konnte. Seit 1547 als Vizekönig von Böhmen in Prag residierend, war es Ferdinand II. gelungen, durch eine glanzvolle Hofhaltung die Sympathie der Böhmen zu gewinnen. Da Qualität und Schönheit der zumeist nur zur Repräsentation dienenden Waffen als Gradmesser für den gesellschaftlichen Rang ihres Trägers verstanden wurden, ließ er sich 1559 dieses überkomplette Prunkensemble von Mailand nach Prag schicken. Alle Teile sind gebläut, getrieben, gold- und silbertauschiert. Im Detail eigentlich nicht mehr erkennbar, findet sich hier ein ungemein reiches, aber wirres Programm von Szenen, Personen, Allegorien oder Fabelwesen von der griechisch-römischen Mythologie hin bis zum Alten Testament. Dem Typus nach handelt es sich um die Ausrüstung eines berittenen Infanterieoffiziers, der mit seinem Rundschild, dem Eberspieß als Kommandoabzeichen, einem Streitkolben, seinem Schwert und dem am Sattel montierten Stecher sowie dem prachtvollen Roßzeug überkomplett ausgestattet ist. C. B.

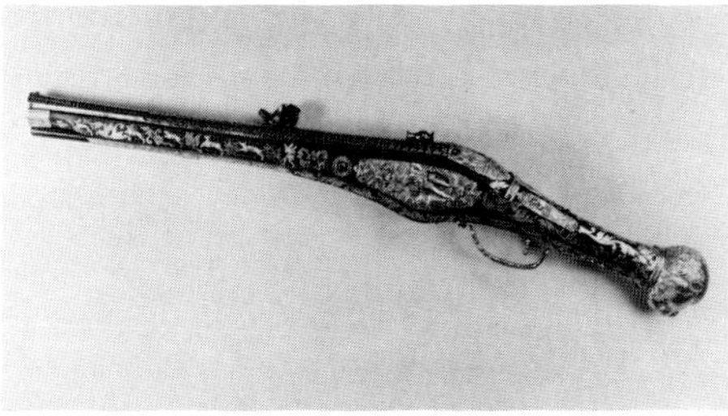

RADSCHLOSSPISTOLE
Braunschweig
1555
Stahl, Holz; L 64,5 cm
Inv. Nr. A 525

Die Pistole mit dem silbernen Affenkopf am Kolbenende wurde in Braunschweig gefertigt und stammt aus der Rüstkammer Erzherzog Ferdinands von Tirol. Die Zündung der Pulverladung erfolgte wie beim modernen Feuerzeug durch die Reibung eines Stückes Schwefelkies an einem rotierenden Rad. Dieses Radschloß ist eine italienische Erfindung der ersten Hälfte des 16. Jh., 1555 waren derartige Waffen noch sehr selten. An den Silberbeschlägen finden sich sowohl religiöse als auch mythologische Darstellungen, ein Bildprogramm ist dabei aber nicht erkennbar. Der antike Held Mucius Scaevola symbolisiert das Feuer, die Jagdmotive am Schaft erinnern daran, daß Pistolen ursprünglich nicht nur Militärwaffen waren. J. R.

RADSCHLOSSKARABINER
Braunschweig
1549–1556
Eisen, Elfenbein; L 99 cm
Inv. Nr. D 71

Dieser Karabiner läßt sich aufgrund der dargestellten Wappen relativ genau datieren. 1549 war der spätere Kaiser Maximilian II. zum König von Böhmen gekrönt worden, 1556 wurde er Mitglied des Ordens vom Goldenen Vlies, dessen Ordenskette im Wappen fehlt. Zwischen diesen Jahren muß die Waffe in Braunschweig gefertigt worden sein. Auf den Elfenbeinreliefs der Anschlagseite ist die Geschichte von Perseus und Andromeda dargestellt, ein Mythos, der bereits auf dem Medusenschild von Maximilians Onkel, Kaiser Karls V., den Kampf zur Befreiung unterdrückter Christen symbolisiert. Der additive Erzählstil erinnert an spätantike Elfenbeinarbeiten und betont den imperialen Anspruch des Besitzers. J. R.

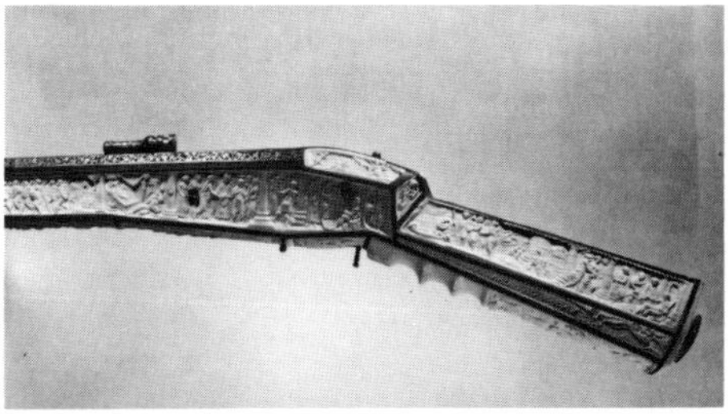

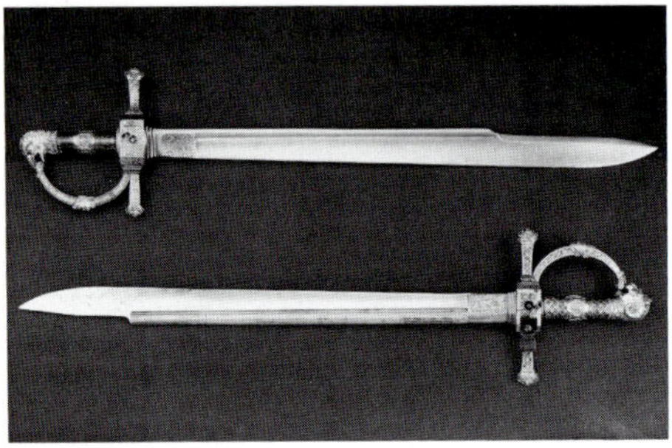

ZWEI PISTOLEN-COLTELLAGGI
Französisch
1555/60
Stahl; L 83 cm
Inv. Nr. A 2248

Die Faszination, die das Radschloß im 16. Jh. ausübte, zeigt sich deutlich an der großen Zahl von Zwitterwaffen, die neben ihrer eigentlichen Funktion auch als Schußwaffen dienen sollten. *Coltellaggio* ist ein großes Messer, das man irrtümlich für eine römische Waffe hielt und das folglich zu antikisierenden Umzügen getragen wurde. Das Radschloß ist am Schnittpunkt von Gefäß und Parierstange in einem kleinen Kasten untergebracht, der Lauf befindet sich am Klingenrücken. Wie die meisten derartigen Konstruktionen waren auch diese *Coltellaggi* vermutlich weder in ihrer ursprünglichen Funktion noch als Feuerwaffen tauglich. Der Dekor deutet darauf hin, daß sie für den Pariser Hof gefertigt wurden.
J. R.

PRUNKDEGEN ▷
Spanien (Barcelona?)
um 1550
Vergoldeter Guß, Email, Stahl; L 120 cm
Inv. Nr. A 588

Zu den schönsten Prunkwaffen der Welt zählt zweifellos der sogenannte *Golddegen* Maximilians II. (1527–1576), den ein spanischer Goldschmied fertigte und mit einer Mailänder Klinge versah. Das Degengefäß aus schwer vergoldetem Metallguß ist von höchster Qualität: feinst ausgearbeitete Blätter, Voluten und Engelsköpfe sind großteils mit glänzendem, buntem Email überzogen, um das plastische Goldornament zu bereichern. Um die so kostbar gearbeiteten Teile zu schützen, läßt sich die Waffe durch Abschrauben des Pinienzapfens am Knauf und durch Öffnen einiger in Form von Rosetten gestalteter Schraubmuttern in ihre Einzelteile zerlegen, die dann bei Nichtgebrauch in einem Etui verwahrt wurden. Von erster Qualität ist auch die Klinge, die am Ricasso mit der Marke und am Hohlschliff mit der Signatur des berühmten Klingenschmiedes Antonio Piccinino (Mailand 1509–1589) versehen wurden. Nach seiner Garderobeliste erhielt Maximilian II. als König von Böhmen diesen Degen 1552, zusammen mit einem heute verschollenen Dolch, von seinem böhmischen Kämmerer Wratislaw von Pernstein (1530–1582) geschenkt. Dieser reiche böhmische Adelige war wie sein Landesherr mit einer Spanierin verheiratet und dürfte von einer seiner Reisen dorthin den *Golddegen* mitgebracht haben, wo solche goldgeschmelzten Degengefäße häufig hergestellt wurden.
C. B.

PRUNKDEGEN (RAPIER)
Damiano da Nervi
(Ligurien)
Italo-französisch
um 1555
Stahl; L 114 cm
Inv. Nr. A 586

In feinster Gold- und Silbertauschierung dekorierte der nicht näher bekannte Meister Damiano da Nervi die gesamte Fläche des Degengefäßes mit Wellenranken, Stadtansichten, Jagd- oder Kriegsszenen, wie die Gefangennahme der Kerberos durch Herakles oder die heroische Tat des Mucius Scaevola. An den Schmalseiten des Ricassos signierte der Künstler mit *DAMIANVS DE.NERVE.ME.FECIT,* von dem sich in dieser Sammlung noch ein ähnlich dekorierter Prunkdegen erhalten hat.
C. B.

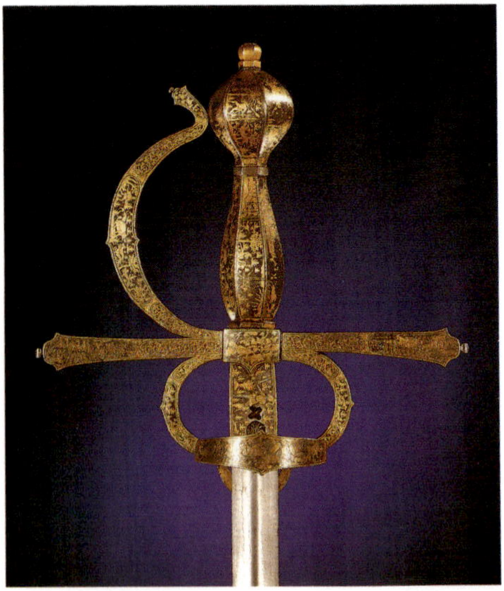

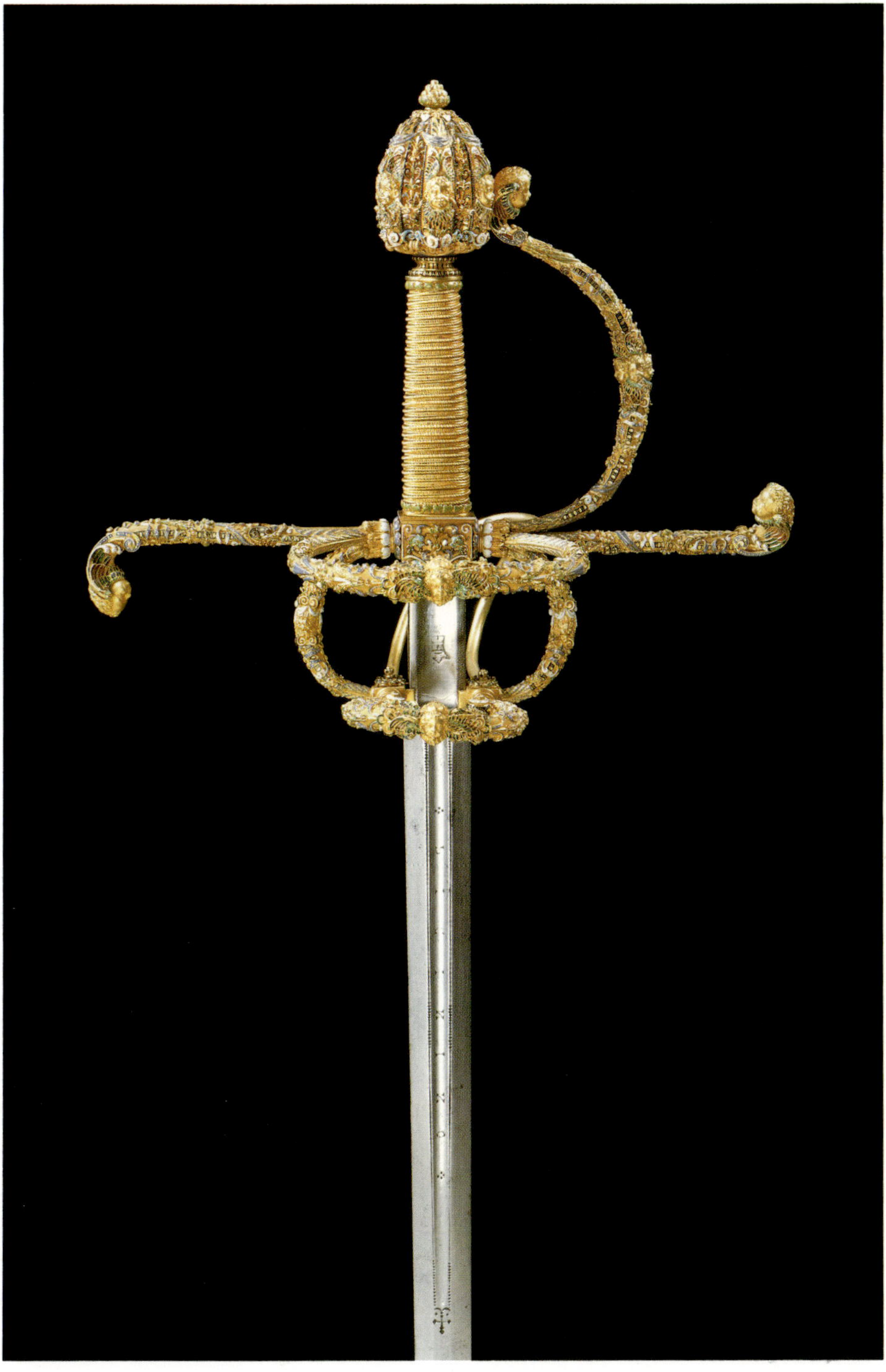

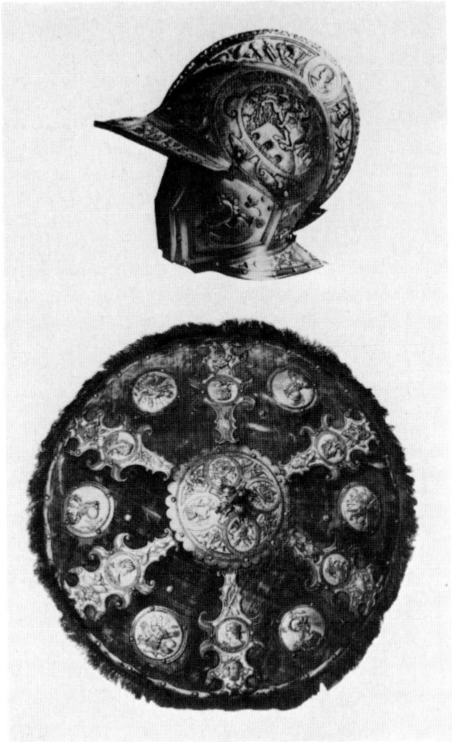

KARTUSCHENSCHILD ▽
Eliseus Libaerts
(Antwerpen erw. 1557–1569)
1555/60
Stahl; H 69 cm
Inv. Nr. A 562

Bei diesem Prunkschild bediente sich der Goldschmied Eliseus Libaerts der Entwürfe des französischen Hofkünstlers Étienne Delaune (1518/19–1582). Das reine Kunstkammerstück in Gestalt einer Kartusche umgibt ein aufgenieteter Rahmen, dessen Ecken Faun- und Satyrköpfe bilden. Fünf auf der Schildfläche symmetrisch eingesetzte Medaillons zeigen in höchster Vollendung getriebene Szenen, die Kampf und Sieg zum Inhalt haben. Umgeben werden diese von gefesselten Gefangenen und Trophäen. Ein direktes Gegenstück zu diesem Prunkschild befindet sich heute in Schloß Skokloster in Schweden.
C. B.

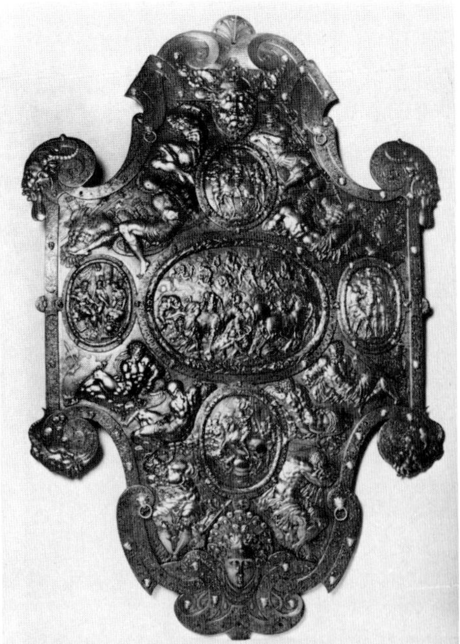

STURMHAUBE UND RUNDSCHILD
Mailand
um 1560
Stahl, Samt; H 31 cm, ∅ 64 cm
Inv. Nr. A 936

Karl von Steiermark (1540–1590), dem jüngsten der drei Söhne Ferdinands I., gehörte dieses für Festzüge so beliebte Ensemble. Der unbekannte Meister der hervorragenden Treibarbeit ist im Umkreis des berühmten Giovanni Battista Serabaglio (erw. 1560–1592) zu suchen. Sturmhaube und Rundschild verzierte er mit antiken Helden, wie Marcus Curtius und Horatius Cocles, sowie zahllosen Imperatoren-Medaillons und Trophäen.
C. B.

▽ **KÜRISS DER BLAU-GOLDENEN GARNITUR**
Augsburg
1557
Stahl, Messing; H 172 cm
Inv. Nr. A 578

Unbekannt sind sowohl der Plattner wie der Goldschmied, die 1557 für Maximilian II. (1527–1576) die zu den schönsten Werken der Plattnerkunst zählende *Blau-Goldene Garnitur* schufen. Wie beim spanischen Hofkostüm mit seinen goldenen Borten wurde hier der tief dunkel gebläute Stahl mit aufgesetzten breiteren Längsstreifen und schmalen Rändern aus vergoldetem Guß verziert. Zwischen Beschlagwerk finden sich mythologische Figuren, Fabelwesen, Masken oder Früchte als Füllung dieser Streifen. Um den Halsausschnitt des Bruststückes die Ordenskette vom Goldenen Vlies. Einstmals gehörten zu diesem hoch eleganten Ensemble noch ein *Harnasch* mit Schützenhaube und Rundschild, der mit Wechselstücken auch für das Fußturnier verwendet werden konnte.

C. B.

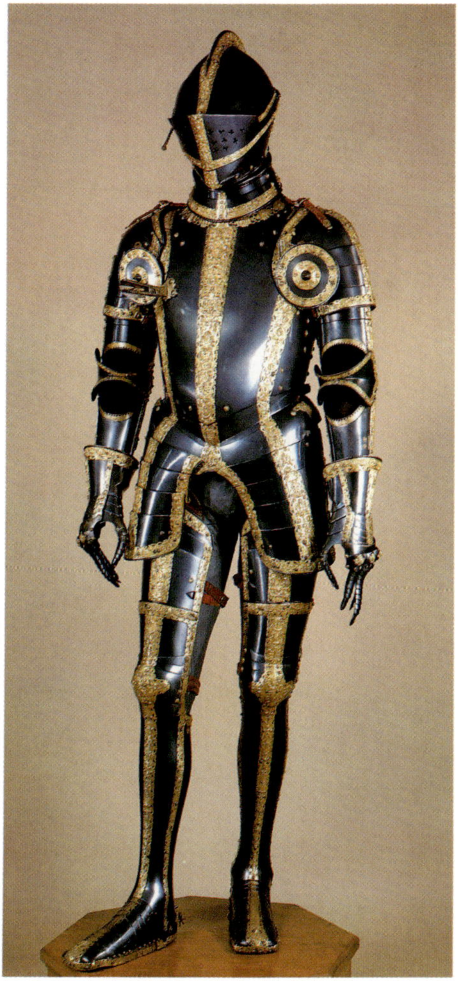

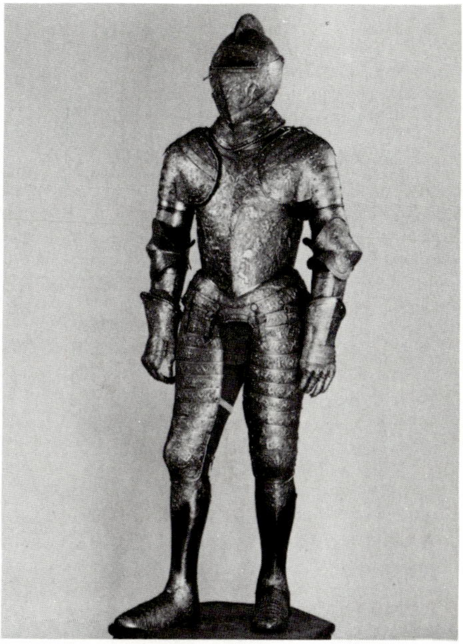

„HERKULES-HARNISCH“
Eliseus Libaerts
(Antwerpen erw. 1557–1569)
um 1555
Stahl, Leder; H 168 cm
Inv. Nr. A 1400

Nach Vorzeichnungen des französischen Hofkünstlers Étienne Delaune (1518/19–1582) dekorierte der Goldschmied Eliseus Libaerts diesen Harnisch Maximilians II. (1527–1576), der als kostbares Kunstkammerstück wohl nie getragen wurde. Auf grauem Grund erhebt sich in feinster Treibarbeit dichtes Rankenwerk, das in Tierköpfen, Maskarons oder Halbfiguren endet, mit eingestreuten Fabelwesen, Schlangen, Satyren oder Fruchtgehängen. Dazwischen als großflächige figurale Szenen eine Reihe der Taten des Herkules. Im unteren Teil der Brust halten je ein doppelschwänziger böhmischer Löwe eine Wappenkartusche als Hinweis auf den Königstitel Maximilians II., den dieser seit 1549 führte. C. B.

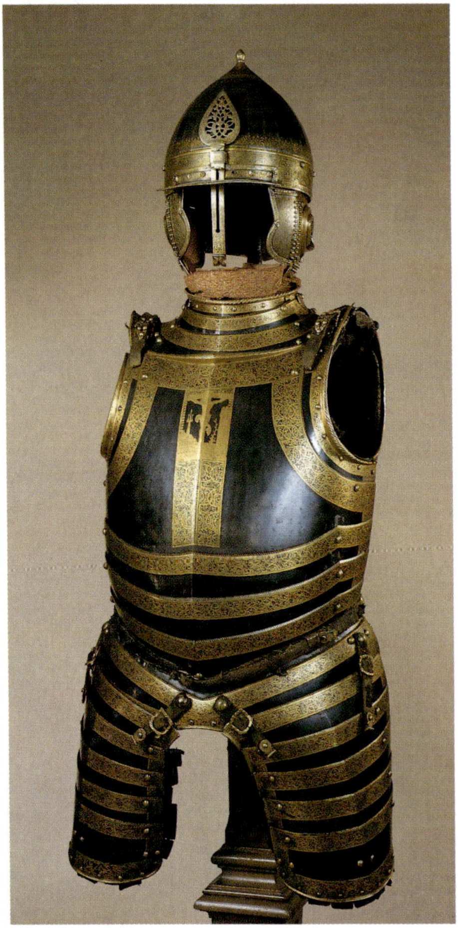

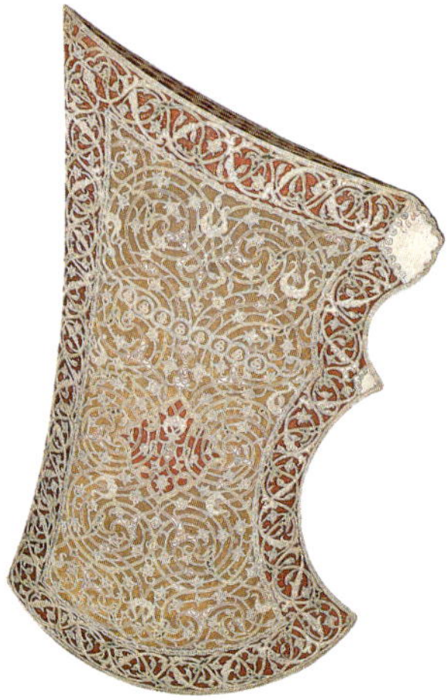

PFEIL- UND BOGENKÖCHER
Türkisch
um 1550
Leder, Leinen; L 38 cm, L 66 cm
Inv. Nr. C 5, C 5a

In der Regierungszeit Sultan Süleymans II. des Prächtigen (1494–1566) hatte das Osmanische Reich nicht nur seine größte Ausdehnung, sondern auch kulturell seinen höchsten Stand erreicht. Das außergewöhnliche handwerkliche Können dieser Periode erkennt man an der vollendeten Ornamenttechnik, mit der diese Garnitur aus Pfeil- und Bogenköcher dekoriert wurde. Mit verschiedenfarbigen Seidenfäden nähte der unbekannte Meister ein dichtes Muster zartester Spiralranken auf einem hellen, an den Rändern und den Mittelmedaillons roten Untergrund. Die feinen Ranken ließ er in blauen Blättchen oder goldenen Blüten enden. C. B.

HALBHARNISCH
Mitteleuropa (Prag?)
um 1560
Stahl, Leder; H 98 cm
Inv. Nr. A 609

Als Großfürst von Siebenbürgen dürfte Stephan Bathory (1522–1586), seit 1575 König von Polen, in den Besitz der türkischen Sturmhaube gekommen sein, die reich mit goldtauschierten Mauresken, Blättern und Blüten in erlesener Qualität verziert ist. Den dunkel gebläuten Halbharnisch scheint sich Bathory in Prag (?) bestellt zu haben, wo ihm ein unbekannter Meister eine durchaus zur türkischen Sturmhaube passende Goldtauschierung in Form eines breiten Bandmusters mit Arabesken anbrachte. Auf dem Mittelstreifen der Brust tauschierte er ein Kruzifix vor einer Stadtansicht mit einem mehrspitzigen Kirchturm, wie man ihn in Prag oder Krakau finden könnte. C. B.

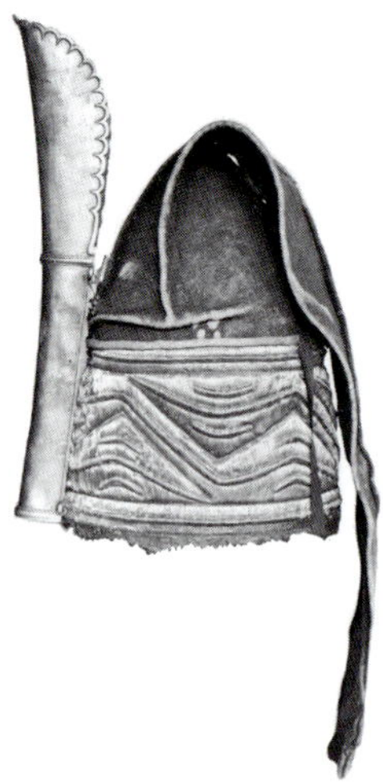

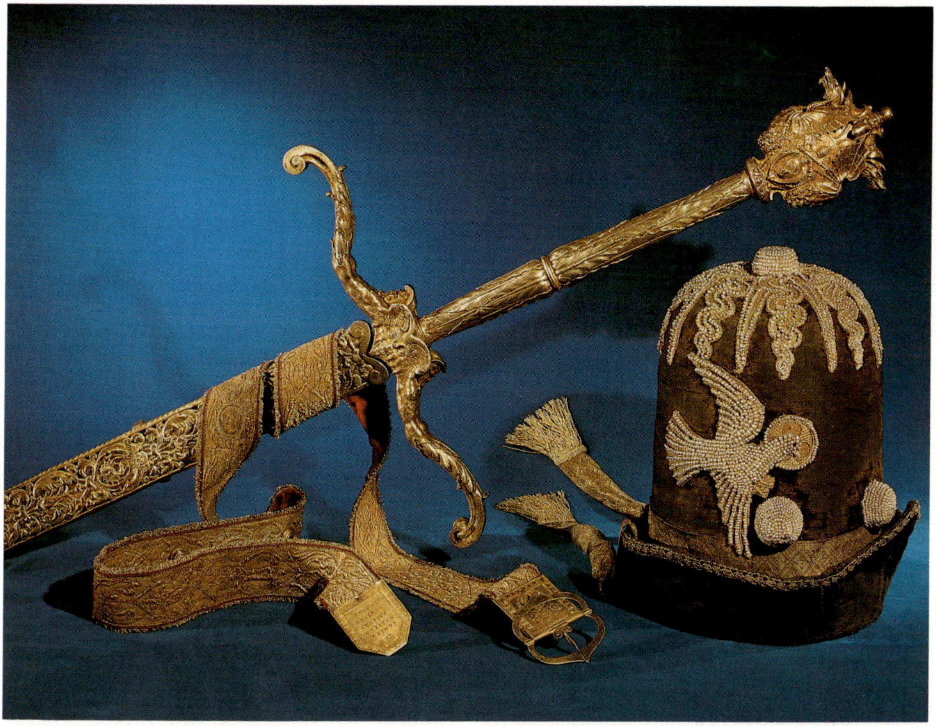

GEWEIHTER HUT, SCHWERT UND GEHÄNGE
Rom
1581
Stahl, Samt; L 182 cm, H 35 cm
Inv. Nr. 989

1556 führte Erzherzog Ferdinand von Tirol einen Feldzug gegen die Türken, der der Festung Sziget in Ungarn Hilfe bringen sollte. Obgleich das Unternehmen ohne besondere Ereignisse verlief, wurde der Erzherzog als „Türkenheld" gefeiert. Papst Pius V. schickte ihm einen Hut und ein Schwert. Mit diesen am Christtag geweihten Gegenständen wurden seit der Mitte des 14. Jh. Verteidiger des christlichen Glaubens geehrt, 1511 erhielt beispielsweise die Eidgenossenschaft für die Unterstützung des Papstes im Kampf gegen Bologna diese Auszeichnung. Während sich einige Schwerter erhalten haben, sind Hüte aus dieser Zeit sehr selten. Erzherzog Ferdinand erhielt Hut und Schwert 1582 von Papst Gregor XIII. ein zweites Mal. J. R.

◁ **KETSCHE**
Türkisch
um 1550
Filz; H 36 cm
Inv. Nr. C 135f

1566 unternahm Sultan Süleyman der Prächtige (1494–1566) seinen letzten Feldzug in Ungarn. Der kaiserliche Feldherr Lazarus Schwendi sicherte dabei mit seinen Truppen Nordungarn gegen türkische Einfälle. Einige der von ihm erbeuteten Gegenstände schickte er Erzherzog Ferdinand von Tirol für dessen Sammlungen in Ambras. Die *Ketsche* war die Kopfbedeckung eines höheren türkischen Militärbeamten. Ihre Form gleicht der von den Janitscharen, der Elitefußtruppe der Osmanen, getragenen Mütze, einer späten Abwandlung der Zipfelmütze orientalischer Reitervölker. Die breite Goldborte ahmt mit ihrem Zickzackmuster die Windung des Turbantuches nach, das hohe vergoldete Silberrohr diente zur Anbringung des Federschmucks. J. R.

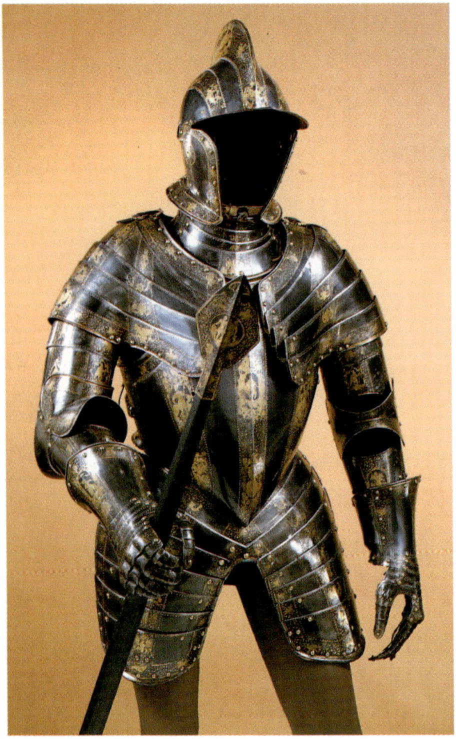

HARNISCH-GARNITUR
Jakob Topf
(Innsbruck erw. 1573–1597)
1582/83
Stahl; H 181 cm
Inv. Nr. A 1277, A 1205, A 1170

Zu seiner zweiten Hochzeit, 1582, bestellte Erzherzog Ferdinand von Tirol für seinen Sohn Karl (1560–1618) eine Garnitur von zwei Harnischen beim Innsbrucker Plattner Jakob Topf. Mehrere tödliche Unfälle, wie der des französischen Königs Heinrich II., 1559, hatten dazu geführt, daß die variantenreiche Vielfalt des Turniers vereinfacht wurde, aus sportlichem Wettkampf wurde ein farbenprächtiges Schauspiel. Wie in der Bekleidung wurde auch beim Harnisch nach der Jahrhundertmitte eine tief heruntergezogene winkelige Gürtellinie üblich, der sogenannte Gansbauch. Die kostbare Dekoration des Hofgoldschmieds Elias Stark besteht nach italienischem Vorbild aus Bändern mit zartem Rankenwerk und Figurenkartuschen. J. R.

ROSENBLATT-GARNITUR ▽
Franz Großschedel
(Landshut erw. 1556–1581)
1571
Stahl; H 176 cm
Inv. Nr. A 474

1571 heiratete Erzherzog Karl von Innerösterreich Maria, die Tochter Herzog Albrechts V. von Bayern. Für das Turnier, das zu diesem Anlaß im August in Wien stattfand, bestellte der Bruder des Bräutigams, Kaiser Maximilian II., diese nach dem Ätzmuster benannte Garnitur. Im Gegensatz zur *Adler-Garnitur* gibt es hier für jede der fünf Verwendungsarten einen kompletten Harnisch, Wechselstücke sind weitgehend unnötig. Ab 1550 bildeten die Landshuter Plattner Wolf und Franz Großschedel eine starke Konkurrenz für die Augsburger Meister. Auffällig ist die äußerst sparsame Ätzung, die die plastischen Formen unterstreicht und der Garnitur den imperialen Glanz verleiht. J. R.

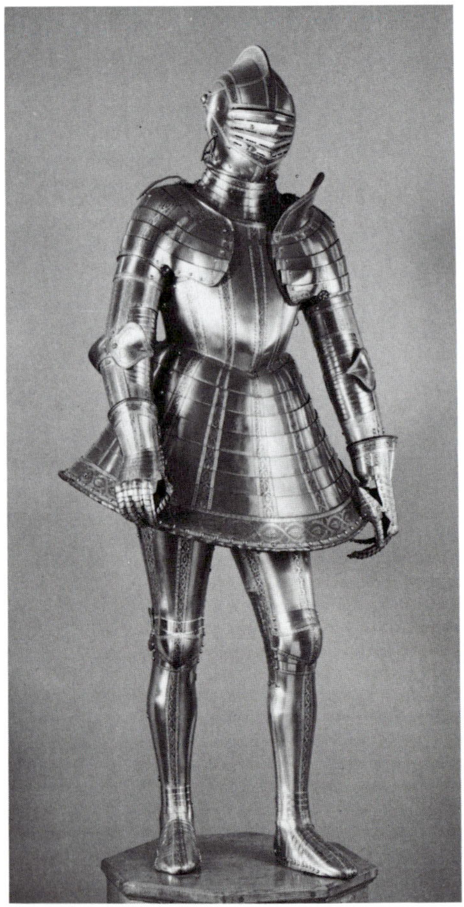

FLECHTBAND-GARNITUR
Augsburg
1571
Stahl; H 153 cm
Inv. Nr. A 886

Zu der bereits erwähnten Hochzeit des Jahres 1571, durch die die Verbindung zwischen den katholischen Mächten Bayern und Österreich gefestigt werden sollte, wurden auch die Söhne des Kaisers, Rudolf (1552–1612) und Ernst (1553–1595), ausgestattet. Die Erzherzöge erhielten gleichartig geätzte Augsburger Harnischgarnituren für Plankengestech, Fuß- und Freiturnier, so daß die beiden Brüder im Kampf nicht voneinander zu unterscheiden waren. Das Ätzmuster mit seinen verschlungenen Bändern und Hopfenblättern überzieht wie ein Textilmuster die gesamte Harnischoberfläche. Manieristischer Geschmack zeigt sich aber nicht nur in dem üppigen Ornament, sondern auch an der schmalen, hinabgezogenen Taille und den großen Handschuhen.

J. R.

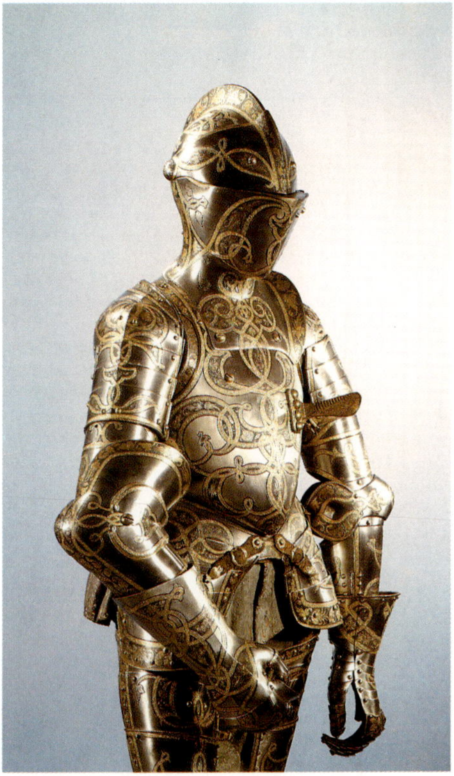

LUNTENSCHLOSSGEWEHR ▽
Hans Paumgartner
(Graz erw. 1563–1590)
1570
Stahl, Holz, Bein; L 122,5 cm
Inv. Nr. A 2305

1570 schuf der Grazer Büchsenschäfter Hans Paumgartner für Erzherzog Karl (1540–1590) die vorliegende Waffe. Beim Luntenschloß entzündet die an einem C- oder S-förmigen Hahn montierte glimmende Lunte die Treibladung. Waffen mit derartig einfachen Schlössern gehörten zur Ausrüstung der Infanterie, als Prunkwaffen sind sie selten. Luntenschloßgewehre waren als Jagdwaffen unbrauchbar, da das Wild „Lunte roch". Häufig wurden aber diese Waffen als Scheibenbüchsen verwendet, der Dekor bezieht sich daher auf Fest und Feier und nicht auf Jagd oder Krieg. Die Verse und die Darstellung des Orpheus auf der Anschlagseite verkünden die heilsame Wirkung der Musik, der antike Held Marcus Curtius symbolisiert das Feuer.

J. R.

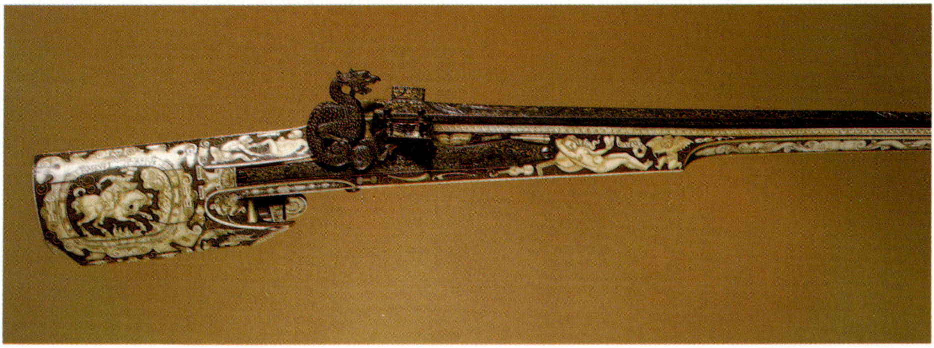

PRUNKHARNISCH
Lucio Piccinino
(Mailand erw. 1570–1595)
um 1578
Stahl; H 250 cm
Inv. Nr. A 1132

In einem Brief an Erzherzog Ferdinand von Tirol aus dem Jahre 1579 erwähnte Herzog Alessandro Farnese (1545–1592), Feldherr der Spanier im Krieg gegen die Niederlande, einen schönen prächtigen Harnisch, der sich in Namur befinde und den er seinem Onkel nach Ambras übersenden wolle. Vermutlich war dabei dieser vom Mailänder Meister Lucio Piccinino geschaffene *Prunkharnisch* gemeint, zu dem sich einige Vorzeichnungen erhalten haben. Die plastischen Formen sind betont plump und einfach, um der Fülle an Dekor Platz zu bieten. Die Treibarbeiten entsprechen in ihrer Anbringung den Zierstreifen auf dem Stoffkostüm der Zeit. Erst bei genauer Betrachtung wird die verwirrende Fülle allegorischer Figuren auflösbar. J. R.

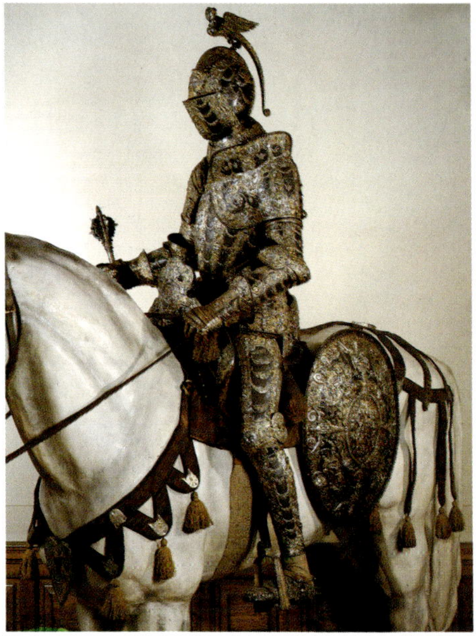

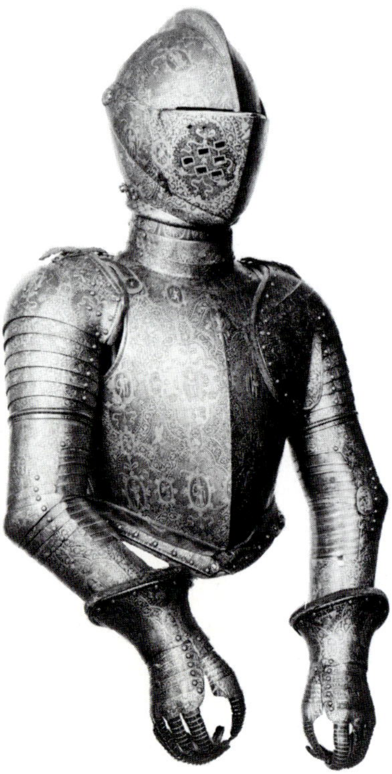

FUSSTURNIERHARNISCH
Meister I O
Mailand
um 1600
Stahl; H 95 cm
Inv. Nr. A 1712 und A 1529

Die beiden gleichartigen *Fußturnierharnische* wurden vermutlich für die Hochzeit des späteren Kaisers Ferdinand II. (1578–1637) mit Herzogin Maria Anna von Bayern 1600 angefertigt. Von allen Varianten des ritterlichen Turniers entsprach das Fußturnier noch am ehesten den Bedingungen des Kriegswesens. Durch eine Schranke voneinander getrennt, kämpften die beiden Kontrahenten mit Lanze und Schwert, im Gegensatz zum alten Fußkampf waren Stöße nur oberhalb der Gürtellinie erlaubt. Die Marke mit dem Castello Sforzesco zeigt, daß der Harnisch in Mailand gefertigt wurde. Nach französischem Vorbild überzieht der Dekor in Form eines kleinteiligen Rhombenmusters den gesamten Harnisch. J. R.

HALBER PRUNKHARNISCH MIT RUNDSCHILD ▽
Oberitalienisch
um 1570
Stahl;
Inv. Nr. A 1408

Der *Prunkharnisch* stammt aus den Beständen des kaiserlichen Zeughauses, der ursprüngliche Eigentümer geriet in Vergessenheit. Zweifellos muß es sich dabei aber um eine Persönlichkeit von hohem Rang gehandelt haben, denn die gesamte Oberfläche der Rüstung ist subtil mit Gold- und Silbertauschierung verziert. Diese aus dem Orient kommende Technik war im 16. Jh. in Europa weit verbreitet. Der Metallgrund wurde dabei durch kreuzweise geführte Hiebe aufgerauht. Danach wurden Drähte und Blättchen aus Gold oder Silber dem Muster entsprechend aufgelegt und mit dem Hammer aufgeschlagen. Nach dem Schleifen und Polieren wurde dieser besonders fein gearbeitete Harnisch noch durch Ziselieren veredelt. J. R.

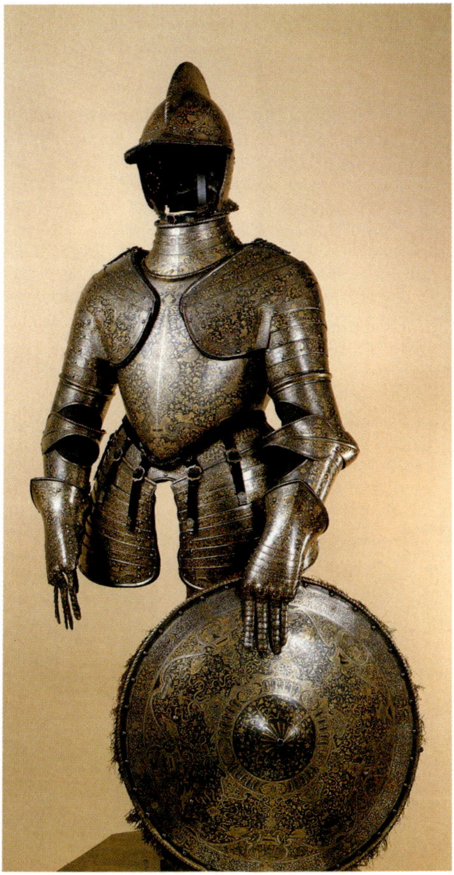

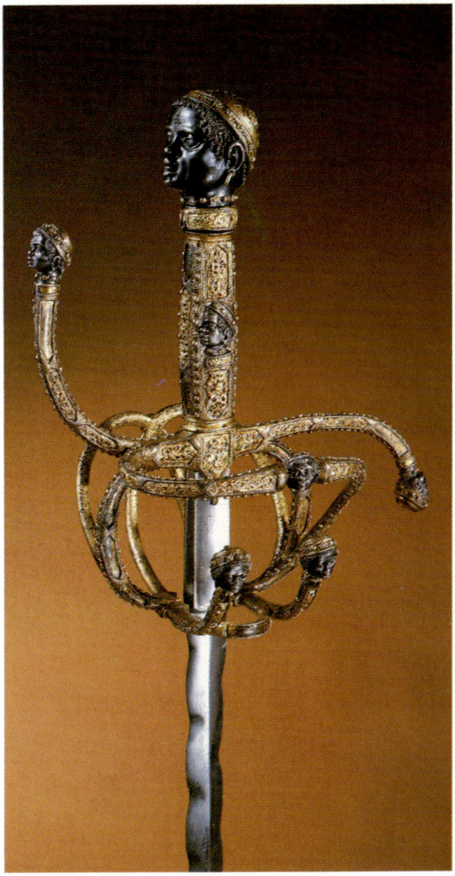

MOHRENKOPFDEGEN
Oberitalienisch
1600/10
Stahl; H 118 cm
Inv. Nr. A 1029

In dem Maße, in dem der Degen im 16. Jh. bei Hofe in Mode kam, nahm sich auch das Kunsthandwerk der Gestaltung kostbarer Degengefäße an. Als Vorlage diente dabei eine große Zahl an Musterblättern. Gegen 1600 entstanden in Norditalien Blankwaffen, deren Griffe mit Mohrenköpfen verziert sind. Sicherlich spielten dabei magische Vorstellungen eine große Rolle. Wie im Mythos das abgeschlagene Haupt der Medusa den Helden Perseus vor seinen Feinden schützte, so sollten die Mohrenköpfe den Träger des Degens vor Unheil bewahren. Die Entdeckungsfahrten brachten die Kenntnis fremder Völker und Gebräuche und weckten dadurch das Interesse an Exotischem. Derartig aufwendig gestaltete Degen waren nicht zum Fechten gedacht, sondern Teil der Kunstkammer. J. R.

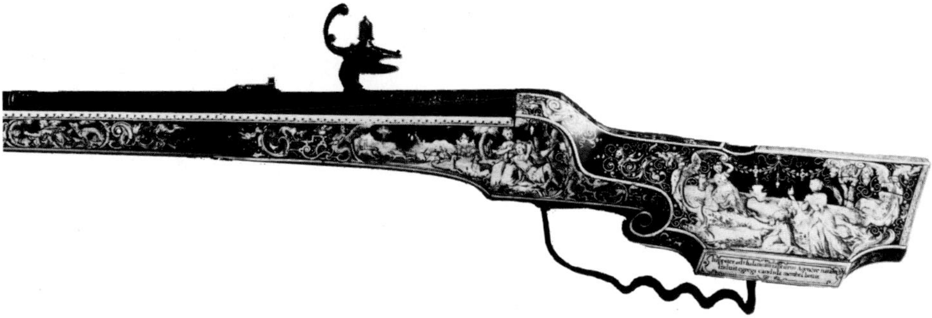

RADSCHLOSSBÜCHSE
Daniel Sadeler und Hieronymus Borstorffer
um 1600
Holz, Bein; L 121 cm
Inv. Nr. D 92

Prag und München waren um 1600 Zentren des Kunsthandwerks. Auch der „Eisenarbeiter" Daniel Sadeler war zunächst am Hofe Rudolfs II. tätig, ehe er 1610 in die bayrische Hauptstadt übersiedelte. Den Schaft der vorliegenden Büchse fertigte Hieronymus Borstorffer, der ab 1598 als Meister in München zugelassen war. Über die gesamte Waffe sind Bilder mit Motiven aus Ovids Metamorphosen verteilt, Liebespaare, denen im Zeitalter der Alchemie nicht nur erotische Bedeutung zukam, sondern die auch die Verbindung von Gegensätzlichem symbolisieren sollen. An zentraler Stelle am Anschlag findet sich die Erzählung vom Raub der Europa, der von dem in einen zahmen Stier verwandelten Gott Zeus über das Meer nach Kreta entführten Prinzessin. J. R.

RADSCHLOSSBÜCHSE ▽
Adam Vischer
(München erw. 1599–1617)
um 1610
Stahl, Holz; L 111,5 cm
Inv. Nr. D 105

Adam Vischer wurde 1599 in München als Büchsenschäfter zugelassen. Der prächtig gravierte Dekor des eingelegten Elfenbeins stammt von dem Kupferstecher Johannes Sadeler, einem Vetter des Daniel Sadeler. Überraschenderweise sind es aber nicht nur mythologische Darstellungen, die die Waffe zieren, sondern auch Szenen aus dem Alten Testament. Auf dem Kolben ist die Flucht Lots aus Sodom dargestellt, der Vers spricht von der Macht des Feuers, das der Frau des Flüchtlings zum Verhängnis wurde. Besonders auffällig ist aber die Abbildung davor: Vielleicht ist Kains Brudermord ein Reflex des sich seit ungefähr 1580 anbahnenden „Bruderzwists in Habsburg", des Konflikts zwischen Kaiser Rudolf II. und seinem Bruder Matthias.

J. R.

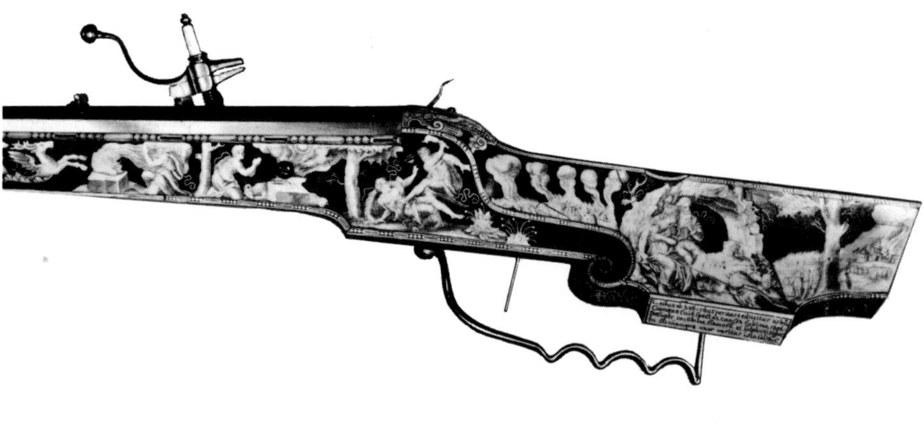

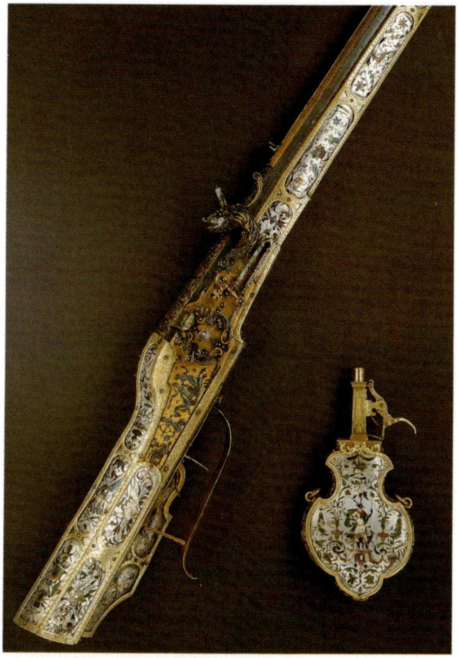

SILBERBÜCHSE
Daniel Sadeler und David Altenstetter
Prag; 1607
Eisen, Silber; L 114,8 cm
Inv. Nr. D 209

Es ist nicht weiter verwunderlich, daß im ausgehenden 16. Jh., dem Zeitalter der Kunst- und Wunderkammern, auch Waffen zu dekorativen Schauobjekten wurden. Der Augsburger Goldschmied David Altenstetter verwendete den gleichen Dekor, wie ihn die ausgestellte Silberbüchse trägt, auch für eine im KHM erhaltene Uhr. Die Silberplatten sind mit buntem Email im Stile von Ornamentvorlagen Etienne Delaunes geschmückt. Das Dekorative steht im Vordergrund, besonders deutlich wird das an der ungewöhnlichen Form der Pulverflasche. Auf dem Anschlag verherrlicht ein Medaillon im Stile der Türkenkriegsbilder Hans von Aachens den Frieden von Szitva Torok, der im November 1606 den „langen Türkenkrieg" beendete. J. R.

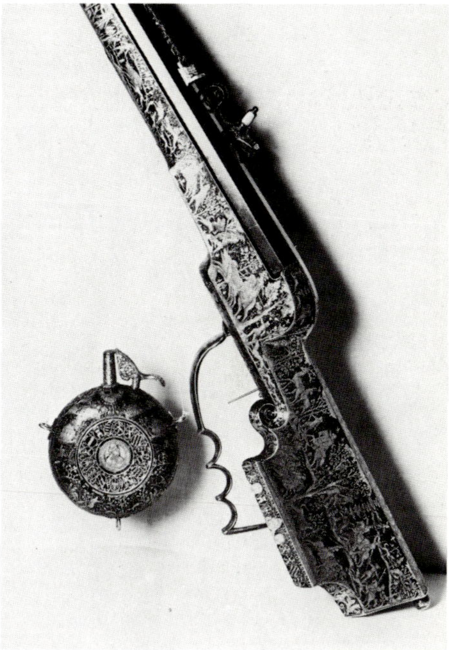

SILBERBÜCHSE UND FLASCHE
Hans Schmidt
(Ferlach erw. 1624–1669)
1628
Eisen, Holz, Silber; L 109,5 cm
Inv. Nr. D 93 und D 93a

1628 fertigte Hans Schmidt ein „Zielrohr", das heißt eine Scheibenbüchse für Erzherzog Leopold V. (1586–1632). Schmidt stammte aus Riedlingen bei Ulm, übersiedelte aber 1624 nach Ferlach in Kärnten, seit der Mitte des 16. Jh. ein Zentrum der Büchsenmacherei. Schaft und Schloß der Waffe sowie die Pulverflasche sind üppig dekoriert, der Meister meinte angeblich, er werde sich nie mehr einer solchen Mühe unterziehen. Der Hahn hat die Form eines Adlerkopfes, ein kleiner Löwe versucht mit seinen Zähnen die Bewegung des Rades zu hemmen. Auf dem Schaft sind in Form eingelegter Plättchen, Ranken und Stifte aus Silber alle möglichen Formen der Jagd dargestellt, ja es finden sich unterhalb des Laufes sogar Elefanten. J. R.

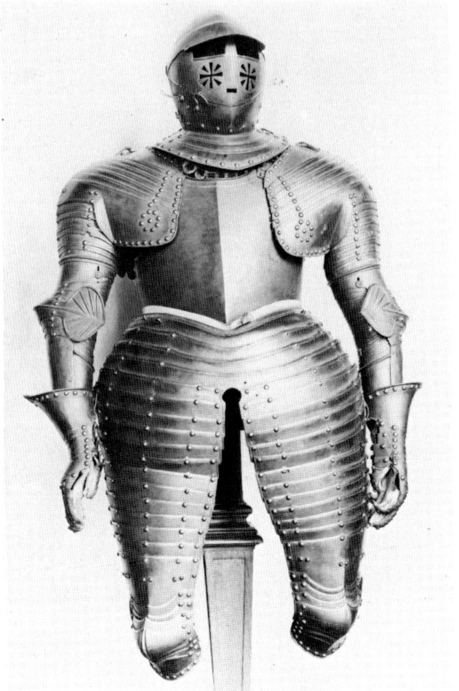

KÜRISS (= REITERHARNISCH)
Hans Jakob Topf
(Innsbruck erw. 1605–1628)
um 1625
Stahl; H 137 cm
Inv. Nr. A 1528

Jakob Hannibal von Hohenems (1595–1645), dem dieser Küriß gehörte, war der Neffe des Salzburger Erzbischofs Markus Sittikus. Der Harnisch wurde von Hans Jakob Topf, dem Hofplattner Erzherzog Leopolds V., hergestellt, vermutlich hängt seine Entstehung mit der Hochzeit des Erzherzogs 1626 zusammen, bei der Jakob Hannibal anwesend war. Sogenannte *Schußfreie Harnische* gehörten zur Ausrüstung der schweren Reiterei während des Dreißigjährigen Krieges, an dem der Hohenemser ab 1632 mit einem eigenen Regiment teilnahm. Obwohl sie den Körper selbst gegen die Geschosse von Feuerwaffen schützten, verzichtete man wegen des großen Gewichts von über 40 kg bald wieder auf derart schwere Harnische. J. R.

KNABENHARNISCH ▽
Christoph Krämer
(Innsbruck erw. 1639–1662)
1641
Stahl;
Inv. Nr. A 1356

1641 fertigte der letzte Innsbrucker Hofplattner, Christoph Krämer, diesen *Knabenküriß* für Erzherzog Ferdinand Karl. Er hielt sich dabei an den gebläuten Küriß, den sein Schwiegervater, Hans Jakob Topf, 1619 für den Vater des Empfängers, Erzherzog Leopold V., hergestellt hatte. Im Vergleich zu diesem strengen Küriß ist der *Knabenharnisch* reicher dekoriert, die Brust trägt die Aufschrift *LEGES URBANITATIS*, Gesetze der höfischen Bildung. Die ritterliche Lebensart, an deren Gesetze der junge Träger erinnert werden sollte, benötigte freilich bald keine Harnische mehr, um 1650 endete in Europa das traditionsreiche Plattnerhandwerk. J. R.

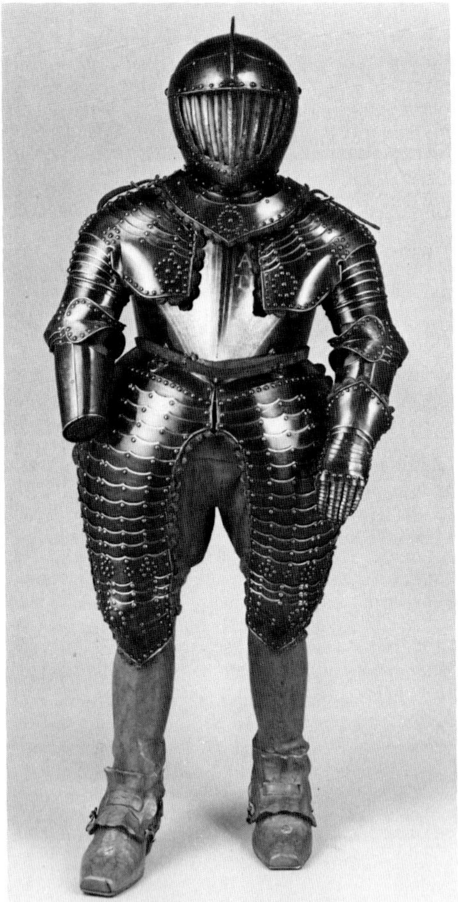

FERNROHR-KOMMANDOSTAB
Deutsch
1648
Elfenbein, Silber, Email; L 74 cm, ∅ 2,9 cm
Inv. Nr. A 1166

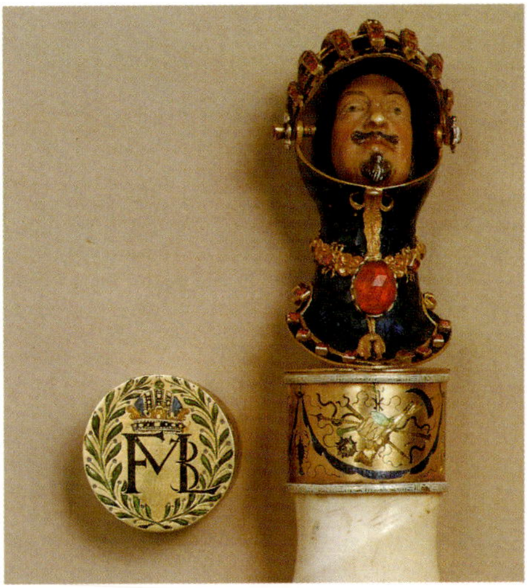

Zum Westfälischen Frieden 1648 wurde Kaiser Ferdinand III. (1637–1657) dieses Kuriosum als Kommandostab geschenkt. An beiden Enden befinden sich abschraubbare, silbervergoldete und teils emaillierte Verschlußkappen. Die obere in Form eines Helmes mit beweglichem, dicht mit Rubinen besetztem Visier, das geöffnet den elfenbeinernen Portraitkopf seines kaiserlichen Besitzers zeigt. Der Boden der unteren Kappe trägt das ligierte Monogramm *F3ML*, aus dem sich die genaue Datierung ergibt: Ferdinand III. und seine 2. Gemahlin Maria Leopoldine, die, 1648 vermählt, bereits 1649 verstarb. Entfernt man die beiden Verschlußkappen, ist der spiralförmige, hohle Elfenbeinstab durch einen eingebauten Linsensatz auch als Fernrohr verwendbar. C. B.

RADSCHLOSSFLINTE ▽
Johann Conrad Tornier
(Massevaux erw. 1630–1646)
1646
Eisen, Holz; L 148,8 cm
Inv. Nr. D 144

Während die Metallteile von Feuerwaffen vom Büchsenmacher hergestellt wurden, stammen die prächtig verzierten Holzteile vom Büchsenschäfter. Einer dieser Handwerker war Johann Conrad Tornier, der in Massevaux im Elsaß, dem französisch-deutschen Grenzgebiet, tätig war. Diese Grenzsituation zeigt sich auch an der vorliegenden Waffe. Das Schloß ist nach französischer Art gefertigt, die Schlagfeder ist dabei in den Schaft verlegt, wodurch die Waffe ihre schlanke elegante Form erhält. Die Dekoration mit den verstreuten Tier- und Blumenmotiven folgt hingegen eher deutschem Geschmack. Wie viele Schäfter verfertigte auch Tornier andere dekorative Gegenstände, wie Spielbretter, Schatullen und kleine Schränkchen.

J. R.

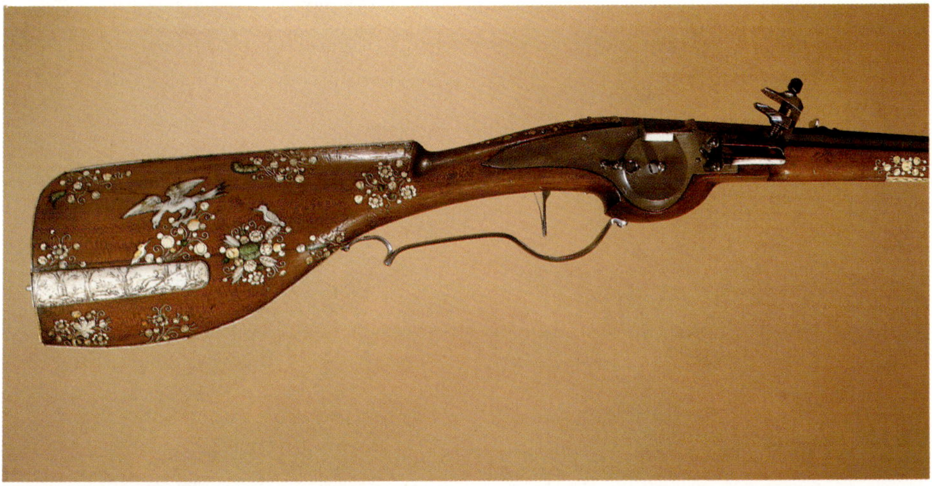

SCHNAPPSCHLOSSFLINTE
Lazarino Cominazzo
(Brescia 1600– nach 1661)
1660
Stahl, Holz; L 112,5 cm
Inv. Nr. A 1453

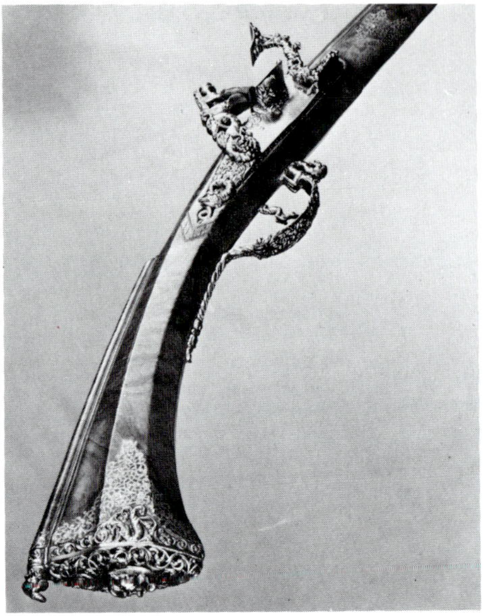

Brescia in der Lombardei gehörte zu den Zentren der Feuerwaffenherstellung. Die Familie Cominazzo war in dieser Stadt fast vierhundert Jahre lang als Büchsenmacher tätig. Das Charakteristikum der dort gefertigten Waffen ist der extrem schmale und schlanke Schaft aus gemasertem Nußholz; die spitzenartige Dekoration mit Eisenschnitt verstärkt den zierlichen Eindruck. Beim Schnappschloß entsteht der zündende Funke dadurch, daß der beim Abzug vorschnellende Hahn mit dem daran angebrachten Feuerstein auf eine Schlagfläche trifft. Diese Metallteile sind durchgehend mit kleinen plastischen Drachenfiguren geschmückt, sogar der Abzug hat tiergestaltige Form. J. R.

STEINSCHLOSSPISTOLENPAAR ▽
Christoph Treffler
Augsburg
um 1660
Messing, Elfenbein; L 54,5 cm
Inv. Nr. A 1472 und A 1473

Christoph Treffler aus Augsburg entstammte vermutlich einer Dresdner Büchsenmacher-Familie. Zu Beginn des 17. Jh. war in Frankreich aus dem Schnappschloß das Steinschloß entwickelt worden. Auch beim Steinschloß entsteht der Funke durch den Schlag des Hahns gegen die Schlagfläche, letztere ist aber mit dem Pfannendeckel zur „Batterie" verbunden. Dieses vereinfachte Schloß war ab der Mitte des 17. Jh. für mehr als 150 Jahre der beliebteste Zündmechanismus für Jagd- und Militärwaffen. Treffler verzichtete bei der Gestaltung der Schäfte weitestgehend auf den Dekor, so daß die Maserung des Elfenbeins voll zur Geltung kommt. Auch an Lauf und Schloß sind nur sparsam Gravuren angebracht. J. R.

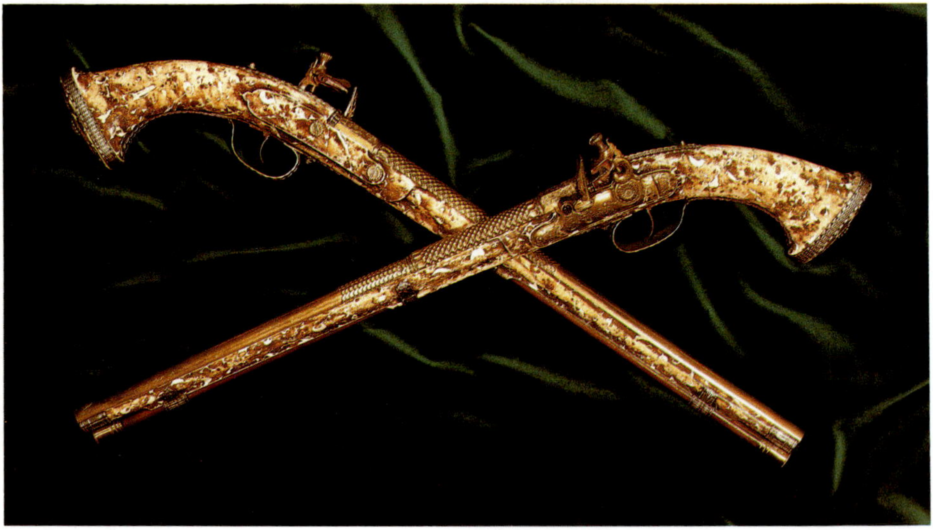

RADSCHLOSSBÜCHSE UND FLASCHE
Michael Gull
(Wien 1619–1679 Wien)
um 1665
Stahl, Elfenbein; L 105,5 cm
Inv. Nr. D 239 und D 146

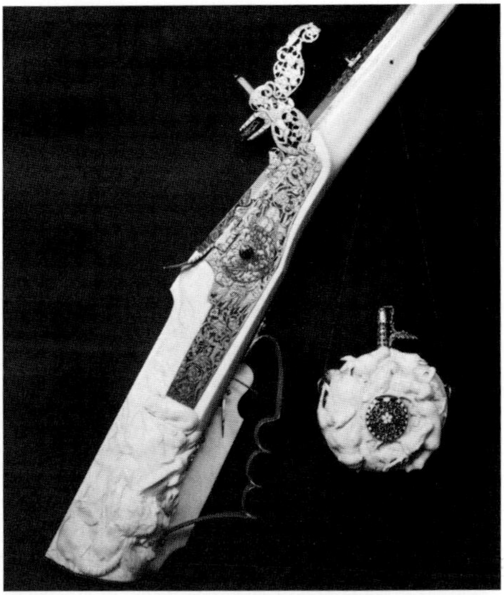

Wien gehörte nach der Mitte des 17. Jh. neben Dresden, München und Nürnberg zu den Zentren der Elfenbeinverarbeitung. Ein bislang unbekannter Künstler fertigte den Schaft und die Pulverflasche der vorliegenden Waffe für Kaiser Leopold I. (1640–1705). Die gesamte Oberfläche ist vom Relief ineinander verbissener kämpfender Tiere bedeckt. Der Lauf trägt die Marke des Wiener Büchsenmachers Michael Gull. Der in der Art der Eisenschneider aus Eger verzierte Hahn spielt deutlich auf die politische Situation an; der Delphin, Symbol des französischen Feindes, im Kampf mit dem habsburgischen Löwen. Die in der Pulverflasche eingebaute Uhr unterstreicht den Kunstkammercharakter dieser Waffe. J. R.

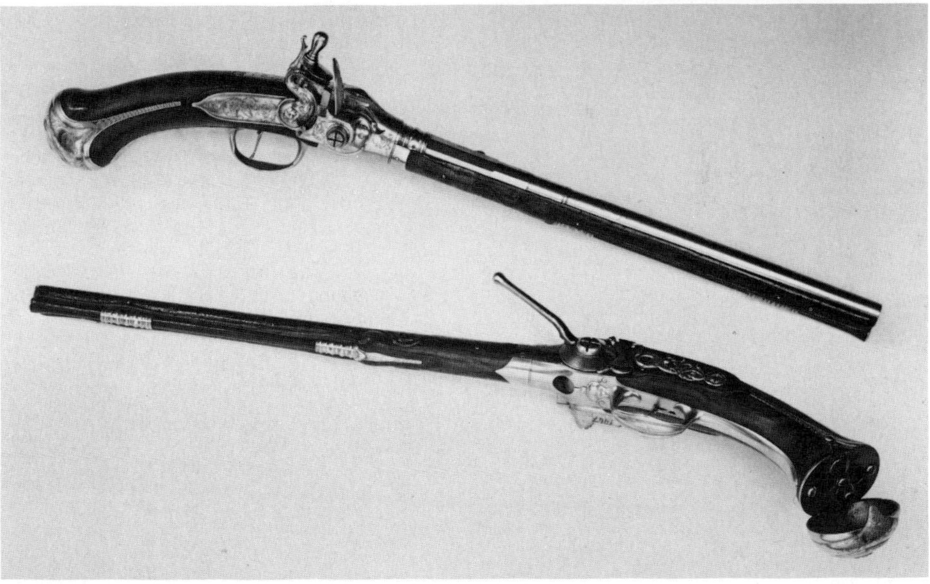

GARNITUR VON ZWEI STEINSCHLOSS-REPETIER-PISTOLEN UND -GEWEHR
Michele Lorenzoni
(Florenz erw. 1683–1733)
1695
Stahl, Holz; L 54 cm
Inv. Nr. A 1446, A 1447 und D 374

Der Wunsch nach einer höheren Feuergeschwindigkeit führte im Laufe der Jahrhunderte zu verschiedenartigsten Versuchen. Der Florentiner Büchsenmacher Michele Lorenzoni erfand um die Mitte des 17. Jh. ein nach ihm benanntes System von Magazinfeuerwaffen. Pulver und Kugeln waren dabei in je einem Kanal im Kolben untergebracht. Beim Ladevorgang wurde jeweils eine Kugel mit Pulverladung durch eine hinter dem Lauf quer gelagerte Walze in denselben befördert. Dieses einfach zu handhabende System hatte den Nachteil, daß die Dichtung zwischen Lauf und Walze gering war. Ein an der Walze zurückgebliebener Funke konnte, wenn er beim Laden übertragen wurde, zur Explosion des Pulvermagazins führen. J. R.

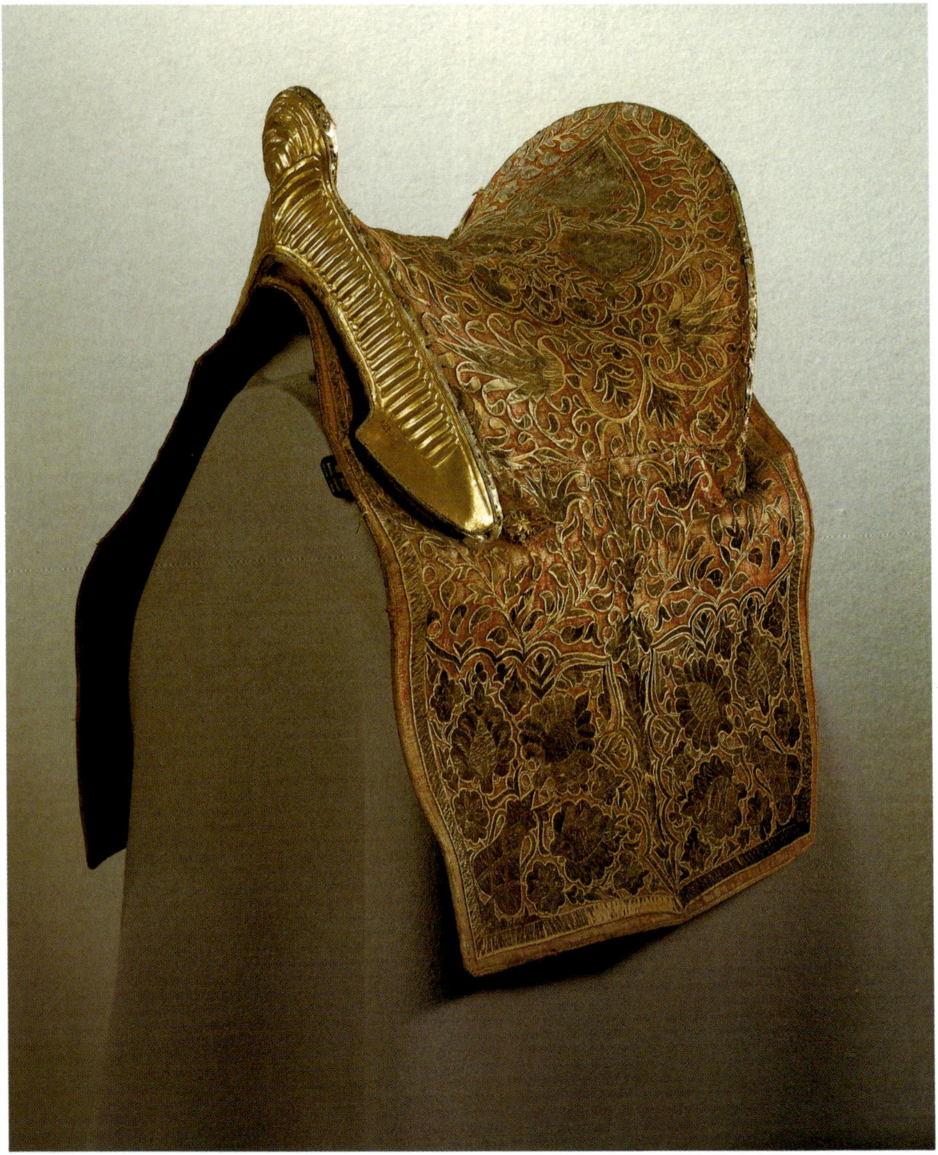

SATTEL UND REITZEUG
Türkisch
um 1680
Leder; H 85 cm
Inv. Nr. C 153

1683 belagerten die Türken Wien ein zweites Mal. Am 12. September dieses Jahres wurde die Belagerungsarmee von einem durch polnische Truppen verstärkten Reichsheer vor den Toren der Stadt vernichtend geschlagen, das kostbare Lager der Osmanen fiel den Siegern in die Hände. Während der Großteil der Türkenbeute heute im Heeresgeschichtlichen Museum verwahrt wird, befindet sich in der Waffensammlung ein besonderes Erinnerungsstück: der Sattel und das Reitzeug des Oberkommandierenden, des Großwesirs Kara Mustafa. Gefertigt wurden diese wertvollen Ausrüstungsgegenstände in der Hofwerkstatt in Konstantinopel. Das Leder ist mit Brokat überzogen, in die silbervergoldeten Beschläge sind Türkise eingelegt. J. R.

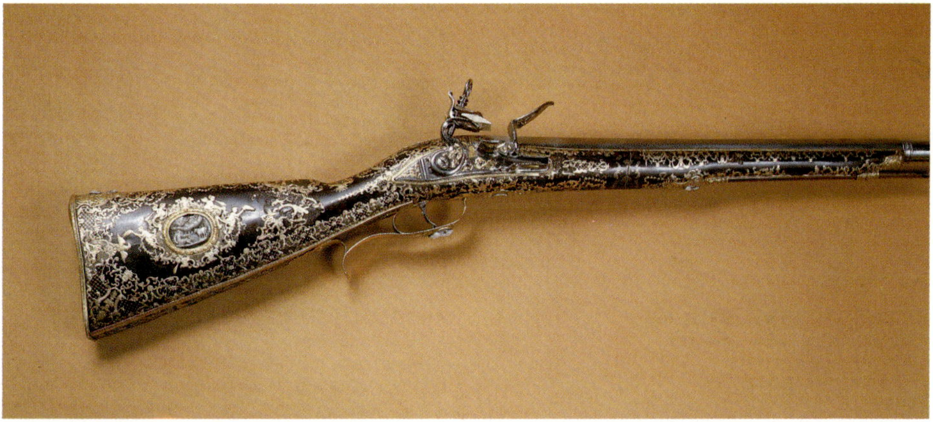

STEINSCHLOSSFLINTE
Diego Ventura
(Madrid erw. 1720–1762)
1722
Stahl, Schildpatt, Holz; L 144,5 cm
Inv. Nr. A 1758

Mit dem Ende des Spanischen Erbfolgekrieges kamen die spanischen Nebenländer in Italien und dem heutigen Belgien zu den österreichischen Erblanden, die Hoffnung, den späteren Kaiser Karl VI. (1685–1740) auch zum König von Spanien zu machen, erfüllten sich aber nicht. Dennoch machte sich in Österreich in vielem der spanische Einfluß geltend. Die vorliegende Waffe wurde 1722 von Diego Ventura in Madrid gefertigt, im Jahr davor hatte der Kaiser im Frieden von Haag den Bourbonen Philipp V. als König von Spanien anerkannt. Spanische Läufe und Schlösser zeichneten sich durch ihre Haltbarkeit aus; der mit Schildpatt belegte Kolben wurde im damals kaiserlichen Neapel erzeugt. J. R.

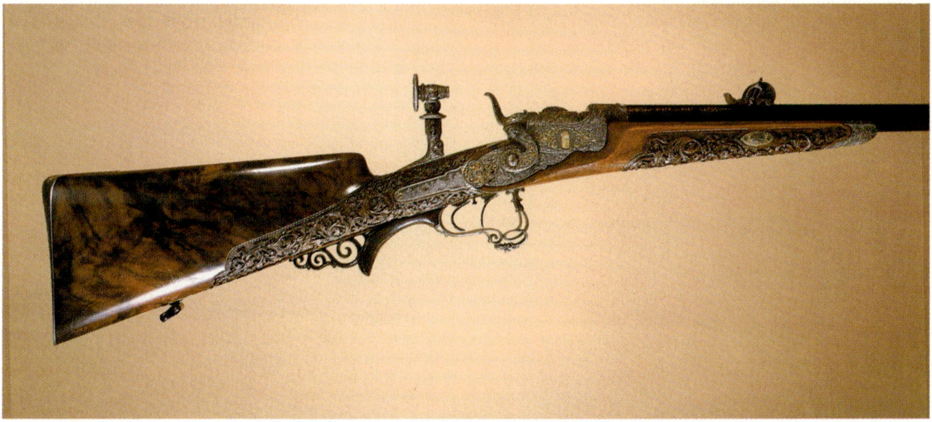

HINTERLADERSTUTZEN
Joseph Werndl
(Steyr 1831–1889 Steyr)
1870
Stahl, Nußholz; L 116 cm
Inv. Nr. G 722

1871 überreichte Joseph Werndl Kaiser Franz Joseph I. diesen von ihm konstruierten Prunkhinterlader. Werndl stammte aus einer alten Büchsenmacherfamilie. In Amerika lernte er bei Colt und Remington die neuesten Maschinen und die moderne Serienfertigung kennen. Nach seiner Rückkehr kaufte Joseph Werndl in Steyr verschiedene Hammerwerke und Schleifereien auf und gründete 1853 die heute noch bestehende Waffenfabrik, die sich bis zum Ende der Monarchie zu einer der bedeutendsten Waffenschmieden Europas entwickelte. Mit einem der vorliegenden Waffe gleichartigen Scheibenstutzen beteiligte sich Werndl 1889 an der Pariser Weltausstellung. J. R.

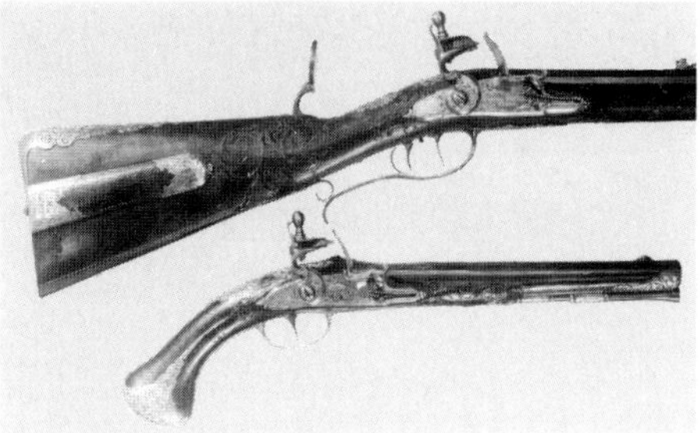

STEINSCHLOSSFLINTE UND 2 STEINSCHLOSSPISTOLEN
Georg Keiser
(Eger 1647–1740 Wien)
1731
Stahl, Holz; L 112 cm
Inv. Nr. A 1760–1763

Wie sein Vater Leopold war auch Kaiser Karl VI. ein eifriger Jäger, obgleich er kurzsichtig war. Um diesem Sehfehler abzuhelfen, wurde nach einem dadurch verursachten Jagdunfall auf dem Kolben der kaiserlichen Jagdwaffe ein Monokel montiert. Die Wiener Büchsenmacherkunst hatte gegen Ende des 17. Jh. einen großen Aufschwung genommen. Verantwortlich war dafür unter anderem die strenge Ordnung der Zunft, die vom Büchsenmacher die eigenhändige Verfertigung aller Eisenteile verlangte. Johann Georg Keiser aus Eger hatte in dieser Zunft lange Zeit eine führende Stellung. Stolz vermerkte er auf der Waffe sein ungewöhnlich hohes Alter: *ALT 84 JAHR*. J. R.

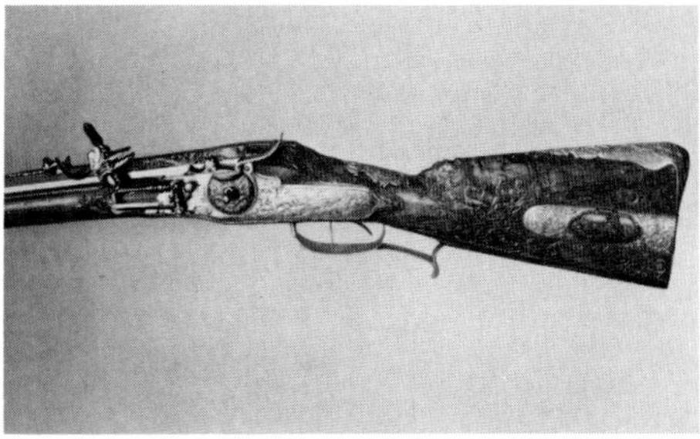

RADSCHLOSSBÜCHSE
J. S. Hauschka
(Schmalkalden 1695–1775 Wolfenbüttel)
1733
Stahl, Nußholz; L 111 cm
Inv. Nr. D 171

1708 heiratete der spätere Kaiser Karl VI. Elisabeth Christine von Braunschweig-Wolfenbüttel, die Mutter der Kaiserin Maria Theresia. 1733 verfertigte der Hofbüchsenmacher des Herzogs in Wolfenbüttel, Johann Sebastian Hauschka, das vorliegende Gewehr für den Kaiser. Wie bei vielen Waffen, die Herzog Ludwig Rudolf ausländischen Herrschern zum Geschenk machte, ist auch bei dieser Büchse der Schaft mit Portraitmedaillons geschmückt. Die ovale Pastellminiatur am Kolbenhals zeigt die Gemahlin des Kaisers, Elisabeth Christine. Während im restlichen Europa fast ausschließlich Steinschloßgewehre erzeugt wurden, war in Deutschland das Radschloß für Präzisionswaffen noch lange sehr beliebt. J. R.

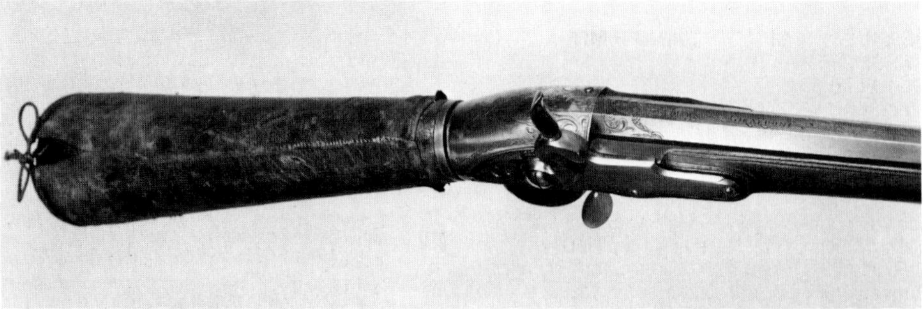

WINDBÜCHSE
Bartolomeo Girandoni
(Cortina 1744–1799 Wien)
1778
Eisen, Nußholz; L 96 cm
Inv. Nr. G 327

Bartolomeo Girandoni aus Cortina d'Ampezzo erfand 1778 eine Magazin-Windbüchse, mit der Teile der kaiserlichen Armee ausgerüstet wurden. Der Gedanke, komprimierte Luft als Treibmittel für Geschosse zu verwenden, hatte bereits gegen Ende des 16. Jh. zum Bau von Luftdruckgewehren geführt. Diese Waffen hatten bei der Jagd den entscheidenden Vorteil, einen geringeren Knall und keinen verräterischen Rauch zu verursachen. Auf Grund des ständig wechselnden Luftdrucks in der Flasche waren Windbüchsen allerdings sehr unzuverlässig. Da sich dieses erste militärische Repetiergewehr als zu empfindlich erwies, wurde seine Produktion bald wieder eingestellt. J. R.

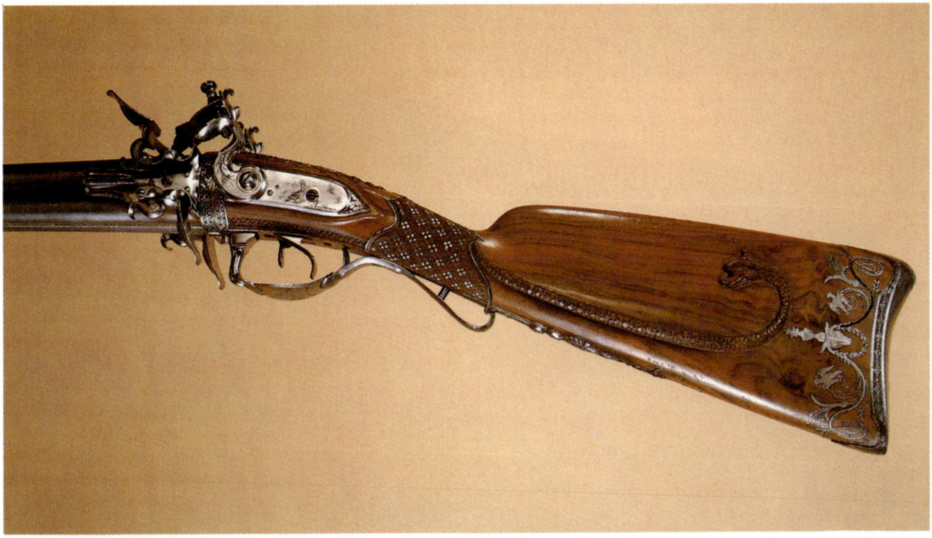

STEINSCHLOSSWENDER
Joseph Devillers
(Lüttich erw. 1799–1819)
1808
Stahl, Holz; L 120,7 cm
Inv. Nr. G 501

Im Zuge der Revolutionskriege besetzten die Franzosen 1797 die Österreichischen Niederlande. Ein unbekannter Einwohner des heutigen Belgien ließ diese Waffe von Joseph Devillers anfertigen und überreichte sie seinem ehemaligen Landesherrn, dem Kaiser Franz II. (I.) (1768–1835). Lateinische Sprüche auf dem Lauf sollten seine kaisertreue Gesinnung unter Beweis stellen. Der Wender war ein weiterer Versuch, mehrschüssige Waffen zu erzeugen. Nach Abfeuern der beiden nebeneinander gelegenen Läufe mittels eines doppelten Schlosses konnte man das Laufbündel drehen und auf diese Weise noch zweimal schießen. Der Dekor zeigt die klassischen Formen des Empire. J. R.

PERKUSSIONSPISTOLENPAAR MIT KASSETTE
Karl Pirko
(Wien erw. 1831–1867)
um 1830
Stahl, Holz; L 41 cm
Inv. Nr. G 602

Die vorliegende Kassette mit Perkussionspistolen stammt aus dem Nachlaß des Herzogs von Reichstadt (1811–1832). Der Sohn Napoleon Buonapartes und der Erzherzogin Maria Louise kam nach dem Sturz des Franzosenkaisers 1814 zu seinem Großvater Kaiser Franz, erlag aber schon in jungen Jahren in Schloß Schönbrunn einem Lungenleiden. Kassetten mit Duell- und Scheibenpistolen gehörten nach 1800 zum modischen Besitz des vornehmen Mannes. Seitdem der Degen nicht mehr zur Alltagskleidung gehörte, wurden auch Duelle öfter mit Pistolen als mit Blankwaffen ausgetragen. Das Kästchen enthält daher zwei gleichartige Pistolen mit dem erforderlichen Zubehör. J. R.

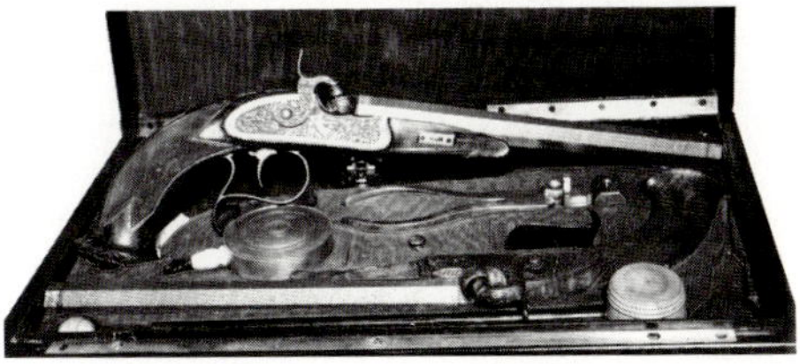

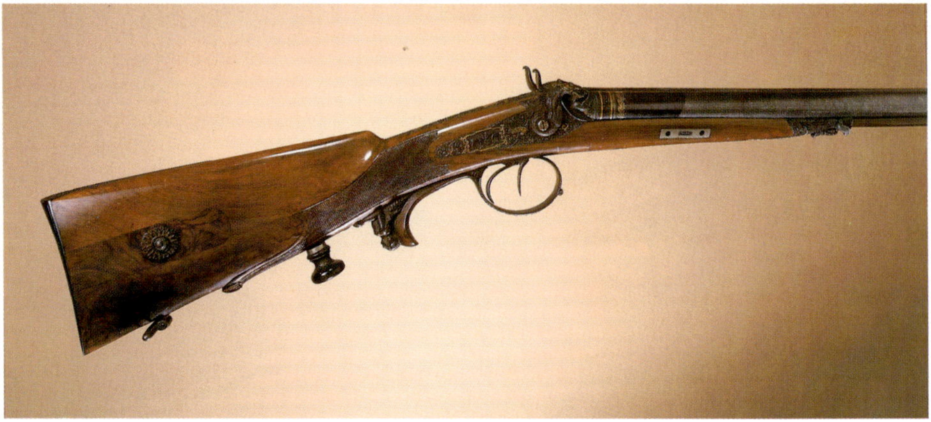

LEFAUCHEUX – ZWILLINGSGEWEHR
Heinrich Dasch
(Graz erw. 1826–1853)
um 1840
Stahl, Holz; L 113 cm
Inv. Nr. G 561

Kaiser Ferdinand I. (1793–1875) erwarb das vorliegende Gewehr 1841 bei der Landesproduktenausstellung in Graz. Jahrhundertelang war das Laden von Feuerwaffen ein komplizierter Vorgang. Mit mehreren Griffen mußten Pulver, Kugel und ein Pfropfen zur Abdichtung in den Lauf gebracht werden. Dieser Vorgang konnte erst nach Erfindung des Perkussionsschlosses vereinfacht werden. Der Pariser Büchsenmacher Lefaucheux erfand dazu eine Papierpatrone, zum Laden des Gewehrs mußte nur der Lauf gekippt werden. Dieses System war für Jagdwaffen weit verbreitet. J. R.

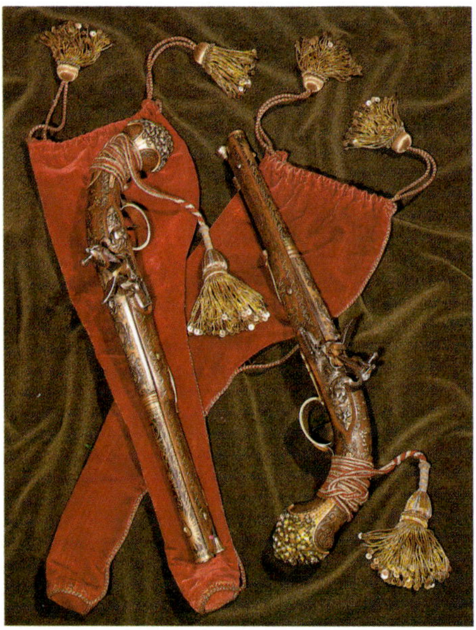

STEINSCHLOSSPISTOLEN
Claude Bizouard
(Marseille erw. 1840–1866)
1857
Stahl, Nußholz; L 40,7 cm
Inv. Nr. A 1679, A 1680

1857 schenkte der Bey von Tunis Kaiser Franz Joseph I. (1830–1916) die vorliegenden Waffen. Während orientalische Blankwaffen in aller Welt berühmt waren, erreichten die dort erzeugten Feuerwaffen nicht diese Qualität. Aus diesem Grund verwendeten Türken und Araber häufig in Südeuropa gefertigte Waffen. Auch der Bey von Tunis ließ sein Geschenk von einem Büchsenmacher aus Marseille, Claude Bizouard, herstellen, ein Zeichen des starken französischen Einflusses in Tunesien nach der französischen Besetzung Algeriens 1830. Sehr beliebt waren in Europa aber die reich verzierten damaszierten Läufe, so daß erbeutete türkische Waffen oft mit einem neuen Schaft und Schloß versehen wurden. J. R.

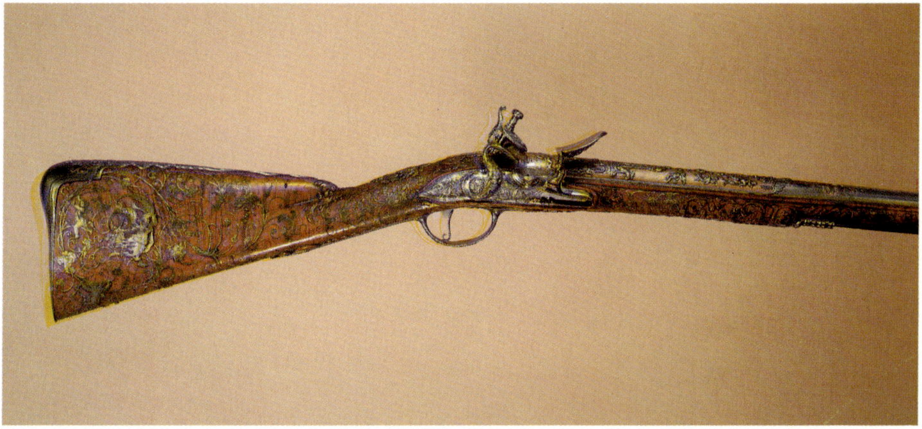

STEINSCHLOSSFLINTE
C. Chasteau
(Paris erw. 1675–1727)
Anfang 18. Jh.
Stahl, Holz; L 157,2 cm
Inv. Nr. A 1759

Unter König Ludwig XIV. (1638–1715) waren die Pariser Büchsenmacher mit ihren Prunkwaffen führend in Europa. Überraschend ist, daß sich derartige Waffen auch in der kaiserlichen Gewehrkammer befanden, stand doch das Reich in ständigem Abwehrkampf gegen die Aggression des Sonnenkönigs. Der Dekor der Flinte bezieht sich dementsprechend auch mehr auf den Krieg als auf die Jagd. Am reich verzierten Lauf ist über der Kammer der antike Heros Herakles dargestellt, ein Genius des Ruhms schreibt auf dem Rücken der Zeit die Kriegstaten des Kaisers nieder. Charakteristisch für Pariser Arbeiten ist der mit zarten Ranken aus Silber überzogene Kolben. J. R.

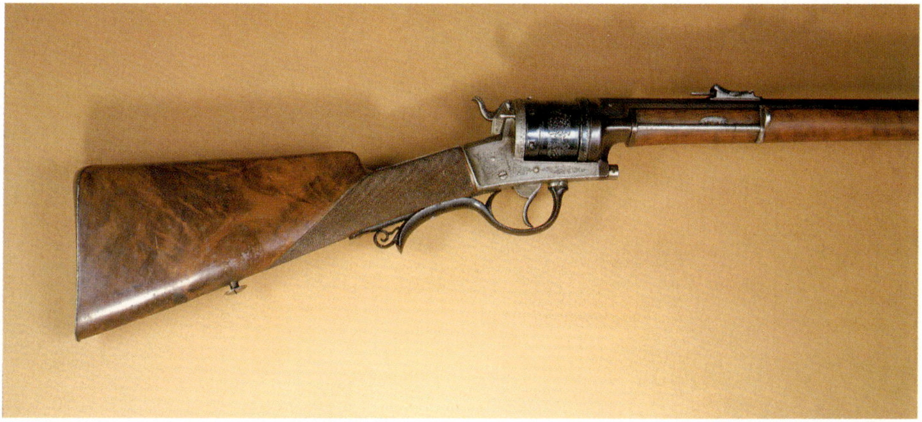

ZENTRALFEUER-REVOLVER-GEWEHR
Johann Gasser
(Wien 1847–1896 Wien)
um 1890
Stahl, Nußholz; L 97 cm
Inv. Nr. G 14

Beim Revolver sind die Ladekammern drehbar um eine Achse angebracht, so daß sie nacheinander mit nur einem Lauf und Zündmechanismus abgefeuert werden können. Frühe Beispiele für dieses System gibt es schon aus der Zeit um 1600, es konnte sich aber nicht durchsetzen, da die technischen Probleme, vor allem mit der Abdichtung der Ladekammer, nicht lösbar waren; erst Zündhütchen und Perkussionszündung machten diese Erfindung anwendbar. Der aus einer alten Kärntner Büchsenmacherfamilie stammende Leopold Gasser hatte im Jahre 1869 in Wien einen Armeerevolver konstruiert, der in der k. und k. Armee eingeführt wurde. Nach seinem Tod übernahm sein Bruder Johann die mittlerweile zur Fabrik vergrößerte Werkstatt in Wien-Ottakring. J. R.